Hans-Harald Sedlacek

Immunologie – die Immunabwehr des Menschen

Hans-Harald Sedlacek

Immunologie – die Immunabwehr des Menschen

Entstehung, Abwehr und Behandlungsmöglichkeiten

2. Auflage

DE GRUYTER

Prof. Dr. Hans-Harald Sedlacek
Sonnenhang 3
35041 Marburg
E-Mail: prof.dr.h.h.sedlacek@gmx.de

Das Buch enthält 265 Tabellen.

ISBN 978-3-11-055446-5
e-ISBN 978-3-11-033534-7

Library of Congress Cataloging-in-Publication Data
A CIP catalog record for this book has been applied for at the Library of Congress.

Bibliografische Information der Deutschen Nationalbibliothek
Die Deutsche Nationalbibliothek verzeichnet diese Publikation in der Deutschen
Nationalbibliografie; detaillierte bibliografische Daten sind im Internet
über http://dnb.dnb.de abrufbar.

Einbandabbildung: selvanegra/Getty Images/iStockphoto
Lektorat: Anja Möbius, Dortmund
Satz: Meta-Systems Publishing und Printservices GmbH, Wustermark
Druck und Bindung: CPI books GmbH, Leck
♾ Gedruckt auf säurefreiem Papier
Printed in Germany

www.degruyter.com

Zum Inhalt

Dieses Buch informiert Ärzte, Pharmazeuten und alle weiteren in Heilberufen Tätige in schlagwortartigen Sätzen und mit Hilfe zahlreicher übersichtlicher Tabellen in leicht und schnell erfassbarer Weise über die Bestandteile und das Netzwerk des Immunsystems, seine Steuerung, seine Schutzfunktionen und über die von ihm ausgehenden Gefahren und Erkrankungen.

Umfassend werden die Grundlagen des Immunsystems und der Immunreaktion dargestellt, im Besonderen

- die angeborene und die erworbene Immunabwehr, ihre zellulären Bestandteile und Botenstoffe (Zytokine, Interleukine, Interferone, Chemokine, Wachstumsfaktoren, Mediatoren) und ihre jeweiligen Reaktionswege und Wirkstoffe,
- das immunologische Gedächtnis und die Entwicklung einer Toleranz gegenüber körpereigenen Strukturen sowie in der Schwangerschaft,
- die Wechselwirkung zwischen Nervensystem und Immunsystem,
- der Einfluss von Schlaf, körperlichen Tätigkeiten und Stress,
- die Abwehr von Infektionserregern und Parasiten, die Lähmung dieser Abwehr und die Überreaktion bis hin zur Sepsis bzw. zum systemischen Immunreaktionssyndrom (SIRS),
- die Ursachen und Verlaufsformen von allergischen Erkrankungen und deren Behandlung,
- die Autoimmunerkrankungen von einzelnen Organen (Nervensystem, Auge, Haut, endokrine Organe, innere Organe wie Lunge, Leber, Pankreas, Darm, Niere), des Kreislaufes und Herzens, des Blutes und des Bindegewebes, der Gelenke und der Muskulatur,
- die Organabstoßung und deren medikamentöse Verhinderung,
- die Tumorabwehr und das Ausmaß ihrer Beteiligung an Tumorerkrankungen,
- die unterschiedlichen Arzneimittel
  - zur gezielten Stärkung des Immunsystems (Impfstoffe, Antikörper gewonnen aus dem Blut oder biotechnisch monoklonal hergestellt, Wachstumsfaktoren, Zytokine, Interferone, Interleukine, biotechnisch hergestellte Derivate dieser Proteine) und
  - zur gezielten Hemmung des Immunsystems (Immunsuppressiva, blockierende Antikörper, blockierende Rezeptoren).

Jede durch die Immunabwehr verursachte Erkrankung wird kurz beschrieben mit (soweit bekannt) den Risikofaktoren, den beteiligten Gene, den diagnostischen Verfahren und den aktuellen Therapiemöglichkeiten.

Haftungsausschluss

Mit besonderer Sorgfalt wurde in diesem Buch der neueste Stand des Wissens einschließlich der auf das Immunsystem einwirkenden Wirkstoffe, Verfahren, Dosierungen und Applikationen wiedergegeben. Trotz aller Sorgfalt können sich Fehler eingeschlichen haben. Aus diesem Grund kann keine wie immer geartete Haftung aus der Nutzung der in diesem Buch gemachten Angaben übernommen werden. Jegliche diagnostische oder therapeutische Folgerung aus diesen Angaben sollte der Leser mit den Leitlinien zur Behandlung von immunologischen Erkrankungen überprüfen und/oder mit seinem behandelnden Arzt absprechen. Für Verbesserungsvorschläge oder für die Rückmeldung von Fehlangaben in diesem Buch an den Verlag ist der Autor dankbar.

Die Wiedergabe der Gebrauchsnamen, Handelsnamen, Warenbezeichnungen und dergleichen in diesem Buch berechtigt nicht zu der Annahme, dass solche Namen ohne weiteres von jedermann benutzt werden dürfen. Denn diese können auch gesetzlich geschützte, eingetragene Warenzeichen darstellen, auch wenn sie nicht eigens als solche gekennzeichnet sind.

Marburg, Dezember 2013   Hans-Harald Sedlacek

Inhalt

Zum Inhalt —— V

Haftungsausschluss —— VI

1   Die unterschiedlichen Abwehrsysteme —— 1

2   Die mechanischen und funktionellen Körperschranken —— 5
2.1   Epithelien —— 5
2.2   Binde- und Stützgewebe —— 9
2.3   Kontrollierter Durchlass und Transport durch Epithelgewebe —— 13

3   Die angeborene Immunabwehr —— 17
3.1   Abwehrstoffe der Epithelien —— 18
3.2   Wirkstoffe im Blut und in Gewebeflüssigkeiten —— 20
3.2.1   Opsonine —— 21
3.2.2   Faktoren des Komplementsystems —— 23
3.2.3   Faktoren des Gerinnungssystems —— 30
3.2.4   Faktoren des Kininsystems —— 32
3.3   Mechanismen und Faktoren der zellulären Zusammenarbeit —— 35
3.3.1   Zellrezeptoren und Zellaktivierung —— 36
3.3.1.1   Phosphokinasen, ITAM, ITIM und Proteinphosphatasen —— 38
3.3.1.2   Guanosinnukleotid-bindende Proteine —— 40
3.3.1.3   Intranukleäre Rezeptoren —— 41
3.3.2   Immunmediatoren (Zytokine) und Wachstumsfaktoren —— 44
3.3.2.1   Interleukine —— 45
3.3.2.2   Chemokine —— 49
3.3.2.3   Interferone —— 51
3.3.2.4   Faktoren für die Blutbildung (Hämatopoese) —— 53
3.3.2.5   Tumor-Nekrose-Faktor-Familie —— 56
3.3.2.6   Wachstumsfaktoren —— 60
3.3.3   Zytoplasmatische Signalübertragungswege —— 62
3.3.4   Weitere Gewebshormone, beteiligt an der Immunabwehr —— 79
3.3.4.1   Prostaglandine —— 80
3.3.4.2   Leukotriene —— 82
3.3.4.3   Histamin —— 83
3.3.4.4   Serotonin —— 85
3.3.5   Adhäsionsproteine für den Zellkontakt —— 86
3.3.6   Gesteuerte Wanderung (Chemotaxie) durch Blutgefäßwände (Diapedese) und Gewebe —— 90
3.3.6.1   Schrittfolgen —— 92
3.3.6.2   Beteiligte Enzyme —— 93

3.3.7 Wachstum und Zellteilung —— **96**

3.3.8 Kontrollierter Zelltod (Apoptose) —— **101**

3.4 Eigenschaften der beteiligten Zellen —— **105**

3.4.1 Mastzellen —— **105**

3.4.2 Blutplättchen/Thrombozyten —— **107**

3.4.3 Fresszellen (Phagozyten) —— **110**

3.4.3.1 Granulozyten —— **111**

3.4.3.2 Makrophagen —— **117**

3.4.4 Phagozytose und Exozytose —— **122**

3.4.4.1 Erkennen von Fremdsubstanzen durch Rezeptoren für pathogene Strukturmuster —— **122**

3.4.4.2 Abtötung von Infektionserregern durch reaktive Sauerstoff- und Stickstoffmoleküle —— **128**

3.4.4.3 Aufnahme (Phagozytose), Abtötung und Verdau in einer Verdauungsvakuole und die Exozytose —— **134**

3.5 Intrazelluläre Vermehrung von bakteriellen Infektionserregern —— **137**

3.6 Natürliche Killerzellen —— **140**

3.7 Die lokale Entzündung nach Erstkontakt —— **144**

3.7.1 Freisetzung von pro- und antiinflammatorischen Wirkstoffen —— **144**

3.7.2 Beteiligung von Endothelzellen —— **148**

3.7.3 Ablauf der Entzündung —— **151**

3.7.3.1 Gefäßneubildung (Angiogenese) zur Abgrenzung des Entzündungherdes —— **152**

3.7.3.2 Vernarbung und Epithelisierung —— **159**

4 Die erworbene Immunabwehr —— 161

4.1 Struktur der beteiligten lymphatischen Gewebe —— **161**

4.1.1 Thymus —— **162**

4.1.2 Milz —— **163**

4.1.3 Lymphgefäßsystem und Lymphknoten —— **164**

4.1.4 Schleimhaut-assoziiertes lymphatisches Gewebe (MALT, GALT) und die Rolle von Epithelzellen —— **167**

4.2 Immunogene, Antigene, Epitope —— **169**

4.3 Antigen-bindende Moleküle und die Polymorphie, somatische Rekombination und somatische Hypermutation ihrer variablen Domänen —— **170**

4.4 Stufenförmige Entwicklung der erworbenen Immunabwehr —— **180**

4.5 Präsentation von antigenen Peptiden und von Lipiden —— **182**

4.5.1 MHC-I —— **184**

4.5.1.1 Struktur —— **184**

4.5.1.2 Synthese und Beladung —— **185**

4.5.1.3 Überkreuz-Beladung —— **187**

4.5.1.4 Präsentation durch Kern-haltige Zellen —— **188**

4.5.2 MHC-II —— **189**

4.5.2.1 Struktur — 189
4.5.2.2 Synthese und Beladung — 189
4.5.2.3 Präsentation durch dendritische Zellen und andere Antigen-präsentierende Zellen — 190
4.5.3 CD1 — 196
4.5.3.1 Struktur — 196
4.5.3.2 Synthese und Beladung — 197
4.5.3.3 Präsentation durch dendritische Zellen und andere Antigen-präsentierende Zellen — 198
4.5.4 MHC-I-verwandte Strukturen — 199
4.5.4.1 MICA und MICB — 199
4.5.4.2 ULBP und Rae-1 Proteine — 200
4.5.4.3 nFcR — 201
4.6 T-Lymphozyten und ihre Rezeptoren — 201
4.6.1 T-Lymphozyten-Rezeptoren und akzessorische Moleküle — 202
4.6.1.1 T-Lymphozyten-Rezeptor — 202
4.6.1.2 Akzessorische Moleküle CD3 und Zeta — 204
4.6.2 Korezeptoren — 208
4.6.2.1 Korezeptor CD4 — 208
4.6.2.2 Korezeptor CD8 — 208
4.6.3 Kostimulatoren, Inhibitoren und Modulatoren — 209
4.6.3.1 Rezeptoren der CD28-Familie — 210
4.6.3.2 NKG2D — 216
4.6.3.3 Mitglieder der TNF-Rezeptorsuperfamilie — 217
4.7 Reifung und positive/negative Selektionen der T-Lymphozyten im Thymus — 221
4.8 Aktivierung naiver T-Lymphozyten — 227
4.8.1 Bildung einer immunologischen Synapse mit dendritischen Zellen — 228
4.8.2 Regulierung der Aktivierung — 232
4.8.3 Toleranz durch Ignoranz, Anergie und Deletionen — 236
4.9 Zytotoxische T-Lymphozyten — 238
4.9.1 Entwicklung von MHC-abhängigen zytotoxischen T-Lymphozyten — 238
4.9.2 Entwicklung von CD1-abhängigen zytotoxischen T-Lymphozyten (natürliche Killer T-Lymphozyten, NKT) — 240
4.9.3 Aktivierung und zytotoxische Reaktion — 241
4.10 T-Helfer-Lymphozyten — 247
4.10.1 CD4(+)-T-Helfer(1)-Lymphozyten — 249
4.10.2 CD4(+)-T-Helfer(2)-Lymphozyten — 250
4.10.3 CD4(+)-T-Helfer(17)-Lymphozyten — 252
4.11 Regulatorische T-Lymphozyten — 254
4.11.1 Natürliche und induzierte Tregs — 254
4.11.2 Wirkung von Interleukin-10 — 260
4.11.3 Wirkung von TGFbeta — 262
4.12 Gedächtnis-T-Lymphozyten — 266

4.13　Aktivierung von T-Lymphozyten durch Superantigene —— 269

4.14　Antikörper als Ergebnis der Entwicklung von B-Lymphozyten zu Plasmazellen —— 272

4.14.1　Struktur der Antikörper —— 273

4.14.2　Primäre Funktion: Bindung an antigene Determinanten —— 281

4.14.3　Sekundäre (Effektor-)Funktionen —— 284

4.14.3.1　Übersicht —— 284

4.14.3.2　Bindung an Fc-Rezeptoren —— 287

4.14.3.3　Transport von IgA, IgM und IgG durch Zellschranken —— 291

4.14.3.4　Bildung von Immunkomplexen —— 293

4.14.3.5　Bildung von Antikörpern gegen die variablen Teile von Antikörpern (Antiidiotyp-Antikörper) —— 296

4.14.3.6　Bildung von Antikörpern gegen konstante Teile von Antikörpern (Rheumafaktoren) —— 297

4.14.3.7　Bindung von Komplementfaktoren und Aktivierung von Komplement-Rezeptoren —— 298

4.14.3.8　Phagozytose, Exozytose und Entzündung —— 305

4.14.3.9　Antikörper-vermittelte zytotoxische Reaktionen —— 306

4.15　B-Lymphozyten und ihre Rezeptoren —— 310

4.15.1　B-Lymphozyten-Rezeptor —— 312

4.15.2　Stimulierende Korezeptoren und Kostimulatoren —— 313

4.15.2.1　CD19 und sein Komplex mit CD21, CD81 und CD225 —— 313

4.15.2.2　Aktivierende FC-Rezeptoren —— 314

4.15.2.3　TLR und CD180 im Komplex mit MD-1 —— 315

4.15.2.4　Mitglieder der TNF-Rezeptorsuperfamilie —— 315

4.15.3　Koinhibitoren —— 319

4.15.3.1　Fc-gamma-Rezeptor-IIB —— 319

4.15.3.2　Leukozyten-Immunoglobulin-ähnliche Rezeptoren-Subfamilie B —— 319

4.15.3.3　CD22-B-Lymphozyten Antigen —— 319

4.15.3.4　CD72-Antigen und seine Liganden CD100 und CD5 —— 320

4.15.3.5　CD30 (TNF-Rezeptorsuperfamilie) und sein Ligand —— 321

4.15.4　Rezeptoren, welche fördernd wie auch hemmend wirken können —— 322

4.15.4.1　Fc-epsilonRIIa (CD23a) —— 322

4.15.4.2　Fc-Rezeptor-Homologe —— 323

4.15.5　Weitere Liganden und Adhäsionsmoleküle —— 324

4.15.5.1　CD80/CD86 —— 324

4.15.5.2　ICOS-Ligand (B7-H2) —— 325

4.15.5.3　CD134-Ligand (Ox40L, Gp34) —— 326

4.15.5.4　Adhäsionsmoleküle —— 326

4.16　Kooperation zwischen B-Lymphozyten und T-Helfer(2)-Lymphozyten —— 328

4.16.1　Aufnahme von Fremdsubstanzen und Antigen-Präsentation durch B-Lymphozyten —— 328

4.16.2　Bildung einer immunologischen Synapse mit CD4(+)-T-Helfer(2)-Lymphozyten —— 331

4.16.3   Hilfe durch Zytokine der CD4(+)-T-Helfer(2)-Lymphozyten — 334
4.17   Antigen-abhängige Reifung von B-Lymphozyten — 335
4.17.1   Entwickung und Selektion von virginellen (naiven) B-Lymphozyten — 335
4.17.2   Entwickung und Selektion von follikulären B-Lymphozyten, Kooperation mit T-Helfer-Lymphozyten — 336
4.17.3   Bildung von Zentroblasten (Zellstadium der somatische Hypermutation) — 337
4.17.4   Bildung von Zentrozyten und Selektion auf Bildung hochaffiner Antikörper (Affinitätsreifung) — 339
4.17.5   Synthese von IgM und Wechsel der Antikörperklasse (Isotyp-Switch) — 340
4.17.5.1   Synthese der schweren (H-)Kette von IgM — 340
4.17.5.2   Synthese der leichten (L-)Ketten — 342
4.17.5.3   Wechsel der Antikörperklasse (Isotyp-Switch) — 344
4.17.5.4   Zusammenfügung des Antikörpermoleküls und dessen Expression — 346
4.17.6   Entwicklung zu Plasmazellen — 347
4.17.7   Entwicklung zu Gedächtnis-B-Lymphozyten — 349
4.18   Aktivierung von B-Lymphozyten durch T-Lymphozyten-unabhängige Antigene — 351
4.19   Steuerung der Synthese und des Abbaus von Antikörpern — 353

5   Der Einfluss des Nervensystems auf das Immunsystem — 359
5.1   Verbindendes zwischen beiden Organsystemen — 359
5.1.1   Experimentelle und klinische Hinweise — 359
5.1.2   Funktionelle Verbindungen — 359
5.1.3   Rolle der Nervenzellen — 361
5.1.4   Rolle der Gliazellen — 365
5.1.4.1   Makroglia — 365
5.1.4.2   Mikroglia — 366
5.1.4.3   Schwann'sche Zellen — 367
5.1.5   Rolle des Hypothalamus — 369
5.2   Blut-Hirn-Schranke — 372
5.2.1   Struktur — 372
5.2.2   Durchlässigkeit — 373
5.2.3   Aufhebung der Barriere — 374
5.3   Blut-Liquor-Schranke — 376
5.4   Das Nervensystem als Steuerungszentrale der Immunabwehr — 377
5.4.1   Neurotransmitter des vegetativen Nervensystems — 381
5.4.1.1   Katecholamine und das adrenerge/dopaminerge System — 381
5.4.1.2   Acetylcholin und das cholinerge System — 384
5.4.1.3   Gleichgewicht der Wirkungen des adrenergen und des cholinergen Systems auf die Immunabwehr — 388
5.4.2   Neuropeptide — 389
5.4.2.1   Neuropeptid Y — 389
5.4.2.2   Tachykinine — 391

5.4.2.3   Endorphine und Enkephaline —— 392
5.4.2.4   CGRP —— 394
5.4.2.5   VIP und PACAP —— 396
5.4.2.6   Natriuretische Peptide —— 398
5.4.2.7   Ausgewogenheit der Wirkungen der Neuropeptide auf die Immunabwehr —— 401
5.4.3   Hormone des Hypothalamus/der Neurohypohyse (Hypophysenhinterlappen) —— 404
5.4.3.1   Oxytocin —— 404
5.4.3.2   Arginin-Vasopressin —— 406
5.4.4   Liberine und Statine des Hypothalamus —— 409
5.4.4.1   Corticoliberin —— 409
5.4.4.2   Thyreoliberin —— 412
5.4.4.3   Somatoliberin und Somatostatin —— 412
5.4.4.4   Gonadoliberin —— 416
5.4.4.5   Prolaktoliberin und Dopamin —— 417
5.4.4.6   Melanoliberin und Melanostatin —— 418
5.4.5   Hormone des Hypophysenvorderlappens und Hypophysenzwischenlappens —— 419
5.4.5.1   Adrenocorticotropin —— 419
5.4.5.2   Wachstumshormon —— 422
5.4.5.3   Thyreotropin —— 423
5.4.5.4   Follitropin, SPH —— 424
5.4.5.5   Lutropin, Choriongonadotropin, LSH —— 425
5.4.5.6   Prolaktin —— 426
5.4.5.7   Melanotropin —— 428
5.4.6   Hormone der Nebennierenrinde —— 432
5.4.6.1   Glucocorticoide —— 432
5.4.6.2   Mineralocorticoide —— 437
5.4.7   Sexualsteroide —— 439
5.4.7.1   Östrogene —— 442
5.4.7.2   Progesteron —— 445
5.4.7.3   Androgene —— 448
5.4.8   Schildrüsenhormone —— 450
5.5   Das Immunsystem als Signalgeber für das Nervensystem —— 453
5.5.1   Immunzellen als Produzenten von Wirkstoffen des Nervensystems —— 453
5.5.2   Immunmediatoren als Neuropeptide —— 456
5.5.3   Immunmediatoren bei der Entstehung von Schmerzen —— 456

6   Herausforderungen und Fehlentwicklungen der Immunabwehr —— 463
6.1   Toleranz der Immunabwehr —— 463
6.1.1   Entwicklung der zentralen Toleranz —— 464
6.1.1.1   Selektion von Thymozyten —— 464
6.1.1.2   Selektion von B-Lymphozyten —— 465

6.1.2 Aufrechterhaltung der Toleranz in der Peripherie —— 466
6.1.2.1 Ignoranz, Deletion und Anergie von T-Lymphozyten —— 466
6.1.2.2 Mangelnde Hilfe für B-Lymphozyten und zytotoxische T-Lymphozyten —— 467
6.1.2.3 Suppression von T-Helfer-Lymphozyten durch regulatorische T-Lymphozyten —— 468
6.1.2.4 Hemmung von natürlichen Killerzellen —— 469
6.1.2.5 Homöostase —— 469
6.1.2.6 Einfluss von Neurotransmittern, Neuropeptiden und Hormonen —— 470
6.1.3 Toleranz des Fetus während der Schwangerschaft —— 472
6.1.3.1 Fehlende Antigen-Präsentation (MHC-II, MHC-Ia) und Expression von MHC-Ib (HLA-G) —— 473
6.1.3.2 Induktion von Apoptose durch FAS-Liganden —— 474
6.1.3.3 Inhibition der Komplementaktivierung durch MCP (CD46), DAF (CD55) und HRF (CD59) —— 475
6.1.3.4 Einfluss von Progesteron und des Prosteron-induzierten blockierenden Faktors —— 475
6.1.3.5 Expression des Leukämie-inhibierenden Faktors —— 477
6.2 Unverträglichkeiten zwischen Blutgruppen —— 479
6.2.1 Blutgruppen A, B, AB, O —— 481
6.2.2 Rhesusfaktoren —— 482
6.2.3 Kell-Cellano-Antigene —— 484
6.2.4 Duffy-Antigene —— 486
6.2.5 Kidd-Antigene —— 488
6.2.6 MNS-Blutgruppe —— 490
6.3 Immunschwächen —— 492
6.3.1 Angeborene (primäre) Immundefekte —— 492
6.3.2 Erworbene (sekundäre) Immundefizienzen —— 499
6.3.2.1 Immunschwäche des Neugeborenen —— 501
6.3.2.2 Alterung der Immunabwehr —— 507
6.4 Schlaf, Belastungen und Stress —— 510
6.4.1 Schlaf und Erholung —— 510
6.4.2 Körperliche Tätigkeiten —— 513
6.4.3 Stress —— 516
6.5 Abwehr von Infektionserregern —— 519
6.5.1 Bakterieninfektionen —— 520
6.5.1.1 Pathogene Gram(+)-Bakterien —— 524
6.5.1.2 Pathogene Gram(–)-Bakterien, Endotoxin (LPS) und CD14 —— 532
6.5.2 Virusinfektionen —— 541
6.5.3 Pilzinfektionen —— 548
6.5.4 Parasiteninfektionen —— 551
6.6 Systemisches Immunreaktionssyndrom und Sepsis —— 562
6.7 Allergische Reaktionen —— 571
6.7.1 Typ I: allergische Reaktionen vom Soforttyp und Pseudoallergien —— 573

6.7.1.1 Akute Phase (Einfluss der Mastzellen und basophilen Granulozyten) —— 573

6.7.1.2 Chronische Phase (Einfluss der eosinophilen Granulozyten) —— 582

6.7.1.3 Beeinflussung durch endogene und exogene Faktoren —— 585

6.7.1.4 Der allergische Formenkreis und dessen Behandlung —— 596

6.7.2 Typ II: Antikörper-vermittelte allergische Reaktionen gegen Zell-gebundene Antigene —— 605

6.7.2.1 Übersicht —— 605

6.7.2.2 Autoimmunhämolytische Anämien —— 606

6.7.2.3 Autoimmunthrombozytopenische Purpura —— 608

6.7.2.4 Autoimmunneutropenien —— 611

6.7.3 Typ III: allergische Reaktionen durch Immunkomplexe —— 613

6.7.3.1 Mechanismen —— 613

6.7.3.2 Gefäßentzündungen durch Immunkomplexe —— 616

6.7.3.3 Gefäßentzündungen durch Antikörper gegen Granulozyten oder Endothelzellen —— 617

6.7.3.4 Therapeutische Maßnahmen —— 620

6.7.4 Typ IV: allergische Reaktionen vom verzögerten Typ —— 621

6.7.4.1 Durch CD4(+)-T-Helfer(1)-Lymphozyten und Makrophagen —— 622

6.7.4.2 Durch zytotoxische CD8(+)-T-Lymphozyten oder durch eosinophile Granulozyten —— 626

6.7.5 Allergische Reaktionen gegen Arzneimittel —— 629

6.8 Autoimmunerkrankungen —— 631

6.8.1 Häufigkeit, endogene und exogene Einflussfaktoren —— 631

6.8.2 Autoimmunerkrankungen – vorwiegend des Nervensystems —— 639

6.8.3 Autoimmunerkrankungen – vorwiegend endokriner Organe —— 641

6.8.4 Autoimmunerkrankungen – vorwiegend der Haut —— 642

6.8.5 Autoimmunerkrankungen – vorwiegend der Gelenke und der Muskulatur —— 647

6.8.6 Autoimmunerkrankungen – vorwiegend von Leber, Pankreas, Niere und Lunge, Magen und Darm —— 652

6.8.7 Autoimmunerkrankungen – vorwiegend durch Antikörper gegen Bestandteile des Blutes —— 658

6.8.8 Autoimmunerkrankungen – vorwiegend der Blutgefäße und des Herzens —— 659

6.8.9 Kollagenosen —— 661

6.8.10 Entzündungen des Auges bei Autoimmunerkrankungen —— 663

6.8.11 Therapiemöglichkeiten —— 668

6.9 Abwehr von Tumoren —— 670

6.9.1 Tumorerkrankungen als Ergebnis mangelhafter Immunabwehr —— 670

6.9.2 Tumor-spezifische und tumor-assoziierte Antigene —— 674

6.9.3 Tumorimmundiagnostik —— 689

6.9.4 Tumorimmuntherapie —— 694

6.9.4.1 Hintergrund —— 694

6.9.4.2 Monoklonale Antikörper —— 697

6.9.4.3   Zytokine —— 702
6.9.4.4   Impfstoffe und Vakzinen —— 704
6.10   Transplantationen von Geweben und Organen —— 709
6.10.1   Abstoßungsreaktionen —— 709
6.10.2   Transplantation von hämatopoetischen Stammzellen —— 714

7   **Arzneimittel und Zubereitungen zur Beeinflussung der Immunabwehr —— 717**
7.1   Modulation der Immunabwehr —— 717
7.1.1   Aktive Antigen-spezifische Stimulierung/Schutzimpfungen —— 718
7.1.1.1   Impfstoffe gegen Viren und Bakterien —— 720
7.1.1.2   Impfstoffe gegen Pilze und Parasiten —— 728
7.1.2   Passive Antigen-spezifische Stimulierung und Modulierung —— 730
7.1.2.1   Polyklonale Antikörper aus dem Blut und deren Spaltprodukte —— 730
7.1.2.2   Monoklonale Antikörper, rekombinante Antikörper und Fusionsproteine —— 738
7.1.3   Antigen-unspezifische Modulierung der Immunabwehr —— 746
7.1.3.1   Aktiv mit Immunstimulantien —— 746
7.1.3.2   Passiv mit Zytokinen und Fusionsproteinen —— 748
7.2   Hemmung der Immunabwehr durch Immunsuppressiva —— 752

8   **Anlagen —— 761**
8.1   Hinweise zu weiteren Informationen —— 761
8.1.1   CD-Nomenklatur —— 761
8.1.2   Weiterführende Literatur —— 761
8.1.3   Biochemische und pharmakodynamische Charakteristika von Molekülen der Immunabwehr —— 761
8.1.4   Impfstoffe, monoklonale Antikörper, Immunglobulinpräparate, Immunmediatoren, Allergene für die Desensibilisierung —— 761
8.1.5   Leitlinien für die Behandlung von immunologischen Erkrankungen —— 762

Sachregister —— 763

Über den Autor —— 791

1 Die unterschiedlichen Abwehrsysteme

Der Mensch ist gegenüber der Außenwelt durch Körperschranken geschützt. Als Säuger verfügt er zusätzlich über zwei grundsätzlich unterschiedliche Abwehrsysteme:

- die angeborene (entwicklungsgeschichtlich ältere) Immunabwehr, welche jederzeit zur Verfügung steht und sofort (d. h. innerhalb von wenigen Stunden) angriffsbereit ist,
- die erworbene (entwicklungsgeschichtlich jüngere) Immunabwehr, welche sich nach dem Erstkontakt mit einem Fremdstoff spezifisch gegen diesen über einen Zeitraum von einigen Tagen erst entwickeln muss.

Beide Abwehrsysteme sind miteinander vernetzt. Hierdurch arbeiten sie Hand in Hand um den Körper zu schützen, indem

- Infektionserreger, fremde Stoffe und verfremdete körpereigene Zellen wie beispielsweise Virus-infizierte Zellen oder Tumorzellen unschädlich gemacht werden,
- überalterte Zellen und geschädigte Zellen und Gewebe beseitigt werden,
- die Heilung gefördert wird.

Zum anderen dient die Zusammenarbeit zwischen den Abwehrsystemen auch der Aufgabe, Falsch- wie auch Überreaktionen zu verhindern, indem

- der eigene Körper mit seinen Zellen, dem Binde- und Stützgewebe und den in den Körperflüssigkeiten gelösten Stoffen (Proteinen, Glykoproteinen, Lipoproteinen, Lipiden und Kohlenhydraten) toleriert wird,
- alltäglich auf die Haut und Schleimhäute einwirkende Fremdsubstanzen behindert werden, in den Körper einzudringen,
- Abwehrreaktionen gegen Infektionserreger, fremde Substanzen und fremdartige Zellen so weit wie möglich lokal (auf den Ort des Eindringens) begrenzt werden.

Zur Entwicklung und Aufrechterhaltung der Immunabwehr verfügt der Körper über das sogenannte Immunsystem. Dieses Immunsystem besteht aus

- den **primären** lymphatischen Organen, zu welchen gehören
  - das Knochenmark als wesentlicher Ort der Blutbildung. Die Bildung der Blutzellen geht aus von den (pluripotenten) hämatopoetischen Stammzellen. Diese entwickeln sich im Milieu des Knochenmarkes unter dem Einfluss von prägenden spezifischen Wachstumsfaktoren
    - entweder zu myeloischen Zellen, im Besonderen zu
      - neutrophilen, eosinophilen und basophilen Granulozyten,
      - Monozyten und Makrophagen,
      - dendritischen Zellen,
      - Megakaryozyten, die mit weiterer Reifung in Blutplättchen (Thrombozyten) zerfallen,
      - roten Blutkörperchen (Erythrozyten),

- ▣ oder zu lymphoiden Zellen, im Besonderen zu
  - o natürlichen Killerzellen (NK-Zellen),
  - o Vorläuferzellen der T-Lymphozyten (Prothymozyten) welche über den Blutkreislauf in den Thymus zur weiteren Entwicklung und Aussortierung wandern,
  - o B-Lymphozyten, welche in der Milz, den Lymphknoten und den Schleimhaut-assoziierten lymphatischen Geweben (MALT, *mucosa associated lymphoid tissues*) ihre weitere Prägung und Aussortierung erfahren. Bei Vögeln findet in einem Anhangsorgan des Enddarmes, in der Bursa Fabricii, die Entwicklung von B-Lymphozyten statt, daher der Name B(ursa)-Lymphozyten.
- – der Thymus zur Vermehrung, Entwicklung und Aussortierung von eingewanderten Vorläuferzellen der T-Lymphozyten (den Prothymozyten).

● den **sekundären** lymphatischen Organen, zu welchen gehören
- – die Milz als Filterorgan des Blutes
  - ▣ mit der roten Pulpa als Abbauort für gealterte Erythrozyten und
  - ▣ mit der weißen Pulpa, die in ihrer Struktur und Funktion den Lymphknoten ähnelt.
- – die Lymphknoten als zahlreich im Körper anzutreffende Filterorgane der Lymphe,
  - ▣ wobei die Lymphe über afferente Lymphgefäße aus den regionalen Geweben und Organen den Lymphknoten zufließt,
  - ▣ in denen sich die dendritischen Zellen, Makrophagen, B-Lymphozyten und T-Lymphozyten aus der Peripherie sammeln,
  - ▣ in welchen B-Lymphozyten mit Hilfe von unterschiedlich differenzierten T-Lymphozyten und Makrophagen durch Fremdsubstanzen aktiviert werden und proliferieren,
  - ▣ in denen Lymphozyten mit bindungsschwachen Antikörpern vernichtet werden,
  - ▣ aus denen Lymphozyten mit bindungsstarken Antikörpern auswandern und in anderen Geweben zu Plasmazellen ausreifen, welche die Produktionszellen von Antikörpern darstellen.
- – das Schleimhaut-assoziierte lymphatische Gewebe (MALT, *mucosa associated lymphoid tissue*) zur Filterung von Substanzen, welche die Schleimhaut durchdringen und welches umfasst
  - ▣ den lymphatischen Ring des Mundrachens (Waldeyerscher Ring) mit den Rachenmandeln und den Gaumenmandeln,
  - ▣ das lymphatische Gewebe der Luftwege (BALT, *bronchus associated lymphoid tissue*)
  - ▣ das lymphatische Gewebe in der Schleimhaut des Magen-Darm-Traktes (GALT, *gut associated lymphoid tissue*) mit
    - o dem Lymphgewebe um die Speiseröhre und den Magen,
    - o den Peyerschen Platten in der Darmschleimhaut,
    - o dem lymphatischen Gewebe in der Schleimhaut des Wurmfortsatzes des Blinddarmes,

- ▪ das lymphatische Gewebe rund um die Harnwege und Geschlechtsorgane.
- – die Epithelzellen der äußeren Haut und der Schleimhäute, welche in der Lage sind
  - ▪ besonders nach Aktivierung im Rahmen einer Entzündung
    - O Wachstumsfaktoren und Zytokine zu sekretieren,
    - O Antigene aufzunehmen,
    - O Moleküle zur Antigen-Präsentation (Haupthistokompatibilitätskomplexklasse II, MHC-II, *major histocompatibility complex class II*, CD1; siehe Kap. 4.5.2 und 4.5.3) zu exprimieren,
    - O über MHC-II und CD1 antigene Peptide und Lipide den zwischen ihnen und unter ihnen verstreut liegenden Lymphozyten (intraepitheliale Lymphozyten, IEL) zu präsentieren
  - ▪ gemeinsam mit dendritischen Zellen und Makrophagen eine Immunantwort einzuleiten.

Das **Grundgerüst** der lymphatischen Organe ist
- ● ein epitheliales Stroma im Thymus (siehe Kap. 4.1.1),
- ● ein retikuläres Bindegewebe in allen anderen lymphatischen Organen. Das retikuläre Bindegewebe
  - – wird gebildet von besonders geprägten Bindegewebszellen, den sogenannten fibroblastischen Retikulumzellen (siehe Kap. 2.2),
  - – ist bevorzugter Siedlungsort für die Zellen der angeborenen und erworbenen Immunabwehr.

Gewebesysteme mit Zellen der angeborenen Immunabwehr, im Besonderen von Makrophagen, werden summarisch je nach ihrer Lage bezeichnet als
- ● das **retikuloendotheliale System (RES)**, bestehend aus Makrophagen, angesiedelt im Gefäßendothel (z. B. Kupffersche Sternzellen in der Leber; siehe Kap. 3.4.3.2),
- ● das **retikulohistiozytäre System (RHS),** bestehend aus Makrophagen, angesiedelt im Gewebe (z. B. als Gewebsmakrophagen (Histiozyten) oder als Mesogliazellen (Mikrogliazellen) im zentralen Nervensystem; siehe Kap. 5.1.4.2),
- ● das **mononukleäre Phagensystem (MPS**; siehe Kap. 3.4.3.2) in seiner Gesamtheit.

Unzählige Abwehrmaßnahmen unserer Immunabwehr gehen klinisch unbemerkt vor sich. Wir werden auf sie erst aufmerksam, wenn durch die krankmachende Eigenschaft eines Fremdstoffes oder eines Infektionserregers eine Gewebeschädigung und durch die Schwere der Immunabwehr eine Entzündung entsteht. Im Regelfall zeichnet sich eine Entzündung durch folgende Symptome aus:
- ● **Rötung** durch einen verstärkten Blutdurchfluss **(Rubor)**
- ● **Schwellung** durch Austritt von Blutflüssigkeit, Ansammlung von Immunzellen **(Tumor)**
- ● **Hitze** bzw. Temperaturerhöhung **(Calor)**
- ● **Schmerz (Dolor)**
- ● **eingeschränkte Funktion (Functio laesa)**

All diese Symptome werden verursacht durch die Wirkstoffe, welche von den Zellen, die an der Immunabwehr beteiligt sind, im Rahmen der Abwehrmaßnahmen an ihre Umgebung abgeben werden.

Im Folgenden sollen die wesentlichen Bestandteile, die Arbeitsweise und die Regelkreise der angeborenen und erworbenen Immunabwehr dargestellt werden, um die Grundzüge verstehen zu können, wie der Körper sich gegen Eindringlinge wehren kann, ohne sich selbst dabei über das unumgängliche Maß hinaus zu beeinträchtigen.

2 Die mechanischen und funktionellen Körperschranken

Fortwährend versuchen Infektionserreger in den menschlichen Körper einzudringen, um sich in ihm zu vermehren und ihn zu schädigen. Zugleich wirken auf den Körper Fremd- und Giftstoffe ein, welche in der Lage sind, die Funktion seiner Zellen zu beeinträchtigen. Gegen diese Eindringversuche besitzt der Körper an seiner inneren und äußeren Oberfläche mechanische und funktionelle Schranken in Form der Haut und der Schleimhäute.

2.1 Epithelien

Die äußere Schicht dieser Körperschranken besteht aus einer dichten Reihe von Epithelzellen, dem sogenannten Epithelgewebe, welches entweder
- mehrschichtig ist und
    - verhornt auf der der Luft ausgesetzten Seite (Epidermis der Haut). Beim Verhornungsprozess in den Keratozyten werden Filaggrine (FLG) gebildet, welche die Keratin-Filamente über Disulfidbrücken vernetzen und hierdurch die Epidermis stabilisieren. Funktionsbeeinträchtigende Mutationen des Gens für FLG erhöhen das Risiko einer atopischen Dermatitis, der Ichthyosis vulgaris und von Allergien (siehe Kap. 6.7),
    - verschleimt auf der dem Lumen hingewandten Seite, soweit es eine Körperöffnung auskleidet (Vagina, Mundhöhle, Speiseröhre),
- mehrreihig ist und zum Lumen hin Schleim bildet (Schleimhaut der oberen Luftwege, Bronchialepithel),
- ein Übergangsepithel darstellt (harnableitende Organe wie Nierenbecken, Harnleiter, Harnblase),
- einschichtig ist und zum Lumen hin mit besonderen Schleim-bildenden Zellen (z. B. Nebenzellen im Magen, Becherzellen im Darm) ausgestattet ist.

Der von Epithelien gebildete Schleim besteht im Wesentlichen aus Muzinen und Wasser. **Muzine** stellen Glykoproteine dar, welche charakterisiert sind durch
- ein zentrales Protein (reich an den Aminosäuren Serin, Threonin und Prolin),
- lange Polysaccharid-Seitenketten (Polysaccharidanteil der Muzine zwischen 60 % und 80 %),
- einen hohen Anteil an (stark negativ geladenen) Sialyl-(Neuraminsäure) und Sulfatgruppen, welche die hohe negative Ladung von Muzinen bewirken, sodass
    - eine große Wasserbindungskapazität gewährleistet ist,
    - die Muzine gegen den Abbau durch Enzyme (z. B. Proteasen und Glykosidasen) und durch Säure (z. B. Magensäure) weitgehend geschützt sind.

Es sind mehr als 16 unterschiedliche Muzine bekannt, wobei einige
- Transmembran-ständig sind und mit ihren extrazellulären Domänen zur negativen Ladung der Zelle (Glykokalyx) beitragen (z. B. MUC1, MUC3A und -B, MUC4),
- sezerniert werden (z. B. MUC2, MUC5A und -B, MUC6, MUC7).

Epithelien bilden somit eine mechanische Barriere gegen Fremstoffe gleich welcher Art durch
- Verhornung der äußeren Zellschicht (Haut),
- Schleimsekretion (Schleimhäute).

Unterstützt wird die mechanische Barriere durch einen **andauernden Abtransport** von Fremdstoffen, beispielsweise
- durch die Peristaltik (Magen, Darm),
- durch Flimmerhaare (Bronchialepithel in der Lunge),
- durch ein stetiges Abflusssystem (z. B. Tränenfluss; Harnfluss im Nierenbecken, Harnleiter und in der Harnblase)

Kommt es trotzdem zum **Anhaften** von Fremdstoffen oder Infektionserregern an Epithelzellen
- durch Haftmoleküle auf der Oberfläche der Infektionserreger, gerichtet gegen Bestandteile auf der Zellmembran der Epithelzelle, oder
- durch Bindung an Rezeptoren für pathogene Strukturmuster (PRR, *pattern recognition receptors*; siehe Kap. 3.4.4.1) auf der Epithelzelle

und können die Epithelzellen diese Infektionserreger nicht durch ihre Abwehrstoffe unschädlich machen (siehe Kap. 3.1), dann werden die Infektionserreger vor einem weiteren Eindringen behindert
- durch die Haftkomplexe zwischen den Epithelzellen, die nur von den Zell-Zell-Kanälen unterbrochen sind,
- durch das Bindegewebe unter der Epithelschicht (subepitheliales Bindegewebe; siehe Kap. 2.1).

Zudem können die Epithelzellen stimuliert werden durch Aktivierung ihrer Rezeptoren für pathogene molekulare Strukturmuster (PRR; siehe Kap. 3.4.4.1), was sie in die Lage versetzt,
- Wirkstoffe zur Regulation der Immunabwehr zu bilden und auszuschütten, wie
  - Prostaglandine (z. B. PGE2, PGD2, PGF2alpha; siehe Kap. 3.3.3)
  - Chemokine (z. B. IL-8; siehe Kap. 3.3.2.2)
  - Interleukine (z. B. IL-1alpha und -beta, IL-6, IL-10, IL-15; siehe Kap. 3.3.2.1) und
  - Wachstumsfaktoren (z. B. EGF, FGF, HGF; siehe Kap. 3.3.2.5)
- Fremdstoffe aufzunehmen und intrazellulär zu verdauen (siehe Kap. 3.4.4),
- Moleküle für die Präsentation von antigenen Peptiden (Haupthistokompatibilitätskomplexklasse II, MHC-II, *major histocompatibility complex class II*) oder Lipiden (CD1) zu exprimieren (siehe Kap. 4.5.2 und 4.5.3),
- über diese Antigen-präsentierenden Moleküle Fragmente aus dem Verdau der Fremdsubstanzen auf ihrer Zellmembran den zwischen und unter den Epithelzellen befindlichen Lymphozyten zu präsentieren (siehe Kap. 4.5.2 und 4.5.3),

Tab. 2.1: Haut und Schleimhaut als mechanische Barrieren des Körpers.

	Haut	Mundhöhle, Speiseröhre, Vagina	Bronchien	Nierenbecken, Harnleiter, Blase, Harnröhre	Magen, Darm, Uterus
Äußere Zellschicht (Epithel)	mehrschichtiges Plattenepithel, verhornend	mehrschichtiges Plattenepithel, nicht verhornend, verschleimend	mehrreihiges Zylinderepithel, Flimmerhaare (Kinozilien), Schleimbildend (Muzine)	mehrschichtiges, sogenanntes Übergangsepithel, verschleimend (Muzine)	einschichtiges Zylinderepithel, Schleimbildend (Muzine)
Grundschicht	Basalmembran	Basalmembran	Basalmembran	Basalmembran	Basalmembran
bindegewebige Unterschichten	Lederhaut (Corium)	Lamina propria	Lamina propria	Lamina propria	Lamina propria
	Hautmuskeln, Haarbalgmuskeln	Muskelschicht (Lamina muscularis mucosae)	Muskelschicht	Muskelschicht (Lamina muscularis mucosae)	Muskelschicht (Lamina muscularis mucosae)
	Unterhaut (Subcutis)	Submucosa	Submucosa	Submucosa	Submucosa

- diese Lymphozyten über die Bildung einer immunologischen Synapse (siehe Kap. 4.8.1) antigenspezifisch zu aktivieren und hierdurch
- eine erworbene Immunabwehr gegen die Fremdsubstanz in die Wege zu leiten.

Die **Haftkomplexe** (*tight junctions*, Zona occludens, Zona adhärens) bestehen aus speziellen Membranproteinen (**Claudine** und **Occludin**), welche in einfachen (z. B. Darmepithel) oder mehrfachen (Endothelzellschicht der Blut-Hirn-Schranke) Strängen zwischen den Zellen angeordnet sind. Sie dienen

- dem Zusammenhalt der äußeren Zellschichten (Epithelien) der Haut und der Schleimhäute,
- als Barriere gegen eindringende Substanzen,
  - mechanisch,
  - physikochemisch durch ihre lipophile Struktur gegen wasserlösliche (hydrophile) Substanzen; dagegen können fettlösliche (lipophile) Substanzen die Haftkomplexe durchdringen,
- als Filter für Substanzen und Ionen, die selektiv die Poren der Haftkomplexe passieren können,
- der Stabilisierung der Polarisierung der Zellen in der Zellschicht mit ihrer apikalen, nach außen oder zur Lumen hin gerichteten Oberfläche und der zur Seite und zur Basis ausgerichteten basolaterale Oberfläche,
- der Dichte der Endothelzellauskleidung von Blutgefäßen, der Blut-Hirn-Schranke und der Blut-Nerven-Schranke (siehe Kap. 5.2).

Tab. 2.2: Intermediärfilamente.

Typen	Filamente	Vorkommen
Typ I, II	Keratin, basisch	Epithelzellen
	Keratin, sauer	Epithelzellen
Typ III	Vimentin	Fibrozyten, Endothelzellen, Leukozyten
	Desmin	Muskelzellen
	Gliafibrillen (saures Gliafaserprotein, GFAP, *glial fibrillar acidic protein*)	Makrogliazellen (Astrozyten)
	Peripherin	Nervenzellen
Typ IV	alpha-Internexin	Nervenzellen in der Organogenese
Typ V	Lamin-A, -B und -C	Innere Auskleidung der Kernhülle
Typ VI	Filensin	Augenlinse
	Phakinin	Augenlinse
	Neurofilamente NF-L, -M, -H	Neuronen
	beta-Internexin	Neuronen

Die Membranproteine der Haftkomplexe sind verbunden mit den sogenannten Intermediärfilamenten des Zytoskeletts (siehe Tab. 2.2).

Intermediärfilamente stellen intrazelluläre Proteine dar, die

- durch Monomere mit endständigen, Typen-spezifischen Domänen charakterisiert sind, welche sich zu Dimeren und Tetrameren zusammenlagern, wobei 8 Tetramere sich wiederum seilartig verwinden können,
- sich über Intermediärfilament-assoziierte Proteine (IAP) untereinander (Tonofibrillen) und mit Mikrotubuli und Mikrofilamenten (Actinfilamenten) verbinden und so das Zytoskelett einer Zelle bilden,
- die mechanische Stabilität einer Zelle gewährleisten,
- zugleich die Verbindungen zwischen den einzelnen Zellen sichern (Desmosomen).

Weiterführende Literatur

Al-Sadi R, Boivin M, Ma T. Mechanism of cytokine modulation of epithelial tight junction barrier. Front Biosci. 2009, 14:2765–2778.

Barchi JJ Jr. Mucin-type glycopeptide structure in solution: past, present, and future. Biopolymers. 2013 Oct;99(10):713–23.

Doran KS, Banerjee A, Disson O, Lecuit M. Concepts and mechanisms: crossing host barriers. Cold Spring Harb Perspect Med. 2013;3(7). pii: a010090. DOI: 10.1101/cshperspect.a010090.

Gutowska-Owsiak D, Ogg GS. Cytokine regulation of the epidermal barrier. Clin Exp Allergy. 2013 Jun;43(6):586–98.

Jonckheere N, Skrypek N, Frénois F, Van Seuningen I. Membrane-bound mucin modular domains: from structure to function. Biochimie. 2013 Jun;95(6):1077–86.

McAleer MA, Irvine AD. The multifunctional role of filaggrin in allergic skin disease. J Allergy Clin Immunol. 2013 Feb;131(2):280–91.
Proksch E, Brandner JM, Jensen JM. The skin: an indispensable barrier. Exp Dermatol. 2008;17:1063–1072.
Sapra B, Jindal M, Tiwary AK. Tight junctions in skin: new perspectives. Ther Deliv. 2012 Nov;3(11):1297–327.

2.2 Binde- und Stützgewebe

Die Bindung der Epithelien an den geweblichen Unterbau und die Struktur dieses Unterbaus wird gewährleistet durch das Binde- und Stützgewebe, welches besteht aus

- der extrazellulären Matrix (EZM/ECM), welche je nach Funktion eine charakteristische Zusammensetzung aufweist,
- den die EZM synthesierenden typischen Zellen des Binde- und Stützgewebes
    - beim Bindegewebe: den Fibroblasten,
    - beim Knorpelgewebe: den Chondroblasten,
    - beim Knochengewebe: den Osteoblasten.

Im Binde- und Stützgewebe befinden sich je nach Ausprägung und Lage zusätzlich

- Blutkapillaren
- ggf. Drüsen (Schweißdrüsen, Talgdrüsen, Speicheldrüsen),
- Zellen der angeborenen Immunabwehr (Mastzellen, Granulozyten, Thrombozyten, Makrophagen, natürliche Killerzellen; siehe Kap. 3.4) und
- Zellen der erworbenen Immunabwehr (dendritische Zellen, T-Lymphozyten, B-Lymphozyten; siehe Kap. 4).

Die **extrazelluläre Matrix** (EZM/ECM) besteht wiederum aus

- der Grundsubstanz,
- den Fasern und den
- Adhäsionsmatrixproteinen zur Anhaftung von Zellen.

Wesentlicher Bestandteil der Grundsubstanz sind die **Proteoglykane,** welche aus langkettigen Polysacchariden (GAG, Glykosaminoglykane) bestehen, die gebunden sind an ein, je nach Proteoglykan unterschiedlich langes Core-Protein (Molekulargewicht zwischen 20 KDa und 470 kDa; siehe Tab. 2.3).

In die Grundsubstanz eingelagert sind die **Kollagenfasern.** Das Kollagenprotein besteht aus Polypeptidketten, die sich durch Wiederholungen der Aminosäuresequenz Prolin-Hydroxyprolin-Glycin und durch eine linksgängige Helix auszeichnen. Diese Polypeptidketten wiederum fügen sich in Form einer rechtsgängigen Dreifachhelix zu Strängen zusammmen.

Die Unterteilung der einzelnen Kollagene (Kollagen I bis Kollagen XXVII) erfolgt gemäß ihrer Struktur und Funktion (siehe Tab. 2.4). So sind bekannt

- fibrilläre Kollagene Typ I, II, III, V, XI,
- Netz-bildende Kollagene Typ IV, VIII, X
- Fibrillen-assoziierte Kollagene Typ IX, XII, XIV, XXII,

Tab. 2.3: Proteoglykane der Bindegewebe.

Name des Proteoglykan	Glukosaminoglykan-Seitenketten	Core-Protein (kDa)	Vorkommen
	Hyaluronsäure		Glaskörper, Synovia
Lumican	Keratansulfat	~40	Cornea, Muskeln, Aorta, Magen-Darm, Lunge, Niere; Bindung an Kollagenfasern
Biglykan	Dermatansulfat, Chondroitinsulfat	~30	Knorpel, Knochen, Sehnen, Aorta; Bindung an Kollagenfasern
Decorin	Dermatansulfat Chondroitinsulfat	36	Knochen, Sehnen, Haut, Sklera, Cornea, Aorta; Bindung an Kollagen-I-Fasern; Bindung von Wachstumsfaktoren (z. B. TGFbeta, *transforming growth factor beta*, transformierender Wachstumsfaktor beta)
Fibromodulin	Dermatansulfat Chondroitinsulfat	42	in allen Geweben, besonders im Knorpel; Bindung an Kollagen-I; Fibrillenbildung
Perlecan	Heparansulfat	~450	integraler Bestandteil des Bindegewebes, von Gefäßmembranen, Basalmembranen, Zellmembranen
Aggrecan	Chondroitinsulfat Keratansulfat	~220	Knorpelgewebe
Versican	Chondroitinsulfat	~180	Adhäsion von Zellen an die extrazelluläre Matrix
Syndekane	Heparansulfat Chondroitinsulfat	~20	Bindung von Wachstumsfaktoren (z. B. TGFbeta); Korezeptor auf Zellmembranen
beta-Glykan	Heparansulfat Chondroitinsulfat	100	Bindung von Wachstumsfaktoren (z. B., FGF, *fibroblast growth factor*, Fibroblasten-Wachstumsfaktor); Zelladhäsion

- perlschnurartiges Kollagen Typ VI,
- Verankerungsfibrillen Typ VII
- Zellmembran-ständige Kollagene mit Transmembrandomäne Typ XIII, XVII, XXII, XXV.

Kollagenfasern im eigentlichen Sinne bestehen aus Kollagen Typ I. Fasern aus anderen Kollagentypen werden retikuläre Fasern genannt (siehe Tab. 2.4).

Die Haftung zwischen dem Bindegewebe und Zellen wird gewährleistet durch

- Zellmembran-ständige Integrine. Deren alpha- und beta-Untereinheiten sind extrazellulär durch Ca-Ionen verbunden. Über bestimmte Aminosäuresequenzen (**RGD-Sequenz: Argin, Glycin, Asparaginsäure**) adhäsieren sie an
- Adhäsionsmatrixproteine des Bindegewebes (siehe Tab. 2.5).

Tab. 2.4: Fasern der Bindegewebe.

Fasern des Bindegewebes	Wesentlicher Bestandteil	Vorkommen
Kollagenfasern	Kollagen I	Haut, Kornea, Dura mater, Sehnen, Bänder, Gelenkkapsel, Faszien
retikuläre Fasern	Kollagen II	Knorpel
	Kollagen III (Retikulin)	Netze unter der Basalmembran, Blutgefäße, Fettgewebe, glatte Muskulatur, retikuläres Bindegewebe
	Kollagen V, VI, XI	Plazenta, Uterus, Knochen, Knorpel, Haut
	Kollagen VII	Anker-bildende Fibrillen
Elastische Fasern	Fibrillin, Elastin (in Kombination mit Kollagenfasern und dem Mikrofibrillen-assoziierten Glykoprotein)	elastisches Bindegewebe, elastischer Knorpel (Ohr)
Netzbildungen ohne Ausprägung von Fasern	Kollagen IV	Basalmembranen
	Kollagen VIII	Descemetsche Membran der Kornea, Endothelzellen in den Blutgefäßen
	Kollagen X	verkalkter Knorpel

Tab. 2.5: Adhäsionsmatrixproteine der Bindegewebe.

Adhäsionsmatrixproteine	wesentlicher Bestandteil	Vorkommen
Glykoproteine	Vitronectin, Fibronectin	jegliches Binde- und Stützgewebe
	Thrombospondin	Angiogenese und Wundheilung
	Laminine	Basalmembran
	Von-Willebrand-Faktor	Blut, Blutgefäße, Thrombozyten

Die Haut und die Schleimhäute sind einem fortlaufenden Umbau unterworfen. Zellteilungen und Neubildungen stehen hierbei im Fließgleichgewicht mit Zelltod und extrazellulären und intrazellulären Abbauvorgängen.

Durch ihre Bestandteile und ihre Funktionen stellen die Haut und Schleimhäute wirksame mechanische, chemische und funktionelle Schranken dar für Infektionserreger, Fremdkörper und Gifte (siehe Tab. 2.6).

Kommt es trotzdem zur Bindung von Infektionserregern an lebende Zellen der Haut oder Schleimhaut und können diese Infektionserreger oder andere Fremdstoffe oder Giftstoffe in den Körper eindringen, versucht der Körper vorab durch seine angeborene Im-

Tab. 2.6: Funktionelle Abwehrmaßnahmen der Haut und Schleimhaut gegen Infektionserreger.

Abfolge einer Infektion mit Mikroorganismen durch eine Gewebebarriere hindurch	funktionelle Abwehrmaßnahmen der Haut und Schleimhaut gegen Infektionen von außen	Organ-/Gewebe-/Zellsysteme
Bindung von Mikroorganismen an Körperzellen (Adhäsion) – unspezifisch durch Hydrophobie oder Ladung, – spezifisch mit Hilfe von Adhäsionsmolekülen, welche an Rezeptoren der Körperzellen binden derartige Adhäsionsmoleküle sind z. B.: – Fimbrien (haften an Proteine, Kohlenhydrate), – Piline (binden an Glyko-proteine; Glykolipide)	Abschilferung von toten Zellen, Sekretion von Schweiß und Talg	Haut
	Schleimbildung durch Absterben von Zellen, Schleimbildung durch Sekretion	Vagina, Mund und Speiseröhre, Harnblase, obere Luftwege, Bronchien, Magen-Darm
	Abtransport über Flimmerhaare, Abtransport durch Peristaltik	obere Luftwege, Bronchien, Magen-Darm
	Spülung durch Tränenflüssigkeit, Speichel, Harn	Auge, Mundhöhle, Niere, Harnblase
	Glykogen-Ablagerung zur Ansiedlung von Milchsäure-bildenden Bakterien	Vagina
	Abtötung des Mikroorganismus	angeborene Immunreaktion, erworbene Immunreaktion
Eindringen in Körperzellen (Invasion) mit Hilfe von speziellen Proteinen (Invasionsproteinen)	Erneuerung des Epithels	Haut, Schleimhäute
	Erhöhung der Schleimabsonderung	Schleimhäute
Besiedelung und Wachstum, Bildung von Giftstoffen (Toxinen) und deren Sekretion (Exotoxine) oder Freiwerden bei Zerfall (Endo-toxine) Schädigung von Geweben – intrazelluläres Wachstum – extrazelluläres Wachstum	Abtötung des Mikroorganismus, Neutralisation von Toxinen	angeborene Immunreaktion, erworbene Immunreaktion
	Abtötung der infizierten Zellen mit samt der Mikroorganismen, Inaktivierung des Toxins	angeborene Immunreaktion, erworbene Immunreaktion
	Abtötung der Mikroorganismen, Inaktivierung des Toxins	angeborene Immunreaktion, erworbene Immunreaktion

munabwehr und nachfolgend durch die erworbene Immunabwehr diese Eindringlinge unschädlich zu machen.

Weiterführende Literatur

Badylak SF, Freytes DO, Gilbert TW. Extracellular matrix as a biological scaffold material: Structure and function. Acta Biomater. 2009, 5:1–13.

Butler WT. Macromolecules of extracellular matrix: determination of selective structures and their functional significance. Connect Tissue Res. 2008, 49:383–390.

Halfter W, Candiello J, Hu H, Zhang P, Schreiber E, Balasubramani M. Protein composition and biomechanical properties of in vivo-derived basement membranes. Cell Adh Migr. 2013 Jan–Feb;7(1):64–71.

Heino J, Käpylä J. Cellular receptors of extracellular matrix molecules. Curr Pharm Des. 2009, 15:1309–1317.

Iozzo RV, Zoeller JJ, Nyström A. Basement membrane proteoglycans: modulators Par Excellence of cancer growth and angiogenesis. Mol Cells. 2009, 27:503–513.

Karsdal MA, Nielsen MJ, Sand JM, Henriksen K, Genovese F, Bay-Jensen AC, Smith V, Adamkewicz JI, Christiansen C, Leeming DJ. Extracellular matrix remodeling: the common denominator in connective tissue diseases. Possibilities for evaluation and current understanding of the matrix as more than a passive architecture, but a key player in tissue failure. Assay Drug Dev Technol. 2013 Mar;11(2):70–92.

Mikami T, Kitagawa H. Biosynthesis and function of chondroitin sulfate. Biochim Biophys Acta. 2013 Jun 14;1830(10):4719–4733.

Pap T, Bertrand J. Syndecans in cartilage breakdown and synovial inflammation. Nat Rev Rheumatol. 2013 Jan;9(1):43–55.

2.3 Kontrollierter Durchlass und Transport durch Epithelgewebe

Epithelgewebe dienen als geschlossene, ein- oder mehrschichtige Zellverbände dem Schutz, der Aufnahme von Reizen und der Aufnahme und Abgabe von Wirkstoffen. Zu den Epithelgeweben gehören

- das Epithelgewebe der Haut und der Schleimhäute,
- die Endothelzellschichten der Blutgefäße und der Körperhöhlen.

Die Endothelzellschicht der Blutgefäße ist je nach ihrer Organ-abhängigen Funktion unterschiedlich anatomisch ausgebildet und damit auch im unterschiedlichen Maße durchlässig. So sind Auskleidungen mit folgenden Typen von Endothelzellverbänden zu unterscheiden:

- die diskontinuierliche Endothelzellauskleidung (Knochenmark, Milz, Leber),
  - hochdurchlässig,
- die gefensterten Endothelzellen (Schleimhaut des Magen-Darm-Traktes, Drüsen, Niere, Plexus chorioideus im Gehirn),
  - gut durchlässig,
- die kontinuierlichen Endothelzellauskleidungen (Herz, Skelettmuskulatur, glatte Muskulatur, Haut, Lunge)
  - gering durchlässig,
- die kontinuierlichen, mit Gliazellen umgebenen Endothelzellschichten im Nervensystem, deren interzelluläre Haftkomplexe derart strukturiert sind, dass eine Schranke zum Nervengewebe besteht (die sogenannte Blut-Hirn-Schranke und Blut-Nerven-Schranke; siehe Kap. 5.2 und 5.3),
  - kaum durchlässig.

Trotz ihrer Dichte verfügen die Epithelien der Haut und der Schleimhäute wie auch die kontinuierlichen Endothelzellschichten der Blutgefäße über Mechanismen des intrazellulären und des interzellulären Transportes. Durch diese Mechanismen werden Moleküle unterschiedlicher Größe bis hin zu Makromolekülen kontrolliert durch die Epithelzellschicht transportiert, ohne sie zu zerstören. Zu diesen Mechanismen gehören

- der **intrazelluläre Transport** (Transzytose) von Molekülen über Transportvesikeln von einer Seite der Zelle zu ihrer anderen Seite.
    - **Transzytose** findet statt in polarisierten Zellen, vorzugsweise in Epithelzellen (aber auch in anderen Zellen, wie beispielsweise Osteoklasten und Neuronen). Polarisierte Zellen verfügen über unterschiedlich zusammengesetzte basolaterale und apikale Oberflächen. Zur Aufrechterhaltung dieser Unterschiede müssen die für die Plasmamembran neu synthetisierten Proteine und Lipide im Netzwerk des Trans-Golgi-Apparates fortlaufend in Vesikel sortiert werden. Diese Vesikel wandern entweder zu der basolateralen oder zu der apikalen Oberfläche der Zelle und transportieren damit die in ihnen enthaltenen Proteine und Lipide zu der jeweiligen Zellmembran. Dort können diese Proteine von der Zelle (durch Endozytose) erneut in Vesikel (Endosomen) aufgenommen und von den Endosomen zur gleichen (Rezyklisierung) oder zur unterschiedlichen (Transzytose) Oberfläche der Zelle transportiert werden. Der Mechanismus der Transzytose ist unterschiedlich.
    - Die **Zell-spezifische Transzytose** erfolgt beispielsweise durch die
        - **Mikrofalten-(M-, *microfold*)Zellen** der Epithelschicht der Darmschleimhaut. M-Zellen befinden sich in direkter Nachbarschaft über dem lymphatischen Gewebe und besitzen keine Mikrovilli, dafür jedoch Mikrofalten. Sie binden Proteine, Peptide, aber auch Partikel (einschließlich Infektionserreger) aus dem Lumen des Darmes, nehmen diese in Vesikel auf (Endozytose) und transportieren diese durch Transzytose auf ihre basolaterale Seite, wo das Transportgut durch Makrophagen (siehe Kap. 3.4.3.2) und durch dendritische Zellen (siehe Kap. 4.5.2.3) aufgenommen und verarbeitet wird.
        - **Endothelzellen** der Gefäße mit ihren **vesikulo-vakuoläre Organellen** (VVO). VVO sind Trauben-ähnliche Anhäufungen von miteinander verbundenen, nicht ummantelten Vesikeln, welche etwa 20 % der Endothelzelle ausmachen können. In ruhenden Endothelzellen sind die VVO inaktiv. Nach Aktivierung der Endothelzelle, beispielsweise durch Wachstumsfaktoren (siehe Kap. 3.3.2.5), werden die Endothelzellen hyperpermeabel, weil die VVO lösliche Makroglobuline aus dem Blut aufnehmen und zur entgegengesetzten Zelloberfläche transportieren können.
    - Die **Substanz-spezifische Transzytose** erfolgt durch spezifische Rezeptoren auf der Zellmembran, welche die zu transportierenden Moleküle auf der einen Seite der Zelle binden und in die Zelle aufnehmen, wo sie in Transportvesikel (Endosomen) eingeschlossen und zur anderen Seite der Zelle transportiert werden. Beispiel für diese Art des Transportes ist die Rezeptor-vermittelte Passage von Antikörpern durch Epithelschichten (siehe Kap. 4.14.3.3).
- der **interzelluläre (parazelluläre) Transport** von Molekülen zwischen benachbarten Zellen. Er hat zur Voraussetzung, dass die Durchlässigkeit der Haftkomplexe zwischen diesen Zellen kontrolliert erhöht werden kann. Die Auflösung dieser Haftkomplexe führt zur befristeten Aufhebung der Zellschranke. Dieses erfolgt beispielsweise
    - durch extrazelluläre Poren in den Haftkomplexen wie bei den Endothelzellen in den Blutgefäßen. Diese extrazellulären Poren in den Haftkomplexen nehmen nach

Aktivierung von Endothelzellen derart zu, dass unlösliche Partikel das Blut verlassen und zwischen den Endothelzellen in das Gewebe eindringen können.

– durch Zellen, welche mit ihren Zytoplasmafortsätzen durch die Haftkomplexe hindurch zwischen benachbarten Epithelzellen der Epithelschicht von Haut und Schleimhäuten eindringen, von außen einwirkende Substanzen über Rezeptoren binden, aufnehmen und nachfolgend in den Körper transportieren können. Beispiele für diesen interzellulären, Zell-vermittelten Transport sind

- ■ **dendritische Zellen** (siehe Kap. 4.5.2.3), welche als professionelle Antigenpräsentierende Zellen eine erworbene Immunabwehr in Gang setzen können und

- ■ **Makrophagen** (siehe Kap. 3.4.3.2), welche Fremdsubstanzen direkt vernichten oder sich an der erworbenen Immunreaktion beteiligen können.

Darüber hinaus sind aktivierte Epithelzellen der Schleimhaut in der Lage, auf ihrer apikalen Oberfläche Proteine und Peptide aus dem Lumen aufzunehmen, über Vesikel in Lysosomen zu transportieren, dort zu verdauen, Fragmente der Proteine an Moleküle für die Antigen-Präsentation (MHC-II; siehe Kap. 4.5.2) zu binden, diesen Komplex auf der basolateralen Oberfläche der Zelle Lymphozyten zu präsentieren, diese über die Bildung einer immunologischen Synapse zu aktivieren und damit eine erworbene Immunabwehr zu verstärken (siehe Kap. 4.5.2.3).

Weiterführende Literatur

de Lange EC. The physiological characteristics and transcytosis mechanisms of the blood-brain barrier (BBB). Curr Pharm Biotechnol. 2012 Sep;13(12):2319–27.

Hansen CG, Nichols BJ. Exploring the caves: cavins, caveolins and caveolae. Trends Cell Biol. 2010 Apr;20(4):177–86.

Hu G, Minshall RD. Regulation of transendothelial permeability by Src kinase., Microvasc Res. 2009, 77: 21–25.

Kyd JM, Cripps AW. Functional differences between M cells and enterocytes in sampling luminal antigens. Vaccine. 2008, 26:6221–6224.

Mabbott NA, Donaldson DS, Ohno H, Williams IR, Mahajan A. Microfold (M) cells: important immunosurveillance posts in the intestinal epithelium. Mucosal Immunol. 2013 Jul;6(4):666–77.

Simionescu M, Popov D, Sima A. Endothelial transcytosis in health and disease. Cell Tissue Res. 2009, 335:27–40.

Tuma PL, Hubbard AL. Transcytosis: crossing cellular barriers. Physiol Rev. 2003, 83: 871–932.

von Eckardstein A, Rohrer L. Transendothelial lipoprotein transport and regulation of endothelial permeability and integrity by lipoproteins. Curr Opin Lipidol. 2009, 20:197–205

3 Die angeborene Immunabwehr

Die angeborene Immunabwehr ist über den gesamten Körper verteilt und sofort oder innerhalb weniger Stunden angriffsbereit. Sie benötigt somit keine Vorlaufzeit.

Zur angeborenen Immunabwehr gehören
- Abwehrstoffe, die
  - beispielsweise von den Epithelzellen der Haut- oder Schleimhaut, aber auch von Immunzellen abgegeben werden und das Wachstum von Eindringlingen hemmen oder
  - im direkten Zellkontakt tödlich sind für Infektionserreger.
- Wirkstoffe/Mediatoren, welche im Blut, als Signalstoffe der Immunzellen, als Gewebshormone, Wachstumsfaktoren oder Hormone innerhalb von wenigen Minuten verfügbar sind und
  - das Gewebe durchlässig machen,
  - die Zellen der angeborenen Immunabwehr anlocken und aktivieren,
  - durch Bindung an die Fremdsubstanz oder Infektionserreger deren Aufnahme durch Fresszellen steigern (Opsonierung),
  - die Virusvermehrung in Zellen hemmen.
- Zellen der angeborenen Immunabwehr, welche nach Aktivierung wirksam sind. Hierzu gehören im Besonderen
  - Mastzellen, welche
    - durch Ausschüttung von Histamin Gefäße durchlässiger machen,
    - Fresszellen/Phagozyten (neutrophile Granulozyten, eosinophile Granulozyten, basophile Granulozyten, Monozyten und Makrophagen) aktivieren,
  - Thrombozyten, welche diese Aktivierung verstärken können,
  - neutrophile Granulozyten, eosinophile Granulozyten, basophile Granulozyten, welche zuerst vor Ort der Entzündung sind und die Eindringlinge erkennen, bereits extrazellulär abtöten oder aufnehmen (phagozytieren) und vernichten,
  - Monozyten und Makrophagen, welche zeitlich nach den Granulozyten, aber ähnlich wie diese die Eindringlinge erkennen und abtöten,
  - natürliche Killerzellen (NK-Zellen), welche infizierte und fremdartige Zellen erkennen und abtöten.
- Rezeptoren für pathogene Strukturmuster (PRR, *pattern recognition receptors*), mit Hilfe derer die Zellen der angeborenen Immunabwehr Infektionserreger erkennen können. Diese Rezeptoren
  - sind in der Keimbahn festgelegt und ändern sich daher nicht in ihrer Struktur während des gesamten Lebens,
  - binden an chemische Strukturen, die charakteristisch sind für Gruppen von Infektionserregern (pathogene molekulare Strukturmuster; PAMPs, *pathogen associated molecular patterns*),
  - haben als lösliche Rezeptoren vorwiegend die Funktion eines Opsonins für die Phagozytose körperfremder Substanzen (siehe Kap. 3.2.1),

– und dienen als Zellmembran-gebundene oder intrazelluläre Rezeptoren der Aktivierung besonders von phagozytierenden Zellen der angeborenen und der erworbenen Immunabwehr (siehe Kap. 3.4.4.1).

Darüber hinaus werden bereits beim ersten Einschreiten der angeborenen Immunabwehr Zellen aktiviert, welche die Entwicklung einer erworbenen Immunabwehr anstoßen (siehe Kap. 4). Sowohl die Aktivierungs- wie auch die Abwehrmechanismen der angeborenen und der erworbenen Immunabwehr sind miteinander vernetzt. An der Vernetzung sind besonders folgende Zellen der erworbenen Immunabwehr beteiligt:

- Antigen-präsentierende Zellen (APC; siehe Kap. 4.5) wie beispielsweise
  – dendritischen Zellen und
  – Antigen-präsentierende B-Lymphozyten;
- T-Lymphozyten (siehe Kap. 4.6 bis 4.13) wie die
  – Helfer-T-Lymphozyten (Th-1, -2, -17), die
  – regulatorischen T-Lymphozyten (Treg), die
  – zytotoxischen T-Lymphozyten (CTL) und die
  – T-Gedächtnis-(*Memory*-)Lymphozyten (Tmem);
- Antikörper-bildende (siehe Kap. 4.14 bis 4.19)
  – B-Lymphozyten,
  – B-Gedächtnis-(*Memory*-)Lymphozyten und
  – Plasmazellen.

Charakteristikum der erworbenen Immunabwehr ist die Ausbildung von Proteinen der Immunglobulinsuperfamilie, welche

- durch Polymorphie und somatische Veränderungen (Rekombinationen und Mutationen) der codierenden Gene Bindestrukturen für jedes mögliche Antigen besitzen können und
- als Antigen-spezifische Rezeptoren (MHC-I, MHC-II, CD1, T-Lymphozyten-Rezeptor, B-Lymphozyten-Rezeptor) wie auch als lösliche Antigen-spezifische Abwehrstoffe (Antikörper) dienen.

3.1 Abwehrstoffe der Epithelien

Epithelien bilden Abwehrstoffe, welche bevorzugt die Haut und die Schleimhäute gegen Eindringlinge schützen. Die Bildung der meisten dieser Abwehrstoffe ist jedoch nicht auf Epithelzellen beschränkt (siehe Tab. 3.1). Ihre Schutzwirkung entfalten die Abwehrstoffe bereits bei niedriger Konzentration (1–10 µg), indem sie

- Proteine denaturieren,
- Bindestrukturen in der Zellmembran von Bakterien spalten (z. B. die Proteoglykanstruktur durch Lysozym),
- in die Zellmembran von Bakterien eindringen, dort Kanäle bilden und hierdurch die Funktion dieser Zellmembran zerstören oder
- an die Hüllproteine von Viren binden und deren Funktion zerstören.

Tab. 3.1: Beispiele für Abwehrstoffe der angeborenen Immunität.

Abwehrstoffe	Untergruppen/Wirkgruppe	Ursprung	Giftwirkung auf
Kochsalz	Chloridionen	Schweißdrüsen	Bakterien, Viren
Salzsäure	H-Ionen, Chloridionen	Magenschleimhaut	Bakterien, Pilze, Viren
Fettsäuren	H-Ionen, Lipophilie	Schweißdrüsen, Talgdrüsen	Bakterien, Viren
Lysozym	Enzym zur Spaltung der Proteoglykan-Struktur (N-Acetylmuraminsäure, N-Acetylglucosamin)	Schleimhäute, Speicheldrüse, Schweißdrüse, Fresszellen (Makrophagen, Granulozyten)	Bakterien
Defensine	alpha-Defensine (humane neutrophile Peptide 1–5, Defensin 5–6)	Darmschleimhaut (Paneth-Zellen), Fresszellen (Makrophagen, Granulozyten)	Bakterien, Pilze, Viren (umhüllt)
	beta-Defensine (-1;-2;-3)	Hautzellen, Bronchialschleimhaut, Darmschleimhaut	Pilze, Viren (umhüllt), Bakterien (Gram(+) und Gram(−))
Cathelicidin		Epithelzellen, (neutrophile Granulozyten)	Bakterien
Peroxidase	Lactoperoxidase	Bronchialschleimhaut, Darmschleimhaut, Drüsenepithelien	Bakterien, Pilze, Zellen
Lipasen	Phospholipase A2	Bronchialschleimhaut, Darmschleimhaut, Drüsenepithelien	Zellen
Ribonuklease 7		zahlreiche Gewebezellen	Bakterien
Psoriasin		Hautzellen	Bakterien (E.coli)
Lactoferrin	Bindung von Fe-Ionen	Schleimhäute, Blut, Tränenflüssigkeit, Speichel, Milch	Bakterien, Pilze (Wachstumshemmung)

Hohe Konzentrationen dieser Abwehrstoffe können auch das körpereigene Gewebe zerstören (z. B. in der Bronchialschleimhaut der Lunge).

Ein Großteil dieser Abwehrstoffe ist wasserlöslich. Daher

- können sie durch intensives Waschen von der Haut entfernt oder durch Detergenzien inaktiviert werden,
- ist nach intensiver Waschung ein Zeitraum von bis zu 6 h notwendig für die Wiederherstellung einer ausreichenden Schutzschicht von Abwehrstoffen durch die Hautzellen.

Weiterführende Literatur

Arnett E, Seveau S. The multifaceted activities of mammalian defensins. Curr Pharm Des. 2011 Dec;17(38):4254–69.

Jarczak J, Kościuczuk EM, Lisowski P, Strzałkowska N, Jóźwik A, Horbańczuk J, Krzyżewski J, Zwierzchowski L, Bagnicka E. Defensins: Natural component of human innate immunity. Hum Immunol. 2013 Sep;74(9):1069–79.

Peric M, Koglin S, Ruzicka T, Schauber J. Cathelicidins: multifunctional defense molecules of the skin. Dtsch Med Wochenschr. 2009, 134:35–38.

Pinheiro da Silva F, Machado MC. Antimicrobial peptides: clinical relevance and therapeutic implications. Peptides. 2012 Aug;36(2):308–14.

Rehaume LM, Hancock RE. Neutrophil-derived defensins as modulators of innate immune function. Crit Rev Immunol. 2008, 28:185–200

Schittek B, Paulmann M, Senyürek I, Steffen H. The role of antimicrobial peptides in human skin and in skin infectious diseases. Infect Disord Drug Targets. 2008, 8:135–143.

3.2 Wirkstoffe im Blut und in Gewebeflüssigkeiten

Zu den Wirkstoffen der angeborenen Abwehrreaktion zählen im Besonderen die

- Opsonine zur Verstärkung der Aufnahme von Fremdkörpern und Infektionserregern durch Fresszellen;
- Faktoren des Komplementsystems (siehe Kap. 3.2.2) welche
  - als Opsonine wirken,
  - Anaphylatoxine darstellen,
  - die Mastzellen und basophilen Granulozyten degranulieren wie auch Endothelzellen aktivieren und hierdurch Gefäße durchlässiger machen, des Weiteren Makrophagen und Granulozyten aktivieren zur Wanderung (Chemotaxie) an den Ort der Entstehung von Anaphylatoxinen,
  - einen lytischen Komplex bilden, welcher in die äußere Zellmembran von Bakterien und Zellen eindringt, diese durchlässig macht und dadurch deren Absterben verursacht,
  - das Gerinnungssystem aktivieren;
- Faktoren des Gerinnungssystems (siehe Kap. 3.2.3), welches durch Infektionserreger oder durch verletzte Zellen oder freiliegendes Bindegewebe aktiviert wird und welche
  - den Verschluss verletzter Gefäße bewirken,
  - Blutplättchen/Thrombozyten aktivieren,
  - Faktoren des Komplementsystems aktivieren;
- Faktoren des Kininsystems (siehe Kap. 3.2.4), welche bewirken
  - Schmerz und Hyperalgesie,
  - verstärkte Sekretion des Drüsenepithels,
  - verstärkte Kontraktion der glatten Muskulatur,
  - Aktivierung des Gerinnungssystems;
- Mediatoren, Hormone und Enzyme (siehe Kap. 3.3.3 und 3.3.4) freigesetzt von Mastzellen, Thrombozyten/Blutplättchen, Makrophagen, Granulozyten und Endothelzellen, welche
  - die Gefäße durchlässiger machen,
  - das Komplementsystem und das Gerinnungssystem aktivieren,
  - Fresszellen anlocken, aktivieren oder inhibieren,
  - Zellen der erworbenen Immunreaktion aktivieren oder hemmen;

- Immunmediatoren (Interferone, Chemokine und Zytokine; siehe Kap. 3.3.2), welche
  - Zellen des Immunsytems anlocken,
  - antiviral wirksam sind,
  - Fresszellen aktivieren,
  - Fieber erzeugen,
  - Zellen der erworbenen Immunreaktion aktivieren oder hemmen.

3.2.1 Opsonine

Opsonine sind Substanzen, welche sich an Fremdsubstanzen binden und hierdurch deren Aufnahme durch die Fresszellen verstärken. Die Verstärkung erfolgt durch Rezeptoren auf der Zellmembran der Fresszellen für diese Opsonine.

Zu diesen Opsoninen zählt eine Reihe von Proteinen, welche bevorzugt im Blut, aber auch auf Schleimhautoberflächen und in Gewebeflüssigkeiten zu finden sind (siehe Tab. 3.2):

Tab. 3.2: Beispiele für Opsonine.

Opsonin (Proteingruppe)	Opsonin (Protein)	opsonierte Strukturen	Rezeptoren für Opsonine auf Granulozyten und Makrophagen
Komplement-faktoren	C1q	C1q bindet mit dem Kollagenteil an Akute-Phase-Proteine, welche an Bakterien, Pilzen und DNA nekrotischer Zellen binden und aktiviert gleichzeitig Komplement (wodurch C3b und iC3b entstehen)	C1q-Rezeptor (Calreticulin), C3b-Rezeptor (CR1), iC3b-Rezeptor (CR3, CR4)
	C3b (im Komplex mit C2aC4b)	Bakterien, Pilze (Polysaccharide, Glykoproteine, Glykopeptide)	C3b-Rezeptoren (CR1)
	iC3b (entstanden aus der Spaltung von C3b durch Faktor I in Beisein von Faktor H)	Bakterien, Pilze (Polysaccharide, Glykoproteine, Glykopeptide)	iC3b-Rezeptoren (CR3, CR4)
Akute-Phase-Proteine (Pentraxine)	CRP (C-reaktives Protein)	Bakterien, Pilze, DNA nekrotischer Zellen (CRP bindet an Phosphorylcholin oder DNA; nach Bindung aktiviert CRP Komplement (C1q, klassischer Weg)	C3b-/iC3b-Rezeptoren
	SAA-1 bis -4 (Serum Amyloid A)	Bindung an Phospholipide (Infektionserreger) oder DNA nekrotischer Zellen, nach Bindung Komplementaktivierung wie bei CRP	C3b-/iC3b-Rezeptoren

Opsonin (Proteingruppe)	Opsonin (Protein)	opsonierte Strukturen	Rezeptoren für Opsonine auf Granulozyten und Makrophagen
	SAP (Serum Amyloid P)	Bindung an Phospholipide (Infektionserreger) oder DNA nekrotischer Zellen, nach Bindung Komplementaktivierung wie bei CRP	C3b-/iC3b-Rezeptoren
	PTX3 (Pentraxin 3)	Bindung an Phospholipide (Infektionserreger, besonders Pilze) oder DNA nekrotischer Zellen; nach Bindung Komplementaktivierung wie bei CRP	C3b-/iC3b-Rezeptoren
Collectine (lösliche, Kollagen-enthaltende, C-Typ-(Ca-Ionen-abhängige-) Lektine)	MBL (Mannose-bindendes Lektin)	Bindung an Oberfläche von Bakterien, hierdurch Aktivierung Fricolin und von 2 MLB-assoziierten Serinproteasen (MASP-1, MASP-2), welche ähnlich wie C1qrs die Komplementkaskade aktivieren	C3b-/iC3b-Rezeptoren, C1q-Rezeptor
	SP-A, SP-D (Surfactantproteine A und D)	Ummantelung von Bakterien und Viren für Phagozytose	Scavenger-Rezeptoren von Makrophagen, C1q-Rezeptor
	Conglutinin	bindet an Zymosan und an Oberflächen-gebundenem C3bi	C1q-Rezeptor
Fibronectin	ca. 20 Isoformen	Fibrin, Heparin oder Kollagen gebunden an Bakterien, Viren, Pilze	Fibronectin-Bindestelle
Lipidtransferproteine	LBP (LPS-bindendes Protein)	Lipopolysaccharide von Gram($-$)-Bakterien	CD14 (Rezeptor für LPS und Korezeptor des TLR-4)
Antikörper	IgM (Immunglobulin-M)	Bakterien, Viren (spezifische Membranantigene)	Fc-Rezeptor (FcµR)
	IgG-1, -3/-4, -2 (Immunglobulin-G)	Bakterien, Viren (spezifische Membranantigene)	Fc-Rezeptoren (Fc-gammaRI, -RII,-RIII)
	IgA (Immunglobulin-A)	Bakterien (spezifische Membranantigene)	Fc-Rezeptor (Fc-alphaR)

Zu den Opsoninen im weiteren Sinne gehören jedoch auch lösliche Rezeptoren für pathogene Strukturmuster (sPRR, *soluble pattern recognition receptors*), da diese an pathogene molekulare Strukturmuster (PAMPs) auf Infektionserreger oder Zellen binden und diese hierdurch entweder direkt neutralisieren oder für eine Phagozytose zugänglich machen können.

Weiterführende Literatur

Litvack ML, Palaniyar N. Review: Soluble innate immune pattern-recognition proteins for clearing dying cells and cellular components: implications on exacerbating or resolving inflammation. Innate Immun. 2010 Jun;16(3):191–200.

Lu J, Teh C, Kishore U, Reid KB. Collectins and ficolins: sugar pattern recognition molecules of the mammalian innate immune system. Biochim Biophys Acta. 2002, 1572:387–400

Roos A, Xu W, Castellano G, Nauta AJ, Garred P, Daha MR, van Kooten C. Mini-review: A pivotal role for innate immunity in the clearance of apoptotic cells. Eur J Immunol. 2004, 34:921–929.

Rosenzweig SD, Holland SM. Recent insights into the pathobiology of innate immune deficiencies. Curr Allergy Asthma Rep. 2011 Oct;11(5):369–77.

Stuart LM, Henson PM, Vandivier RW. Collectins: opsonins for apoptotic cells and regulators of inflammation. Curr Dir Autoimmun. 2006, 9:143–161.

Volanakis JE. Human C-reactive protein: expression, structure, and function. Mol Immunol. 2001, 38:189–197.

Wiesner J, Vilcinskas A. Antimicrobial peptides: the ancient arm of the human immune system. Virulence. 2010 Sep–Oct;1(5):440–64.

3.2.2 Faktoren des Komplementsystems

Das Komplementsystem besteht aus einer Reihe von im Blut befindlichen Proteinen, welche Proenzyme (Zymogene) darstellen, deren Enzymaktivitäten durch Spaltung oder Anlagerung in kaskadenförmiger Reihenfolge aktiviert werden.

Die wesentlichen Funktionen des Komplements sind
- verstärkte Phagozytose von Antigenen durch Opsonierung,
- Anlocken (Chemotaxie) von Granulozyten und Makrophagen,
- Zerstörung von als fremd erkannten Zellen durch Zelllyse,
- Verklumpung von Antigen-tragenden löslichen und partikulären Substanzen,
- Auflösung von Antigen/Antikörper-(Immun-)komplexen.

Mehrere Wege der Aktivierung von Komplement sind bekannt (siehe Tab. 3.3):
- der **klassische Weg**, welcher beinhaltet
  - Bindung von C1q im C1 Komplex (C1q, C1r, C1s) an den Fc-Teil von Antikörpern (siehe Kap. 4.14.3.7), welche an ein Antigen gebunden sind. Je nach Isotyp des Antikörpers (siehe Kap. 4.14.1) werden mindestens 1 Anttigen-gebundener Antikörper (IgM) oder 2 Antigen-gebundene, direkt benachbarte Antikörper (IgG) für die Bindung von C1q benötigt,
  - durch die Bindung ist C1q aktiviert, d. h. in der Lage, die Proteasen C1r und C1s zu aktivieren,
  - das aktivierte C1qrs spaltet und aktiviert C4 und C2, sodass sich ein Enzymkomplex, die C3-Konvertase C4bC2b, formieren kann, welche ihrerseits C3 spaltet, sodass sich die C5-Konvertase C4b2b3b bildet;
- der Protease-Weg,
  - z. B. können durch Plasmin oder Kallikrein C1q, C1r und C1r aktiviert und C4 und C2 gespalten werden;

Tab. 3.3: Aktivierung des Komplementsystems.

Komplement-kaskade	klassische Aktivierung	MLP-(Lektin-)Aktivierung	alternative Aktivierung	Anaphyla-Toxine
Auslöser	Antikörper-komplexe, Enzyme (Plasmin, Kallikrein)	Bakterienoberfläche, Mannose	Bakterienmembranen, Gerinnungsenzyme (Plasmin, Faktor XII, Kallikrein), Makrophagen, Granulozyten (Elastase, Plasmin)	
Aktivierung von	C1q + C1r + C1s = C1qrs	Mannose-bindendes Lektin (MBL) + Fricolin (statt C1q) + MBL-assoziierte Serinprotease (MASP-1, MASP-2)	C3 = C3b + C3a	C3a
Weiterführung der Kaskade	C1qrs + C4 + C2	aktiviertes Fricolin/ MASP-1/MASP-2 + C4 + C2	C3b + B + D + P	C3a, C4a
Bildung der C3-Konvertasen	= C4bC2b	= C4bC2b	= C3bBb	
Aktivierung von C3	C4bC2b + C3 = C3b + C3a		C3bBb + C3 = C3b + C3a	C3a
Bildung der C5-Konvertasen, Spaltung von C5	C4bC2bC3b		C3bBb3b	
	C4b2b3b + C5 = C5b + C5a		C3bBb3b + C5 = C5b + C5a	C5a
gemeinsame Endstrecke	C5b + C6 + C7 + C8 + (C9)xn			
lytischer Komplex (MAC, *membrane attacking complex*)	C5b678(9)xn			

- der MBL-Weg oder Lektin-Weg,
  - welcher beginnt mit der Bindung des Mannose-bindenden Lektins (MBL) an Bakterienoberflächen, der Komplexierung mit Fricolin (anstelle von C1q) und der Aktivierung von MBL-assoziierten Serinproteasen (MASP-1, MASP-2, MASP-3) anstelle von C1r und C1s, welche C4 und C2 aktivieren,
  - sodass sich ähnlich wie beim klassischen Weg die C3-Konvertase C4bC2b bildet;
- der **alternative Weg**, welcher folgenden Verlauf hat:
  - spontane hydrolytische Spaltung (der Thioesterbindung) von C3 in C3b und C3a, ausgelöst durch Bakterienoberflächen, durch Antikörper, durch lysosomale Enzy-

me von Makrophagen oder Granulozyten (Elastase, Protease, Plasmin) oder durch Plasmin, aktiviert im Rahmen der Blutgerinnung,

- an das C3b bindet der plasmatische Faktor B, worauf der plasmatische Faktor D in der Lage ist, den Faktor B in die Faktoren Bb und Ba zu spalten,
- Faktor C3b und Faktor Bb bilden den Komplex C3bBb, welcher eine C3-Konvertase darstellt, die C3 in C3b und C3a spaltet und durch Bindung an Properdin (P) stabilisiert wird. Durch Bindung von weiteren C3b-Molekülen entsteht die C5-Konvertase C3bBbC3b,

Die **Spaltung von C3 in C3a und C3b** ist zentrales Ereignis der Komplementaktivierung:

- die Bildung von C3b erlaubt die Entstehung der jeweiligen C5-Konvertasen und endet in der Bildung des lytischen Komplexes C5b678(9)xn, welcher wie ein Hohlzylinder die Zellmembran durchlöchert und hierdurch Zerstörung der betroffenen Zelle bewirken kann (siehe Tab. 3.5);
- die **Entstehung der C5-Konvertase** wird reguliert im Wesentlichen durch
  - den Komplement-Rezeptor CR1 (CD55; siehe Kap. 4.14.3.7) und durch DAF (*decay-accelerating factor*, Zerfall-beschleunigender Faktor), welche in Konkurrenz zu dem Faktor B das Spaltprodukt C3b derart stark binden, dass sie es sogar aus dem Komplex C3bBb herauslösen können,
  - den plasmatischen Proteasefaktor I (inhibitorischer Faktor), welche C3b in das inaktive iC3b und C3d spalten kann (in Zusammenarbeit mit C3b-bindenden Faktoren wie CR1 und dem Membrankofaktor der Proteolyse (MCP (CD46)) und
  - den Faktor H, der Kofaktor für den Faktor I ist, indem er in Konkurrenz steht zum Faktor B in der Bindung an C3b.
  - Zusätzlich zum lytischen Komplex entstehen bei der Komplementaktivierung Produkte mit besonderer Wirksamkeit bei der Immunabwehr.
- C1q, C4b und C3b wie auch deren Spaltprodukte iC3b, C3dg und C3d und C4b stellen Opsonine für die Phagozytose dar (siehe Kap. 3.2.1 und 4.14.3.7);
- C4a, C3a und C5a aktivieren als sogenannte Anaphylatoxin besonders Makrophagen, Granulozyten, Mastzellen und die Gefäß-auskleidenden Endothelzellen und führen zur akuten Ausschüttung von Mediatoren (siehe Tab. 3.4).

Die Wirkung der Komplementspaltprodukte C3b, iC3b, C3d, C4b, C3a, C4a, C5a und C1q erfolgt über Rezeptoren auf Zielzellen. Diese Zielzellen sind direkt oder indirekt an der Immunabwehr beteiligt (siehe Tab. 3.5).

Die strenge Regulierung der Aktivierung des Komplementsystems durch Inhibitoren im Blut und auf der Zellmembran Kern-haltiger Zellen (siehe Tab. 3.5) gewährleistet, dass im Normalfall die Aktivierung des Komplements im Körper lokal auf den Ort des Eindringens von Fremdsubstanzen beschränkt bleibt.

Körpereigene Kern-haltige Zellen sind vor der Komplement-abhängigen Zytolyse durch den lytischen Komplex C5b678(9)xn weitgehend geschützt (siehe Tab. 3.4)
- durch Zellmembran-ständige Komplementinhibitoren, welche die Bildung eines lytischen Komplexes verhindern,

Tab. 3.4: Wirkung von Produkten der Komplementaktivierung auf Infektionserreger.

Komplement-faktoren	Bindung an Infektionserreger	Wirkung auf Infektionserreger
C1q	Bindung an Bakterien, Pilze oder DNA , vermittelt durch Akute-Phase-Proteine (Pentaxine); hierdurch Aktivierung der Komplementkaskade	Opsonierung und Immunadhärenz (Bindung an die Komplement-Rezeptoren Calreticulin (C1q-Rezeptor), CR1, CR3 oder CR4, verstärkte Phagozytose durch Makrophagen und Granulozyten; Abtötung von Bakterien und Zellen durch Zytolyse durch den lytischen Komplex C5b678(9)xn)
	Bindung an Bakterien, Pilze oder Zellen, vermittelt durch spezifische Antikörper (IgM, IgG-1,-3/-4, -2); hierdurch Aktivierung der Komplementkaskade	Opsonierung und Immunadhärenz (Bindung an Fc-Rezeptoren, verstärkte Phagozytose durch Makrophagen und Granulozyten; Abtötung von Bakterien und Zellen durch Zytolyse durch den lytischen Komplex C5b678(9)xn)
C3b	Bakterien, Pilze	Opsonierung und Immunadhärenz (Bindung an den Komplement-Rezeptor CR1, verstärkte Phagozytose durch Makrophagen und Granulozyten)
Ci3b (entstanden aus der Spaltung von C3b durch Faktor I im Beisein von Faktor H)	Bakterien, Pilze	Opsonierung und Immunadhärenz (Bindung an den Komplement-Rezeptor CR3 oder CR4, verstärkte Phagozytose durch Makrophagen und Granulozyten)
C3d; C3dg	Strukturähnlichkeit mit Proteinen des Epstein-Barr-Virus (EBV)	Bindung an den Komplement-Rezeptor CR2 von B-Lymphozyten; hierdurch Aktivierung; CR2 ist zugleich Infektionspforte für EBV
C5b678(9)xn	Bakterien, Zellen	Abtötung von Bakterien und Zellen durch Porenbildung und Zytolyse

● durch die Endozytose von Zellmembran-ständigen lytischen Komplexen und deren
  – Abbau in Verdauungsvakuolen (Phagolysosomen),
  – Abschilferung als Vesikel.

Rote Blutkörperchen verfügen über geringere Mengen an Membran-ständigen Komplementinhibitoren und sind nicht zur Endozytose fähig. Daher können sie eher durch den lytischen Komplex zerstört werden (Phänomen der Komplement-abhängigen Hämolyse).

Welche Bedeutung das Komplementsystem für die angeborene Abwehrreaktion hat, wird aus Krankheiten bei ererbtem oder erworbenem Mangel an Komplementfaktoren deutlich (siehe Tab. 3.6).

Tab. 3.5: Bindung und Wirkung von Komplementfaktoren auf Komplement-Rezeptoren.

Komplementfaktor	Rezeptor	Zellen, die diese Rezeptoren tragen	über den Rezeptor ausgelöste Funktionen
C1q	C1q-Rezeptor (Calreticulin)	Makrophagen, neutrophile Granulozyten, eosinophile Granulozyten, Blutplättchen, Bindegewebszellen (Fibroblasten), B-Lymphozyten, Endothelzellen, glatte Muskelzellen	Zellaktivierung, Phagozytose, Freisetzung von Wirkstoffen
C3b/C4b	CR1	Erythrozyten	Bindung und Transport von Antigen-Antikörper-Komplexen (Immunkomplexen)
	CR1	Makrophagen, neutrophile Granulozyten, eosinophile Granulozyten, Mastzellen, B-Lymphozyten, T-Lymphozyten	Exozytose, Phagozytose, Zellaktivierung
C3d; C3dg (Spaltprodukte von C3b)	CR2	B-Lymphozyten (T-Ly)	Zellaktivierung, Bindung von und Infektion durch Epstein-Barr-Virus
iC3b (Spaltprodukt von C3b)	CR3, CR4	Granulozyten, Makrophagen	Zellaktivierung und Phagozytose
C3a/C4a	C3a-Rezeptor	Makrophagen, neutrophile Granulozyten, eosinophile Granulozyten	Ansammlung (Chemotaxie) am Ort der Entstehung des Faktors, Zellaktivierung, Ausschüttung von Enzymen (Exozytose) aus Granula (Lysosomen)
		Mastzellen, basophile Granulozyten	Degranulation, Ausschüttung von Mediatoren der allergischen Reaktion (Histamin), Freisetzung von immundodulierenden Wirkstoffen (Zytokine, Chemokine, Leukotriene, Prostaglandine)
		Endothelzellen	Zellaktivierung, Auflösung der Haftkomplexe zwischen den Endothelzellen, Erhöhung der Durchlässigkeit der Blutgefäße
		Knochenmark-Stammzellen, Lymphozyten (B-Ly)	Verstärkung der Chemotaxie, ausgelöst durch Chemokine (CXCL12)

Komplementfaktor	Rezeptor	Zellen, die diese Rezeptoren tragen	über den Rezeptor ausgelöste Funktionen
C5a	C5a-Rezeptor	neutrophile Granulozyten, eosinophile Granulozyten, Makrophagen	Chemotaxie, Zellaktivierung, vermehrte Expression von Rezeptoren für C3b und von Adhäsionsmolekülen, Ausschüttung von Enzymen (Exozytose) aus Granula (Lysosomen)
		Mastzellen, basophile Granulozyten	Degranulation, Ausschüttung von Mediatoren der allergischen Reaktion (Histamin), Freisetzung von Immundodulierenden Wirkstoffen (Zytokine, Chemokine, Leukotriene, Prostaglandine)
		Endothelzellen	Aktivierung, Auflösung der Haftkomplexe zwischen den Endothelzellen, Erhöhung der Durchlässigkeit der Blutgefäße

Tab. 3.6: Inhibitoren der Aktivierung des Komplementsystems.

Substrat/Zielstruktur (Komplementfaktoren)	Inhibitoren im Blut	Inhibitoren auf der Membran Kern-haltiger Zellen	Wirkungsweise
C1q, C1r, C1s (C1-Esterase)	C1-Inaktivator (Faktor J)		Inhibition der C1qrs-Komplexbildung und damit der C1-Esterase-Aktivität (zusätzlich Hemmung der Gerinnung durch Inhibition der FXIa- und FXIIa-Aktivität)
C4bC2b (C3-Konvertase)	Faktor I; C4BP (C4-bindendes Protein)		Kofaktor der Serinprotease 1, welche C4b (und C3b) inaktiviert
		CR1 (Komplement-Rezeptor 1) C4bC2b-Rezeptor; CD35	Bindung und Inhibition von C4bC2b
		MCP (Membrankofaktorprotein) CD46	Kofaktor für Faktor I für die Spaltung von C4b
C3bBb (C3-Konvertase)	Faktor I		Kofaktor der Serinprotease 1, welche (C4b und) C3b inaktiviert
	Faktor H		Kofaktor für Faktor I
		MCP (Membrankofaktorprotein) CD46	Kofaktor für Faktor I für die Spaltung von C3b

Substrat/Zielstruktur (Komplementfaktoren)	Inhibitoren im Blut	Inhibitoren auf der Membran Kern-haltiger Zellen	Wirkungsweise
		DAF (*decay-accelerating factor*, Zerfall-beschleunigender Faktor) CD55	Inhibition der Bildung des C3bBb Komplexes
C3a, C4a, C5a (Anaphylatoxine)	Carboxypeptidase		Inaktivierung durch Abspaltung von Arginin
C5b67	Protein S, SP40/40		Hemmung der Bindung an die Zellmembran
C8/C9		HRF 65 (*homologous restriction factor*)	Hemmung der Bildung des lytischen Komplexes (MAC) durch Bindung an C8 bzw. Blockade der Polymerisation von C9
		HRF20 (MACIF), MIRL (*membrane inhibitor of reactive lysis*), Protectin CD59	

Tab. 3.7: Erkrankungen bei Mangel an Komplementfaktoren.

Mangel an	gehäuft oder verstärkt auftretende Infektionserkrankungen	gehäuft auftretende Autoimmunerkrankungen
Komplement-Rezeptoren		
CR1, CR3 oder CR4	Bakterieninfektionen (beispielsweise durch Mycobacterium leprae, Pneumokokken, Neisseria meningococci oder Haemophilus influenza)	Lupus erythematodes und Immunkomplexerkrankungen
Komplementfaktoren		
C1q, C1r, C1s, C2, C4 oder C3	Bakterieninfektionen (beispielsweise durch Pneumokokken, Neisseria meningitidis, Haemophilus influenza)	Lupus erythematodes, Dermatomyositis und Immunkomplexerkrankungen
Properdin (P), Faktor D	Bakterieninfektionen (beispielsweise durch Pneumokokken, Neisseria meningitidis, Haemophilus influenza)	Immunkomplexerkrankungen
C5, C6, C7, C8, C9	Bakterieninfektionen (beispielsweise durch Pneumokokken, Neisseria meningitidis, Haemophilus influenza)	Glomerulonephritis und Immunkomplexerkrankungen
Komplementinhibitoren		
Faktor H	Bakterieninfektionen (beispielsweise durch Neisseria meningitidis)	
C1-Inaktivator		Zellmembrandefekte (erbliches Hämangioödem)
DAF, HRF, MIRL		Zellmembrandefekte mit Hämoglobulinuria

Weiterführende Literatur

Ricklin D, Lambris JD. Complement in immune and inflammatory disorders: pathophysiological mechanisms. J Immunol. 2013 Apr 15;190(8):3831–8.
Pangburn MK, Ferreira VP, Cortes C. Discrimination between host and pathogens by the complement system. Vaccine. 2008, 26 Suppl 8:I15–121.
Tedesco F. Inherited complement deficiencies and bacterial infections. Vaccine. 2008, 26 Suppl 8:I3–18.
Volanakis JE. Human C-reactive protein: expression, structure, and function. Mol Immunol. 2001, 38:189–197.
Carroll MC. Complement and humoral immunity. Vaccine. 2008, 26 Suppl 8: I28–133
Zipfel PF, Hallström T, Riesbeck K. Human complement control and complement evasion by pathogenic microbes – Tipping the balance. Mol Immunol. 2013 Dec 15;56(3):152–60.

3.2.3 Faktoren des Gerinnungssystems

Ähnlich wie das Komplementsystem besteht das Gerinnungssystem aus einer Reihe von im Blut befindlichen Proteinen, welche Proenzyme darstellen, deren Enzymaktivitäten durch Spaltung oder Anlagerung in kaskadenförmiger Reihenfolge aktiviert werden. Auch beim Gerinnungssystem bestehen mehrere Wege der Aktivierung (siehe Tab. 3.8),

- der **intrinsische (klassische) Weg**, aktiviert beispielsweise durch
  - Bindegewebssubstanzen (Kollagen),
  - proteolytische Enzyme (z. B. aus Lysosomen),
  - Kallikreine und
  - Immunglobulin-Aggregate oder Antigen-Antikörper-Komplexe (Immunkomplexen) und
- der **extrinsische (alternative) Weg**, aktiviert beispielsweise durch den Gewebefaktor (TF, *tissue factor*).

Im Zuge der Aktivierung des Gerinnungssystems entsteht eine Reihe von Proteasen, deren Wirkung nicht auf die Gerinnungskaskade beschränkt ist. Beispielsweise aktiviert

- Faktor XIIa das Komplementsystem wie auch das Kininsystem,
- Thombin (Faktor IIa) zndothelzellen und Blutplättchen (Thrombozyten),
- Fibrinogen/Fibrin die Blutplättchen,
- Plasmin zahlreiche Proenzyme (Zymosane, welche durch Spaltung aktiviert werden) und Prohormone.

Hierdurch ist ein wechselseitiges Hochschaukeln der Aktivierung von mehreren Systemen möglich.

Dem wirken die zahlreichen Inhibitoren entgegen, welche die Aktivierung des Gerinnungssystems und der anschließenden Fibrinolyse regulieren (siehe Tab. 3.9). Diese Inhibitoren gewährleisten im Normalfall die lokale Begrenzung der Aktivierung der Gerinnungskaskade.

Tab. 3.8: Kaskade der Blutgerinnung und Fibrinolyse.

Wege der Aktivierung	extrinsischer Weg	Gemeinsamer Weg	intrinsischer Weg
Auslöser	TF (Tissue Factor) aus geschädigtem Gewebe		Bindegewebssubstanzen, proteolytische Enzyme, Immunglobulin-Aggregate oder -Immunkomplexe
erste Aktivierungsstufe	Faktor VIII (FVIII) + TF = TF/FVIIIa		Factor XII (FXII, Hagemannfaktor) + Kallikrein, Proteasen = FXIIa
	TF/FVIIIa + Ca^{++} + FXI = FXIa		FXIIa + FXI = FXa
gemeinsamer Weg		FXIa + FIX = FIXa	
	TF/FVIIIa + Ca^{++} + FX = FXa	FIXa + FVIIIa + Phospholipide (Plättchenfaktor) + Ca^{++} + FX = FXa	
Prothrombo-Kinase + Prothrombin = Thrombin		FXa + FVa + Phospholipide + Ca^{++} + FII = FIIa	
Thrombin + Fibrinogen = Fibrin		FIIa + FI = FIa	
Fibrin		FIa	
Aktivierung des Fibrin-stabilisierenden Faktors (Transamidase)		FXIII + FIIa + Ca^{++} = FXIIIa	
Stabilisierung des Fibrin		FXIIIa + FIa = vernetztes Fibrin	
Fibrinolyse			
PA/Plasminogen-aktivatoren Urokinase PA (uPA), Gewebe-spezifischer Plasminogenaktivator (tPA), freigesetzt von aktivierten Zellen		Plasminogen + Plasminogenaktivatoren (uPA; tPA) = Plasmin	
Fibrinspaltung durch Protease Plasmin		Plasmin + vernetztes Fibrin	
		Fibrinpeptide	

Tab. 3.9: Die wichtigsten Inhibitoren der Blutgerinnung.

Funktionseinheiten	Enzyme, die inhibiert werden	Inhibitoren	Aktivatoren/Inhibitoren der Inhibitoren
Prothrombinaktivatoren	Kallikrein	C1-Inaktivator	
intrinsischer Weg	FXIIa	C1-Inaktivator	
	FXIa	Von-Willebrand-Faktor	
	FIXa/FVIIIa/PL/ Ca-Ionen	Protein C (aktiviert) + Protein S	inhibiert durch: C4b-bindendes Protein, alpha-1-Antitrypsin
extrinsischer Weg	TF/FVIIIa/Ca-Ionen	Lipoprotein-assoziierter Koagulationsinhibitor (LACI), *extrinsic pathway inhibitor* (EPI)	
gemeinsamer Aktivierungsweg	FXa	Antithrombin III + Heparin	
	FXa/FVa/PL/ Ca-Ionen	Protein C (aktiviert)	
Prothrombin/Thrombin	FIIa	Antithrombin III + Heparin, Thrombomodulin	
Fibrinolyse	Plasminogen- aktivatoren (uPA, tPA)	Plasminogenaktivator- inhibitoren (PAI-1, PAI-2), Thrombin-aktivierbarer Fibrinolyseinhibitor (TAFI)	aktiviert durch: Thrombomodulin

Weiterführende Literatur

Al Dieri R, de Laat B, Hemker HC. Thrombin generation: what have we learned? Blood Rev. 2012 Sep;26(5):197–203.

Davis AE 3rd, Mejia P, Lu F. Biological activities of C1 inhibitor. Mol Immunol. 2008, 45:4057–4063.

Del Rosso M, Fibbi G, Pucci M, Margheri F, Serrati S. The plasminogen activation system in inflammation., Front Biosci. 2008, 13:4667–4686.

Lal A, Brockstein B, Grinblatt D. Review: coagulopathy and factor inhibitors. Clin Adv Hematol Oncol. 2008, 6:925–927.

Owens AP 3rd, Mackman N. Role of tissue factor in atherothrombosis. Curr Atheroscler Rep. 2012 Oct;14(5):394–401.

Versteeg HH, Heemskerk JW, Levi M, Reitsma PH. New fundamentals in hemostasis. Physiol Rev. 2013 Jan;93(1):327–58.

3.2.4 Faktoren des Kininsystems

Die Aktivierung des Kininsystems beginnt mit den im Gewebe und im Blut anzutreffenden unterschiedlichen Prokallikreinen (KLK-1 bis KLK-15).

Tab. 3.10: Das Kininsystem.

	Aktivierung des Kininsystems	Inhibitoren
Auslöser: intrinsischer Weg der Blutgerinnung: Aktivierung von FXIII zu FXIIIa (Hagemannfaktor)	Prokallikrein + FXIIIa = **Kallikrein**	**C1-Inaktivator**
Bildung von **Bradykinin**	Kallikrein + hochmolekulares (HMW-, Leber-)Kininogen = **Bradykinin** (Nonapeptid)	
Bildung von **Lysyl-Bradykinin/** Kallidin	Kallikrein + niedrigmolekulares (LMW, Gewebe-) Kininogen = **Lysyl-Bradykinin/ Kallidin** (Decapeptid)	
Inaktivierung durch enzymatische Spaltung	Bradykinin, Kallidin	**Carboxypeptidase, Angiotensin-konvertierendes Enzym** (ACE, Kininase II), **neutrale Endopeptidasen,**
Bindung der Kinine an Rezeptoren	Bradykinin oder Lys-Bradykinin (Kallidin) binden und aktivieren **Kinin-Rezeptoren** (B2, B1)	**des-ArgBradykinin, des-Kallidin**
allgemeine pharmakologische Wirkung der Kinine	Aktivierung von Nervenfasern, glatten Muskelzellen, Drüsenepithelzellen	

Prokallikreine werden aktiviert durch den aktivierten Hagemannfaktor (FXIIa; siehe Tab. 3.7) des intrinsischen Gerinnungssystems. Aus Prokallikreine entstehen Kallikreine (siehe Tab. 3.10). Diese stellen Serinproteasen dar, welche

- Kininogene in das aktive Bradykinin bzw. Lys-Bradykinin (Kallidin) spalten,
- durch Aktivierung von Plasminogen zu Plasmin die Fibrinolyse aktivieren (siehe Kap. 3.2.3),
- den Abbau der extrazellulären Matrix stimulieren.

Das Kininsystem wird im Wesentlichen inhibiert durch

- C1-Inaktivator, welcher die Aktivierung von Plasminogen und von FXII hemmt und dadurch initial die Aktivierung von Prokallikreine inhibiert,
- Carboxypeptidase, welche Bradykinin und Lys-Bradykinin (Kallidin) durch Abspaltung von Arginin inaktiviert, wobei das des-Bradykinin und das des-Kallidin kompetitive Inhibitoren darstellen für die Bindung von Bradykinin und Kallidin an Kinin-Rezeptoren.

Die aus Kininogenen gebildeten Kinine binden an Kinin-Rezeptoren (BK-1 und BK-2) und führen hierdurch zu

- Schmerzen und Hyperalgesien (Stimulation der Nervenfasern A und C; siehe Kap. 5.5.3),

- verstärkte Sekretion des Drüsenepithels,
- verstärkte Kontraktion der glatten Muskelzellen (Lunge, Darm),
- Blutdrucksenkung,
- Verstärkung der Entzündungssymptome.

Die Entzündungssymptome verursacht durch Bradykinin werden verstärkt durch Aktivierung von Zellen der angeborenen Immunabwehr:

- aktivierte neutrophile Granulozyten produzieren Kallikrein wie auch Kininogen und können daher Bradykinin freisetzen,
- Makrophagen, dendritische Zellen, Mastzellen, Endothelzellen und Fibroblasten exprimieren Rezeptoren (vorwiegend BK2) für Bradykinin.
- Durch Bradykinin werden aktiviert
  - Makrophagen zur Freisetzung von
    - proinflammatorischen Zytokinen (IL-1, IL-6, IL-12, TNFalpha),
    - Leukotrienen (LTB4), welche chemotaktisch wirken auf Granulozyten (siehe Kap. 3.3.3,
    - Platelet-aktivierendem Faktor (PAF), welcher Thrombozyten zur Ausschüttung ihrer Granula und Mediatoren stimuliert (siehe Kap. 3.4.2),
    - radikalen Sauerstoffmolekülen (siehe Kap. 3.4.4.2);
  - Mastzellen zur Ausschüttung ihrer Granula, im Besonderen von Histamin (siehe Kap. 3.3.3);
  - Endothelzellen zur Expression von
    - Prostaglandinen (Thromboxan A2 bewirkt Gefäßverengung und aktiviert und aggregiert Thrombozyten, PGE2 und PGI2 erweitern Gefäße, hemmen die Thromozytenaggregation, wirken immunsuppressiv; siehe Kap. 3.3.3),
    - Stickstoffmonoxid (NO) zur Gefäßerweiterung, wobei gleichzeitig die Ausschüttung von Endothelin-1 gehemmt wird. Endothelin ist ein Vasokonstriktor.
  - Fibroblasten zur Proliferation, Differenzierung und Bildung von Komponenten der extrazellulärer Matrix (siehe Kap. 2.2);
  - dendritische Zellen zur Freisetzung besonders von IL-12. Hierdurch fördern sie die Differenzierung von T-Helfer(1)-Lymphozyten und die Entwicklung von zytotoxischen T-Lymphozyten (siehe Kap. 4.9 und 4.10).

Weiterführende Literatur

Bossi F, Peerschke EI, Ghebrehiwet B, Tedesco F. Cross-talk between the complement and the kinin system in vascular permeability. Immunol Lett. 2011 Oct 30;140(1–2):7–13.

Davis AE 3rd, Mejia P, Lu F. Biological activities of C1 inhibitor. Mol Immunol. 2008, 45:4057–4063.

Kakoki M, Smithies O. The kallikrein-kinin system in health and in diseases of the kidney. Kidney Int. 2009, 75:1019–1030.

Kayashima Y, Smithies O, Kakoki M. The kallikrein-kinin system and oxidative stress. Curr Opin Nephrol Hypertens. 2012 Jan;21(1):92–6.

Maurer M, Bader M, Bas M, Bossi F, Cicardi M, Cugno M, Howarth P, Kaplan A, Kojda G, Leeb-Lundberg F, Lötvall J, Magerl M. New topics in bradykinin research. Allergy. 2011 Nov;66(11):1397–406.

Sharma JN. The kinin system in hypertensive pathophysiology. Inflammopharmacology. 2013 Feb;21(1):1–9.

3.3 Mechanismen und Faktoren der zellulären Zusammenarbeit

An der angeborenen Immunabwehr sind im Wesentlichen folgende Zellen beteiligt:

- Mastzellen,
- Blutplättchen/Thrombozyten,
- Granulozyten (neutrophie, eosinophile und basophile),
- Monozyten und die hiervon abstammenden Makrophagen,
- natürliche Killerzellen.

Diese Zellen der angeborenen Immunabwehr arbeiten eng mit den Zellen der erworbenen Immunabwehr zusammen (siehe Tab. 3.11).

Tab. 3.11: Übersicht der Zellen der angeborenen Immunabwehr und ihrer wichtigster Funktionen.

Zellen der angeborenen Immunabwehr	Funktion für die angeborene Immunabwehr	Funktion für die erworbene Immunabwehr
Mastzellen	Ausschüttung von Mediatoren und Wachstumsfaktoren	Ausschüttung von Mediatoren für die allergische Reaktion
Blutplättchen (Thrombozyten)	Verschluss von Blutgefäßen, Ausschüttung von Mediatoren und Wachstumsfaktoren	Ausschüttung von Mediatoren und Wachstumsfaktoren, Beteiligung an der Antikörper-vermittelten zellulären Zytotoxizität (ADCC, *antibody dependent cellular cytotoxicity*)
basophile Granulozyten	Ausschüttung von Mediatoren, Förderung der Entzündung	Ausschüttung von Mediatoren für die allergische Reaktion
neutrophile Granulozyten	extrazelluläre Abtötung von Infektionserregern, Phagozytose und intrazelluläre Abtötung, Ausschüttung von lysosomalen Enzymen	Beteiligung an der Antikörper-vermittelten zellulären Zytotoxizität (ADCC)
eosinophile Granulozyten	Ausschüttung von Mediatoren, Förderung der Entzündung	Ausschüttung von Enzymen zum Abbau von Mediatoren der allergischen Reaktion
Monozyten, Makrophagen	extrazelluläre Abtötung von Infektionserregern, Phagozytose und intrazelluläre Abtötung von Infektionserregern, Ausschüttung von lysosomalen Enzymen, Ausschüttung von Mediatoren zur Aktivierung oder Hemmung von Zellen der Immunabwehr	Präsentation von Antigenen für Lymphozyten (T-Ly) zur Einleitung der erworbenen Immunabwehr, Aktivierung von Lymphozyten durch Chemokine und Zytokine, Hemmung von Lymphozyten durch Prostaglandine, Beteiligung an der Antikörper-vermittelten zellulären Zytotoxizität (ADCC), nicht professionelle Präsentation von Antigenen
natürliche Killerzellen	Abtötung von infizierten oder anderweitig veränderten Zellen	Beteiligung an der Antikörper-vermittelten zellulären Zytotoxizität (ADCC)

3.3.1 Zellrezeptoren und Zellaktivierung

Die Aktivierung von Zellen erfolgt im Regelfall über Rezeptoren, die lokalisiert sind
- meist in der Zellmembran,
    - vorwiegend bei Proteinen oder Glykoproteinen als Liganden,
- intrazellulär
    - bei Steroidhormon-Rezeptoren
    - bei einem Teil der Rezeptoren zur Erkennung fremder Strukturmuster (PRR, *pattern recognition receptors*; siehe Kap. 3.4.4.1).

Zellmembran-ständige Rezeptoren besitzen
- einen zellexternen Teil zur Bindung des Liganden,
- einen Transmembran-ständigen Teil und
- einen intrazellulären Teil
    - als **Typ I-Rezeptor** (C-Terminus ist intrazellulär) und
    - als **Typ II-Rezeptor** (N-Terminus ist intrazellulär)

Sie können als Monomere oder als homo- oder heterogene Di-, Tri- oder Tetramere vorkommen.

Die Bindung eines Liganden an den zellexternen Teil des jeweiligen Rezeptors führt zu dessen Aktivierung durch
- Verkopplung zu Dimeren, Trimeren oder Tetrameren oder
- Änderung der Tertiärstruktur besonders des intrazellulären Teiles bei monomeren Rezeptoren.

Je nach der Struktur des Rezeptors leitet dessen Aktivierung direkt oder indirekt die zelluläre Signalübertragung in der Zelle ein (siehe Tab. 3.12). Hierdurch ist diese Zelle aktiviert.

Tab. 3.12: Beispiele für Rezeptoren und deren Aktivierung.

Art des Rezeptors	Liganden	Art der Aktivierung des Rezeptors und der Einleitung der zellulären Signalübertragung
Zellmembran-ständig		
mit eigener Tyrosin-Kinaseaktivität	Wachstumsfaktoren: EGF-Familie, FGF-Familie, IGF-Familie, PDGF-Familie, VEGF-Familie	Dimerisierung bewirkt Auto- oder Überkreuz-Phosphorylierung, wodurch Bindestelle für zelluläre Kinasen (vorwiegend src-Kinasen) entstehen
mit eigener Serin/Threonin-Kinaseaktivität	Wachstumsfaktoren: TGF-β Familie	Vernetzung zu einem heterotetrameren Rezeptorkomplex aktiviert die rezeptoreigene Kinase, welche ein zelluläres Signalprotein (SMAD) posphoryliert

Art des Rezeptors	Liganden	Art der Aktivierung des Rezeptors und der Einleitung der zellulären Signalübertragung
ohne eigene Kinaseaktivität, aber mit Bindestelle für zelluläre, Membran-assoziierte Kinasen vom Typ		Bindung des Liganden an Rezeptor erzeugt/ aktiviert Bindestelle(n) für zelluläre Kinasen z. B. ein Immunorezeptor-Tyrosin-basiertes aktivierendes Motiv (ITAM) oder ein Immuno-rezeptor-Tyrosin-basiertes inhibierendes Motiv (ITIM)
– src-Familie	Antigene	
– FAK	Neuropeptide, Chemokine (Il-8)	
– Fps/Fes/Fer – Jak-1, -2, -3; Tyk	Zytokine/Interleukine, Interferon	
– IRAK	Interleukin-1, PAMPs	
Ohne eigene Kinasedomäne, aber mit Bindestelle für zelluläre, Membran-assoziierte Adapterproteine	Wachstumsfaktoren: TNF-Familie	Bindung des Liganden an Rezeptor erzeugt Bindestelle(n) für Membran-assoziierte Adapterproteine
G-(Guanosinnukleotid-)Protein-gekoppelte Rezeptoren	Chemokine, Peptidhormone, Neurotransmitter, Mediatoren, Serinproteasen	Bindung des Liganden an Rezeptor resultiert in eine Konformationsänderung, welche als GTP-Austauschfaktor das G-bindende Protein aktiviert, das wiederum Phospholipase oder Adenylcyclase aktiviert
intrazellulär		
nukleäre Rezeptoren, welche nach Bindung des Liganden die Eigenschaft eines Transskriptionsfaktors gewinnen	Steroidhormone (Cortisol, Aldosteron, Estradiol, Progesteron), Schilddrüsenhormone, Retinoide, Leukotriene (LTB4), Prostaglandine (PGJ2)	Ligand bindet an den Rezeptor, der Rezeptor ist hierdurch fähig, durch die Kernmembran in den Zellkern zu wandern und dort, ggf. nach Dimerisierung, als Transkriptionsfaktor an eine Aktivierungssequenz (das sogenannte Hormon-responsive Element, HRE) zu binden und die Expression des zugehörigen Genes in die Wege zu leiten
Ionenkanal-Rezeptoren	intrazellulär: cADP, cGMP, iP3	intrazellulär: Ca-Ionen Kanal, Na-Ionen Kanal — Ligand bindet an Ionenkanäle (ionotrope Rezeptoren) in der Zellmembran oder intrazellulär, die durch diese Bindung geöffnet oder geschlossen werden
	transmembran: Glycin, gamma-Aminobuttersäure (GABA)	transmembran: Na-Ionen-Kanal, K-Ionen-Kanal, Ca-Ionen Kanal, Cl-Ionen-Kanal, HCO3-Ionen-Kanal

Die Aktivierung einer Zelle kann verschiedene Funktionen auslösen:

- die sofortige Ausschüttung von Wirkstoffen und Mediatoren, welche in Organellen (Lysosomen, Peroxisomen, Granula) gespeichert sind;
- die Synthese von Proteinen und Glykoproteinen, welche
  - von der Zelle nachfolgend entsprechend ihrer Funktion in die Umgebung abgegeben werden,

- den Zustand der Zelle verändern (Differenzierung, Expression von Rezeptoren, Sekretion von Signalproteinen, Produktion von Wirkstoffen),
- das Wachstum der Zelle anregen oder
- die Zellteilung einleiten und steuern;
- eine Blockade der Signalübertragung und der Synthese von Proteinen und Glykoproteinen durch eine (negative) Rückkopplung;
- die Einleitung des kontrollierten Zelltodes (Apoptose) durch Aktivierung von proapoptotischen Proteinen und/oder von den diese Proteine codierenden Genen.

3.3.1.1 Phosphokinasen, ITAM, ITIM und Proteinphosphatasen

Wesentliche Bestandteile der zellulären Signalübertragung von der Zellmembran zu den Zellorganellen und zum Zellkern sind die Phosphokinasen und Phosphatasen.

Die Funktion von Phosphokinasen ist die Übertragung einer Phosphatgruppe, beispielsweise von einem Nukleosidtriphosphat (z. B. ATP, Adenosintriphosphat) auf vorzugsweise eine Hydroxygruppe (-OH) der Aminosäuren Tyrosin, Serin und Threonin in Peptiden und Proteinen bzw. Glykoproteinen. Derartige Phosphorylierungen verbrauchen Energie. Die gegenläufige Reaktion stellt die Abspaltung der Phosphatgruppen durch Phosphatasen dar (sogenannte Dephosphorylierung).

Durch Phosphorylierung und Dephosphorylierung wird der Energiezustand eines Proteins wie auch seine dreidimensionale Struktur verändert. Hierdurch kann dieses Protein Bindeprotein für ein Partnermolekül werden oder eine enzymatische Aktivität gewinnen oder auch diese Eigenschaften verlieren.

Phosphokinasen sind entweder bereits ein Bestandteil des Rezeptors oder werden nach dessen Aktivierung direkt oder vermittelt über Adapterproteine an ihn gebunden.

Mittlerweile sind mehr als 200 Phosphokinasen in der Säugerzelle bekannt.

Immunorezeptor-Tyrosin-basierte aktivierende Motive (ITAM)

Die Immunabwehr verfügt über eine beträchtliche Anzahl an Rezeptoren, die entweder selbst in ihrem zytoplasmatischen Teil oder im zytoplasmatischen Teil eines mit dem Rezeptor-assoziierten Adaptermoleküls durch Phosphokinasen zu aktivierende Motive enthalten.

Diese Immunorezeptor-Tyrosin-basierte aktivierende Motive (ITAM, *immunoreceptor tyrosine-based activation motive*) enthalten 2 Tyrosin-xx-Isoleucin/Leucin-haltige Sequenzen mit folgender **Konsensussequenz:**

- Tyrosin-xx-Isoleucin/Leucin-x(6–12)-Tyrosin-xx-Isoleucin/Leucin, (wobei „x" jedwelche Aminosäure beinhaltet).

Die Tyrosine der ITAM werden nach Bindung des Liganden an den Rezeptor und gfs. nach dessen Kreuzvernetzung durch Membran-ständige Rezeptor-assoziierte Kinasen (z. B. p56Lck) phosphoryliert. Hierdurch entstehen Bindestellen für die Src-Homologie 2-Domäne (SH2) von weiteren zellulären Phosphokinasen (z. B. Src, Fyn, Fgr, Hck, Lyn). Durch die Bindung an ITAM werden diese zellulären Phosphokinasen aktiviert und damit die zelluläre Signalübertragung angestoßen.

Zur Familie der ITAM-enthaltenden Proteine gehören

- die T-Lymphozyten-Rezeptor-(TCR-)assoziierten Moleküle CD3gamma, CD3delta, CD3-epsilon und CD3zeta (siehe Kap. 4.6.1),
- die B-Lymphozyten-Rezeptor-(BCR-)assoziierten Moleküle Igalpha und Igbeta (siehe Kap. 4.15.2),
- einige Rezeptoren für den Fc-Teil von Antikörpern (Immunglobulinen) wie die Fc-epsilonRIbeta-Kette des IgE-Rezeptors (siehe Kap. 4.14.3.2 und 4.15.2.1),
- Adapterproteine (beispielsweise die gamma-Kette oder die zeta-Kette, assoziiert mit den Fc-Rezeptoren Fc-epsilonRI, Fc-gammaRI und Fc-gammaRIII (siehe Kap. 4.14.3.2),
- das DAP12 Protein, welches assoziiert ist mit
  - aktivierenden Rezeptoren (z. B. KIR2DS, NKGLD) auf natürlichen Killerzellen (siehe Kap. 3.6),
  - aktivierenden Rezeptoren auf myeloiden Zellen wie Myeloid DAP-assoziiertes Lektin-1 (MDL-1) und TREM-1, -2, -3 (siehe Kap. 3.4.4),
- Proteine des Epstein-Barr-Virus (EBV) und des Kaposi Sarkoma-assoziierten Herpes-Virus (KSHV).

Immunorezeptor-Tyrosin-basierte inhibierende Motive (ITIM)

Den aktivierenden ITAM im zytoplasmatischen Teil von Immunrezeptoren stehen Motive gegenüber, welche die Signalübertragung hemmen. Diese Immunorezeptor-Tyrosin-basierten inhibierenden Motive (ITIM, *immunoreceptor tyrosine-based inhibition motive*) besitzen nur eine Tyrosin-xx-Isoleucin/Leucin-haltige Sequenz mit folgender **Konsensussequenz:**

- Isoleucin/Valin/Leucin/Serin-x-Tyrosin-xx-Isoleucin/Leucin/Valin (wobei „x" jedwelche Aminosäure beinhaltet).

In gleicher Weise wie die ITAM oder im Zuge der Phosphorylierung von ITAM wird auch das Tyrosin des ITIM phosphoryliert. Dadurch wird es Bindestelle für SH-Domänen-haltige Phosphatasen wie z. B. der

- Src-Homologie2-enthaltende Inositol-Polyphosphat-5-Phosphatase (SHIP), welche das Membran-ständige Phosphoinositid PIP3 hydrolysiert und hierdurch zu einer Verminderung des Einstroms von extrazellulären Ca-Ionen und zur Blockade der Signalübertragung führt,
- Src-Homologie2-enthaltende Protein-Tyrosin-Phosphatase-1 oder -2 (SHP-1, -2), welche Phosphatgruppen von Signalproteinen spaltet und hierdurch die Signalübertragung hemmt.

Rezeptoren, welche sich durch ITIM auszeichnen, entweder in dem zytoplasmatischen Teil ihres Rezeptors oder in mit ihnen assoziierten Adaptermolekülen, sind

- der inhibierende Fc-Rezeptor Fc-gammaRIIB, besonders auf B-Lymphozyten (siehe Kap. 4.15.3.1 und 4.15.4.1), an welchen die Inositol-Phosphatase SHIP bindet und
- inhibitorische MHC-spezifische Rezeptoren auf natürlichen Killerzellen (siehe Kap. 3.6), wie KIR (Killerzellen-Ig-ähnliche Rezeptoren) und CD94/NKG2, an welche SHP-1 bindet.

3.3.1.2 Guanosinnukleotid-bindende Proteine

Eine besondere Art der Zellaktivierung und Einleitung der Signalübertragung erfolgt über Guanosinnukleotid-bindendes Protein-gekoppelte Rezeptoren (G-Protein-gekoppelte Rezeptoren). Diese Rezeptoren zeichnen sich durch ihre Struktur aus. Sie verfügen über

- 7 transmembrane, 2 Cysteine-enthaltende Helixstrukturen,
- 3 extrazelluläre Schleifen,
- 3 intrazelluläre Schleifen.

Nach Bindung eines Liganden und Aktivierung des Rezeptors erfolgt die zelluläre Signalübertragung durch Aktivierung der Phospholipase C oder der Adenylcyclase:

- Phospholipase C (PLC) setzt das Diacylglycerol (DAG) aus Phosphatidyl-inositol(4,5)bisphosphat (PIP2) frei, DAG aktiviert die Proteinkinase C (PKC) und stößt damit die zelluläre Signalkaskade an (siehe Tab. 3.13),
- Adenylcyclase aktiviert über Bildung von cAMP (cyclisches Adenosinmonophosphat) als zweiten Botenstoff zelluläre Proteinkinasen, welche die zelluläre Signalkaskade anstoßen.

Tab. 3.13: Signalübertragungsweg über G-Protein-gekoppelte Rezeptoren und Phospholipase C.

Komponenten	Aktivierungsweg eines G-Protein-gekoppelten Rezeptors und Einleitung der zellulären Signalübertragung über PLC (Phospholipase C)
Ligand	Bindung an den zellexternen/transmembranen Teil des G-Protein-gekoppelten Rezeptors, an dessen zellinternem Teil sind G-bindende Proteine (Heterotrimere) in inaktiver Form (GDP-/Guanosindiphosphat-bindende Proteine) assoziiert.
Ligand (z. B.Chemokin)-Rezeptorkomplex	Konformationsänderung des zellinternen Teils des G-Protein-gekoppelten Rezeptors, hierdurch erhält der Rezeptor eine GEF-(GTP-Austauschfaktor-)Aktivität.
GEF + inaktive G-bindende Proteine + GTP	Durch das GEF wird das G-bindende Protein derart aktiviert, dass es zum Austausch des GDP durch das GTP kommt. Hierdurch wird das G-bindende Protein (Heterotrimer) instabil und dissoziiert.
GTP-bindende Untereinheit des G-bindenden Proteins + PLC	Die GTP-bindende Untereinheit des G-bindenden Proteins aktiviert PLC (Phospholipase C).
aktivierte PLC + PIP2	PLC spaltet PIP2 (Phosphatidylinositol(4,5)bisphosphat) in IP3 (Inositoltriphosphat) und DAG (Diacylglycerol).
IP3	IP3 bewirkt Freisetzung von Ca-Ionen.
DAG + PKC	Diacylglycerol aktiviert die Phosphokinase PKC (Proteinkinase C).
aktivierte PKC	PKC aktiviert die zellulären Signalübertragungswege.
Inaktivierung des Rezeptors (GAP (GTP-aktivierendes Protein) + GTP-gebundene Untereinheit des G-bindenden Proteins)	Die aktive GTP-bindende Untereinheit des G-bindenden Proteins wird durch Spaltung von GTP in GDP inaktiviert. Die 3 Untereinheiten bilden wiederum ein Heterotrimer, welches als G-(GDP-)bindendes Protein inaktiv ist und erneut mit dem zellinternen Teil des G-Protein-gekoppelten Rezeptors assoziiert.

Derzeit sind etwa 800 unterschiedliche G-Protein-gekoppelte Rezeptoren bekannt. Nicht nur Chemokine, sondern ein beträchtlicher Teil von Gewebshormonen, Peptidhormonen und Mediatoren wirken über G-Protein-gekoppelte Rezeptoren (siehe Tab. 3.14).

Tab. 3.14: Beispiele für Liganden für G-Protein-gekoppelte Rezeptoren.

immunologisch bedeutsame Wirkstoffe	neurologisch bedeutsame Wirkstoffe	Kreislauf-/Stoffwechsel- aktive Wirkstoffe	Peptid- Hormone
Chemokine	Dopamin	Adrenalin	LH-Releasing
Prostacycline	Acetylcholin	Noradrenalin	GH-Releasing
Prostaglandine	Glutamat	Angiotensin	TH-Releasing
Leukotriene		ATP	Oxytoxin
Histamin		Ca-Ionen	Vasopressin
Serotonin		Ceramide	Glucagon
		Alltrans-Retinol	

Auch den G-Protein-gekoppelten Rezeptoren dient die Phosphorylierung von rezeptorassoziierten Partnermolekülen als wesentlicher Mechanismus für die kaskadenförmige Signalübertragung von der Zellmembran quer durch das Zytoplasma entweder bis hin zu einer Zellorganelle oder für die Aktivierung von Transkriptionsfaktoren im Zytoplasma oder im Zellkern.

3.3.1.3 Intranukleäre Rezeptoren

Transkriptionsfaktoren stellen Proteine dar, welche dadurch gekennzeichnet sind, dass sie enthalten

- eine Aktivierungsdomäne, welche im Zuge der Signalübertragung die Struktur des Transkriptionsfaktors derart verändert, dass er (ggf. nach Passage durch die Kernmembran) an die DNA binden kann,
- eine DNA-Bindedomäne, welche relativ spezifisch an den Promotor oder eine andere spezifische Aktivierungssequenz eines Genes binden und hierdurch die Transkription des vom Promotor oder der Aktivierungssequenz gesteuerten Genes anstoßen kann.

Grundsätzlich sind zu unterscheiden
- die Signal-abhängigen Transkriptionsfaktoren, welche aktiviert werden
  - durch interne Signale, wie beispielsweise DNA-Schädigung, fehlerhafte Proteine oder Sauerstoffmangel (z. B. SREBP, p53),
  - durch externe Signale, die an Rezeptoren auf der Zellmembran binden und hierdurch die zelluläre Signalübertragung bis hin zum Transskriptionsfaktor aktivieren, wobei sich dieser Transkriptionsfaktor

- ■ entweder dauerhaft (konstitutiv) im Zellkern befindet und dort aktiviert wird (z. B. ETS, CREB-Gruppe, ATM-Gruppe, SRF, FOS-JUN, MEF-2)
  - ■ oder latent im Zytoplasma vorliegt und nach Aktivierung in den Zellkern wandert (z. B. NFkappaB, STaT-Gruppe, SMAD-Gruppe, Notch, NFAT, Cateningruppe (Wnt), TUBBY),
  - – durch direkte Bindung eines zellexternen Signals an einen intrazellulären (sogenannten nukleären) Rezeptor im Zytoplasma oder Zellkern, wobei dieser nukleäre Rezeptor durch diese Bindung die Eigenschaft eines aktivierten Transskriptionsfaktors gewinnt und ggf. nach Wanderung in den Zellkern an die korrespondierende Aktivierungssequenz der DNA bindet
- ● die regulatorisch aktiven Transkriptionsfaktoren, die meist spezifisch die Entwicklung und Differenzierung von Zellen steuern (z. B. GATA, HNFs, Pit1, MyoD, Bicold, Hox, Forkhead, Myf5) und
  - – die **konstitutiv aktiven Transkriptionsfaktoren**, welche die jeweilige Zellfunktion aufrechterhalten (z. B. Sp1, CCAAT, NF1).

Die **intrazellulären nukleären Rezeptoren** (Kombination von Rezeptor und Transkriptionsfaktor) stellen durch die molekulare Kombination von Rezeptor und Transkriptionsfaktor eine Besonderheit in der Aktivierung und zellulären Signalübertragung dar.

Der nukleäre Rezeptor besteht aus
- ● einer N-terminalen variablen Domäne, welche zum Unterschied zwischen den Rezeptoren beiträgt,
- ● einer DNA-bindenden Domäne, welche an die HRE (*hormone response elements*) der DNA bindet,
- ● ggf. einem nukleären Lokalisationssignal (NLS)
- ● einer C-terminalen Liganden- (z. B. Hormon-)bindenden inkompletten Aktivierungsdomäne,

Zu unterscheiden sind nukleäre Rezeptoren der
- ● Klasse I
  - – liegen im Zytoplasma im Komplex mit einem Schutzprotein (Hitzeschockprotein, HSP, *heat shock protein*) vor,
  - – umfassen alle Steroid-Hormon-Rezeptoren,
  - – haben nach Bindung des Liganden die Kernmembran zu passieren
- ● Klasse II
  - – liegen frei im Zellkern (d. h. ohne Schutzprotein) vor,
  - – Liganden haben die Kernmembran zu passieren.
  - – hierzu gehören der Thyroxin-Rezeptor, der Retinoid-Rezeptor und der Rexinoid-Rezeptor.

Steroid-Hormon-Rezeptoren gehören zur nukleären Rezeptoren der Subfamilie 3 (NR3) und sind zu unterscheiden in
- ● Gruppe A: Östrogen-Rezeptoren (ER/ESR/NR3A)
  - – ERalpha/ESR1 (NR3A1)
  - – ERbeta/ESR2 (NR3A2)

Tab. 3.15: Aktivierung von Steroidhormon-Rezeptoren als Beispiel für nukleäre Rezeptoren.

Ort	Komponenten	Aktivierung des nukleären Steroid-Rezeptors und Funktion
Zytosol	nukleärer Rezeptor im Komplex mit HSP (Hitzeschockproteinen)	inaktiver nukleärer Rezeptor
Zytosol/ Kern- membran	nukleärer Rezeptor + Ligand: Glucocorticoid-Rezeptor + Cortisol, Androgen-Rezeptor + Aldosteron, Östrogen-Rezeptor + Estradiol, Progesteron-Rezeptor + Progesteron	Bindung des Liganden an die Hormon-bindende Domäne des nukleären Rezeptors führt zur Aktivierung des Rezeptors mit Änderung der Konformation, Dissoziation des Rezeptor-Hormonkomplexes aus dem Komplex mit HSP und Wanderung des Rezeptor-Hormonkomplexes durch die Kernmembran
Zellkern	Rezeptor-Hormonkomplexe + HRE (*hormone responsive elements*; hormon- empfindliche Bereiche von Genen)	Bildung von Rezeptor-Hormonkomplex-Dimeren; diese Dimere binden mit ihren DNA-Bindungs- domänen an die HRE der jeweiligen Gene, hierdurch werden die HRE aktiviert und die Transkription der jeweiligen Gene eingeleitet

- Gruppe B: Östrogen-verwandte Rezeptoren (ERR, *estrogen related receptor*/NR3B)
    - ERRalpha/ERR1 (NR3B1)
    - ERRbeta/ERR2 (NR3B2)
    - ERRgamma/ERR3 (NR3B3)
- Gruppe C: 3-Ketosteroid-Rezeptoren (NR3C)
    - Glucocorticoid-Rezeptor/GR (NR3C1)
    - Mineralocorticoid-Rezeptor/MR (NR3C2)
    - Progesteron-Rezeptor/PR/PGR (NR3C3)
    - Androgen-Rezeptor/AR (NR3C4)

In Folge der Bindung eines Liganden an einen Steroid-Hormon-Rezeptor
- wird das Schutzprotein (HSP) aus dem Komplex mit dem nukleären Rezeptor ver- drängt,
- kann der Ligand-Rezeptorkomplex mit Hilfe des NLS durch die Kernmembran in den Kern eindringen,
- bilden sich im Kern Homodimere des Ligand-Rezeptorkomplexes,
- können die Homodimere mit ihren DNA-Bindedomänen an spezielle Aktivator-/Pro- motersequenzen (HRE, hormonempfindliche Bereiche) binden und die Transkription der von den HRE kontrollierten Gene aktivieren (siehe Tab. 3.15).

Bei **Rezeptoren der Klasse II** erfolgt die Bindung mit dem Liganden im Zellkern. Beson- derheiten liegen vor für den Retinoid-Rezeptor bzw. den Rexinoid-Rezeptor:
- Aktivierung durch RA und ATRA
    - Vitamin A wird zu Retinol und dieses zu Retinsäure (RA, *retinoic acid*) und All- trans-RA (ATRA) abgebaut.

   - ◼ RA bindet an und aktiviert den Retinsäure-Rezeptor (RAR *(retinoic acid receptor)*,
   - ◼ ATRA bindet an und aktiviert den Rexinoid-Rezeptor (RxR, *rexinoid receptor*),
   - – aktivierter RAR bildet mit aktiviertem RxR ein Heterodimer (RAR-RxR) als Transkriptionsfaktor.
- Aktivierung durch PPAR und ATRA
   - – oxidierte Fettsäuren oder Eicosanoide, z. B. Produkte aus dem Arachidonsäurestoffwechsel (Prostaglandin PGJ2, Leukotriene LTB4) binden an und aktivieren Peroxim-Proliferator-aktivierten Rezeptor (PPAR, *peroxisome proliferator activated receptor)*,
   - – ATRA bindet an und aktiviert den RxR
   - – aktivierter PPAR bildet mit aktiviertem RxR ein Heterodimer (PPAR-RxR) als Transkriptionsfaktor, beispielsweise in Makrophagen und Endothelzellen.

Weiterführende Literatur

Bezbradica JS, Medzhitov R. Integration of cytokine and heterologous receptor signaling pathways. Nat Immunol. 2009, 10:333–339.

Gilfillan AM, Rivera J. The tyrosine kinase network regulating mast cell activation. Immunol Rev. 2009, 228:149–169.

Ivashkiv LB. Cross-regulation of signaling by ITAM-associated receptors. Nat Immunol. 2009, 10:340–347.

Kurosaki T, Hikida M. Tyrosine kinases and their substrates in B lymphocytes. Immunol Rev. 2009, 228: 132–148.

Lajoie P, Goetz JG, Dennis JW, Nabi IR. Lattices, rafts, and scaffolds: domain regulation of receptor signaling at the plasma membrane. J Cell Biol. 2009, 185:381–385.

Liberman AC, Druker J, Garcia FA, Holsboer F, Arzt E. Intracellular molecular signaling. Basis for specificity to glucocorticoid anti-inflammatory actions. Ann N Y Acad Sci. 2009, 1153:6–13.

Lin HH. G-protein-Coupled Receptors and Their (Bio) Chemical Significance Win 2012 Nobel Prize in Chemistry. Biomed J. 2013 May–Jun;36(3):118–24.

Lodowski DT, Palczewski K. Chemokine receptors and other G protein-coupled receptors. Curr Opin HIV AIDS. 2009, 4:88–95.

Mendoza-Parra MA, Gronemeyer H. Genome-Wide Studies of Nuclear Receptors in Cell Fate Decisions. Semin Cell Dev Biol. 2013 Aug 2. S1084–9521.

3.3.2 Immunmediatoren (Zytokine) und Wachstumsfaktoren

Die Zusammenarbeit zwischen den Zellen erfolgt durch Austausch von Signalen, vermittelt durch Signalproteine und Gewebshormone und deren Bindung an die jeweiligen Rezeptoren. Die Signalproteine wirken entweder
- autokrin (Signalprotein wirkt auf dieses produzierende Zelle),
- parakrin (Signalprotein diffundiert im Gewebe und wirkt so auf Zellen in direkter Nachbarschaft der produzierenden Zelle) oder
- endokrin (Signalprotein verteilt sich mit Hilfe des Blutkreislaufes über den Körper und wirkt auf entfernter liegende Zellen).

Zu den Signalproteinen der angeborenen wie auch der erworbenen Immunabwehr gehören die
- Zytokine
  - Interleukine,
  - Chemokine,
  - Interferone,
  - Wachstumsfaktoren/Kolonie-stimulierende Faktoren für die Blutbildung (Hämatopoese),
  - Tumor-Nekrose-Faktoren,;
- Wachstumsfaktoren;
- Gewebshormone, im Besonderen
  - Prostaglandine und Leukotriene (Prostaglandine und Leukotriene entstammen dem Arachidonsäurestoffwechsel),
  - Histamin und Serotonin (5-Hydroxytryptamin).

Den Zytokinen, Wachstumsfaktoren und Gewebshormonen gemeinsam ist, dass sie
- relativ kleine Moleküle darstellen, die meist als Monomer wirken,
- bei akutem Bedarf produziert oder freigesetzt werden,
- eine kurze Halbwertzeit (Verweildauer) im Körper aufweisen und damit ihre Reichweite im Körper beschränkt ist,
- durch ihre hochaffine spezifische Bindung an ihre jeweiligen Rezeptoren schon bei relativ niedriger Konzentration wirken.

Zusätzlich wird die angeborene und erworbene Immunabwehr beeinflusst durch
- Neurotransmitter, Neuropeptide und Peptidhormone (siehe Kap. 5.4),
- Hormone der Nebennierenrinde (im Besonderen Glucocorticosteroide; siehe Kap. 5.4.6) und
- Sexualsteroide (siehe Kap. 5.4.7).

3.3.2.1 Interleukine

Mehr als 37 Interleukine sind bislang bekannt. Name, Ursprung, Zielzelle und Wirkung der mittlerweilen bekanntesten Interleukine sind in Tab. 3.16 zusammengefasst. Die Mehrzahl der Interleukine aktivieren die Zielzellen und fördern Zellteilung und Differenzierung.

Von den Interleukinen 26–35 sind hervorzuheben
- IL-26, stimuliert die Bildung von IL-10,
- IL-27, zeigt einen Synergismus mit IL-12 in der Stimulation von T-Lymphozyten (TH1),
- IL-28, wirkt antiviral (besitzt Homologien zu Interferon/IFN),
- IL-31, induziert Juckreiz durch Stimulation von Nervenzellen in dorsalen Wurzelganglien,
- IL-33, aktiviert TH2-Lymphozyten und stimuliert B-Lymphozyten zur Antikörperantwort,
- IL-35, hemmt T-Lymphozyten (T-Helfer-Lymphozyten/TH)

Tab. 3.16: Die bekanntesten Interleukine.

Interleukin (IL)	bildende Zellen	Zielzellen der angeborenen Immunabwehr	Zielzellen der erworbenen Immunabwehr	Wirkungen auf Zielzellen
IL-1alpha (Proprotein aktiviert durch Calpain) IL-1beta (Proprotein aktiviert durch Caspase1/ IL-1-konvertierendes Enzym, ICE)	Monozyten, Makrophagen, dendritische Zellen, APC (Antigen-präsentierende Zellen), Endothelzellen	Makrophagen, natürliche Killerzellen, Endothelzellen	T-Lymphozyten, B-Lymphozyten	über Aktivierung des IL-1-Rezeptors Typ 1 (kompetitive Inhibition durch IL-1-Rezeptor-Antagonist/ IL-1RA), IL-1-Rezeptor Typ 2 bindet IL-1 ohne aktiviert werden zu können, Zellaktivierung, Stimulierung der Zellteilung, Fieber
IL-2	T-Lymphozyten (TH1, T-Helfer-Lymphozyten)	Makrophagen, natürliche Killerzellen, Oligodendrozyten	B-Lymphozyten, T-Lymphozyten (TH1 und TH2)	Zellaktivierung (Differenzierung und Funktion), Stimulierung der Zellteilung
IL-3	T-Lymphozyten, Mastzellen, natürliche Killerzellen, Endothelzellen, eosinophile Granulozyten	hämatopoetische Stammzelle, Mastzelle		Stimulierung der Granulopoese und Erythropoese, Stimulierung der Zellteilung, Histaminfreisetzung
IL-4	T-Lymphozyten, Makrophagen, Mastzellen	Endothelzellen, Makrophagen, eosinophile Granulozyten, basophile Granulozyten, Mastzellen	B-Lymphozyten, T-Lymphozyten (TH2)	Stimulierung der Zellteilung, antiinflammatorisch (Hemmung von Makrophagen, TH1-Lymphozyten), Differenzierung von T-Lymphozyten zu TH2, Wechsel der Immunglobulinklassen in B-Lymphozyten, Förderung der IgE-mediierten Allergie
IL-5	T-Lymphozyten, eosinophile Granulozyten, Mastzellen	eosinophile Granulozyten	B-Lymphozyten	Stimulierung der Differenzierung von B-Lymphozyten zu Plasmazellen, Stimulierung der Zellteilung und Chemotaxie (eosinophile Granulozyten)
IL-6	T-Lymphozyten, B-Lymphozyten, Makrophagen, Endothelzellen, Astrozyten	hämatopoetische Stammzelle	T-Lymphozyten, B-Lymphozyten	Stimulierung der Differenzierung
IL-7	Stromazellen (Knochenmark, Thymus)	natürliche Killerzellen	Vorläuferzellen von T-Lymphozyten, B-Lymphozyten	Stimulierung der Hämatopoese, Stimulierung der Differenzierung

Interleukin (IL)	bildende Zellen	Zielzellen der angeborenen Immunabwehr	Zielzellen der erworbenen Immunabwehr	Wirkungen auf Zielzellen
IL-8 (CXC-Chemokin)	Makrophagen, Endothelzellen, Lymphozyten, Epithelzellen	neutrophile Granulozyten, basophile Granulozyten		Auslösung der Chemotaxie, Zellaktivierung
IL-9	T-Lymphozyten (CD4(+))		T-Lymphozyten, B-Lymphozyten	Stimulierung der Differenzierung
IL-10	T-Lymphozyten (TH2), B-Lymphozyten, Monozyten, Makrophagen, Mastzellen	Makrophagen, Mastzellen	B-Lymphozyten, T-Lymphozyten	antiinflammatorisch/ Hemmung (TH1-Lymphozyten, Makrophagenfunktion), Aktivierung B-Lymphozyten, TH2-Lymphozyten
IL-11	Stromazellen (Knochenmark)	Stromazellen, Knochenmark		antiinflammatorisch (ähnlich IL-10), Stimulierung der Differenzierung von Osteoclasten
IL-12	dendritische Zellen, Makrophagen, T-Lymphozyten	natürliche Killerzellen	T-Lymphozyten (TH1, T-Helfer-Lymphozyten)	Aktivierung der zellulären Immunantwort (Differenzierung von TH1-Lymphozyten und zytotoxischen T-Lymphozyten)
IL-13	T-Lymphozyten, natürliche Killerzellen, Mastzellen	Makrophagen	T-Lymphozyten, B-Lymphozyten	Hemmung von T-Lymphozyten (TH1), Makrophagen; Stimulierung der Differenzierung von B-Lymphozyten
IL-14	T-Lymphozyten, dendritische Zellen		B-Lymphozyten	Wachstumsfaktor für B-Lymphozyten
IL-15	Makrophagen, Fibroblasten	Differenzierung/ Verstärkung der Zytotoxizität (natürliche Killerzellen)	B-Lymphozyten, T-Lymphozyten	Stimulierung der Differenzierung, Verstärkung der Zytotoxizität (zytotoxische T-Zellen); Stimulation von T-Lymphozyten (IL-5 Sekretion); Auslösung der Chemotaxie von T-Lymphozyten
IL-16	T-Lymphozyten (CD8(+)), eosinophile Granulozyten, Epithelzellen		T-Lymphozyten	Aktivierung (über CD4-Rezeptor) von T-Lymphozyten (besonders Expression des IL-2-Rezeptors), Aktivierung von Makrophagen und eosinophilen Granulozyten, Auslösung der Chemotaxie

Interleukin (IL)	bildende Zellen	Zielzellen der angeborenen Immunabwehr	Zielzellen der erworbenen Immunabwehr	Wirkungen auf Zielzellen
IL-17	T-Lymphozyten (CD4(+))	Endothelzellen, Epithelzellen	T-Lymphozyten (TH17)	Zellaktivierung (Auto-immunerkrankungen) induziert Sekretion von IL-6, IL-8, GM-CSF, PGE2; Stimulierung der Angiogenese
IL-18	Makrophagen, dendritische Zellen, Kupffer'sche Zellen, Mikroglia, Epithelzellen, Fibroblasten	natürliche Killerzellen, Makrophagen, neutrophile Granulozyten, Endothelzellen	T-Lymphozyten (TH1, T-Helfer-Lymphozyten)	Ähnlich wie IL-12, Zellaktivierung (Erhöhung der Expression des Fas-Liganden), Verstärkung der Chemokinsekretion
IL-19	Makrophagen, B-Zellen		T-Lymphozyten (TH1, T-Helfer-Lymphozyten)	Hemmung der Sekretion von IFNgamma, TNFalpha, IL-6
IL-20	Makrophagen	Leberzellen, Epithelzellen der Haut		Erhöhung der Akute-Phase-Proteine
IL-21	T-Lymphozyten (CD4(+)), TH17, natürliche Killerzellen	natürliche Killerzellen	B-Lymphozyten, T-Lymphozyten	Hemmung von B-Lymphozyten (IgE-Bildung), Zellaktivierung (Zytotoxizität von T-Lymphozyten und NK-Zellen)
IL-22	T-Lymphozyten		T-Lymphozyten, (TH2, T-Helfer-Lymphozyten)	Hemmung der Sekretion von IL-4
IL-23	dendritische Zellen		T-Lymphozyten	Aktivierung/Stimulierung der Proliferation (Sekretion von IFNgamma), scheint bei Spondyloarthropathie eine besondere Rolle zu spielen
IL-24	Monozyten, Lymphozyten			Induktion von Apoptose in Tumorzellen
IL 25	T-Lymphozyten (TH2)		T-Lymphozyten	Steigerung der Sekretion von IL-4, IL-5, IL-13

Weiterführende Literatur

Banchereau J, Pascual V, O'Garra A. From IL-2 to IL-37: the expanding spectrum of anti-inflammatory cytokines. Nat Immunol. 2012 Oct;13(10):925–31.
Grünig G, Corry DB, Reibman J, Wills-Karp M. Interleukin 13 and the evolution of asthma therapy. Am J Clin Exp Immunol. 2012 Jun 30;1(1):20–27.

Kang JX, Weylandt KH, Modulation of inflammatory cytokines by omega-3 fatty acids. Subcell Biochem. 2008, 49:133–143.

Lippitz BE. Cytokine patterns in patients with cancer: a systematic review. Lancet Oncol. 2013 May;14(6):e218–28.

Michaud M, Balardy L, Moulis G, Gaudin C, Peyrot C, Vellas B, Cesari M, Nourhashemi F. Proinflammatory Cytokines, Aging, and Age-Related Diseases. J Am Med Dir Assoc. 2013 Jun 20. pii: S1525–8610(13)00280–6.

Munkholm K, Bräuner JV, Kessing LV, Vinberg M. Cytokines in bipolar disorder vs. healthy control subjects: A systematic review and meta-analysis. J Psychiatr Res. 2013 Sep;47(9):1119–33.

Pastorelli L, De Salvo C, Vecchi M, Pizarro TT. The role of IL-33 in gut mucosal inflammation. Mediators Inflamm. 2013;2013:608187.

Pezzutto A, Ulrichs T, Burmester GR, Taschenatlas der Immunologie, Thieme Verlag 2007, 329–338.

Roubille C, Martel-Pelletier J, Haraoui B, Tardif JC, Pelletier JP. Biologics and the cardiovascular system: a double-edged sword. Antiinflamm Antiallergy Agents Med Chem. 2013 Mar;12(1):68–82.

Rutz S, Eidenschenk C, Ouyang W. IL-22, not simply a Th17 cytokine. Immunol Rev. 2013 Mar;252(1):116–32.

Sherlock JP, Cua DJ. Interleukin-23: a promising therapeutic target in seronegative spondyloarthropathy. Curr Opin Pharmacol. 2013 Jun;13(3):445–8.

3.3.2.2 Chemokine

Chemokine stellen relativ kleine (75–125 Aminosäuren) Signalproteine dar, welche vorwiegend chemotaktische Wirkung aufweisen. Sie locken Zellen, besonders auch diejenigen der angeborenen Immunabwehr, sich entlang eines Konzentrationsgradienten hin zum Ort der höchsten Chemokinkonzentration zu bewegen.

Etwa 50 unterschiedliche Chemokine sind bekannt, deren strukturelle Gemeinsamkeit die Anwesenheit von 2 oder 4 N-terminalen Cysteinen (C) ist, welche Disulfitbrücken bilden (siehe Tab. 3.17). Je nachdem, wie viel Cysteine (C) in Nachbarschaft zum Leucin (L) vorliegen und ob zwischen diesen Cysteinen eine oder mehrere Aminosäuren („X") liegen, werden folgende 4 Familien unterschieden (siehe Tab. 3.17):

- CXCL (alpha-Chemokine)
  - solche mit einem Glutamat-Leucin-Arginin-(ELR-)Motiv binden vorzugsweise an den Chemokin-Rezeptor CXCR2 auf neutrophilen Granulozyten,
  - solche ohne ein ELR-Motiv binden vorzugsweise auf CXCR3 Rezeptoren auf Makrophagen, natürlichen Killerzellen und (T-, B-) Lymphozyten.
- CCL (beta-Chemokine),
- XCL (gamma-Chemokine),
- C(X)$_3$CL (delta-Chemokine).

Gemäß ihrer Funktion lassen sich folgende Chemokine unterscheiden:
- Chemokine, welche im Rahmen der Immunabwehr von aktivierten Zellen ausgeschüttet werden (sogenannte inflammatorische oder induzierbare Chemokine). Zu dieser Gruppe gehört die Mehrheit der Chemokine.
- Chemokine, welche sich an der Hämatopoese im Knochenmark und Thymus und an der Lymphozytenentwicklung in lymphatischen Geweben (Milz, Lymphknoten, Peyer'sche Platten) regulierend beteiligen, wie z. B. CCL18, CCL19, CCL21, CXCL12, CXCL13, CXCL14;
- Chemokine, welche sowohl an der Immunabwehr wie auch an der Hämatopoese beteiligt sind, wie z. B. CCL1, CCL17, CCL20, CCL22, CCL25, CXCL9, CXCL10, CXCL11, CXCL16.

Tab. 3.17: Chemokine, ihre Rezeptoren und Zellspezifitäten.

Gruppe der Chemokine	Anzahl	Spezifische Rezeptoren (Anzahl)	Aktivierung von Zellen der angeborenen Immunabwehr	Aktivierung von Zellen der erworbenen Immunabwehr
beta-Chemokine (CCL)	28	CC-Rezeptoren (CC-Rezeptoren 1–10)	neutrophile Granulozyten, eosinophile Granulozyten, basophile Granulozyten, Monozyten, Makrophagen, natürliche Killerzellen	dendritische Zellen, T-Lymphozyten, B-Lymphozyten
alpha-Chemokine (CXCL)	17	CXC-Rezeptoren (CXC-Rezeptoren 1–7)	neutrophile Granulozyten, eosinophile Granulozyten, basophile Granulozyten, Monozyten, Makrophagen, natürliche Killerzellen	dendritische Zellen, T-Lymphozyten, B-Lymphozyten
delta-Chemokin (CX$_3$CL, Fraktalin, vorwiegend Adhäsionsmolekül)	1	CX$_3$C-Rezeptor	neutrophile Granulozyten, Monozyten, Makrophagen	T-Lymphozyten
gamma-Chemokine (XCL)	2	XC-Rezeptor	natürliche Killerzellen	Thymus-Lymphozyten

Chemokine sind durch ihre basischen Aminosäuren **positiv** geladen und binden sich daher bevorzugt an die negativ geladenen **Glykosaminoglykane** in den Proteoglykanen der extrazellulären Matrix und der Zellmembran (siehe Kap. 2.2). Hierdurch können Chemokine die Diffusion vom Ort ihrer Entstehung weitgehend verhindern und einen lokalen Gradienten aufbauen.

Andererseits können derart über Glykosaminoglykane an Bindegewebe oder auch an der Oberfläche von Zellen gebundene Chemokine den zu aktivierenden Zellen direkt präsentiert werden.

Die Adsorption der Chemokine an strukturgebunde Glykosaminoglykane ist von niedriger Affinität und beein-trächtigt daher nicht die Bindung der Chemokine an Chemokin-Rezeptoren auf der jeweiligen Zielzelle und deren Aktivierung.

Im Gegensatz hierzu werden Chemokine durch in Lösung befindliche Glykosaminoglykane weitgehend gehemmt.

Bislang sind 19 unterschiedliche Chemokin-Rezeptoren bekannt, welche alle den G-Protein-gekoppelten Rezeptoren zuzuordnen sind (siehe Kap. 3.3.1.2).

Weiterführende Literatur

Acosta-Rodríguez EV, Merino MC, Montes CL, Motrán CC, Gruppi A. Cytokines and chemokines shaping the B-cell compartment. Cytokine Growth Factor Rev. 2007, 18:73–83.

Cardona SM, Garcia JA, Cardona AE. The fine balance of chemokines during disease: trafficking, inflammation, and homeostasis. Methods Mol Biol. 2013, 1013:1–16.

Colvin BLz Thomson AW. Chemokines, their receptors, and transplant outcome. Transplantation. 2002, 74:149–155.

Gear AR, Camerini D. Platelet chemokines and chemokine receptors: linking hemostasis, inflammation, and host defense. Microcirculation. 2003, 10:335–350.

Johnson Z, Power CA, Weiss C, Rintelen F, Ji H, Ruckle T, Camps M, Wells TN, Schwarz MK, Proudfoot AE, Rommel C. Chemokine inhibition – why, when, where, which and how? Biochem Soc Trans. 2004, 32: 366–377.

Miyazaki H, Takabe K, Yeudall WA. Chemokines, chemokine receptors and the gastrointestinal system. World J Gastroenterol. 2013 May 21;19(19):2847–63.

Moelants EA, Mortier A, Van Damme J, Proost P. In vivo regulation of chemokine activity by post-translational modification. Immunol Cell Biol. 2013 Jul;91(6):402–7.

Pezzutto A, Ulrichs T, Burmester GR Taschenatlas der Immunologie. Thieme Verlag 2007, 314–328.

Wang X, Sharp JS, Handel TM, Prestegard JH. Chemokine oligomerization in cell signaling and migration. Prog Mol Biol Transl Sci. 2013, 117:531–78.

3.3.2.3 Interferone

Interferone werden von zahlreichen Zellen unterschiedlichen Typs (siehe Tab. 3.18) intrazellulär wie auch extrazellulär als Antwort auf die Aktivierung durch virale oder bakterielle Nukleinsäuren (z. B. CpG/5′-3′Zytosin-Phosphat-Guanin), Glykoproteine oder Lipoproteine (z. B. bakterielle Endotoxine, Flagellen) beispielsweise über Aktivierung von toll-ähnlichen Rezeptoren (TLR, *toll-like receptors*, Toll-artige Rezeptoren; siehe Kap. 3.4.4.1) oder durch Zytokine (z. B. durch IL-1 oder IL-2) freigesetzt.

Tab. 3.18: Interferone, Bildungsorte und Wirkungen.

Interferon	bevorzugter Bildungsort	Zielzelle	Wirkung
alpha-Interferon (syn.: Leukozyten-Interferon, 23 Varianten)	Monozyten, Makrophagen, Lymphozyten	breite Wirkung	Hemmung der Proteinsynthese, besonders der Virusproteinsynthese durch Abbau viraler und zellulärer RNA in infizierten Zellen, auch Schutz von nicht infizierten Zellen (autokrine und parakrine Wirksamkeit)
beta-Interferon (syn.: Fibroblasten-Interferon)	Fibroblasten	breite Wirkung	wie beim alpha-Interferon
gamma-Interferon	T-Lymphozyten (TH1-Lymphozyten)	Makrophagen	Zellaktivierung
		TH2-Lymphozyten	zelluläre Hemmung
Tau-Interferon	Trophoblast (Rinder)	breite Wirkung	zelluläre Hemmung der Prostaglandinsynthese, dadurch Aufrechterhaltung der Trächtigkeit

Interferone aktivieren ihre Zielzellen durch Bindung an Interferon-Rezeptoren in folgender Weise

- **Interferone Typ I** (alpha-Interferon, beta-Interferon und tau-Interferon)
  - binden an den IFNalpha-Rezeptor (heterodimer),
- **Interferon Typ II** (gamma-Interferon)
  - bindet an den Interferon-gamma-Rezeptor,
- **Interferone Typ III** (IFNlambda1/IL-29, IFNlambda2/IL-28A und IFNlambda3/IL-28B)
  - binden an den Interferon-lambda-Rezeptor (welcher ein Komplex darstellt aus dem IL-10-Rezeptor-beta/IL-10Rbeta und dem IL-28-Rezeptor-alpha/IL-28Ralpha).

Durch die Bindung von Interferon wird der jeweilige Rezeptor aktiviert. Die weitere Signalübertragung erfolgt dann in folgenden Stufen:

- An den zellinternen Teil des aktivierten Rezeptors binden die Zellmembran-assoziierten Phosphokinasen JAK (Janus-Kinasen, JAK-1, -2, -3) und TYK (Tyrosin-Kinase).
- Durch die Bindung werden JAK und TYK aktiviert und phosphorylieren ihrerseits (und aktivieren damit) die zytoplasmatischen Transkriptionsfaktoren STAT1 und STAT2 (*signal transducer and activator of transkription*, Signaltransduktor und Transkriptionsaktivator).
- Aktivierte STAT1 und STAT2 bilden Homo- oder Heterodimere, die durch die Zellmembran in den Zellkern dringen.
- Im Zellkern binden die STAT-Dimere an den Interferon-regulierenden Faktor 9 (IRF9, *interferon regulating factor 9*) unter Bildung des Komplexes ISGF3 (*interferon stimulated gene factor 3*, Interferon-stimulierter Genfaktor 3).
- Der Komplex ISGF3 stellt den aktiven Transkriptionsfaktor dar, welcher an die zugehörige Aktivierungssequenz ISRE (*interferon stimulated response element*, Interferon-stimuliertes Antwortelement) bindet und damit die Transkription des vom ISRE gesteuerten Genes einleitet.

Weiterführende Literatur

Antonelli G. Biological basis for a proper clinical application of alpha interferons. New Microbiol. 2008 Jul;31(3):305–18.

Chevaliez S, Pawlotsky JM. Interferons and their use in persistent viral infections. Handb Exp Pharmacol. 2009, 189:203–241.

Fuchs SY. Hope and fear for interferon: the receptor-centric outlook on the future of interferon therapy. J Interferon Cytokine Res. 2013 Apr;33(4):211–25.

Lopušná K, Režuchová I, Betáková T, Skovranová L, Tomašková J, Lukáčiková L, Kabát P. Interferons lambda, new cytokines with antiviral activity. Acta Virol. 2013;57(2):171–9.

Li Q, Kawamura K, Tada Y, Shimada H, Hiroshima K, Tagawa M. Novel type III interferons produce anti-tumor effects through multiple functions. Front Biosci (Landmark Ed). 2013 Jun 1;18:909–18.

Pezzutto A, Ulrichs T, Burmester GR. Taschenatlas der Immunologie. Thieme Verlag 2007, 329–338.

Schreiber RD, Farrar MA. The biology and biochemistry of interferon-gamma and its receptor. Gastroenterol Jpn. 1993, 28 Suppl 4:88–94.

3.3.2.4 Faktoren für die Blutbildung (Hämatopoese)

Die Blutbildung findet im Knochenmark statt, welches besteht aus
- dem retikulären Bindegewebe,
- den retikulären Bindegewebszellen (Fibrozyten, Fibroblasten) als Produzenten des retikulären Bindegewebes,
- Osteozyten, Osteoblasten, Osteoklasten und Fettzellen sowie
- Blutgefäßen und Blutsinusoiden.

Unter dem Einfluss von prägenden Wachstumsfaktoren und Zytokinen (siehe Tab. 3.19) entwickeln sich in der Matrix des Knochenmarkes aus den pluripotenten Stammzellen der Hämatopoese die myeloischen und lymphoiden Zellen für die angeborene (siehe Kap. 3) und für die erworbene Immunabwehr (siehe Kap. 4).

Grundsätzlich erfolgt die Blutbildung in folgenden Stufen:
- Pluripotente hämatopoetische Stammzellen (Gewebestammzellen, TSC, *tissue stem cells*) entwickeln sich zu geprägten Stammzellen.
- Geprägte hämatopoetische Stammzellen (multipotenter Vorläufer, MPP, *multipotent progenitor*) sind differenziert in die
  - myeloische Reihe oder
  - lymphatische Reihe.
- Aus den geprägten hämatopoetischen Stammzellen entwickeln sich durch weitere Differenzierung vorübergehend sich teilende Zellen (TAC, *transient amplifying cells*), aus denen durch weitere Reifung
- differenzierte Zellen entstehen (DC, *differentiated cells*; siehe Tab. 3.18).

Die Zellen der angeborenen Immunabwehr werden im Regelfall erst nach diesem letzten Differenzierungsschritt (d. h. als reife Zellen) aus dem Knochenmark in den Blutkreislauf entlassen. Zu diesen Zellen gehören
- Granulozyten (neutrophil, eosinophil und basophil),
- Makrophagen,
- natürliche Killerzellen und
- Blutplättchen.

Im Gegensatz hierzu müssen die Zellen der erworbenen Immunabwehr nach dem Austritt aus dem Knochenmark in anderen Organen noch weitere Differenzierungsschritte und sogar noch Ausleseverfahren durchlaufen, beispielsweise
- die Prothymozyten im Thymus,
- die B-Lymphozyten in den sekundären lymphatischen Organen,
- und die Monozyten in den unterschiedlichen Geweben.

Tab. 3.19: Wachstumsfaktoren für die Blutbildung.

Gewebestammzelle (TSC, *tissue stem cell*)	multipotenter Vorläufer (MPP, *multipotent progenitor*)	vorübergehend sich teilende Zelle (TAC, *transient amplifying cell*)	differenzierte Zelle (DC, *differentiated cell*)	hämatopoietische Faktoren
hämatopoietische Stammzelle				SCF (*stem cell factor*, Stammzellfaktor), IL-1, IL-6
	lymphoider Vorläufer (CLP, *common lymphoid progenitor*)			IL-3, IL-2, IL-1, IL-7
		B-Lymphozyten		IL-2, IL-4, IL-5, IL-6, IL-10, IL-13
		T-Lymphozyten	TH1-Lymphozyten	IL-2, IL-12, Interferon-gamma, TNFalpha (*tumor necrosis factor*, Tumor-Nekrose-Faktor)
			TH2-Lymphozyten	IL-4, IL-10
		NK-Zellen		IL-2, IL-7, IL-15, IL-21, IFNgamma, TNFalpha
	myeloischer Vorläufer (CMP, *common myeloid progenitor*)			IL-3, IL-6, GM-CSF (*granulocyte macrophage colony-stimulating factor*, Granulozyten-Makrophagenkolonie-stimulierender Faktor)
		Megakaryozyten-, Erythrozyten-Vorläufer (MEP, *megacaryocyte erythroid progenitor*)		GM-CSF, Erythropoietin, MDGF (*megacaryocyte growth and development factor*, Megakaryozyten-Wachstums- und Entwicklungsfaktor)
			Megakaryozyten, Blutplättchen	Thrombopoietin, MDGF (*megacaryocyte growth and development factor*, Megakaryozyten-Wachstums- und Entwicklungsfaktor)
			Erythrozyten	Erythropioetin

Gewebestammzelle (TSC, *tissue stem cell*)	multipotenter Vorläufer (MPP, *multipotent progenitor*)	vorübergehend sich teilende Zelle (TAC, *transient amplifying cell*)	differenzierte Zelle (DC, *differentiated cell*)	hämatopoietische Faktoren
		Granulozyten-, Monozyten-Vorläufer (GMP, *granulocyte macrophage progenitor*)		G-CSF (*granulocyte colony stimulating factor*, Granulozytenkolonie-stimulierender Faktor), M-CSF (*macrophage colony stimulating factor*, Makrophagenkolonie-stimulierender Faktor), GM-CSF, IL-1, IL-4, IL-5, IL-10
			neutrophile Granulozyten	G-CSF
			eosinophile Granulozyten	G-CSF, IL-4, IL-5, IL-25
			basophile Granulozyten	G-CSF, IL-5
			Monozyten, Makrophagen	IL-1, IL-10
			dendritische Zellen	
Stammzelle für Mastzellen	Mastzellen-Vorläufer	Mastzelle		SCF (*stem cell factor*, Stammzellenfaktor), IL-3, IL-4, IL-10

Weiterführende Literatur

de Graaf CA, Metcalf D. Thrombopoietin and hematopoietic stem cells. Cell Cycle. 2011 May 15;10(10):1582–9.

Miranda-Saavedra D, Göttgens B. Transcriptional regulatory networks in haematopoiesis. Curr Opin Genet Dev. 2008, 18:530–535.

Fraser ID, Germain RN. Navigating the network: signaling cross-talk in hematopoietic cells. Nat Immunol. 2009, 10:327–331.

Hattangadi SM, Wong P, Zhang L, Flygare J, Lodish HF. From stem cell to red cell: regulation of erythropoiesis at multiple levels by multiple proteins, RNAs, and chromatin modifications. Blood. 2011 Dec 8;118(24):6258–68.

Heinonen KM, Perreault C. Development and functional properties of thymic and extrathymic T lymphocytes. Crit Rev Immunol. 2008, 28:441–466.

Luc S, Buza-Vidas N, Jacobsen SE. Delineating the cellular pathways of hematopoietic lineage commitment. Semin Immunol. 2008, 20:213–220.

Marks-Bluth J, Pimanda JE. Cell signalling pathways that mediate haematopoietic stem cell specification. Int J Biochem Cell Biol. 2012 Dec;44(12):2175–84.

Varol C, Yona S, Jung S. Origins and tissue-context-dependent fates of blood monocytes. Immunol Cell Biol. 2009, 87:30–38.
Yu M, Cantor AB. Megakaryopoiesis and thrombopoiesis: an update on cytokines and lineage surface markers. Methods Mol Biol. 2012;788:291–303.

3.3.2.5 Tumor-Nekrose-Faktor-Familie

Die Mitglieder der Tumor-Nekrose-Faktoren und ihre jeweiligen Rezeptoren stellen eine Familie aus zahlreichen (mehr als 40) Proteinen dar, welche wesentlichen Anteil an der Regulierung der Immunantwort haben. Die Liganden (derzeit 17 unterschiedliche Faktoren bekannt) wie auch die Rezeptoren können Membran-ständig oder (nach Abspaltung durch Proteasen, im Besonderen Matrix-Metalloproteasen) löslich vorkommen.

Die TNF-Familie ist dadurch charakterisiert,
- dass sich die Liganden nichtkovalent zu biologisch aktiven meist Homotrimeren verbinden;
- dass die Rezeptormoleküle
    - im extrazellulären Teil über 1–6 Cystein-reiche Domänen verfügen,
    - sich (induziert durch den Liganden) zu Trimeren verbinden,
    - auch unabhängig von einer Liganden-bBindung trimerisieren, falls sie über eine Trimerisierungsdomäne (PLAD, *preligand assembly domain*) verfügen, wie beispielsweise TNFR-1, TNFR-2 oder CD40;
- dass je nach Ligand und Rezeptortyp unterschiedliche Adapterproteine und Signalkaskaden aktiviert werden können, welche über weitere Wirkung auf die Zelle entscheiden.

Abhängig von der Art des Rezeptors können grundsätzlich 3 verschiedene Wirkungstypen unterschieden werden (siehe Tab. 3.20):
- Rezeptoren mit einer Todesdomäne im intrazellulären Teil (z. B. Fas/CD95, TNFR-1) können nach Bindung und Aktivierung von intrazellulären Adapterproteinen mit weiteren Todesdomänen schlussendlich eine Kaskade von Caspasen aktivieren, welche zum kontrollierten Zelltod (Apoptose; siehe Kap. 3.3.7) führt.
- Rezeptoren, welche im intrazellulären Teil Motive (TIM, TRAF-TNF-Rezeptor-interagierende Motive, assoziierter Faktor) besitzen (z. B. TNFR-2, LTbetaR/Lymphotoxin-beta-Rezeptor; HVEM, *herpesvirus entry mediator*, Herpes-Virus-Aufnahme-Beschleuniger), an welche nach Aktivierung TNF-Rezeptor-assoziierte Faktoren (TRAF) anlagern, können unterschiedliche zellaktivierende Signalwege aktivieren, wie beispielsweise den NFkappaB-Weg, den JNK-Weg oder den p38-Weg.
- Rezeptoren ohne einen funktionell aktiven intrazellulären Teil können zwar keine zellulären Signalwege aktivieren, aber mit den 2 anderen Rezeptoren um die Bindung von Liganden konkurrieren und hierdurch modulierend wirken (z. B. DcR1/Decoy-Rezeptor1, DCR2, OPG/Osteoprotegerin).

Das sowohl breite wie auch zelltypische Vorkommen von Liganden und Rezeptoren der TNF-Superfamilie macht deren Bedeutung für die Regulation der Immunantwort deutlich.

Tab. 3.20: Liganden und Rezeptoren der TNF-Superfamilie.

Ligand		Rezeptor			
Name	**besonders exprimiert von**	**mit Todes-domäne (DD, *death domain*)**	**mit interagieren-dem Motiv (TIM/TRAF)**	**Inhibierend (Decoy-Rezeptor)**	**besonders exprimiert von**
AITRL (*activation-inducible TNF receptor-ligand*, aktivierungs-induzierter TNF-Rezeptor-Ligand)	dendritische Zellen		TNFRSF18 (AITR; GITR, *glucocorti-coid-induced TNFR related protein*, Glucocorticoid-induziertes TNF-verbundenes Rezeptorprotein)		Lympho-zyten (T)
Apo3L	Thymuszellen	TNFRSF25 (Apo3; DR3, *death receptor 3*, Todes-rezeptor 3)			Lympho-zyten (T)
APP (*amyloid precur-sor protein*, Amyloid-Vorläufer-protein)	Nervenzellen	TNFRSF21 (DR6)			Nerven-zellen, Lympho-zyten (T)
APRIL (*A proliferation-inducing ligand*, A-proliferations-induzierter Ligand)	Makrophagen, Lymphozyten		TNFRSF13 (TALL2R)		Lympho-zyten (T, B)
BAFF (*B-cell activating factor*, B-Zellen-aktivierender Faktor)	Lymphozyten (T), Monozyten, Makrophagen dendritische Zellen		TNFRSF13C (BAFFR), TNFRSF17 (BCMA, *B-cell maturation factor*, B-Zellen-Reifungsfaktor)		Lympho-zyten (B)
CAML (*calcium modula-tor and cyclophi-lin-ligand protein*, Calciummodula-tor-Cyclophilin-Ligandenprotein)	Thymozyten		TNFRSF13B (TACI, *transmembrane activator and CAML-interactor*, Transmembranak-tivator und CAML-Interagierer)		Lympho-zyten (T)
CD30L (*Hodgkin lym-phom antigen*, Hodgin-Lymphom-Antigen)	Lymphozyten (T), Monozyten		TNFRSF8 (CD30)		Lympho-zyten

Ligand		Rezeptor			
Name	**besonders exprimiert von**	**mit Todes-domäne (DD, *death domain*)**	**mit interagieren-dem Motiv (TIM/TRAF)**	**Inhibierend (Decoy-Rezeptor)**	**besonders exprimiert von**
CD40L	Lymphozyten (T, B)		TNFRSF5 (CD40)		Lympho-zyten
CD70 (*T-cell activation antigen-ligand*, T-Zellen-aktivie-render Antigen-Ligand)	Lymphozyten (NK, T, B)		TNFRSF7 (CD27)		Lympho-zyten (T)
Ectodysplasin A2	Epithelzellen		TNFRSF27		Epithelzel-len, Fibro-blasten
FasL (*Fas-ligand*, Fas-Ligand)	Thymozyten, Milzzellen, (Zellen im Auge, Hoden)	TNFRSF6 (Fas, Apo1, CD95)		TNFRSF6B (DcR3)	fast alle Zellen
4–1BBL (*T-cell antigen 4–1BB-ligand*, T-Zellen-Antigen-4–1BB-Ligand)	Lymphozyten (B), Makrophagen, dendritische Zellen		TNFRSF9 (4–1BB)		Lympho-zyten (T)
LIGHT (entspricht Lym-photoxinen, zeigt induzierbare Expressionen auf und konkurriert mit Glcoprotein D des HSV bei HVEM auf T-Zellen)	Lymphozyten (T), dendritische Zellen, Monozyten, Granulozyten		TNFRSF14 (HVEM, *herpes virus entry mediator*, Herpes-Virus-Aufnahme-Beschleuniger)		Lympho-zyten (T)
LTbeta (Lymphotoxin-beta)	Lymphozyten (NK, T, B)	TNFRSF3 (LTbetaR)			Lympho-zyten (NK, T)
NGF (*nerve growth factor*, Nerven-Wachstumsfaktor)	Epithelzellen		TNFRSF16		Nerven-zellen, Lympho-zyten (T)
OX40L (*T-cell antigen Ox40-ligand*, T-Zellen-Antigen-Ox40-Ligand)	Lymphozyten (T, B)		TNFRSF4 (OX40, CD134)		Lympho-zyten (T)
RANKL (*receptor activator of NFkappaB-ligand*, Rezeptor-aktivator des NFkappaB-Ligand)	Lymphozyten (T)		TNFRSF11A (RANK)	TNFRSF11B (OPG/Osteo-protegerin)	Osteoklas-ten, Osteo-blasten, Endothel-zellen, Lympho-zyten (T)

Ligand		Rezeptor			
Name	besonders exprimiert von	mit Todes-domäne (DD, *death domain*)	mit interagieren-dem Motiv (TIM/TRAF)	Inhibierend (Decoy-Rezeptor)	besonders exprimiert von
TNFalpha	Makrophagen, Lymphozyten (NK, T, B)	TNFRSF1A (CD120A), TNFRSF1B (CD120B)			fast alle Zel-len (inklu-sive Endo-thelzellen, Lympho-zyten)
TRAIL (*TNF-related apop-tosis-inducing li-gand*, TNF-verbun-dener Apoptosis-induzierender Ligand)	Lymphozyten (NK, T), dendritische Zellen	TNFRSF10A (TRAILR4/ DR4), TNFRSF10B (TRAILR2/ DR5)		TNFRSF10C (DcR1), TNFRSFD (DcR2)	fast alle Zellen
TWEAK (*TNF-related weak inducer of apopto-sis*, TNF-verbunde-ner schwacher Apoptosis-Induk-tor)	Monozyten	TNFRSF12A (Fn14)			Endothel-zellen, Fibro-blasten

Weiterführende Literatur

Aggarwal BB, Gupta SC, Kim JH. Historical perspectives on tumor necrosis factor and its superfamily: 25 years later, a golden journey. Blood. 2012 Jan 19;119(3):651–65.

Cabal-Hierro L, Lazo PS. Signal transduction by tumor necrosis factor receptors. Cell Signal. 2012 Jun;24(6):1297–305.

Croft M, Benedict CA, Ware CF. Clinical targeting of the TNF and TNFR superfamilies. Nat Rev Drug Discov. 2013 Feb;12(2):147–68.

Croft M, Duan W, Choi H, Eun SY, Madireddi S, Mehta A. TNF superfamily in inflammatory disease: translating basic insights. Trends Immunol. 2012 Mar;33(3):144–52.

Idriss HT, Naismith JH. TNF alpha and the TNF receptor superfamily: structure-function relationship(s). Microsc Res Tech. 2000 Aug 1;50(3):184–95.

Li J, Yin Q, Wu H. Structural Basis of Signal Transduction in the TNF Receptor Superfamily. Adv Immunol. 2013, 119:135–53.

Rickert RC, Jellusova J, Miletic AV. Signaling by the tumor necrosis factor receptor superfamily in B-cell biology and disease. Immunol Rev. 2011 Nov;244(1):115–33.

Summers deLuca L, Gommerman JL. Fine-tuning of dendritic cell biology by the TNF superfamily. Nat Rev Immunol. 2012 Apr 10;12(5):339–51.

Ware CF, Sedý JR. TNF Superfamily Networks: bidirectional and interference pathways of the herpesvirus entry mediator (TNFSF14). Curr Opin Immunol. 2011 Oct;23(5):627–31.

3.3.2.6 Wachstumsfaktoren

Zahlreiche Wachstumsfaktoren sind bekannt. Gemäß ihrem Namen induzieren sie das Wachstum und die Zellteilung der Zellen, welche spezifische Rezeptoren für diese Faktoren aufweisen (siehe Tab. 3.21).

Tab. 3.21: Die wichtigsten Wachstumsfaktoren.

Familie	Faktoren	Zielzellen	fördernde Wirkung	hemmende Wirkung
epidermaler Wachstumsfaktor (EGF, *epidermal growth factor*)	EGF	Epithelzellen, Fibroblasten	Zellteilung	
	SDGF (*schwannoma-derived growth factor*, Schwannom-abgeleiteter Wachstumsfaktor)	Astrozyten, Schwann'sche Zellen, Fibroblasten	Zellteilung	
	TGFalpha	Epithelzellen, Fibroblasten	Zellteilung	
transformierender Wachstumsfaktor (TGFbeta, *transforming growth factor beta*)	TGFbeta-1, -2, -3	breit verteilt	Differenzierung und Reifung (induzieren Zytokine, Adhäsionsmoleküle und ECM z. B. für Gefäßreifung und Wundheilung), Organogenese	Zellteilung (Epithelzellen, Endothelzellen, T-Lymphozyten, Fibroblasten), Funktion (NK-Zellen, Makrophagen, T-Lymphozyten)
	Activine, Inhibine, BMP (*bone morphogenic proteins*, morphogenetische Knochenproteine, etwa 30 Vertreter), MIS (Müller'sche inhibierende Substanz)			
Heparin-bindender Wachstumsfaktor (HBGF, *heparin-binding growth factor*)	FGF-1(sauer), -2 (basisch), -3, -4, -5	breit verteilt, besonders Fibroblasten	Zellteilung	
	KGF (*keratinocyte growth factor*, Keratinozyten-Wachstumsfaktor)	Epithelzellen der Haut (Keratinozyten)	Zellteilung	
	VEGF (*vascular endothelial growth factor*, vaskulärer endothelialer Wachstumsfaktor) -1, -2, -3	Endothelzellen der Blutgefäße	Zellteilung, Angiogenese	

Familie	Faktoren	Zielzellen	fördernde Wirkung	hemmende Wirkung
Blutplättchen-Wachstums-faktor (PDGF, platelet derived growth factor)	PDGFalpha, -beta	mesenchymale Zellen, Binde-gewebszellen, Gliazellen	Zellteilung	
Insulin-ähnlicher Wachstums-faktor (ILGF, *insulin like growth factor*)	IGF-1, -2	breit verteilt	Zellteilung (Insulin)	
	HGF (*hepato-cyte growth factor*, Hepatozyten-Wachstums-faktor)	Leberzellen, Epithelzellen	Zellteilung	
	Trk A (NGF, *nerve growth factor*, Nerven-Wachstums-faktor)	Nervenzellen (periphere Neuronen)	Überleben, Zellteilung	
	Trk B (BDNF, *brain derived neurotrophic factor*, Hirnstämmiger neurotropher Faktor)	Nervenzellen (dopaminerge Neuronen)	Überleben (Zellteilung)	
	Trk C (Neuro-trophin -3, -6)	Nervenzellen (periphere Neuronen)	Überleben (Zellteilung)	
Neuroreguline (NR)	GDNF (*gliazell derived neuro-trophic factor*, Gliazellen-stämmiger neurotropher Faktor)	Nervenzellen	Überleben, Zellteilung	
	GGF (*glial growth factor*, Glialzellen-Wachstums-faktor)	Gliazellen	Überleben, Zellteilung	
	CNTF (*ciliary neurotrophic factor*, Ciliar-neurotropher Faktor)	Nervenzellen (Neuronen)	Überleben, (Zellteilung)	

Weiterführende Literatur

Schultz GS, Wysocki A. Interactions between extracellular matrix and growth factors in wound healing. Wound Repair Regen. 2009, 17:153–162.

Himpe E, Kooijman R. Insulin-like growth factor-I receptor signal transduction and the Janus Kinase/Signal Transducer and Activator of Transcription (JAK-STAT) pathway. Biofactors. 2009, 35:76–81.

Kurosu H, Kuro-O M. Endocrine fibroblast growth factors as regulators of metabolic homeostasis. Biofactors. 2009, 35:52–60.

Beenken A, Mohammadi M. The FGF family: biology, pathophysiology and therapy. Nat Rev Drug Discov. 2009, 8:235–253.

Schneider MR, Wolf E. The epidermal growth factor receptor ligands at a glance. J Cell Physiol. 2009, 218: 460–466.

Andrae J, Gallini R, Betsholtz C. Role of platelet-derived growth factors in physiology and medicine. Genes Dev. 2008, 22:1276–1312.

Sedlacek HH. Kinase Inhibitors in Cancer Therapy Drugs. 2000, 59:435–476.

3.3.3 Zytoplasmatische Signalübertragungswege

Aktivierte Rezeptoren sind in der Lage, zelluläre Signalwege anzustoßen. Eine Vielzahl dieser Signalwege wurden bislang identifiziert. Sie bestehen aus unterschiedlichen Komponenten, sind vernetzt, teilweise redundant wie auch über Kreuz aktiv.

Die Aktivierung eines Rezeptors (z. B. durch Bindung eines Liganden) führt zur Bindung und Aktivierung von **Rezeptor-assoziierten Proteinen,** welche sich im Umfeld des Rezeptors im Zytoplasma oder in der Zellmembran befinden und die Aktivierung der Signalwege einleiten, wie z. B.

- Adapterproteine, welche mindestens 2 Proteine miteinander verbinden (siehe Tab. 3.22);
- zytoplasmatische (Rezeptor-assoziierte) Phosphokinasen, wie z. B.
  - Kinasen der Src-Familie, Frk-Gruppe, Tec-Familie und Syk-Familie (siehe Tab. 3.23),
  - weitere, keiner größeren Familie zuzuordnende Tyrosin-Kinasen und Serin-/Threonin-Kinasen (siehe Tab. 3.24);
- zytoplasmatische Phosphatasen, spezifisch für
  - Phosphotyrosin,
    - z. B. PTPN (Protein-Tyrosin-Phosphatase), non-Rezeptortyp; PTP (Protein-Tyrosin-Phosphatase),
  - Phosphoserin und Phosphothreonin,
    - z. B. PPP2A (Serin/Threonin-Phosphatase 2A) PPP (Protein-Phosphatase);
- zytoplasmatische dual-spezifische Phosphatasen,
  - z. B. LDP-4 (*low molecular weight dual-specificity phosphatase*, niedermolekulare dual-spezifische Phosphatase; DuSP-MKP (dual-spezifische Mitogen-aktivierte Proteinkinase-Phosphatase),
  - spezifisch für Inositolphosphat, Adenosintriphosphat (ATP) oder Guanosintriphosphat (GTP);
- zytosolischen Phospholipasen, z. B. PL-C;
- Proteasen.

Tab. 3.22: Beispiele für Adapterproteine.

1. Bindepartner (R = Rezeptor)	Adapterprotein	2. Bindepartner (zytoplasmatisch)	Aktivierung der Signalwege	Alternative
IL-1-R (Interleukin-1-Rezeptor)	GRB -2, -7, -10, -14	SOS („son of sevenless", codiert Nukleotid-Austauschfaktor)	Ras (Rat sarcoma-GTP-bindendes Protein) -Raf (Ras-bindende Faktor-Kinase)	
	PIK3R1 (*phosphatidylinositol 3-kinase regulatory subunit alpha*, Phosphatidyinositol-3-Kinase-regulierende Untereinheit alpha)	GRB-2, CD28	Ras-Raf, JAK (Janus-Kinase)	
Zytokin-R	SOCS1, (*suppressor of cytokine signaling 1*, Cytokinübermittlungshemmer 1) -2, -3, -4, -5, -6, -7	JAK		Inhibition
Erythropoietin-R	CRK (*V-crk sarcoma virus CT10 oncogene homolog*, V-crk-Sarcoma-Virus-CT10-Onkogen-Homolog)	STAT (*signal transduction and activator of transcription*, Signaltransduktor und Transkriptions-aktivator)	Ras-Raf, STAT	
	GRAB-0 (*GRB2-associated binding protein-0*, GRB2-assiziiertes Bindeprotein-0), -2	SOS	Ras-Raf	
	PIK3R1	GRB-2, CD28	Ras-Raf, JAK	
Kit (Stammzellfaktor-Rezeptor)	GRAB-0, -2	SOS	Ras-Raf	
EGF-R (*epidermal growth factor receptor*, epidermaler Wachstumsfaktor-Rezeptor)	NCK-1 (*non catalytic region of tyrosine kinase adapter protein 1*, nicht katalytische Region des Tyrosin-Kinase-Adapterproteins 1), -2	SOS	Ras-Raf	
	SSH3BP1 (Spektrin-SH3-Domäne-bindendes Protein)	SOS	Ras-Raf	
	EPS8 (*epidermal growth factor receptor kinase substrate 8*, epidermales Wachstumsfaktor-Rezeprot-Kinase-Substrat 8)	PtIns(3,4,5)P(3) (Phosphatidylinositol(3,4,5)-Triphosphat)	Ras-Raf, PLC (Phospholipase C)	

1. Bindepartner (R = Rezeptor)	Adapterprotein	2. Bindepartner (zytoplasmatisch)	Aktivierung der Signalwege	Alternative
EPH	PIK3R1	GRB-2, CD28	Ras-Raf, JAK	
ERbB3 (*EGF-receptor related PTKB3*, EGF-Rezeptor-ähnliches PTKB3)				
FGF-3-R (*fibroblast growth factor 3 receptor*, Fibroblasten-Wachstumsfaktor-3-Rezeptor)	SH2B-1 (SH2B-Adapterprotein 1), -2, -3	JAK, ZAP70 (*zeta-chain-associated protein kinase 70*, zeta-Ketten-assoziierte Proteinkinase 70)	STAT	
NGF-R (*nerve growth factor receptor*, Nerven-Wachstumsfaktor-Rezeptor)	SH2B-1, -2, -3	JAK, ZAP70	STAT	
PDGF-R (*platelet derived growth factor receptor*, Blutplättchen-Wachstumsfaktor-Rezeptor)	NCK-1, -2	SOS	Ras-Raf	
		SOCS7		P53
	SH2B-1, -2, -3	JAK, ZAP70	STAT	
IGF-R (*insulin like growth factor r*, Insulin-ähnlicher Wachstumsfaktor-R), Insulin-R	SH2B-1, -2, -3	JAK, ZAP70	STAT	
	IRS-1 (Insulin-Rezeptor-Substrat-1)	JAK, GRB-2	MAPK8 (*mitogen-activated protein kinase 8*, Mitogen-aktivierte Proteinkinase 8), PI3K (Phosphoinositid-3-Kinase)	
	SHC1	GRB-2	Ras-Raf	
BCR (B-Lymphozyten-Rezeptor)	CRK	STAT	Ras-Raf, STAT	
	PIK3AP1 (Phosphoinositide-3-Kinase-Adapterprotein1; Bcap)	PI3K		
TCR	SKAP1 (*Src kinase-associated phosphoprotein 1*, Src-Kinase-assoziiertes Phosphoprotein 1)	Guanosin-Austauschfaktor RasGRP1 (*Ras guanyl-releasing protein*, Ras-Guanyl-auslösendes Protein)		
TCR/CD3zeta	LAT (*linker of activated T-cells*, aktivierte-T-Zellen-Adapter)	PIK3R1	Ras-Raf, PI3K	

Tab. 3.23: Zytoplasmatische Kinasen.

Src-Familie		Spezifität	bevorzugte Bindepartner
Blk	B-Lymphozyten-Kinase	Tyrosin	BCR (B-Lymphozyten-Rezeptor)
c-src	Rous-Sarkom-Virus Schmidt-Ruppin	Tyrosin	Wachstumsfaktor-Rezeptoren, Adhäsionsmoleküle, zytoplasmatische Kinasen und Phosphatasen
Fes, Fps	felines Sarkom-Virus, Fujinami-PRCII-Sarkom	Tyrosin	BCR (B-Lymphozyten-Rezeptor), Wachstumsfaktor-Rezeptoren, Zytokin-Rezeptoren
Fer	Fes-, Fps-ähnlich	Tyrosin	Adhäsionsmoleküle (N-Cadherin, beta1-Integrine, Cortactin)
Fgr	felines Gardner-Rasheed-Sarkom-Virus	Tyrosin	Adhäsionsmoleküle (beta2-Integrin)
Fyn	felines Sarkom-Virus	Tyrosin	BCR (B-Lymphozyten-Rezeptor), TCR (T-Lymphozyten-Rezeptor, Wachstumsfaktor-Rezeptoren, Adhäsionsmoleküle, Ras
Hck	hämatopoetische Zell-Kinase	Tyrosin	Wachstumsfaktor-Rezeptoren, Fc-Rezeptoren; Ras
Lck	Leukozyten-spezifische Zell-Kinase	Tyrosin	TCR (T-Lymphozyten-Rezeptor)/ZAP, CD4/CD8-Korezeptoren, STAT
Lyn	Yamaguchi-Sarkom-Virus	Tyrosin	Phosphatidylinositol-3-Kinase (Mastzellen)
MatK	Megakaryozyten-assoziierte Tyrosin-Proteinkinase	Tyrosin	Wachstumsfaktor-Rezeptoren (Makrophagen), Src
Yes	Yamaguchi-Sarkom-Virus	Tyrosin	JAK (Janus-Kinase; Lymphozyten)
AKT-1, -2, -3	RACalpha-Serin/Threonin-Kinase, Proteinkinase B	Serin/Threonin	Wachstumsfaktor-Rezeptoren
CK-1alpha, -beta, -gamma, -epsilon, -zeta	Casein-Kinase	Serin/Threonin	Rezeptor Dsh (Dishevelled) im Wnt-Signalweg, Zellteilung
CAM-Kinase	Ca++-/Calmodulin-abhängige Proteinkinase	Serin/Threonin	CD-8-Korezeptor in T-Lymphozyten

Src-Familie		Spezifität	bevorzugte Bindepartner
GPCRK-1, -2, -3, -4, -6, -7, -8	G-Protein-Rezeptor-Kinasen	Serin/Threonin	G-Protein-Rezeptoren
GSK-3	Glykogen-Synthase-Kinase	Serin/Threonin	beta-Catenin
IKBK	Inhibitor-kappaB-Kinase	Serin/Threonin	Nf-kB-Signalweg
Frk-Untergruppe			
Frk	Fyn-ähnliche Kinase	Tyrosin	Zellzyklus-regulierende Proteine (Rb, Retinoblastoma-Protein; Epithelzellen)
IRAK -1, -2, -3, -4	Interleukin-1-Rezeptor-assoziierte Kinasen	Serin/Threonin	Interleukin-1-Rezeptorfamilie (Leukozyten, Endothelzellen)
Tec-Familie			
Btk	B-Lymphozyten-Tyrosin-Kinase	Tyrosin	Fc-Rezeptoren (Fc-epsilonRI), Phospholipase C (PLC), Phosphatidylinositol-3,4,5-Triphosphat
BMX	Bone-Marrow-Kinase, kreuz-vernetzt	Tyrosin	FAK (fokale Adhäsionskinase), PTPN21 (Tyrosin-Protein-Phosphatase-non-Rezeptor 21)
EMT	Tyrosin-Kinase, hauptsächlich in T-Lymphozyten exprimiert	Tyrosin	Fc-Rezeptoren (Fc-epsilonRI), Phospholipase C (PLC), Phosphatidylinositol-3,4,5-Triphosphat
MAPK	Mitogen-akti-vierte Protein-kinase	Serin/Threonin	Wachstumsfaktor-Rezeptoren; Ras, Raf, MAPKK-Signalweg
Tec	T-Lymphozyten-exprimierte Kinase	Tyrosin	Zytokin-Rezeptoren, Adhäsionsproteine (Integrine), BCR (B-Lymphozyten-Rezeptor), TCR (T-Lymphozyten-Rezeptor)
TXK	Thymozyten-exprimiert-Kinase	Tyrosin	TH1-Lymphozyten-spezischer Transkriptionsfaktor (TBX21, T-box-exprimiert in T-Lymphozyten)
Syk-Familie			
MAP2K (MAPKK)	Mitogen-akti-vierte Protein-kinase	Serin/Threonin	Wachstumsfaktor-Rezeptoren; Ras, Raf, MAPK-Signalweg
mTOR	mammalisches Ziel des Rapamy-cins (*mamma lian target of rapamycin*)	Serin/Threonin	AKT/PKB (Homolog des murinen retroviralen Ak-transfor-mierenden Genes/Proteinkinase B), mTOTC/mTOR-Komplex (regelt die Signaltransduktion z. B. des IL-2 Rezeptors und des CD80-Kostimulators in Lymphozyten
NIK	NFkappaB-induzierte Kinase	Serin/Threonin	TRADD (*TNF-receptor-associated death domain*, TNF-Rezeptor-assoziierte Todesdomäne) + TRAF2 (TNF-Rezeptor-assoziierter Faktor 2) im NF-KB-Signalweg

Syk-Familie

Syk	Spleen-(Swine-)Tyrosin-Kinase	Tyrosin	Immunrezeptoren (ITAM), Ras, Raf
ZAP70	zeta-Ketten-assoziierte Proteinkinase (*zeta-chain-associated protein kinase*)	Tyrosin	TCR (T-Lymphozyten-Rezeptor), CD3-Komplex; Adapterproteine (LAT, *linker of activated T-cells*, aktivierte T-Zellen-Adapter), Src-Kinasen Lck, Fyn

Tab. 3.24: 23 weitere, keiner größeren Gruppe zuzuordnenden zytoplasmatische Kinasen.

Kinase		Spezifität	bevorzugter Bindepartner
AATK	Apoptose-assoziierte Tyrosin-Kinase	Tyrosin	Zytokin-Rezeptoren (G-CSF-R) in myeloischen Vorläuferzellen
Abl-1, -2	Homologe der V-abl (Abelson-murinen Leukämie-Virus-Kinase)	Tyrosin	Rb (Retinoblastomaprotein), PEST-typ, Protein-Tyrosin-Phosphatase, p73 (Zellzyklusregulation)
FAK (PTK2)	fokale Adhäsionskinase (Proteinkinase 2)	Tyrosin	Adhäsionsproteine (Integrine), Wachstumsfaktor-Rezeptoren
ITK	IL-2-induzierbare T-Zell-Kinase	Tyrosin	TCR (T-Lymphozyten-Rezeptor), Wachstumsfaktor-Rezeptoren, Adhäsionsmoleküle
IKK	IkB-Kinase-Komplex	Serin/Threonin	IkB (Inhibitor von NFkappaB)
JAK-1, -2, -3	Janus-Kinase-1, -2, -3	Tyrosin	Zytokin-Rezeptoren, Prolaktin-Rezeptoren, STAT1, -2, -3, -4, -5, -6, -7 (*signal transducers and activators of transcription*, Signaltransduktoren und Transkriptionsaktivatoren)
NIK	NFkappaB-induzierbare Kinase		IKK (IkB-Kinase-Komplex) im NFkappaB-Signalweg
PTK6	Protein-Tyrosin-Kinase 6	Tyrosin	Wachstumsfaktor-Rezeptoren (EGF-R)
PDPK1	Phosphoinositid-abhängige Proteinkinase 1	Serin/Threonin	PtdIns(3,4,5)P3 und PtdIns(3,4)P2, ribosomale Protein-S6 -inase (p70-RPS6K)
PKB (AKT-1, -2, -3)	Proteinkinase B	Serin/Threonin	PDPK1 (*3-phosphoinositide-dependent protein kinase 1*, 3-Phosphoinositid-abhängige Proteinkinase 1), mTORC2-Kinase (*mammalian target of rapamycin complex 2-kinase*, mammalisches Ziel des Rapamycin-Komplex-2-Kinase), proapototisches Protein BAD (Inaktivierung)

Kinase		Spezifität	bevorzugter Bindepartner
PKC	Proteinkinase C	Serin/Threonin	DAG (Diacylglycerol) RKIP (*RAF-kinase inhibitor protein*, RAF-Kinaseinhibitorprotein) (Inhibition)
PKR	Proteinkinase R	Serin/Threonin	doppelsträngige RNA
Raf-A, -B, -C	Homologe der Ras-bindenden Faktor Kinase	Serin/Threonin	Ras (Rat-Sarkom-GTPase), MEK/MAPKK (Mitogen-aktivierte Kinase-Kinase), Ras-/Raf-Signalweg
RSK	P90 ribosomale S6-Kinase	Serin/Threonin	MAPK (mitogen-activated protein kinase, Mitogen-aktivierte Proteinkinase), proapototisches Protein BAD (Inaktivierung)
Tyk-2	Tyrosin-Kinase-2	Tyrosin	Zytokin-Rezeptoren, STAT1, -2, -3, -4, -5, -6, -7 (*signal transducers and activators of transcription*, Signaltransduktoren und Transkriptionsaktivatoren)
SK-1, -2	Sphingosin-Kinase	Sphingosin	ATP-(Adenosin-Tri-Phosphat-)abhängig
DGK-1 bis -9	Diacylglycerol-(DAG-)Kinase	DAG	ATP-abhängig
PI3-K	Phophoinositid-3-Kinasen	Phosphatidylinositole	siehe PI3-K, AKT-Signalweg

Bindedomänen ermöglichen die Verbindung und Vernetzung der einzelnen Signal-übertragenden Moleküle. Zu diesen Bindedomänen gehören

- die **SH2**-(Src-Homologie-2-)Domäne, welche bindet an
  - Phosphotyrosin;
- die **SH3**-(Src-Homologie-3-)Domäne, welche bindet an
  - Prolin-reiche Aminosäuresequenzen;
- die **SH4**-(Src-Homologie-4-)Domäne, welche bindet an
  - lipophile Strukturen (Phospholipide der Zellmembran, lipophile Aminosäuresequenzen);
- die **PDZ**-(PSD95-Dlg1-zo-1-) bzw. GLGF-(Glycin-Leucin-Glycin-Phenylalanin-)Domäne, welche bevorzugt (aber nicht ausschließlich) bindet an
  - Tyrosin z. B. im TRP-Calciumionen-Kanal;
- die **PH**-(**Pleckstrin**-Homologie-)Domäne, welche bindet an
  - Phosphatidylinositol-(PtIns-)Lipide (z. B. PtIns-3,4,5-Triphosphat oder PtIns-4,5-Biphosphat),
  - GTP-(Guanosintriphosphat-)bindende Proteine,
  - Proteinkinase C (PKC);
- die **PX**-(Phox-)Domäne, welche bindet an
  - Phosphatidylinositol-(PtIns-)Lipide (z. B. PtIns-3,4,5-Triphosphat oder PPtIns-4,5-Biphosphat),
  - SH3-Domäne;

- **FYVE-Zink-Finger**-Domäne, die bindet an
  - Phosphatidylinositol-3,4,5-Triphosphat;
- **FERM**-(Band 4.1-Ezrin-Radixin-Moesin-)Domäne, welche bindet an
  - Phosphatidylinositol-(PtIns-)Lipide (z. B. PtIns-3,4,5-Triphosphat oder PtIns-4,5-Biphosphat, PtIns-3-Phosphat, PtIns-4-Phosphat, PtIns-5-Phosphat),
  - lipophile Aminosäuresequenzen;
- **RING finger**-*(really interesting new gene-)domain*, Zink-Finger-Domäne, welche bindet an
  - lipophile Aminosäuresequenzen, Lipide, RNA und DNA.

Bei der kaskadenartigen zellulären Signalübertragung vom aktivierten Rezeptor zum zellulärem Zielort sind für die Immunabwehr mehrere Signalwege bedeutsam (siehe Tab. 3.25). Ihre Aktivierung läuft in folgenden Stufen ab:
- **zytoplasmatische Src-Kinasen und/oder deren Homologe:**
  - Src-Kinasen und ihre Homologe (siehe Tab. 3.23) vermitteln, verstärken und kreuzvernetzen als Rezeptor-assoziierte Kinasen die zelluläre Signalübertragung, angestoßen durch aktivierte Rezeptoren, besonders auch auf Immunzellen. Beispiele hierfür sind:
    - der TCR (T-(Zell)-Lymphozyten-Rezeptor) und seine akzessorischen Moleküle CD3 (CD3gamma, CD3sigma, CD3epsilon) und die zeta-Kette (siehe Kap. 4.6.1), aktiviert durch adäquat präsentierte antigene Peptide (siehe Kap. 4.5),
    - der BCR (B-(Zell)-Lymphozyten-Rezeptor) mit seinen Rezeptor-assoziierten Korezeptoren Ig-alpha und Ig-beta (siehe Kap. 4.15), aktiviert durch spezifische Bindung eines Antigens,
    - die (aktivierenden) F-Rezeptoren für den Fc-Teil der (Antigen-gebundenen) Immunglobuline IgG, IgM, IgA und/oder IgE auf Zellen der Immunabwehr und auf weiteren Gewebezellen (siehe Kap. 4.14.3.2),
    - die (aktivierenden) Rezeptoren auf natürlichen Killerzellen (siehe Kap. 3.7),
    - die Rezeptoren für Wachstumsfaktoren mit eigener Tyrosin-Kinaseaktivität im zytoplasmatischen Teil des Rezeptors (siehe Tab. 3.21),
    - Rezeptoren ohne eigene Proteaseaktivität, aber mit Bindestellen (im Besonderen ITAM; siehe Kap. 3.3.1.1) für SH2-Domänen (siehe Tab. 3.25)
    - Adhäsionsmoleküle (z. B. Integrine),
    - G-Protein-gekoppelte Rezeptoren.
  - Beim nichtaktivierten c-SRC liegt das Tyrosin in der SH1 Domäne in phosphorylierter Form vor.
  - Dephosphorylierung der SH1-Domäne oder Bindung der SH2-Domäne an Bindepartner 1 und/oder der SH3-Domäne an Bindepartner 2 ist Auslöser für die Aktivierung der Tyrosin-Kinase in der SH1-Domäne von Src-Kinasen (siehe Tab. 3.25).
  - Aktivierte zytoplasmatische Src-Kinasen binden und phosphorylieren eine breite Anzahl zytoplasmatischer Signalmoleküle praktisch aller wesentlichen zellulären Signalwege.

Tab. 3.25: Die wichtigsten Rezeptor-assoziierten zellulären Signalwege.

| Ligand | Rezeptortyp | Zytoplasma (Signalübertragungswege) | | Endsubstrate |
Wachstumsfaktoren		Rezeptor-assoziiert	Kinasen	Art (Wirkung)
EGF (*epidermal growth factor*, epidermale Wachstumsfaktor), FGF, (*fibroblast growth factor*, Fibroblasten-Wachstumsfaktor), PDGF (*platelet derived growth factos*, Blutplättchenwachstumsfaktor), VEGF (*vascular endothelial growth factor*, vaskulärer endothelialer Wachstumsfaktor) CSF-1 (*cytostatic growth factor 1*, zytostatischer Wachstumsfaktor 1), IGF-1 (*insulin like growth factor 1*, Insulin-ähnlicher Wachstumsfaktor 1), HGF (*hepatocyte growth factor*, Hepatozyten-Wachstumsfaktor)	Membran-Rezeptoren mit eigener Tyrosin-Kinaseaktivität	Grb2 (*growth factor receptor bound protein 2*, Wachstumsfaktor-Rezeptor-gebundenes Protein 2) SOS (*„son of sevenless"*)	Ras (GTPase), Raf (MAPKKK) MEK (MAPKK) ERK (MAPK) RSK	Aktivierung der Transkriptionsfaktoren: Fos, Jun, CREB, Myc, Max (Wachstum, Proliferation) Aktivierung des Ribosomalen Protein S6, der Mikrotubuli-assoziierte Proteine (MAP; Wachstum, Proliferation)
		PLC, IP3, DAG	PKC, PtdIns3K (PI3K, Phosphoinositide-3-Kinase), AKT-1, PDPK-1	Aktivierung des Transkriptionsfaktors NFkappaB (Wachstum, Proliferation) Inhibition des proapoptotischen BAD (Wachstum, Proliferation)
TGF-β, BMP (*bone morphogenic proteins*, morphogenetische Knochenproteine), MIS (Müller'sche inhibierende Substanz), Activine, Inhibine	Membran-Rezeptoren mit eigener Serin/ Threonin-Kinaseaktivität	SARA, Rezeptor-SMAD1, -2, -3, -5, -8, -9; kooperierendes SMAD-4; inhibierende SMAD 6, -7		Aktivierung der Transkriptionsfaktoren SMAD1, -2, -3, -5, -8, -9 im Komplex mit Co-SMAD4 (Wachstum, Proliferation)
Zytokine	akzessorische Rezeptoren	JAK-1, -2, -3, -4; Tyk-2) (Janus-ähnliche Kinasen)		Aktivierung der Transkriptionsfaktoren STAT3, -5 (Wachstum, Proliferation) Aktivierung von Bcl-xl (antiapoptotisch)

Ligand / Wachstumsfaktoren	Rezeptortyp	Zytoplasma (Signalübertragungswege)		Endsubstrate
		Rezeptor-assoziiert	Kinasen	Art (Wirkung)
IL-1-Familie (IL-1, IL-17, IL-18)	Toll-IL-1-Rezeptorfamilie	TIRAP, TRAF6/UBC13	IRAK (Toll-IP) + MyD88	TRAF6/UBC13 (TRIKA1)/TRIKA2, Aktivierung von IKK, Aktivierung des Transkriptionsfaktors NFkappaB (Wachstum, Proliferation)
	IL-1-R, IL-17-R, IL-18-R			MAPK, ERK, RSK, Aktivierung der Transkriptionsfaktoren Fos, Jun, CREB, Myc, Max (Wachstum, Proliferation)
pathogene Strukturmuster (PAMPs)	TLR-1, -2 TLR-4 bis 12	MD-1, MD-2, CD-14, LPS-BP, RP105		PI3K/AKT, Aktivierung des Transkriptionsfaktors NFkappaB, Inhibition des proapoptotischen BAD (Wachstum, Proliferation)
	TLR-3		TRAM, TRIF	
Antigene	akzessorische Rezeptoren mit ITAM	Src-Kinasen (c-Src, Fyn, Hck, Fgr, Lck, Zap 70)	PKC, PI3K, AKT-1, PDPK-1	Aktivierung des Transkriptionsfaktors NFkappaB (Wachstum, Proliferation)
				Inhibition des proapoptotischen BAD (Wachstum, Proliferation)
			Ras, Raf, MEK, ERK, RSK	Aktivierung der Transkriptionsfaktoren Fos, Jun,C REB, Myc, Max (Wachstum, Proliferation)
				Aktivierung des ribosomalen Proteins S6, der Mikrotubuli-assoziierten Proteine (MAP; Wachstum, Proliferation)
extrazelluläre Matrix (ECM/EZM)	Integrine	Adapterproteine (Paxicillin et al, Grb-2, Grb-7), PLC	FAK (PKC,PI3K, AKT-1, PDPK-1)	Inhibition des proapoptotisches BAD (Wachstum, Proliferation)
				Aktivierung des Transkriptionsfaktors NFkappaB (Wachstum, Proliferation)
			FAK (Ras, Raf, MEK, ERK, RSK),	Aktivierung der Transkriptionsfaktoren Fos, Jun, CREB, Myc, Max (Wachstum, Proliferation)
			FAK (ASK, JNK)	Aktivierung des Transkriptionsfaktors c-Jun (AP-1; Wachstum, Proliferation)
			FAK (JAK)	Aktivierung des Transkriptionsfaktors STAT (Wachstum, Proliferation)

Ligand	Rezeptortyp	Zytoplasma (Signalübertragungswege)		Endsubstrate	
Wachstumsfaktoren		Rezeptor-assoziiert	Kinasen	Art (Wirkung)	
Hormone, Chemokine, Mediatoren, Transmitter	G-Protein-gekoppelte Rezeptoren	G-Protein, PLC, PtdIns(4,5)P2, PtdIns(3,4,5)P3	PI3K, PDPK1, mTOR, PKC, AKT (PK-B)	Aktivierung des Transkriptionsfaktors NFkappaB (Wachstum, Proliferation)	
		G-Protein, PLC, IP3, DAG		Inhibition des proapoptotischen BAD (Wachstum, Proliferation)	
			PKC	zahlreiche zelluläre Substrate	
Wnt	Frizzled	Korezeptor LRP, Dishevelled, Axin, GSK-3ßbeta	CK, GSK-3	freies beta-Catenin + freier Kofaktor Pangolin	Aktivierung des Transkriptionsfaktors beta-Catenin/ Pangolin
				(Organogenese)	
Hedgehog	PTC	Smo (Rezeptorkomplex PTC/Smo)	CK-1, Fu	Inhibition von Cos-2 (Inhibitor von Ci)	
				Aktivierung des Transkriptionsfaktors Ci	
				(Organogenese)	
TNF (Tumor-Nekrose-Faktor) und Homologe/Analoge	TNF-Rezeptor ohne Todesdomäne		ASK-1; JNK -2, -1, -3; MAPK -11, -12, -13, -14	Aktivierung des Transkriptionsfaktors c-Jun, c-Jun bildet mit c-Fos das AP-1 (Wachstum, Proliferation)	
		TRADD, TRAF2	NIK	Aktivierung von IKK, Aktivierung des Transkriptionsfaktors NFkappaB (Wachstum, Proliferation)	
	TNF-Rezeptor mit Todesdomäne	FADD, RADD, RIP	Caspase 8, Caspase 9	Aktivierung der Caspasen-3, -6, -7; Inhibition von ICAD/Aktivierung der DNAse CAD (Apoptose)	
		Daxx	ASK-1, PKR (+ PRKRA)	Inhibition des Elongationsfaktors EIF2alpha (Apoptose)	

- **der Ras/Raf/MAPK/ERK-Signalweg:**
  - Aktivierung erfolgt vorwiegend durch Rezeptoren für Wachstumsfaktoren.
  - Über das Adapterprotein **GRB2** (*growth factor receptor bound protein 2*, Wachstumsfaktor-Rezeptor-gebundenes Protein 2) erfolgt die Bindung und Aktivierung von **SOS** (son of sevenless).
  - SOS aktiviert (durch Abspaltung von GdP/Guanosin-Diphosphat) die GTPase **Ras** (Rat-Sarkom-GTPase).
  - Aktiviertes Ras aktiviert die Serin/Threonin-Kinase **Raf** (Ras-bindende Faktor Kinase).
  - Aktives Raf aktiviert die Serin/Threonin-Kinase **MEK/MAPKK** (Mitogen-aktivierte Kinase-Kinase), welche ihrerseits die Serin/Threonin-Kinase **MAPK** (Mitogen-aktivierte Kinase)/**ERK** (extazellulär regulierte Kinase) aktiviert.
  - MAPK/ERK aktiviert durch Phosphorylierung RSK (40S-ribosomale Protein-S6-Kinase) und MAP (Mikrotubuli-assoziierte Proteine), welche die Bedingungen für eine Transkription vorbereiten.
  - Schlussendlich werden Transkriptionsfaktoren, im Besonderen **c-myc**, **c-fos** und **CREB** aktiviert, welche die Expression besonders von solchen Proteinen steuern, welche an der Zelldifferenzierung und Zellteilung beteiligt sind, aber auch Apoptose induzieren können.
- **der ASK-1/JNK-Signalweg:**
  - Aktivierung erfolgt vorwiegend durch Rezeptoren für Wachstumsfaktoren, Zellstress, intrazelluläre Bildung von reaktiven Sauerstoffmolekülen (Sauerstoffionen und Peroxide).
  - Aktivierung erfolgt aber auch im Rahmen des Ras/Raf/MAPK/ERK-Signalweges,
  - beispielsweise wird durch radikale Sauerstoffmoleküle **ASK-1** (Apoptose-signalregulierte Serin/Threonin-Kinase -1/MAPKKK5) freigesetzt wie auch aktiviert:
    - ASK-1 ist durch Bindung an Thioredoxin (Dithioldisulfid-haltige 12kD-Oxidoreduktase) inaktiviert. Radikale Sauerstoffmoleküle oxidieren Thioredoxin, sodass ASK-1 aus dem Komplex ASK-1/Thioredoxin frei wird.
    - Durch Bildung von Homodimeren und Homopolymeren wird die Kinaseaktivität von ASK-1 aktiviert.
  - Aktives ASK-1 steht in Wechselwirkung mit zytoplasmatischen Kinasen (z. B. Raf, PKR, MAPKKK7 (siehe Tab.3.22) und wird inaktiviert durch **PKB** (Proteinkinase B) und durch Phosphatasen (PP5).
  - Aktives ASK-1 aktiviert durch Phosphorylierung die Kinasen **MAPKK4** (JNKK/cJun-N-terminale Kinase-Kinase 1) und MAPK/p38.
  - MAPKK4 aktiviert durch Phosphorylierung **JNK-1, -2, -3** und **MAPK-11, -12, -13, -14**.
  - JNK-1, -2, -3 aktivieren durch Phosphorylierung die Transkriptionsfaktoren **c-Jun** und **AP-1**.
  - MAPK-11, -12, -13, -14 aktivieren durch Phosphorylierung die Transkriptionsfaktoren **ATF-2, MAC** und **MEF2**, welche die Expression von Proteinen steuern, die an der Zelldifferenzierung und Zellproliferation, aber auch an der Apoptose beteiligt sind.

- **der PI3K/AKT-Signalweg:**
  - Stimulierung erfolgt durch Aktivierung
    - von Rezeptoren für Wachstumsfaktoren und durch Bindung, Phosphorylierung und Aktivierung der Rezeptor-assoziierten **PtIns3K** (Phophatidy-Inositol 3-Kinase),
    - eines G-Protein-bindenden Rezeptors, Aktivierung der **PLC** (Phospholipase C) und Aufspaltung von Phosphatidylinositol-4,5-bisphosphat (PIP2) der Zellmembran in Inositoltriphosphat (**IP3**) und Diacylglycerin (**DAG**) (siehe Kap. 3.3.1.2). Sowohl IP3 (über die Freisetzung von Ca++) wie auch DAG aktivieren **PtIns3K/PI3K** (Phophatidynositol 3-Kinase).
  - Aktivierte Phosphatidynositol-Kinasen (**PIK**) wie z. B. PI3K phosphorylieren Phosphoinositol in der Zellmembran zu PtdIns(3)-P, PtdIns(4,5)-P und PtdIns(3,4,5)-P (PhosphatidylInositol (3), (4,5) und/oder (3,4,5)-Phosphat.
  - An das PtdIns(4,5)-P und/oder PtdIns(3,4,5)-P binden die zytoplamatischen Kinasen **AKT/PKB** (Homolog des murinen retroviralen Ak-transformierenden Genes/Proteinkinase B) und **PDPK1** (*3-Phosphoinositide dependent protein kinase 1*, 3-Phosphoinositid-abhängige Protei-Kinase 1),
  - AKT/PKB wird (im Komplex mit PDPK1 und PtdIns(4,5)-P und/oder PtdIns(3,4,5)-P) als Serin/Threonin-Kinase teilaktiviert durch die PDPK1 und vollaktiviert durch die **mTORC2-Kinase** (*mammalian target of rapamycin complex 2-kinase*, mammalisches Ziel des Rapamycin-Komplex-2-Kinease) und durch PKC (Proteinkinase C).
  - Aktives AKT/PKB (im Besonderen AKT-1) wirkt **antiapoptotisch** (Inhibition des Apoptose-Signalweges) durch
    - inaktivierende Phosphorylierung des proapoptotisch wirksamen **BAD** (siehe Kap. 3.3.7) und durch
    - Aktivierung des Transkriptionsfaktors **NFkappaB** durch inaktivierende Phosphorylierung der IkB-Kinase (Inhibitor von NFkappaB).
  - Die Inaktivierung von AKT/PKB erfolgt durch Dephosphorylierung von PtdIns(3,4,5)-P und/oder von AKT/PKB durch die Phosphatasen PTEN (Phosphatase und Tensin-Homolog), INPP5 (Inositol-Polyphosphat-5-Phosphatase 5) und/oder PHLPP-1 und -2 (PH-Domäne und Leucin-reiche Phosphatase).
- **der PLC/PKC-Signalweg:**
  - Aktivierung der **PLC** (Phopholipase C) erfolgt
    - in Folge der Aktivierung eines G-Protein-bindenden Rezeptors,
    - durch MAPK (Mitogen-aktivierte Proteinkinase) im Rahmen des Ras/Raf/MAPK-Signalweges.
  - Aktiviertes PLC spaltet Phosphatidylinositol(4,5)bisphosphat (PIP2) der Zellmembran in Inositoltriphosphat (**IP3**) und Diacylglycerin (**DAG**) (siehe Kap. 3.3.1.2). Sowohl IP3 (über die Freisetzung von Ca++) wie auch DAG aktivieren PtIns3K/PI3K (Phophatidynositol 3-Kinase; siehe PI3K/AKT-Signalweg).
  - **DAG** (adsorbiert an der Phospholipid-Schicht der Zellmembran) aktiviert in Anwesenheit von Ca++ die Serin/Threonin-Proteinkinase C (**PKC**).

- PKC liegen in 3 Gruppen von Isoformen vor. Je nach Isoform werden durch Phosphorylierung aktiviert:
  - Zellmembran-Rezeptoren (z. B. EGF-R), Adapterproteine, Substanzen des Zytoskeletts (z. B. Keratin, Actin und Vimentin),
  - zytoplasmatische Proteinkinasen (z. B. mTOR, AKT-1, Src, Fyn, C-Raf, MAPKK5; siehe Tab. 3.22),
  - Protein-Phosphatasen (z. B. PTPN6/Tyrosin-Protein-Phosphatase, Non-Rezeptor-Typ 6) und
  - Transkriptionsfaktoren (z. B. **STAT1, NFATC2, RELA, NEUROD2**).
- **der FAK/PLCgamma-Signalweg:**
  - Aktivierung durch
    - Adhäsionsmoleküle (im Besonderen Integrine), welche als in der Zellmembran gelegene fokale Adhäsionskomplexe an Komponenten der **ECM** (extrazelluläre Matrix), im Besondern an **RGD**-Motive (Arginin-Glycin-Asparaginsäure) binden,
    - unterstützt Wachstumsfaktor-Rezeptoren.
  - An den zellinternen Teil der Adhäsionsmoleküle/Integrine binden Adapterproteine (z. B. **GRB2 und GRB7**), welche die Integrine vernetzen mit Substanzen des Zytoskeletts (Actin, Vinculin, Talin, Actopaxin) und mit dem zellinternen Teil von Wachstumsfaktor-Rezeptoren.
  - Bindung von **FAK** (fokale Adhäsionskinase) oder von **Pyk2** (Prolinreiche Tyrosin-Kinase 2) an das aktivierte Integrin und an die gebundenen Adapterproteine, durch diese Bindung werden FAK und Pyk aktiviert.
  - Aktiviertes FAK und/oder Pyk aktiviert durch Phosphorylierung weitere Adapterproteine, zytoplasmatische Kinasen (siehe Tab. 3.23) und zytoplasmatische Phosphatasen und nimmt dadurch eine zentrale Stelle ein bei der Kontrolle des Zellwachstums durch die extrazelluläre Matrix (ECM) und durch Wachstumsfaktoren.
- **der JAK-/Tyk-/STAT-Signalweg:**
  - Aktivierung von Zytokin-Rezeptoren, welche eine Prolin-reiche Sequenz in ihrer zellinternen Domäne besitzen, zu diesen zählen beispielsweise:
    - die heterodimeren Typ I-Rezeptoren für die Interleukine (IL) bzw. Zytokine IL-3, IL-5, GM-CSF (Prolin-reiche beta-Kette), für IL-2, IL-4, IL-7, IL-9, IL-15 und IL-21 (Prolin-reiche gamma-Kette), für IL-6, IL-11, IL-27, IL-31, Oncostatin, LIF/Leukämie-inhibierender Faktor (Prolin-reiches gp-130 Protein),
    - die heterodimeren Typ II-Rezeptoren für Interferone (IFNalpha/IFNbeta, IFNgamma) und die heteropolymeren Rezeptoren für die Interleukine (IL) IL-10, IL-20, IL-22, IL-28,
    - die monomeren Rezeptoren für Erythropoietin, Prolaktin (siehe Kap. 5.4.5.6) und für das Wachstumshormon (siehe Kap. 3.3.2.6).
  - Im Zuge der Aktivierung (z. B. Ligandenbindung) erfolgt eine Konformationsänderung der heterodimeren/polymeren Rezeptoren oder eine Dimerisierung der monomeren Rezeptoren.
  - An den zellinternen Teil (z. B. die Prolin-reichen Sequenzen) der aktivierten Rezeptoren binden **JAK** (Janus-Kinasen, JAK-1, -2, -3 und Tyrosin-Kinase-2/**Tyk-2**),

- Rezeptor-gebundene JAK können sich durch Auto- und Transphosphorylierung aktivieren. Derart aktivierte JAK phosphorylieren wiederum die Tyrosine im zellinternen Teil der jeweiligen Rezeptoren.
- An die so phosphorylierten Tyrosine der Rezeptoren binden **STAT**-Moleküle (*signal transducers and activators of transcription*, Signaltransduktoren und Transkriptionsaktivatoren, STAT1, -2, -3, -4, -5, -6, -7).
- Die Rezeptor-gebundenen STAT werden sowohl durch Rezeptor-gebundene JAK wie auch durch Rezeptor-Tyrosin-Kinasen und zytoplasmatische Tyrosin-Kinasen (z. B. Src) phosphoryliert.
- Phosphorylierte STAT (1 bis 7) lösen sich vom Rezeptor und bilden als Transkriptionsfaktoren aktive Homo- wie auch Heterodimere.
- Über eine nukleäre Lokalisationssequenz (NLS) können phosphorylierte STAT-Dimere von Transportproteinen (z. B. Importin) erkannt, gebunden und durch die Kernmembran in den Zellkern transportiert werden.
- Im Zellkern binden die STAT-Proteine an spezifische Aktivierungssequenzen (**GAS**, *interferon-gamma activated sequence*, INFgamma-aktivierende Sequenz) und aktivieren so die durch GAS gesteuerte Expression von zahlreichen Zell-spezifisch, funktionsspezifisch, zellwachstums- und zellteilungsspezifisch wirkenden Proteinen.
- Die Inaktivierung oder Inhibition von aktivierten STAT-Dimeren erfolgt durch Rezeptor-assoziierte Phosphatasen, durch SOCS (*suppressor of zytokine signaling*, Cytokinübermittlungshemmer), welcher an JAK oder den aktivierten Rezeptor bindet und hierdurch die Phosphorylierung von STAT inhibiert, durch Proteininhibitoren von aktivierten STAT (PIAS, welche die Bindung von STAT an GAS inhibieren) oder durch nukleäre Phosphatasen, welche STAT dephosphorylieren, sodass es aus dem Zellkern wieder ausgeschleust wird.

● **der SMAD-Signalweg:**
- Aktivierung erfolgt durch (heterodimere bzw. heterotetramere) Rezeptoren mit einer rezeptoreigenen Serin-Theronin-Kinase, wie TGFbeta (*transforming growth factor*, transformierender Wachstumsfaktor; siehe Tab. 3.12).
- Im Zuge der Aktivierung bildet sich ein Rezeptorkomplex, welcher aus 2 Rezeptormolekülen von Typ I und 2 Rezeptormolekülen von Typ II besteht.
- Das Serin in den Rezeptormolekülen Typ I wird durch die Kinase in den Rezeptormolekülen Typ II transphosphoryliert und hierdurch die Kinase im Typ I aktiviert.
- **SMAD** (humane Homologe des Caenorhabditis elegans-Genes Sma und des Drosophilagenes *„mother against decapentaplegic"*) assoziiert mit dem Rezeptor, bindet an das Ankerprotein **SARA** (*SMAD anchor for receptor activation*, SMAD-Anker zur Rezeptoraktivierung), welches die Bindung von Rezeptor-assoziiertem SMAD (**R-SMAD**, hierzu gehören SMAD1, -2, -3 -5, -8, -9) an den Rezeptor verstärkt und die Phosphorylierung des gebunden SMAD vermittelt.
- Parallel hierzu können R-SMAD auch durch andere zytoplasmatische Serin/Threonin-Kinasen (z. B. MAPK/Mitogen-aktivierte Proteinkinase) aktiviert werden.

- Phosphorylierte R-SMAD trennen sich vom Rezeptor. 2 Moleküle R-SMAD bilden Heterotrimere mit einem kooperierenden SMAD (**Co-SMAD**, SMAD4) und bilden hierdurch einen aktiven Transkriptionsfaktor, welcher über seine nukleäre Lokalisationssequenz in den Zellkern transportiert werden kann.
- Der SMAD-Transkriptionsfaktor bindet an Aktivierungssequenzen, welche die Expression von Proteinen steuern, welche die Zellteilung in der G1-Phase inhibieren, die Zell-Differenzierung stimulieren und die zelluläre Funktionen und Produktionsleistung verstärken.
- Blockiert wird der SMAD-Signalweg durch inhibitorische SMAD (**I-SMAD**, SMAD6, -7), welche die Phosphorylierung von R-SMAD und Bildung von Heterotrimeren (2 R-SMAD + 1 Co-SMAD) hemmen wie auch die Proteolyse von R-SMAD in Proteasomen fördern.

● **der NFkappaB Signalweg:**
- Die Aktivierung von NFkappaB kann über mehrere Signalwege erfolgen, wie beispielsweise über den IRAK-/TRAF-/TRIKA-Signalweg oder den TRADD-/TRAF-/NIK-Signalweg.
- **NFkappaB** (*nuclear factor „kappa-light-chain-enhancer" of activated B-cells*, nukleärer Faktor „kappa-light-chain-enhancer" aktivierter B-Zellen) ist der Name für Transkriptionsfaktoren, welche Homo- und Heterodimere der Rel-Proteinfamilie (NFkappaB1/p50, NFkappaB2/p52, RelA/p65, RelB und c-Rel) darstellen und deren Zusammensetzung die Spezifität und Aktivität von NFkappaB-Dimeren bestimmt.
  - ▨ Da NFkappaB1/p50 und NFkappaB2/p52 eine Transaktivierungsdomäne fehlt, blockieren sie die Transkriptionsaktivität in den jeweiligen Dimeren.
- In ruhenden/nicht stimulierten Zellen werden die NFkappaB-Dimere im Zytoplasma durch Komplexbildung mit **IkB** (Inhibitoren von NFkappaB) blockiert. Die IkB (IkBalpha, -beta, -gamma, -epsilon, -p100, -p150 und BCL3) enthalten **Ankyrin**-Sequenzen (welche die NLS von NFkappaB maskieren) und Signalpeptide (**PEST**, Prolin-Glutaminsäure-Serin-Threonin) für den proteolytischen Abbau in Proteasomen.
- In aktivierten Zellen wird IkB durch **IKK** (IkB-Kinase-Komplex) phosphoryliert. Hierdurch verliert IkB seine Blockadefunktion auf NFkappaB-Dimere.
  - ▨ IKK besitzt die 3 Untereinheiten IKKalpha, -beta und -gamma/**NEMO** (NFkappaB-essentieller Modulator).
  - ▨ Sowohl IKKalpha wie auch IKKbeta phosphorylieren und inaktivieren IkB. IKKalpha phosphoryliert auch das Pro-NFkappaB2/p52 und ermöglicht so die proteolytische Spaltung zum Inhibitor NFkappaB2/p52.
  - ▨ NEMO kann eigenständig in den Zellkern translozieren. Dort bildet es im Komplex mit **CBP** (CREB-bindendes Protein) den Koaktivator für den Transkriptionsfaktor **CREB** (cAMP-responsives Element-bindendes Protein).
- NFkappaB aktiviert die Expression von Proteinen, welche an der Funktion, dem Wachstum und der Proliferation einer Zelle beteiligt sind, wie beispielsweise Chemokine, Zytokine und Adhäsionsproteine.

– Andererseits kann NFkappaB auch das Zellwachstum hemmen, beispielsweise über die Expression von **PACT** (Proteinaktivator von **PKR**/Proteinkinase R) oder über die Expression von Interferonen, im Besonderen von IFNgamma, welche die Expression von PKR/Proteinkinase R erhöhen. Mit Hilfe von PACT dimerisiert die PKR, autophosphoryliert und kann so die **eIF-2-Kinase** aktivieren. Die eIF-2-Kinase inaktiviert durch Phosphorylierung **eIF-2**, welcher für die Bindung von tRNA an die Ribosomen verantwortlich ist. Hierdurch wird die Initiierung der Tranlation und damit der Proteinsynthese gehemmt und die betroffene Zelle in die Apoptose (kontrollierter Zelltod) geführt.

● **der IRAK/TRAF/TRIKA/NFkappaB-Signalweg:**
  – Aktivierung erfolgt durch
    ◼ Rezeptoren der Interleukin-1-(IL-1-)Rezeptorengruppe (Heterodimere IL-1R-1 + IL-1R-AcP/akzessorisches Protein, IL-17R-A + IL-17R-B und IL-18alpha + IL-18beta) durch Bindung von IL-1, IL-17 oder IL-18,
    ◼ TLR/Toll-artige Rezeptoren durch Bindung von pathogenen Strukturmuster (PAMPs). Zu den TLR zählen
    ◼ Heterodimere von TLR-4 oder TLR-2 mit den akzessorischen Rezeptoren MD-2, MD-1, CD14 und LBP (LPS-bindendes Protein),
    ◼ Heterodimere von TLR-4 mit den Rezeptoren RP105 und CD14,
    ◼ Homodimere von TLR -3, -5, -6, -7,- 8,- 9, -10, -11, -12,
    ◼ Heterodimere von TLR-2 mit TLR-1 oder TLR-6, von TLR-4 mit TLT-5 oder von TLR-5 mit TLR-9).
  – Im Zuge der Aktivierung polymerisieren die jeweiligen Rezeptoren mit Phosphorylierung der Tyrosine in ihren zellinternen **TIR-**(Toll-IL-1R-)Domänen.
  – An phosphoryliertes TIR binden verschiedene Adapterproteine:
    ◼ an alle Toll/Il-1R (mit Ausnahme von TLR-3) bindet **TIRAP** (TIR-Domäne-enthaltendes Adapterprotein), nachfolgend der zytoplasmatisch konstitutiv vorhandene Komplex **IRAK/Toll-IP** (IL-1-Rezeptor-assoziierte Serin/Threonin-Kinase/Toll-Rezeptor interagierendes Protein), von welchem über Toll-IP das **MyD88** (*myeloid differentiation primary response gene-88*, myeloides Differenzierungsgen 88) gebunden wird, welches so die Auto- und Transphosphorylierung von **IRAK** katalysiert,
    ◼ an TLR-3 (und zusätzlich an TLR-4) bindet **TRAM** (*TRIF-related adapter molecule*, TRIF-verwandtes Adaptermolekül), nachfolgend **TRIF** (*TIR-domain containing adapter inducing Interferon beta*, TIR-Domäne-enthaltendes Adapter-induzierendes Interferon beta).
  – Phosphorylierte IRAK (IRAK-1,- 2, -3, -4) aktiviert durch Phophorylierung mehrere Signalwege:
    ◼ den **NFkappaB**-Signalweg: Dessen Aktivierung wird eingeleitet über die Phosphorylierung von **TRAF6** (TNF-Rezeptor-assoziierter Faktor-6). TRAF6 bildet mit Ubiquitin-Ligasen den Komplex **TRIKA1** (TRAF6-regulierter IKK-Aktivator-1), welcher mit **TRIKA2** (Komplex aus TAK-1/TGF-assoziierter Serin/

Threonin-Kinase mit TAB1, -2/TAK-bindende Proteine) sich zum **TRIKA1-/TRI-KA2**-Komplex formiert. TRIKA1/TRIKA2 aktiviert durch Phosphorylierung **IKK** (IkB-Kinase-Komplex), welcher durch Phosphorylierung den **IkB** (Inhibitor von NFkappaB) inaktiviert. Ähnlich wie TRAF6 wirken **TRAF2** (ausgehend von der Aktivierung von TNF-Rezeptoren und CD40) und **TRAF5** (ausgehend von der Aktivierung des LTB-R (Lymphotoxin-B-Rezeptor).

- ■ den **Ras-/Raf-/MAPK-/ERK**-Signalweg: über die Phosphorylierung von MAPK (Mitogen-aktivierte Proteinkinase).
- ■ den **PI3K/AKT**-Signalweg: über die Phosphorylierung von PI3K (Phosphoino-sitol-3-Kinase).

- ● der **TRADD-/TRAF-/NIK-/NFkappaB-Signalweg:**
  - – Aktivierung erfolgt durch Rezeptoren der TNF-Familie (siehe Kap. 3.3.2.5).
  - – Im Zuge der Aktivierung bindet an den zellinternen Teil des TNF-R das Adapter-protein **TRADD** (*TNF-receptor associated death domain*, TNF-Rezeptor-assoziierte Todesdomäne).
  - – An das Rezeptor-gebunde TRADD bindet **TRAF2** (TNF-Rezeptor-assoziierter Faktor 2).
  - – Gebundenes TRAF2 kann die Kinase **NIK** (NFkappaB-induzierbare Kinase) an sich binden und aktivieren, welche wiederum **IKK** (IkB-Kinase-Komplex) phosphoryliert und aktiviert.
  - – **IKK** (IkB-Kinase-Komplex) inaktiviert durch Phosphorylierung **IkB** (Inhibitor von NFkappaB), sodass NFkappaB aus dem Komplex mit IkB freigesetzt wird.

Weiterführende Literatur

Cotari JW, Voisinne G, Altan-Bonnet G. Diversity training for signal transduction: leveraging cell-to-cell variability to dissect cellular signaling, differentiation and death. Curr Opin Biotechnol. 2013 Aug;24(4):760–6.

Hynes NE, Ingham PW, Lim WA, Marshall CJ, Massagué J, Pawson T. Signalling change: signal transduction through the decades. Nat Rev Mol Cell Biol. 2013 Jun;14(6):393–8.

Sedlacek HH. Onkologie. Die Tumorerkrankungen des Menschen, Kap. 3, Regelkreise der Wachstums-kontrolle normaler Zellen. S. 31–110, De Gruyter 2013

Trengove MC, Ward AC. SOCS proteins in development and disease. Am J Clin Exp Immunol. 2013 Feb 27;2(1):1–29.

Zeng H, Chi H. mTOR and lymphocyte metabolism. Curr Opin Immunol. 2013 Jun;25(3):347–55.

3.3.4 Weitere Gewebshormone, beteiligt an der Immunabwehr

Zu den weiteren Gewebshormonen, welche eine besondere Bedeutung für die Immunab-wehr besitzen, zählen

- ● die Prostaglandine und Leukotriene,
- ● Histamin und Serotonin.

3.3.4.1 Prostaglandine

Viele Zellen, so auch Makrophagen und Granulozyten, sind in der Lage, durch Cyclooxygenasen (Cox-1 und Cox-2) Prostaglandine zu synthetisieren. Ausgangspunkte für die Synthese sind

- Dihomogammalinolensäure (DGLA, entstanden aus gamma-Linolensäure, GLA), aus welcher die Serie 1-Prostaglandine synthetisiert werden,
- Arachidonsäure (5-, 8,- 11-, 14-Eicosatetnsäure, synthetisiert aus Phospholipiden (z. B. Phosphatidycholin) mit Hilfe der Phospholipase A2). Arachidonsäure ist das Ausgangmaterial für die Synthese von Serie 2-Prostaglandinen (siehe Tab. 3.26) wie auch von von Leukotrienen (siehe Tab. 3.26). Vertreter beider Gruppen stellen Gewebehormone dar, welche auf die angeborene und die erworbene Immunabwehr einen beträchtlichen Einfluss ausüben.
- Eicosapentaensäure, aus welcher (in Konkurrenz zu Serie 2-Prostaglandinen) die Serie 3-Prostaglandine entstehen.

Prostaglandine wirken über eine Reihe von G-Protein-gekoppelten Prostaglandin-Rezeptoren (siehe Tab. 3.25). Von besonderer Bedeutung für die Immunabwehr ist das aus der Arachidonsäure entstandene PGE2. Es

- wird von (beispielsweise durch IL-1) aktivierten Monozyten, Makrophagen, Granulozyten und Endothelzellen, jedoch nicht von Lymphozyten und Mastzellen hergestellt;
- hemmt
  - autokrin wie auch parakrin durch Erhöhung von AMP (Adenosinmonophosphat) die Funktion von Makrophagen und Lymphozyten,
  - die Synthese von IL-1, IL-2, IFNgamma und TNFalpha in T-Lymphozyten und Makrophagen;
- fördert die Differenzierung von T-Lymphozyten;
- induziert Fieber,
  - durch PGE2, gebildet von Endothelzellen der Blut-Hirn-Schranke im Hypothalamus, aktiviert im Temperaturregulationszentrum die Wärmeproduktion (mit Kältegefühl, Muskelzittern und erhöhter Stoffwechselaktivität);
- stimuliert die Gefäßneubildung (Angiogenese)
  - durch Förderung der Synthese des Wachstumsfaktors VEGF.

PGE2 ist damit ein wichtiger, weitgehend hemmender Regulierungsfaktor in der Immunabwehr.

Tab. 3.26: Die wesentlichen Syntheseschritte der wichtigsten Prostaglandine der Serie 2.

Substrate/ Reaktionskette und Produkte	Enzyme der Reaktionskette	Wirkstoff (vorwiegend herstellende Zelle), Rezeptor	fördernde Wirkung des Wirkstoffes	hemmende Wirkung des Wirkstoffes
Phospholipide	Phospholipase A2			
Arachidonsäure	Prostaglandin-Endoperoxy-Synthase (Cyclooxygenaseaktivität)			

Substrate/ Reaktionskette und Produkte	Enzyme der Reaktionskette	Wirkstoff (vorwiegend herstellende Zelle), Rezeptor	fördernde Wirkung des Wirkstoffes	hemmende Wirkung des Wirkstoffes
Prostaglandin G2 (PGG2)	Prostaglandin-Endoperoxy-Synthase (Peroxidaseaktivität)			
Prostaglandin H2 (PGH2)	Thromoboxan A Synthase (Isomerisierung)	ThromboxanA2 (Thrombozyten), Thromboxan-Rezeptor	Aggregation der Thrombozyten, Vasokonstriktion	
	Prostacyclin-Synthase (Isomerisierung)	Prostacyclin, Prostaglandin I2 (PGI2; Endothelzellen), Rezeptor IP	Gefäßpermeabilität, Gefäßdilatation, Bronchodilatation, Schmerzen, induziert durch Mediatoren wie Bradykinin und Histamin, TH17-Lymphozyten	Aggregation der Thrombozyten, Gefäßkontraktion/glatte Muskulatur, zelluläre Signalübertragung (MAP-Kinase-Weg), TH1- und TH2-Lymphozyten
	ProstaglandinD-Synthase (Isomerisierung)	Prostaglandin D2 (PGD2; Mastzellen, Gehirn), Rezeptor DP	Neuromodulation (schlaffördernd, fiebersenkend), Kontraktion der glatten Muskulatur (Bronchien, Gefäße)	
	ProstaglandinE-Synthase (Isomerisierung)	Prostaglandin E (PGE2; (Monozyten, Makrophagen, Granulozyten, Endothelzellen, (nicht in Lymphozyten und Mastzellen), Schleimhautzellen im Magen, Epithelzellen Glomerulum; Induktion z. B. durch IL-1 oder p53), Rezeptoren E1 bis E4	Differenzierung von T-Lymphozyten; Induktion von Fieber (durch PGE2 gebildet von Endothelzellen der Blut-Hirn-Schranke im Hypothalamus); Steigerung der Muzinsekretion; Niere: Steigerung der Durchblutung; Lunge: Bronchodilatation; Stimulation der Gefäßneubildung (Angiogenese) durch Wachstumsfaktor VEGF	Aktivierung von Makrophagen, Lymphozyten (durch Erhöhung von AMP); Synthese von IL-1, IL-2, IFNgamma, TNFalpha; Salzsäureproduktion der Magenschleimhaut
Prostaglandin E2 (PGE2)	Carbonyl-Reduktase (+ NADPH), PGE2–9-Reduktase	Prostaglandin F2-alpha (PGF2alpha; Plazenta, Amnion), Rezeptor FP	Sensibilisierung der Uterusmuskulatur für Oxytocin, Verstärkung der Uteruskontraktion	

Weiterführende Literatur

Boswell MG, Zhou W, Newcomb DC, Peebles RS Jr. PGI2 as a regulator of CD4+ subset differentiation and function. Prostaglandins Other Lipid Mediat. 2011 Nov;96(1–4).
Kabashima K, Tokura Y. The potential of selected prostanoid receptors as targets in a new therapeutic strategy for allergy and immune diseases. Curr Drug Saf. 2007, 2:186–192.
Pecchi E, Dallaporta M, Jean A, Thirion S, Troadec JD. Prostaglandins and sickness behavior: Old story, new insights. Physiol Behav. 2009, 97:279–292.

3.3.4.2 Leukotriene

Die intrazelluläre Synthese von Leukotrienen hat gleichermaßen wie diejenige der Prostaglandine ihren Ausgangspunkt in der Arachidonsäure (siehe Tab. 3.27).

- Die für die Synthese notwendige Lipoxygenase ist in Mastzellen, Monozyten und in (neutrophilen, eosinophilen und basophilen) Granulozyten, nicht jedoch in Lymphozyten anzutreffen.
- Monozyten, Makrophagen und neutrophile Granulozyten verfügen über eine LTA4-Hydrolase zur Synthese von Leukotrien B4 (LTB4) aus LTA4.
- Leukotriene wirken durch Bindung an G-Protein-gekoppelte Rezeptoren. Der Abbau von Leukotrienen erfolgt in einer ersten Stufe lokal im Gewebe und schließlich in der Leber.
- Von besonderer Bedeutung für die Immunabwehr sind das LTB4 und die *slow-reacting substances of anaphylaxis* (SRS-A, langsam reagierende Anaphylaxie-Substanzen)
- LTB4 (Leukotrien B4)
    - bindet an die G-Protein-gekoppelte Rezeptoren BLT1 und BLT2,
    - aktiviert Mastzellen und neutrophile Granulozyten autokrin wie auch parakrin,
    - stimuliert neutrophile Granulozyten zur Adhäsion, Chemotaxie, Aggregation und O2-Radikal-Bildung,
    - aktiviert Endothelzellen und erhöht damit die Gefäßpermeabiltät.
- SRS-A (slow-reacting substances of anaphylaxis, langsam reagierende Anaphylaxie-Substanzen)
    - stellen die Cysteinyl-Leukotriene LTC4, LTD4 und LTE4 dar,
    - binden an G-Protein-gekoppelten Rezeptoren (CysLT1, CysLT2),
    - werden wegen ihrer bronchokonstriktorischen Wirkung zusammenfassend als SRS-A bezeichnet,
    - werden von Mastzellen und eosinophile Granulozyten über eine LTC4-Synthase gebildet, welche aus LTA4 und Gluthathion das Cysteinyl-Leukotrien LTC4 formt. Enzymatisch kann intrazellulär und extrazellulär das LTC4 umgeformt werden zu LTD4 und LTE4.

Weiterführende Literatur

Aronoff DM, Romanovsky AA. Eicosanoids in non-febrile thermoregulation. Prog Brain Res. 2007, 162:15–25.
O'Donnell VB, Maskrey B, Taylor GW. Eicosanoids: generation and detection in mammalian cells. Methods Mol Biol. 2009, 462: 5–23.

Tab. 3.27: Die wesentlichen Syntheseschritte der wichtigsten Leukotriene.

Substrate/ Reaktionskette und Produkte	Enzyme der Reaktionskette	Wirkstoff (vorwiegend herstellende Zelle)	Wirkung auf Zielzellen/ Rezeptoren
Phospholipide	Phospholipase A2		
Arachidonsäure	Arachinodat-5, Lipoxygenase		
5-Hydroperoxy-Eicosatetnoat (5-HPETE)	Arachinodat-5, Lipoxygenase		
Leukotrien A4 (LTA4)	LTA4-Hydrolase	Leukotrien B4 (LTB4, Monozyten, Makrophagen, neutrophile Granulozyten)	Aktivierung von Endothelzellen, Mastzellen, neutrophilen Granulozyten (Adhäsion, Chemotaxie, Aggregation, O2-Radikal-Bildung); Erhöhung der Gefäß-Permeabiltät (über Rezeptoren BLT1, BLT2)
Leukotrien A4 (LTA4)	LTC4-Synthase (+ Gluthathion)	Cysteinyl-Leukotrien C4 (LTC4, Mastzellen, eosinophilen Granulozyten)	Konstriktion der glatten Muskulatur (Bronchien, Gefäße, Darm), Verstärkung der Schleimsekretion (über Rezeptoren CysLT1, CysLT2)
Cysteinyl-Leukotrien C4	Glutamyltransferase	Cysteinyl-Leukotrien D4 (LTD4)	Konstriktion der glatten Muskulatur (Bronchien, Gefäße, Darm); Verstärkung der Schleimsekretion (über Rezeptoren CysLT1, CysLT2)
Cysteinyl-Leukotrien D4	Aminoacyltransferase	Cysteinyl-Leukotrien E4 (LTE49)	Konstriktion der glatten Muskulatur (Bronchien, Gefäße, Darm); Verstärkung der Schleimsekretion (über Rezeptoren CysLT1, CysLT2)

Boyce JA. Eicosanoids in asthma, allergic inflammation, and host defense.,Curr Mol Med. 2008, 8:335–349.

Di Gennaro A, Haeggström JZ. The leukotrienes: immune-modulating lipid mediators of disease. Adv Immunol. 2012;116:51–92.

Massoumi R, Sjölander A. The role of leukotriene receptor signaling in inflammation and cancer. ScientificWorldJournal. 2007, 7:1413–1421.

3.3.4.3 Histamin

Histamin ist sowohl ein Gewebshormon mit immunologischer, kardiologischer und vaskulärer Wirkung wie auch ein Neurotransmitter. Es

- wird besonders in Mastzellen und basophilen Granulozyten, aber auch in anderen Zellen wie beispielsweise in Zellen der Schleimhäute (neuroendokrine/enterochromaffine Zellen der Magen-Darm-Schleimhaut; Zellen der Bronchialschleimhaut) und in Nervenzellen synthetisiert,
- wird durch Decarboxylierung von Histidin gebildet und gebunden an Heparin in zytoplasmatischen Vesikeln gespeichert,
- im Hypothalamus in hohen Konzentrationen gefunden. Menschliche Blutplättchen produzieren kein Histamin, binden es aber an ihrer Oberfläche.

Aus den zytoplasmatischen Vesikeln wird Histamin freigesetzt durch
- Vernetzung von Rezeptor-gebundenen Immunglobulin-E-Molekülen (IgE) auf der Zellmembran von Mastzellen und basophilen Granulozyten,
- Anaphylatoxine (C3a, C4a, C5a), gebildet im Zuge einer Komplementaktivierung (siehe Kap. 3.2.2),
- Chemokine (z. B. CXCL7, CCL2, CCL3, CCL5; siehe Kap. 3.3.2.2) und Histamin-liberierende Faktoren,
- physikalische und chemische Einflussnahmen.

Der Abbau von Histamin erfolgt enzymatisch durch Histamin-N-Methyltransferase und Diaminooxidase/Histaminase. Endprodukt ist die N-Methylaminoessigsäure.

Tab. 3.28: Die unterschiedliche Wirkung von Histamin in Abhängigkeit vom jeweiligen Histamin-Rezeptor.

Histamin-Rezeptor	G-Protein-Rezeptor-assoziierte Signalübertragung	Histamin-Wirksamkeit auf die Immunabwehr	Histamin-Wirksamkeit auf andere Systeme/Organe
H1	Phospholipase	Erweiterung von Kapillaren (durch NO-Freisetzung), Hautrötung, Nesselsucht, Erhöhung der Gefäßpermeabilität	ZNS induziert Erbrechen, wirkt antidepressiv, antikonvulsiv; NNR erhöht die Adrenalinsausschüttung; Kontraktion der glatten Muskulatur (Bronchien, Darm, große Gefäße)
H2	Adenylcyclase	Erweiterung von Kapillaren	Stimulation der Magensaftsekretion (HCl, Pepsin), Erhöhung der Schlagkraft und der Schlagfrequenz des Herzens
H3	Adenylcyclase		ZNS: Hemmung der weiteren Histaminausschüttung (negative Rückkopplung), Hemmung der Freisetzung von Neurotransmittern (Noradrenalin, Acetylcholin, Serotonin) und Hormonen (Somastatin), zentrale Regelung von Hunger, Durst, Körpertemperatur, Blutdruck
H4	Adenylcyclase	Chemotaxie (eosinophile Granulozyten), Aktivierung von T-Lymphozyten (Sekretion von IL-16)	

Histamin wirkt über die Bindung an unterschiedliche G-Protein-gekoppelte Rezeptoren (H1, H2, H3 und H4) wobei die Rezeptor-assoziierte Signalübertragung je nach Organ unterschiedlich sein kann (siehe Tab. 3.28).

Weiterführende Literatur

Alvarez E., The role of histamine on cognition. Behav Brain Res. 2009, 199:183–189.
García-Martín E, Ayuso P, Martínez C, Blanca M, Agúndez JA. Histamine pharmacogenomics. Pharmacogenomics. 2009, 10:867–883.
Kiss R, Keseru GM. Histamine H4 receptor ligands and their potential therapeutic applications. Expert Opin Ther Pat. 2009, 19:119–135.
Leurs R, Chazot PL, Shenton FC, Lim HD, de Esch I. Molecular and biochemical pharmacology of the histamine H4 receptor. Br J Pharmacol. 2009, 157:14–23.
Sander K, Kottke T, Stark H. Histamine H3 receptor antagonists go to clinics. Biol Pharm Bull. 2008, 31: 2163–2181

3.3.4.4 Serotonin

Serotonin (5-Hydroxytryptamin) gehört zusammen mit Dopamin, Noradrenalin und Adrenalin zur Gruppe der Monoamine. Serotonin ist sowohl ein Gewebshormon als auch ein Neurotransmitter. In Anbetracht seiner Wirkung (siehe Tab. 3.29) wird Serotonin auch als Glückshormon bezeichnet.

Die Synthese erfolgt enzymatisch aus L-Tryptophan mit Hilfe der Tryptophan-Hydrolase und Decarboxylase z. B. in Neuronen (serotonerg), in der Leber, Milz und in Enterochrom-affinen Zellen der Darmschleimhaut. Serotonin

Tab. 3.29: Wirkung von Serotonin über die unterschiedlichen Serotonin-Rezeptoren.

Organsysteme	Serotonin-Rezeptoren	Wirksamkeit von Serotonin
Herz und Kreislauf	5HT1, 5HT2, 5HT7	Gefäß-verengend im Kapillarbereich, hierdurch Förderung der Blutstillung und Wundheilung; in Lunge und Niere Gefäß-verengend; in der Skelettmuskulatur Gefäß-erweiternd
Magen-Darm	5HT3, 5HT4	Steigerung der Peristaltik
Blutgerinnung	5HT2A	Aggregation von Blutplättchen, Freisetzung des Granula-Inhaltes, Förderung der Blutungstillung
Gehirn	5HT1A, 5HT1B, 5HT2A	Stimmungaufhellung, Verminderung agressiven Verhaltens, Verminderung von Angstzuständen und Depressionen, Förderung des Wachzustandes, vermehrte Schmerzempfindung, Hemmung des Sexualverhaltens, der Erektion und der Ejakulation
	5HT1B, 5HT2C	Hemmung des Appetits, der Nahrungsaufnahme
	5HT7	Senkung der Körpertemperatur
Hirnstamm	5HT3	Brechreiz
Auge		Neurotransmitter zur Regulation des Augeninnendruckes

- wird in zytoplasmatischen Vesikeln (z. B. Blutplättchen, Mastzellen, Präsynapsen) gespeichert und nach Aktivierung der Zellen ausgeschüttet,
- kann über einen aktiven Membrantransport rückresorbiert und wiederverwendet werden,
- ist nicht in der Lage, die intakte Blut-Hirn-Schranke zu durchqueren (im Gegensatz zu Tryptophan und zu 5-Hydroxytryptophan). Daher wirkt auf das ZNS nur das im ZNS produzierte Serotonin.
- wird enzymatisch (durch Monoaminooxidase und Aldehyddehydrogenase) zur 5-Hydroxyindolylessigsäure abgebaut,
- wird im Rahmen der angeborenen wie auch der erworbenen Immunreaktion bervorzugt von Mastzellen und von Blutplättchen/Thrombozyten freigesetzt.

Serotonin wirkt durch Bindung an mehr als 19 unterschiedliche Serotonin-Rezeptoren, die 7 Gruppen zuzuordnen sind (5HT1 bis 5HT7), wobei ein Rezeptor ein Ionenkanal darstellt (5HT3), die übrigen G-Protein-gekoppelte Rezeptoren sind.

Weiterführende Literatur

Aloyo VJ, Berg KA, Spampinato U, Clarke WP, Harvey JA. Current status of inverse agonism at serotonin2A (5-HT2A) and 5-HT2C receptors. Pharmacol Ther. 2009, 121:160–173.
Baganz NL, Blakely RD. A dialogue between the immune system and brain, spoken in the language of serotonin. ACS Chem Neurosci. 2013 Jan 16;4(1):48–63.
Camilleri M. Serotonin in the gastrointestinal tract. Curr Opin Endocrinol Diabetes Obes. 2009, 16:53–59.
Engleman EA, Rodd ZA, Bell RL, Murphy JM. The role of 5-HT3 receptors in drug abuse and as a target for pharmacotherapy. CNS Neurol Disord Drug Targets. 2008, 7:454–467.
Wallner B, Machatschke IH. The evolution of violence in men: the function of central cholesterol and serotonin. Prog Neuropsychopharmacol Biol Psychiatry. 2009, 33:391–397.

3.3.5 Adhäsionsproteine für den Zellkontakt

Zelluläre Adhäsionsproteine ermöglichen den Kontakt zwischen den Zellen und fördern hierdurch deren Informationsaustausch und Zusammenarbeit. Sie sind entweder konstitutiv auf der Zellmembran vorhanden oder werden erst nach spezifischer Stimulation der Zellen gebildet. Auf der Basis der chemischen Struktur werden 5 große Gruppen von zellulären Adhäsionsproteinen unterschieden (siehe Tab. 3.30):

- **Immunglobulingensuperfamilie (IgSF)**, deren Mitglieder (siehe Tab. 3.31)
  - sind gekennzeichnet durch mindestens eine der bei den Immunglobulinen/Antikörpern in Mehrzahl auftretenden charakteristischen Immunglobulindomänen. Eine Immunglobulindomäne besteht aus antiparallel laufenden Schleifen und wird durch eine S-S-Brücke zwischen Cysteinen zusammengehalten. Die Aminosäuresequenz der Immunoglobulindomäne kann entweder konstant sein oder innerhalb eines konstanten Rahmens (*framework*) 3 hochvariable Regionen (die sogennannten CDR, *complementarity determining regions*, bindungsentscheidende Bereiche) enthalten.

Tab. 3.30: Die wichtigsten Zelladhäsionsmoleküle.

Immunoglobulingen-superfamilie (IgSF)	Integrine	Selektine	Cadherine
ICAM-1, -2 (*intercellular adhesion molecule*, interzelluläre Adhäsionsmoleküle)	LFA-1 (*leukozyte function-associated antigen 1*, Leukozyten-Funktionsantigen 1)	L-Selektin/LECAM-1 (*leukocyte-endothelial cell adhesion molecule 1*, Leukozyten-endotheliales Adhäsionsmolekül 1)	E-Cadherin (epitheliales Adhäsionsprotein)
LFA-2, -3 (leukozyte function-associated antigens, Leukozyten-Funktionsantigene)	VLA-1, -2, -3, -4, -5, -6, -7 (*very late activation antigens*, sehr späte Aktivierungsgene)	P-Selektin/GMP 140/LECAM-3 (*granule membrane protein*, körniges Membranprotein)	N-Cadherin (neuronales Adhäsionsprotein, auch in der Linse und im Herz- und Skelettmuskel)
VCAM-1 (*vascular cell adhesion molecule 1*, vaskuläres Adhäsionsmolekül 1)	VNR (Vitronectin-Rezeptor)	E-Selektin/ELAM-1/LECAM-2 (*endothelial leukocyte adhesion molecule*, endotheliales Leukozyten-Adhäsionsmolekül)	P-Cadherin (epitheliales Adhäsionsprotein, auch in der Placenta)
N-CAM (*neuronal cell adhesion molecule*, neuronales Adhäsionsmolekül)	MAC-1 (*monocyte adhesion complex 1*, Monozyten-Adhäsionskomplex 1)		
PECAM (*platelet endothelial cell adhesion molecule*, Blutplättchenendotheliases Adhäsionsmolekül)			

Tab. 3.31: Mitglieder der Immunoglobulinfamilie.

embryonale Antigene	Proteine, beteiligt an der angeborenen Immunabwehr	Proteine, beteiligt an der erworbenen Immunabwehr
CEA (Carcino-embryonales Antigen), NCA (*non-cross reacting antigen*, nicht kreuzaktives Antigen) biliäres Glykoprotein I, normales fetales Antigen	Adhäsionsproteine ICAM-1, -2; LFA-2, -3; VCAM-1, N-CAM, PECAM; Rezeptoren PDGF-Rezeptor, IL-1-Rezeptor, IL-6-Rezeptor, SCF-Rezeptor, M-CSF-Rezeptor, bFGF-Rezeptor, KIR (natürlicher Killerzellen-Rezeptor)	lösliche Immunglobuline IgM, IgG, IgE, IgA, IgD; Rezeptoren BCR (B-Zell-Rezeptor), TCR (T-Zell-Rezeptor), TCR-assoziierter CD3-Komplex, Korezeptoren CD4/CD8, Fc-gamma-Rezeptoren; Antigen-präsentierende Moleküle: MHC-I, MHC-II, CD1; kostimulierende Moleküle: CD 28, CD 80, CD 86 (B7.1, B7.2)

- bilden interzelluläre homophile wie auch heterophile Verbindungen aus,
- stellen Liganden für die Integrine dar,
- binden an Fibronectin.

- **Integrine**
  - sind Heterodimere zweier nicht kovalent verbundener, transmembraner Glykoproteine (alpha und beta),
  - sind in ihrer Funktion abhängig von Ca-Ionen und Mg-Ionen,
  - binden an Moleküle, welch die RGD Sequenz (Arginin-Glycin-Asparagin) exponieren,
  - verbinden das intrazelluläre Zytoskelett mit extrazellulären Liganden,
  - beteiligen sich an der Zelladhäsion, der Zellbewegung, der Zellaggregation und der Verbindung der Zelle zur extrazellulären Matrix.

- **Selektine**
  - stellen Proteine dar, welche mit ihrer N-terminalen Domäne an Kohlenhydratstrukturen auf Glykoproteinen und Glykolipiden binden,
  - werden nach ihrem Vorkommen unterteilt, z. B.
    - L-Selektine auf Leukozyten,
    - E-Selektine auf Endothelzellen und
    - P-Selektine auf Blutplättchen/Thrombozyten (*platelets*) und Endothelzellen,
  - binden an Zuckerstrukturen des Sialinsäure-LewisX-Typs, welche Sialinsäure/Neuraminsäure und Fucose endständig tragen,
  - sind besonders beteiligt an der Wanderung von Leukozyten durch die Wände von Blutgefäßen.

- **Cadherine**
  - stellen Ca-Ionen-abhängige transmembrane Glykoproteine dar,
  - sind über Komplexe mit intrazellulären Verbindungsproteinen (beta-Catenin; alpha-Catenin) mit den Aktinfilamenten der Zelle verbunden,
  - sind Teil des Haftkomplexes zwischen Zellen,
  - vermitteln Zell-Zell-Kontakte über homophile Verbindungen (ihre Histidin-Alanin-Valin-Domänen binden an hydrophobe Taschen, im Besonderen Tryptophan),
  - bilden Verbindungen, welche selektiv sind für identische Cadherin-Typen.

- **Hermes-Zell-Adhäsionsproteine (H-CAM, CD44)**
  - sind transmembrane Glykoproteine,
  - binden als hochmolekulares (150–160 kDA) H-CAM auf Epithelzellen und Mesenchymzellen an Hyaluronsäure und vermitteln hierdurch Zell-Zell-Kontakte,
  - vermitteln als niedrigmolekulares (90 kDA) H-CAM auf im Körper wandernden lymphoiden und myeloiden Leukozyten (nicht jedoch auf ruhende Leukozyten) die Bindung an die extrazelluläre Matrix und beeinflussen das Wanderungsverhalten.

Adhäsionsproteine können Liganden wie auch Rezeptoren darstellen. Bindung zwischen beiden kann zur Aktivierung der jeweiligen Zelle führen, entweder über den intrazellulären Teil des jeweiligen Adhäsionsproteins oder über G-gekoppelte Proteine. Durch eine Aktivierung kann die Expression mancher Adhäsionsproteine auf der Zellmembran gesteigert sein (siehe Tab. 3.32), sodass die Adhäsionsproteine an der Reaktionskaskade der angeborenen wie auch der erworbenen Immunabwehr teilhaben.

Tab. 3.32: Vorkommen und Liganden der wichtigsten Adhäsionsproteine.

Adhäsionsmoleküle				Liganden	
Gruppe	Name	Vorkommen	Anstieg nach Aktivierung	Name	Vorkommen
IgSF	ICAM-1	breit verteilt	+	LFA-1, MAC-1	Leukozyten
	ICAM-2	breit verteilt		LFA-1	Leukozyten
	LFA-2	Leukozyten (T-Lymphozyten)	+	ICAM-1, ICAM-2	breit verteilt
	LFA-3	Leukozyten (T-Lymphozyten)		ICAM-1, ICAM-2	breit verteilt
	V-CAM	Endothelzellen	+	VLA-4	Lymphozyten
	N-CAM	Nervenzellen		N-CAM	natürliche Killerzellen, Neuronen, Gliazellen, Muskelzellen
	PECAM	Endothelzellen		PECAM	Thrombozyten
Integrine	LFA-1	Leukozyten	+ (Speicher)	ICAM-1, ICAM-2	breit verteilt
	Mac-1	Leukozyten	+ (Speicher)	ICAM-1	breit verteilt
	VLA-1	Lymphozyten	+ (Speicher)	Laminin, Fibronectin, Kollagen	extrazelluläre Matrix
	VLA-2	Lymphozyten, Thrombozyten	+ (Speicher)	Laminin, Fibronectin, Kollagen	extrazelluläre Matrix
	VLA-3	Lymphozyten, Thrombozyten	+ (Speicher)	Fibronectin, Laminin, Kollagen	wxtrazelluläre Matrix
	VLA-4	Lymphozyten, Fibroblasten	+ (Speicher)	VCAM-1, Fibronectin	extrazelluläre Matrix
	VLA-5	Fibroblasten, andere	+ (Speicher)	Fibronectin	extrazelluläre Matrix
	VLA-6	Lymphozyten	+ (Speicher)	Laminin	extrazelluläre Matrix
	GPIIb/IIIa	Thrombozyten	+ (Speicher)	Fibrinogen, Von-Willebrand-Faktor, Thrombospondin	Blut
	VNR	Endothelzellen, andere	+ (Speicher)	Vitronectin, Thrombospondin, Von-Willebrand-Faktor	Blut
Selektine	LECAM/ L-Selektin	Leukozyten	+	PNAd (*peripheral node addressin*, peripheries (Lymph-)knoten-Addressin), MAdCAM (*mucosal addressin cell*	Endothelzellen (z. B. in postkapillären Venolen (*high endothelial venules*) der Lymphknoten

Adhäsionsmoleküle				Liganden	
Gruppe	**Name**	**Vorkommen**	**Anstieg nach Aktivierung**	**Name**	**Vorkommen**
				adhesion molecule, mukosales Addressin-Adhäsionsmolekül), GlyCAM (*glycosylation dependent cell adhesion molecule*, glykosilierungsabhängiges Adhäsionsmolekül)	
	GMP-140/ P-Selektin	Thrombozyten, Endothelzellen	+	PSGL-1 (P-Selektin-Glykoprotein-Ligand 1)	Leukozyten (Granulozyten, Makrophagen, Lymphozyten)
	ELAM-1 E-Selektin	Endothelzellen	+	PSGL-1 (P-Selektin-Glykoprotein-Ligand 1)	Leukozyten (Granulozyten, Makrophagen, Lymphozyten)

Weiterführende Literatur

Abram CL, Lowell CA. The ins and outs of leukocyte integrin signaling. Annu Rev Immunol. 2009, 27:339–362.

Heino J, Käpylä J. Cellular receptors of extracellular matrix molecules. Curr Pharm Des. 2009, 15:1309–1317.

Holbourn KP, Perbal B, Ravi Acharya K. Proteins on the catwalk: modelling the structural domains of the CCN family of proteins. J Cell Commun Signal. 2009, 3:25–41

Moser M, Legate KR, Zent R, Fässler R. The tail of integrins, talin, and kindlins. Science. 2009, 324:895–899.

Poghossian A, Ingebrandt S, Offenhäusser A, Schöning MJ. Field-effect devices for detecting cellular signals. Semin Cell Dev Biol. 2009, 20:41–48.

van Buul JD, Hordijk PL. Endothelial adapter proteins in leukocyte transmigration. Thromb Haemost. 2009, 101:649–655.

3.3.6 Gesteuerte Wanderung (Chemotaxie) durch Blutgefäßwände (Diapedese) und Gewebe

Leukozyten im Blut sind in der Lage, gezielt in ein Organ zu wandern, dort die Wandungen der Kapillaren und Venolen zu durchdringen und wiederum gezielt in einen Gewebeabschnitt des Organes einzudringen (siehe Tab. 3.33). Eine der wesentlichen Voraussetzungen hierfür ist, dass die Leukozyten zu dem jeweiligen Organ oder Gewebeabschnitt

Tab. 3.33: Chemotaxie von Leukozyten.

Abfolge der Reaktionen	Reaktionen der Immunabwehr und der Gefäße
Auslöser: lokales Eindringen von Fremdsubstanzen, Infektionserregern	Aktivierung von benachbarten Leukozyten
Aktivierung benachbarter Leukozyten (Mastzelle, Makrophagen, Granulozyten, Lymphozyten)	Sekretion von Histamin, Serotonin, Zytokinen (u. a. IL-1), Chemokinen, Wachstumsfaktoren
lokale Aktivierung des Komplementsystems	Bildung von Anaphylatoxinen (C3a, C4a, C5a)
Aktivierung von Endothelzellen in den benachbarten Kapillaren, Venolen durch Anaphylatoxine, Zytokine, Chemokine und Anaphylatoxine	Expression von Adhäsionmolekülen (Selektinen (E-Selektine, P-Selektine), ICAM-1), Expression von Chemokinen (die an Zellmembran-Proteoglykanen adsorbieren)
	Abrundung der Endothelzellen, Auflösung ihrer Zell-Zell-Verbindungen (Haftkomplexe), Austritt von Blutplasma ins Bindewebe (lokales Ödem)
Verlangsamung des Blutflusses durch das lokale Ödem	Geldrollenbildung der roten Blutkörperchen, an den Rand drängen der Leukozyten (Margination)
Rollen der Leukozyten über der Endothelzellschicht durch leichte Bindung an den Selektinen der Endothelzellen	Aktivierung der rollenden Leukozyten durch Chemokine, gebunden auf der Zellmembran der Endothelzellen
Adhäsion der Leukozyten	Aktivierung der adhäsierten Leukozyten, 5Expression des Adhäsionsmoleküls LFA-1 (Leukozyten-Funktionsantigen)
Bindung der Leukozyten über ihr LFA-1 an das ICAM-1 exprimiert von **Endothelzellen**	Aktivierung des Aktin-Zytoskelettes in Leukozyten, Ausschüttung von Enzymen, welche die extrazelluläre Matrix verdauen (Elastasen, Kollagenasen, Hyaluronidasen, Stromelysine), Bindung dieser Enzyme (mit auswärts gerichtetem enzymatischen Zentrum) an Zellmembran-Rezeptoren auf Leukozyten
lokale Auflösung der extrazellulären Matrix (Basalmembran, Bindegewebe) , **Wanderung der Leukozyten** (Chemotaxie) in Richtung des Konzentrationsgradienten der Chemokine	Anhäufung der Leukozyten (Leukozyteninfiltration) am Ort der höchsten Chemokinkonzentration
Leukozyteninfiltration am Ort der durch die Fremdsubstanzen/Infektionserreger ursprünglich aktivierten Makrophagen und Granulozyten	je nach Art der von den ursprünglich aktivierten Leukozyten abgegebenen Chemokine entwickelt sich eine Leukozyteninfiltration, welche granulozytär, lymphozytär oder monozytär ist

gelockt werden. Dieses Anlocken erfolgt im Wesentlichen durch Chemokine. Richtung und Geschwindigkeit der Wanderung (Chemotaxie) der Leukozyten wird bestimmt durch den Konzentrationsanstieg der Chemokine (siehe Kap. 3.3.2.2) in dem Organ oder Gewebeabschnitt. Beispielsweise

● wird von dendritischen Zellen in den lymphatischen Organen des Darmes (Peyersche Platten) das Darm-assoziierte Chemokin CCL25 ausgeschüttet, welches an den Chemokin-Rezeptor CCR9 auf Lymphozyten bindet und hierdurch Lymphozyten in der Peripherie zur Chemotaxie in die Darmlymphknoten aktiviert,

- exprimieren unreife (virginelle) B-Lymphozyten die Chemokin-Rezeptoren CCR7, CXCR4 und CXCR5 und reagieren hierdurch mit einer Chemotaxie auf die Chemokine CCL19, CXCL14 bzw. CXCL13, ausgeschüttet von den follikulären dendritischen Zellen und von Stromazellen in den lymphatischen Organen.

3.3.6.1 Schrittfolgen

Dieses Auswandern erfolgt in mehreren Stufen (siehe Tab. 3.33):

- Die Einleitung erfolgt durch Endothelzellen,
  - welche primär selbst lokal begrenzt aktiviert worden sind oder
  - die aktiviert wurden durch Zytokine (Interleukine, Chemokine) ausgeschüttet von aktivierten Makrophagen, dendritischen Zellen oder Lymphozyten in der näheren Umgebung dieser Blutgefäße,
  - welche im Zuge der Aktivierung Adhäsionsproteine (Selektin-P, Selektin-E, Intergrin ICAM-1 und VCAM-1) auf der Zellmembran ausbilden und sich abrunden.
- Durch die Aktivierung und Abrundung lösen sich die ersten dichten Zell-Zell-Verbindungen (Haftkomplexe) zwischen den Endothelzellen und es kommt lokal zum geringfügigen Austritt von Blutplasma in das umliegende Bindegewebe mit der Bildung von Ödemen.
- Zugleich verlangsamt sich der Blutfluss. Es kommt zur Geldrollenbildung der roten Blutkörperchen/Erythrozyten.
  - Hierdurch werden die Leukozyten an den Rand des Blutflusses gedrängt (**Margination**).
  - Dabei rollen die Leukozyten (*rolling*) über den aktivierten Endothelzellen auf Grund der Scherkräfte des Blutes und der Haftung der Leukozyten an die Adhäsionsmoleküle der Endothelzellen.
- Binden die Leukozyten (z. B. durch Adhäsion) an Endothelzellen, werden sie aktiviert von Chemokinen, gebunden an den Proteoglykanen der Zellmembran der Endothelzellen. Diese Chemokine können von den Endothelzellen oder von Zellen in der Nachbarschaft dieser Endothelzellen stammen. Im Zuge der Aktivierung
  - exprimieren die Leukozyten verstärkt **Adhäsionsmoleküle** (besonders LFA-1) und binden über LFA-1 an Adhäsionsmoleküle (ICAM-1) der Endothelzellen,
  - schütten die Leukozyten Zytokine (IL-1, IL-6, IFN) aus, welche zur weiteren lokalen Aktivierung der Endothelzellen und Auflösung von Haftkomplexen führen,
  - schütten die Leukozyten des Weiteren **Proteasen** aus, welche lokal die Basalmembran und das Bindegewebe verdauen. Gegen einen Selbstverdau schützen sich die Leukozyten dergestalt,
    - dass sie die Proteasen (z. B. Elastasen, Kollagenasen, Hyaluronidasen, Stromelysine) als inaktive Proenzyme (Zymogene) sekretieren, welche nach proteolytischer Spaltung im Lysosom oder extrazellulär aktiviert werden (das bekannteste Proenzym ist wohl das Plasminogen) und/oder
    - dass Leukozyten die aktiven Proteasen an Rezeptoren auf der Zellmembran binden, und zwar derart, dass das aktive (katalytische) Zentrum des Enzyms

nach außen zeigt (die Leukozyten die Proteasen wie einen „Schweißbrenner in der Hand halten").

– Zugleich wird das **Aktin-Zytoskelett** der Leukozyten derart aktiviert,

  ▪ dass sich das Aktin in Richtung des ansteigenden Gradienten der chemokinen Substanzen (z. B. Komplementfaktoren C3a, C5a und Chemokine, welche sich lokal gebildet haben) polymerisiert und sich hierdurch die Leukozyten zielgerichtet bewegen können,

  ▪ dass Leukozyten mit Hilfe von Zellauswüchsen (Filapodien, Lamellipodien) amöboid zwischen den aktivierten Endothelzellen und durch das angrenzende Bindegewebe wandern können.

3.3.6.2 Beteiligte Enzyme

Zu den Proteasen, welche von Leukozyten ausgeschüttet werden oder von Leukozyten aktiviert werden, um zielgerichtet die extrazelluläre Matrix aufzulösen und die Chemotaxie zu erleichtern, gehören

- **Zink-abhängige Matrix-Metalloproteasen** (MMP, im katalytischen Zentrum komplexiert Cystein ein Zink-Atom), welche mehr als 28 Mitglieder (MMP-1 bis MMP-28) umfassen. Außer in Leukozyten werden sie beim Menschen bevorzugt in Fibroblasten gebildet. Zu den MMPs gehören (siehe Tab. 3.34) die
  - Kollagenasen,
  - Gelatinasen oder Typ IV-Kollagenasen,
  - Metalloelastasen und die
  - Stromelysine.
- **Serinproteasen.** Zu diesen zählen neben den bekannten Verdauungsenzymen (Trypsin, Chymotrypsin, Pepsin, Pankreas-Elastase/ELA-1), dem Thrombin, dem Komplementfaktor C1q und den Kallikreinen
  - die Plasminogenaktivatoren (PA, tPA/*tissuePA*, gewebepezifischer Plasminogenaktivator), gebildet von Leukozyten, Fibroblasten, Epithelzellen (uPA/urogener PA) und von Endothelzellen (uPA und tPA),
  - das Plasmin bzw. das Proenzym Plasminogen, gebildet von Leberzellen, welches von uPA, tPA und den Kallikreinen aktiviert wird und die
  - Leukozyten-Elastase (ELA-2).
- **Cysteinproteasen.** Zu diesen gehören die im Zytoplasma anzutreffenden Caspasen, welche entscheidend beteiligt sind am kontrollierten Zelltod (siehe Kap. 3.3.8) und die Ca-Ionen-abhängigen neutralen Proteasen (CANP), die im Zytoplasma regulatorische Aufgaben besitzen. In Lysosomen sind die Cathepsine anzutreffen. Mehr als 10 Cathepsine sind bekannt. Je nach Gewebezelle kommen sie in unterschiedlicher Menge vor, vorwiegend in Granulozyten und Makrophagen. Zu ihnen gehören
  - Cathepsin B und
  - Cathepsin L.
- **Aspartatproteasen;**
  - Beispiel hierfür ist das Cathepsin D, gebildet von Leukozyten und Gewebezellen.
  - Viele dieser Proteasen, im Besonderen Caspase 1 sind als Proenzyme oder im Komplex mit Inhibitoren innerhalb der Leukozyten als Inflammasomen gespeichert.

Tab. 3.34: Spezifität der wichtigsten Proteasen, beteiligt an der Chemotaxie von Leukozyten.

Gruppen von Enzymen	einzelne Enzyme	Substrate
Matrix-Metalloproteasen		
Kollagenasen	MMP-1 (Fibroblasten-Kollagenase)	Pro-MMP-1, -9; Kollagen Typ I, II, III, VII, X
	MMP-8 (Granulozyten-Kollagenase)	Kollagen I, II, III; Aggrecan
	MMP-13 (Kollagenase 3)	Kollagen I, II, III; Aggrecan
Gelatinasen	MMP-2 (Granulozyten-Gelatinase)	Kollagen Typ IV, I, V, X; Elastin; denaturiertes Kollagen (Gelatine); Aggrecan
	MMP-9 (Gelatinase B)	Kollagen Typ IV, V, XI; Elastin; denaturiertes Kollagen (Gelatine); Aggrecan
Stromelysine	MMP-3 (Stromelysin-1)	Pro-MMP -1, -8, -9, -13; Kollagene, besonders auch Typ IV, IX; Fibronectin, Elastin, Laminin; E-Cadherin, L-Selektin
	MMP-10 (Stromelysin-2)	ähnlich wie MMP-3, nur schwächer aktiv
Membran-MMPs	MMP-14 (MT1-MMP)	Kollagen I, II, III; Fibornectin, Laminin, Proteoglykane
	MMP-16 (MT3-MMP)	Pro-MMP-2
Matrilysin	MMP-7 (PUMP-1)	Pro-MMP-1, -2, -9
Metalloelastasen	MMP-12 (Makrophagen-Elastase)	Elastin
Enamelysin	MMP-20	Amelogenin
Serinproteasen		
Plasminogenaktivatoren (PA)	Urokinase (uPA) und tPA (*tissue PA*, gewebespezifischer PA)	Plasminogen
fibrinolytische Enzyme	Plasmin	Fibrin, Matrix-Metalloproteasen, Pro-uPA, Pro-tPA, Prohormone, Proenzyme, extrazelluläre Matrix
Kallikreine	KLK1 bis KLK15, Gewebe- und Blutkallikreine	Kininogen, Plasminogen
Leukozytenelastasen	ELA-2	extrazelluläre Matrix (Elastin), Immunglobuline (IgA, IgG), Komplement-Rezeptor CR1
Cysteinproteasen		
Cathepsine	Cathepsin L	extrazelluläre Matrix (Elastin, Proteoglykane), Prourokinase-Plasminogenaktivator (Pro-uPA) Pro-MMPs
	Cathepsin B	extrazelluläre Matrix (Laminin, Proteoglykane, Fibronectin, Kollagene I, II, IV, V, IX, XI), Pro-uPA, Pro-MMPs
Asparaginsäureproteasen		
	Cathepsin D	Procathepsin L, Procathepsin B, extrazelluläre Matrix (Laminin, Fibronectin, Proteoglykane)

Tab. 3.35: Steuerung der Proteaseaktivität über Aktivatoren und Inhibitoren.

Proteasen	aktivierende Enzyme (spalten das jeweilige Proenzym)	Inhibitoren
Matrix-Metalloproteasen		
MMP-1, MMP-8, MMP-9, MMP-13 (Fibroblasten-Kollagenase, Granulozyten-Kollagenase, Gelatinase B, Kollagenase-3)	MMP-3 (Stromelysin-1)	TIMP (*tissue inhibitor of matrix-metalloproteinases*, Gewebe-inhibitoren der Matrix-Metallo-proteasen), TIMP-1 (besonders für MMP-1 und MMP-3), TIMP-2 (besonders für MMP-2), TIMP-3 und TIMP-4
MMP-2, MMP-9 (Gelatinase A, Gelatinase B)	MMP-1 (Fibroblasten-Kollagenase)	
MMP-2, MMP-9	MMP-1	
MMP-2	MMP-16 (Membran-MMP, MT3-MMP)	
MMP-1, MMP-2, MMP-9	MMP-7 (Matrilysin)	
Serinproteasen		
Plasminogenaktivatoren (uPA, tPA)	Cathepsin B, Cathepsin L, Kallikrein, Plasmin, Factor XII, Trypsin	alpha-2-Makroglobulin, alpha-2-Antiplasmin, alpha-1-Antitrypsin, C1-Inaktivator, Thrombin, Elastase
Plasmin	Plasminogenaktivatoren (uPA, tPA), Kallikrein	Plasminogenaktivatorinhibitoren (PAI-1, PAI-2), alpha-2-Antiplas-min, alpha-1-Antitrypsin, alpha-2-Makroglobulin, C1-Inaktivator, Antithrombin III
Thrombin	FaktorXa/FaktorVa/ Phospholipid-Ca-Ionen	Antithrombin-III + Heparin, Protein C, alpha-1-Antitrypsin
Kallikrein	Faktor XII	C1-Inaktivator
Elastase		apha-2-Antiplasmin, alpha-1-Anti-trypsin, alpha-2-Makroglobulin, C1-inaktivator, Antithrombin III
Cathepsin L	Cathepsin D	alpha-2-Makroglobulin
Cathepsin B	Cathepsin D	alpha-2-Makroglobulin

Die enzymatische Aktivität dieser Proteasen wird gesteuert (siehe Tab. 3.35) von

- dem Ausmaß ihrer Biosynthese, die abhängig ist von der Aktivierung der jeweiligen Zelle (im Besonderen bei Leukozyten),
- dem Grad der Aktivierung der jeweiligen Proenzyme durch Proteasen
  - intrazellulär im Golgi,
  - extrazellulär durch Membran-ständige MMPs oder Membran-gebundene Prote-asen oder
  - perizellulär durch freie Proteasen;
- der Menge und Aktivität von Inhibitoren.

Durch diese Steuerung kann die Proteaseaktivität lokal begrenzt werden.

Weiterführende Literatur

Cathcart MK. Signal-activated phospholipase regulation of leukocyte chemotaxis. J Lipid Res. 2009, 50: 231–236.

Collins SR, Meyer T. Calcium flickers lighting the way in chemotaxis? Dev Cell. 2009, 16:160–161.

Dowling JK, O'Neill LA. Biochemical regulation of the inflammasome. Crit Rev Biochem Mol Biol. 2012 Sep;47(5):424–43.

Friedl P, Weigelin B. Interstitial leukocyte migration and immune function. Nat Immunol. 2008, 9:960–969.

Funaro A, Ortolan E, Bovino P, Lo Buono N, Nacci G, Parrotta R, Ferrero E, Malavasi F. Ectoenzymes and innate immunity: the role of human CD157 in leukocyte trafficking. Front Biosci. 2009, 14:929–943.

Furze RC, Rankin SM. Neutrophil mobilization and clearance in the bone marrow. Immunology. 2008, 125: 281–288.

Lamkanfi M, Dixit VM. Inflammasomes and their roles in health and disease. Annu Rev Cell Dev Biol. 2012, 28:137–61.

Simon SI, Sarantos MR, Green CE, Schaff UY. Leucocyte recruitment under fluid shear: mechanical and molecular regulation within the inflammatory synapse. Clin Exp Pharmacol Physiol. 2009, 36:217–224.

von Hundelshausen P, Koenen RR, Weber C. Platelet-mediated enhancement of leukocyte adhesion. Microcirculation. 2009, 16:84–96.

Zarbock A, Ley K. Neutrophil adhesion and activation under flow. Microcirculation. 2009, 16:31–42.

3.3.7 Wachstum und Zellteilung

Die Mehrzahl der Zytokine, im Besonderen die hämatopoetischen Faktoren, wie auch die Wachstumsfaktoren bewirken durch Aktivierung ihrer jeweiligen spezifischen Rezeptoren Wachstum und Vermehrung der Zielzellen. Über die Aktivierung der zellulären Signalübertragungskaskade (siehe Kap. 3.3.3) werden hierzu Regulatorproteine stimuliert, welche die Zellteilung über folgende Stufen steuern:

- postmitotische Ruhephase (G0-Phase) als Ausgangslage,
- Präsynthesephase (G1-Phase),
- Synthesephase (S-Phase),
- Prämitosephase (G2-Phase) und
- Mitose (M-Phase), an deren Ende die Zellteilung eintritt (siehe Tab. 3.36).

Im Zentrum der Phasen-spezifischen Regulatorproteine stehen
- die unterschiedlichen Cyklin-abhängigen Kinasen
  - CDK1, -2, -4, -6, -7, -8 oder -9, gebunden an CyclinA, -B, -C, -D, -E, -H oder -T;
- Inhibitoren, die teilweise die Cycline in den CDK (Cyclin-abhängigen Komplexen) verdrängen:
  - Inhibitoren der Cip/Kip-Familie (p21, p27, p57)
  - Inhibitoren der INK4-Familie (p16, p15, p18, p19);
- inaktivierende CDK-assoziierte Kinasen,
  - z. B. Wee1-Kinase, welche die ATP-Bindetasche der CDKs durch Phosphorylierung blockiert,;
- aktivierende Kinasen, welche die Cyclin-Binderegion der CDKs phosphorylieren,
  - z. B. CDK7/Cyclin H;

Tab. 3.36: Abfolge der Zellteilung.

Zellteilung	Phasen der Zellteilung	Kontrollpunkte	Charakteristika
postmitotische Ruhephase	**G0,** oder direkt nach der Zellteilung		Verbleiben in der frühen G1-Phase über längere Zeit
Interphase	**G1,** Präsynthesephase		Wachsen der Zelle, Ergänzung der Zellbestandteile (Zytoplasma, Zellorganellen), Produktion von Histonen und Replikationsenzymen (DNA-Polymerasen, Ligasen), Bildung eines Vorrats an DNA-Triphosphaten
		G1/S Ist die Zelle genug ausgereift? Gibt es störende Einflüsse?	maximale Konzentration und Aktivierung Phasen-spezifischer Regulatorproteine
	S, Synthesephase		DNA-Synthese und Verdoppelung (Replikation) der Chromosomen, Verdoppelung der Zentriolen/ Zentrosomen
	G2, Prämitosephase		Einschmelzen des endoplasmatischen Retikulums, Auflösung der Zellkontakte zu Nachbarzellen, verstärkte Proteinsynthese
		G2/M Ist die gesamte DNA repliziert? Fehlen Nukleotide? Sind Nukleotide geschädigt? Gibt es störende Einflüsse?	maximale Konzentration/Aktivierung Phasen-spezifischer Regulatorproteine
Mitose (M-Phase, Karyokinese)	**Prophase**		Trennung der beiden Zentriolen/ Zentrosomen, Wanderung an die entgegensetzten Pole der Zellen, Aufbau der Teilungsspindel (Polfasern) aus den Mikrotubuli des Zytoskeletts, Fragmentierung der Kernmembran, Kondensation (Faltung und Verdichtung) der Chromosomen
	Prometaphase		Zerfall der Kernhülle durch Phosphorylierung der Lamine, Eindringen der Spindelfasern in den „aufgelösten" Kern, Sammeln der Chromosomen im Zentrum, Bildung von dreischichtigen Kinetochoren an den Zentromeren der Chromosomen, Polymerisierung der Mikrotubuli zu Kinetofasern, Verbindung Spindelfasern mit den 3 Kinetofasern pro Chromosom

Zellteilung	Phasen der Zellteilung	Kontrollpunkte	Charakteristika
	Metaphase		durch Spindelfasern Anordnung der Chromosomen zu einer Äquatorialebene (Metaphasenplatte) zwischen den polseitigen Zentrosomen, Trennen der Chromosomen an ihren Zentromeren
		M Sind die Zentromere mit den Transportfasern des Spindelapparates verbunden? Sind alle Chromosomen zu der Metaphasenplatte angeordnet? Gibt es störende Einflüsse?	maximale Konzentration/Aktivierung Phasen-spezifischer Regulatorproteine
	Anaphase		Trennung der beiden Chromatiden eines jeden Chromosoms, Auseinander-ziehen der beiden Chromosomensätze, Depolymerisierung der Kinetofasern
	Telophase		Depolymerisierung der Spindelfasern, Organisation der Kernhülle, Dekondensation der Chromosomen, Bildung eines Aktinfaserringes zwischen den beiden Kernen
Zellteilung (Zytokinese)			Kontraktion des Aktinfaserringes durch Myosin, Abschnürung und Teilung der Zelle

- aktivierende CDK-assoziierte Phosphatasen,
    - z. B. cdc25A,- B, -C; pyp3 Phosphatasen, welche die ATP-Bindetasche der CDKs freimachen;
- inaktivierende CDK-assoziierte Phosphatasen,
    - z. B. cdc25-C, welche die Cyclin-Binderegion der CDKs dephosphorylieren.

Das Zusammenspiel der Inhibitoren und der aktivierenden und inaktivierenden Kinasen und Phosphatasen sorgt dafür, dass nach der Passage eines Kontrollpunktes die für diese Phase spezifischen Cyclin-abhängigen Kinasen inaktiviert und abgebaut werden, um Platz zu machen für die aktivierten Cyclin-abhängigen Kinasen spezifisch für die nachfolgenden Phasen der Zellteilung.

Die Substrate für die Cyklin-abhängigen Kinasen (CDK/Cycline) sind im Wesentlichen (siehe Tab. 3.37)

Tab. 3.37: Die Steuerung der Zellteilung durch Cyclin-abhängige Kinasen.

Phasen des Zellzyklus	regulatorische Proteine (Cycline + Cyclin-abhängige Kinasen (CDK))	Inhibitoren für CDK/Cycline	Substrate für CDK/Cycline	Wirkung auf die Substrate
G1, Präsynthese-Phase	**CDK4/CyclinD** (-1, -2, -3), **CDK6/CyclinD** (-1, -2, -3)	INK4-Familie (p16, p15, p18, p19), CDK-assoziierte Phosphatasen (inhibieren die Cyclin-Bindestelle der CDK), CDK-assoziierte Kinasen (inhibieren die ATP-Bindestelle der CDK)	E2F1–6/DP	Aktivierung des Transkriptionsfaktors durch Verhinderung der Bindung von E2F1–4 an pRb, Transkription von Zellzyklusproteinen (CyclinA, CyclinB, Thymidin-Kinase, Thymidylat-Synthase, Dihydrofolat-Reduktase, HistoneH2a, E2F)
			PCNA (*proliferating cell nuclear antigen*, proliferierendes nukleäres Antigen)	Aktivierung des Kofaktors für DNA-Polymerasen
			pRB (Inhibition der Retinoblastomproteine)	Blockade des Inhibitors für Zellzyklus-spezifische Transkriptionsfaktoren wie E2F, c-Jun, ATF-2, AhR, SP1, TFIID, TF; für Zell-spezifische Transkriptionsfaktoren wie Ap2, MyoD, HBP1, CEBP; für RNA-Polymerasen wie TFIIB, UBF; für CyclineD-1, -2, -3; für MDM-2 (Inhibitor des Onkogen-Suppressors p53)
G1 spät	**CDK2/CyclinE**	Cip/Kip-Familie (p21, p27, p57), CDK-assoziierte Phosphatasen (Cyclinbindestelle der CDK) und Kinasen (ATP-Bindestelle der CDK)	E2F-1, -2, -3, -4, pRb, p107, PCNA, DNA-Polymerase, RNA-Reduktase	Inaktivierung von E2F, Blockade des Inhibitors für Transkriptionsfaktoren (s. o.) und c-myc und n-myc, DNA-Synthese
G1, S-Übergang	CDK2/CyclinA (+ CDK2/cyclinE)	siehe G1-spät	E2F-1, -2, -3, -4, E2F-4, -5, RPA34 (Untereinheit p34 des Einzelstrang-Bindeproteins)	Inaktivierung von E2F, Blockade der Replikation der DNA
S (DNA-Synthese-Phase)	**CDK2/Cyclin A**	siehe G1-spät		

Phasen des Zellzyklus	regulatorische Proteine (Cycline + Cyclin-abhängige Kinasen (CDK))	Inhibitoren für CDK/Cycline	Substrate für CDK/Cycline	Wirkung auf die Substrate
G2 (prämitotische Ruhephase)				
G2, M-Übergang	**CDK1/CyclinA**	siehe G1-spät	Lamin, Proteoglykane	Auflösung der Kernmembran, Bildung von Mikrotubuli
M (Mitosephase)	CDK1/CyclinB, CDK1/CyclinA	siehe G1-spät	Histon-1, Topomerase-II-Activator, Lamin, Proteoglykane	Auflösung der Kernmembran, Bildung von Mikrotubuli, Chromatinkondensation
in allen Phasen (G1, G1/S, S, G2 und M)	**CDK7/CyclinH**	CDK-assoziierte Phosphatasen (Cyclin-Bindestelle der CDK) und Kinasen (ATP-Bindestelle der CDK)	CDK/Cyclin, Transkriptionsfaktor für RNA-Polymerase	Aktivierung der CDKs, Transkription, RNA-Synthese
	CDK/CyclinT (P-TEFb, *positive transcription elongation factor*, positiver Transktiptionsdehnungsfaktor		Transkriptionsfaktor für RNA-Polymerase	Transkription, RNA-Synthese

- **die Mitglieder der Retinoblastomfamilie (pRb, p130 und p107),**
  - die durch Phosphorylierung ihre Wirkung als Wachstumshemmer verlieren, welche sie durch Inhibition einer Reihe von Proteinen ausüben, und zwar auf
  - den Zellzyklus-spezifisch antreibende Transkriptionsfaktoren wie z. B. E2F-1, -2, -3, -4 (Hemmung durch pRb), E2F-4, -5 (Hemmung durch p130, p107) und C-Myc, N-Myc (Hemmung durch p107),
  - weitere die Zellteilung beschleunigende Transkriptionsfaktoren wie z. B. c-Jun, ATF-2, AhR, SP1, TFIID (Hemmung durch pRb),
  - Transkriptionsfaktoren für RNA-Polymerase wie z. B. TFIIB; UBF (Hemmung durch pRb),
  - Transkriptionsfaktoren, die zellspezifisch z. B. in Muskelzellen, Fettzellen und Epithelzellen wirken (Hemmung durch p107, p130)
  - die Regulatorproteine Cyclin D1–3 (Hemmung durch pRb) und Cyclin A und E (Hemmung durch p130, p107);
- **MDM-2,**
  - welcher den Transkriptionsfaktor p53 inhibiert, der (als sogenannter Tumor-Suppresser) die Expression von Proteinen hemmt, welche die Zellteilung stimulieren und von Proteinen fördert, welche die Zellteilung hemmen;

- **die Transkriptionsfaktoren E2F-1, -2, -3, -4**
    - welche den Zellzyklus spezifisch antreiben und
        - aktiviert werden durch CDK4/CyclinD,
        - inaktiviert werden durch CDK2/CyclinD1;
- **Cyclin-abhängige Kinasen,**
    - Aktivierung durch CDK7/cyclin H;
- **DNA-Polymerasen und RNA-Polymerasen;**
- **das PCNA** (*proliferating cell nuclear antigen*, proliferierendes nukleäres Antigen),
    - ein Cofaktor für DNA-Polymerasen;
- **RNA-Reduktasen;**
- **Histonproteine (Histon 1);**
- **Topomerase-II-Aktivator;**
- **Lamin-Proteoglykane.**

Weiterführende Literatur

Abbas T, Dutta A. p21 in cancer: intricate networks and multiple activities. Nat Rev Cancer. 2009, 9:400–414.

Fisher RP. The CDK Network: Linking Cycles of Cell Division and Gene Expression. Genes Cancer. 2012 Nov;3(11–12)

Kang TH, Sancar A. Circadian regulation of DNA excision repair: implications for chrono-chemotherapy. Cell Cycle. 2009, 8:1665–1667.

Lim S, Kaldis P. Cdks, cyclins and CKIs: roles beyond cell cycle regulation. Development. 2013 Aug;140(15):3079–93.

Lindqvist A, Rodríguez-Bravo V, Medema RH. The decision to enter mitosis: feedback and redundancy in the mitotic entry network. J Cell Biol. 2009, 185:193–202.

Maya-Mendoza A, Tang CW, Pombo A, Jackson DA. Mechanisms regulating S phase progression in mammalian cells. Front Biosci. 2009, 14:4199–4213.

Satyanarayana A, Kaldis P. A dual role of Cdk2 in DNA damage response. Cell Div. 2009, 4:9.

3.3.8 Kontrollierter Zelltod (Apoptose)

Der kontrollierte Zelltod
- ist ein alltäglicher Vorgang bei der fortlaufenden Erneuerung und den ständigen Umbauvorgängen von Geweben und Organen,
- erhält und erneuert die angeborene und erworbene Immunabwehr,
- ist einer der wesentlichen Mechanismen, mit denen die angeborene wie auch die erworbene Immunabwehr fremde oder verfremdete körpereigene Zellen vernichtet.

Apoptotische Zellen zeichnen sich aus durch
- Schrumpfung des Zytoplasmas und des Kernes, wobei die Zellmembran erhalten bleibt,
- Verlust des Kontaktes mit Nachbarzellen und der extrazellulären Matrix,
- Bildung von Zellmembran-ständigen Blasen (Vesikel) und von Kondensaten im Zytoplasma,
- Aufquellen des endoplasmatischen Retikulums,

- Zerfall des Zellkernes,
- Fragmentierung der DNA (erkennbar an der DNA-Leiter in der Elektrophorese).

In der Umgebung von apoptotischen Zellen
- sind keine Zeichen einer Entzündung zu sehen,
- jedoch Fresszellen mit aufgenommenem apoptotischen Zellen und Vesikeln.

Von der **Apoptose** ist die **Nekrose** zu unterscheiden. Sie geht einher mit
- Anschwellen der Zellen,
- Zerstörung der Zellmembran,
- Freisetzen und Verteilung von Zytoplasma und Zellorganellen im Extrazellularraum,
- Zeichen der Entzündung.

Wesentlich für die Apoptose ist die zellinterne Aktivierung von **Caspasen** (Cystein-Aspar-tat-spezifische Proteasen). Grundsätzlich bestehen 2 Wege, durch welche die Apoptose eingeleitet wird
- der **extrinsische Weg** (siehe Tab. 3.38) mit
  - der Aktivierung von Zellmembran-ständigen sogenannten **Todesrezeptoren** (*death receptors*),
  - einer spezifischen zellulären Signalübertragung und
  - der Aktivierung der **Initiator-Caspase 8**;
- der **intrinsische Weg** (siehe Tab. 3.39) mit
  - der durch **Zellstress** (Entzug von Wachstumsfaktoren, direkte oder indirekte Schädigung der DNA, direkte oder indirekte Schädigung von Mitochondrien) be-dingten Freisetzung von **Zytochrom C** aus Mitochondrien und
  - der Aktivierung der **Initiator-Caspase 9**.

Diese unterschiedlichen Initiator-Caspasen aktivieren eine Kaskade von **Effektor-Caspa-sen** (Caspase-3, -7, -6), welche schlussendlich Dann-spaltende Enzyme (**Caspase-aktivier-te DNAse/CAD**) aktivieren, die den Zelltod bewirken.

Weiterführende Literatur

Falschlehner C, Schaefer U, Walczak H. Following TRAIL's path in the immune system. Immunology. 2009, 127:145–154.

Kaufmann DE, Walker BD. Programmed death-1 as a factor in immune exhaustion and activation in HIV infection. Curr Opin HIV AIDS, 2008, 3:362–367.

Cacciapaglia F, Spadaccio C, Chello M, Gigante A, Coccia R, Afeltra A, Amoroso A. Apoptotic molecular mechanisms implicated in autoimmune diseases. Eur Rev Med Pharmacol Sci. 2009, 13:23–40.

Pellegrini M, Baldari CT. Apoptosis and oxidative stress-related diseases: the p66Shc connection. Curr Mol Med. 2009, 9:392–398.

Pellegrini M, Baldari CT. Apoptosis and oxidative stress-related diseases: the p66Shc connection. Curr Mol Med. 2009, 9:392–398.

Sun Y, Peng ZL. Programmed cell death and cancer. Postgrad Med J. 2009, 85: 134–140.

Alenzi FQ, Alenazi BQ, Ahmad SY, Salem ML, Al-Jabri AA, Wyse RK. The haemopoietic stem cell: between apoptosis and self renewal. Yale J Biol Med. 2009, 82:7–18.

Tab. 3.38: Der extrinsische Weg der Apoptose.

extrinsischer Weg der Apoptose/Komponenten	Moleküle	Inhibitoren
Liganden	zahlreich (mehr als 20), unter ihnen TNF-alpha (Tumor-Nekrose-Faktor alpha), FAS-Ligand, TRAIL (*TNF-related apoptosis inducing ligand*, TNF-verwandter Apoptosis-induzierender Ligand)	
Rezeptoren, besitzen im zytoplasmatischen Teil eine eigene Todesdomäne (DD, *death domain*), Ligandenbindung führt zur Trimerisierung	TNF-Rezeptor Familie, > 20 Mitglieder, unter anderem FAS, TRAIL-Rezeptor	lösliche Rezeptoren wie löslicher FAS, DcR3
Adapterproteine, TRADD bindet mit seiner DD an die DD des Rezeptors, FAADD bindet mit seiner DD an die DD von TRADD und exponiert hierdurch seine DED (*death effector domain*, Todeseffektordomäne)	TRADD (*TNF-receptor-associated death domain*, TNF-Rezeptor-assoziierte Todesdomäne), FAADD (*FAS-associated death domain*, FAS-assoziierte Todesdomäne)	*FLICE-like inhibitory protein* (FLICE-ähnliches Inhibitorprotein, ist eine verkürzte FAAD)
Initiator-Caspase, Procaspase bindet mit ihrer DED an die DED von FADD (TRADD-Rezeptor), gewinnt hierdurch Enzymaktivität und aktiviert die Effektor-Caspasen	Caspase -8	Survivin, IAP (inhibitor of apoptosis proteins, Inhibitor der Apoptosis-proteine; > 9 Proteine, z. B. IAP-1, -2, X-IAP, ML-IAP)
Effektor-Caspasen, aktivieren Caspase-aktivierte DNAse (CAD), zerstören Ribonukleoproteine, zerstören Lamin (Kernmembran), zerstören Actin (Zytoskelett), unterdrücken DNA-Reparatur	Caspase -3, -6, -7	Survivin, IAP (*inhibitor of apoptosis proteins*, Inhibitor der Apoptosis-proteine; > 9 Proteine, z. B. IAP-1, -2, X-IAP, ML-IAP)
Caspase-aktivierte DNAse, fragmentieren DNA		ICAD (*inhibitor of caspase-activated DNAse*, Inhibitor der Caspase-aktivierten DNAse)
ICAD, (*inhibitor of caspase-activated DNAse*, Inhibitor der Caspase-aktivierten DNAse)		Effektor-Caspasen

Tab. 3.39: Der intrinsische Weg der Apoptose.

intrinsischer Weg der Apoptose/Komponenten	Moleküle	Inhibitoren
Stressfaktoren/proapoptotischer Stimulus		
Schädigung der DNA und Aktivierung des Transskriptionsfaktors p53, Expression von proapoptotischen Mitgliedern der Bcl2-Familie	proapoptotische Mitglieder der Bcl2-Familie: BAD, BAK, BAX, BIM/BOD, BMF, BID, BOK/MTD, BCL-Xs, BIK/NKB, BLK, PUMA, HRK/DP5, NIP, NIX, NOXA (alle besitzen die proapoptotische BH3-Domäne)	antiapoptotische Mitglieder der Bcl2-Familie: Bcl2, Bcl-Xl, BCL-w, MCL-1, A1/BFL1, BOO/DIVA, NR-13 (die meisten von ihnen besitzen die BCL2-Homologie-Domänen BH-1, BH-2 und BH-4)
toxische Substanzen	Zytostatika	
Entzug von Hormonen und Wachstumsfaktoren		
proapoptotisch wirkende Hormone	Glucocorticosteroide	
Schädigung der Mitochondrienmembran durch den proapoptotischen Stimulus, Absinken des Transmembranpotenzials, Erhöhung der Permeabilität, Integration von proapoptotischen Mitgliedern der Bcl2-Familie, Bildung von Kanälen, Austritt von Proteinen	proapoptotische Mitglieder der Bcl2-Familie	antiapoptotische Mitglieder der Bcl2-Familie
Freisetzung von mitochondrialen proapoptotischen Molekülen in das Zytoplasma	Zytochrom C, SMAC/DIABLO	
Bildung von Aptosomen durch Bindung an APAF-1 (apoptotischer Proteaseaktivierungsfaktor), Exposition von CARD (Caspase-Rekrutierungsdomäne) durch Konformationsänderung von APAF-1 im Aptosom	Aptosomen (Heterodimere) APAF-1/Zytochrom C, APAF-1/SMAC/DIABLO	
Initiator-Caspase, gebildet durch Bindung von CARD des Aptosoms an CARD von Caspase 9, Aktivierung der Effektor-Caspasen	Aptosom/Caspase 9	Survivin, IAP (inhibitor of apoptosis proteins, Inhibitor der Apoptosisproteine; > 9 Proteine, z. B. IAP-1, -2, X-IAP, ML-IAP)
Effektor-Caspasen, aktivieren Caspase-aktivierte DNAse (CAD), zerstören Ribonucleoproteine, zerstören Lamin (Kernmembran), zerstören Actin (Zytoskelett), unterdrücken DNA-Reparatur	Caspase -3, -6, -7	Survivin, IAP (*inhibitor of apoptosis proteins*, Inhibitor der Apostosisproteine; > 9 Proteine, z. B. IAP-1, -2, X-IAP, ML-IAP)
Caspase-aktivierte DNAse, fragmentieren DNA		ICAD (*inhibitor of caspase activated DNAse*, Inhibitor der Caspase-aktivierten DNAse)
ICAD, (*inhibitor of caspase activated DNAse*, Inhibitor der Caspase-aktivierten DNAse)		Effektor-Caspasen

3.4 Eigenschaften der beteiligten Zellen

3.4.1 Mastzellen

Mastzellen befinden sich vorwiegend im Bindegewebe der Haut und der Schleimhäute in Nachbarschaft zu Blutgefäßen/Kapillaren. Sie zeichnen sich durch ihre sich mit basischen Farbstoffen tiefblau färbende (basophile) Granula aus, welche in großen Mengen Histamin, gebunden an Heparin, enthält.

In dieser Hinsicht ähneln Mastzellen den basophilen Granulozyten, die im Blut zu finden sind (siehe Kap. 3.4.3.1). Beide scheinen von einer gemeinsamen hämatopoetischen (CD34(+)-)Stammzelle abzustammen. Während die Mastzelle einen runden Zellkern aufweist, besitzt der ausgereifte basophile Granulozyt den für Granulozyten typischen polymorphen, pyknischen Kern.

Mastzellen stehen an vorderster Front der angeborenen Immunabwehr und sind zugleich beteiligt an der erworbenen Immunabwehr (siehe Tab. 3.40). Sie

- werden aktiviert (beispielsweise durch Infektionserreger und deren Substanzen) zur Auschüttung von Chemokinen, die Fresszellen (Granulozyten, Makrophagen) und dendritische Zellen anlocken;
- setzen Zytokine frei, die
    - zytotoxisch wirken (z. B. TNFalpha),
    - zur Proliferation bzw. Differenzierung von T-Lymphozyten, B-Lymphozyten, Granulozyten und Mastzellen beitragen (IL-3, IL-4, IL-5, IL-6, IL-10, IL-13, IL-16, GM-CSF),
    - B-Lymphozyten zur Bildung von Immunglobulinen und zum Isotypwechsel (sogenannter Isotyp-Switch) nach IgE Antikörpern beeinflussen (im Besonderen IL-4, IL-5, IL-6, IL-13) und
    - Thrombozyten aktivieren (PAF, *platelet activating factor*, Plättchen-aktivierender Faktor);
- stellen die maßgebliche Zelle dar für die Ausschüttung von Histamin und Serotonin im Rahmen der allergischen Reaktion vom Soforttyp, verursacht durch Allergene oder durch Histamin-liberierende Faktoren. Histamin bewirkt besonders eine Erhöhung der Gefäßpermeabilität (siehe Kap. 3.3.4.3).
- führen durch freigesetztes Prostaglandin (PGD2) und Leukotrien (LTC4) zur Kontraktion der glatten Muskulatur besonders in Bronchien und Blutgefäßen (siehe Kap. 3.3.4.1 und 3.3.4.2);
- schütten aus ihrer Granula das (Arginin-reiche) *major basic protein* (MBP) aus, dessen Proform innerhalb der Granula von einem Glutamin und Asparaginsäure-haltigen Teilstück neutralisiert wird. MBP bindet an Heparansulfat-Proteoglykan und wirkt hierdurch
    - toxisch auf Parasiten, Bakterien und Säugerzellen,
    - verstärkend auf die Degranulation und damit Histaminausschüttung durch Mastzellen und basophile Granulozyten,
    - aktivierend auf neutrophile Granulozyten und Makrophagen und
    - als Auslöser für Bronchospasmen;
- aktivieren durch Ausschüttung von lysosomalen Enzymen

Tab. 3.40: Aktivierung von Mastzellen und Ausschüttung von Wirkstoffen.

Mastzellen-aktivierende Substanzen	Rezeptoren auf Mastzellen für aktivierende Substanzen	Freisetzung von Wirkstoffen	wesentliche Wirkstoffe
IgE + Allergen, Komplementfaktoren (C3a, C4a, C5a), Chemokine, Neuropeptide, MBP (*major basic protein*), pathogene molekulare Strukturmuster (PAMPs), wie z. B. bakterielle Substanzen (Streptolysin, Flagellaproteine, Lipopolysaccharide, Lipopeptide, Lipoteichonsäure), RNA, DNA), physikalische oder chemische Reize, Thrombozytenfaktoren wie PF4 (*platelet factor* 4, Blutplättchenfaktor 4), BHRS (*basophil histamin-releasing substance*, basophile Histamin-auslösende Substanz), PAF (*platelet-activating factor*, Plättchen-aktivierender Faktor), *permeability factor* (Permeabilitätsfaktor)	IgE-Rezeptoren (hochaffiner Typ), Komplement-Rezeptoren (C3a, C5a), Chemokin-Rezeptoren, Neuropeptid-Rezeptoren, Rezeptoren für fremde molekulare Muster (PRR) wie z. B. Toll-artige Rezeptoren (TLR), C-Typ-Lektine	durch Degranulation	Histamin, Heparin, Chondroitinsulfat, Serotonin, Enzyme (neutrale Proteasen, lysosomale Enzyme, saure Hydrolasen, Cathepsin, Carboxypeptidase, Peroxidase), MBP (*major basic protein*)
		nach Aktivierung	Prostaglandin D2, LeukotrienC4, PAF (*platelet-activating factor*, Plättchen-aktivierender Faktor), Zytokine (IL-3, IL-4, IL-5, IL-6, IL-10, IL-13, IL-16, GM-CSF und weitere), TNFalpha, Chemokine, im Besonderen Eotoxine (CCL11, CCL24) für eosinophile Granulozyten, Wachstumsfaktoren (VEGF, *vascular endothelial growth factor*, vaskulärer endothelialer Wachstumsfaktor)

- das Komplementsystem (Freisetzung der Anaphylatoxine C3a, C4a, C5a, Bildung des lytischen Komplexes C5b678(9)xn zur Abwehr von Infektionserreger; siehe Kap. 3.2.2),
- das Gerinnungssystem und hierdurch die Thrombozyten und Gefäßendothelzellen (siehe Kap. 3.2.3) und
- das Kininsystem und führen hierdurch zur Reizung der Schmerzfasern durch Bradykinin und Kallidin (siehe Kap. 3.2.4),
- den Abbau der extrazellulären Matrix (siehe Kap. 2.2);

● beteiligen sich durch die Ausschüttung des Wachstumsfaktors VEGF an der Gefäßneubildung und Wundheilung (siehe Kap. 3.7.3).

Basophile sind in gleicher Weise zu aktivieren wie Mastzellen und reagieren auf diese Aktivierung in ähnlicher Weise durch Degranulation und Ausschüttung des Granulainhaltes oder durch Freisetzung.

Im Unterschied zu basophilen Granulozyten schütten Mastzellen aus
- ein etwas geringeres Spektrum an lysosomalen Enzymen,
- eine größere Anzahl an Zytokinen, jedoch weniger IL-4,
- ein größeres Spektrum an Gewebshormonen (im Wesentlichen LeukotrienC4).

Weiterführende Literatur

Arinobu Y, Iwasaki H, Akashi K. Origin of basophils and mast cells. Allergol Int. 2009, 58:21–28.
Beaven MA. Our perception of the mast cell from Paul Ehrlich to now. Eur J Immunol. 2009, 39:11–25.
Gilfillan AM, Rivera J.The tyrosine kinase network regulating mast cell activation. Immunol Rev. 2009, 228: 149–169.
Schroeder JT. Basophils beyond effector cells of allergic inflammation. Adv Immunol. 2009, 101:123–161.
Weissler A, Mekori YA, Mor A. The role of mast cells in non-allergic inflammation. Isr Med Assoc J. 2008, 10:843–845.
St John AL, Abraham SN.Innate immunity and its regulation by mast cells. J Immunol. 2013 May 1;190(9):4458–63.
Strbian D, Kovanen PT, Karjalainen-Lindsberg ML, Tatlisumak T, Lindsberg PJ. An emerging role of mast cells in cerebral ischemia and hemorrhage. Ann Med. 2009, 1:1–13.
Sullivan BM, Locksley RM. Basophils: a nonredundant contributor to host immunity. Immunity. 2009, 30: 12–20.
Voehringer D. Protective and pathological roles of mast cells and basophils. Nat Rev Immunol. 2013 May;13(5):362–75.

3.4.2 Blutplättchen/Thrombozyten

Blutplättchen enstehen durch zytoplasmatische Abschnürungen von Megakaryozyten, Riesenzellen, die sich vorwiegend im Knochenmark befinden. Blutplättchen besitzen damit weder einen Zellkern noch DNA.

Blutplättchen sind mit ihrer Funktion und mit ihren Inhaltsstoffen nicht nur in entscheidender Weise an der Stillung von Blutungen aus verletzten Gefäßen beteiligt, sondern auch an der angeborenen und der erworbenen Immunabwehr.

Für die Ausübung ihrer Funktion werden Blutplättchen in unterschiedlicher Weise aktiviert und transformiert (siehe Tab. 3.41):
- Aktivierung:
  - Erhöhung der zellinternen Polyphosphoinositol Hydrolyse,
  - interne Freisetzung von Ca-Ionen;
- Transformation:
  - Abrundung der Form,
  - Zunahme der Adhärenz,
  - Bildung des Fibrinogen-Rezeptors durch Zusammenführung seiner Untereinheiten (GpIIb assoziiert mit GpIIIa zum Rezeptor GpIIbIIIa),
  - Aggregatbildung unter Ausbildung von Pseudopodien,
  - Ausbreitung auf Flächen und Zellen,
  - Ausschüttung von Wirkstoffen.

Blutplättchen sind mit einem breiten Spektrum an Rezeptoren ausgestattet, über welche die aktivierenden, transformierenden und aggregierenden Proteine wirken können (siehe Tab. 3.42).

Tab. 3.41: Aktivierende und transformierende Substanzen für Blutplättchen.

Art der Einwirkung von Wirkstoffen auf Blutplättchen	Wirkstoffklasse	Wirkstoff	Inhibitoren des Wirkstoffes
aktivierende Sustanzen	Gerinnungsfaktoren	Thrombin	Antithrombin III + Heparin
	Komplementfaktoren	C1qrs, C3a, C3b, C5b678(9)xn	
	Bindegewebe (extrazelluläre Matrix)	Kollagen	
	Gewebshormone (Arachidonsäure-Syntheseweg)	Thromboxan A2, Prostaglandine (PGH2, PGG2)	Prostaglandine (PGE2, PGF2, PGI2)
	Hormone	Adrenalin	
	Wachstumsfaktoren	Plättchen-aktivierender Faktor (PAF)	
	Stoffwechselprodukte	ADP	
	Infektionserreger	Streptokokken (M-Protein)	
	Immunglobuline (Ig)	Immunglobulin/ Ig-Aggregate oder Komplexe	
transformierende und aggregierende Substanzen	Gerinnungsfaktoren	Fibrinogen, Von-Willebrand-Faktor, Thrombospondin	
	Bindegewebe (extrazelluläre Matrix)	Vitronectin, Fibronectin, Laminin, Collagen	

Tab. 3.42: Rezeptoren auf Blutplättchen für aktivierende und aggregierende Proteine.

aktivierendes Protein	Rezeptor auf Blutplättchen	Struktur des Rezeptors (Glykoprotein)
Fibrinogen, Fibronectin, Von-Willebrand-Faktor, Vitronectin	Fibrinogen-Rezeptor	GpIIb-GpIIIa (Heterodimer)
Von-Willebrand-Faktor	vWF-Rezeptor	GpIb-GpIX (Heterodimer, CD42b)
Fibronectin, Collagen	Fibronectin-Rezeptor	GpIc-GpIIa (Heterodimer)
Laminin	Laminin-Rezeptor	GpIc-GpIIa (Heterodimer)
Laminin, Thrombospondin, Collagen	Laminin-Rezeptor	GpIa-GpIIa (Heterodimer)
Thrombospondin, Collagen	Thrombospondin-Rezeptor	GpIIIb

Tab. 3.43: Wirkstoffe, freigesetzt von aktivierten Blutplättchen.

Lagerort in den Blutplättchen	Wirkstoffe	Zielstrukturen	Wirkung auf Zielstrukturen
Lysosomen	saure Hydrolasen, Glykosidasen, Lipasen, Proteasen	Komplementsystem, Gerinnungssystem, Fibrinolyse, Kininsystem	Aktivierung
		Bindegewebe (extrazelluläre Matrix)	Auflösung
dichte Granula	Serotonin	Gefäße (Endothelzellen, glatte Muskelzellen), Fibroblasten	Vasokonstriktion, Permeabilitätserhöhung, Wachstum
Zellmembran	Histamin (beim Menschen nur geringe Mengen adsorbiert), PAF (*platelet activating factor*, Plättchen-aktivierender Faktor), NO	Blutplättchen, Leukozyten	Aktivierung
Peroxisomen	Catalase, H_2O_2	jegliche Zelle	toxische Nekrose
alpha-Granula	Wachstumsfaktoren: PDGF (*platelet derived growth factor*, Blutplättchen-Wachstumsfaktor), TGFbeta, PF4 (*platelet factor 4*, Plättchenfaktor 4)	Monozyten, Granulozyten, Fibroblasten	Chemotaxie, Aktivierung, Degranulation (Ausschüttung von Mediatoren)
	Mediatoren: PF (*permeability factor*, Permeabilitätsfaktor), CF (*chemotactic factor*, chemotaktischer Faktor), BHRS (*basophil histamin releasing substance*, basophile Histamin-auslösende Substanz)	Mastzellen, Komplementfaktor C5, Mastzellen, basophile Granulozyten	Degranulation (Ausschüttung von Mediatoren), Freisetzung von C5a durch Spaltung von C
	Gerinnungsfaktoren: beta-Thromboglobulin, Fibrinogen, Thrombospondin, Von-Willebrand-Faktor	Blutplättchen, Endothelzellen	Stabilisierung von Blutplättchenaggregaten und Bindung an Gefäßendothelien
	Adhäsionsmatrixprotein: Fibronectin		Stabilisierung von Blutplättchenaggregaten und Bindung an Gefäßendothelien
tubuläres System	Arachidonsäureprodukte: Prostaglandine (PGE2, PGF2, PGD2), Thromboxan (TXB2), Leukotriene (SRS-A, LTC4, LDD4, LTE4)	glatte Muskelzellen, Blutgefäße, Lymphozyten	Gefäßerweiterung, Hemmung von Lymphozyten (T-Ly), Kontraktion glatter Muskelzellen (Blutgefäße, Bronchien)

Von diesen Wirkstoffen haben besondere Bedeutung für die Blutgerinnung:
- Fibrinogen für die Aggregation der Blutplättchen,
- Thrombomodulin für die Stabilisierung dieser Aggregate und
- Von-Willebrand-Faktor für die Bindung dieser Aggregate an aktivierte oder beschädigte Endothelzellen in den Blutgefäßen.

Aktivierte Blutplättchen sondern eine beträchtliche Anzahl von Wirkstoffen mit unterschiedlichen Funktionen aus (siehe Tab. 3.43). Mit diesen Wirkstoffen beteiligen sich die Blutplättchen an der angeborenen Immunabwehr durch
- die Aktivierung des Komplement-, Gerinnungs- und Kininsystemes,
- die Anlockung (Chemotaxie) und Aktivierung von Fresszellen (Monozyten, Makrophagen, Granulozyten),
- die Ausschüttung von Mediatoren der Entzündung,
- eine Permeabilitätserhöhung der Gefäße und
- eine Auflösung der extrazellulären Matrix.

Weiterführende Literatur

D'Atri LP, Malaver E, Romaniuk MA, Pozner RG, Negrotto S, Schattner M. Nitric oxide: news from stem cells to platelets. Curr Med Chem. 2009, 16:417–429

Del Principe D, Frega G, Savini I, Catani MV, Rossi A, Avigliano L. The plasma membrane redox system in human platelet functions and platelet-leukocyte interactions. Thromb Haemost. 2009, 101:284–289.

Peerschke EI, Yin W, Ghebrehiwet B. Platelet mediated complement activation. Adv Exp Med Biol. 2008, 632:81–91.

Reuter S, Lang D. Life span of monocytes and platelets: importance of interactions. Front Biosci. 2009, 14: 2432–2447.

von Hundelshausen P, Koenen RR, Weber C. Platelet-mediated enhancement of leukocyte adhesion. Microcirculation. 2009, 16:84–96.

3.4.3 Fresszellen (Phagozyten)

Die meisten Zellen im Körper sind in der Lage, geringe Mengen an Fremdsubstanzen aufzunehmen und zu verdauen.
- **Pinozytose** ist die Aufnahme flüssiger Stoffe,
- **Phagozytose** ist die Aufnahme fester Stoffe bzw. Partikel.

Hiervon zu unterscheiden ist die **Transzytose** von Fremdsubstanzen durch die Zelle eines Zellverbandes hindurch (wie beispielsweise durch Zellen der Endothelzellauskleidung von Blutgefäßen oder durch das Schleimhautepithel des Darmes; siehe Kap. 2.3). Bei der Transzytose wird das Fremdmaterial nicht durch die beteiligte Zelle verdaut. Zellen, spezialisiert für eine Transzytose, sind beispielsweise die M-(Multifold-)Zellen in der Darmschleimhaut (siehe Kap. 2.3 und 4.1.4).

Zu den Zellen, welche besonders spezialisiert sind für die Phagozytose, gehören
- Granulozyten und
- Makrophagen, welche sich aus den Monozyten des Blutes entwickeln.

Zwar sind diese Fresszellen (Phagozyten) über den gesamten Körper verteilt, jedoch ist das Verteilungsmuster zwischen den Granulozyten und den Monozyten/Makrophagen unterschiedlich.

Allen Fresszellen ist gemeinsam, dass sie außer durch physikochemische Reize durch Aktivierung ihrer Rezeptoren zur Phagozytose und zu weiteren Funktionen stimuliert werden können.

Liganden für diese stimulierenden Rezeptoren umfassen
- Opsonine (siehe Kap. 3.2.1),
- Infektionserreger und deren pathogene molekulare Strukturmuster (PAMPs; siehe Kap. 3.4.4.1),
- Anaphylatoxine (C3a, C4a, C5a; siehe Kap. 3.2.2),
- Chemokine (siehe Kap. 3.3.2.2),
- Interleukine und Interferone (siehe Kap. 3.3.2.1 und 3.3.2.3),
- Wachstumsfaktoren (siehe Kap. 3.3.2.6),
- Gewebshormone wie Prostaglandine, Leukotriene und Histamin (siehe Kap. 3.3.4),
- Hormone wie Glucocorticosteroide und Sexualhormone (siehe Kap. 5.4.6 und 5.4.7) und
- das Fc-Teil von Antikörpern, wenn diese Antikörper über ihre Antigenbindestelle durch Antigene vernetzt sind (siehe Kap. 4.14.3.2).

3.4.3.1 Granulozyten

Morphologisch sind Granulozyten charakterisiert
- durch zahlreiche zytoplasmatische Vesikel, welche nach Anfärbung als Granula in Erscheinung treten. Entsprechend der unterschiedlichen Färbung dieser Granula mit Hämatoxylin-Eosin werden unterschieden
  - die **neutrophilen** Granulozyten (ca. 50–70 % aller weißen Blutzellen/Leukozyten),
  - die **eosinophilen** Granulozyten (ca. 3–5 % aller Leukozyten),
  - die **basophilen** Granulozyten (ca. 2 % aller Leukozyten);
- durch einen (im ausgereiften Zustand) segmentierten, meist pyknotischen Zellkern.
- Granulozyten stammen von der myeloischen Stammzelle ab. Unter dem Einfluss besonders der Interleukine IL-3, IL-5 und GM-CSF erfolgt die weitere Differenzierung
- entweder in die Vorläuferzellen für die neutrophilen Granulozyten,
  - wobei G-CSF deren Entwicklung fördert,
- oder in die gemeinsamen Vorläufer für die basophilen Granulozyten und die eosinophilen Granulozyten (siehe Kap. 3.3.2.4), wobei TGFbeta
  - die Entwicklung zu eosinophilen Granulozyten hemmt,
  - die Entwicklung zu basophilen Granulozyten fördert.

Der Körper bildet etwa 100 Millionen Granulozyten pro Tag. Sie verweilen vorwiegend im Blut, haben eine Überlebensdauer von 24–28 h, sterben durch Apoptose und werden überwiegend in der Milz und Leber durch Makrophagen phagozytiert und vernichtet.

Allen Granulozyten ist gemeinsam, dass sie nach Aktivierung Wirkstoffe freisetzen können. Zu diesen Wirkstoffen gehören
- gespeichert in der Granula:
    - zahlreiche Enzyme wie Proteasen (Serinproteasen, Tryptase, Chymase, Elastase, Plasminogen, Plasminogenaktivatoren, Matrix-Metalloproteasen, Cathepsine), Glucosidasen (z. B. Neuraminidasen, Glucuronidasen und andere), Lipasen, Peroxidasen, welche
        - das Komplementsystem, das Gerinnungssystem und das Kininsystem aktivieren (die hierdurch entstehenden Opsonine, Anaphylatoxine oder der lytische Komplex verstärken die Phagozytose bzw. die Entzündung und zerstören Infektionserreger),
        - das umgebende Bindegewebe abbauen,
        - zytotoxisch auf Zellen und Parasiten wirken,
        - Infektionserreger direkt abtöten;
    - antibakterielle bzw. fungizide Substanzen wie Lysozym, Defensine, Cathelicidine, Lactoferrin, kationische Proteine, im Besonderen das MBP (*major basic protein*) und saure Hydrolasen,
    - antivirale Substanzen (z. B. RNAsen, DNAsen),
    - gefäßaktive Gewebehormone (Histamin, Serotonin) und
    - die Gerinnung hemmende Substanzen wie Heparin;
- gebildet und ausgeschüttet nach Aktivierung:
    - Zytokine (z. B.: IL-1, IL-3, IL-4, IL-5, IL-6, IL-13, GM-CSF, IFNalpha, IFNbeta, TNF-alpha) welche in autokriner und parakriner Weise Granulozyten und andere Zellen beteiligt an der Immunabwehr (Endothelzellen, Makrophagen, T-Lymphozyten (Th-2), B-Lymphozyten) aktivieren,
    - Chemokine, welche chemotaktisch wirken besonders auf Granulozyten und Makrophagen,
    - Leukotriene, besonders LTB4, welche chemotaktisch wirken besonders auf Granulozyten,
    - Prostaglandine (besonders PGE2), welche die Aktivierung und Funktion von Zellen der Immunabwehr und zugleich die Aggregation von Thrombozyten hemmen und die Gefäße erweitern,
    - Wachstumsfaktoren (z. B. TGFbeta, VEGF, PDGF, PAF), welche Epithelzellen und Bindegewebszellen (z. B. Endothelzellen, Fibroblasten, Thrombozyten) aktivieren,
    - Sauerstoffradikale (z. B. Superoxid, Hydrogenperoxid, Hydroxy-Radikale, Singulett-Sauerstoff), welche toxisch wirken auf Infektionserreger und auf Zellen,
    - Stickstoffoxide (NO), welche Gefäß-erweiternd aber auch toxisch wirken.

Die Menge der gespeicherten und freigesetzten Wirkstoffe ist jedoch je nach Art des Granulozyten unterschiedlich. Diese Unterschiede in den Wirkstoffen charakterisieren die unterschiedlichen Funktionen der verschiedenen Granulozyten (siehe Tab. 3.44).

Tab. 3.44: Auswahl von Wirkstoffen, welche von aktivierten Granulozyten in größeren Mengen ausgeschüttet werden.

Wirkstoffe	neutrophile Granulozyten	eosinophile Granulozyten	basophile Granulozyten	Wirkung
kationische Proteine	nur geringe Mengen von EDN und ECP	MBP (*major basic protein*), ECP (*eosinophilic cationic protein*, eosinophiles kationisches Protein), EDN (*eosinophil-derived neurotoxin*, Eosinophil-stämmiges Neurotoxin), EPO (*eosinophil peroxidase*, Eosinophil-Peroxidase)	MBP (nur geringe Mengen von ECP, EDN und EPO)	toxisch auf Parasiten (Helminthen) und Zellen (u. a. Bronchialepithel, Nervenzellen), Aktivierung von Mastzellen und basophilen Granulozyten (MBP)
Zytokine	IL-1, IL-6, TNFalpha, GM-CSF	IL-1, IL-3, IL-5, IL-6, IFNalpha, -beta, TNFalpha, TGFalpha, TGFbeta, GM-CSF	IL-4, IL-5, IL-6, TNFalpha	autokrine und parakrine Aktivierung von Granulozyten, Endothelzellen, B-Lymphozyten, Makrophagen, T-Lymphozyten (TH2)
Chemokine	CCL3, CCL4 (MIP-1alpha, -beta)			Chemotaxie von Makrophagen
Gewebshormone/ Mediatoren			Histamin, Serotonin, Proteoglykane (Heparin, Chondoitinsulfat)	Gefäßerweiterung, Aktivierung der Gerinnung
Wachstumsfaktoren		PAF, TGFbeta, TGFalpha		Aktivierung von Blutplättchen, Gefäßerweiterung, Hemmung der Thrombozyten-Aggregation, Aufbau extrazellulärer Matrix (TGF), Wundheilung
Leukotriene		LTC4	LTC4	Chemotaxie von Granulozyten, Brochokonstriktion, Schleimsekretion
Prostaglandine	PGI2, PGE2, PGF2		PGD2	Hemmung von Aktivierung und Funktion von Zellen der Immunabwehr, Gefäßerweiterung, Hemmung der Thrombozyten-Aggregation

Wirkstoffe	neutrophile Granulozyten	eosinophile Granulozyten	basophile Granulozyten	Wirkung
Enzyme		Histaminase, Arylsulfatase, Phospholipase	Carboxypeptidase	Inaktivierung von Histamin (durch Histaminase), Leukotrienen/SRS-A (durch Arylsulfatase), Plättchen-aktivierender Faktor (*platelet activating factor* (durch Phospholipase) und von Anaphylatoxinen/C3a, C4a, C5a (durch Carboxypeptidase))
lysosomale Enzyme (Proteasen, Lipasen, Glykosidasen)	bevorzugt intrazelluläre Wirkung in Phagolysosomen (Verdaungsvakuolen)	bevorzugt extrazelluläre Wirkung durch Exozytose des Inhaltes von Lysosomen	bevorzugt extrazelluläre Wirkung durch Exozytose des Inhaltes von Lysosomen	

Granulozyten verfügen über ein zelltypisches Spektrum von Rezeptoren, über welche sie durch Bindung verschiedener Liganden, die wiederum Wirkstoffe der angeborenen und der erworbenen Immunabwehr sind, aktiviert werden können.

Zu diesen Rezeptoren gehören im Besonderen Zellmembran-Rezeptoren für Proteasen, welche Komponenten der extrazellulären Matrix verdauen (siehe hierzu Kap. 3.3.6.1), wie beispielsweise die Plasminogenaktivatoren tPA (gewebespezifischer Plasminogenaktivator) und uPA (Urokinase-ähnlicher Plasminogenaktivator). An diese Rezeptoren binden die Proteasen derart, dass das enzymatische Zentrum auswärts zeigt und somit die Granulozyten ohne Gefahr des Selbstverdaus das Bindegewebe, welches ihrer Chemotaxie im Wege liegt, proteolytisch auflösen können.

Diese Aktivierung befähigt Granulozyten, innerhalb von wenigen Stunden aus den Blutgefäßen heraus durch das Gewebe hindurch zielgerichtet entlang eines Konzentrationsgradienten wandern zu können, hin zu dem Ort der Entstehung eines chemotaktischen Reizes (siehe hierzu Kap. 3.3.6). Dort üben sie ihre zelltypischen Funktionen aus:

- **Neutrophile Granulozyten**
    - sind zu unterscheiden in
        - **junge** Granulozyten mit primärer (azurophiler) Granula, enthalten besonders kationische Proteine, Lysozyme, Defensine, Proteasen und Myeloperoxidasen und
        - **reife** Granulozyten mit sekundärer Granula, enthalten besonders Lysozyme, Oxidasen, Lactoferrin;
    - stellen mit 50–70 % der Leukozyten die größte Masse der Fresszellen/Phagozyten dar;
    - werden durch Rezeptoren für Chemokine (im Besonderen für CXCL8/*neutrophil activating peptide*, Neutrophil-aktivierendes Peptid) und für andere chemotakti-

sche Wirkstoffe (siehe Tab. 3.43) aktiviert und sammeln sich innerhalb von wenigen Stunden am Ort der Entstehung der Wirkstoffe an;

– können am Ort der Ansammlung und Aktivierung Infektionserreger bereits extrazellulär vernichten durch

  ◪ Ausschüttung antibakterieller, fungizider und toxischer Substanzen (siehe Tab. 3.44),

  ◪ Bildung von sogenannten *„neutrophil extrazellular traps"* (**NET**, neutrophile außerzelluläre Fallen**)**, die aus Chromatin (DNA + Histone) und Serinproteasen bestehen und mit deren Hilfe Infektionserreger extrazellulär „eingepackt" und damit ihre Verbreitung verhindert, sie zudem neutralisiert und abgetötet werden;

– phagozytieren Infektionserreger und töten diese intrazellulär in Phagolysosomen mit Hilfe der lysosomalen Enzyme ab (siehe Kap. 3.4.4);

– schütten gleichzeitig mit dem Vorgang der Phagozytose lysosomale Enzyme aus (**Exozytose**), durch welche

  ◪ das Bindegewebe (extrazelluläre Matrix) direkt abgebaut wird,

  ◪ das Komplement-, Gerinnungs- und Kininsytem direkt aktiviert wird,

  ◪ über die gebildeten Anaphylatoxine (C3a, C4a, C5a) Mastzellen, basophile und eosinophile Granulozyten und Endothelzellen aktiviert werden,

  ◪ über die gebildeten Opsonine (z. B. C1q, C3b) die Phagozytose von Fremdstoffen/Infektionserregern errleichtert wird

● **Eosinophile Granulozyten**

– besitzen Chemokin-Rezeptoren im Besonderen für **Eotaxin** (CCL11,CCL24, CCL26), über welche sie zur Chemotaxie spezifisch aktiviert werden;

– speichern in ihren Granula vergleichsweise große Mengen an **kationischen Proteinen**, welche nach Freisetzung

  ◪ die Degranulation von Mastzellen und basophilen Granulozyten bewirken (MBP, m*ajor basic protein*) und über das freigesetzte Histamin allergische Reaktionen auslösen (basophile Granulozyten verfügen über deutlich weniger MBP, neutrophile Granulozyten nur über Spuren an MBP),

  ◪ zytotoxisch wirken, beispielsweise auf das Bronchialepithel, und dort an der Entstehung des chronischen Asthmas teilhaben (MBP; EPO, *eosinophilic peroxidase*, eosinophile Peroxidase),

  ◪ toxisch wirken auf die Myelinscheide von Nerven (EDN, *eosinophil-derived neurotoxin*, Eosinophil-stämmiges Neurotoxin),

  ◪ gemeinsam mit Proteasen (besonders Serinproteasen) toxisch wirken auf Parasiten (Helminthen),

  ◪ durch ihre RNAse-Aktivität Viren abtöten (ECP, *eosinophilic cationic protein*, eosinophiles kationisches Protein; EDN, *eosinophil-derived neurotoxin*, Eosinophil-stämmiges Neurotoxin),

  ◪ die Proliferation von Endothelzellen und damit die Angiogenese stimulieren (ECP),

  ◪ Fibroblasten zur Sekretion von Glucosaminoglykanen stimulieren und

  ◪ T-Lymphozyten und B-Lymphozyten inhibieren;

- **fördern die Entzündung** durch die Bildung von **Leukotrienen** (im Besonderen LTC4) und den *platelet activating factor* (PAF, Plättchen-aktivierender Faktor), indem diese Wirkstoffe direkt und indirekt die Infiltration neutrophiler und eosinophiler Granulozyten verstärken und die Gefäßdurchlässigkeit, die Schleimsekretion und die Kontraktion der glatten Muskulatur, besonders in den Bronchien, erhöhen;
- **hemmen die Entzündung** durch Bildung größerer Mengen an Enzymen, welche Histamin (Histaminase), Leukotriene, im Besonderen SRS-A (*slow reacting substances of anaphylalaxis*, langsam reagierende Anaphylaxie-Substanzen; Arylsulfatase) und PAF (*platelet activating factor*, Plättchen-aktivierender Faktor; Phospholipase D) abbauen;
- bilden Zytokine
    - ▩ wie IL-3, IL-5 und GM-CSF, welche wiederum Wachstumsfaktoren für eosinophile Granulozyten darstellen,
    - ▩ wie IL-1, IL-6, TNFalpha, welche proinflammatorisch wirken, d. h. unter anderem Fieber erzeugen und Makrophagen und Endothelzellen aktivieren;
- fördern den **Aufbau der extrazellulären Matrix** und die **Wundheilung** durch Ausschüttung des Wachstumsfaktors TGFalpha (*transforming growth factor alpha*, transformierender Wachstumsfaktor alpha) für die Proliferation von Epithelzellen und von TGFbeta für die Proliferation von Fibroblasten;
- schütten **lysosomale Enzyme** über den Vorgang der **Exozytose** in deutlich größerem Maße in ihre Umgebung aus als beispielsweise neutrophile Granulozyten. Diese extrazellulären lysosomalen Enzyme dienen
    - ▩ zur Abtötung von Parasiten (Helminthen) und
    - ▩ zur Verstärkung der Entzündung beispielsweise durch Aktivierung des Komplementsystems, des Gerinnungssystems, der Thrombozyten und des Kininsystems.

● **Basophile Granulozyten**
- besitzen reichlich **Fc-Rezeptoren für IgE**, deren Vernetzung durch Allergene zur Auschüttung des Granula-Inhaltes, besonders des Histamins, führt (siehe Kap. 3.3.4.3);
- speichern in ihren Granula größere Mengen an **Histamin, Heparin, Chondroitinsulfat und Serotonin**, deren Freisetzung die Symptome einer akuten allergischen Reaktion auslösen;
- setzen besonders die Zytokine **IL-4 und IL-5 und IL-6** frei, welche B-Lymphozyten stimulieren zur Bildung (über den sogenannten Isotyp-Switch; siehe Kap. 4.17.5) des Antikörpers IgE, welcher an die Fc-Rezeptoren von Mastzellen und basophilen Granulozyten bindet und nach Vernetzung (des Rezeptor-gebundenen IgE) durch ein Allergen die allergische Reaktion im Rahmen der erworbenen Immunantwort auslöst (siehe Kap. 6.7.1);
- verstärken die Entzündung durch die Bildung von TNFalpha;
- verfügen ähnlich wie Mastzellen über größere Mengen an **Carboxypeptidase**, welche Anaphylatoxine (C3a, C4a, C5a; siehe Kap. 3.2.2) inaktiviert; Anaphylatoxine aktivieren basophile Granulozyten und Mastzellen zur Ausschüttung ihrer Granula;

- bilden Leukotriene, besonders LTC4, welches die Kontraktion der glatten Muskulatur beispielsweise in den Bronchien und die Schleimsekretion verstärkt (siehe Kap. 3.3.4.2) und
- bilden Prostaglandine, besonders PGD2, welches im Gegensatz zu LTC4 die Spasmolyse der Bronchien und die Gefäßerweiterung fördert und die Thrombozyten-Aggregation inhibiert (siehe Kap. 3.3.4.1).

Weiterführende Literatur

Blanchard C, Rothenberg ME. Biology of the eosinophil. Adv Immunol. 2009, 101:81–121.

Boudaly S. Activation of dendritic cells by polymorphonuclear neutrophils. Front Biosci. 2009, 14:1589–1595.

Choi EY, Santoso S, Chavakis T. Mechanisms of neutrophil transendothelial migration. Front Biosci. 2009, 14:1596–1605.

Edit. Neutrophils recruitment during sepsis: Critical points and crossroads. Front Biosci. 2009, 14:4464–4476.

Geering B, Stoeckle C, Conus S, Simon HU. Living and dying for inflammation: neutrophils, eosinophils, basophils. Trends Immunol. 2013 Aug;34(8):398–409.

Kita H. Eosinophils: multifaceted biological properties and roles in health and disease. Immunol Rev. 2011 Jul;242(1):161–77.

Meyer-Hoffert U. Neutrophil-derived serine proteases modulate innate immune responses. Front Biosci. 2009, 14:3409–3418.

Maggini J, Raiden S, Salamone G, Trevani A, Geffner J. Regulation of neutrophil apoptosis by cytokines, pathogens and environmental stressors. Front Biosci. 2009, 14:2372–2385.

Sullivan BM, Locksley RM. Basophils: a nonredundant contributor to host immunity. Immunity. 2009, 30:12–20.

3.4.3.2 Makrophagen

Die Makrophagen stammen von den Monozyten des Blutes ab. Monozyten sind rundkernige Zellen, welche sich aus der hämatopoetischen Stammzelle vorwiegend im Knochenmark unter der Einwirkung der Wachstumsfaktoren GM-CSF und M-CSF bilden. Eingewandert in Gewebe anderer Organe entwickeln sich Monozyten zu Makrophagen. Im ZNS erfolgt diese Einwanderung mit der Differenzierung zu Mikrogliazellen bzw. Mesogliazellen während der Organogenese. Makrophagen sind gehäuft anzutreffen im sogenannten retikuloendothelialen System. Dieses ist für die Überwachung des Körpers im Rahmen der angeborenen Immunität verantwortlich.

Je nach Organ haben Makrophagen eine zum Teil unterschiedliche Bezeichnung erhalten (siehe Tab. 3.45).

Makrophagen zeichnen sich durch mehrere besondere Eigenschaften aus, welche sie teils gemeinsam haben mit Granulozyten, teils auch von denen unterscheiden. Zu diesen Eigenschaften gehören

● die Langlebigkeit,
  - Granulozyten sind stattdessen kurzlebige Endzellen;

Tab. 3.45: Bezeichnung von Makrophagen in den unterschiedlichen Organen.

Organ	Name des Phagozyten
Blut	Monozyt
Bindegewebe	Histiozyt, Makrophage
Haut	Hautmakrophagen (Langerhans-Zelle)
Leber	Kupffer'sche Sternzelle
Lunge	Alveolarmakrophage
Niere	mesangiale Phagozyten, Mesangiumzelle
Nervensystem	Mikrogliazelle, Mesogliazelle
Knochenmark	Osteoklast
Knorpel	Chondroklast
Gelenke	synoviale A-Zellen
Milz	Milzmakrophagen, sinusoidale Zellen
Lymphknoten	follikuläre Makrophagen, follikuläre dendritische Retikulumzelle, interdigitierende Retikulumzelle
Plazenta	Hofbauerzelle

- die Diapedese und Chemotaxie (siehe Kap. 3.3.6),
  - ausgelöst beispielsweise durch Makrophagen-spezifische Zytokine wie z. B. CCL2 (MCP1), CCL3, CCL4, CCL19, CCL20 (MIP1alpha,-beta; MIP3beta, MIP3alpha), CCL5 (RANTES), CCL7, CCL8, CCL13 (MCP3,-2,-4);
- die verzögerte Reaktion,
  - Makrophagen erscheinen etwa 24–48 h später als Granulozyten am Ort der Invasion eines Infektionserregers oder eines Fremdkörpers;
- das Erkennen und Phagozytieren von Partikeln und Zellen;
- das (extrazelluläre, vorwiegend jedoch intrazelluläre) Abtöten von Infektionserregern, Parasiten und Zellen;
- das Verdauen der phagozytierten und ggf. getöteten Substanzen,
  - Erkennen, Abtöten und Verdau von Organismen gehen bei Makrophagen grundsätzlich ähnlich vonstatten wie bei Granulozyten;
- Beeinflussung der Immunabwehr durch Ausschüttung eines Spektrums von fördernden und hemmenden Wirkstoffen (siehe Tab. 3.45). Dieses Spektrum ist nicht nur deutlich anders zusammengesetzt ist als dasjenige, ausgeschüttet von Granulozyten (siehe Kap. 3.4.3.1), sondern entsprechend diesem Spektrum werden unterschieden:
  - **M1-Makrophagen**, induziert vorwiegend durch Infektionserreger, durch Lipopolysaccharide (LPS) oder IFNgamma, welche proinflammatorische Zytokine (z. B. IL-1, IL-6, IL-12, IL-23, IL-27) ausschütten und mikrobizide Aktivität entfalten,
  - **M2-Makrophagen**, aktiviert unter dem Einfluss von IL-4, IL-13 und TGFbeta, welche antiinflammatorische Zytokine (im Besonderen IL-10) exprimieren;

- die Förderung der Wundheilung, besonders durch Makrophagen unter dem Einfluss von IL-4 (siehe Tab. 3.46);
- die Einleitung der erworbenen Immunabwehr,
    - Im Gegensatz zu Granulozyten sind Makrophagen in der Lage, kleinste Teile der verdauten Substanzen durch besondere Trägermolekule (MHC-II) auf die Zellmembran zu transportieren und dort den Lymphozyten (T-Helfer-Lymphozyten) in einer Art zu präsentieren, dass diese aktiviert werden (sogenannte Antigen-Präsentation; siehe Kap. 4.5).

Tab. 3.46: Wirkstoffe, ausgeschüttet von aktivierten Makrophagen als Teil und zur Regulation der angeborenen Immunabwehr.

Gruppe der Wirkstoffe	Wirkstoff	Wirksamkeit
reaktive Sauerstoff-Verbindungen	Superoxid, Hydrogenperoxid, 5Hydroxyl-Radikale, Hypohalit, Chloramin	antibakteriell, zytotoxisch
reaktive Stickstoff-Verbindungen	Stickstoffmonoxid (NO), Nitrite, Nitrate	antibakteriell, zytotoxisch, Gefäßerweiternd (NO)
antibakterielle Substanzen	Lysozym, Elastase, Defensine	antibakteriell, proteolytisch für die umgebende extrazelluläre Matrix
Chemokine	CXCL8 (IL-8), CCL3, CCL4, CCL19, CCL20 (MIP1alpha, beta, MIP3beta, MIP3alpha)	Chemotaxie von Granulozyten, Chemotaxie von weiteren Makrophagen
Zytokine	TNalpha	zytotoxisch
	IL-1, IL-6, TNFalpha	Fieber-induzierend
	IL-1, IL-6, INFgamma	immunstimulierend besonders für Makrophagen (autokrin und parakrin) und TH1-Lymphozyten
	IL-4, IL-10, IL-13	immunstimulierend besonders für Makrophagen (autokrin und parakrin), TH2-Lymphozyten und B-Lymphozyten
	IL-10, TGFbeta	immunregulierend durch Hemmung von TH1-Lymphozyten (IL-10) bzw. von TH1- und TH2-Lymphozyten (TGFbeta)
	IFNalpha, IFNbeta	antiviral
hämatopoetische Wachstumsfaktoren	GM-CSF, G-CSF, M-CSF, PDGF	vermehrte Bildung von Fresszellen (Makrophagen, Granulozyten)
Wachstumsfaktoren	FGF-a,-b, TGFalpha, VEGF-A, -B, -C, -D	Förderung der Wundheilung; Wachstum von Epithelzellen (TFGalpha), des Bindegewebes und mesenchymaler Zellen; Gefäßneubildung (Angiogenese)
	TGFbeta	Differenzierung von Gewebezellen, Reifung neuer Gefäße

Gruppe der Wirkstoffe	Wirkstoff	Wirksamkeit
Prostaglandine	Thromboxan	Gefäßverengung, Aktivierung und Aggregation von Thrombozyten
	PGI2 (Prostacyclin), PGE2, PGF2	Immunsuppression (PGE2 hemmt Makrophagen, Granulozyten und Lymphozyten); Inhibition der Thrombozyten-Aggregation und der Sekretion (Magenschleimhaut); Gefäßerweiterung, Bronchospasmolyse, Synergismus mit C3a und LTB4; Vermittlung des IL-1-induzierten Fiebers, Verstärkung der Wirksamkeit (Rötung, Ödeme, Schmerzen) von Histamin und Bradykinin
Leukotriene	LTB4	Chemotaxie von neutrophilen Granulozyten, Erhöhung der Gefäßpermeabilität
	LTC4, LTD4, LTE4	SRS-A (*slow reacting substances of anaphylaxis*, langsam reagierende Anaphylaxie-Substanzen), Kontraktion der glatten Muskulatur in Bronchien und Gefäßen und Erhöhung der Schleimsekretion
Pentraxine (Akute-Phase-Proteine)	Pentraxin 3	Bindung an Phospholipiden/DNA von Infektionserregern und Zellen; Aktivierung von Komplement; Bildung von C3b, C3bi, C3d und Opsonierung für Phagozytose
Komplementfaktoren	C1, C4, C2, C3, C5; Faktoren B, D, P, I, H	
nach Aktivierung	Anaphylatoxine C4a, C3a, C5a	Chemotaxie von Granulozyten und Makrophagen, Degranulation von Mastzellen und basophilen Granulozyten; Histaminausschüttung; Aktivierung von neutrophilen Granulozyten
	C3b, C3bi, C3d	Opsonine für Bakterien
	C5b678(9)xn	lytischer Komplex, Aktivierung von Zellen
Gerinnungsfaktoren	Faktor V, VII, IX, X; Prothrombin	Verstärkung der Bildung von Thrombin und Fibrin
fibrinolytische Faktoren	Plasminogenaktivatoren (uPA)	Aktivierung von Plasmin (Abbau von Fibrin und Komponenten der extrazellulären Matrix, Aktivierung von Enzymen und Hormonen)
	Plasminogenaktivatorinhibitor (PAI-1, PAI-2)	Inhibition der Aktivierung von Plasmin
Enzyme		
neutrale Hydrolasen	Elastase, Kollagenasen, Stromelysin	Abbau der extrazelluläre Matrix, Tötung von Bakterien (durch Elastase)

Gruppe der Wirkstoffe	Wirkstoff	Wirksamkeit
lysosomale (saure) Hydrolasen	Cathepsine (L und D), Peptidasen, Lipasen, Glykosidasen (z. B. Lysozym), Ribonukleasen, Phosphatasen, Sulfatasen	Abau der extrazellulären Matrix, Tötung und Verdauung von Infektionserregern und Zellen
Enzyminhibitoren	alpha-2-Makroglobulin, alpha-1-antitrypsin, alpha-2-Antiplasmin, Plasminogenaktivatorinhibitoren; TIMP (*tissue inhibitoren of matrix-metalloproteinases*, Gewebe-inhibitoren der Matrix-Metallo-proteasen)	Inhibition der Enzymaktivität in der Zelle; Regulierung und örtliche Bregrenzung der Aktivierung und Aktivität ausgeschütteter Enzyme

Die **Phagozytose** läuft bei Makrophagen ähnlich wie bei Granulozyten in verschiedenen Stufen ab (siehe Kap. 3.4.4):

- Erkennen des Eindringlings (Fremdsubstanz bzw. Zelle),
- Aktivierung der Fresszelle, dabei ggf. bereits Abtötung eines Erregers
- Aufnahme der Fremdsubstanz bzw. des Erregers durch Umfließen mit Scheinfüßchen (Pseudopodien) oder durch Einstülpung (Invagination) und Bildung einer
    - Verdauungsvakuole (**Phagosom**), in welcher die Fremsubstanz sich befindet und
    - Fusion des Phagosoms mit primären Lysosomen (Organellen, welche Verdauungs-enzyme enthalten) zu einem
    - **Phagolysosom** (sekundäres Lysosom genannt),
    - **Abtötung** des Erregers (z. B. eines Bakteriums) und
    - **Verdau** der Zelle bzw. Fremdsubstanz,
    - Resorption, Speicherung des verdauten Materials bis zum Tod des Phagozyten oder Ausscheidung (Exozytose) der Restsubstanzen.

Weiterführende Literatur

Flannagan RS, Cosío G, Grinstein S. Antimicrobial mechanisms of phagocytes and bacterial evasion strategies. Nat Rev Microbiol. 2009, 7:355–366.

Giorgio S. Macrophages: plastic solutions to environmental heterogeneity. Inflamm Res. 2013 Sep;62(9):835–43.

Glaros T, Larsen M, Li L. Macrophages and fibroblasts during inflammation, tissue damage and organ injury. Front Biosci. 2009, 14:3988–3993.

Gordon S, Plüddemann A. Tissue macrophage heterogeneity: issues and prospects. Semin Immunopathol. 2013 Sep;35(5):533–40.

Hunter M, Wang Y, Eubank T, Baran C, Nana-Sinkam P, Marsh C. Survival of monocytes and macrophages and their role in health and disease. Front Biosci. 2009, 14:4079–4102.

Katholnig K, Linke M, Pham H, Hengstschläger M, Weichhart T. Immune responses of macrophages and dendritic cells regulated by mTOR signalling. Biochem Soc Trans. 2013 Aug 1;41(4):927–33.

Nitta K, Sakudo A, Masuyama J, Xue G, Sugiura K, Onodera T. Role of cellular prion proteins in the function of macrophages and dendritic cells. Protein Pept Lett. 2009, 16:239–246.

Owen JL, Mohamadzadeh M. Macrophages and chemokines as mediators of angiogenesis. Front Physiol. 2013 Jul 5;4:159.

Pollard JW. Trophic macrophages in development and disease. Nat Rev Immunol. 2009, 9:259–270.

Ransohoff RM, Perry VH. Microglial physiology: unique stimuli, specialized responses. Annu Rev Immunol. 2009, 27:119–145.

Weigert A, Jennewein C, Brüne B. The liaison between apoptotic cells and macrophages – the end programs the beginning. Biol Chem. 2009, 390:379–390.

Wilson HM, Barker RN, Erwig LP. Macrophages: promising targets for the treatment of atherosclerosis. Curr Vasc Pharmacol. 2009, 7:234–243.

Zhang X, Edwards JP, Mosser DM. The expression of exogenous genes in macrophages: obstacles and opportunities. Methods Mol Biol. 2009, 531:123–143.

3.4.4 Phagozytose und Exozytose

3.4.4.1 Erkennen von Fremdsubstanzen durch Rezeptoren für pathogene Strukturmuster

Zellen der angeborenen Immunabwehr sind in der Lage, Fremdstoffe zu erkennen, im Besonderen

- Strukturmuster von Infektionserregern, welche Zucker, Peptide, Fettsäuren oder Nukleinsäuren enthalten;
- körpereigene Zellen und Substanzen (Glykoproteine oder Lipoproteine), welche in ihrer Oberfläche verfremdet wurden
  - durch Infektionen oder durch Mutationen,
  - im Laufe der Alterung durch körpereigene Enzyme;
- fremde Zellen.

Ermöglicht wird diese Erkennung durch spezielle Rezeptoren auf der Zellmembran oder auch im Zytoplasma der Zellen der angeborenen Immunabwehr (siehe Tab. 3.47).

Grundlage dieser Erkennung sind

- bestimmte pathogene molekulare Strukturmuster auf den Fremdstoffen, welche mit **„pathogen associated molecular patterns"** (**PAMPs**, pathogene molekulare Strukturmuster) umschrieben werden,
- die **„ pattern recognition receptors"** (**PRR**, Rezeptoren für pathogene Strukturmuster), an welche die PAMPs relativ spezifisch binden und welche besonders von Fresszellen (Granulozyten, Makrophagen) exprimiert werden.

Zu diesen **PRR** gehören

- die **Toll-artige Rezeptoren** (TLR); beim Menschen sind mindestens 10 unterschiedliche TLR bekannt (siehe Tab. 3.46). Sie werden unterschieden in

- Zellmembran-ständige TLR, TLR-1, -2, -4, -5, -6, -10,
- zytoplasmatische TLR , welche durch Bindung von Nukleinsäuren (einzelsträngige oder doppelsträngige RNA, methylierte DNA) von Viren oder intrazellulär wachsenden Bakterien aktiviert werden; **TLR-3, -7, -8, -9,**
- heterodimere TLT, TLR-1/-2, TLR-2/-6, TLR-4/-5,
- homodimere TLR, **TLR-4/-4,**
- monomere TLR TLR-3, TLR-5, TLR-9;

- die **Ca-Ionen-abhängigen Lektine** (C-Typ-Lektine; siehe Tab. 3.46) für die Bindung von Kohlenhydratstrukturen
  - auf PAMPs, aber auch
  - auf (beispielsweise gealterteten) körpereigenen Zellen, Glykoproteinen oder Glykolipiden, welche von den Fresszellen eliminiert werden sollen;

- die **Scavenger-Rezeptoren** (SR), welche sich zu Mikrodomänen in der Zellmembran (Caveolae) ansammeln können und an welche binden
  - oxidierte *„low density"* Lipoproteine (LDL, Lipoprotein niederer Dichte) im Blut oder auf Zellen,
  - normale Lipoproteine wie *„low density"* (LDL) und *„high density"* Lipoproteine (HDL, Lipoproteine hoher Dichte),
  - bakterielle Oberflächenkomponenten wie Lipopolysaccharide (LPS) und Lipoteichonsäure;

- die **NOD-(mit einer Nukleotid-bindenden Oligomerisationsdomäne versehenen)-ähnlichen Rezeptoren** (NODLR/NLR). Diese befinden sich intrazellulär, besitzen mindestens eine *caspase recruitment domain* (CARD, Caspase-anwerbende Domäne) , an welcher nach Bindung des jeweiligen Liganden (siehe Tab. 3.46) die Protease Caspase-1 komplexiert, welche
  - inaktive Vorstufen von Interleukinen (z. B. IL-1beta, IL-18) durch Spaltung aktiviert,
  - die Signalübertragung zur Expression von antiviralen Proteinen (Interferon alpha, Interferon beta) anstößt,
  - die Expression von MHC-I steigert (hier besonders NLRC5)
  - oder den kontrollierten Zelltod (Apoptose; siehe Kap. 3.3.8) einleitet.

Tab. 3.47: Beispiele von Rezeptoren (PRR) für Fremdsubstanzen (PAMPs) auf bzw. in Fresszellen.

Rezeptoren (PRR)	Lokalisation der Rezeptoren	Liganden (PAMPs)	Liganden, zu finden auf
Toll-artige Rezeptoren (TLR)			
TLR-1	Zellmembran (Makrophagen, dendritische Zellen, B-Lymphozyten)	Lipopeptide	Bakterien
TLR-2	Zellmembran (Makrophagen, dendritische Zellen, Mastzellen)	Glykolipide, Lipopeptide, Peptidoglykane, Zymosan, Lipoteichonsäure, Hitzeschockproteine (HSP70)	Bakterien, Pilzen, Zellen

Rezeptoren (PRR)	Lokalisation der Rezeptoren	Liganden (PAMPs)	Liganden, zu finden auf
TLR-3	intrazellulär (dendritische Zellen, B-Lymphozyten)	RNA doppelsträngig	Viren
TLR-4	Zellmembran (Makrophagen, dendritische Zellen, Mastzellen, Darmepithelzellen)	Lipopolysaccharide, Hitzeschockproteine, Heparansulfat, Hyaluronsäure,	Gram(-)-Bakterien, Bakterien, Zellen
TLR-5	Zellmembran (Makrophagen, dendritische Zellen, Darmepithelzellen)	Flagellin	Bakterien
TLR-6	Zellmembran (Makrophagen, Mastzellen, B-Lymphozyten)	Diacyl-Lipopeptide	Mykoplasmen
TLR-7	Intrazellulär (Makrophagen, dendritische Zellen, Lymphozyten)	RNA, einzelsträngig	Viren
TLR-8	intrazellulär (Makrophagen, dendritische Zellen, Mastzellen)	RNA, einzelsträngig	Viren
TLR-9	intrazellulär (dendritische Zellen, B-Lymphozyten)	nicht methylierte DNA (CpG)	Bakterien
TLR-10	Zellmembran (Makrophagen, B-Lymphozyten)		
Ca-Ionen-abhängige (C-Typ-) Lektine			
L-Selektin	Zellmembran (Makrophagen, Granulozyten, Lymphozyten)	sialysiertes Lewis X-Antigen (Fucose/Galactose)	Glykoproteine, Glykolipide auf/an Bakterien, Viren, Pilzen, Protozoen; körpereigene Mannosyl-, Galactosyl- oder Fucosyl-Glykokonjugate
MMR (Makrophagen-Mannose-Rezeptor)	Zellmembran (Makrophagen, dendritische Zellen, Endothelzellen)	Mannose	
DEC-205 (*dendritic endothelial cell lectin 205*, dendritisches endotheliales Lektin 205)	Zellmembran (dendritische Zellen, Endothelzellen)		
Langerin	Zellmembran (Makrophagen, dendritische Zellen)	Mannose	
DCIR (*dendritic cell immunoreceptor*, dendritischer Immunrezeptor)	Zellmembran (dendritische Zellen, Makrophagen, B-Lymphozyten, Granulozyten)		
Dectin 1 (humanes Homolog, dendritisches Lektin)	Zellmembran (dendritische Zellen)	Glucose (beta-Glucane)	

Rezeptoren (PRR)	Lokalisation der Rezeptoren	Liganden (PAMPs)	Liganden, zu finden auf
Dectin 2 (humanes Homolog)	Zellmembran (dendritische Zellen)		
CLEC (C-Typ Lektin-Rezeptor)	Zellmembran (dendritische Zellen)		
MGL-1 (Makropha-gen-Galaktosen-Typ C-Lektin)	Zellmembran (Makrophagen)	Galactose	
DC-SIGN (*dendritic cell-specific ICAM-3-grabbing non-integrin*, dendritisch Zell-spezifisches ICAM-3-aufnehmende Non-Integrin)	Zellmembran (dendritische Zellen)	Mannose	
MICA, MICB (*MHC-I polypeptide-related sequence A or B*, MHC-I-Polypeptid-verwandte Sequenz A oder B)	wird von vielen Zellen unter Stress oder bei Infektionen exprimiert	Mannose	zytotoxischen T-Lymphozyten, natürliche Killerzellen

Scavenger-Rezeptoren

Rezeptoren (PRR)	Lokalisation der Rezeptoren	Liganden (PAMPs)	Liganden, zu finden auf
SR-A1, SR-A2	Makrophagen	Makromoleküle mit stark negativer Ladung, oxidierte oder acetylierte Lipoproteine, Lipopolysaccharide, Lipoteichonsäure	Lipoproteine geringer Dichte (LDL) Lipoproteine hoher Dichte (HDL) des Blutes; gealterte, oxidierte Zelloberflächen; Bakterienoberflächen
MARCO (*makrophage receptor with collagenous structure*, Makrophagen-Rezeptor collagener Struktur)	Makrophagen	Makromoleküle mit stark negativer Ladung, oxidierte Lipoproteine, Lipopolysaccharide, Lipoteichonsäure	Lipoproteine geringer Dichte (LDL) und Lipoproteine hoher Dichte (HDL) des Blutes; galterte, oxidierte Zelloberflächen; Bakterienoberflächen

NOD- (Nukleotid-bindende Oligomerisationsdomäne-)ähnliche Rezeptoren

Rezeptoren (PRR)	Lokalisation der Rezeptoren	Liganden (PAMPs)	Liganden, zu finden auf
NOD1	Intrazellulär (Makrophagen)	Peptidoglykan (mesoDAP)	Gram(−)-Bakterien
NOD2	Intrazellulär (Makrophagen, andere Zellen, z. B. Darmepithelzellen)	Peptidoglykan (Muramyldipeptid, MDP)	Gram(−)- und Gram(+)-Bakterien

Rezeptoren (PRR)	Lokalisation der Rezeptoren	Liganden (PAMPs)	Liganden, zu finden auf
NALP-1 bis -14 (*NACHT LRR and PYD domains containing proteins 1 to 14*, NACHT-, LRR- und PYD-Domäne-enthaltende Proteine 1 bis 14)	Intrazellulär (Makrophagen)	Peptidoglykan (MDP), bakterielle DNA, Doppelstrang-RNA	Bakterien, Viren
RNA-Helicase	intrazellulär (Makrophagen, Granulozyten, Lymphozyten)	Doppelstrang- und Einzelstrang-RNA	Viren
MDA5 (*melanoma differentiation-associated antigen 5-helicase*, Melanom-differenzierungsassoziierte Antigen-5-Helicase)	intrazellulär (Makrophagen, verschiedene andere Zellen)	Doppelstrang-RNA	Viren (z. B. Paramyxo-, Influenza-, Japanische Enzephalitis-Virus)
RIG-I (*retinoic acid-inducible gene I helicase*, Retinsäure-induzierte Gen-I-Helicase)	intrazellulär (Makrophagen, verschiedene andere Zellen)	Doppelstrang-RNA	Viren (z. B. Picorna Viren)

Hilfestellung erhalten die Rezeptoren für pathogene Strukturmuster (PRR) durch die TREM-1 und TREM-2 Rezeptoren (***triggering receptors expressed on myeloid cells***, Myeloidzellen-expressierte Aktivierungsrezeptoren).

Die TREMs
- gehören zur Immunglobulinfamilie;
- werden durch Liganden der Toll-artige Rezeptoren, im Besonderen durch Lipopolysaccharide (LPS) stimuliert;
- binden mit (dem Lysin in) ihrer Transmembrandomäne ein zelluläres (DAP12/DNA-X-Aktivierungsprotein) Immunrezeptor-Tyrosin-basiertes Aktivierungsmotiv (ITAM) ,
  - welches die Bindestelle für Rezeptor-assoziierte Kinasen wie ZAP70 (*zeta chain associated protein 70*, zeta-Ketten-assoziiertes Protein 70), Syk (*spleen tyrosine kinase*, Spleen-Thyrosin-Kinase) darstellt, die Adapterproteine (GRB-2; PI3K, ERK) phosphorylieren und damit die Signalübertragung einleiten (siehe Kap. 3.3.3);
- unterstützen (im Besonderen **TREM-1**)
  - die Aktivierung von Toll-artige Rezeptoren, wie dem IL-1-Rezeptor und Chemokin-Rezeptoren,
  - die Expression von Chemokinen wie z. B. CXCL8(IL-8), CCL2, CCL3(MCP-1), CCL7(MCP-3) und von Interleukinen wie z. B. IL-1, TNF und
  - die Freisetzung von reaktiven Sauerstoffmolekülen durch die Expression von Myeloperoxidase;
- fördern (im Besonderen **TREM-2**) die Ausreifung von Antigen-präsentierenden Zellen (im Besonderen dendritischen Zellen) zur Einleitung der erworbenen Immunabwehr.

Sind die Fremdsubstanzen bzw. Infektionserreger bereits opsoniert worden, erkennt die Fresszelle die zu phagozytierende Fremdsubstanz zusätzlich über ihre Rezeptoren für die jeweiligen Opsonine, z. B.

- über Fc-Rezeptoren, falls Antikörper an die Fremdsubstanz gebunden sind,
- über Komplement-Rezeptoren (Rezeptoren für C1q, C3b, iC3b oder C3d), falls die Fremdsubstanz oder das Opsonin in der Lage war, Komplement zu aktivieren (siehe Kap. 3.2.2).

Die Bindung der Fremdsubstanz direkt an einen der Rezeptoren (PRR) für PAMPs oder über ein Opsonin an einen Komplement-Rezeptor oder FC-Rezeptor hat die Aktivierung der Fresszelle zur Folge mit dem Ziel, die Fremsubstanz unschädlich zu machen. Im Zuge dieser Aktivierung

- werden reaktive Sauerstoffmoleküle und Stickstoffmoleküle gebildet, die toxisch auf Infektionserreger sind,
    - beim Menschen ist die Bildung von radikalen Sauerstoffmolekülen durch Makrophagen relativ gering;
- wird die Phagozytose, die Aufnahme der Fremdsubstanz in eine Verdauungsvakuole (Phagosom), die Fusion des Phagosoms mit den Verdauungsenzym-enthaltenden Lysosomen zum Phagolysosom, die Abtötung von Mikroorganismen und Verdau der Fremdsubstanz stimuliert;
- erfolgt gleichzeitig mit der Phagozytose die Ausschüttung (Exozytose) von lysosomalen Enzymen;
- werden ggf. Reste des verdauten Fremdmaterials ausgestoßen;
- werden Chemokine, Interleukine, Interferone, Wachstumsfaktoren, Leukotriene und Prostaglandine freigesetzt, welche regulierend in die angeborene und erworbene Immunreaktion eingreifen und
- können zytotoxische Substanzen (Perforin, Granzyme, TNF, Elastase, Lysozym, Interferon-alpha, Interferon-beta) zur Zerstörung der Zielzelle ausgeschüttet werden (siehe Kap. 4.9.3).

Die **Neuraminsäure-bindenden Sialolektine** (SIGLEC-1 bis SIGLEC-11) scheinen ein **Gegenregulativ** für die aktivierenden Rezeptoren auf den Fresszellen bzw. den Mastzellen (und auch auf natürlichen Killerzellen) darzustellen. Fast alle SIGLEC Rezeptoren enthalten in ihrem zytoplasmatischen Teil Tyrosin, welches nach Phosphorylierung inhibierend (ITIM; siehe Kap. 3.3.1.1) wirkt, indem es über die Aktivierung einer Phosphatase die aktivierenden Rezeptoren deaktiviert.

SIGLEC-Rezeptoren sind zu finden auf

- Makrophagen   SIGLEC-1, -2, -5, -7 und 9,
- neutrophilen Granulozyten   SIGLEC-5, -9,
- eosinophile Granulozyten   SIGLEC-8,
- natürliche Killerzellen   SIGLEC-7, -10 und
- B-Lymphozyten   SIGLEC-2, -6, -10.

Weiterführende Literatur

Bauer S, Pigisch S, Hangel D, Kaufmann A, Hamm S. Recognition of nucleic acid and nucleic acid analogs by Toll-like receptors 7, 8 and 9. Immunobiology. 2008, 213:315–328.

Brown J, Wang H, Hajishengallis GN, Martin M. TLR-signaling networks: an integration of adaptor molecules, kinases, and cross-talk. J Dent Res. 2011 Apr;90(4):417–27.

Davicino RC, Eliçabe RJ, Di Genaro MS, Rabinovich GA. Coupling pathogen recognition to innate immunity through glycan-dependent mechanisms. Int Immunopharmacol. 2011 Oct;11(10):1457–63.

Delgado M, Singh S, De Haro S, Master S, Ponpuak M, Dinkins C, Ornatowski W, Vergne I, Deretic V. Autophagy and pattern recognition receptors in innate immunity. Immunol Rev. 2009, 227:189–202.

Diebold SS. Activation of dendritic cells by toll-like receptors and C-type lectins. Handb Exp Pharmacol. 2009, 188:3–30.

Flannagan RS, Cosío G, Grinstein S. Antimicrobial mechanisms of phagocytes and bacterial evasion strategies. Nat Rev Microbiol. 2009, 7:355–366.

Jeannin P, Jaillon S, Delneste Y. Pattern recognition receptors in the immune response against dying cells. Curr Opin Immunol. 2008, 20:530–537.

Khan KN, Kitajima M, Hiraki K, Fujishita A, Sekine I, Ishimaru T, Masuzaki H. Toll-Like Receptors in Innate Immunity: Role of Bacterial Endotoxin and Toll-Like Receptor 4 in Endometrium and Endometriosis. Gynecol Obstet Invest. 2009, 68:40–52.

Palm NW, Medzhitov R. Pattern recognition receptors and control of adaptive immunity. Immunol Rev. 2009, 227:221–233.

Yao Y, Qian Y. Expression regulation and function of NLRC5. Protein Cell. 2013 Mar;4(3):168–75.

3.4.4.2 Abtötung von Infektionserregern durch reaktive Sauerstoff- und Stickstoffmoleküle

Fresszellen (Granulozyten und Makrophagen) besitzen im besonderen Maße die Fähigkeit, über ihre Membran-ständigen Enzyme reaktive Sauerstoff- und Stickstoffmoleküle zu bilden (siehe Tab. 3.48).

Hochreaktive Sauerstoff- und Stickstoffmoleküle haben folgende Eigenschaften gemeinsam:

- Sie sind **instabil**, weil sie ein Atom enthalten, welches mindestens ein ungepaartes Elektron auf seiner äußeren Elektronenschale besitzt.
- Sie sind **hochreaktiv**, weil sich das Atom mit dem ungepaarten Elektron zu stabilisieren versucht, indem es ein anderes Molekül oxidiert, d. h. diesem anderen Molekül ein Elektron entreißt.
- Sie sind **toxisch**, weil sie in (Abhängigkeit von der Dosis) als Sauerstoff-Radikale oder Stickstoff-Sauerstoff-Radikale Proteine, Lipide, RNA und DNA oxidieren oder nitrifizieren können.

Reaktive Sauerstoffspezies (RSS, *reactive oxygen species*, **ROS**) werden intrazellulär auf Grund **endogener** oder **exogener Stimuli** gebildet.

- **ROS** entstehen in folgender **Reaktionskette:**
  - $O_2 + (e^-) \rightarrow {}^\circ O_2^-$
  - ${}^\circ O_2^- + (e^-) + 2\,H^+ \rightarrow H_2O_2$
  - $H_2O_2 + H^+ + Fe^{++} \rightarrow {}^\circ OH + Fe^{+++} + OH^-$
  - ${}^\circ OH + (e^-) + H^+ \rightarrow H_2O.$

Tab. 3.48: Reaktive Sauerstoff- und Stickstoff-Spezies und ihre enzymatische Entstehung.

Enzyme	Substrate	reaktive Produkte	Reaktivität/toxische Wirkung
		Sauerstoff-Radikale	
NADPH-Oxidase (NOX; PHOX)	O_2	Superoxid-Anion ($O_2^{\ast-}$)	+
Superoxiddismutase	Superoxid	Hydrogen-Peroxid (H_2O_2)	++
Myelo-Peroxidase + Chlor(–)-Ionen	Hydrogen-Peroxid	Hypochlorige Säure (HOCl)	+++
Myelo-Peroxidase + Fe(+++)-Ionen	Superoxid	Hydroxylradikale (OH*)	++++
Myelo-Peroxidase	O_2	Singulett-Sauerstoff	++++
		Ozon (O_3)	++++
		Stickstoff-Radikale	
NO-Synthasen (NOS)	L-Arginin	Stickstoffmonoxid (NO)	+
	NO + $°O_2-$	Peroxynitrit ($ONOO^-$)	++
	$ONOO^-$ ++ CO_2	Stickstoffdioxid-Radikale ($°NO_2$)	++++

- **Superoxidanion-Radikale ($°O_2-$)**
  - nehmen eine Schlüsselfunktion ein, da sie als erstes gebildet werden,
  - entstehen endotherm durch Reduktion ($O_2 + (e^-) \rightarrow °O_2-$) eines Moleküls Sauerstoff (O_2) durch ein Elektron (e^-).
- **Wasserstoffsuperoxid (H_2O_2)**
  - wird exotherm gebildet aus einem Superoxidanion ($°O_2-$), einem Elektron (e^-) und 2 Protonen ($2\,H^+$),
  - ist relativ stabil und in der Lage, durch Zellmembranen zu dringen und sich somit in der Zelle zu verteilen,
  - kann an jedem Ort der Zelle unter Reduktion von Eisenionen in Hydroxyl-Radikale ($°OH$) gespalten werden gemäß der Fenton-Reaktion ($H_2O_2 + Fe^{++} \rightarrow °OH + OH^- ++ Fe^{+++}$).
- **Hydroxyl-Radikale ($°OH$)**
  - werden exotherm gebildet aus einem Molekül Wasserstoffsuperoxid (H_2O_2), einem Elektron (e^-) und einem Proton (H^+), wobei ein Wassermolekül (H_2O) entsteht,
  - sind äußerst instabil und reaktionsfähig,
  - **bilden weitere Radikale** durch Reaktion mit Wassermolekülen oder organischen Substanzen (Proteinen oder Lipiden) wie beispielsweise
  - Alkoxyl-Radikale ($RO°$),
  - Perhydroxyl-Radikale ($HOO°$),
  - Peroxy-Radikale ($ROO°$).

- **Wasser (H_2O)**
  - wird gebildet aus einem Hydroxyl-Radikal (OH^-), einem Elektron (e^-) und einem Proton (H^+)
  - und ist damit das stabile Endprodukt der Reaktionskette.

In den Mitochondrien entstehen ROS als Nebenprodukt des Elektronentransportes in der Atmungskette (welche in der innere Membran der Mitochondrien abläuft).

- Die Oxidation von Kohlenhydraten, Aminosäuren, Fettsäuren erzeugt Acetyl-CoA, welches in den Citratzyklus eintritt und dort vollständig zu CO_2 oxidiert wird, wobei NAD^+ (Nikotinamid-Adenin-Dinukleotid) und FAD (Flavinadenindinukleotid) zu NADH und $FADH_2$ reduziert werden.
- In der Atmungskette werden NADH und $FADH_2$ durch die NADH-Dehydrogenase rückoxidiert. Über die Succinat Dehydrogenase werden die Elektronen vom Succinat zum Ubichinon übertragen. Vom Ubichinon gelangen die Elektronen über das Zytochrom C zur Zytochrom-Oxidase und reduzieren Sauerstoffmoleküle zu H_2O. Die ATP-Synthase ist hierdurch in der Lage, ADP (durch den Adenin-Nukleotid-Translokator (ANT) der Zytosol in das Mitochondrium transportiert) zu ATP zu phosphorylieren.
- **Etwa 1–2 %** des gesamten O_2 wird durch fehlerhaften Elektronentransport zum **Hyperoxid-/Superoxid-Anion-Radikal ($°O_2-$)** reduziert.
- Bei einem **Überschuss an Hyperoxid-/Superoxid-Anion-Radikalen** ($°O_2-$) oxidiert der Adenin-Nukleotid-Translokator (ANT). Hierdurch öffnen sich Membrankanäle in den Mitochondrien, sodass diese platzen und Zytochrom in das Zytosol abgegeben wird. Wenn nur wenige Mitochondrien platzen, werden durch das Zytochrom C die Hyperoxid-/Superoxid-Anion-Radikalen ($°O_2-$) im Zytoplasma zu O_2 oxidiert. Wenn mehrer Mitochondrien platzen, aktiviert das Zytochrom C den intrinsischen Weg der **Apoptose.**

In den Mikrosomen entstehen ROS als Produkt des Elektronentransportes zur Reduktion von intrazellulär eingedrungenen xenogenen Substanzen:

- Die mischfunktionelle **Zytochrom-p450-Reduktase** reduziert in Anwesenheit von NADPH xenogene Substanzen zu Radikalen.
- Diese xenogenen Radikale reduzieren ihrerseits Sauerstoff zu Hyperoxid-/Superoxid-Anion-Radikal ($°O_2-$).
- Das Hyperoxid-/Superoxid-Anion-Radikal ist wiederum Ausgangspunkt der Bildung von weiteren reaktiven Sauerstoffmolekülen.

Im endoplasmatischen Retikulum entstehen ROS

- im Gefolge der Synthese von Prostaglandinen durch die **Prostaglandin-Endoperoxid-Synthase (Cyclooxygenase, Cox),** wobei 2 Isomere (Cox1 und Cox2) existieren:
  - Cox1 ist konstitutiv exprimiert in Zellen vieler Gewebe,
  - Cox2 wird exprimiert nach Aktivierung besonders von Makrophagen, Granulozyten, Endothelzellen und anderen Zellen der Immunantwort, nicht jedoch von Lymphozyten,
  - Cox1 und Cox2 oxidieren mit ihrer Oxygenaseaktivität Arachidonsäure in Hydroperoxy-Endoperoxid-Prostaglandin G_2 (PGG_2) und reduzieren mit ihrer Häm-

Gruppe das PGG_2 zum Prostaglandin PGH_2 (Ausgangsmaterial für die Synthese weiterer Prostanglandine),
– im Zuge dessen kann Cyclooxygenase molekularen Sauerstoff zu **Superoxid-Anion-Radikalen ($°O_2-$)** reduzieren;
- im Gefolge der Synthese von Leukotrienen durch die **Lipoxygenase,** wobei 3 Varianten existieren:
  – die Arachidonsäure-5-Lipoxygenase, die Arachindonsäure-12-Lipoxygenase und die erythrozytäre 15-Lipoxygenase,
  – 5-Lipoxygenase wird exprimiert besonders von Makrophagen und anderen Zellen der Immunantwort , nicht jedoch von Lymphozyten,
  – 5-Lipoxidasen oxidiert Arachidonsäure zu 5-HPETE (*5-hydroperoxid-eicosatetnoic acid*, 5-Hydroperoxid-eicosatetnoische Säure)
  – nachfolgend wird 5-HPETE durch die 5-Lipoxygenase reduziert zu Leukotrien A4 als Ausgangssubstanz für die Synthese weiterer Leukotriene,
  – im Zuge dessen kann 5-Lipoxygenase molekularen Sauerstoff zu **Superoxid-Anion-Radikalen ($°O_2-$)** reduzieren.

In der Zellmembran entstehen ROS als Ergebnis der Aktivierung besonders von **Phagozyten** (z. B. **Granulozyten, Makrophagen**) der Immunabwehr:
- Die Zellaktivierung (z. B. durch proinflammatorische Zytokine oder durch Infektionserreger mit ihren Pathogen-assoziierten molekularen Strukturmustern (PAMPs; siehe Kap. 3.4.4.1) führt über die Aktivierung des Transkriptionsfaktors NFkappaB (siehe Kap. 3.3.3) zur erhöhten Expression der Zellmembran-assoziierten **NADPH-Oxidase (NOX),** welche in Abhängigkeit vom NADPH-Oxidaseaktivator (NOXa) und extrazellulärem FAD (Flavin-Adenin-Dinukleotid) Sauerstoff zu **Hyperoxid-/Superoxid-Anion-Radikal ($°O_2-$)** reduziert.
- Das Hyperoxid-/Superoxid-Anion-Radikal ($°O_2-$) ist wiederum Ausgangspunkt der Bildung von weiteren reaktiven Sauerstoffmolekülen.

ROS werden **in ihrer Entstehung gehemmt** bzw. **abgebaut** spezifisch in den Mitochondrien durch:
- **Zytochrom-C-Oxidase,** senkt den Sauerstoffpartialdruck durch Reduktion von O_2 zu H_2O;
- **Zytochrom C,** katalysiert die Oxidation von Hyperoxid-/Superoxid-Anion-Radikalen ($°O_2-$) zu Sauerstoff (O_2),in den Mitochondrien, in den Mikrosomen, im Zytoplasma, in der Zellmembran, im Golgi, im Zellkern und in den Gewebflüssigkeiten/Blut durch
  – **Superoxiddismutase (SOD),** katalysiert die Bildung zu Wasserstoffsuperoxid ($°O_2- + °O_2- + 2 H + \rightarrow H_2O_2 + O_2$), welches relativ stabil und membrangängig ist,
  – **Glutathion-Peroxidase** (Lgamma-Glutamyl-Cystein-Glycin-Glutathion, reduzierte Form GSH), reduziert Wasserstoffperoxid zu Wasser ($2\,GSH + H_2O_2 \rightarrow GSSG + 2\,H_2O$),
  – **Katalase** baut ebenfalls Wasserstoffsuperoxid zu Wasser ab ($2\,H_2O_2 \rightarrow 2\,H_2O + O_2$),
  – **Peroxiredoxin** (Prx), welches Cystein-SH-Gruppen enthält, welche durch Wasserstoffsuperoxid zu Sulfensäuren (Cystein-SOH) oxidiert werden, wobei diese durch Thyroxin (Trx) reduziert werden. Das so oxidierte Thyroxin wird in Anwesenheit

von NADPH durch die Thyroxin-Reduktase wieder in das reduzierte Thyroxin überführt. (H_2O_2 + Prx-SH → H_2O + PrxSOH; PrxSOH + Trx → PrxSH + Trx(ox); Trx(ox) + Trx-Reduktase + NADPH → Trx + $NADP^+$ + Trx-Reduktase).

ROS oxidieren:

- **Proteine**; durch Abspaltung von Wasserstoffmolekülen ergeben sich Veränderungen der Primär-, Sekundär- und Tertiärstruktur mit Beinträchtigung der Funktion (z. B. Enzymaktivität). Es entstehen z. B. bei Cysteinen S-S-Verbindungen, bei Tryptophan Bityrosine, bei Histidin, Lysin, Prolin, Arginin und Serin Carbonylgruppen;
- **Lipide** im Besonderen
    - bei ungesättigte Fettsäuren an den Alkylgruppen unter Bildung von Lipid-Hydroperoxiden und Lipid-Alkoholen oder durch Öffnung der Doppelbindung unter Bildung von Peroxiden, wodurch die Funktion der Lipide beeinträchtigt wird, z. B. bei Lipoproteinen des Blutes, welche zu oxidierten LDL werden,
    - bei Phospholipiden der Zellmembran wird die Fluidität der Membran verringert und die Membran-Permeabilität erhöht, was die Funktion von Membran-gebundenen Enzymen und Rezeptoren beeinträchtigt und den Ionentransport behindert;
- Nukleotide, DNA und RNA;
    - alle reaktiven Sauerstoffspezies sind in der Lage, Nukleotide zu schädigen,
    - besondere Bedeutung hat das **Wasserstoffperoxid (H_2O_2)** wegen seiner Membrangängigkeit. Da die DNA Eisenionen bindet, kann in den Zellkern eingedrungenes Wasserstoffperoxid **(H_2O_2)** an der DNA unter Reduktion von Eisenionen in Hydroxyl-Radikale gespalten werden (H_2O_2 + Fe^{++} → °OH + OH^- ++ Fe^{+++}). Diese an der DNA entstandenen Hydroxyl-Radikale (°OH) sind in der Lage, direkt die DNA zu oxidieren,
    - Oxidation des **Zucker-Phosphat-Rückgrates** der DNA kann zu DNA-Strangbrüchen (Einzelstrang- und Doppelstrangbrüchen) führen,
    - Oydation der **Nukleotide** führt zur Bildung beispielsweise von 8-Oxo-2′-Deoxyguanosin. Dieses verursacht während der Replikation eine Änderung eines GC-Basenpaars in ein TA-Basenpaar (Transversion), da gegenüber einem 8-OxoG im Matrizenstrang sowohl das normale Zytosin-Nukleotid als auch ein Adenin-Nukleotid eingebaut werden kann,
    - mitochondriale DNA kann auf Grund der Nähe zum Entstehungsort der mitochondrial entstandenen radikalen Sauerstoffspezies besonders stark betroffen sein;
- **Kohlenhydrate** nicht oder in nur im unbedeutenden Maße.

ROS werden **gehemmt** durch **Antioxidantien,**

- die endogen produziert werden und deren Aktivität im Gleichgewicht steht mit der Bildung von reaktiven Sauerstoffspezies bzw. den zugehörigen katalytischen Substanzen wie z. B.
    - Eisenionen-bindende Proteine (Ferritin, Transferrin, Coeruloplasmin, Metallothionein, Albumin),
    - SH-Gruppen-haltige Elektronen-Donatoren-Systeme wie Thioredoxin und die Thioredoxin-Reduktase, Glutathion (GSH) und die Gluthathion-Peroxidase,
    - Radikale-spaltende Enzyme wie Superoxiddimutase, Katalase, Gluthathion-Peroxidase und Perioxyredoxin,

- Radikalfänger wie Bilirubin, Harnsäure,
- exogen z. B. über die Ernährung zugeführt wie z. B. Flavonoide und Vitamin A, C, E.

ROS **dienen** im Organismus als

- **Botenstoffe** (*second messenger*, sekundärer Botenstoff; z. B. bei der oxidativen Phosphorylierung in der Atmungskette, im Gehirn, Kreislauf) solange sie im Gleichgewichtszustand stehen mit Antioxidanzien,
- **zytotoxische Substanzen** der Abwehrzellen (im Besonderen Granulozyten, Makrophagen) der Immunabwehr,
- Mediatoren des **oxidativen Stresses** (falls sie durch Störung des Gleichgewichtes mit Antioxidanzien im Überschuss vorliegen) mit
  - erhöhter Expression von Antioxidanzien,
  - erhöhter Expression proinflammatorischer Zytokine, welche ihrerseits die Bildung von reaktiven Molekülspezies verstärken,
  - verstärkter Alterung der Zelle,
  - Auslösung des kontrollierten Zelltodes (Apoptose; siehe Kap. 3.3.8),
  - erhöhter Mutationsrate.

Reaktive Stickstoff-Sauerstoff-Spezies (reaktive Nitrogen-Oxid-Spezies, **RNOS**) entstehen in folgender **Reaktionskette:**

- L-Arginin + O_2 + NADPH + **NOS** $\rightarrow$ Citrullin + NADP + H_2O + **NO** + H^+;
  - NO + $°O_2-$ $\rightarrow$ **ONOO$^-$**
  - $ONOO^-$ ++ CO_2 $\rightarrow$ **°NO$_2$** + **CO$^{3°-}$**
  - $ONOO^-$ ++ H_2O $\rightarrow$ **ONOOH** + OH^-
  - ONOOH $\rightarrow$ °NO$_2$ + °OH
- **Stickstoffmonoxid (NO)**
  - wird synthethisiert mit Hilfe der unterschiedlichen **NO-Synthasen (NOS)** durch Oxidation von L-Arginin zu Citrullin in Anwesenheit von Sauerstoff und NADPH (L-Arginin + O_2 + NADPH + NOS = Citrullin + NADP + H_2O + NO + H^+). Citrullin kann im Rahmen des sogenannten **Citrullin-NO-Kreislaufes**, bestehend aus Arginosuccinat-Synthetase (ASS) und Arginosuccinat-Lyase (ASL), wieder zu Arginin umgewandelt werden,
  - diffundiert leicht durch Gewebe- und Zellmembranen,
  - wird in **Endothelzellen** durch die **endotheliale No-Synthase** (eNO) gebildet und hemmt (als EDRF, *endothelium derived relaxing factor*, Endothel-stämmiger Gefäßmuskulatur-erschlaffender Faktor) die Kontraktion von glatten Muskelzellen über die Stimulierung der Guanylat-Cyclase und Bildung von zyklischem GMP und erweitert damit Gefäße,
  - wird in **Monozyten, Makrophagen, Granulozyten** gebildet durch die **induzierbare NO-Synthase** (iNOS) nach Aktivierung z. B. durch Zytokine wie Interferon-gamma (IFNgamma) , Interleukin-1, Tumor-Nekrose-Faktor alpha (TNFalpha), Liposacharide oder durch NO und
  - wirkt **zytotoxisch** auf Bakterien durch Bindung an DNA und durch Komplexierung von Eisenionen und Inhibition von Fe-Ionen-abhängigen Enzymen,
  - wird inaktiviert nach Diffusion in Erythrozyten durch Bildung von Nitraten mit oxygeniertem Hämoglobin,

- wird durch Sauerstoff in Wasser zur salpetrigen Säure oxidiert ($4\,NO + O_2 + 2\,H_2O \rightarrow 4\,HNO_2$);

- **Peroxynitrit (ONOO⁻)**
  - wird gebildet aus der Reaktion von NO mit Superoxid-Anion ($NO + {}^{\circ}O_2^- = ONOO^-$), besonders durch Phagozyten (**Makrophagen, Monozyten, Granulozyten**),
  - entsteht, wenn NO und Superoxid-Anion simultan in grösseren Mengen gebildet werden; da Superoxid-Anionen im Vergleich zu NO deutlich schlechter diffundieren und eine geringere Halbwertzeit besitzen, ist die Peroxynitrit-Entstehung primär mit der Entstehung von Superoxidanion assoziiert,
  - kann bei einer **Entzündung** um den Faktor 10^6 vermehrt gebildet werden,
  - diffundiert über einen Bereich von ca. 1–2 Zelldurchmessern,
  - hemmt direkt die Aktivität von Mitochondrien,
  - zerfällt durch Reaktion mit Kohlendioxid in **Stickstoffdioxid-Radikale** und **Carbonat-Radikale** ($ONOO^- ++ CO_2 = {}^{\circ}NO_2 + CO_3^{{\circ}-}$),
  - bildet in Wasser **Peroxysalpetersäure (ONOOH),** welche leicht durch Zellmembranen diffundieren kann und in hydrophober Umgebung schnell in **Stickstoffdioxid-Radikale (°NO₂)** und **Hydroxyl-Radikale (°OH)**;

- **Stickstoffdioxid-Radikale (°NO₂)**
  - entstehen durch Reaktion von Peroxynitrit mit Kohlendioxid ($ONOO^- ++ CO_2 = {}^{\circ}NO_2 + CO_3^{3-}$) oder durch Zerfall von Peroxysalpetersäure in Stickstoffdioxid-Radikale und Hydroxyl-Radikale ($ONOOH \rightarrow {}^{\circ}NO_2 + {}^{\circ}OH$),
  - schädigen Proteine, Lipide und die DNA durch Nitrierung in analoger Weise wie radikale Sauerstoff-Spezies und
  - verursachen den sogenannten nitrosativen Stress mit Beeinträchtigung von Enzymen und Signalkaskaden, Schädigung von Membranen und Mitochondrien und durch Mutationen,
  - werden **gehemmt** besonders durch Metalloporphyrine (z. B. oxygeniertes Hämoglobin); Fe(III)-Porphyrine inaktivieren schnell Peroxynitrit, indem sie es zu Nitrat isomerisieren.

3.4.4.3 Aufnahme (Phagozytose), Abtötung und Verdau in einer Verdauungsvakuole und die Exozytose

Die Phagozytose von Fremdsubstanzen (gleich ob xenogen, allogen oder autolog und verfremdet) verläuft in folgenden Stufen:

- Erkennen der Fremdsubstanz (siehe Kap. 3.4.4.1);
- Reorganisation der Zellmembran mit Bildung von **Scheinfüßchen** (Pseudopodien), welche die Fremdsubstanz umfließen und/oder **Invagination** der Fremdsubstanz und
- Bildung einer allseitig geschlossenen Verdauungsvakuole (**Phagosom** oder **primäres Endosom**), in welcher sich die Fremdsubstanz befindet;
- Fusion von **Lysosomen** (Zell-Organellen, welche eine Vielzahl von lysosomalen Enzymen enthalten) mit dem Phagosom unter Bildung eines **Phagolysosoms** (sekundäres Lysosom),

- zu den lysosomalen Enzymen gehören Hydrolasen zum Abbau von Proteinen, Lipiden, Phospholipiden und Nukleotiden und zur Abspaltung von Kohlenhydraten, Sulfat- und Phosphatgruppen,
- im Lysosom wird durch eine Membran-ständige ATPase der pH-Wert im saurem Bereich (etwa pH 5.0) gehalten,
- die Wirkoptima der Enzyme im Lysosom liegen bei einem sauren pH, sodass sie außerhalb des Lysosoms z. B. im Zytoplasma/Zytosol (bei einem pH von 7.2) weitgehend inaktiv sind, hierdurch wird der Selbstverdau vermieden;
- in den Phagolysosomen werden Mikroorganismen abgetötet und Fremdsubstanzen verdaut vorwiegend durch
  - reaktive Sauerstoff- und Stickstoff-Spezies (siehe Kap. 3.4.4.2),
  - kationische Proteasen (z. B. Cathepsin L und G; siehe Kap. 3.3.6.2), Glykosidasen (z. B. Lysozym), Lipasen und Nukleasen.

Im Anschluss an den Verdau wird der Inhalt des Phagolysosoms
- resorbiert,
- gespeichert, solange die Fresszelle lebt,
- durch Exozytose ausgeschieden oder
- in kleinen Bruchstücken auf die äußere Zellmembran transportiert und präsentiert,
  - mit Hilfe eines spezifischen Trägermoleküls (MHC-II),
  - um T-Helfer-Lymphozyten (TH) für die Auslösung einer erworbenen Immunreaktion spezifisch zu aktivieren,
  - falls sich die Fresszelle zu einer Antigen-präsentierenden Zellen (APC) differenzieren konnte (siehe Kap. 4.5.2.3).

Werden zelleigene Organellen in Phagosomen eingeschlossen, spricht man von der **Autophagozytose** mit der Bildung von Autophagosomen, welche mit Lysosomen zu den Autophagolysosomen fusionieren, in denen die Organellen verdaut werden.

Gleichgültig, welche Rezeptoren aktiviert wurden, um die Phagozytose einzuleiten, z. B.
- Rezeptoren zur Erkennung pathogener Strukturen (siehe Kap. 3.4.4.1) oder
- Fc-Rezeptoren und Komplement-Rezeptoren (siehe Kap. 4.14.3.2 und 4.14.3.7),

der Prozess der Phagozytose läuft ab nach einheitlichen Mechanismen. Zu diesen gehören
- die Actin-Polymerisation als treibende Kraft für die Ausbildung und Bewegung der Pseudopodien;
- eine Erhöhung des Stoffwechsels und der Ca-Ionen Konzentration besonders am Ort, wo die äußere Zellmembran aktiviert wurde, sich beispielsweise das Phagosom bildet;
- der zielgerichtete intrazelluläre Transport von Vesikeln zu der aktivierten äußeren Zellmembran, z. B. zu dem sich bildenden Phagosom; dieser Transport erfolgt unter Beteiligung des Zytoskelettes und der Mikrotubuli und unter der Kontrolle von
  - den GTP-bindenden **Rab-Proteinen**, deren Aufgabe es ist, intrazellulär die Wanderung und Lokalisierung von Vesikeln zu steuern,
  - dem **ADP-Ribosylationfaktor 6** (ARF6), welcher im Zuge der Aktivierung der Zellmembran z. B. im Rahmen des Phagozytoseprozesses aktiviert wird und die Kopplung von zellinternen Membranen an die aktivierte äußere Zellmembran kontrolliert;

- die Einfügung von intrazellulären Membranen (rezyklisierende Endosomen, späte Endosomen, endoplasmatisches Retikulum) in die oberflächliche Zellmembran, beispielsweise dort, wo sich das Phagosom bildet; diese Einfügung erfolgt stufenförmig,
  - zuerst ergibt sich eine lockere Anbindung der Vesikel an die Innenfläche der äußeren Zellmembran,
  - dann eine feste Verschmelzung beider Phospholipid-Doppelschichten,
  - zum Schluss eine Fusion beider Membranen, sodass die Membran nach Fusion ein Mosaik darstellt aus Teilen der ursprünglichen Zelloberflächenmembran, verschmolzen mit Teilen der zellinternen Membranen,
  - und die äußere Zellmembran der Zelle hierdurch insgesamt zunimmt;
- die **SNARE-Proteine** (*soluble N-ethylmaleimide-sensitive-factor attachment protein (SNAP) receptor*, Rezeptor des löslichen N-Ethylmaleimid-Sensitivfaktor Haftproteins), welche für die Membranfusion verantwortlich sind, wobei
  - die v-(*vesicle-*, Vesikel-)SNARE sich an den zu transportierenden Membranen befinden,
  - die t-(*target-*, Ziel-)SNARE an der Oberflächenmembran der Zelle liegen, wobei die t-SNARE assoziiert sind mit Proteinen der Syntaxinfamilie und der SNAP-(Synaptosom-assoziiertes Protein-)Familie),
  - die v-SNARE Komplexe mit den t-SNARE bilden und
  - die Fusion selbst durch ein Fusionsprotein, das NSF-Protein (N-Ethylmaleimid-sensitiver Faktor) bewerkstelligt wird.

Mit diesem Mechanismus fusionieren alle Arten von Vesikeln, so auch späte endosomale Organellen wie Lysosomen oder Granula mit der äußeren Zellmembran.

Durch diese Fusion wird die **Exozytose** möglich, d. h.
- die Abgabe des Inhaltes dieser Vesikel nach außen in die Zellumgebung,
  - wie z. B. zelluläre Abfallprodukte, Toxine, Mediatoren, Hormone oder Enzyme;
- die Ausrichtung von Proteinen, welche sich in der Vesikelmembran befunden haben und in das Innere des Vesikels gezeigt haben, nunmehr nach außen als äußereren Bestandteil der Zellembran mit direktem Kontakt zur Umgebung der Zelle.

Bei dem Phagozytoseprozess ergießt sich durch diese Exozytose der Inhalt von Lysosomen in das Phagosom. Hierzu gehören vor allem **saure Hydrolasen**, die sogenannten **lysosomalen Enzyme** wie beispielsweise
- Proteasen,
- Glykosidasen,
- Lipasen,
- Nukleasen.

Eine Exozytose des Inhaltes von Lysosomen und Granula in die extrazelluläre Umgebung ergibt sich zwangsläufig,
- wenn der Prozess der Phagozytose noch nicht beendet, das Phagosom zur Umgebung der Zelle also noch geöffnet ist,

- wenn der Prozess der Phagozytose behindert ist, z. B. wenn der zu phagozytierende Partikel zu groß ist, um ihn intrazellulär in ein Phagosom aufzunehmen, damit eine sogenannte frustrierte Phagozytose vorliegt.

Ist der pH-Wert in der Umgebung der phagozytierenden Zellen erniedrigt, beispielsweise durch eine Abnahme der Sauerstoffkonzentration und Zunahme der anaeroben Glykolyse im Umfeld einer Entzündung, finden die lysosomalen Enzyme ihr pH-Optimum und können damit ihrerseits das Komplementsystem (siehe Kap. 3.2.2), das Gerinnungssystem (siehe Kap. 3.2.3) und das Kininsystem (siehe Kap. 3.2.4) aktivieren, die extrazelluläre Matrix (siehe Kap. 2.2) abbauen und somit die Entzündungreaktionen (siehe Kap. 3.7) erheblich verstärken.

3.5 Intrazelluläre Vermehrung von bakteriellen Infektionserregern

Infektionserreger vermehren sich
- extrazellulär, wenn ihr Stoffwechsel unabhängig von einer Wirtszelle ist und/oder
- intrazellulär, wenn die Erreger den Stoffwechsel der Wirtszelle für Wachstum und Vermehrung nutzen, wobei diese intrazelluläre Vermehrung fakultativ oder obligat sein kann.

Zahlreiche Bakterienarten verwenden das Eindringen in lebende Zellen als Überlebensstragie gegen die Immunabwehr. So gelten Streptokokken als sich extrazellulär vermehrende Bakterien. Aber sie sind auch in der Lage, sich intrazellulär anzusiedeln. Makrophagen sind bevorzugte Zellen für dieses intrazelluläre Eindringen von Infektionserregern (siehe Tab. 3.49), auch wenn es die besondere Aufgabe der Fresszellen, im Besonderen der Makrophagen ist, mit ihrem Abwehrmechanismus die jeweiligen Infektionserreger extrazellulär oder nach Phagozytose im Phagolysosom abzutöten.

Dieser Vernichtung können sich Bakterien jedoch dadurch entziehen, dass sie
- über einen Mechanismus verfügen, der sie für Phagozyten nur schlecht erkennbar macht, z. B.
  - in der Zellmembran Glykolipide (Lipoarabinomannan) speichern (z. B. bei Mykobakterien),
  - Lipide der Zellmembran der Wirtszelle in die Bakterienmembran einbauen und sich so zu Retikularkörperchen zu wandeln (z. B. bei Chlamydien),
  - an die Zellmembran-ständigen Adhäsine und Invasine der Wirtszelle binden, die als Reaktion Vakuolen ausbildet, in denen sich die Bakterien „unerkannt" vom Phagozytose-Apparat „verstecken" können (z. B. bei Salmonellen);
- nach der Phagozytose im Phagosom die Fusion von Lysosomen zum Phagolysosom verhindern, indem sie
  - Phosphatasen exprimieren, welche die Signalübertragung in der Wirtszelle stören (z. B. bei bei Mykobakterien);
- im Phagosom weitgehend unbeschadet längere Zeit überleben können, indem sie
  - Katalasen und Superoxiddismutasen bilden zum Abbau radikaler Sauerstoffmoleküle (z. B. bei Mykobakterien);

Tab. 3.49: Beispiele für sich fakultativ und obligat intrazellulär vermehrende Bakterien.

obligate Vermehrung in Zellen	fakultative Vermehrung in Zellen	bevorzugter Zelltyp („Tropismus")	Erkrankung
	Mycobacterium tuberculosi	Makrophagen	Tuberkulose
Mycobacterium leprae			Lepra
	Salmonella typhi	Epithelien (Makrophagen)	Typhus
	Salmonella paratyphi	Epithelien (Makrophagen)	Typhus
	Listeria monocytogenes	Makrophagen, Gewebezellen	Listeriose
	Legionella pneumophilia (ca. 48 Unterarten)	Makrophagen	Legionärskrankheit
	Escherichia coli (enteroinvasiv)	Epithelzellen	Durchfall
	Shigella flexneri, Shigella dysenteria et al.	Epithelzellen (M-Zellen; Makrophagen)	Durchfall
	Yersinia pestis	Epithelzellen, Makrophagen	(Beulen-)Pest
	Yersinia enterocolitica, Yersinia pseudo-tuberculosis	Epithelzellen, Makrophagen, Granulozyten	Durchfall, Pseudotuberkulose
Rickettsia rickettsii		Endothelzellen (Makrophagen)	Zeckenbissfieber
Rickettsia prowazekii		Endothelzellen (Makrophagen)	Fleckfieber
Coxiella burnetti		Epithelzellen, Endothelzellen	Q-Fieber (Pneumonie, Endokarditis)
Chlamydia trachomatis		Epithelzellen der Haut	Trachom, Konjunktivitis, Urogenitalinfektion, Lymphogranulom
Chlamydia psittaci		Epithelzellen der Bronchien (Schleimhaut)	Papageienkrankheit
Chlamydia pneumonia		Epithelzellen (Makrophagen)	Bronchitis, Pneumonie
Ehrlichia chaffensis		Monozyten, Granulozyten	monozytäre Ehrlichiose
	Mycoplasma pneumoniae	Epithelzellen der Bronchien	Pneumonie
	Mycoplasma genitalium	Epithelzellen der 555Harnröhre	Harnröhrenentzündung
	Ureaplasma urealyticum	Epithelzellen der Bronchien, der Harnröhre	Pneumonie, Uretritis

- aus dem Phagosom in das Zytoplasma der Zelle eindringen und dort unangefochten dem Abbau entgehen können, indem sie
  - Proteasen und Phospholipasen exprimieren, welche die Phagosommembran durchgängig machen,
  - ein multiproteinelles Sekretionssystem entwickeln, mit Hilfe dessen sie den Stoffwechsel lähmende und zellschädigende Proteine (z. B. Agressine, Impedine, Invasine und Moduline) durch die Zellmembran in die Wirtszelle „injizieren" können (z. B. bei Salmonellen).

Infektionserreger, denen es gelingt, in dieser Art dem Abwehrsystem der Fresszelle zu entkommen, sind gegen weitere Angriffe von Seiten der Immunabwehr geschützt. Derart geschützt können sich diese Infektionserreger durch die Wanderung der Fresszellen im Körper verteilen.

Das Schicksal der Infektionserreger in Fresszellen kann unterschiedlich sein. Entweder ruht der Infektionserreger oder aber er vemehrt sich in dieser Wirtszelle solange, bis diese stirbt, die Infektionserreger freigesetzt werden und neue Zellen in der Nachbarschaft infizieren.

Fresszellen sind gegen sich in ihrem Zytoplasma einnistende Infektionserreger weitgehend machtlos, auch wenn sie, wie beispielsweise Makrophagen, auf sich intrazellär einnistende Tuberkulosekeimen (Mycobakterium tuberkulosis) mit der Bildung von mehrkernigen Riesenzellen (Langerhans-Riesenzellen) reagieren können.

Weiterführende Literatur

Baldwin CL, Goenka R. Host immune responses to the intracellular bacteria Brucella: does the bacteria instruct the host to facilitate chronic infection? Crit Rev Immunol. 2006, 26:407–442.

Botelho-Nevers E, Socolovschi C, Raoult D, Parola P. Treatment of Rickettsia spp. infections: a review. Expert Rev Anti Infect Ther. 2012 Dec;10(12):1425–37.

Cape JL, Hurst JK. The role of nitrite ion in phagocyte function – perspectives and puzzles. Arch Biochem Biophys. 2009, 484:190–196.

Dedon PC, Tannenbaum SR. Reactive nitrogen species in the chemical biology of inflammation. Arch Biochem Biophys. 2004, 423:12–22.

Flannagan RS, Cosío G, Grinstein S. Antimicrobial mechanisms of phagocytes and bacterial evasion strategies. Nat Rev Microbiol. 2009, 7:355–366.

Fu LM. The potential of human neutrophil peptides in tuberculosis therapy. Int J Tuberc Lung Dis. 2003, 7:1027–1032.

Hertzén E, Johansson L, Wallin R, Schmidt H, Kroll M, Rehn AP, Kotb M, Mörgelin M, Norrby-Teglund A. M1 protein-dependent intracellular trafficking promotes persistence and replication of Streptococcus pyogenes in macrophages. J Innate Immun. 2010;2(6):534–45.

Jin T, Xu X, Fang J, Isik N, Yan J, Brzostowski JA, Hereld D. How human leukocytes track down and destroy pathogens: lessons learned from the model organism Dictyostelium discoideum. Immunol Res. 2009, 43:118–127.

Johansson L, Norrby-Teglund A. Immunopathogenesis of streptococcal deep tissue infections. Curr Top Microbiol Immunol. 2013, 368:173–88.

Klimp AH, de Vries EG, Scherphof GL, Daemen T. A potential role of macrophage activation in the treatment of cancer. Crit Rev Oncol Hematol. 2002, 44:143–161.

Norrby-Teglund A, Johansson L. Beyond the traditional immune response: bacterial interaction with phagocytic cells. Int J Antimicrob Agents. 2013 Jun;42 Suppl:S13–6.

Raja A. Immunology of tuberculosis. Indian J Med Res. 2004, 120:213–232.

Sedlacek HH. Reaktive Sauerstoff- und Stickstoff-Spezies; Onkologie, Die Tumorerkrankungen des Menschen, De Gruyter, Berlin 2013, 284–310.
Silva-Herzog E, Detweiler CS. Intracellular microbes and haemophagocytosis. Cell Microbiol. 2008, 10: 2151–2158.
Varol C, Yona S, Jung S. Origins and tissue-context-dependent fates of blood monocytes. Immunol Cell Biol. 2009, 87:30–38.

3.6 Natürliche Killerzellen

Natürliche Killerzellen (NK-Zellen) entwickeln sich aus lymphoiden Vorläuferzellen im Knochenmark und unter dem Einfluss bestimmter Interleukine (im Besonderen SCF, IL-2, IL-7, IL-15 und IL-21). Etwa 10 % der Blutlymphozyten stelle NK-Zellen dar und können an ihrer zytoplasmatischen Granula erkannt werden.

Natürliche Killerzellen (NK-Zellen) unterscheiden sich von natürlichen Killer-T-Zellen (NKT-Zellen; siehe Kap. 4.9.2) phänotypisch, in Bezug auf ihren Ursprung und ihre Funktion.

NK-Zellen exprimieren
- im **Gegensatz** zu NKT-Zellen
    - keinen T-Lymphozyten-Rezeptor (TCR) und den mit ihm assoziierten CD3-Komplex (siehe Kap. 4.6.1),
    - keinen B-Lymphozyten-Rezeptor (BCR; siehe Kap. 4.15.1),
- Fc-Rezeptoren
    - im Besonderen FcγRIII/CD16 (siehe Kap. 4.14.3.2), ein Analog des (neuronalen) Zell-Adhäsionsproteins N-CAM/CD56 (siehe Kap. 3.3.5),
    - häufig (in etwa 80 % der Fälle) den T-Zell-Korezeptor CD8 (siehe Kap. 4.6.2.2).

Im Rahmen der angeborenen Immunabwehr haben NK-Zellen mehrere Aufgaben:
- **„Unreife" NK-Zellen** aktivieren die angeborene und die humorale Immunabwehr, im Besonderen
    - Makrophagen (besonders durch IL-13, aber auch durch GM-CSF und IL-10),
    - Granulozyten (durch GM-CSF und IL-5),
    - T-Helfer-(TH1-)Lymphozyten (durch IFNgamma),
    - T-Helfer-(TH2-)Lymphozyten (durch IL-5 und IL-10),
    - B-Lymphozyten (durch IL-5 und IL-13).
- **Unreife NK-Zellen** hemmen die zelluläre Immunabwehr durch die Bildung von IL-10, im Besonderen
    - T-Helfer-(TH1-)Lymphozyten.
- **Ausgereifte NK-Zellen** können zytotoxisch auf Zielzellen wirken
    - ohne vorherige Prägungs- oder Immunisierungsphase,
    - durch Ausschüttung zytotoxischer Substanzen aus den Granula (Granzyme, Perforin, NO, IFNgamma),
    - durch Expression von IFNgamma und TNFalpha,
    - durch Aktivierung der Rezeptor-abhängigen Apoptose (siehe Kap.3.3.8) über die Expression von FAS-Ligand, TNF oder TRAIL (*TNF-related apoptosis inducing ligand*, TNF-verwandter Apoptosis-induzierender Ligand; siehe Kap. 3.3.2.5)

– durch die Fc-Rezeptor-vermittelte, Antikörper-vermittelte zelluläre Zytotoxizität (ADCC, *antibody dependent cellular cytotoxicity*, Antikörper-abhängige zelluläre Zytotoxizität; siehe Kap. 4.14.3.9).

Voraussetzung für die Zytotoxizität von NK-Zellen ist deren Aktivierung
- über Rezeptoren, die in der Lage sind, zwischen gesunden eigenen Zellen und fremden oder verfremdeten Zellen zu unterscheiden,
- mit Hilfe der aktivierenden (und trotz der hemmenden) Membran-Rezeptoren (siehe Tab. 3.50). Diese sind entweder der Immunglobulinfamilie oder der C-Typ-Lektin-Familie zuzuordnen.

Die Rezeptoren der Immunglobulinfamilie (KIR, *killer cell immunoglobulin-like receptor*, Killerzell-Immunoglobin-ähnlicher Rezeptor) verfügen über 2 (2D) oder 3 (3D) extrazelluläre Immunglobulindomänen und über eine zytoplasmatische Domäne, deren Art die Funktion bestimmt:
- **Hemmende KIR-Rezeptoren**
  - besitzen eine lange (L-)zytoplasmatische Domäne mit einem ITIM (siehe Kap. 3.3.1.1),

Tab. 3.50: Hemmende und aktivierende Rezeptoren der natürlichen Killerzellen.

hemmende Rezeptoren auf NK-Zellen	Liganden auf der Zielzelle	aktivierende Rezeptoren auf NK-Zellen	Liganden auf der Zielzelle
Immunglobulin-superfamilie	**klassische MHC-I-Moleküle (Bindeort)**	**Immunglobulin-superfamilie**	
KIR -2D-L1	HLA-C (Asn77, Lys80)	NKp30 (2D-S)	wahrscheinlich Zuckerstrukturen
KIR -2D-L2/3	HLA-C (Ser77, Asn80)	NKp44 (2D-S)	wahrscheinlich Zuckerstrukturen
KIR-3D-L1	HLA-BW4	NKp46 (3D-S)	wahrscheinlich Zuckerstrukturen
KIR-3D-L2	HLA-A3, HLA-A11	KIR2DS	HLA-E
ILT2	HLA-Class I		
C-Typ-Lektin-Familie	**nicht klassische MHC-I-Moleküle**	**C-Typ-Lektin-Familie**	**nicht klassische MHC-I-Moleküle**
CD94-NKG2A	HLA-E	CD94-NKG2C (geringe Affinität)	HLA-E
CD94-NKG2B		NKG2D (Homodimer)	MIC-A, MIC-B (*MHC-I polypeptide related sequence A/B*, MHC-I-Polypeptid-verwandte Sequenz A/B), ULBP-1, -2, -3 (UL16-bindendes Protein)
		CD94-NKG2E	

- wirken nach Aktivierung/Phosphorylierung des Tyrosins in ihrem ITIM inhibierend,
- deaktivieren über die Aktivierung einer Phosphatase die aktivierenden KIR-Rezeptoren.
- **Aktivierende KIR-Rezeptoren**
  - verfügen über ein kurze (S-)zytoplasmatische Domäne mit einem ITAM (siehe Kap. 3.3.1.1),
  - binden nach Aktivierung/Phosphorylierung des Tyrosins in ihrem ITAM Adapterproteine,
  - aktivieren über die gebundenen Adapterproteine Rezeptor-assoziierte Kinasen (Src-Kinasen wie ZAP70 und SYK) oder den PI3-Kinase Weg der zellulären Signalübertragung,
  - werden durch die Phosphatasen (aktiviert von den hemmenden KIR-Rezeptoren) inaktiviert, indem diese Phosphatasen die ITAM der aktivierenden KIR-Rezeptoren dephosphorylieren.

Die Rezeptoren der C-Typ-Lektin-Familie sind Heterodimere, welche ein gemeinsames Protein (KLRD1, *killer cell lectin-like receptor*, Killerzell-Lektin-ähnlicher Rezeptor; Subfamilie D, Mitglied 1/CD94) besitzen, das mit einem inhibitorischen (NKG2A, NKG2B) oder aktivierenden (NKG2C, NKG2E) Partnermolekül Komplexe bildet.

Die Unterscheidung der Zielzellen verläuft nach folgendem Prinzip:
- Fast alle Gewebezellen eines Individuums tragen seine individual-spezifischen Gewebeantigene,
  - „*mean histocompatibility complex class I-*"(MHC-I-, Hauphistokompatibilitätskomplexklasse I-)Antigene (siehe Kap. 4.5.1).
- Falls die hemmenden Rezeptoren auf den NK-Zellen eines Individuums spezifisch an das körpereigene MHC-I-Antigen einer Zielzelle binden,
  - blockieren die hemmenden Rezeptoren die aktivierenden Rezeptoren auf den NK-Zellen.
- Können die hemmenden Rezeptoren der NK-Zellen nicht aktiviert werden,
  - weil die Zielzelle kein oder kein adäquates MHC-I exprimiert,
  - führt die Aktivierung der aktivierenden Rezeptoren zur zytotoxischen Aktivität der NK-Zellen.

Dieser Mechanismus zur Unterscheidung der Zielzellen durch die NK-Zellen hat den Vorteil, dass
- NK-Zellen keine gesunden Gewebezellen angreifen können,
- NK-Zellen erst dann durch ihre aktivierenden Rezeptoren zytotoxisch werden, wenn ihre hemmenden Rezeptoren nicht mehr an das individual-spezifische MHC-I-Antigen auf der Zielzelle binden können. Dieses ist besonders dann der Fall, wenn die Zielzelle
  - ihre individual-spezifischen MHC-I-Antigene verändert hat, beispielsweise nach Virusinfektionen, durch physikochemische Schädigung oder nach einer Muation beispielsweise im Zuge einer Tumorentwicklung,

- die individual-spezifischen MHC-I-Antigene nicht mehr ausprägt sind (z. B. nach Behandlung mit Corticosteroiden oder nach Infektion mit Viren, beispielsweise nach HIV-, RSV- oder AV-Infektionen, oder im Zuge einer Tumorentwicklung),
- von einer fremden Person stammt und damit fremde MHC-I-Antigene trägt, welche nicht an die hemmenden Rezeptoren binden können (beispielsweise bei der Transplantation von Fremdorganen).

Zusätzlich zur Aktivierung von hemmenden und aktivierenden Rezeptoren wird die NK-Aktivität reguliert über
- Chemokine für die Chemotaxie, im Besonderen
  - CXCL8 (IL-8), CX3CL-1 (Fractaline),
  - CXCL9 (MIG, *monokine induced by interferon-gamma*, duch Interferon-gamma Monikine-induziertes Zytokin),
  - CXCL10, -11 (*interferon inducible protein*, Interferon-induzierbares Protein (IP10 und IP9),
  - CXCL12 (SDF1alpha und -beta, *stromal cell-derived factor*, Stroma-stämmiger Faktor),
  - CCL21 (SLC, *secondary lymphoid-tissue chemokine*, sekundäres Lymphgewebe-Chemokin);
  - CCL19 (ELC, EBV-induced molecule 1 ligand chemokine, Chemokin des EBV-induzierten Molekül-1-Liganden);
- Zytokine, welche die Proliferation und Funktion von NK-Zellen verstärken, wie z. B.
  - Interleukine wie IL-12, IL-15, IL-18, wobei besonders IL-18 die zytotoxische Aktivität erhöht,
  - TNFalpha und IFNgamma;
- Interleukine, welche die Proliferation von NK-Zellen hemmen, wie z. B.
  - IL-21 (IL-21 wird besonders von T-Helfer-(TH1)-Lymphozyten sezerniert, welche entscheidend teilhaben an der Entwicklung von zytotoxischen T-Lymphozyten (CTL)im Rahmen der erworbenen Immunabwehr).

Anhaltspunkte liegen vor, dass NK-Zellen durch den Kontakt mit Zielzellen derart geprägt werden können, dass sie ein Gedächtnis ausbilden. Diese sind besonders in der Leber zu finden.

Weiterführende Literatur

Cheent K, Khakoo SI. Natural killer cells: integrating diversity with function. Immunology. 2009, 126:449–457.

Chen Y, Shi Y, Cheng H, An YQ, Gao GF. Structural immunology and crystallography help immunologists see the immune system in action: How T and NK cells touch their ligands. IUBMB Life. 2009, 61:579–590.

Fogel LA, Yokoyama WM, French AR. Natural killer cells in human autoimmune disorders. Arthritis Res Ther. 2013 Jul 11;15(4):216.

Jiang X, Chen Y, Peng H, Tian Z. Memory NK cells: why do they reside in the liver? Cell Mol Immunol. 2013 May;10(3):196–201.

Krzewski K, Strominger JL. The killer's kiss: the many functions of NK cell immunological synapses. Curr Opin Cell Biol. 2008, 20: 597–605.

Long EO, Kim HS, Liu D, Peterson ME, Rajagopalan S. Controlling natural killer cell responses: integration of signals for activation and inhibition. Annu Rev Immunol. 2013, 31:227–58.

Multhoff G. Activation of natural killer cells by heat shock protein 70. Int J Hyperthermia. 2009, 25:169–175.

Paust S, von Andrian UH. Natural killer cell memory. Nat Immunol. 2011 Jun;12(6):500–8.

Roda-Navarro P. Assembly and function of the natural killer cell immune synapse. Front Biosci. 2009, 14: 621–633.

3.7 Die lokale Entzündung nach Erstkontakt

3.7.1 Freisetzung von pro- und antiinflammatorischen Wirkstoffen

Eine wesentliche Funktion der angeborenen Immunabwehr ist die Abwehr der Eindring-versuche von Infektionserregern durch die Haut und Schleimhaut des Körpers. Eine erste Hürde stellen die oberflächlichen Abwehrstoffe und die mechanischen Körperschranken dar (siehe Kap. 3.1 und 3.2). Wird diese Hürde durch die Eindringlinge aktiv oder passiv (über Verletzungen) durchbrochen, werden jenseits dieser Hürde zuerst die Zellen der angeborenen Immunabwehr, nachfolgend auch die Zellen der erworbenen Immunabwehr aktiviert. Im Zuge dieser Aktivierung entsteht primär eine örtlich begrenzte Entzündung.

Diese lokale Entzündung ist durch folgende Symptome gekennzeichnet:
- Rötung (durch lokal erhöhten Blutfluss), **Rubor,**
- Schwellung (lokale Gefäßerweiterungen und erhöhte Gefäßdurchlässigkeit), **Tumor,**
- Temperaturerhöhung (durch lokal verstärkten Blutfluss ggf. mit Fieber), **Calor,**
- Schmerz (durch lokale Freisetzung von Kininen), **Dolor,**
- eingeschränkte Funktion (Schmerz-bedingt), **Functio laesa.**

Die lokale Entzündung hervorgerufen durch die Zellen der angeborenen Immunabwehr (siehe Tab. 3.51) hat zum Ziel
- das Eindringen der Fremdstoffe oder Infektionserreger örtlich zu begrenzen,
- Infektionserreger zu vernichten und abzuräumen,
- die Zellen der erworbenen Immunabwehr zu aktivieren und damit die **erworbene Immunantwort** anzustoßen (siehe Kap. 4). Wesentliche Komponenten der erworbenen Immunantwort sind hierbei
  - Antigen-präsentierende Zellen (dendritische Zellen, Makrophagen, B-Lymphozyten),
  - T-Helfer-Lymphozyten (TH1, TH2)
  - T-Helferzellen für die Entzündung (TH-17)
  - regulatorische T-Lymphozyten (Treg)
  - Gedächtnis-T-Lymphozyten (Tmem),
  - zytotoxische T-Lymphozyten (CTL, NKT),
  - B-Lymphozyten und Plasmazellen,
  - Antikörper (Immunglobuline/IgG, -E und -A).

Tab. 3.51: Ablauf einer lokalen Entzündung durch die angeborene Immunabwehr.

Reaktionszeit nach Erstkontakt mit Fremdsubstanz	Systeme/Zellen der angeborenen Immunabwehr, die aktiviert werden	proinflammatorische Wirkstoffe, entstanden in den jeweiligen Systemen/Zellen	antiinflammatorische Wirkstoffe, entstanden in den jeweiligen Systemen/Zellen
Minuten	**Komplementsystem** aktiviert durch Bakterienoberflächen, Kallikrein, Plasmin, lysosomale Proteasen, Thrombozytenfaktoren (*chemotactic factor*, chemotaktischer Faktor)	FXIIa, Opsonine (C1q, C3b, C3bi, C3d), Anaphylatoxine (C3a, C4a, C5a), lytischer Komplex (C5a678(9)xn)	C1-Inaktivator, C4b-bindendes Protein, Faktor H, I, J, Protein S, Carboxypeptidase
	Kininsystem aktiviert durch FXIIa, lysosomale Proteasen	Kallikrein, Bradykinin, Kallidin	Carboxypeptidase
	Gerinnungssystem aktiviert direkt durch Kallikrein, TF, lysosomale Proteasen	FXIIIa, Thrombin, Fibrin, Plasmin,	C1-Inaktivator, Antithrombin III, Protein S, Plasmin, Plasminogenaktivatorinhibitor
	Mastzellen aktiviert durch Komplementfaktoren: (C3a, C5a), Neurokinine, Chemokine; Liganden für fremde Strukturmuster (PRR): Bakterien, Pilze, Nukleinsäuren, Kohlenhydrate, Lipide; Thrombozytenfaktoren: PF4 (*platelet factor 4*, Plättchenfaktor 4), BHRS (*basophil histamin-releasing substance*, basophile Histamin-auslösende Substanz), PAF (*platelet activating factor*, Plättchen-aktivierender Faktor), Permeabilitätsfaktor	Histamin, Heparin, Chondroitinsulfat, Serotonin, Chemokine wie Eotoxine (CCL11, CCL24) zur Akivierung von eosinophilen Granulozyten, Leukotriene (LTC4), Interleukine (IL-3, IL-4, IL-5, IL-6, IL-10, IL-13, IL-16, GM-CSF), TNFalpha, lysosomale Enzyme (saure Hydrolasen), neutrale Hydrolasen, angiogene Wachstumsfaktoren (VEGF)	Histamin (inhibiert neutrophile Granulozyten), Prostaglandine (PGD2), IL-4, Il-10 (inhibieren Freisetzung von IL-1 und TNFalpha in neutrophilen Granulozyten), lysosomale Enzyme (u. a. Tryptase, Chymase), degradieren Protein-Wirkstoffe, Carboxypeptidase (degradiert Anaphylatoxine C3a, C4a, C5a)
Minuten bis Stunden	**basophile Granulozyten** aktiviert durch Komplementfaktoren:(C3a, C5a), Neurokinine, Chemokine, Interleukine (IL-3, IL-4, IL-10); pathogene molekulare Strukturmuster für PRR: Bakterien, Pilze, Nukleinsäuren, Kohlenhydrate, Lipide;	Histamin, Serotonin, Leukotriene (LTC4), Interleukine (IL-4, IL-5, IL-6, IL-13), lysosomale Enzyme	Histamin (inhibiert neutrophile Granulozyten), IL-4 (inhibiert Freisetzung von IL-1 und TNFalpha in neutrophilen Granulozyten), lysosomale Enzyme (u. a. Tryptase, Chymase) degradieren Protein-Wirkstoffe, Carboxypeptidase (degradiert Anaphylatoxine C3a, C4a, C5a)

Reaktionszeit nach Erstkontakt mit Fremdsubstanz	Systeme/Zellen der angeborenen Immunabwehr, die aktiviert werden	proinflammatorische Wirkstoffe, entstanden in den jeweiligen Systemen/Zellen	antiinflammatorische Wirkstoffe, entstanden in den jeweiligen Systemen/Zellen
	Thrombozytenfaktoren: PF4 (*platelet factor 4*, Plättchenfaktor 4), BHRS (*basophil histamin-releasing substance*, basophile Histamin-auslösende Substanz), PAF (*platelet activating factor*, Plättchen-aktivierender Faktor), Permeabilitätsfaktor		
	neutrophile Granulozyten aktiviert durch pathogene molekulare Strukturmuster für PRR: Bakterien, Pilze, Nukleinsäuren, Kohlenhydrate, Lipide, Opsonine, Chemokine (IL-8), Interleukine (IL-1, IL-6, GM-CSF, G-CSF, IFNgamma, TNFalpha), Leukotriene (LTB4, LTD4),	reaktive Sauerstoff- und Stickstoff-Verbindungen, Prostaglandine (Thromboxan), Leukotriene (LTB4, SRS-A wie LTC4, LTD4, LTE4), lysosomale Enzyme, Matrix-Metalloproteasen (Elastase, Kollagenasen, Stromelysin), Plasminaktivatoren (uPA), Interleukine (IL-1, IL-6), TNFalpha, Chemokine, Wachstumsfaktoren (TGFβ, VEGF, PDGF, PAF)	Prostaglandine (PGI2, PGE2, PGF2)
	Thrombozyten aktiviert durch Gerinnungsfaktoren (Thrombin, Fibrinogen, Von-Willebrand-Faktor, Thrombospondin), Komplementfaktoren (C1qrs, C3a, C3b, C5a678 (9)xn), PAF (platetelet activating factor, Plättchenaktivierender Faktor), Bindewebssubstanzen (Kollagen, Vitronectin, Fibronectin, Laminin), Prostaglandine (Thromboxan, PGH2, PGG2), Adrenalin, ADP, Bakterien (Streptokokken-M-Protein)	Serotonin, lysosomale Enzyme (saure Hydrolasen), Leukotriene (SRS-A, LTC4, LTD4, LTE4), Prostaglandine (Thromboxan), Wachstumsfaktoren (PDGF, *platelet derived growth factor*, Blutplättchen-Wachstumsfaktor; PF4, *platelet factor 4*, Plättchenfaktor 4; PAF, *platelet activating factor*, Plättchen-aktivierender Faktor, TGFbeta), Mediatoren (PF, Permeabilitätsfaktor, für die Degranulation von Mastzellen; CF, chemotaktischer Faktor, für die Aktivierung von C5), BHRS (*basophil histamin-releasing substance*, basophile Histamin-auslösende Substanz), Gerinnungsfaktoren (beta-Thromboglobulin, Fibrinogen, Thrombospondin, Von-Willebrand-Faktor)	Prostaglandine (PGE2, PGF2, PGH2)

Reaktionszeit nach Erstkontakt mit Fremdsubstanz	Systeme/Zellen der angeborenen Immunabwehr, die aktiviert werden	proinflammatorische Wirkstoffe, entstanden in den jeweiligen Systemen/Zellen	antiinflammatorische Wirkstoffe, entstanden in den jeweiligen Systemen/Zellen
Stunden bis Tage	**eosinophile Granulozyten** aktiviert durch Zytokine (IL-1, IL-3, IL-5, IL-13, GM-CSF, IFNgamma, TNFalpha); pathogene molekulare Strukturmuster für PRR: Bakterien, Pilze, Nukleinsäuren, Kohlenhydrate, Lipide	kationische (zytotoxische) Proteine (MBP, ECP, EDN, EPO), Zytokine (IL-1, IL-3, IL-4, IL-5, IL-6, IL-9, GM-CSF, IFN-alpha, IFNbeta, TNFalpha), PAF (*platelet activating factor*, Plättchen-aktivierender Faktor), Leukotriene (LTC4), Wachstumsfaktoren (TGFalpha für Epithelzellen, TGFβ für Fibroblasten), lysosomale Enzyme	Histaminase, Aryl-Sulfatase, Phospholipase B, Wachstumsfaktoren (TGFβ inhibiert die Proliferation von Epithelzellen)
1–3 Tage	**Makrophagen** aktiviert durch Liganden für PRR: Bakterien, Pilze, Nukleinsäuren, Kohlenhydrate, Lipide, Opsonine, Chemokine (CCL2, CCL3, CCL4, CCL5, CCL7, CCL8, CCL13, CCL19, CCL20), Interleukine (IL-1, IL-4, IL-6, IL-10, IL-13), IFN gamma	reaktive Sauerstoff- und Stickstoff-Verbindungen, Lysozym, Elastase, Defensine, Opsonine (Pentraxine), Interleukine (IL-1, IL-4, IL-6, IL-10, IL-13), TNFalpha, IFNgamma, GM-CSF, G-CSF, M-CSF, Wachstumsfaktoren für Fibroblasten und Endothelzellen (TGFbeta, PDGF, aFGF, bFGF, TGFalpha, VEGF-A, -B, -C, -D), Chemokine (CCL2, CCL3, CCL4, CCL17, CCL18, CCL19, CCL20, CCL22), Prostaglandine (Thromboxan), Leukotriene (LTB4, SRS-A, LTC4, LTD4, LTE4), lysosomale Enzyme (saure Hydrolasen: Cahepsine, Peptidasen, Lipasen, Glykosidasen, Ribonukleasen, Phosphatasen, Sulfatasen), Matrix-Metalloproteasen (Elastase, Kollagenasen, Stromelysin), Gerinnungsfaktoren (Faktoren V, VII, IX, X, Prothrombin, Plasminaktivatoren (uPA), Plasminogenaktivatorinhibitoren), Komplementfaktoren (C1q, C4, C2, C3, C5, Faktor B, D, P, I, H)	Prostaglandine (PGI2, PGE2, PGF2), Proteaseinhibitoren (alpha2-Makroglobulin, alpha 1-Antitrypsin, alpha-1-Antiplasmin, TIMP (*tissue inhibitor of matrix-metalloproteinases*, Gewebeinhibitoren der Matrix-Metalloproteasen), Plasminogenaktivator-inhibitoren (PAI-1, -2), IL-4 (Inhibition der Freisetzung von IL-1 und TNFalpha), IL-10 (inhibiert T-Helfer-(TH1-)Lymphozyten), TGFbeta (inhibiert Wachstum der Epithelien)
	natürliche Killerzellen aktiviert durch Liganden für aktivierende Rezeptoren NKp30, -44, -46, NKG2D, Interleukine (IL-2, IL-15, IL-21), Chemokine (CXCL8, CX3CL1, CXCL9, -10, -11, -12, CCL19, -21)	Interleukine (IL-5, IL-10, IL-13), GM-CSF, Perforin, Granzyme, IFNgamma, Liganden für Todesrezeptoren (TNF, Fasligand, TRAIL)	Interferon-gamma (inhibiert T-Helferzellen (TH2)), IL-10 (inhibiert T-Helferzellen (TH1), Lymphozyten und neutrophile Granulozyten)

3.7.2 Beteiligung von Endothelzellen

Beim Erstkontakt zwischen den Eindringlingen und den am Ort der Invasion vorhandenen Epithelzellen und Leukozyten werden Chemokine und Anaphylatoxine freigesetzt, welche weitere Zellen der angeborenen Immunabwehr zum Ort der Auseinandersetzung locken. An vorderster Front stehen hierbei die neutrophilen Granulozyten, gefolgt von den übrigen Granulozyten, den Makrophagen und den natürlichen Killerzellen. Sie wandern aus dem Blutstrom durch die Wandungen von Kapillaren und postkapillären Venolen hindurch (**Diapedese**) und durchqueren das Bindewebe, um zum Ort der immunologischen Auseinandersetzung zu gelangen (siehe Kap. 3.3.6).

Erste Voraussetzung für die Diapedese ist eine lokale Aktivierung der ruhenden Endothelzellen in den dichten Endothelzellauskleidungen der Blutgefäße durch die direkt und indirekt lokal freigesetzten zahlreichen Wirkstoffe, ausgeschüttet von den chemotaktisch angelockten Granulozyten (siehe Tab. 3.52).

Hierzu verfügen ruhende Endothelzellen über eine Vielzahl von Rezeptoren (siehe Tab. 3.52), wie beispielsweise für
- Zytokine und Chemokine,
- Gerinnungsfaktoren,
- Serinproteasen,
- Komplementfaktoren,
- Wachstumsfaktoren und
- pathogene molekulare Strukturmuster von Infektionserregern (PAMPs, *pathogen associated molecular patterns*).

Die Aktivierung von ruhenden Endothelzellen bewirkt
- eine Auflösung der dichten Endothelzellauskleidung der Blutgefäße durch
  - Auflösung der Haftkomplexe zwischen den Endothelzellen,
  - Abrundung der Endothelzellen;
- eine Zunahme des Spektrums und der Anzahl von Rezeptoren (siehe Tab. 3.53);
- eine verstärkte Ausschüttung von Wirkstoffen, die autokrin wirken wie auch parakrin benachbarte Zellen stimulieren (siehe Tab. 3.54) und
- Wachstum und Zellteilung von Endothelzellen.

Mit ihren Wirkstoffen sind aktivierte Endothelzellen in der Lage, sich im erheblichen Maße direkt und indirekt an der Immunabwehr zu beteiligen (siehe Tab. 3.52), im Besonderen durch
- Förderung des lokalen Blutflusses durch Erweiterung der Blutgefäße;
- Erhöhung der Durchlässigkeit der Kapillarwände;
- Aktivierung
  - des Gerinnungssystems (siehe Kap. 3.2.2),
  - des Komplement- und des Kininsystems (beispielsweise durch Faktor XIIa) mit Bildung der Anaphylatoxine, Opsonine und des lytischen Komplexes (siehe Kap. 3.2.2 und 3.2.4),

Tab. 3.52: Rezeptoren auf aktivierten Endothelzellen.

Rezeptoren, exprimiert von aktivierten Endothelzellen	Liganden
Zytokin-Rezeptoren	Interleukine (IL-1, IL-3, IL-4, IL-6, IL-12), Tumor-Nekrose-Faktoren (TNFalpha, -beta), Interferone (IFNalpha, -beta, -gamma), Granulozyten-/Makrophagenkolonie-stimulierende Faktoren (GM-CSF, G-CSF, M-CSF), Oncostatin, LIF (leukemia inhibitory factor, Leukämie-inhibierender F actor)
Chemokin-Rezeptoren	CXCL8 (IL-8), CXCL1 (Gro-alpha), CCL2 (MCP-1)
Rezeptoren für Serinproteasen (sogenannte PAR, *protease-activated receptors*, Protease-aktivierte Rezeptoren): PAR-1, -3 und -4, PAR-2	Thrombin, Trypsin, Mastzell-Tryptase und weitere Trypsin-ähnliche Serinproteasen
Rezeptoren für weitere Gerinnungsfaktoren: Thrombomodulin, Protein C-Rezeptor, TF/Thromboplastin, uPA-Rezeptor	Thrombin, Protein C, Faktor VIIIa, Plasminogenaktivator (uPA)
Rezeptoren für Komplementfaktoren: C1q-Rezeptor (Calretikulin), CR1, CR2, CR3, CR4, C3a-Rezeptor, C5a Rezeptor	C1q, C3b, (C4b), C3d (C3b, iC3b), iC3b (C3d), iC3b, C3a, C4a, C5a
Rezeptoren für Wachstumsfaktoren: TIE-1, TIE-2, Neuropiline, VEGF-Rezeptoren -1, -2, -3, Ephrin-Rezeptoren (Eph-B2, -B3, -B4, -A2), PDECGF-Rezeptor, FGF-Rezeptoren, PDGF-Rezeptoren, TGFalpha-, -beta-Rezeptoren, HGF-Rezeptor	Angiopoietin-1, -2, -3, -4, PIGF (*plazental growth factor*, Plazenta-Wachstumsfaktor), VEGF (*vascular endothelial cell growth factor*, vaskulärer endothelialer Wachstumsfaktor) -A, -B, -C, -D, Ephrin-B1, -B2, -A1, PDECGF (*platelet-derived endothelial cell growth factor*, Plättchen-stämmiger Endothelialzellen-Wachstumsfaktor), aFGF/bFGF (saurer/basischer Fibroblasten-Wachstumsfaktor), PDGF (platelet derived growth factor, Blutplättchen-Wachstumsfaktor), TGFalpha, -beta, HGF/*scatter factor* (*hepatocyte growth factor*, Hepatozyten-Wachstumsfaktor)
Fc-Rezeptoren: Fc-gammaRI, -RIIA, -RIIB, -RIII	Fc-Teil von Immunglobulinen (IgG1 > IgG3, IgG4 > IgG2)
Rezeptoren zur Erkennung von pathogenen molekularen Strukturmustern auf Infektionserregern (PRR, *pattern recognition receptors*): Toll-artige Rezeptoren, C-Typ-Lektine, Scavenger-Rezeptoren, NOD-(Nukleotidbindende Oligomerisationsdomäne-)ähnliche Rezeptoren	pathogene molekulare Strukturmuster auf Infektionserregern (PAMPs, *pathogen assosiated molecular patterns*), Lipopolysaccharide, Lipopeptide, Glykopeptide, Nukleotide

- der Thrombozyten mit deren Aggregation und Freisetzung von zahlreichen Wirkstoffen (siehe Kap. 3.4.2),
- der Fibrinolyse (siehe Kap. 3.2.3);
● Expression von Adhäsionsmolekülen zur verstärkten Anhaftung von Leukozyten des Blutes (siehe Kap. 3.3.5);

Tab. 3.53: Aktive Beteiligung der Endothelzellen an der Entzündung.

Wirkstoffe exprimiert von aktivierten Endothelzellen	Auswirkungen
NO (EDRF, *endothelial-derived relaxing factor*, Endothel-stämmiger Gefäßmuskulatur-erschlaffender Faktor)	Erweiterung der Blutgefäße,verstärkter Blutfluss (Rötung, Zunahme der lokalen Temperatur)
Endothelin-1, -2, -3	Kontraktion der glatten Muskelzellen und Verengung der Blutgefäße, Ausschüttung von NO durch Endothelzellen
Gerinnungsfaktoren: TF (Thromboplastin), Plasminogenaktivatoren (uPA, tPA)	Aktivierung der Gerinnungskaskade, Bildung von Thrombin und Fibrin, Aktivierung von Thrombozyten, Aktivierung von Endothelzellen, Aktivierung von Plasmin, Auflösung von Fibrin
Chemokine: CXCL8 (IL-8), CCL2 (MCAF), CCL3, CCL4 (MIP1alpha, MIP1beta), CCL5 (RANTES), CXCL10 (IP10)	Chemotaxie von neutrophilen Granulozyten, Monozyten/Makrophagen, NK-Zellen, Lymphozyten
Leukotriene: LTB4	Chemotaxie für neutrophile Granulozyten
für die erste relativ schwache Zell-Adhäsion: E-Selektin (ELAM-1, *endothelial-leucocyte adhesion molecule 1*, endotheliales Leukozyten-Adhäsionsmolekül 1), P-Selektin (GMP-140, *granule membrane protein*, körniges Membranprotein); für die stärkere Zell-Adhäsion: interzellulare Adhäsionsmoleküle (ICAM-1, -2, -3), VCAM (*vascular adhesion molecule*, vaskuläres Adhäsionsmolekül), PECAM-1 (*platelet cell adhesion molecule 1*, Blutplättchen-Adhäsionsmolekül 1), Vitronectin-Rezeptor (VNR), VLA-1, -2, -5 (*very late antigens*, sehr späte Aktivierungsantigene)	Adhäsion von Granulozyten, Makrophagen, Lymphozyten, Adhäsion von Blutplättchen (Thrombozyten), Adhäsion an extrazelluläre Matrix
Zytokine: IL-1, IL-6, GM-CSF, G-CSF, M-CSF	Aktivierung: von:Makrophagen und Granulozyten zur Ausschüttung ihrer Wirkstoffe, von Endothelzellen, des Temperaturzentrums im ZNS
Wachstumsfaktoren: FGF (*fibroblast growth factor*, Fibroblasten-Wachstumsfaktor), PDGF (*platelet derived growth factor*, Blutplättchen-Wachstumsfaktor), PAF (*platelet activating factor*, Plättchen-aktivierender Faktor)	Proliferation von Endothelzellen und Fibroblasten, Differenzierung von Endothelzellen, Aktivierung von Thrombozyten und Ausschüttung von deren Wirkstoffen
MHC-II	Antigen-Präsentation, Zusammenarbeit mit T-Helfer-Lymphozyten zur Einleitung der erworbenen Immunabwehr

- Expression von
  - Chemokinen und Leukotrienen zur Anlockung von Leukozyten,
  - Interleukinen zur Aktivierung von Granulozyten, Makrophagen, natürlichen Killerzellen und Lymphozyten,
  - Wachstumsfaktoren zur Proliferation von Endothelzellen, Epithelzellen und Bindegewebszellen.

Tab. 3.54: Farbe und Geruch des Eiters in Abhängigkeit vom vorherrschenden Infektionserreger.

Farbe	Geruch	Beschaffenheit	vorherrschender Keim	farbgebende Beimengung
gelb	süßlich	rahmig	Staphylococcus aureus, Streptokokken	
blau-grün	süßlich	pastös	Pseudomonas aeruginosa	
rot braun	süßlich	rahmig		Blut (rote Blutkörperchen)
orange rot	süßlich	rahmig		Hämatoidin Kristalle (vom Blutfarbstoff Häm)
gelb-braun	faul	flüssig	Escherichia coli oder Anaerobier	

3.7.3 Ablauf der Entzündung

Bei der Abwehr von Eindringlingen reichern sich im Gewebe am Ort der Auseinandersetzung an

- lebende funktionsfähige Leukozyten, besonders neutrophile Granulozyten,
- abgestorbene Leukozyten und abgestorbene Zellen des betroffenen Organes,
- Blutzellen (Erythrozyten, Thrombozyten, Lymphozyten), Blutserum und Gewebeflüssigkeit und
- lebende und bereits abgestorbene Infektionserreger und deren Stoffwechselprodukte.

Wenn in diesem Stadium das angeborene Immunsystem die Infektionserreger vollkommen vernichten kann, besteht die Möglichkeit, dass durch Phagozytose der toten Zellen, durch Resorption der Flüssigkeiten im Gewebe und durch Proliferation der Zellen des geschädigten Gewebes der ursprüngliche Zustand des betroffenen Organes wiederhergestellt werden kann (restitutio ad integrum).

Häufig ist jedoch das Ausmaß der Invasion der Infektionserreger und der immunologischen Auseinandersetzung derart groß, dass eine Ausweitung der Entzündung stattfindet,

- diffus in das Bindegewebe hinein (sogenannte **Phlegmone**),
- konzentriert auf eine Körperhöhle, die
  - neu in einem Gewebe oder Organ geschaffen wurde durch Einschmelzung körpereigenen abgestorbenen Gewebes durch hydrolytische Enzyme, ausgeschüttet von den Abwehrzellen und ggf. auch von den eingedrungenen Bakterien (**Abzessbildung**),
  - anatomisch vorgegeben ist, wie beispielsweise
    - bei Haarbälgen (**Furunkel** oder **Karbunkel**),
    - bei Gelenkspalten oder anderen Körperhöhlen (**Empyem**).

Entscheidend ist, ob die Immunabwehr des Körpers auch noch in diesem Stadium die weitere Ausbreitung der Entzündung verhindern kann. Hierfür versucht der Körper, den Infektionsherd und das abgestorbene (nekrotische) Gewebe abzukapseln,

- primär durch einen Abwehrwall an neutrophilen Granulozyten,
- nachfolgend ggf. ergänzt durch Makrophagen, welche den Granulozytenwall durchsetzen,
- durch die Bildung von neuen Blutgefäßen (Angiogenese), welche das gesunde von dem geschädigten und abgestorbenen Gewebe abzugrenzen versuchen.

Innerhalb dieser Kapsel bildet sich der **Eiter**, welcher besteht aus
- weitgehend klarem Eiterserum und den
- Eiterkörperchen, welche im Wesentlichen tote neutrophile Granulozyten, Gewebezellen und Bakterien darstellen.

Der Eiter kann je nach vorherrschendem Infektionserreger und Zusammensetzung unterschiedlich sein in Farbe und Geruch (siehe Tab. 3.54).

3.7.3.1 Gefäßneubildung (Angiogenese) zur Abgrenzung des Entzündungherdes

Verantwortlich für die Entstehung von Blutgefäßen, welche das gesunde Gewebe von dem durch die Entzündung geschädigten oder toten Gewebe abgrenzen, sind vor allem die Endothelzellen der umliegenden Kapillaren.
- Endothelzellen in den Kapillaren des angrenzenden gesunden Gewebes proliferieren und formen sich zu neuen Blutkapillaren (sogenannte **Angiogenese**),
- die neuen Kapillaren wachsen blumenkohlartig, bilden das **Granulationsgewebe,** welches einen neuen Grenzwall zum toten Gewebe darstellt,
- unter dem Druck des eingeschlossenen toten Gewebes vermehren sich die Bindewebezellen, verschließen sich die Kapillaren (**Atresie**) und entwickelt sich aus dem Granulationsgewebe die bindegewebige **Abzesskapsel,**
- der Abzess kann sich spontan entleeren oder durch chirurgische Maßnahmen geöffnet werden,
- der geöffnete Hohlraum der Abzesskapsel füllt sich mit Bindegewebe, welches schließlich je nach der jeweiligen funktionellen Beanspruchung des Gewebes bzw. Organes fibrosiert und als Narbe verbleibt,
- dort wo möglich und notwendig, können sich aus dem Kapillarnetz unter dem Einfluss der hydrodynamischen Kräfte des Blutdruckes funktionelle Blutgefäße entwickeln.

Die Neubildung von Blutgefäßen (**Angiogenese**) im Rahmen der Ausheilung von Infektionsschäden oder Gewebeschäden ähnelt der Entwicklung des Blutgefäßsystems unseres Körpers (**Vaskulogenese).**

Die Vaskulogenese erfolgt durch die Proliferation und Differenzierung von **Angioblasten.** Angioblasten bzw. Blutzellen sind miteinander insoweit verwandt, als sie einen gemeinsamen Vorläufer (den Hämangioblasten) besitzen.

Unter dem Einfluss von spezifischen Wachstumsfaktoren (im Besonderen den verschiedenen vaskulären endothelialen Wachstumsfaktoren (**VEGF**, *vascular endothelial growth factors*) entstehen aus den Hämangioblasten die Angioblasten, welche Gefäßcluster ausbilden, aus denen sich durch Sprossung oder Teilung das Gefäßsystem entwickelt. Hierbei differenzieren sich die Angioblasten schließlich in die ruhenden Endothelzellen, welche die Blut- und Lymphgefäße dicht auskleiden.

Nach Aktivierung sind diese Endothelzellen wieder zur Angiogenese befähigt. Diese läuft in folgenden Schritten ab:
- Ruhende Endothelzellen der Kapillaren oder der postkapillären Venolen im gesunden Gewebe rund um das Entzündungsgebiet werden aktiviert,
  - durch eine Vielzahl von angiogenen Faktoren, freigesetzt im Rahmen der Entzündung (siehe Tab. 3.53) oder
  - durch eine relative Sauerstoffarmut.
- Die **Sauerstoffarmut** aktiviert Hypoxie-induzierbare Transkriptionsfaktoren (**HIF-1alpha, HIF-1beta**), welche
  - an eine spezifische Aktivierungssequenz (**HIF-responsive Elemente (HRE)**) binden und damit
  - die Expression induzieren beispielsweise von
    - angiogenen Faktoren (z. B. vaskulärer endothelialer Wachstumsfaktor (VEGF, *vascular endothelial growth factor*), Blutplättchen-Wachstumsfaktor 3 (PDGF-3, *platelet derived growth factor 3*), TGFalpha, Insulin-ähnlicher Wachstumsfaktor 2 (*insulin-like growth factor 2*),
    - den Inhibitoren von angiogenen Faktoren (z. B. Angiopoietin 2),
    - Cyclinen,
    - Gefäß-erweiternden Substanzen (NO-Synthase) und
    - Enzymen zur Verstärkung der Glykolyse (z. B. Hexo-Kinase-1, Pyruvat-Kinase).
- Im Zuge der Aktivierung von Endothelzellen
  - runden sich diese Zellen ab,
  - werden die Haftkomplexe zwischen den einzelnen Endothelzellen aufgelöst und die Kapillaren dadurch durchgängig für Blutplasma (Bildung von Ödemen),
  - bilden die Endothelzellen Wirkstoffe (siehe Tab. 3.54 und 3.55), welche autokrin und parakrin die Aktivierung der Endothelzellen verstärken.
- Durch die erhöhte Permeabilität der Blutgefäße dringt Blutplasma in das umliegende Bindegewebe, sodass dort
  - Wachstumsfaktoren des Blutes mesenchymale Zellen, im Besonderen **Fibrozyten** zu Fibroblasten aktivieren können,
  - nach Aktivierung der Gerinnungskaskade durch den Gewebefaktor (TF, tissue factor) **Thrombin** entsteht, welches Thrombozyten aktiviert, aggregiert und zur Ausschüttung von Wirkstoffen stimuliert und
  - **Fibrin** abgelagert wird, welches als **Matrix** dient für die Einwanderung von Endothelzellen.
- Unter dem Einfluss der Wirkstoffe, ausgeschüttet von den aktivierten Endothelzellen, Thrombozyten und Granulozyten im Entzündungsgebiet
  - entwickeln die Endothelzellen zytoplasmatische Ausläufer in Richtung der Konzentrationszunahme der aktivierenden Faktoren,
  - exprimieren sie im Besonderen **Plasminogenaktivatoren (uPA, tPA)** und die zugehörigen Zellmembran-Rezeptoren.

Tab. 3.55: Der Einfluss von Wachstumsfaktoren auf die Neubildung von Blutgefäßen (Angiogenese).

zugehöriger Rezeptor	Proliferation von Endothelzellen	Proliferation von glatten Muskelzellen	Proliferation von Fibroblasten	Bildung von Lumen und Kapillarwand	Gefäßdifferenzierung
Neuropiline	PIGF (Plazentaler Wachstumsfaktor)				
Tie-1	Angiopoietin-1				
VEGFR-2 (KDR/Flk-1)	VEGF-A, -C, -D (*vascular endothelial growth factor*, vaskulärer endothelialer Wachstumsfaktor)				Blutkapillaren
PDECGF-Rezeptor	PDECGF (*platelet derived endothelial cell growth factor*, Plättchen-stämmiger Endothelialzellen-Wachstumsfaktor)				
Notch-Rezeptoren	DLL-4 (*delta-like ligand 4*, delta-ähnlicher Ligand 4)				
TGFalpha-Rezeptor	TGFalpha (*transforming growth factor alpha*, transformierender Wachstumsfaktor alpha)				
FGF-Rezeptoren (7 Mitglieder)	aFGF (*acidic fibroblast growth factor*, saurer Fibroblasten-Wachstumsfaktor), bFGF (*basic fibroblast growth factor*, basischer Fibroblasten-Wachstumsfaktor)	aFGF	aFGF, bFGF	aFGF, bFGF	
PDGF-Rezeptor alpha/-beta	PDGF-A, -B, -C, -D (*platelet derived growth factor*, Blutplättchen-Wachstumsfaktor)	PDGF-A, -B, -C, -D	PDGF-A, -B, -C, -D	PDGF-A, -B, -C, -D	
VEGFR-3 (Flt-4)	VEGF-C, -D				Lymphgefäße
VEGFR-1 (Flt-1)				PIDGF, VEGF-A, VEGF-B	

zugehöriger Rezeptor	Proliferation von Endothelzellen	Proliferation von glatten Muskelzellen	Proliferation von Fibroblasten	Bildung von Lumen und Kapillarwand	Gefäßdifferenzierung
TGFbeta-Rezeptoren				TGFbeta	
TIE-2				Angiopoietin 4 (Inhibitoren: Angiopoietin-2, -3)	Größe des Gefäßlumens
EphB2-Rezeptor				Ephrin-B1, Ephrin-B2	arterielle Gefäße
EphB3-Rezeptor				Ephrin-B1, Ephrin-B2	
EphB4-Rezeptor				Ephrin-B2	venöse Gefäße
EphA2-Rezeptor				Ephrin A1	

- Die (über diese Rezeptoren auf der Zellmembran der Endothelzellen lokalisierten) Plasminogenaktivatoren spalten Plasminogen in das aktive Plasmin. Dieses **Plasmin**
  - setzt Wachstumsfaktoren frei, welche an der extrazellulären Matrix gebunden sind (im Besonderen den Fibroblasten-Wachstumsfaktor (FGF, *fibroblast growth factor*),
  - aktiviert durch Spaltung der Proenzyme (Zymogene) Proteasen (MMP, **Matrix-Metalloproteasen**),
  - löst gemeinsam mit den aktivierten MMP die extrazelluläre Matrix (Basalmembran, Bindegewebe) im Umfeld der aktivierten Endothelzellen auf.
- Die Expression von FGF und weiteren angiogenen Wachstumsfaktoren, im Besonderen VEGF-A, -B, -C, -D, plazentaler Wachstumsfaktor (PIGF), Bluttplätchen-Wachstumsfaktor (PDGF, *platelet derived growth factor*), Plättchen-stämmiger Endothelialzellen. Wachstumsfaktor (PDECGF, *platelet derived endothelial cell growth factor*; siehe Tab. 3.55),
  - wird besonders induziert durch die Sauerstoffarmut im Entzündungsgebiet,
  - erfolgt verstärkt von einer Vielzahl der ansässigen Zellen (Bindegewebszellen, Makrophagen, glatte Muskelzellen der Gefäße, Parenchymzellen des jeweiligen Organs),
  - stimuliert die aktivierten Endothelzellen, aus dem Blutgefäß heraus zu wandern und sich in Richtung der Konzentrationszunahme der angiogenen Faktoren zu teilen.
- Durch diese gerichtete Endothelzellteilung entstehen rund um das Entzündungsgebiet aus den umgebenden Kapillaren zahlreiche Gefäßsprossungen, deren Knospen zum Ort der höchsten Konzentration des angiogenen Faktors weisen.
- Diese Gefäßsprossungen formen kapillarseitig ein Lumen unter dem Einfluss

Tab. 3.56: Bildung von Haftkomplexen zwischen Endothelzellen.

Zell-Adhäsionsmoleküle (CAM)		Haftkomplexe	Adhärens-Verbindungen	Desmo-somen
Cadherine (extrazelluläre homophile Verbindungen von Histidin-Alanin-Valin-(HAV-)Sequenzen mit hydrophoben Tryptophan-Taschen)	klassische Cadherine (zytoplasmatische Domäne verbindet sich mit Cateninen)	+	++	
	nichtklassische Cad-herine (besitzen keine zytoplasmatische Domäne)		+	++
CAM der Ig-Familie (Ig-CAM) (homophile und heterophile extrazelluläre Protein-wechselwirkungen über Ig-Domäne oder über Fibro-nectin Typ III-Sequenzen)	klassische Ig-CAM (besitzen zytoplasma-tische Domäne)	+	+	+
	nichtklassische Ig-CAM (sind mit der Zell-membran über GPI-Anker verbunden)	+	+	+

- des Blutdruckes in den Kapillaren, von denen die Gefäßsprossung ihren Ausgang nahm
- von **Differenzierungsfaktoren** (TGFbeta, Gewebefaktor (TF, *tissue factor*), Angio-poietin, PDGF, Ephrin; siehe Tab. 3.55 und 3.56) und Inhibitoren von angiogenen Faktoren (siehe Tab. 3.57), welche die Proliferation der jungen Endothelzellen hemmen und zugleich diese ausreifen lassen.

● Die Gefäßsprossungen rund um das Entzündungsgebiet wachsen in das Entzündungs-gebiet hinein und bilden insgesamt das sogenannte **Granulationsgewebe**, welches das durch die Entzündung geschädigte Gewebe vom gesunden Gewebe wie eine Kap-sel abgrenzt.

● Durch das Granulationsgewebe wird das Innere der sich bildenden Kapsel von jegli-cher Blutversorgung abgeschnitten, was bewirkt,
- dass die Gewebezellen wie auch Leukozyten in der Kapsel absterben,
- dass von den Zellen in der Kapsel keine angiogenen Faktoren mehr ausgeschüttet werden können,
- dass die Gefäßsprossung in den Kapselhohlraum hinein versiegt,
- dass die Endothelzellen in dem bestehenden Granulationsgewebe wegen des Man-gels an spezifischen Wachstumsfaktoren apoptotisch sterben und
- dass die Bindegewebszellen (Fibroblasten) unter dem Einfluss des Kapselinnen-druckes eine extrazelluläre Matrix bilden, welche sich schlussendlich zur bindege-webigen Abzesskapsel entwickelt.

● Verbinden sich 2 gegenüberliegende Gefäßsprossen zu einem Querverbund für 2 Kapil-laren,
- so führt der von beiden Seiten in das Lumen der Gefäßsprossen einwirkende Blut-druck und die zugleich vermehrt freigestzten Differenzierungsfaktoren wie TGF-β

Tab. 3.57: Auswahl an natürlich vorkommenden Inhibitoren zur Kontrolle der Angiogenese.

direkte Inhibitoren der Proliferation von Endothelzellen	proteolytisches Fragment von	Zytokine, welche die Angiogenese inhibieren	Wirkungsweise
22 kDa Kringle-2	Prothrombin	Interleukin-1 (IL-1)	Hemmung von FGF
Angiostatin	Plasminogen	IL-4	Hemmung von FGF
Arrestin	Kollagen Typ IV	IL-10	Hemmung der VEGF, Bildung in Makrophagen
Canstatin	Kollagen Typ IV	IL-12	Induktion von IFNgamma
Restin	Kollagen Typ XV	IL-18	Induktion von IFNgamma
Endostatin	Kollagen Typ XVII	IFNalpha	direkte Hemmung von Endothelzellen
PEX	Matrix-Metalloprotease -2	IFNbeta	direkte Hemmung von Endothelzellen
Vasostatin	Calreticulin	IFNgamma	direkte Hemmung von Endothelzellen

(*transforming growth factor beta*, transformierender Wachstumsfaktor beta), Angiopoietine und Ephrine zu einem neuen Gefäß, welches beide bestehenden Kapillaren miteinander verbindet,

– führen die Scherkräfte des Blutflusses innerhalb des neuen Gefäßes zu einer weiteren funktionellen Differenzierung der jungen Endothelzellen in diesem Gefäß,

– werden durch die Differenzierungsfaktoren vermehrt die Plasminogenaktivatorinhibitoren (PAI-1, -2) gebildet, welche die weitere Spaltung von Plasminogen zu Plasmin hemmen,

– bewirken angiogene Wachstumsfaktoren, im Besonderen PDGF (*platelet derived growth factor*, Blutplättchen-Wachstumsfaktor) und FGF (*fibroblast growth factor*, Fibroblasten-Wachstumsfaktor) bei gleichzeitiger Einwirkung von Differenzierungsfaktoren wie TGF-β (*transforming growth factor beta*, transformierender Wachstumsfaktor beta), Angiopoietinen und Ephrinen (siehe Tab. 3.55), dass sich undifferenzierte mesenchymale Zellen zu **glatten Muskelzellen** und **Perizyten** entwickeln, welche die neue Kapillare umgeben.

● Der Aufbau der Gefäßwand erfolgt

– durch die Perizyten und Bindegewebszellen (Fibroblasten), welche notwendigen Komponenten der extrazellulären Matrix bilden;

– durch Adhäsionsmoleküle auf der Membran der Endothelzellen (siehe Tab. 3.56), wobei besonders

  ▪ Integrine die Anlagerung der Komponenten der extrazellulären Matrix an die Endothelzellauskleidung regulieren,

  ▪ Cadherine die Ausbildung der Haftkomplexe zwischen den Endothelzellen steuern;

Tab. 3.58: Proteine der Trefoil-Faktor-Familie (TFF).

Proteine der Trefoil-Faktor-Familie (TFF)	Bildungsort	Funktionen
TFF-1 (gastrisches Peptid pS2)	Epithelzellen des Magens	schneller Ersatz der Epithelschicht; (motogener) Stimulus für Epithelzellen, sich über den Zelldefekt auszubreiten; Basis für sich ausbreitende Epithelzellen
TFF-2 (spasmolytisches Peptid SP)	Epithelzellen des Magens, Epithelzellen des Zwölf-Finger-Darmes	
TFF-3 (intestinaler Trefoil Faktor ITF)	Epithelzellen des Dünn- und Dickdarmes	

- in Abhängigkeit von den rheologischen Belastungen des neuen Gefäßes, wobei besonders **Ephrine** die weitere Entwicklung zu einem venösen oder arteriellen Gefäß regulieren (siehe Tab. 3.57).

Um die Angiogenese auf den Ort der Entzündung zu beschränken und um dadurch die Funktionsfähigkeit des gesamten übrigen Kreislaufes aufrecht zu erhalten, bildet der Körper zahlreiche Inhibitoren der Angiogenese, welche zum Teil durch proteolytische Spaltung von Gerinnungsfaktoren oder Substanzen des Bindegewebes am Entzündungsort entstehen. Diese Inhibitoren sind unterschiedlichen Gruppen zuzuordnen:

- Inhibitoren der Proliferation von Endothelzellen
  - Angiopoietin-2, -3; hemmen durch Blockade von Tie2 Rezeptoren,
  - Interferone (IFNalpha, -beta, -gamma), üben eine antiproliferative Wirkung aus;
- Inhibitoren der Proliferation von Endothelzellen, die beim proteolytischen Abbau von Faktoren der Gerinnung oder des Bindegewebes am Ort der Entzündung entstehen (siehe Tab. 3.58), wie beispielsweise
  - Angiostatin inhibiert die ATP-Synthase,
  - Arrestin, Canstatin, Endostatin blockieren Adhäsionsproteine (Integrine);
- Proteine, welche angiogene Wachstumsfaktoren (FGF, VEGF) hemmen
  - Interleukine und Interferone (siehe Tab. 3.57),
  - Thrombospondine (TSP-1, -2, -3, -4, -5) werden vorwiegend von Thrombozyten gebildet, binden an Endothelzellen (Membranantigen-Plättchen GP IV, OKM-Antigen), blockieren hierdurch die Bindung und Wirkung von Wachstumsfaktoren und können Apoptose induzieren;
- Zytokine, welche Interferone freisetzen (siehe Tab. 3.57);
- Inhibitoren von Proteasen, welche Endothelzellen zur Auflösung der extrazellulären Matrix benötigen, um aus den Gefäßen herauswandern und Gefäßknospen ausbilden zu können
  - TIMP-1, -2, -3 (*tissue inhibitor of matrix-metalloproteinasen*, Gewebeinhibitor der Matrix-Metalloprotease),
  - Maspin (Serpin, 42 kDa, Serinproteaseinhibitor).

3.7.3.2 Vernarbung und Epithelisierung

Im Zuge der mechanischen Beanspruchung des Granulationsgewebes

- bilden sich diejenigen neugebildeten Kapillaren durch Apoptose (siehe Kap. 3.3.8) zurück, welche nicht durch den kapillären Blutstrom funktionell belastet werden;
- differenzieren sich die **Fibroblasten** zu Fibrozyten und bilden unter dem Einfluss von Differenzierungsfaktoren (im Besonderen TGFbeta die **extrazelluläre Matrix**,
  - da Fibroblasten für ihr Wachstum und Fibrozyten für ihre Funktion keine Polarisierung, d. h. keine Anhaftung an eine Basalmembran benötigen, „sitzen" sie inmitten der von ihnen gebildeten Grundsubstanz (Gykosaminoglykane, Proteoglykane und Glykoproteine) und den sich organisierenden Kollagenfasern;
  - schrumpft das ursprüngliche Granulationsgewebe durch die **Apoptose** nicht funktionell beanspruchter Kapillaren und durch Bildung und Organisation der extrazellulären Matrix zu einem **Narbengewebe**,
    - welches die Ränder des Entzündungsgebietes zusammenführt,
    - welches geringer durch Zug belastbar ist als das ursprüngliche Bindegewebe, da es im Regelfall keine elastischen Fasern enthält.

Gleichzeitig wächst über dem sich ausbildenden Narbengewebe unter dem Einfluss von Wachstumsfaktoren (im Besonderen EGF und TGFalpha) die Epithelschicht.

Bei dem **mehrschichtigen Epithel der Haut** erfolgt diese Epithelisierung meist unter dem Schorf.

Der **Schorf** stellt eine oberflächlich ausgetrocknete Schicht aus Blutflüssigkeit, Thrombozyten, Fibrin, abgestorbenen Leukozyten und Gewebezellen dar, welcher die Wundfläche vor mechanischer und chemischer Belastung, besonders auch gegen Austrocknung und dem zytotoxischen Einfluss des Luftsauerstoffes schützt.

Bei den **Schleimhäuten** des Magen und Darmes erfolgt die Epithelisierung auf der Grundlage von Proteinen der Trefoil-Faktor-Familie (TFF-1, TFF-2, TFF-3; siehe Tab. 3.58). Trefoil Faktoren

- sind kleine (7–12 kDa), im Überschuss (ähnlich wie Mucin) von der Schleimhaut unter dem Einfluss von Wachstumsfaktoren und Interleukinen (z. B. IL-1) produzierte Proteine,
- weisen eine typische Domänenstruktur (Trefoil-Domäne, 3 Schleifen durch 3 Disulfit Bindungen) auf und und bilden Dimere in Lösung,
- breiten sich an Stellen, wo durch Entzündung oder Verletzung das Epithel der Magen- oder Darmschleimhaut fehlt, auf dem ungeschützt frei liegenden Bindegewebe aus. Hierdurch
- dichten sie die Wundfläche ab,
- bilden sie die Basis für die Ausbreitung von Epithelzellen von den Rändern des jeweiligen Entzündungs- bzw. Wundgebietes,
- können die Epithelzellen unter dem Einfluss von Wachstumsfaktoren (im Besonderen TGFalpha, EGF und HGF) den Epitheldefekt schließen.

Weiterführende Literatur

Adib-Conquy M, Cavaillon JM. Compensatory anti-inflammatory response syndrome. Thromb Haemost. 2009, 101:36–47.

Allam R, Anders HJ. The role of innate immunity in autoimmune tissue injury. Curr Opin Rheumatol. 2008, 20:538–544.

Ashraf S, Walsh DA. Angiogenesis in osteoarthritis. Curr Opin Rheumatol. 2008, 20:573–580.

Bellavia G, Fasanaro P, Melchionna R, Capogrossi MC, Napolitano M. Transcriptional control of skin reepithelialization. J Dermatol Sci. 2013 Aug 29. pii: S0923–1811(13)00282-X.

Cicha I, Goppelt-Struebe M. Connective tissue growth factor: Context-dependent functions and mechanisms of regulation. Biofactors. 2009, 35:200–208.

Corvol P. VEGF, anti-vEGF and diseases, Bull Acad Natl Med. 2008, 192:289–300.

David Dong ZM, Aplin AC, Nicosia RF. Regulation of angiogenesis by macrophages, dendritic cells, and circulating myelomonocytic cells. Curr Pharm Des. 2009, 15:365–379.

Franchi L, Eigenbrod T, Muñoz-Planillo R, Nuñez G. The inflammasome: a caspase-1-activation platform that regulates immune responses and disease pathogenesis. Nat Immunol. 2009, 10:241–247.

Halin C, Detmar M. Chapter 1. Inflammation, angiogenesis, and lymphangiogenesis. Methods Enzymol. 2008, 445:1–25.

Karp JM, Leng Teo GS. Mesenchymal stem cell homing: the devil is in the details. Cell Stem Cell. 2009, 4:206–216.

Keeley EC, Mehrad B, Strieter RM. Chemokines as mediators of neovascularization. Arterioscler Thromb Vasc Biol. 2008, 28:1928–1936.

Khokha R, Murthy A, Weiss A. Metalloproteinases and their natural inhibitors in inflammation and immunity. Nat Rev Immunol. 2013 Sep;13(9):649–65.

Martinez FO, Helming L, Gordon S. Alternative activation of macrophages: an immunologic functional perspective. Annu Rev Immunol. 2009, 27:451–483.

Ren JL, Pan JS, Lu YP, Sun P, Han J. Inflammatory signaling and cellular senescence. Cell Signal. 2009, 21:378–383.

Ribatti D. Endogenous inhibitors of angiogenesis: a historical review. Leuk Res. 2009, 33:638–644.

Rogers RL, Perkins J. Skin and soft tissue infections. Prim Care. 2006, 33:697–710.

Roycik MD, Fang X, Sang QX. A fresh prospect of extracellular matrix hydrolytic enzymes and their substrates. Curr Pharm Des. 2009, 15:1295–1308.

Martinon F, Mayor A, Tschopp J. The inflammasomes: guardians of the body. Annu Rev Immunol. 2009, 27:229–265.

Saenz SA, Taylor BC, Artis D. Welcome to the neighborhood: epithelial cell-derived cytokines license innate and adaptive immune responses at mucosal sites. Immunol Rev. 2008, 226:172–190.

Sinno H, Prakash S. Complements and the wound healing cascade: an updated review. Plast Surg Int. 2013;2013:146764. DOI: 10.1155/2013/146764.

Szekanecz Z, Pakozdi A, Szentpetery A, Besenyei T, Koch AE. Chemokines and angiogenesis in rheumatoid arthritis. Front Biosci, 2009, 1:44–51.

Teller P, White TK. The physiology of wound healing: injury through maturation. Surg Clin North Am. 2009, 89:599–610.

Tredget EE, Ding J. Wound healing: from embryos to adults and back again. Lancet. 2009, 373:1226–1228.

Zaja-Milatovic S, Richmond A. CXC chemokines and their receptors: a case for a significant biological role in cutaneous wound healing. Histol Histopathol. 2008, 23:1399–1407.

4 Die erworbene Immunabwehr

4.1 Struktur der beteiligten lymphatischen Gewebe

Während die angeborene Immunabwehr bereits Stunden nach dem Erstkontakt eine Fremdsubstanz unschädlich zu machen versucht, entwickelt sich die erworbene Immunabwehr erst innerhalb der nachfolgenden 3–8 Tagen. Ort der Entwicklung dieser Immunabwehr sind die lymphatischen Organe.

Im Knochenmarksstroma, das aus retikulärem Bindegewebe besteht, das durchsetzt ist von Blutgefäßen und Blutsinosoiden (siehe Kap. 2.2), entwickeln sich unter dem Einfluss von prägenden Wachstumsfaktoren und Zytokinen (siehe Kap. 3.3.2.4) aus den pluripotenten Stammzellen der Hämatopoese die myeloischen und lymphoiden Zellen für die angeborene (siehe Kap. 3.4) und für die erworbene Immunabwehr (siehe Tab. 4.1).

Tab. 4.1: Aus dem Knochenmark in das Blut ausgeschüttete Zellen, beteiligt an der Immunabwehr.

Wanderung aus dem Knochenmark ins Blut	Zellen der Immunabwehr	beteiligt an der angeborenen Immunabwehr	beteiligt an der erworbenen Immunabwehr
von **reifen** Zellen	Granulozyten (neutrophil, eosinophil, basophil)	++++	
	Makrophagen	++++	++
	natürliche Killerzellen	++++	
	Blutplättchen (Thrombozyten)	++	++
von **unreifen** Zellen	hämatopoetische Stammzellen		++
	Stammzellen für Endothelzellen	++	++
	Prothymozyten		++++
	Monozyten	+	++
	unreife dendritische Zellen	+	++++
	virginelle (naive) B-Lymphozyten		++++

Diejenigen Zellen, welche beteiligt sind an der erworbenen Immunabwehr, sind beim Verlassen des Knochenmarkes noch unreif und müssen über das Blut, Gewebe und Lymphgefäße in andere Gewebe, besonders in andere lymphatische Organe wandern, um dort zu differenzieren und ggf. Ausleseverfahren zu durchlaufen, bevor sie ihre eigentliche Funktion erreichen.

So wandern zur Reifung

- Vorläuferzellen der **T-Lymphozyten**, die sogenannten **Prothymozyten**, in den Thymus;

- unreife B-Lymphozyten in
  - die Milz,
  - die Lymphknoten und die
  - Schleimhaut-(Mukosa-)assoziierten lymphatischen Gewebe und
- **Monozyten** und unreife **dendritische Zellen** in die unterschiedlichsten Gewebe (siehe Kap. 4.5.2.3).

Das **Ergebnis** dieser Differenzierungs- und Ausleseverfahren sind spezifisch auf eine Fremdsubstanz ausgerichtete

- zytotoxische T-Lymphozyten (**CTL**),
  - welche mit ihren spezifischen Rezeptoren die Fremdsubstanz, präsentiert in geeigneter Form von körpereigenen Zellen, erkennen und ggf. die präsentierenden Zellen umbringen können;
- Antikörper (auch **Immunglobuline** genannt),
  - welche an die Fremdsubstanz binden und hierdurch deren Aktivitäten hemmen oder zytotoxische Reaktionen und auch Entzündungsreaktionen auslösen können.

4.1.1 Thymus

Der Thymus liegt hinter dem Brustbein im Gekröse (**Mediastinum**) der Lunge. Seine Größe ist altersabhängig. Im Alter von etwa 10 Jahren hat der menschliche Thymus mit etwa 40 bis 46 g Gewicht die größte Ausdehnung. Mit zunehmendem Alter schwindet das Lymphgewebe zugunsten von Fett und Bindegewebe.

Der Thymus besteht aus 2 unterschiedlich geformten **Lappen,** die von fibrösen **Kapseln** umgeben sind und durch fibröse **Septen** (Trabekel) in kleinere **Segmente** unterteilt werden, welche

- eine äußere, zellreiche Rindenzone (Kortex) besitzen und
- von einem inneren, weniger zellreichen Markstrang (Medulla) durchzogen sind.

Das **Gründgerüst** des Thymus bilden die **Thymus-Epithelzellen**, welche

- in der Rindenzone sich epithelförmig aneinander lagern;
- ansonsten sternförmig verzweigt und über Zytoplasma-Fortsätze netzförmig miteinander verbunden sind und
- in der Lage sind, antigene Peptide, im Besonderen körpereigene Antigene zu präsentieren über
  - MHC-I (*major histocompatibility complex class I*, Haupthistokompatibilitätskomplexklasse I; siehe Kap. 4.5.1) wie auch über
  - MHC-II (*major histocompatibility complex class II*, Haupthistokompatibilitätskomplexklasse II; siehe Kap. 4.5.2);
- im Mark Zellstränge und kugelige, zwiebelschalartig geschichtete Zellhaufen (**Hassall'sche Körperchen**) bilden, die das **Thymus-Stroma-Lymphopoietin** (TSLP) pro-

duzieren, welches dendritische Zellen aktiviert zur Expression von Molekülen (CD80 und CD86) zur Kostimulation von T-Lymphozyten (siehe Kap. 4.6.3.1).

Die **Rinde**
- enthält vorwiegend als **Thymozyten** bezeichnete Lymphozyten; zahlreiche Mitosen sind anzutreffen;
- besitzt die **intrathymische Barriere,** welche die Rinde (in ähnlicher Form wie die Blut-Hirn-Schranke; siehe Kap. 5.2) vom Blutgefäßsystem trennt.

Das **Mark** enthält neben den Lymphozyten
- Mastzellen und
- eosinophile Granulozyten.

Über das gesamte Thymusgewebe sind zusätzlich verteilt
- zahlreiche dendritische Zellen und Makrophagen (die besonders im Mark angereichert sind),
- Lymphgefäße, welche zu den mediastinalen Lymphknoten führen,
- ein dichtes Blutgefäßsystem.

Es wird davon ausgegangen, das die Vorläufer der Thymozyten (**Prothymozyten**) vom Knochenmark über das Blutgefäßsystem in die Rinde des Thymus wandern, dort sich zu den Präthymozyten vermehren, über die positive und negative Selektion aussortiert werden (siehe Kap. 4.7), reifen und das Thymusmark über die **Thymusvenolen** in den Blutkreislauf hinein zwar als reife, aber noch **naive T-Lymphozyten** verlassen.

4.1.2 Milz

Die Milz ist ein Bauchorgan und mit einem Gewicht von etwa 150–200 g das größte lymphatische Organ. Es ist von einer Bindegewebskapsel umgeben, von welcher Septen mit Muskelzügen ausgehen, zwischen denen das retikuläre Bindegewebe liegt. In diesem befindet sich die rote Pulpa wie auch die weiße Pulpa.

Die **weiße Pulpa** besteht aus über die gesamte Milz verteilten, optisch weiß hervorstechenden, lymphatischen Gewebeknoten, den sogenannten Milzfollikeln.
- Milzfollikel (Malpighi-Körperchen) besitzen eine Zentralarterie it
  - einer periarteriolären Lymphozytenscheide (PALS), vorwiegend aus T-Lymphozyten,
  - einem äußeren Mantel (**Marginalzone**), vorwiegend aus B-Lymphozyten.
- In der **Marginalzone** befinden sich (ähnlich wie in den Lymphknoten; siehe Kap. 4.1.3)
  - Zellhaufen ruhender B-Lymphozyten (sogenannte **Primärfollikel**),
  - Anhäufungen von sich teilende Lymphozyten (**Zentrozyten, Zentroblasten**), welche ein sogenanntes Keimzentrum bilden (**Sekundärfollikel**), das von einer Schale von ruhenden Lymphozyten (Follikelmantel) umgeben ist.

Die **rote Pulpa** stellt den Raum zwischen den Malpighi-Körperchen dar. Sie besitzt ein weitmaschiges retikuläres Gewebe gefüllt mit Blut, die sogenannten **Milzkammern,** und dient vorwiegend

- der Filterung und dem Abbau von alten oder beschädigten roten Blutkörperchen und
- als Sitz für zahlreiche Plasmazellen zur Produktion und Abgabe von Antikörpern.

Das über die Milzarterie zugeführte Blut fließt durch die Zentralarterien der Milzfollikel hindurch

- entweder in die **Milzkammern,** in deren retikulärem Gewebe sich besonders befinden
  - Makrophagen, Lymphozyten, vorwiegend B-Lymphozyten und die sich hieraus entwickelnden Plasmazellen,
- oder direkt in den **Milzsinus** (d. h. in weite Gefäße mit wechselndem Lumen), dessen Endothelzellauskleidung
  - gleichzeitig die Wand der Milzkammern (d. h. der roten Pulpa) darstellt und
  - durch Schlitze in der Basalmembran für die Blutzellen aus den Milzkammern (d. h. aus der roten Milzpulpa) durchlässig ist.

Aus dem Milzsinus gehen die **Pulpavenen** hervor, welche wieder eine geschlossene Endothelzellauskleidung aufweisen und über die **Trabekelvenen** in die abführenden Milzvenen münden.

B-Lymphozyten gelangen aus der Blutbahn in die T-Lymphozyten-reiche periarterioläre Lymphozytenscheide (**PAL**), erreichen dann die Follikel und wandern anschließend über die Marginalzone und über die venösen sinusoidalen Gefäße zurück in das Blut.

4.1.3 Lymphgefäßsystem und Lymphknoten

Die **Lymphe** ist eine hellgelbe Flüssigkeit, die **Lymphkörperchen** (vorwiegend Lymphozyten) enthält und welche in den unterschiedlichen Organen entsteht durch Austritt von Blutplasma aus den Blutkapillaren in die Gewebespalten. Aus diesen Gewebespalten wird die Lymphe durch die Lymphkapillaren aufgefangen.

Lymphkapillaren
- stellen die kleinsten Lymphgefäße dar,
- befinden sich in den Gewebespalten,
- sind von Endothelzellen ausgekleidet,
  - besitzen aber (im Gegensatz zu Blutkapillaren) keine Basalmembran,
- verfügen über Interzellulärspalten in der Endothelzellauskleidung, durch welche Molekülen bis zu einer Größe von etwa 40 kDa durchtreten können.

Lymphgefäße
- sammeln die Lymphe aus den Lymphkapillaren,
- sind mit einer Basalmembran und Wandung versehen,
- führen die Lymphe, die hierin enthaltenen Zellen und ggf. Fremdsubstanzen den zahlreichen regionalen Lymphknoten zu.

Lymphknoten
- sind etwa kirschkern- bis bohnengroße Organe. Alle Lymphknoten eines gesunden erwachsenen Menschen haben das Gewicht von etwa einem Kilogramm;
- verfügen über
  - eine bindegewebige **Kapsel**, von welcher Septen ausgehen, die netzwerkartig das Innere des Lymphknotens durchziehen und dessen Bindegewebsgerüst darstellen,
  - das eigentliche **Lymphknoten-Parenchym**, dessen Grundgerüst ein retikuläres Bindegewebe darstellt und welches unterteilt wird in
    - die Rinde **(Kortikalis)**,
    - die Schicht unterhalb der Rinde **(Parakortikalis)** und
    - das Mark **(Medulla)**;
  - den **Lymphsinus**, welcher unterhalb der Kapsel das Parenchym umgibt.
- Die **Kortikalis** (Lymphknoten-Rinde) besitzt ein dichtmaschiges retikuläres Bindegewebe, in welchem sich befinden
  - vorwiegend B-Lymphozyten;
  - **Primärfollikel**, welche bestehen aus
    - einem Netzwerk von Follikulären dendritischen Zellen (FDC) mit
    - Ansammlungen ruhender **kleiner B-Lymphozyten**;
  - **Sekundärfollikel**, welche bestehen aus
    - einem Netzwerk von follikulären dendritischen Zellen (FDC),
    - einer äußeren Schale (Marginalzone und Follikelmantel) von ruhenden kleinen B-Lymphozyten,
    - T-Lymphozyten (Keimzentrums-T-Zellen),
    - Anhäufungen von großen, sich teilende Lymphozyten (**Zentrozyten**), bei denen teilweise die Nukleoli deutlich erkennbar sind (**Zentroblasten**) und welche das sogenannte **Keimzentrum** bilden,
    - und mehr randständigen Makrophagen, häufig mit phagozytierten apoptotischen Zellkernen (**Kerntrümmermakrophagen,** *tingible bodies macrophages*).
- Die **Parakortikalis** (Schicht unterhalb der Rinde) besitzt ein lockereres retikuläres Bindegewebe, in welchem sich befinden
  - vorwiegend T-Lymphozyten und T-Lymphoblasten;
  - aus den Follikeln eingewanderte B-Lymphozyten und B-Lymphoblasten (Immunoblasten);
  - dendritische Zellen und Makrophagen;
  - die **postkapillären Venolen** (**HEV,** *high endothelial venules*, hochendotheliale Venolen),
    - sehr dünne Blutgefäße mit Basalmembran und hohen zylindrischen Endothelzellen,
    - deren Bildung durch Interferon-gamma oder Interleukine induzierbar ist,
    - durch deren Endothelzellschicht B-Lymphozyten und T-Lymphozyten aus dem Blut nach Bindung mit Hilfe von Adhäsionsmolekülen (im besonderen über die L-Selektion/ICAM-1 Wechselwirkung; siehe Kap. 3.3.5) durch Diapedese (siehe Kap. 3.3.6) direkt in den Lymphsinus und in das Lymphknotenparenchym eintreten können.

- Die **Medulla** (das Mark) besitzt ein retikuläres Bindegewebe, das netzförmig zu Strängen verbunden ist,
    - in denen B-Lymphozyten, Immunoblasten und Plasmazellen vermehrt vorkommen und
    - durch welches die zuleitenden und ableitenden Blutgefäße und das ableitende Lymphgefäß führen.
- Der **Lymphsinus** enthält ein weitmaschiges retikuläres Bindegewebe und
    - stellt einen besonderen Teil der Lymphbahn dar;
    - ist mit einer Endothelzellschicht (den sogenannten **Uferzellen** oder **Retikuloendothel**) ausgekleidet;
    - wird unterteilt in
        - den **Randsinus** (Raum zwischen Kapsel und Rinde),
            - in welchen die Lymphgefäße einmünden, welche das dem Lymphknoten zugeordnete Organ dränieren,
            - in welchem sich **Sinusmakrophagen** befinden, welche hoch phagozytisch aktiv sind und die sich bei einer Entzündung im Einzugsbereich des Lymphknotens beträchtlich vermehren können;
        - den **interfollikularen Sinus** entlang der Septen, durch welchen die Lymphe in den Marksinus hindurchsickert,
        - den **Marksinus**, welcher in das vom Lymphknoten ableitende Lymphgefäß mündet.

Aus dem ableitenden Lymphgefäß des Lymphknotens fließt die Lymphe durch das Lymphgefäßsystem des Körpers schlussendlich

- in die Hauptlymphgefäße,
    - entweder in den **Milchbrustgang (Ductus thoracicus)**, welcher die Lymphe der gesamtem unteren und der linken oberen Körperhälfte sammelt oder
    - in den **kurzen Lymphstamm (Ductus lymphaticus dexter)**, welcher die Lymphe der rechte oberen Körperhälfte sammelt,
    - wobei beide im **Venenwinkel** (Angulus venosus, gebildet durch den Zusammenfluss der Drosselvene (Vena jugularis) mit der Vena subclavia) in den venösen Blutkreislauf einmünden.

Über den regionalen Lymphstrom

- gelangen meist Fremdsubstanzen wie auch dendritische Zellen oder Makrophagen in den Lymphsinus des zugeordneten Lymphknotens,
    - Fremdsubstanzen werden hier durch die Sinusmakrophagen phagozytiert (siehe Tab. 4.2);
- erreicht jedoch nur ein geringer Teil der Lymphozyten den Lymphknoten,
    - die überwiegende Zahl der B-Lymphozyten und T-Lymphozyten (mehr als 90 %) treten aus dem Blut durch die postkapillären Venolen in das Lymphknotenparenchym ein.

B-Lymphozyten

- werden vorwiegend in der Kortikalis (Lymphknotenrinde) aktiviert mit der Ausbildung von Sekundärfollikeln mit den Zentrozyten und Zentroblasten,

Tab. 4.2: Reaktionszeiten des Lymphknotens auf den Einstrom von antigenen Proteinen bzw. Fremdsubstanzen.

Ereignis im Lymphknoten	Zeit nach Eintritt eines antigenen Proteins in den Randsinus des Lymphknotens	Ort des Ereignisses im Lymphknoten
Eintritt des Antigens in den Randsinus	0	Randsinus
Nachweis des Antigens im Phagosom von Sinusmakrophagen	ab ca. 4 Stunden	Randsinus
Nachweis von antigenen Peptiden auf MHC-II von dendritische Zellen	ab ca. 12–24 Stunden	Parakortikalis
Nachweis des Antigens im Primärfollikel	ab ca. 24 Stunden	Rinde (Kortikalis)
Ausbildung von Sekundärfollikel	ab ca. 24–36 Stunden	Rinde (Kortikalis)
Hyperplasie im Keimzentrum	ab ca. 48 Stunden	
Aktivierung von B-Lymphozyten	ab ca. 24–36 Stunden	Parakortikalis
Nachweis von Immunoblasten	ab ca. 48 Stunden	Mark (Medulla)
Nachweis von Plasmazellen	ab ca. 72 Stunden	

- verlassen als Zentroblasten den Follikel und wandern in die parakortikale Zone des Lymphknotens, teilen sich hier und wandern schließlich in die Medulla (das Mark), in welchem sie sich zu Plasmazellen differenzieren, welche Antikörper produzieren und in die abfließende Lymphflüssigkeit abgeben.

T-Lymphozyten
- werden vorwiegend in der parakortikalen Zone aktiviert, teilen sich hier, bilden hierdurch Lymphoblasten und spezifisch gegen ein Antigen geprägte T-Lymphozyten,
- werden schlussendlich über die abführende Lymphe im Körper verteilt und durch Chemokine zum Ort der Auseinandersetzung mit verfremdeten oder fremden Zellen gelenkt.

4.1.4 Schleimhaut-assoziiertes lymphatisches Gewebe (MALT, GALT) und die Rolle von Epithelzellen

Das Schleimhaut-assoziierte lymphatische Gewebe (**MALT**, mucosa associated lymphoid tissue) ähnelt dem Lymphknotengewebe. Es enthält
- eine Grundstruktur von retikulärem Bindegewebe,
- primäre und sekundäre Follikel vorwiegend mit B-Lymphozyten und dendritischen Zellen,
- Teilregionen vorwiegend besiedelt mit T-Lymphozyten.

Im Gegensatz zu Lymphknoten hat das Schleimhaut-assoziierte lymphatische Gewebe
- **keine** bindegewebige Kapsel und damit
- **keinen** Randsinus und **keinen** interfollikulären oder Marksinus.

Schleimhaut-assoziiertes lymphatisches Gewebe (MALT) ist subepithelial in allen Schleimhäuten des Körpers, jedoch in unterschiedlicher Ausprägung und Menge zu finden. Im Dünndarm ist das Schleimhaut-assoziierte lymphatische Gewebe als Teil des **GALT** (gut associated lymphoid tissue) mit den **Peyer'schen Platten** besonders reichlich vertreten. Das den Peyer'schen Platten direkt benachbarte Schleimhautepithel weist dabei folgende Besonderheiten auf:
- das Domepithel
  - ein kuppelförmiges Epithel direkt angrenzend an die Peyer'schen Platten;
- **M-(Mikrofalten-)Zellen** im Domepithel, welche Antigene
  - aus dem Darmlumen in kleine Vesikel aufnehmen und durch die Zelle hindurch (Transzytose; siehe Kap. 2.3) schleusen,
  - an interepithelial und subepithelial lokalisierte dendritische Zellen, Makrophagen und Lymphozyten weitergeben können.

Darüberhinaus verfügen Epithelzellen aller Schleimhäute wie auch der äußeren Haut (Epidermis) über Erkennungsrezeptoren für pathogene molekulare Strukturmuster (PRR, siehe Kap. 3. 4.4.1). Nach Aktivierung dieser Rezeptoren sind Epithelzellen in der Lage
- Wirkstoffe zur Regulation der Immunabwehr zu bilden und auszuschütten, wie beispielsweise
  - Prostaglandine (z. B. PGE2, PGD2, PGF2alpha; siehe Kap. 3.3.4.1),
  - Chemokine (z. B. IL-8; siehe Kap. 3.3.2.2),
  - Zytokine (z. B. IL-1alpha und -beta, IL-6, IL-10, IL-15; siehe Kap. 3.3.2.1),
  - und Wachstumsfaktoren (z. B. EGF, FGF, HGF; siehe Kap. 3.3.2.6);
- Fremdstoffe aufzunehmen und intrazellulär zu verdauen (siehe Kap. 3.4.4);
- zusätzlich zu MHC-I auch noch die Moleküle MHC-II und CD1 für die Antigen-Präsentation auf ihrer Zellmembran zu exprimieren (siehe Kap. 4.5.2 und 4.5.3);
  - Spaltprodukte der Fremdstoffe auf MHC-II und CD1 den zwischen und unter den Epithelzellen befindlichen Lymphozyten zu präsentieren (siehe Kap. 4.8);
  - über die Bildung einer immunologischen Synapse Lymphozyten spezifisch zu aktivieren und hierdurch eine Immunreaktion einzuleiten (siehe Kap. 4.8).

Als weitere Besonderheit des Darmepithels des Menschen gilt das gehäufte Vorkommen von T-Lymphozyten,
- deren T-Zell-Rezeptor (TCR) ein Heterodimer aus einer gamma- und einer delta-Kette darstellt (siehe Kap. 4.6),
- welche die Korezeptoren CD4 wie auch CD8 tragen (doppelt positive (DP-)T-Lymphozyten; siehe Kap. 4.6.2 und 4. 7).

Weiterführende Literatur

Balogh P, Fisi V, Szakal AK. Fibroblastic reticular cells of the peripheral lymphoid organs: unique features of a ubiquitous cell type. Mol Immunol. 2008, 46:1–7.

Butler JE, Sinkora M. The enigma of the lower gut-associated lymphoid tissue (GALT). J Leukoc Biol. 2013 Aug;94(2):259–70. DOI: 10.1189/jlb.0313120. Epub 2013 May 21.

Cesta MF. Normal structure, function, and histology of mucosa-associated lymphoid tissue. Toxicol Pathol. 2006, 34:599–608.

Coles M, Veiga-Fernandes H. Insight into lymphoid tissue morphogenesis. Immunol Lett. 2013 Aug 14. pii: S0165-2478(13)00103-X.

Kim SH, Lee KY, Jang YS. Mucosal Immune System and M Cell-targeting Strategies for Oral Mucosal Vaccination. Immune Netw. 2012 Oct;12(5):165–75. DOI: 10.4110/in.2012.12.5.165. Epub 2012 Oct 31.

Mabbott NA, Donaldson DS, Ohno H, Williams IR, Mahajan A. Microfold (M) cells: important immunosurveillance posts in the intestinal epithelium. Mucosal Immunol. 2013 Jul;6(4):666–77.

Newberry RD, Lorenz RG. Organizing a mucosal defense. Immunol Rev. 2005, 206:6–21.

Vinuesa CG, Cook MC. The molecular basis of lymphoid architecture and B cell responses: implications for immunodeficiency and immunopathology. Curr Mol Med. 2001, 1:689–725.

Randall TD, Carragher DM, Rangel-Moreno J. Development of secondary lymphoid organs. Annu Rev Immunol. 2008, 26: 627–650.

4.2 Immunogene, Antigene, Epitope

Für den Körper fremde Substanzen werden in Bezug auf Ausbildung und Reaktion einer spezifischen Immunantwort wie folgt eingeteilt:

- **Immunogene** sind Substanzen, welche eine Antwort der erworbenen Immunabwehr, im Besonderen die Bildung spezifischer zytotoxischer T-Lymphozyten (CTL, NKT) und/oder spezifischer Antikörper auslösen können, wobei ein Immunogen funktionell zu unterteilen ist (siehe auch Kap. 7.1.1.1) in
  - ein **Hapten,** an welches ein Antikörper zwar spezifisch bindet, das aber alleine keine Immunantwort auslösen kann,
  - einen **Träger** (**Carrier**), welcher zur Auslösung einer Immunantwort gegen das Hapten zwingend notwendig ist,
  - ein **Adjuvans;** dieses wird verstanden als ein Wirksamkeitsverstärker für ein Immunogen und kann sein
    - ein molekularer Teil des Immunogens oder
    - eine Substanz oder ein Substanzgemisch, welches einem Immunogen beigefügt ist oder mit Hilfe derer eine partikuläre galenische Formulierung hergestellt wird (siehe Kap. 7.1.1.1).
- **Antigene** stellen diejenigen Teile eines Immunogens dar, an welche Antigen-spezifische Proteine (z. B. Antikörper, B-Lymphozyten-Rezeptor (BCR), T-Lymphozyten-Rezeptor (TCR) binden können. Antigene besitzen
  - **Antigendeterminanten,** sie stellen die kleinste funktionelle Einheit dar, an welche z. B. ein Antikörper spezifisch bindet;
  - **Epitope,** diese stellen die molekulare Strukturen der Antigendeterminanten dar;
    - ein Epitop bindet an das **Paratop** der Antigen-Bindestelle des jeweiligen Antigen-spezifisch bindenden Proteins,
    - das Paratop resultiert aus den hypervariablen Regionen des jeweiligen Antigen-spezifisch bindenden Proteins und bestimmt dessen **Idiotyp** (siehe Kap. 4.14.2);
  - gleiche oder unterschiedliche, wenige oder zahlreiche Epitope.

Chemisch stellen Antigene vorwiegend dar
- Proteine, Peptide,
- Glykoproteine, Glykopeptide,
- Lipoproteine, Lipopeptide aber auch
- Glykolipide.

Antigene können alleine oder als Teil eines Infektionserregers aktiv oder passiv (z. B. nach einer Verletzung, Injektion oder Infusion) durch die Haut oder Schleimhaut in den Körper eindringen und die Entwicklung einer erworbenen, d. h. einer Antigen-spezifischen Immunabwehr veranlassen.

4.3 Antigen-bindende Moleküle und die Polymorphie, somatische Rekombination und somatische Hypermutation ihrer variablen Domänen

Ihre Spezifität für ein Antigen erreicht die erworbene Immunabwehr durch besondere spezifisch Antigen-bindende Moleküle der Immunglobulinsuperfamilie. Diese zeichnen sich aus
- durch **variable Domänen**, welche bestehen aus
  - einem **konstanten Rahmen** (*framework*), der in der Aminsäuresequenz in jedem Individuum relativ konstant ist,
  - aus den **hochvariablen Regionen** (CDR1, -2, -3; *complementarity determing regions 1, 2, 3*), die in dem Rahmen eingefügt sind, deren Aminosäuresequenzen von Zelle zu Zelle unterschiedlich sind und welche die Bindetasche für ein Epitop auf einem Antigen bilden;
- durch Zellmembran-ständige wie auch lösliche Mitglieder (siehe Tab. 4.3).

Bei den **Antigen-bindenden Molekülen** sind zu unterscheiden
- Antigen-präsentierende Moleküle (APC);
  - MHC-I-Moleküle (siehe Kap. 4.5.1)
    - sind Zellmembran-ständig und dienen der Präsentation von vorwiegend zell-internen (endogen z. B. durch ein Virus entstandenen) Peptiden,
    - stellen Monomere aus einer alpha-Kette mit 3 Domänen (alpha-1, alpha-2, alpha-3) dar, die stabilisiert werden durch eine nichtkovalente Komplexbildung mit beta-2-Mikroglobulin,
    - formen mit ihren variablen alpha-1- und alpha-2-Domänen eine Bindetasche für die zu präsentierenden Peptide,
    - werden von fast allen Kern-haltigen Zellen des Körpers exprimiert;
  - MHC-II-Moleküle (siehe Kap. 4.5.2)
    - sind Zellmembran-ständig und dienen der Präsentation vorwiegend von Peptiden von exogenen, durch Phagozytose aufgenommenen Substanzen,
    - stellen Heterodimere aus einer alpha-Kette (mit den Domänen alpha-1, alpha-2) und einer beta-Kette (mit den Domänen beta-1, beta-2) dar,

- formen mit ihren variablen alpha-1- und beta-2-Domänen eine Bindetasche für antigene Peptide bzw. Epitope,
- werden nur von solchen Zelltypen exprimiert (APC, Antigen-präsentierende Zellen), welche beteiligt sind an der Entwicklung einer erworbenen Immunreaktion, wie beispielsweise von dendritischen Zellen und B-Lymphozyten;

– CD1-Moleküle (siehe Kap. 4.5.3)

- sind Zellmembran-ständig und dienen der Präsentation von Lipiden, besonders von Glykolipiden und Lipoproteinen,
- stellen Monomere aus einer alpha-Kette mit 3 Domänen (alpha-1, alpha-2, alpha-3) dar, die stabilisiert werden durch eine nichtkovalente Komplexbildung mit beta-2-Mikroglobulin,
- formen mit ihren variablen alpha-1- und alpha-2-Domänen eine Bindetasche für die zu präsentierenden Lipide, Glykolipide und Lipoproteine
- werden nur von solchen Zelltypen exprimiert (APC, Antigen-präsentierende Zellen), welche beteiligt sind an der Entwicklung einer erworbenen Immunreaktion, wie beispielsweise von dendritischen Zellen und B-Lymphozyten;

- Antigen-bindende Moleküle

– T-Lymphozyten-(Zell-)Rezeptoren (TCR) (siehe Kap. 4.6)

- sind Zellmembran-ständig und dienen der Erkennung von Antigenen, präsentiert von Antigen-präsentierenden Zellen (APC),
- stellen Heterodimere dar aus einer alpha-Kette + beta-Kette (Häufigkeit im Blut ca. 95 %) oder gamma-Kette + delta-Kette (Häufigkeit im Blut ca. 5 %), wobei jede Kette eine variable (V) und eine konstante Kette (C) aufweist,
- formen mit den hypervariablen Regionen (CDR1, -2, -3, *complementarity determining regions 1, 2, 3*) ihrer variablen Domänen Valpha und Vbeta (bzw. Vgamma und Vdelta) die Bindetasche für das präsentierte Antigen,
- sind assoziiert mit dem CD3-Komplex für die Signalübertragung,
- sind assoziiert mit den Korezeptoren CD4 oder CD8 für die individual-spezifische Erkennung des Antigen-präsentierenden MHC-II-, CD1- oder MHC-I-Moleküls;

– B-Lymphozyten-(Zell-)Rezeptoren (BCR; siehe Kap. 4.15.1)

- stellen Antikörpermonomere in der Zellmembran vorwiegend von B-Lymphozyten dar,
- sind zur Signalübertragung komplexiert mit 2 Heterodimeren aus Ig-alpha und Ig-beta,
- gehören vorwiegend zu den Antikörperklassen IgM oder IgD (BCR-IgM und BCR-IgD),
- formen entsprechend ihrer Antikörperstruktur 2 Bindetaschen für antigene Peptide bzw. Epitope aus den hypervariablen Regionen (CDR1, -2, -3, *complementarity determining regions 1, 2, 3*) der variablen Domänen VL und VH der leichten (L-Kette) und der schweren Kette (H-Kette);

– **Antikörper** in Lösung (siehe Kap. 4.14)

- stellen Homodimere aus 2 Heterodimeren dar, jeweils bestehend aus einer leichten L-Kette und einer schweren (*heavy*) H-Kette,

Tab. 4.3: Antigen-präsentierende Moleküle und Antigen-bindende Rezeptoren der Immunglobulinsuperfamilie.

Antigen-präsentierende Moleküle	akzessorische Moleküle	Struktur	Anzahl der konstanten Domänen	Anzahl der variablen Domänen	Vorkommen	Funktion
MHC-I		Monomer	1 (alpha-3)	2 (alpha-1, alpha-2)	auf allen Kern-haltigen Zellen	Präsentation von in der Zelle exprimierten (endogenen) Peptiden
	beta2M (beta2-Mikroglobulin)	Monomer	1		assoziiert mit MHC-I	Stützprotein für MHC-I
MHC-II		alpha-Kette	1 (alpha-2)	1 (alpha-1)	vorwiegend auf dendritischen Zellen und B-Zellen, aber auch auf aktivierten Makrophagen und Endothelzellen	Präsentation von Peptiden aus durch Phagozytose aufgenommenen (exogenen) Substanzen
		beta-Kette	1 (beta-2)	1 (beta-1)		
CD1 (a, b, c, d)		Monomer	3 (alpha-3)	2 (alpha-1, alpha-2)	vorwiegend auf dendritischen Zellen und B-Zellen (CDc), aber auch auf Endothelzellen, kortikalen Thymozyten und intestinalem Epithelzellen (CD1d)	Präsentation von Lipiden
	beta2M (beta2-Mikroglobulin)	Monomer	1		assoziiert mit CD1	Stützprotein für CD1

Antigen-bindende Moleküle

Antigen-bindende Moleküle		Struktur	Anzahl der konstanten Domänen	Anzahl der variablen Domänen	Vorkommen	Funktion
BCR (B-Lymphozyten-Rezeptor, z. B. Zellmembran-ständiges IgM)		2 x leichte Ketten (L-Ketten: kappa oder lambda)	2 (2 x CL)	2 (2 x VL), jede VL mit 3 hochvariablen Regionen (CDR1, -2, -3, *comple-mentary determining regions 1, 2, 3*)	B-Lymphozyten (naiv: nur IgM)	spezifische Bindung und Aufnahme von Antigenen

Antigen-präsentierende Moleküle	akzessorische Moleküle	Struktur	Anzahl der konstanten Domänen	Anzahl der variablen Domänen	Vorkommen	Funktion
BCR (z. B. Zellmembranständiges IgD)		2 x schwere Ketten (H-Ketten)	10 (5 x CH = CH1, 2, 3, 4, 5)	2 (2 x VH), jede VH mit 3 hochvariablen Regionen (CDR1, -2, -3, *comple-mentary determining regions 1, 2, 3*)		
		2 x leichte Ketten (L-Ketten: kappa oder lambda)	2 (2 x CL)	2 (2 x VL), jede VL mit 3 hochvariablen Regionen (CDR1, -2, -3, *comple-mentary determining regions 1, 2, 3*)	reife B-Lymphozyten (in Ergänzung zu IgM-BCR)	spezifische Bindung und Aufnahme von Antigenen
		2 x schwere Ketten (H-Ketten)	8 (4 x CH = CH1, 2, 3, 4)	2 (2 x VH), jede VH mit 3 hochvariablen Regionen (CDR1, -2, -3, *comple-mentary determining regions 1, 2, 3*)		
	Ig-alpha (CD79a)	Heterodimer	1		assoziiert mit der H-Kette des BCR (IgM wie auch IgD)	Signalübertragung für den BCR (über src-Kinasen)
	Ig-beta (CD79b)		1			
TCR (T-Lymphozyten-Rezeptor)		alpha-Kette (oder gamma-Kette)	1 (Calpha-1 bzw. Cgamma-1)	1 (-Valpha bzw. Vgamma) mit 3 hochvariablen Regionen (CDR1, -2, -3, *complementary determining regions 1, 2, 3*)	T-Lymphozyten	Antigenbindung und Aktivierung des T-Lymphozyten zur Kooperation (Hilfe) oder zur Zytotoxizität

Antigen-präsentierende Moleküle	akzessorische Moleküle	Struktur	Anzahl der konstanten Domänen	Anzahl der variablen Domänen	Vorkommen	Funktion
		beta-Kette (oder delta-Kette)	1 (Cbeta1) bzw. Cdelta1)	1 (Vbeta bzw. Vdelta) mit 3 hochvariablen Regionen (CDR1, -2, -3, *complementary determining regions 1, 2, 3*)		
	CD3 (epsilon- bildet mit gamma- oder delta-Heterodimere)	gamma	1		T-Lymphozyten	Signalübertragung für den TCR
		delta	1			
		epsilon	1			
	Zeta	Homodimer	(gehört nicht zur Ig-Superfamilie)		T-Lymphozyten, Makrophagen, natürliche Killerzellen	Signalübertragung für den TCR
	CD4-Korezeptor	Monomer	2 (D2, D4)	2 (D1, D3)	T-Helfer-Lymphozyten (Monozyten, Makrophagen, dendritischen Zellen)	bindet mit D1 und D3 an MHC-II (beta-2-Domäne), verstärkt TCR-Aktivierung über Kinasen (lck)
	CD8-Korezeptor	CD8alpha		1	zytotoxische T-Lymphozyten (und NK-Zellen)	bindet an MHC-I (alpha-3-Domäne), ermöglicht zytotoxische Reaktion
		CD8beta		1		

◼ treten in 5 unterschiedlichen Antikörperklassen (Isotypen) auf: **IgM** (Immunglobulin M, Pentamer aus 5 IgM-Molekülen), **IgD** (Immunglobulin D), **IgG** (Immunglobulin G mit den Subklassen 1, 2, 3, 4), **IgA** (mit den Subklassen 1, 2 und dem Dimer „sekretorisches IgA") und **IgE** (Immunglobulin E),

◼ formen pro Antikörper 2 Bindetaschen für antigene Peptide bzw. Epitope aus den hypervariablen Regionen (CDR1, -2, -3, *complementarity determining regions 1, 2, 3*) der variablen Domänen VL und VH der leichten (L-Kette) und der schweren Kette (H-Kette).

Die Vielfalt in der Struktur der jeweiligen variablen Domänen wird gewährleistet durch

● einen **hohen Polymorphismus** der codierenden Gene,
  – welcher bei den MHC-I- und MHC-II- Molekülen bestimmend ist für die hohe Variabilität der Antigen-Bindetaschen (siehe Tab. 4.4),
  – der bei CD1 gering ist bzw. vollkommen fehlt, was der eingeschränkten Strukturvielfalt der von CD1 präsentierten Lipiden entspricht (siehe Tab. 4.4);

● die **Vielzahl an unterschiedlichen Gensegmenten,** welche für die variablen Domänen codieren und als *joining* (J-) und *diversity* (D-)Segmente die Verknüpfung der variablen Domänen mit den konstanten Domänen gewährleisten,
  – beim T-Lymphozyten-Rezeptoren (TCR) sind die Gensegmente für die *joining* Region besonders der alpha-Kette sehr zahlreich (siehe Tab. 4.5), was die hohe Diversität der hypervariablen Region CDR3 (*complementarity determining region 3*, hoch-

Tab. 4.4: Anzahl der Allele für Antigen-präsentierende Moleküle.

MHC (codiert auf Chromosom 6)	humane Leuko-zytenantigene	Anzahl der Allele	Funktion
Klasse I (MHC-I), alpha-Kette	HLA-A,	195	Präsentation von Peptiden für die Aktivierung der TCR von CD8(+)-zytotoxischen T-Lymphozyten
	HLA-B,	395	
	HLA-C	93	
Klasse II (MHC-II), alpha-Kette (A) bzw. beta-Kette (B)	HLA-DRB	323	Präsentation von Peptiden für die Aktivierung der TCR von CD4(+)-T-Helfer-Lymphozyten und CD4(+)-T-Regulator-Lymphozyten
	HLA-DRA	2	
	HLA-DQA	20	
	HLA-DQB	45	
	HLA-DPA	19	
	HLA-DPB	89	
CD1, alpha-Kette (codiert auf Chromosom 1)	A	2	Präsentation von Lipiden für die Aktivierung der TCR von CD4(+)-T-Lymphozyten und CD8-T-Lymphozyten
	B	1	
	C	1	
	D	1	
	E	2	

Tab. 4.5: Anzahl der Gensegmente für die variable Domäne und deren Kombinationsmöglichkeiten beim T-Lymphozyten-Rezeptor (TCR).

Ketten	Anzahl der Gensegmente	Kombinationsmöglichkeiten
alpha-Kette (codiert auf Chromosom 14)		
variable Domäne (Valpha)	80–100	4.880–6.100 alpha-Ketten
joining Region (Jalpha)	61	
beta-Kette (codiert auf Chromosom 7)		
variable Domäne (Vbeta)	52	1.352 beta-Ketten
joining Region (Jbeta)	13	
diversity Region (Dbeta)	2	
6,6–8,3 Millionen Heterodimere (alpha- und beta-Ketten)		

variable Region 3) begründet, welche codiert wird von den Genen der Binderegion zwischen den V-, D- und J-Segmenten. Die CDR3-Regionen der alpha-Kette und der beta-Kette des TCR (siehe Tab. 4.5) stellen die maßgebliche Bindestelle für antigene Peptide präsentiert von MHC-I-, MHC-II- oder CD1-Molekülen dar,

- beim B-Lymphozyten-Rezeptor (BCR) und bei den Antikörpern sind die Gensegmente für die *diversity* Region der schweren Kette (H-Kette) besonders zahlreich (siehe Tab. 4.6), was ähnlich wie beim TCR zur hohen Diversität der hypervariablen Regionen CDR3 beiträgt, welche von Genen der Binderegion zwischen den VH, D und J codiert wird;

● die **somatische Rekombinationen** der Gensegmente codierend für die variablen Domänen der TCR und BCR bzw. Antikörper und für die Verknüpfung der variablen Domänen mit den konstanten Domänen, wobei
  - die Variabilität erzeugt wird durch
    - ◾ die Verknüpfung unterschiedlicher Exons und Gensegmente für die variablen Domänen,
    - ◾ die Auswahl von unterschiedlichen *joining* (J-) und *diversity* (D-)Elementen und
    - ◾ die Kopplung der variablen Domänen mit den konstanten Domänen,
  - die Variabilität verstärkt wird beispielsweise durch
    - ◾ Austausch, Einfügungen und Deletionen von einzelnen Nukleotiden (Punktmutationen),
    - ◾ Genvarianten (Einzelnukleotidpolymorphismen, SNP) mit einer hohen Auftretungshäufigkeit,
    - ◾ Einfügungen von Nukleotidsequenzen wie N-(*non-template* codierte) Nukleotidsequenzen und/oder P- (palindrome) Nukleotidsequenzen an den Verknüpfungsstellen von Gensegmenten und
    - ◾ Inversionen;

● eine **somatische Hypermutation** der Gensequenzen codierend für die Antigenbindestellen (CDR1, CDR2 und CDR3, *complementary determining regions 1, 2, 3*, hochvariable Regionen 1, 2, 3) in den variablen Domänen,

Tab. 4.6: Anzahl der Gensegmente für die variablen Domänen und deren Kombinationsmöglichkeiten für den B-Lymphozyten-Rezeptor (BCR) und für Antikörper.

Ketten	Anzahl der Gensegmente	Kombinationsmöglichkeiten
schwere Kette (codiert auf Chromosom 14)		
variable Domäne (VH)	65	10.530 H-Ketten
diversity Region (D)	27	
joining Region (J)	6	
leichte Kette (kappa- bzw. lambda-Kette) (codiert auf Chromosom 2 bzw. 22)		
variable Domäne (VL)	40 (kappa), 31 (lambda)	200 L-Ketten (kappa), 124 L-Ketten (lambda)
joining Region (J)	5 (kappa), 4 (lambda)	
diversity Region (D)	0	

Kombinationsmöglichkeiten insgesamt:
2,1 Millionen Heterodimere H+L (kappa), 1,3 Millionen Heterodimere H+L (lambda)

- welche bei den Antikörpern (BCR und lösliche Antikörper)
  - ◼ die Vielfalt der Spezifitäten beträchtlich erhöht,
  - ◼ durch den Prozess der Affinitätsreifung zur Steigerung der Affinitäten erheblich beiträgt,
- jedoch beim TCR nicht oder wenn überhaupt, dann nur in den CDR der variablen Domäne der alpha Kette beobachtet werden kann;
- ● die **Kombination von unterschiedlichen Genprodukten**, d. h. die Verbindung von 2 unterschiedlichen, jeweils variable Domänen tragenden Ketten zu Heterodimeren, sodass die Antigen-Bindetasche des Heterodimers durch die Kombination der 2 unterschiedlichen variablen Domänen gebildet wird
  - bei MHC-II die Kombination der alpha-Kette mit der beta-Kette,
  - beim TCR die Kombination der alpha Kette mit der beta-Kette (bzw. der gamma-Kette mit der delta-Kette),
  - beim BCR und bei Antikörpern die Kombination der L-Kette mit der H-Kette und die Verknüpfung von jeweils 2 dieser Heterodimeren zu einem Antikörpermolekül.

Mit Hilfe der **somatischen Rekombination** werden 2 unterschiedliche und voneinander entfernt liegende Gensegmente miteinander verbunden, indem

- ● die zwischen beiden liegende Gensequenz mit Hilfe von Proteinen der **Rekombination-aktivierenden Gene (RAG1, RAG2)** und von **Endonukleasen** herausgeschnitten werden und

Tab. 4.7: Schrittfolge und Mechanismen der somatischen Rekombination.

Schrittfolgen	Mechanismus	Ergebnis
Aktivierung der Rekombinationaktivierenden Gene, Expression der Proteine RAG1 und RAG2		
RAG1 und RAG2 binden an die 12 und 23 Basenpaar-große Rekombinationssignalsequenzen (RSS) der Gensegmente, welche zusammengefügt werden sollen an das 3′ Ende des Gensegmentes 1 (z. B. der V-Region) und an das 5′ Ende des Gensegmentes 2 (z. B. des J-Segmentes)	durch die Affinitäten von RAG1 und RAG2 zueinander wird der Doppelstrang-DNA haarnadelförmig abgeknickt, sodass RAG1 und RAG2 sich miteinander verbinden können	durch die Haarnadelbildung liegen sich die Gensegemente 1 und 2, welche verbunden werden sollen, gegenüber
Aktivierung von Endonukleasen	Endonukleasen schneiden das Gensegment zwischen den Bindestellen von RAG1 und RAG2 heraus	offene Schnittstellen der DNA am 3′ bzw. am 5′ Ende der Gensegmente, fügen sich zur Haarnadel (*hairpins*) zusammen.
Aktivierung der Ku-Proteine (Ku70, Ku80; XRCC4)	Ku-Proteine binden an die DNA-Enden (*hairpins*)	RAG1-/RAG2-Komplex wird verdrängt
Aktivierung der Artemis-DNA abhängigen Proteinkinase/Endonuklease durch Ku-Proteine	DNA-Enden (*hairpins*) werden geöffnet und getrimmt	
Aktivierung des DNA-Ligase-Komplexes IV	DNA-Enden der Gensegmente werden verknüpft	Gensegmente 1 und 2 sind rekombiniert

- die freien Enden mit Hilfe von **KU-Proteinen, DNA-abhängigen Proteinkinasen** und **DNA-Ligasen** miteinander verknüpft werden (siehe Tab. 4.7).

Die somatische Hypermutation findet statt
- bei den Genen codierend für die **3 hypervariablen Aminosäuresequenzen** (CDR1, -2, -3, *complementarity determining regions 1, 2, 3*, hochvariable Regionen 1, 2, 3) innerhalb eines konstanten Rahmens (*frame work)* in den variablen Dömänen,
  - besonders der BCR (B-Lymphozyten-Rezeptoren) und der Antikörper,
  - weniger dagegen der TCR (T-Lymphozyten-Rezeptoren);
- im Zuge der Zellaktivierung und der Zellteilung,
  - hierbei scheint das Nukleotid **Cytidin** zu **Uracil** umgewandelt zu werden,
  - da Uracil fremd ist in der DNA, wird es durch Reparaturenzyme gegen andere Nukleotide ausgetauscht (siehe Tab. 4.8).

Das Ergebnis der Kombination von Polymorphismus der Gene, der somatischen Rekombination von Gensegmenten, der mit dieser somatischen Rekombination verbundenen Mutationen und zusätzlich (zumindest in B-Lymphozyten) der somatischen Hypermutationen der hypervariablen Regionen (CDRs) in den variablen Domänen ist in jeder einzelnen Zelle unterschiedlich.

Tab. 4.8: Schrittfolgen und Mechanismen der somatischen Hypermutation.

Schrittfolge der somatischen Hypermutation	Mechanismus	Ergebnis
Aktivierung z. B. eines B-Lymphozyten (oder T-Lymphozyten), Einleitung der Zellteilung		
Aktivierung der AID (Aktivierung-induzierte Cytidin-Deaminase) im Zellkern	im Bereich der variablen Regionen (CDR, *complementary determining regions*, hochvariablen Regionen) wird Cytidin deaminiert zu Uracil	Uracil ist in der DNA fremd und „unverträglich"
Entfernung des (DNA-fremden) Uracil durch ein Reparaturenzym	Aktivierung einer Uracil-DNA-Glykosylase	Uracil wird aus der DNA herausgeschnitten
Ersatz des Uracil durch ein Cytidin oder durch ein anderes Nukleotid	Aktivierung einer DNA-Polymerase	beliebiges Nukleotid wird an die Stelle des ursprünglichen Cytidin (ggf. gemeinsam mit benachbarten neuen Nukleotiden) eingefügt, somatische (nicht vererbbare) Mutation ist entstanden

Damit ergeben sich für jede betroffene Zelle 3 Zell-spezifische CDRs (CDR1, -2, -3), welche wiederum ein Zell-spezifisches **Paratop** bilden, an welches ein korrespondierendes **Epitop** auf einem Antigen spezifisch binden kann (siehe Kap. 4.2). Dieses betrifft im Besonderen

- die Bindetaschen für
    - antigene Peptide (MHC-I, MHC-II) oder
    - Lipide (CD1),
- die hypervariablen Regionen der Antigenbindestellen von
    - BCR (B-Lymphozyten-Rezeptoren) und Antikörpern,
    - TCR (T-Lymphozyten-Rezeptoren).

Durch die große Zahl der betroffenen Zellen ist eine beträchtliche Breite in den verschiedenen Antigen-bindenden Spezifitäten gewährleistet.

Weiterführende Literatur

Borissenko L, Groll M. Diversity of proteasomal missions: fine tuning of the immune response. Biol Chem. 2007, 388:947–955.

Cannon JP, Haire RN, Rast JP, Litman GW. The phylogenetic origins of the antigen-binding receptors and somatic diversification mechanisms. Immunol Rev. 2004, 200:12–22.

Davis MM. The evolutionary and structural 'logic' of antigen receptor diversity. Semin Immunol. 2004, 16:239–243.

Gazumyan A, Bothmer A, Klein IA, Nussenzweig MC, McBride KM. Activation-induced cytidine deaminase in antibody diversification and chromosome translocation. Adv Cancer Res. 2012, 113:167–90.

Larijani M, Martin A. The biochemistry of activation-induced deaminase and its physiological functions. Semin Immunol. 2012 Aug;24(4):255–63.

Parham P. Function and polymorphism of human leukocyte antigen-A,B,C molecules. Am J Med. 1988, 85:2–5.

Petrányi GG. The complexity of immune and alloimmune response. Transpl Immunol. 2002, 10:91–100.

Petrányi GG. The regulation of expression of histocompatibility antigens on the cell surface; molecular genetic basis. Folia Biol. 1995, 41:163–177.

Rose DR. The generation of antibody diversity. Am J Hematol. 1982, 13:91–99.

Rudolph MG, Stanfield RL, Wilson IA. How TCRs bind MHCs, peptides, and coreceptors. Annu Rev Immunol. 2006, 24:419–466.

Victora GD, Nussenzweig MC. Germinal centers. Annu Rev Immunol. 2012, 30:429–57.

von Essen MR, Kongsbak M, Geisler C. Mechanisms behind functional avidity maturation in T cells. Clin Dev Immunol. 2012, 2012:163453.

Vuong BQ, Chaudhuri J. Combinatorial mechanisms regulating AID-dependent DNA deamination: interacting proteins and post-translational modifications. Semin Immunol. 2012 Aug;24(4):264–72.

Wang JH. The role of activation-induced deaminase in antibody diversification and genomic instability. Immunol Res. 2013 Mar;55(1–3):287–97.

Zheng B, Xue W, Kelsoe G. Locus-specific somatic hypermutation in germinal centre T cells. Nature. 2002, 372:556–559.

Zolla-Pazner S. Improving on nature: focusing the immune response on the V3 loop. Hum Antibodies. 2005, 14:69–72.

4.4 Stufenförmige Entwicklung der erworbenen Immunabwehr

Die Entwicklung der erworbenen Immunabwehr erfolgt in den folgenden Stufen.

Stufe 1:
Präsentation von Antigenen oder Lipiden:

- **MHC-I**-Moleküle werden vorwiegend mit **endogenen** (in der jeweiligen Zelle produzierten), körpereigenen oder körperfremden (antigenen) Peptiden beladen und die Komplexe werden auf der Zellmembran präsentiert
  - von dendritische Zellen,
  - von praktisch allen Kern-haltigen Zellen des Körpers;
- **MHC-II**-Moleküle werden vorwiegend mit **exogenen** antigenen Peptiden (nach Aufnahme und Verdau einer Fremsubstanz in Phagolysosomen) beladen und die Komplexe werden auf der Zellmembran präsentiert
  - von spezialisierten (professionellen) Antigen-präsentierenden Zellen (APC), z. B.
    - dendritische Zellen,
    - B-Lymphozyten,
  - von nicht professionellen Antigen-präsentierenden Zellen nach deren Aktivierung, z. B.
    - Monozyten, Makrophagen, Endothelzellen, Epithelzellen;
- **CD1**-Moleküle werden beladen
  - mit **endogenen** (zellintern synthetisierten körpereigenen, viralen, bakteriellen oder parasitären) Lipiden oder

- mit **exogenen** (zellextern synthetisierten) Lipiden
- und auf der Zellmembran präsentiert von Antigen-präsentierende Zellen (APC)
    - im Besonderen dendritische Zellen, B-Lymphozyten, Monozyten/Makrophagen.

Stufe 2:
Aktivierung von naiven T-Lymphozyten:
- naive T-Lymphozyten werden erstmals Antigen-spezifisch durch dendritische Zellen und unter Mithilfe von Korezeptoren, Kostimulatoren und Zytokinen aktiviert, wobei
    - durch den Peptid-MHC-I-Komplex sich die **CD8**(+)-T-Lymphozyten weiterentwickeln können zu zytotoxischen T-Lymphozyten (CTL),
    - durch den Peptid-MHC-II-Komplex sich die **CD4**(+)-T-Lymphozyten je nach Art des einwirkenden Zytokins entwickeln können zu
        - CD4(+)-T-Helfer-Lymphozyten (TH1, TH2, TH17; siehe Kap. 4.10) oder zu
        - CD4(+)-regulatorischen T-Lymphozyten (Treg; siehe Kap. 4.11),
    - durch den Lipid-CD1 sich die CD1-abhängigen T-Lymphozyten entwickeln können zu
        - CD4(+)-T-Helfer-Lymphozyten (TH1 oder TH2) oder zu
        - CD8(+)-zytotoxischen T-Lymphozyten (**NKT**, natürliche Killer-T-Lymphozyten).

Stufe 3:
Proliferation von zytotoxischen T-Lymphozyten:
- Antigen-spezifisch aktivierte CD8(+)-naive T-Lymphozyten proliferieren und entwickeln sich unter Mithilfe von CD4(+)-T-Helfer-Lymphozyten (TH1) zu zytotoxischen T-Lymphozyten (siehe Kap. 4.9), welche
    - MHC-I-abhängig sind (CTL, zytotoxische T-Lymphozyten) oder
    - CD1-abhängig sind (NKT, natürliche Killer-T-Lymphozyten).

Proliferation und Selektion von B-Lymphozyten mit hochaffinen Antikörpern:
- Antigen-spezifisch aktivierte B-Lymphozyten proliferieren unter der Mithilfe von Antigen-spezifisch aktivierten CD4(+)-T-Helfer-Lymphozyten (TH2; siehe Kap. 4.16).
- Während der Proliferation der B-Lymphozyten erfolgt die somatische Hypermutation der Gensegmente für die Antigen-Bindungsstellen (CDR, *complementarity determining regions*, hochvariable Regionen) in den variablen Domänen der Antikörper (siehe Kap. 4.3). Es entsteht eine Vielfalt von B-Lymphozyten, die sich unterscheiden in der Stärke (Affinität), mit welcher die Antigen-Bindestelle ihrer Antikörper an das Antigen binden.
- Solche B-Lymphozyten werden positiv ausgewählt, welche Antikörper produzieren, deren Bindestelle hochaffin ist zum Antigen (Selektion hochaffiner Mutanten; siehe Kap. 4.17.4).
- Der Wechsel der Antikörperklasse (Isotyp-Switch) erfolgt unter dem Einfluss kontrollierender Zytokine (siehe Kap. 4.17.5).

Stufe 4:
Ausreifung der CD8(+)-zytotoxischen T-Lymphozyten (CTL):
Differenzierung der B-Lymphozyten zu Plasmazellen und Produktion von Antikörpern:

- B-Lymphozyten, welche die Selektion auf Grund der hohen Affinität ihrer Antikörper zum Antigen überlebt haben, differenzieren zu Plasmazellen (siehe Kap. 4.17.6).
  - Die Plasmazellen wandern zu ihrem jeweiligem Verweilort.
  - Dort findet die Produktion des jeweiligen Antikörpers in der gewählten Antikörperklasse statt.

Die Ergebnisse der Entwicklung der erworbenen Immunabwehr sind:

- CD8(+)-zytotoxische T-Lymphozyten (CTL), abhängig von MHC-I,
  - zur Antigen-spezifischen Abtötung von körpereigenen Zellen, welche das antigene Peptid auf körpereigenem MHC-I präsentieren,
- CD8(+)-zytotoxische T-Lymphozyten (NKT), abhängig von CD1,
  - zur Abtötung von Zellen, welche das antigene Lipid auf körpereigenem CD1 präsentieren und
- Antikörper unterschiedlicher Klassen,
  - wie IgM, IgD, IgG-1, -2, -3, -4; IgA-1, -2, sIgA, IgE (siehe Kap. 4.14.1),
  - die an das jeweilige Antigen auf Zellen oder in Lösung (Bildung von Immunkomplexen) spezifisch binden und hierdurch
    - die Wirkung von Antigenen neutralisieren (siehe Kap. 4.14.2) oder
  - welche Komplement aktivieren (siehe Kap. 3.2.2 und 4.14.3.7) und damit
    - Entzündungen durch Freisetzung von Anaphylatoxinen (C3a, C4a, C5a) bewirken,
    - durch Bildung des zytolytischen Komplexes (C5b678(9)xn) Infektionserrerger abtöten können (Antikörper-mediierte, Komplement-abhängige Zytolyse),
  - die mit ihrem konstanten (Fc-)Teil an Fc-Rezeptoren für die jeweilige Antikörperklasse auf Makrophagen, Granulozyten, natürliche Killerzellen, Mastzellen und Thrombozyten binden (siehe Kap. 4.14.3.2) und hierdurch die jeweiligen Zellen aktivieren und zur Freisetzung stimulieren können von
    - Zell-spezifischen Wirkstoffen (siehe Kap. 3.3.2 und 3.3.4),
    - Entzündungsmediatoren (siehe Kap. 3.71) oder
    - zytotoxischen Substanzen zur Antikörper-vermittelten zytotoxischen Reaktion (ADCC, *antibody dependent cellular cytotoxicity*, Antikörper-abhängige zelluläre Zytotoxizität; siehe Kap. 4.14.3.9).

4.5 Präsentation von antigenen Peptiden und von Lipiden

Verantwortlich für die Präsentation von Antigenen sind Proteine der Immunglobulin Superfamilie (siehe Tab. 4.9) auf der Zellmembran von Antigen-präsentierenden Zellen (APC). Diese Proteine wurden bei Untersuchungen zur Abstoßung von Organtransplantaten entdeckt und haben daher den Namen *major histocompatibility complex*-**Antigene** (Haupthistokompatibilitätskomplexantigene) erhalten. Sie sind identisch mit den **huma-**

Tab. 4.9: Vergleich der Antigen-präsentierenden Moleküle.

	MHC-I	**MHC-II**	**CD1**
Moleküle	HLA-A, -B, -C	HLA-DP, -DQ, -DR	CD1-A, -B, -C, -D, -E
Protein-Ketten	1 (alpha)	2 (alpha, beta)	1 (alpha)
assoziiertes (Stütz-)Protein	beta-2-Mikroglobulin		beta-2-Mikroglobulin
variable Domänen	2 (alpha-1, alpha-2)	2 (alpha-1, beta-1)	2 (alpha-1, alpha-2)
Polymorphie der variablen Domänen	hoch	hoch	gering
Expression durch	alle Kern-haltige Zellen	professionelle Antigen-präsentierende Zellen (+ induzierte APC)	professionelle Antigen-präsentierende Zellen (+ induzierte APC)
präsentiertes Antigen	zytosolisch, endogen (Peptide)	exogen + endogen (Peptide)	zytosolisch, endogen + exogen (Lipide)
Kreuzpräsentation exogener Peptide	ja		(ja)
Antigen-Präsentation ist Teil der Immunologischen Synapse mit	CD8(+)-T-Lymphozyten	CD4(+)-T-Lymphozyten	CD4(+)-T-Lymphozyten und CD8(+)-T-Lymphozyten
Bindung von Superantigenen	nein	ja	nein
Hemmung von natürlichen Killerzellen	ja	nein	nein

nen Leukozytenantigenen (HLA), welche im Rahmen der serologischen und funktionellen Analyse von Lymphozyten charakterisiert wurden. Das MHC-/HLA-System wird auf dem Chromosom 6 codiert und zeichnet sich durch einen großen Polymorphismus (siehe Kap. 4.3) aus.

Die verschiedenen Moleküle zur Antigen-Präsentation haben unterschiedliche Funktionen:

- MHC-I-Moleküle
  - sind auf praktisch allen Kern-haltigen Zellen konstitutiv exprimiert,
  - präsentieren vorwiegend innerhalb der Zelle gebildete (endogene) Peptide,
  - dienen zur Aktivierung von CD8(+)-zytotoxischen T-Lymphozyten (CTL),
  - sind zugleich Zielstruktur zur Auslösung der nachfolgende Antigen-spezifischen zytotoxischen Reaktionen von CTLs;
- MHC-II-Moleküle
  - sind exprimiert
    - konstitutiv auf professionell Antigen-präsentierenden Zellen (APC, dendritischen Zellen und B-Lymphozyten),
    - erst nach Zellaktivierung auf nicht professionell(-induzierte) Antigen-präsentierende Zellen (z. B. Makrophagen, Endothelzellen, Epithelzellen),

- präsentieren vorwiegend exogene (von Fremdsubstanzen abstammende) Peptide und
- dienen vorwiegend zur Aktivierung von CD4(+)-T-Helfer-Lymphozyten, wobei unter dem Einfluss prägender Zytokine diese sich differenzieren in
  - TH1-Lymphozyten zur Aktivierung von Makrophagen und zur Unterstützung der Entwicklung von CTLs,
  - TH2-Lymphozyten zur Unterstützung der Proliferation von B-Lymphozyten und der Antikörperentwicklung oder
  - TH17-Lymphozyten zur Verstärkung der Entzündung in der Haut, im Besonderen auch durch neutrophile Granulozyten.
- oder dienen zur Aktivierung von regulatorischen (CD4(+)-)T-Lymphozyten;
- CD1-Moleküle
  - sind ähnlich wie MHC-II-Moleküle auf spezialisierten Zellen (Antigen-präsentierende Zellen, APC) exprimiert,
  - ähneln strukturell MHC-I-Molekülen, jedoch weist ihre Lipid-Bindetasche nur eine äußerst **geringe Variabilität** (Polymorphie) auf,
  - präsentieren innerhalb der Zelle (körpereigene oder durch Infektionserreger oder Parasiten) gebildete oder von zellextern aufgenommene Lipide und
  - dienen zur Aktivierung von CD1-T-Lymphozyten, die sich differenzieren zu
    - CD8(+)-zytolytischen CD1-T-Lymphozyten (Vorgang ähnlich wie durch MHC-I-Moleküle) bzw. zu NKT (natürlichen Killer-T-Lymphozyten) oder zu
    - CD4(+)-T-Helfer-Lymphozyten (Vorgang ähnlich wie durch MHC-II-Moleküle),
  - werden schon in frühen Entwicklungsstadien der Antigen-präsentierenden Zellen exprimiert, während MHC-II-Moleküle erst bei zunehmender Reifung der Antigen-präsentierenden Zellen zur stärkeren Expression kommen.

4.5.1 MHC-I

4.5.1.1 Struktur

Das Haupthistokompatibilitätskomplex- Klasse I-Molekül (MHC-I, *major histocompatibility complex class I*)

- ist ein Transmembran-ständiges glykosyliertes Monomer (**alpha-Kette** von 44 kDa) der Immunglobulinsuperfamilie,
  - welches mit dem **beta2-Mikroglobulin** assoziiert ist. Das beta2-Mikroglobulin dient dem MHC-I als Stützprotein.
- Die alpha-Kette von MHC-I verfügt über
  - 3 zellexterne Domänen (alpha-1, -2, -3), jeweils etwa 90 Aminosäuren lang, wobei
    - die alpha-1- und alpha-2 Domänen hochvariable Regionen innerhalb eines konstanten Rahmens beinhalten,
    - die alpha-3 Domäne in ihrer Aminosäuresequenz konstant ist,
  - 1 Transmembranregion und
  - 1 zytoplasmatische Region.

- Die alpha-1- und alpha-2-Domänen bilden mit jeweils 4 antiparallel verlaufenden beta-Faltblattsträngen und den sich anschließenden alpha-Helices eine tiefe Tasche zur Bindung (antigener) Peptide.
  - Die hohe Variabilität der Aminosäuersequenz der Bindetasche wird durch eine große Polymorphie in den 3 variablen Regionen der alpha-1- und alpha-2-Domäne gewährleistet (siehe Kap. 4.3).
  - Die Bindetasche bindet Peptide in einer Größe von 8–11 Aminosäuren von endogen entstandenen Proteinen (d. h. Proteinen intrazellulären Ursprungs).
  - Die Bindung erfolgt vorwiegend
    - über hydrophobe Wechselwirkungen,
    - zwischen den sogenannten Ankerpeptiden in den Faltblattsträngen und den Seitenketten der Peptide,
    - sowohl N-terminal als auch C-terminal, sodass das Peptid vollkommen in der Bindetasche liegt.
  - Das gebundene antigene Peptid stabilisiert das MHC-I-Molekül. Die Stabilität dieses Komplexes trägt damit zum „Gedächtnis" der erworbenen Immunreaktion bei.
- Die alpha-3 Domäne stellt mit der Transmembranregion und der intrazytoplasmatischen Region den konstanten Teil des MHC-I dar.
- Das beta2-Mikroglobulin ist mit der alpha-3-Domäne des MHC-I assoziiert. Das beta2-Mikroglobulin verfügt
  - über eine zellexterne Domäne, aber
  - weder über eine transmembrane noch über eine intrazelluläre Region.

4.5.1.2 Synthese und Beladung

MHC-I-Moleküle dienen den Zellen zur Präsentation ihrer eigenen, d. h. endogen entstandenen Peptide. Diese stammen von normalen oder fehlerhaft synthetisierten körpereigenen Proteinen oder von Produkten intrazellulär aktiver Viren, Parasiten oder Bakterien (siehe Kap. 6.5).

Derartige endogene Proteine unterliegen einem ständigen intrazellulären Abbau über den sogenannten **ATP-abhängigen Ubiquitin-Stoffwechsel.**

- Im Zytoplasma wird an Proteine (im Speziellen an Lysin) mehrfach mit Hilfe von Ligasen das Protein Ubiquitin gekoppelt, wodurch das Protein vom Proteasom erkannt werden kann.
- Das Proteasom ist eine röhrenförmige Zellorganelle (etwa 2.000 kDa),
  - welche aus 8 Ringen besteht, wobei am Eingang und Ausgang des durch die 6 Ringe gebildeten zentralen Teiles jeweils ein breiter weiterer Ring kappenförmig angefügt ist,
  - bei welcher die ersten 2 Ringe den regulativen Komplex darstellen:
    - Dieser enthält Enzyme (ATPasen) für die Energiegewinnung (ATP-Hydrolyse) zur Entfaltung der ubiquitinierten Proteine in einem Maße, dass sie in die Röhre des Proteasoms eindringen können können.
    - Zusätzlich werden dort nicht ubiquitinylierte Proteine und Peptide gespalten.

- bei welchem die anschließenden 4 Ringe den katalytischen Komplex repräsentieren:
  - ■ Er enthält proteolytische (chymotryptische, tryptische und Glutamylpeptidyl-hydrolytische) Aktivitäten.
  - ■ In ihm wird das ubiquitinylierte Protein größtenteils in Aminosäuren zerkleinert.
  - ■ Hierbei ist die proteolytische Aktivität im Proteasom sowohl quantitativ wie auch qualitativ abhängig von der Stoffwechselaktivität bzw. dem Aktivierungsgrad der Zelle. Proteasomen in Zellen nach Virusinfektion oder nach IFNgamma-Stimulation ergeben ein anderes Peptidmuster als in unstimulierten Zellen.
- Peptide, welche im Proteasom nicht in ihre Aminosäuren gespalten wurden,
  - können das Proteasom verlassen (ein relativ seltenes Ereignis),
  - werden durch den „Transporter, assoziiert mit der Antigen Prozessierung" (**TAP**) aus dem Zytosol unter Energieverbrauch in das endoplasmatische Retikulum transportiert, falls sie nicht größer als 8–11 Aminosäuren sind.
- Der **TAP** stellt ein Heterodimer (TAP1, TAP2) dar, welches einen „Transport-Kanal" bildet für die aktive Passage von Peptiden, wobei
  - TAP1 (77 kDa) keine Polymorphie aufweist, während
  - TAP2 (71 kDa) einer mittelgradigen Polymorphie unterliegt, wodurch die Bindung an TAP2 und damit die Auswahl der durch den TAP zu transportierenden Peptide beeinflusst wird.

Die Synthese und Beladung von MHC-I-Molekülen mit antigenen Peptiden erfolgt in mehreren Schritten:
- Das MHC-I-Molekül (alpha-Kette) wie auch das beta2-Mikroglobulin werden an den Ribosomen synthetisiert und anschließend in das endoplasmatische Retikulum (**ER**) befördert. Dort wird das MHC-I-Molekül (alpha-Kette) durch das Schutzprotein **Calnexin** solange stabilisiert, bis das beta2-Mikroglobulin das Calnexin verdrängen und mit MHC-I assoziieren kann.
- Der Komplex MHC-I/beta2-Mikroglobulin ist relativ instabil und muss daher durch Bindung von Schutzproteinen (**Chaperone wie Calreticulin und ERp57**) solange zusammengehalten werden, bis ein geeignetes antigenes Peptid die Rolle der Schutzproteine übernimmt.
  - Hierfür verbindet **Tapasin** brückenförmig den TAP mit dem MHC-I-Molekül.
- Weist ein antigenes Peptid, welches durch den TAP in das ER transportiert und über Tapasin zu dem MHC-1-Molekül geleitet worden ist, eine größere Affinität zu der Bindetasche von MHC-I auf, als die Schutzproteine, werden diese durch das Peptid verdrängt.
  - Der mit dem Peptid beladene MHC-I-Komplex ist nunmehr in der Lage, innnerhalb von kleinen Transportvesikeln das ER zu verlassen.
- Im Golgi-Netzwerk erfolgen posttranslationale Modifikationen der Zuckerketten (N-Glykane) und anschließend der Transport zur Zellmembran und die Präsentation des MHC-I-Peptid-Komplexes auf der Zellmembran (Exozytose).

4.5.1.3 Überkreuz-Beladung

MHC-I-Moleküle können nicht nur endogen entstandene, sondern auch **exogene,** in der Zell-Umgebung vorhandene und durch Phagozytose oder Pinozytose aufgenommene Antigene präsentieren, beispielsweise

- Antigene solcher Viren, welche Nachbarzellen (von der MHC-I-tragenden Zelle) infiziert haben, oder
- Transplantationsantigene oder Tumorantigene von Zellen aus der Umgebung.

Diese sogenannte **Überkreuz-Präsentation *(cross presentation)*** scheint durch mehrere Mechanismen möglich zu sein:

- Ein auf der Zellmembran präsentierter Komplex aus einem endogenem Peptid und MHC-I wird von der Zelle in Membranvesikel eingeschlossen und in das Zytoplasma zurückgeholt.
  - Diese Membranvesikel fusionieren mit Phagosomen,
  - das gebundene endogene Peptid wird aus der Bindetasche verdrängt durch ein exogenes Peptid aus dem Phagosom, falls das exogene Peptid eine höhere Affinität zur Bindetasche des MHC-I besitzt als das bisher gebundene endogene Peptid, und
  - der neue Komplex aus MHC-I und exogenem Peptid wird durch Exozytose auf der Zellmembran präsentiert.
- Phagosomen verschmelzen mit Vesikeln (in denen sich MHC-I im Komplex mit einem Schutzprotein befindet) aus dem endoplasmatischen Retikulum,
  - exogene Peptide aus dem Phagosom verdrängen das Schutzprotein am MHC-I und fügen sich in die Bindetasche des MHC-I ein,
  - über Transportvesikel verlässt der Peptid-MHC-I-Komplex das endoplasmatische Retikulum und
  - über das Golgi-Netzwerk erfolgt anschließend der Transport zur Zellmembran und anschließend die Präsentation des MHC-I-Peptid-Komplexes auf der Zellmembran (Exozytose).
- Exogene Peptide dringen aus dem Phagosom in das Zytoplasma,
  - werden im Zytoplasma wie endogene Peptide ubiquitinyliert,
  - passieren das Proteasom,
  - dringen über den TAP in das endoplasmatische Retikulum und
  - binden wie endogene Peptide an MHC-I und
  - werden wie endogene Peptide auf der Zellmembran präsentiert.

Die Überkreuz-Präsentation stellt eine Abwehrreaktion der erworbenen Immunabwehr dar gegen Strategien von Infektionserregern, den zellinternen Weg der Antigen-Prozessierung zur Beladung von MHC-I zu hemmen, so z. B. bei der Immunreaktion

- gegen **Viren**
- z. B. HSV, Influenza-V, CMV, EBV, HPV (siehe Kap. 6.5.2),
- gegen sich intrazellulär vermehrenden Bakterien
  - z. B. Listerien, Salmonellen, E.coli (siehe Kap. 6.5.1)
- gegen **Tumoren** (siehe Kap. 6.9.1).

4.5.1.4 Präsentation durch Kern-haltige Zellen

Kern-haltige Zellen sind grundsätzlich in der Lage, MHC-I-Moleküle zu synthetisieren, diese mit endogenen Peptiden zu beladen und auf der Zellmembran zu präsentieren. Die Expression von MHC-I ist dabei

- konstitutiv wie auch
- induzierbar/zu steigern durch Aktivierung der Zellen, z. B.
    - durch Behandlung mit Interferon oder TNF oder
    - durch Infektion mit Viren (z. B. EBV, RSV oder AV).

Kernlose Zellen, wie beispielsweise Erythrozyten oder Thrombozyten, können „Reste" von MHC-1 als Überbleibsel von ihren Kern-haltigen Vorgängerzellen tragen.

Zellen sind in der Lage, mit den von ihnen exprimierten Peptid-beladenen MHC-I-Molekülen und mit Adhäsionsmolekülen eine komplex zusammengesetzte Struktur zu bilden,

- genannt **SMAC** (supramolekularer Aktivierungscluster),
- mit Hilfe dessen Partnerzelle, im Wesentlichen CD8(+)-T-Lymphozyten, aktiviert werden,
    - funktionell ähnlich einer immunologischen Synapse (siehe Kap. 4.9.3).

Weiterführende Literatur

Abele R, Tampé R. The TAP translocation machinery in adaptive immunity and viral escape mechanisms. Essays Biochem. 2011 Sep 7;50(1):249–64.

Ebstein F, Kloetzel PM, Krüger E, Seifert U. Emerging roles of immunoproteasomes beyond MHC class I antigen processing. Cell Mol Life Sci. 2012 Aug;69(15):2543–58.

Goulder PJ, Watkins DI. Impact of MHC class I diversity on immune control of immunodeficiency virus replication. Nat Rev Immunol. 2008, 8:619–630.

Liu QJ, Gao B. Manipulation of MHC-I/TCR interaction for immune therapy. Cell Mol Immunol. 2008, 5:171–182.

Oliveira CC, van Hall T. Importance of TAP-independent processing pathways. Mol Immunol. 2013 Sep;55(2):113–6.

Peaper DR, Cresswell P. Regulation of MHC class I assembly and peptide binding. Annu Rev Cell Dev Biol. 2008, 24: 343–368.

Raghavan M, Del Cid N, Rizvi SM, Peters LR. MHC class I assembly: out and about. Trends Immunol. 2008, 29:436–443

Seliger B. Different regulation of MHC Class I antigen processing components in human tumors. J Immunotoxicol. 2008, 5:361–367.

Sijts EJ, Kloetzel PM. The role of the proteasome in the generation of MHC class I ligands and immune responses. Cell Mol Life Sci. 2011 May;68(9):1491–502.

Sullivan LC, Clements CS, Rossjohn J, Brooks AG. The major histocompatibility complex class Ib molecule HLA-E at the interface between innate and adaptive immunity. Tissue Antigens. 2008, 72:415–424.

Vyas JM, Van der Veen AG, Ploegh HL. The known unknowns of antigen processing and presentation. Nat Rev Immunol. 2008, 8:607–618.

Wearsch PA, Cresswell P. The quality control of MHC class I peptide loading. Curr Opin Cell Biol. 2008, 20:624–631.

4.5.2 MHC-II

4.5.2.1 Struktur

Das Haupthistokompatibilitätskomplexklasse II-Molekül (MHC-II, *major histocompatibility complex class II*)

- ist ein Transmembran-ständiges, über Disulfidgruppen kovalent miteinander verbundenes Heterodimer, aus folgenden 2 Glykoproteinen der Immunglobulinsuperfamilie:
  - **alpha-Kette** (33–35 kDa) und
  - **beta-Kette** (26–28 kDa).
- Jede Kette verfügt über
  - 2 extrazelluläre Domänen, wobei die
    - endständigen alpha-1- bzw. beta-1-Domänen **hochvariabel** sind (sie verfügen jeweils über hochvariable Regionen innerhalb eines konstanten Rahmens) und
    - die alpha-2- und beta-2-Domänen konstant sind;
  - 1 Transmembranregion,
  - 1 zytoplasmatische Region.
- Die Variabilität der Aminosäuresequenz in den variablen Domänen der alpha- und beta-Kette wird durch eine sehr hohe Polymorphie dieser Domänen gewährleistet (siehe Kap. 4.3).
- Beide variablen Domänen (alpha-1-Domäne und beta-1-Domäne) formen mit ihren beta-Faltblattsträngen den Boden und mit den alpha-Helices die Seitenwände einer Taschen-ähnlichen, nach beiden Seiten offenen Struktur
  - zur Bindung von exogenen Peptiden in der Größe zwischen 11 und 24 Aminosäuren, welche von Fremdproteinen stammen, die in Phagolysosomen zerkleinert worden sind.
- Die Bindung dieser Peptide an die variablen Domänen erfolgt über
  - hydrophobe Wechselwirkungen zwischen den sogenannten Ankerpeptiden in den Faltblattsträngen und den Seitenketten der Peptide und
  - über Wasserstoffbrückenbildungen.
- Das gebundene antigene Peptid stabilisiert das MHC-II-Molekül. Die Stabilität dieses Komplexes trägt damit zum „Gedächtnis" der erworbenen Immunreaktion bei.

4.5.2.2 Synthese und Beladung

Die Synthese und intrazelluläre Beladung von MHC-II-Molekülen mit exogenen Peptiden erfolgt in folgenden Schritten:

- Die alpha- und die beta-Kette der MHC-II-Moleküle werden an den Ribosomen synthetisiert und anschließend in das endoplasmatische Retikulum (ER) befördert. Dort erfolgen die korrekte Faltung der alpha- und der beta-Ketten und der Zusammenbau des Heterodimers.
- Im ER bindet eine dritte Kette, die **gamma-Kette** (auch *invariant chain*, invariante Kette genannt) an das MHC-II-Heterodimer und schützt mit dem Teil, der **CLIP** (*class II-associated invariant chain peptides*, Peptide der Klasse II-assoziierten invariante Kette) genannt wird, dessen Peptid-Bindestelle vor Beladung mit beliebigen, im ER vorhandenen Peptiden.

- Durch Assoziation mit dem Schutzprotein (**Chaperon) Calnexin** verbleibt der Komplex aus MHC-II und gamma-Kette solange im ER, bis der korrekte Zusammenbau des MHC-II abgeschlossen ist.
- Danach trennt sich das Calnexin von diesem Komplex, sodass dieser in der Lage ist, innerhalb von kleinen Transportvesikeln das ER zu verlassen.
- Diese Transportvesikel fusionieren mit dem Golgi-Apparat. Von dort wird der Komplex mit Hilfe der gamma-Kette (*invariant chain*, invariante Kette) zu den Vesikeln des Trans-Golgi-Netzwerkes geleitet und nachfolgend zu endosomalen Vesikeln, welche mit Phagolysosomen fusionieren, sodass sich dort ein **endosomales MHC-II-Kompartment** ergibt.
- In diesem endosomalem MHC-II-Kompartment wird durch **Cathepsine** die gamma-Kette bis auf das CLIP-Fragment in der Bindetasche des MHC-II-Moleküls abgespalten.
- Nachfolgend bindet **HLA-DM** über hydrophobe Wechselwirkungen an das MHC-II-Molekül und verdrängt das CLIP aus dessen Bindetasche.
- HLA-DM ist ein MHC-II-ähnliches Heterodimer (ebenfalls codiert auf dem Chromosom 6), dessen Peptid-Bindetasche jedoch wegen zusätzlicher Disulfidbrücken verschlossen ist und daher keine Peptide binden kann.
- HLA-DM hat die Funktion eines Katalysators, Chaperons wie auch Peptid-Editors, indem es
    - ▣ CLIP aus der Bindetasche des MHC-II-Moleküls verdrängt,
    - ▣ den enzymatischen Abbau des „leeren" MHC-II verhindert,
    - ▣ das „leere" MHC-II stabilisiert und hierdurch die Bindung von exogenen Peptiden in die Bindetasche des MHC-II erleichtert wie auch reguliert.
- Durch den niedrigen pH-Wert (pH 4,5–5,5) in den Endosomen wird sowohl die Bindung von HLA-DM an das MHC-II als auch der Austausch des CLIP-Fragmentes mit geeigneten exogenen Peptiden verstärkt.
- Ist die Bindung eines exogenen Peptides an die Bindetasche des MHC-II stark genug, trennt sich das HLA-DM vom Peptid-beladenem MHC-II, sodass dieses zur Zellmembran transportiert werden kann und dort den T-Helfer-Lymphozyten präsentiert wird.

4.5.2.3 Präsentation durch dendritische Zellen und andere Antigen-präsentierende Zellen

Antigen-präsentierende Zellen (APC) sind jederzeit in der Lage, MHC-II zu synthetisieren, Fremdsubstanzen zu phagozytieren und in Phagolysosomen zu Peptiden abzubauen (siehe Kap. 3.4.4), mit diesen Peptiden die MHC-II-Moleküle zu beladen und den resultierenden Komplex auf der Zellmembran präsentieren.

Professionelle APC besitzen diese Fähigkeit andauernd. In solchen Zellen ist der Transkriptionsfaktor für die Expression des MHC-II-Genes (**CITTA, *MHC class II transactivator*,** MHC-II-Transaktivator), welcher an 4 induktionsspezifische und Zell-spezifische Promotoren bindet, konstitutiv aktiviert. Zu den professionellen APC gehören (siehe Tab. 4.10):

Tab. 4.10: Konstitutive und fakultative Expression von MHC-I und MHC-II bei verschiedenen Zellen.

Zellen	MHC-I		MHC-II	
	konstitutive Expression	fakultative Expression	konstitutive Expression	fakultative Expression
Thymus-Epithelzellen	+	++	++	
dendritische Zellen	+	++	++	+++
B-Lymphozyten	+	++	++	+++
T-Lymphozyten	+	++		+
Monozyten	+	++		+
Makrophagen (z. B. Kupffer'sche Stern-zellen, Mikrogliazellen)	+	++		+++
Granulozyten (neutrophil)	+			
Endothelzellen	+	++		++
Epithelzellen der Schleimhäute	+	++		+
Epithelzellen der Haut (Keratinozyten)	+	++		+
Bindegewebszellen (Fibroblasten)	+	++		+
Astrozyten	+	++		+
übrige Kern-haltige Zellen	+	++		?
Erythrozyten	–	–		–

- Dendritischen Zellen (DC), so genannt wegen ihrer fingerförmigen, bis zu 10 μm langen Ausläufer des Zytoplasmas). Den dendritischen Zellen werden zugeordnet z. B.
  - Langerhans-Zellen in der Haut,
  - Schleierzellen (*veiled cells*) in der Lymphflüssigkeit,
  - interdigitierende Zellen in der parakortikalen Zone der Lymphknoten,
  - follikuläre dendritische Zellen in den Follikeln der Lymphknoten,
  - yynoviale, pulmonale oder kardiale dendritische Zellen.
- B-Lymphozyten.

Nicht professionelle APC können diese Fähigkeit **fakultativ** für die Dauer einer Aktivierung erwerben, beispielsweise durch IFNgamma. Aktivierung durch IFNgamma induziert die Zellexpression des MHC-II-Transaktivators mit Bildung von MHC-II (siehe Tab. 4.10).

Dendritische Zellen unterscheiden sich von den übrigen Antigen-präsentierenden Zellen (APC) darin, dass dendritische Zellen naive (d. h. direkt aus dem Thymus entlassene) und ruhende T-Lymphozyten aktivieren können, während alle anderen professionellen und nichtprofessionellen APC nur in der Lage sind, bereits aktivierte T-Lymphozyten oder Gedächtnis-T-Lymphozyten (*memory-T-cells*) zu stimulieren.

Tab. 4.11: Abstammung und Siedlungsort ausgewählter dendritischer Zellen (DC).

Name der dendritischen Zelle	Siedlungsort vor Antigenaufnahme	Abstammung	an der Differenzierung beteiligte Zytokine	besonderes Kennzeichen	bevorzugter Siedlungsort nach Antigenaufnahme
Langerhans-Zelle	Haut	myeloische Stammzelle	TNFalpha, IL-4, GM-CSF	Endosomen (Birbeck Granula)	(interdigitierende DC) in Follikeln der Lymphknoten
interstitielle DC	unterschiedliche Organe	myeloische Stammzelle > Monozyt	TNFalpha, IL-4, GM-CSF, M-CSF	IL-12 (Produktion großer Mengen)	Follikel der Lymphknoten
myeloische DC	Blut	myeloische Stammzelle > prä DC1	TNFalpha, IL-4, GM-CSF	IL-12 (Produktion großer Mengen)	Follikel der Lymphknoten
lymphoide DC2 (plasmazytoide DC, natürliche Interferon-produzierende Zelle (NIPC))	Thymus, Blut	myeloische Stammzelle > thymische DC > prä DC2	TNFalpha, IL-4, GM-CSF, SCF, IL-3	IFNalpha, IL-10, (Produktion großer Mengen)	parakortikale Zone der Lymphknoten

Dendritische Zellen (DC) werden zu den myeloischen Zellen gezählt und haben als solche ihre Stammzelle im Knochenmark, können außerhalb des Knochenmarkes jedoch recht unterschiedlichen Entwicklungswege einschlagen (siehe Tab. 4.11), je nachdem, welche Zytokine, Wachstumsfaktoren und Milieu-Bedingungen vor Ort im Gewebe vorherrschen.

Die Beweglichkeit dieses Systems wird deutlich an Untersuchungen in der Zellkultur:
- Hämatopoetische Stammzellen können sich unter dem Einfluss von Stammzellfaktor (SCF) und FLT3-Liganden in Vorläuferzellen für DC differenzieren und zwar in
  - **prä-DC-1**, welche zu Typ 1-DC ausreifen, vorwiegend IL-12 ausschütten und vorwiegend die Entwicklung von CD4(+)-T-Helfer(1)-Lymphozyten stimulieren und
  - **prä-DC-2**, welche zu Typ 2-DC ausreifen vorwiegend IL-10 und IFNalpha sekretieren und, welche vorwiegend die Entwicklung von CD4(+)-T-Helfer(2)-Lymphozyten stimulieren.
  - Diese Vorläuferzellen entwickeln sich nach Zugabe von TNFalpha, IL-4 und GM-CSF zu reifen DC.
- Andererseits erfolgt eine Differenzierung dieser Vorläuferzellen zu Makrophagen, wenn der Zellkultur zugefügt wird
  - M-CSF (Makrophagenkolonie-stimulierender Faktor) oder
  - VEGF (*vascular endothelial growth factor*, vaskulärer endothelialer Wachstumsfaktor) und IL-6.
- Umgekehrt können sich Monozyten unter dem Einfluss von GM-CSF und IL-4 in unreife DC entwickeln.

Dendritische Zellen besitzen je nach Reifegrad deutlich unterschiedliche Formen und Funktionen.

- **Unreife DC**
    - sind zum größten Teil im Blut (hier in einer Konzentration von > 1 % der Leukozyten) oder in den Geweben, aber auch im Thymus angesiedelt;
    - zeigen kaum zytoplasmatische Ausläufer;
    - ähneln Makrophagen in
        - der Ausstattung mit Rezeptoren (PRR, *pattern recognition receptors*, Rezeptoren für pathogene Strukturmuster) zur Erkennung von pathogenen molekularen Strukturmustern pathogener Substanzen (PAMPs, *pathogen associated molecular patterns*, pathogene molekulare Strukturmuster; siehe Kap. 3.4.4.1), wobei
            - **monozytoide/interstitielle DC** vorwiegend TLR2 und TLR4 exprimieren,
            - **lymphoide/plasmazytoide DC** vorwiegend TLR 7 und TLR 9 exprimieren,
            - beide DC auch Zell-spezifische PRR vom Typ der C-Typ-Lektine exprimieren (siehe Tab. 4.12);
        - der verstärkten Phagozytose- und Pinozytoseaktivität,
        - der nur geringen Expression von MHC-Molekülen und kostimulatorischen Molekülen und
        - der Expression einer Reihe von Chemokin-Rezeptoren (z. B. CCR1, CCR5, CCR6, CCR7);
    - stimulieren Präthymozyten in der Medulla des Thymus (unter subapoptotischen Bedingungen) zur Differenzierung in natürliche regulatorische T-Lymphozyten;
    - stimulieren naive CD4(+)-T-Helfer-Lymphozyten in der Peripherie zur Differenzierung in induzierte regulatorische T-Lymphozyten (siehe Kap. 4.11).

Reife DC

- entwickeln sich nach Phagozytose von antigenen Substanzen;
- haben ihre Phagozytose- und Pinozytoseaktivität drastisch eingeschränkt;
- zeigen eine vermehrte Expression von (siehe Tab. 4.12)
    - MHC-I- und MHC-II-Molekülen,
    - kostimulatorischen Molekülen (CD40, B7.1, B7.2) für die Aktivierung von Partnerzellen, wie auch von
    - Adhäsionsmolekülen (ICAM);
- produzieren vemehrt Zytokine zur Stimulierung von Partnerzellen, im besonderen
    - IL-12 (**monozytoide/interstitielle DC, Typ 1-DC**) und fördern damit die Differenzierung von CD4(+)-T-Helfer(1)-Lymphozyten (siehe Kap. 4.10),
    - IFNalpha und IL-10 (**lymphoide/plasmazytoide DC, Typ 2-DC**) und fördern damit die Differenzierung von CD4(+)-T-Helfer(2)-Lymphozyten (siehe Kap. 4.10);
- exprimieren verstärkt den **Chemokin-Rezeptor CCR7** zur Chemotaxie in die lymphatischen Organe;
- wandern aus dem peripheren Gewebe in die lymphatischen Organe, im besonderen in die

Tab. 4.12: Expression von Erkennungsrezeptoren für pathogene Strukturmuster (PRR, *pattern recognition receptors*) vom Typ der C-Typ-Lektine auf dendritischen Zellen (DC).

C-Typ Lektin-Rezeptor	Vorkommen dendritische Zelle (DC)	Vorkommen Makrophagen	Vorkommen weitere Zellen	Ligand
MMR (Makrophage-Mannose-Rezeptor, CD206)	Langerhans, interstitielle DC	Monozyten, Makrophagen	Endothelzellen	Mannose, Fucose
DEC-205 (CD205, *dendritic-endothelial cell-lectin*, dendritisch-endotheliales Lektin)	Langerhans, interstitielle DC		Endothelzellen	?
Dectin 1 (*dendritic cell lectin*, dentritisches Lektin)	Langerhans, interstitielle DC			beta-Glucan
Dectin 2	Langerhans, sinterstitielle DC			?
Langerin (CD207)	Langerhans			?
DC-SIGN (*dendritic cell specific ICAM-3-grabbing non-integrin*, dendritisch-zellspezifisch ICAM-3-aufnehmendes Non-Integrin)	interstitielle DC			Mannan (ICAM-2, ICAM-3)
BDCA-2	plasmazytoide DC			?
DCIR (*dendritic cell immunoreceptor*, dentritischer Immunrezeptor)	interstitielle DC	Monozyten, Makrophagen	Granulozyten, B-Lymphozyten	?
CLEC (*C-type lectin receptor*, C-Typ Lektin-Rezeptor)	interstitielle DC			?

- Follikel der Lymphknoten (**monozytoide/interstitielle DC**) oder in die
- parakortikale Zone der Lymphknoten (**lymphoide/plasmazytoide DC**).

Auf der Zelloberfläche von reifen dendritischen Zellen werden somit eine Reihe von kostimulatorischen Molekülen wie auch Adhäsionsmolekülen exprimiert, welche gemeinsam mit den MHC-II-Molekülen zu einer komplexen Aktivierung der Partnerzelle führen.

Der aktivierende Komplex aus MHC-II mit Adhäsionsmolekülen wird (gleich wie bei entsprechenden MHC-I-Komplexen) **supramolekularer Aktivierungscluster (SMAC)** genannt und entspricht auch hier funktionell einer immunologischen Synapse (siehe Kap. 4.8.1)

Tab. 4.13: Stimulatorische und kostimulatorische Moleküle auf reifen dendritischen Zellen (DC).

stimulatorische und kostimulatorisches Moleküle auf dendritische Zellen		Partnermolekül (= Ligand)	Partnerzelle	Wirkung auf Partnerzelle
MHC-I	antigenes Peptid	TCR (T-Zell-Rezeptor)	CD8(+)-T-Lymphozyten (zytotoxische T-Lymphozyten)	Aktivierung
	variable Domäne	TCR		
	konstante Domäne	CD8		
CD1-a, -b, -c, -d	antigenes Lipid	TCR	CD4(+)-T-Helfer Lymphozyten, CD4(+)-regulatorische T-Lymphozyten, CD8(+)-zytotoxische T-Lymphozyten	Aktivierung
	variable Domäne	TCR		
	konstante Domäne	CD8 oder CD4 (oder doppelt negativ)		
MHC-II	antigenes Peptid	TCR	CD4(+)-T-Lymphozyten (T-Helfer-Lymphozyten, regulatorische Lymphozyten)	Aktivierung
	variable Domänen	TCR		
	konstante Domäne	CD4		
Kostimulatoren				
B7.1 (CD80), B7.2 (CD86)		CD28		Koaktivierung
B7.1, B7.2		CTLA4		Hemmung der Aktivierung
B7.M (ICOS-Ligand)		ICOS (induzierbares kostimulatorisches Molekül)	CD4(+)-T-Lymphozyten (T-Helfer(2)-Lymphozyten (TH2))	Verstärkung der Aktivierung
CD40		CD40 *linker*	CD4(+)-T-Lymphozyten (T-Helfer(2)-Lymphozyten (TH2))	Koaktivierung
B7.1 (CD80), B7.2 (CD86)		CD28	CD8(+)-T-Lymphozyten (zytotoxische T-Lymphozyten)	Koaktivierung
MICA, MICB, ULBP-1 bis -4, Rae1a, -b, -c, -d		NKG2D	CD8(+)-T-Lymphozyten (zytotoxische T-Lymphozyten)	Koaktivierung
Adhäsionsmoleküle				
DC-SIGN (*dendritic cell specific ICAM-3-grabbing non integrin*, dendritisch-zellspezifisch ICAM-3-aufnehmendes Non-Integrin)		ICAM-2, ICAM-3	T-Lymphozyten	Zelladhäsion
ICAM-1, -2, -3 (interzelluläres Adhäsionsmolekül)		LFA-1 (Leukozyten-Funktionsantigen)	T-Lymphozyten	Zelladhäsion
LFA-3 (CD58)		CD2 (Rezeptor für Schafserythrozyten)	T-Lymphozyten	Zelladhäsion, Aktivierung

Weiterführende Literatur

André S, Tough DF, Lacroix-Desmazes S, Kaveri SV, Bayry J. Surveillance of antigen-presenting cells by CD4+ CD25+ regulatory T cells in autoimmunity: immunopathogenesis and therapeutic implications. Am J Pathol. 2009, 174:1575–1587.

Armstrong KM, Piepenbrink KH, Baker BM. Conformational changes and flexibility in T-cell receptor recognition of peptide-MHC complexes. Biochem J. 2008, 415:183–196.

Belz G, Mount A, Masson F. Dendritic cells in viral infections. Handb Exp Pharmacol. 2009, 188:51–77.

Mutyambizi K, Berger CL, Edelson RL. The balance between immunity and tolerance: the role of Langerhans cells. Cell Mol Life Sci. 2009, 66:831–840.

Berger AC, Roche PA. MHC class II transport at a glance. J Cell Sci. 2009, 122:1–4. 62.

Blander JM. Phagocytosis and antigen presentation: a partnership initiated by Toll-like receptors. Ann Rheum Dis. 2008, 67 Suppl 3:44–49.

Chen X, Jensen PE. MHC class II antigen presentation and immunological abnormalities due to deficiency of MHC class II and its associated genes. Exp Mol Pathol. 2008, 85:40–44.

Crotzer VL, Blum JS. Autophagy and its role in MHC-mediated antigen presentation. J Immunol. 2009, 182:3335–3341.

Fritzsche S, Springer S. Investigating MHC class I folding and trafficking with pulse-chase experiments. Mol Immunol. 2013 Sep;55(2):126–30.

Gelin C, Sloma I, Charron D, Mooney N. Regulation of MHC II and CD1 antigen presentation: from ubiquity to security. J Leukoc Biol. 2009, 85:215–224.

Hume DA. Macrophages as APC and the dendritic cell myth. J Immunol. 2008, 181:5829–5835.

Kahler DJ, Mellor AL. T cell regulatory plasmacytoid dendritic cells expressing indoleamine 2,3 dioxygenase. Handb Exp Pharmacol. 2009, 188:165–196.

Kaufman J. Antigen processing and presentation: evolution from a bird's eye view. Mol Immunol. 2013 Sep;55(2):159–61.

Lambrecht BN, Hammad H. Lung dendritic cells: targets for therapy in allergic disease. Handb Exp Pharmacol. 2009, 188:99–114.

Lee YJ, Jung KC, Park SH. MHC class II-dependent T-T interactions create a diverse, functional and immunoregulatory reaction circle. Immunol Cell Biol. 2009, 87:65–71.

Mantegazza AR, Magalhaes JG, Amigorena S, Marks MS. Presentation of phagocytosed antigens by MHC class I and II. Traffic. 2013 Feb;14(2):135–52.

Martinon-Ego C, Berthier R. Dendritic cells: orchestration of the immune response. Ann Biol Clin. 2000, 58:541–556.

van Niel G, Wubbolts R, Stoorvogel W. Endosomal sorting of MHC class II determines antigen presentation by dendritic cells. Curr Opin Cell Biol. 2008, 20:437–444.

Villablanca EJ, Russo V, Mora JR. Dendritic cell migration and lymphocyte homing imprinting. Histol Histopathol. 2008, 23:897–910.

Villadangos JA, Young L. Antigen-presentation properties of plasmacytoid dendritic cells. Immunity. 2008, 29:352–361.

von Garnier C, Nicod LP. Immunology taught by lung dendritic cells. Swiss Med Wkly. 2009, 139:186–192.

Batista FD, Harwood NE. The who, how and where of antigen presentation to B cells. Nat Rev Immunol. 2009, 9:15–27.

Vyas JM, Van der Veen AG, Ploegh HL. The known unknowns of antigen processing and presentation. Nat Rev Immunol. 2008, 8:607–618.

4.5.3 CD1

4.5.3.1 Struktur

Das CD1 ist ein Transmembran-ständiges **Monomer** (alpha-Kette von etwa 45 kDa) für die Präsentation von **Lipiden** (siehe Tab. 4.12). Das CD1

- ist auf dem Chromosom 1 codiert (nicht auf dem MHC-Komplex von Chromosom 6!);
- tritt in 4 Isomeren auf (CD1-a, -b, -c, -d), wobei
    - CD1-a, -b und -c (Gruppe 1) von professionellen Antigen-präsentierenden Zellen (APC) exprimiert werden, welche (exogene) Lipide den CD1-spezifischen T-Lymphozyten präsentieren,
    - CD1-d (Gruppe 2) auf professionellen wie auch fakultativen APC vorkommt, welche NKT (natürliche Killer-T-Lymphozyten; siehe Kap. 4.9.2) aktivieren;
- weist strukturelle Ähnlichkeiten auf mit dem MHC-I-Molekül, da es
    - Sequenzhomologien besitzt zu MHC-I (26 %) (aber auch zur beta-Kette des MHC-II (38 %)),
    - wie MHC-I assoziiert ist mit dem beta2-Mikroglobulin als Stützprotein und
    - die alpha-Kette 3 Domänen (alpha-1, -2, -3) aufweist;
- bildet mit den alpha-1- und alpha-2-Domänen (die 4 antiparallel verlaufende beta-Faltblattstränge und die sich anschließenden alpha-Helices aufweisen) eine Tasche mit 4 Gruben zur Bindung (antigener) Lipide, wobei deutliche Unterschiede zu MHC-I und MHC-II vorliegen, denn die Bindetasche von CD1
    - ist deutlich **größer** als diejenige von MHC-I und MHC-II,
    - weist nur eine relativ geringe Polymorphie auf durch die deutlich eingeschränkte Variabilität der Aminosäuresequenz der alpha-1- und alpha-2-Domänen,
    - ist strukturell unterschiedlich zwischen den CD1-Isomeren, was auf Unterschiede in der Spezifität der Bindung von Lipiden hinweist;
- bindet Lipide über hydrophobe Wechselwirkungen an sogenannte Ankerpeptide in den Faltblattsträngen der Bindetasche,
    - wobei Glyko- oder Lipopeptide mit ihrem hydrophoben Teil in die Tasche von CD1 binden, während der hydrophile Teil dieser Lipide nach außen ragt.

4.5.3.2 Synthese und Beladung

Die Synthese von CD1-Molekülen verläuft weitgehend ähnlich derjenigen von MHC-I-Molekülen:

- Das CD1-Molekül (alpha-Kette) wie auch das beta2-Mikroglobulin werden an den Ribosomen synthetisiert und anschließend in das endoplasmatische Retikulum (**ER**) befördert. Dort wird das CD1-Molekül (alpha-Kette) durch das Schutzprotein **Calnexin** solange stabilisiert, bis das beta2-Mikroglobulin das Calnexin verdrängen und mit MHC-I assoziieren kann.
- Der Komplex MHC-I/beta2-Mikroglobulin ist relativ instabil und muss daher durch Bindung eines Schutzproteins solange zusammengehalten werden, bis ein geeignetes antigenes Lipid die Rolle des Schutzproteins übernimmt.
- Mit Hilfe von **SAP-C (Saposin-C)** werden antigene Lipide aus Membranen auf CD1 übertragen.
- Der mit dem Lipid beladene CD1-Komplex ist nunmehr in der Lage, innnerhalb von kleinen Transportvesikeln das ER zu verlassen und über das Golgi-Netzwerk zur Zellmembran transportiert zu werden.

Tab. 4.14: Beispiele von Lipiden, präsentiert durch CD1.

Lipide, präsentiert auf CD1-Molekülen		Vorkommen
Glyceringlykolipide (1,2 Diacylglycerin + Mono- oder Oligosaccharid)		Bakterien
Glykosphingolipide (Ceramid + Saccharide)	neutrale Glykosphingolipide, Monosaccharide (Cerebroside), Di-, Tri- oder Tetrasaccharide	Gehirn (-Galaktose), Leber, Milz (-Glucose)
	Galaktosyl-Ceramid	Schwämme
	Sulfatide (Schwefelsäureester der neutralen Glykosphingolipide)	
	Ganglioside (Mono- oder Polysialinsäurekonjugate mit neutralen Glykosphingolipiden)	Zellmembranen, besonders des Gehirnes
Phospolipide (Phosphosäurediester mit Sphingosin oder Diacyl-Glycerin und Cholin, Ethanolamin, Serin, Inosit oder Glycerin)	Phosphatidylinositol	Zellmembranen
	Phospatidylinositol-Tetramannosid	Mykobakterien
Lipopeptide	Didehydroxymycobactin	Bakterien

Die Beladung von CD1-Molekülen scheint insoweit Besonderheiten aufzuweisen (siehe Tab. 4.14), als das mehrere Möglichkeiten bestehen:

- Das CD1 wird im ER mit einem endogenen zellulären Lipid beladen, verlässt innerhalb von kleinen Transportvesikeln das ER und wird anschließend über das Golgi-Netzwerk zur Zellmembran transportiert, wo es das endogene Lipid präsentiert, oder
- das unbeladene (leere) CD1 wird zur Zellmembran transportiert, dort mit einem exogenen Lipid beladen und dieses Lipid wird durch CD1 präsentiert oder
- das mit (z. B. endogenen) Lipiden beladene, auf der Zellmembran befindliche CD1 wird in Endosomen rezyklisiert. Diese Endosomen fusionieren mit Phagolysosomen und exogene Lipide aus den Phagolysosomen verdrängen das an CD1 gebundene endogene Lipid. Nachfolgend wird das so neu beladene CD1 auf der Zellmembran präsentiert.

4.5.3.3 Präsentation durch dendritische Zellen und andere Antigen-präsentierende Zellen

Die CD1-Isomere werden vorwiegend von professionell Antigen-präsentierenden Zellen (APC) exprimiert, jedoch gibt es Unterschiede:

- Die Isomere CD-1a, -b und -c (Gruppe 1) werden exprimiert
    - von kortikalen Thymuszellen (CD1-a, -b, -c),
    - von dendritischen Zellen, beispielsweise
        - in der Haut (Langerhans-Zellen: CD1-a, -b) und
        - in den anderen Organen (interdigitierende dendritische Zellen: CD1-c),
    - und von B-Lymphozyten in Lymphknoten (CD1-b, -c), im Blut und in der Milz.
- Das Isomer CD1-d (Gruppe 2) wird exprimiert

- vorwiegend von B-Lymphozyten in Lymphknoten, aber auch von
- Monozyten und Makrophagen,
- intestinalen Epithelzellen,
- glatten Muskelzellen und von
- Endothelzellen.

Die Präsentation erfolgt wahrscheinlich im Komplex mit Adäsionsmolekülen. Der Bindungspartner für den Lipid-CD1-Komplex ist der T-Zell-Rezeptor (TCR) vorwiegend auf
- CD1-abhängigen T-Lymphozyten, welche zugeordnet werden können
  - den CD4(+)-T-Lymphozyten (Helfer-T-Lymphozyten),
  - den CD8(+)-T-Lymphozyten (zytotoxische T-Lymphozyten),
  - den T-Lymphozyten doppelt negativ für CD4 und CD8 (DN);
- NKT (natürliche Killer-T-Lymphozyten).

CD1-abhängige T-Lymphozyten scheinen im Thymus analog zu MHC-abhängigen Lymphozyten (siehe Kap. 4.7) positiv selektiert zu werden nach der Fähigkeit ihrer T-Zell-Rezeptoren (TCR), an das CD1-Molekül zu binden, wobei diese Selektion spezifisch ist nicht nur für CD1, sondern sogar für deren Isomere CD1-a, -b, -c und CD1-d.

Weiterführende Literatur

Adams EJ. Diverse antigen presentation by the Group 1 CD1 molecule, CD1c. Mol Immunol. 2013 Sep;55(2):182–5.

Arora P, Foster EL, Porcelli SA. CD1d and natural killer T cells in immunity to Mycobacterium tuberculosis. Adv Exp Med Biol. 2013, 783:199–223.

Barral DC, Brenner MB. CD1 antigen presentation: how it works. Nat Rev Immunol. 2007, 7:929–941.

Cohen NR, Garg S, Brenner MB. Chapter 1 Antigen Presentation by CD1 Lipids, T Cells, and NKT Cells in Microbial Immunity. Adv Immunol. 2009, 102:1–94.

Mori L, De Libero G. T cells specific for lipid antigens. Immunol Res. 2012 Sep;53(1–3):191–9.

Silk JD, Salio M, Brown J, Jones EY, Cerundolo V. Structural and functional aspects of lipid binding by CD1 molecules. Annu Rev Cell Dev Biol. 2008, 24:369–395.

Speak AO, Cerundolo V, Platt FM. CD1d presentation of glycolipids. Immunol Cell Biol. 2008, 86:588–597.

Van Rhijn I, Ly D, Moody DB. CD1a, CD1b, and CD1c in immunity against mycobacteria. Adv Exp Med Biol. 2013, 783:181–97.

4.5.4 MHC-I-verwandte Strukturen

4.5.4.1 MICA und MICB

MICA und MICB (*MHC class I polypeptide related sequence A and B*, MHC-I-Polypeptid-verwandte Sequenz A und B)
- besitzen eine Struktur ähnlich dem MHC-I
  - mit einer alpha-1-, -2- und -3-Domäne und
  - einer hohen Polymorphie (auf dem MHC-Locus befinden sich allein 55 MICA-Allele, wobei die funktionelle Bedeutung dieser Polymorphie bislang unbekannt ist);

- sind jedoch in soweit unterschiedlich zu MHC-I , als
  - die Homologie ihrer Aminosäuresequenz zu MHC-I nur 27 % beträgt,
  - sie nicht mit beta2-Mikroglobulin assoziiert sind,
  - sie kein Peptid binden und präsentieren,
  - der Ligand **nicht** der T-Zell-Rezeptor (TCR) ist,
  - MICB (jedoch nicht MICA) an **NKG2D** bindet, einen aktivierender Rezeptor für NK (natürliche Killerzellen; siehe Kap. 3.6) und für CD8(+)-T-Lymphozyten (siehe Kap. 4.6.3.4),
  - sie NK-Zellen zur Killerfunktion aktivieren können.

Die Gene für MICA und MICB sind im MHC-I-Locus (Chromosom 6) lokalisiert. Sie besitzen Aktivierungssequenzen (Promotoren), welche hochhomolog sind denjenigen des Stress-proteins (*heat shock protein*, Hitzeschockprotein) HSP 70.

MICA und MICB wird exprimiert beispielsweise auf Epithelzellen der Magen-Darm-Schleimhaut, Endothelzellen und Bindegewebszellen (Fibroblasten), wobei ruhende Zel-len keine oder nur eine geringe Expression aufweisen, die jedoch erheblich gesteigert wird

- wenn Zellen sich teilen (d. h. in den Zellteilungszyklus eintreten),
- nach Stresseinwirkungen (z. B. Temperaturerhöhung, Transplantationen),
- nach bakteriellen oder viralen Infektionen, z. B. wird nach CMV-Infektion die Expres-sion von MHC-I reduziert und diejenige von MICA und MICB erhöht und
- bei maligner Transformation.

4.5.4.2 ULBP und Rae-1 Proteine

ULBP (UL16-bindende Proteine) binden **UL16,** ein Membran-Glykoprotein des CMV (Zyto-megalie-Virus).

Die Proteine ULBP
- kommen in 3 Formen vor (ULBP-1, -2, -3), die
  - unter sich zu etwa 55–60 % identisch sind,
  - dem MHC-I weitläufig ähneln,
  - jedoch nur über eine apha1- und alpha2-Domäne verfügen. Ihnen fehlt
    - die alpha3-Domäne (im Gegensatz zu MICA und MICB),
    - das beta2-Mikroglobulin als Stützprotein;
  - eine etwa 25-prozentige Homologie zu MICA und MICB aufweisen und
- sind exprimiert besonders auf Epithelzellen und Endothelzellen;
- binden stark (ULBP-1 und -2) oder schwächer (ULBP-3) an NKG2D im Komplex mit dem Korezeptor DAP10 (DNAX-aktivierendes Protein 10), nicht aber an NKG2D alleine;
- können NK-Zellen zur Killerfunktion stimulieren.

Rae-1-Proteine werden durch Retinonsäure induziert (*retinoic acid early inducible tran-scripts*, Retinonsäure-induzierbares Transkript).

3 Formen kommen vor (Rae-1-a, -b, -c, -d) , welche eine ca 95-prozentige Identität untereinander aufweisen. Die Rae-1 Proteine ähneln strukturell den ULBP-Proteinen, besitzen jedoch keine nennenswerte Homologie zu MICA und MICB.

Rae-1 Proteine scheinen von Thymozyten exprimiert zu werden und wenn überhaupt, dann nur gering in normalen Zellen anderer Organe, jedoch verstärkt nach Zelltransformation und bei Tumorzellen.

Rae-1-Proteine stellen Liganden dar für das NKG2D-Protein. Durch Bindung wird (ähnlich wie ULBP, MICA und MICB) das NKG2D-Protein als Koaktivator für T-Lymphozyten und als Aktivator für natürliche Killerzellen stimuliert.

4.5.4.3 nFcR

Der neonatale Fc-Rezeptor (nFcR) besitzt eine Aminosäuresequenz, welche zu etwa 50 % homolog ist mit derjenigen des MHC-I-Moleküls. Des Weiteren ist auch der nFcR assoziiert mit dem beta2-Mikroglobulin.

Die Funktion des nFcR ist die Bindung, zelluläre Aufnahme und Transzytose von Immunglobulinen des Isotyps IgG durch epitheliale Schranken hindurch (siehe Kap. 4.14.3.3).

Weiterführende Literatur

Cao W, He W. UL16 binding proteins. Immunobiology. 2004, 209:283–290.
Deng L, Mariuzza RA. Structural basis for recognition of MHC and MHC-like ligands by natural killer cell receptors. Semin Immunol. 2006, 18:159–166.
Dimasi N, Moretta L, Biassoni R. Structure of the Ly49 family of natural killer (NK) cell receptors and their interaction with MHC class I molecules. Immunol Res. 2004, 30:95–104.
Powell MS, Hogarth PM. Fc receptors. Adv Exp Med Biol. 2008, 640:22–34.
Shiina T, Tamiya G, Oka A, Takishima N, Inoko H. Genome sequencing analysis of the 1.8 Mb entire human MHC class I region. Immunol Rev. 1999, 167:193–199.
Stephens HA. MICA and MICB genes: can the enigma of their polymorphism be resolved? Trends Immunol. 2001, 22:378–385.
Suárez-Alvarez B, López-Vázquez A, Baltar JM, Ortega F, López-Larrea C. Potential role of NKG2D and its ligands in organ transplantation: new target for immunointervention. Am J Transplant. 2009, 9:251–257.
Zhang Q, Reed EF. Non-MHC antigenic targets of the humoral immune response in transplantation. Curr Opin Immunol. 2010 Oct;22(5):682–8.

4.6 T-Lymphozyten und ihre Rezeptoren

Für Thymozyten und T-Lymphozyten ist der **T-Zell-Rezeptor (TCR)** charakteristisch (siehe Kap. 4.6.1.1). Über den T-Zell-Rezeptor werden T-Lymphozyten Antigen-spezifisch aktiviert.

An dem TCR sind nicht kovalent gebunden
- Rezeptor-assoziierte Proteine für die Signalübertragung (siehe Kap. 4.6.1.2),
  - der CD3-Komplex (gamma, delta, epsilon) und
  - das Zeta-Homodimer;

- Korezeptoren (siehe Kap. 4.6.2),
    - das CD4 auf T-Helfer-Lymphozyten und T-Regulator-Lymphozyten und
    - das CD8 auf zytotoxische T-Lymphozyten;
- Kostimulatoren, besonders benötigt für die Steuerung der Aktivierung naiver T-Lymphozyten (siehe Kap. 4.6.3). Zu diesen gehören
    - für die Aktivierung
        - CD28, stimuliert durch Liganden der B7-Familie (B7.1/CD80 oder B.7.2/CD86),
        - ICOS (induzierbarer T-Zell-Kostimulator), stimuliert durch den ICOS-Liganden, ein Protein der B7-Familie (B7RP-1),
        - NKG2D, stimuliert durch MICA, MICB, ULBP1–3 oder Rae-1a, -d,
    - für die Inhibition
        - CTLA4 (CD152), stimuliert durch Liganden der B7-Familie (CD80/CD86),
        - PD-1 (*programmed death 1*, „programmierter Tod" 1), stimuliert durch die Liganden B7-H1 und B7-DC, beides Proteine der B7-Familie.

4.6.1 T-Lymphozyten-Rezeptoren und akzessorische Moleküle

4.6.1.1 T-Lymphozyten-Rezeptor

Strukturell stellt der T-Lymphozyten-Rezeptor (TCR) ein über Disulfidbrücken kovalent miteinander verbundenes Heterodimer der Immunglobulinsuperfamilie dar, bestehend

- aus einer **alpha**- (40–60 kDa) und einer **beta-Kette** (40–60 kDa); die alpha-/beta-TCR
    - sind bei ca. 95 % der T-Lymphozyten im Blut anzutreffen,
    - besitzen den Korezeptor CD4 (T-Helfer-Lymphozyten) und/oder
    - den Korezeptor CD8 (zytotoxische T-Lymphozyten);
- oder aus einer **gamma**- (ähnlich der beta-Kette) und einer **delta-Kette** (ähnlich der alpha-Kette); die gamma-/delta-TCR
    - sind im Blut nur bei ca. 5 % der T-Lymphozyten zu finden; diese T-Lymphozyten exprimieren meist weder den Korezeptor CD4 noch CD8,
    - treten gehäuft (bis zu 50 % der T-Lymphozyten) in der Haut und in den Epithelien auf, meist als CD8(+)-T-Lymphozyten (siehe Tab. 4.15),
    - spielen eine bislang weitgehend ungeklärte Rolle.

Tab. 4.15: Anteil unterschiedlicher T-Lymphozyten in der Darmschleimhaut und den Peyer'schen Platten.

T-Lymphozyten		TCRalpha/-beta			TCRgamma/-delta		
Lokalisation	Anteil an Lymphozyten (%)	CD4(+) (%)	CD8(+) (%)	CD4(+)/ CD8(+) (%)	CD4(+) (%)	CD8(+) (%)	CD4(–)/ CD8(–) (%)
inter/-intra-epithelial	> 90	~ 5	5–40	5–10		30–40	3–8
Lamina propria	~ 50	~ 30	10–20				2–5
Follikel	~ 40	~ 20	~10				~1

Die unterschiedlichen **Ketten der TCR** sind ähnlich aufgebaut. So verfügt jede Kette über
- eine aminoterminale variable Domäne (Valpha und Vbeta bzw. Vgamma und Vdelta, jeweils 102 bis 119 Aminosäuren lang),
  - mit jeweils 3 hypervariablen Regionen (CDR1, -2, -3, *complementarity determining regions 1, 2, 3)* in einem konstanten Rahmen,
  - wobei die 3 CDRs beider Ketten die Bindetasche für das antigene Peptid (oder Lipid im Falle von CD1) bilden, welches präsentiert wird vom MHC-I, MHC-II (oder CD1), wobei
    - die CDR3-Sequenzen beider Ketten die höchste Variation aufweisen (siehe Kap. 4.3) und maßgebend sind für die Bindung des antigenen Peptids,
    - die CDR1-Sequenzen der alpha-Kette bzw. gamma-Kette den **N-terminalen** Teil des antigenen Peptids binden,
    - die CDR1-Sequenzen der beta-Kette bzw. delta-Kette den **C-terminalen** Teil des antigenen Peptid binden,
    - die CDR2 beider Ketten verantwortlich zu sein scheint für die Bindung an MHC-I, MHC-II oder CD1,
  - deren beta-Kette über eine weitere hypervariable Region (**CDR4** oder **HV4**) in der variablen Domäne verfügt, an welche
    - kein antigenes Peptid, sondern eher
    - **Superantigene** (siehe Kap. 4.13) binden;
- eine Aminosäuresequenz „VDJ", codiert durch die Genrekombination der variablen Domäne (V) mit der Diversity (D) Region und der Joining (J) Region bei der beta-Kette bzw. der delta-Kette,
- eine Aminosäuresequenz „VJ", codiert durch die Genrekombination der V-Region mit der J-Region bei der alpha-Kette bzw. der gamma-Kette, wobei
  - die Rekombinationen mit Hilfe der „Rekombinase-aktivierenden Gen Produkte" **RAG-1, -2** (siehe Kap. 4.3) ähnlich erfolgen wie bei der VDJ-Rekombination der schweren Kette bei Antikörpern (siehe Kap. 4.17.5);
- eine konstante Domäne Calpha und Cbeta bzw. Cgamma und Cdelta, jeweils 138 bis 179 Aminosäuren lang;
- einen hydrophoben und positiv geladenen transmembranen Teil (20–24 Aminosäuren);
- und einen kurzen zytoplasmatischen Teil.

Die Disulfid-Bindung zwischen beiden Ketten des Heterodimers liegt im konstanten Teil und bildet, ähnlich wie beim Antikörper, die **Gelenkregion (*hinge region*).**

Liganden des T-Lymphozyten-Rezeptors sind
- für dessen Bindetasche, geformt besonders von CDR3 und CDR1 der variablen Domänen (Valpha und Vbeta bzw. Vgamma und V delta)
  - ein spezifisch bindungsfähiges Peptid, welches von einem körpereigenen MHC-I- oder MHC-II-Molekül präsentiert wird,
  - ein spezifisch bindungsfähiges Lipid, welches von einem körpereigenen CD1 Molekül präsentiert wird;

- für dessen CDR2 der variablen Domänen (Valpha und Vbeta bzw. Vgamma und V delta)
  - bei CD8(+)-(zytotoxischen) T-Lymphozyten definierte Aminosäuren der variablen Domäne der alpha-Kette (alpha1 und alpha2) des körpereigenen MHC-I auf der Zielzelle,
  - bei CD1-T-Lymphozyten definierte Aminosäuren der variablen Domäne der alpha-Kette (alpha1 und alpha2) des körpereigenen CD1 auf der Antigen-präsentierenden Zelle,
  - bei CD4(+)-(Helfer-)T-Lymphozyten definierte Aminosäuren der variablen Domänen der alpha-Kette (alpha1) und der beta-Kette (beta1) des körpereigenen MHC-II (für T-Helfer-Lymphozyten).

Zur **Aktivierung** benötigt der T-Lymphozyten-Rezeptor
- sowohl die Bindung an ein geeignetes antigenes Peptid oder Lipid
- wie auch die Bindung an die variable Domäne von MHC-I, CD1 oder MHC-II.

Daher ist die Erkennung von Antigenen durch den T-Lymphozyten-Rezeptor „**MHC-ab-hängig**".

Die **Passform** der variablen Region des T-Lymphozyten-Rezeptors zu einem Peptid oder Lipid entsteht durch (siehe Kap. 4.3)
- die große Anzahl der Gensegmente (Polymorphie) für den TCR,
- die zufälligen Nukleotid-Ergänzungen bei der somatischen Rekombination der Gensegmente, z. B. N- (*non-template encoded*) Nukleotid und P-(palindrome) Nukleotid-Ergänzungen,
- die somatische Hypermutationen in den Gensegmenten für die CDR-Regionen während der Teilungsvorgänge bei der Entwicklung des T-Lymphozyten.
  - Eine solche somatische Hypermutation wurde bislang jedoch nur für die variable Domäne der alpha-Kette nachgewiesen.
  - Die Bedeutung der somatischen Hypermutation für die Variabilität der Antigen-Bindestelle des T-Lymphozyten-Rezeptors ist noch weitgehend ungeklärt.

4.6.1.2 Akzessorische Moleküle CD3 und Zeta

Zur Signalübertragung muss der T-Lymphozyten-Rezeptor (TCR) assoziiert sein mit Signal-übertragenden Molekülen, welche mit ihm den **T-Lymphozyten-Rezeptorkomplex** bilden. Hierzu gehören
- der **CD3-Komplex**, welcher nicht kovalent mit dem positiv geladenen, transmembranen Teil des T-Lymphozyten-Rezeptors (TCR) verbunden ist und
  - aus 3 unterschiedlichen transmembranen Polypeptiden besteht (welche Mitglieder der Immunglobulinsuperfamilie darstellen) und zwar der
    - **gamma-Kette** (Molekulargewicht 25 kDa),
    - **delta-Kette** (Molekulargewicht 20 kDa),
    - **epsilon-Kette** (Molekulargewicht 20 KDa), wobei

- ▪ die epsilon-Kette mit der gamma- als auch der delta-Kette nicht kovalent verbundene **Heterodimere** bildet,
- – der CD3-Komplex hat in soweit eine Mehrfachfunktion, als er
  - ▪ ein Schutzprotein (Chaperon) für den T-Lymphozyten-Rezeptor (TCR) bei dessen Expression darstellt,
  - ▪ den Transport des TCR vom endoplasmatischen Retikulum hin zur Zellmembran regelt und
  - ▪ in der Zellmembran wesentlich an der Signalübertragung des aktivierten TCR beteiligt ist;
- ● 2 **zeta-Ketten** (von jeweils 16 Kda), welche
  - – ein transmembranes Rezeptor-assoziiertes Homodimer bilden,
  - – nicht nur auf T-Lymphozyten, sondern auch auf Makrophagen und natürlichen Killerzellen zu finden sind.

Alle Ketten des CD3 wie auch die zeta-Ketten verfügen im zytoplasmatischen Teil über phosphorylierbare Tyrosine (sogenannte **ITAMs**, Immunrezeptor Tyrosin-basierte Aktivierungsmotive; siehe Kap. 3.3.1.1) und zwar
- ● die gamma-, delta- und epsilon-Ketten über jeweils 1 ITAM
- ● jede zeta-Kette über 3 ITAMs.

Die phosphorylierten Tyrosine stellen spezifische Bindestrukturen (Src-Homologie 2-(SH2-)Domänen) für Rezeptor-assoziierte Tyrosin-Kinasen der Src-Familie (siehe Tab. 4.16) dar.

Nach Bindung der Liganden (Bindung des antigenen Peptids oder Lipids in Kombination mit der Bindung von MHC-I, MHC-II bzw. CD1) an den TCR
- ● werden die ITAMS von CD3 und von Zeta durch Rezeptor-assoziierte Kinasen (Lck und Fyn) zum Tyrosinphosphat phosphoryliert, wobei sowohl Lck als auch Fyn durch die Tyrosin-Phosphatase CD45 aktiviert und durch die Tyrosin-Kinase CSK inhibiert werden;
- ● bindet die Kinase ZAP-70 an die phosphorylierten ITAM des Zeta-Homodimers (nach Aktivierung der Korezeptoren CD4 bzw. CD8) und wird dort wiederum phosphoryliert und aktiviert durch Lck;
- ● leitet die aktivierte ZAP-70 die zelluläre Signalübertragung ein (siehe Kap. 3.3.3)
  - – durch Aktivierung der Phospholipase Cgamma (**PLCgamma**), welche Phosphatidylinositol(4,5)bisphosphat (PIP2) spaltet
    - ▪ in Diacylglycerol (DAG) zur Aktivierung der Proteinkinase C (PK-C) und
    - ▪ in Inositoltriphosphat (IP3) zur Aktivierung der Phosphatase Calcineurin,
  - – durch Aktivierung von Ras und von Rac, welche beide unabhängig voneinander die MAP-Kinasekaskade (siehe Kap. 3.3.3) aktivieren.

Ergebnis dieser Signalübertragung ist
- ● die Aktivierung von Transkriptionsfaktoren wie beispielsweise
  - – NFkappaB (nukleärer Faktor kappaB),
  - – NFAT (nukleärer Faktor von aktivierten T-Lymphozyten) und
  - – AP-1 (Fos/Jun Komplex);

Tab. 4.16: Assoziation von Kinasen der src-Familie mit Antigen-bindenden Rezeptoren.

Immunzelle	Rezeptor-assoziierte Signal-übertragende Moleküle	aktivierende src-Tyrosin-Kinasen	inhibierende Kinase	aktivierende Phosphatase
T-Lymphozyt	CD3 (assoziiert mit dem TCR)	Fyn	CSK	CD45
	Zeta (assoziiert mit dem TCR)	ZAP-70	CSK	CD45
	CD4 (Korezeptor des TCR)	Lck	CSK	CD45
	CD8 (Korezeptor des TCR)	Lck	CSK	CD45
B-Lymphozyt	Ig-alpha, -beta (assoziiert mit dem BCR)	Blk, Fyn, Lyn, Lck	CSK	CD45

- die Transkription von Genen, deren Produkte (z. B. Zytokine, Wachstumsfaktoren, Rezeptoren, Zellzyklusregulatoren)
  - zur Proliferation und Differenzierung von Lymphozyten führen oder
  - die spezielle T-Lymphozytenfunktion (z. B. Helferaktivität, regulatorische Aktivität oder Zytotoxizität) bewirken.

Reguliert wird die Aktivierung von CD3, der zeta-Ketten und der Tyrosin-Kinasen der src-Familie durch eine ausgewogene Aktivität von **Protein-Tyrosin-Phospatasen (PTP)** und **Protein-Tyrosin-Kinasen** (**PTK**; siehe Tab. 4.16), wobei z. B.

- die Phosphatasen CD45 (LCA, *leucocyte common antigen*, gemeinsames Leukozytenantigen) oder SHP-1 von Tyrosinen der Src-Kinasen hemmende oder aktivierende Phosphatgruppen abspalten und
- die C-terminale **src-Kinase** (csk) terminale Tyrosine der Src-Kinasen phosphoryliert und Src dadurch blockiert.

Die Art des Gleichgewichtes zwischen den Aktivitäten der PTP und der PTK entscheidet, ob eine Zelle, im Besonderen der T-Lymphozyten

- im aktivierten Zustand verbleibt oder
- in die Ruhepase übergeht und zur Gedächtniszelle wird.

CD45 (PTPRC, Protein-Tyrosin-Phosphatase, Rezeptor-Typ C) stellt dar

- ein Membran-ständiges Glykoprotein mit einem Molekulargewicht zwischen 180 und 220 kDa, welches
  - in mindestens 4 unterschiedlich langen Isoformen vorkommt (CD45-RA, -RB, -RC, -RO),
  - über eine extrazelluläre Domäne, ein transmembranes Segment und 2 im Tandem angeordnete intrazytoplasmatische katalytische Domänen verfügt;
- eine Tyrosin-Phosphatase,
  - welche als Monomer aktiv, als Homodimer inaktiv ist, wobei die Dimerisierung durch einen Liganden oder spontan erfolgen kann,
  - die zur Aktivierung der Signalübertragung beiträgt, indem sie am C-terminalen Tyrosin der src-Proteinkinasen Phosphatgruppen entfernt, welche deren Aktivität blockieren, z. B. bei

- ▪ Lck in T-Lymphozyten und
- ▪ Lyn, Fyn, Lck, Syk in B-Lymphozyten, oder
- – welche die Signalübertragung hemmt, indem sie aktivierende Phosphatgruppen abspaltet, z. B. bei
  - ▪ der Jak (Janus-Kinase), welche die Zytokin-mediierte Signalübertragung zur Phosphorylierung und Aktivierung von Transkriptionsfaktoren der STAT-Familie (*signal transducer and activator of transcription*, Signaltransduktor und Transkriptionsaktivator) stimuliert.

Das größte Isomer von CD45 (CD45RA) wird von naiven T-Lymphozyten exprimiert, das kleinste Isomer (CD45RO) von aktivierten Lymphozyten oder von Gedächtnis T-Lymphozyten.

Die Bedeutung von CD45 wird deutlich bei Patienten mit einer Funktionsbeeinträchtigung des CD45. Diese leiden an einer schweren Immundefizienz (siehe Kap. 6.3.1).

CSK (C-terminale Src-Kinase)
- ● ist eine, in einer Vielzahl von Zellen verbreitete zytosolische **Kinase** und stellt den „Gegenspieler" der CD45-Phosphatase dar,
- ● inhibiert Src-Kinasen, Src, Lck, Lyn, Yes1, HCK, Fyn durch Phosphorylierung des C-terminalen Tyrosins und hemmt hierdurch
  - – die durch Aktivierung des T-Lymphozyten-Rezeptors ausgelöste Signalübertragung,
  - – die Freisetzung von Zytokinen (beispielsweise von IL-2).

Weiterführende Literatur

Chen L, Flies DB. Molecular mechanisms of T cell co-stimulation and co-inhibition. Nat Rev Immunol. 2013 Apr;13(4):227–42.

Li Y. Alterations in the expression pattern of TCR zeta chain in T cells from patients with hematological diseases. Hematology. 2008, 13:267–275.

Liu JO. Calmodulin-dependent phosphatase, kinases, and transcriptional corepressors involved in T-cell activation. Immunol Rev. 2009, 228:184–198.

Gu JJ, Ryu JR, Pendergast AM. Abl tyrosine kinases in T-cell signaling. Immunol Rev. 2009, 228: 170–183.

Paul S, Schaefer BC. A new look at T cell receptor signaling to nuclear factor-κB. Trends Immunol. 2013 Jun;34(6):269–81.

Petrova G, Ferrante A, Gorski J. Cross-reactivity of T cells and its role in the immune system. Crit Rev Immunol. 2012;32(4):349–72.

Prinz I, Silva-Santos B, Pennington DJ. Functional development of γδ T cells. Eur J Immunol. 2013 Aug;43(8):1988–94.

Salmond RJ, Filby A, Qureshi I, Caserta S, Zamoyska R. T-cell receptor proximal signaling via the Src-family kinases, Lck and Fyn, influences T-cell activation, differentiation, and tolerance. Immunol Rev. 2009, 228:9–22.

Smith-Garvin JE, Koretzky GA, Jordan MS. T cell activation., Annu Rev Immunol. 2009, 27:591–619.

Taghon T, Rothenberg EV. Molecular mechanisms that control mouse and human TCR-alphabeta and TCR-gammadelta T cell development. Semin Immunopathol. 2008, 30:383–398.

4.6.2 Korezeptoren

4.6.2.1 Korezeptor CD4

CD4 stellt ein **monomeres** Membran-ständiges Glykoprotein der Immunglobulinsuperfamilie dar mit einem Molekulargewicht von 55 KDa, welches exprimiert wird von

- T-Lymphozyten in Kombination mit dem T-Zell-Rezeptor und zwar von
    - T-Helfer-Lymphozyten (THo, Th1, Th2, TH17; siehe Kap. 4.10),
    - regulatorischen T-Lymphozyten (Treg; siehe Kap. 4.11);
- Monozyten, Makrophagen und dendritischen Zellen und von
- B-Lymphozyten.

CD4 besitzt

- 4 extrazelluläre Domänen,
    - 2 variable Immunglobulindomänen (D1, D2) und
    - 2 konstante Immunglobulindomänen (D3, D4);
- eine Transmembranregion und
- eine kurze intrazelluläre Region, an welche die src-Tyrosin-Kinase Lck binden kann.

CD4 bindet nur an **homologe** MHC-II-Moleküle und **nicht** an MHC-I-Moleküle (**MHC-II-Restriktion der Bindung von CD4**), wobei die Bindung stattfindet zwischen

- der variablen Regionen der D1-Domäne und der D2-Domäne des CD4 und
- der konstanten beta2-Domäne (Aminosäure 137 bis 143) des MHC-II-Moleküls.

Durch diese Bindung

- bilden sich Cholesterin-reiche Mikrodomänen (*lipid rafts*) in der Zellmembran,
- wird die Tyrosin-Kinase **lck** (assoziiert mit dem intrazellulären Teil von CD4) aktiviert. lck aktiviert durch Phosphorylierung die Tyrosin-Kinasen vom Typ fyn (assoziiert und aktiviert mit dem zeta-Homodimer des TCR-Komplexes) und verstärkt hierdurch die Signalübertragung des aktivierten T-Zell-Rezeptors.

CD4 ist zugleich Rezeptor für das humane Immundefizienzvirus Typ 1 (**HIV-1**) zur Infektion von T-Lymphozyten, Makrophagen und dendritischen Zellen.

- HIV-1 bindet mit seinem Hüllprotein gp120 an CD4. Durch diese Bindung
    - ändert sich die Konformation des gp120 derart, dass das HIV-1 zusätzlich an 2 Chemokin-Rezeptoren (CCR5 und CXCR4) binden kann,
    - ändert sich die Konformation des viralen Glykoproteins gp 41.
- Ergebnis der Bindung ist, dass HIV mit Hilfe eines Fusionsproteins seine Membran mit der Zellmembran der Zielzelle (beispielsweise des T-Lymphozyten) verschmelzen kann.

4.6.2.2 Korezeptor CD8

CD8 besteht aus den Membran-ständigen Glykoproteinen CD8alpha (Molekulargewicht 33 kDa) und CD8beta (Molekulargewicht 33 kDa) und liegt vor als

- Heterodimer (CD8alpha, CD8beta) oder als
- Homodimer (2 × CD8alpha; nur selten anzutreffen).

CD8 wird exprimiert von
- zytotoxischen T-Lymphozyten (CTL) in Kombination mit dem T-Zell-Rezeptor und Thymozyten,
- natürlichen Killerzellen (NK-Zellen),
- dendritischen Zellen.

CD8alpha wie auch CD8beta besitzen jeweils
- eine extrazelluläre variable Immunglobulindomäne,
- eine Transmembranregion und
- eine kurze intrazelluläre Region, mit welcher die Tyrosin-Kinase lck assoziiert ist.

CD8 bindet nur an **homologe** MHC-I-Moleküle und **nicht** an MHC-II-Moleküle (**MHC-I-Restriktion der Bindung von CD8**) wobei die Bindung stattfindet zwischen
- den variablen Regionen der Immunglobulindomäne des CD8-Hetero- oder Homodimers und
- der konstanten alpha-3 -Domäne (Aminosäuren 223, 227, 228, 245) des MHC-I-Moleküls.

Durch diese Bindung wird die Tyrosin-Kinase lck (assoziiert mit dem intrazellulären Teil von CD8) aktiviert und die Signalübertragung durch den aktivierten T-Zell-Rezeptor verstärkt, indem besonders Tyrosin-Kinasen vom Typ fyn (assoziiert und aktiviert mit dem zeta-Homodimer des TCR-Komplexes) durch lck zusätzlich phosphoryliert und aktiviert werden.

Weiterführende Literatur

Gao GF, Rao Z, Bell JI. Molecular coordination of alphabeta T-cell receptors and coreceptors CD8 and CD4 in their recognition of peptide-MHC ligands. Trends Immunol. 2002, 23:408–413.

He X, Kappes DJ. CD4/CD8 lineage commitment: light at the end of the tunnel? Curr Opin Immunol. 2006, 18:135–142.

Kappes DJ. CD4 and CD8: hogging all the Lck. Immunity. 2007, 27:691–693.

Li Y, Yin Y, Mariuzza RA. Structural and biophysical insights into the role of CD4 and CD8 in T cell activation. Front Immunol. 2013 Jul 22;4:206.

Mazza C, Malissen B. What guides MHC-restricted TCR recognition? Semin Immunol. 2007, 19:225–235.

Rudolph MG, Stanfield RL, Wilson IA. How TCRs bind MHCs, peptides, and coreceptors. Annu Rev Immunol. 2006, 24:419–466.

Singer A, Bosselut R. CD4/CD8 coreceptors in thymocyte development, selection, and lineage commitment: analysis of the CD4/CD8 lineage decision. Adv Immunol. 2004, 83:91–131.

Vahedi G, Kanno Y, Sartorelli V, O'Shea JJ. Transcription factors and CD4 T cells seeking identity: masters, minions, setters and spikers. Immunology. 2013 Jul;139(3):294–8.

4.6.3 Kostimulatoren, Inhibitoren und Modulatoren

Zur Aktivierung benötigen T-Lymphozyten zusätzlich zur Stimulierung des T-Lymphozyten-Rezeptors und des Korezeptors CD4 oder CD8 noch eine Kostimulation ihrer Korezeptoren durch Membran-ständige Kostimulatoren auf den Antigen-päsentierenden Zellen (siehe Tab. 4.17). Diese Kostimulation unterliegt seitens des T-Lymphozyten einer engen Regulierung und erfolgt über Rezeptoren der CD28 Familie

4.6.3.1 Rezeptoren der CD28-Familie
CD28 (aktivierender Rezeptor)

Das T-Lymphozyten-spezifische Glykoprotein CD28 (T44) ist ein homodimeres, transmembranes Glykoprotein der Immunglobulinsuperfamilie (Molekulargewicht 44 kDa; extrazellulärer Teil 134, transmembraner Teil 27 und zytoplasmatischer Teil 41 Aminosäuren lang).

Es ist codiert auf dem Chromosom 2 in Nachbarschaft zum Gen für CTLA4. Der extrazelluläre Teil von CD28 weist eine große Homologie auf mit demjenigen des CTLA4-Proteins.

CD28 wird konstitutiv exprimiert von
- Thymozyten, naiven T-Lymphozyten und reifen T-Lymphozyten, und zwar
    - weitgehend von allen CD4(+)-T-Lymphozyten und
    - von etwa der Hälfte der CD8(+)-T-Lymphozyten,
- Plasmazellen und
- eosinophilen Granulozyten.

Liganden für CD28 stellen (siehe Kap. 4.6.3.1.3 und 4.15.5.1) die Zellmembran-ständigen Moleküle der B-Familie CD80 (B7.1; BB1) und CD86 (B7.2; B70) dar.

Die **Aktivierung** des CD28 Rezeptors
- erfolgt im Regelfall durch CD80- und CD86-tragende Antigen-präsentierende Zellen und ist entscheidend für die (TCR-spezifische) Aktivierung und Proliferation von **naiven T-Lymphozyten** wegen
- einer Verminderung der Aktivierungsschwelle für naive T-Lymphozyten,
- der Verstärkung der Expression von IL-2,
- einer Erhöhung der Expression antiapoptotischer Faktoren (z. B. BCL-xL; siehe Kap. 3.3.8) und damit
- einer Verhinderung einer Anergie oder Apoptose nach Aktivierung (nur) des TCR von naiven T-Lymphozyten;
- führt zugleich
    - zu einer Herunteregulierung des (ansonsten konstitutiv) exprimierten CD28 und
    - zur einer Expression des CTLA4.

Mangelnde oder fehlende Expression von CD28 (Auftreten von CD28(-)-T-Lymphozyten, beispielsweise verursacht durch Funktionsverluste des zugehörigen Promotors) scheint ein Zeichen zu sein für ein alterndes oder chronisch aktiviertes Immunsystem und mit Fehlfunktionen wie Autoimmunerkrankungen einherzugehen.

Tab. 4.17: Kostimulatoren, Inhibitoren und Modulatoren für T-Lymphozyten.

Ligand			Rezeptor			Wirkung
Name	exprimiert auf Zellen		Name	exprimiert auf Zellen		
	ruhend	aktiviert		ruhend	aktiviert	
B7.1 (B80, BB1)		B-Lymphozyten, T-Lymphozyten, Makrophagen	CD28	reife T-Lymphozyten (CD4(+), CD8(+)), Thymozyten, Plasmazellen, Granulozyten (eosinophil)		Aktivierung (besonders von naiven T-Lymphozyten)
			CTLA4		reife T-Lymphozyten (CD4(+), CD8(+)), Thymozyten, Plasmazellen, Granulozyten (eosinophil)	Hemmung
B7.2 (B86, B70)	dendritische sZellen, Gedächtnis-B-Lymphozyten	Monozyten		(s. o.)	(s. o.)	Aktivierung (besonders von naiven T-Lymphozyten)
			CTLA4	(s .o.)	(s. o.)	Hemmung
B7-H1 (PD-L1)	Zellen fast aller Gewebe (nicht auf Leukozyten)	dendritische Zellen, Monozyten	PD-1		T-Lymphozyten, B-Lymphozyten, Monozyten, Makrophagen, Granulozyten	Hemmung
B7-DC (PD-L2)	(siehe PD-L1)	(siehe PD-L1)	PD-1		(s. o.)	Hemmung
B7-H2 (ICOSL, LICOS)	dendritische Zellen, Monozyten, B-Lymphozyten	(Verstärkung der Expression)	ICOS		T-Lymphozyten (besonders TH2)	Aktivierung (besonders von Effektor-T-Lymphozyten)
B7H-3		T-Lymphozyten	?	T-Lymphozyten		Aktivierung
MICA	Epithelzellen (Magen-Darm), Endothelzellen, Fibroblasten		NKG2D	zytotoxische T-Lymphozyten CD8(+), CD1-T-Lymphozyten (CD8(+), CD8(−), CD4(−)), NK-Zellen		Aktivierung

Ligand			Rezeptor			Wirkung
Name	exprimiert auf Zellen		Name	exprimiert auf Zellen		
	ruhend	aktiviert		ruhend	aktiviert	
MICB	(siehe MICA)		NKG2D	s. o.		
ULBP (-1, -2, -3)	Epithelzellen, Endothelzellen		NKG2D	s. o.		
Rae-1 (-a, -b, -c, -d)	Thymozyten	transformierte Zellen	NKG2D	s. o.		
CD30 Ligand (CD30L)	Mastzellen, B-Lymphozyten	aktivierte T-Lymphozyten	CD30	Mastzellen	B-Lymphozyten, T-Lymphozyten	Aktivierung von T-Lymphozyten, Hemmung von B-Lymphozyten (Wechsel der Antikörperklasse, Synthese von Immunglobulinen)
CD27-Ligand (CD70)		T-Lymphozyten, B-Lymphozyten	CD27	naive T-Lymphozyten, B-Lymphozyten, NK-Zellen		Proliferation, Inhibition der Differenzierung, Bildung von Gedächtnis-T-Lymphozyten
CD134 Ligand (OX40L, Gp34)		Antigen-präsentierende Zellen (dendritische sZellen, B-Lymphozyten, Makrophagen)	CD134 (Ox40)		naive T-Lymphozyten, Effektor-T-Lymphozyten	Langzeitüberleben; Hemmung der regulatorischen T-Lymphozyten, Hemmung der Sekretion von IL-10

CTLA4/CD152 (inhibierender Rezeptor)

Das Membran-ständige CTLA4 (*cytotoxic T-lymphocyte antigen 4*, zytotoxisches T-Lymphozyten-Antigen 4; CD152) stellt ein durch Disulfitbrücken miteinander verbundenes Homodimer der Immunglobulinsuperfamilie (Molekulargewicht 45 kDa) dar.

CTLA4 ist zu etwa 30 % identisch mit CD28. Die Gene von CD28 und CTLA4 sind auf dem Chromosom 2 direkt benachbart.

CTLA4

- wird auf der Zellmembran exprimiert von aktivierten
  - CD4(+)-T-Lymphozyten und CD8(+)-T-Lymphozyten
  - B-Lymphozyten,
  - Granulozyten und
  - hämatopoetischen Stammzellen;
- liegt in ruhenden Zellen im Zytoplasma vor;
- wird von T-Lymphozyten erst exprimiert nach einer (TCR-spezifischen) Aktivierung,
  - bei gleichzeitiger Kostimulation des CD28 (z. B. durch Bindung der Liganden CD80/B7.1/BB1 oder CD86/B7.2/B70; siehe Kap. 4.15.5.1),
  - wobei erst etwa 48 h nach der Aktivierung von CD28 die Expression von CTLA4 ihr Maximum erreicht;
- scheint bei den anderen Leukozyten unabhängig von der Art ihrer Aktivierung exprimiert zu werden.

Die **Liganden** für CTLA4 sind (gleich wie beim CD28) die Zellmembran-ständigen Mitglieder der B7-Familie CD80 (B7.1, BB1) und CD86 (B7.2, B70), wobei

- das CTLA4-Homodimer 2 Liganden bindet, da jedes Protein im Dimer voll bindefähig ist,
- sowohl CD80 als auch CD86 zu CTLA4 eine deutlich (20–100 mal) höhere Affinität besitzen als zu CD28.

Durch Bindung an Membran-ständiges CTLA4 bewirken CD80 wie auch CD86

- eine Inhibition der Proliferation von T-Lymphozyten, vergesellschaftet mit einer
  - Verminderung der Zytokinfreisetzung und
  - Verminderung der Expression von IL-2-Rezeptoren.
- Diese Inhibition ist wahrscheinlich verursacht
- durch mangelnde Bindung von CD80 und CD86 an CD28 (wegen der höheren Affinität zu CTLA4),
- als Ergebnis der durch CTLA4-spezifisch aktivierten Signalübertragung und
- durch eine Hemmung der Aktivierung von ICOS (siehe Kap. 4.6.3.2).

CTLA4 kommt auch in löslicher Form vor. Das lösliche CTLA4 (Molekulargewicht ca. 23 kDa) ist eine Spleiß-Variante des Dimers und stellt im Wesentlichen den extrazellulären Teil eines Monomers dar.

Lösliches CTLA4

- wird von **ruhenden** T-Lymphozyten sekretiert;
- ist im Knochenmark, in Lymphknoten, Milz und peripherem Blut nachzuweisen,

- jedoch weder im Thymus, noch in nichtlymphatischen Geweben;
- **neutralisiert** die Liganden CD80 (B7.1, BB1) und CD86 (B7.2, B70) auf Antigen-
präsentierenden Zellen. Hierdurch greift lösliches CTLA4 in den Regelkreis der
Aktivierung von T-Lymphozyten ein.

Nach Aktivierung von T-Lymphozyten
- nimmt die Expression des löslichen CTLA4 innerhalb von 48 h drastisch ab, um nachfolgend wieder allmählich anzusteigen,
- steigt mit der Abnahme des löslichen CTLA4 die Expression des Membran-gebundenen CTLA4 an auf den nach 48 h erreichten maximalen Wert.

Erhöhte Blutkonzentrationen von löslichem CTLA4 sind bei Autoimmunerkrankungen wie
beispielsweise bei autoimmunen Schilddrüsenerkrankungen oder bei systemischem Lupus erythematosus zu finden.

Wirkung der Liganden CD80/CD86 auf CD28 und CTLA4

CD80 (B7.1, BB1) und CD86 (B7.2, B70) sind Mitglieder der B7-Familie als Teil der Immunglobulinsuperfamilie und stellen Zellmembran-gebundene Liganden dar sowohl für CD28
wie auch für CTLA4 (siehe Kap. 4.15.5.1, Tab. 4.17).

CD80 und CD86
- weisen untereinander eine etwa 26 % Homologie auf;
- unterscheiden sich nicht in ihrer Affinität zu beiden Rezeptoren,
    - wobei die Affinität beider zu CTLA4 um einen Faktor von etwa 20–100 stärker ist
    als diejenige zu CD28;
- weisen eine gleiche Funktion auf,
    - Bindung an CD28 verstärkt die Aktivierung von T-Lymphozyten,
    - Bindung an CTLA4 hemmt die Aktivierung von T-Lymphozyten und blockiert den
    Zellzyklus (Hemmung die Zellteilung).
- CD80 wird erst nach Aktivierung exprimiert, besonders von
    - B-Lymphozyten, T-Lymphozyten und Makrophagen.
- CD86 wird dagegen exprimiert
    - konstitutiv von dendritischen Zellen (Langerhans-Zellen, interdigitierende DC,
    Blut-DC) und B-Lymphozyten (Follikel-Lymphozyten, ruhende Gedächtnis-B-Lym-
    phozyten),
    - nach Aktivierung von **Monozyten** (z. B. durch Interferon).

ICOS (aktivierender Rezeptor)

ICOS (induzierbarer Kostimulator CD278, Molekulargewicht 56 kDa) besitzt eine ca. 39-
prozentige Sequenzhomologie mit CD28 und CTLA4.

ICOS wird exprimiert
- nach einer TCR-spezifischen Aktivierung von naiven T-Lymphozyten;
- parallel zur Expression von CTLA4 im Zuge der Differenzierung

- zu TH2-Lymphozyten oder
- zu regulatorischen T-Lymphozyten;
- von CD45RO(+)-Lymphozyten und
- von Effektor-Lymphozyten (CD8(+)-T-Lymphozyten wie auch CD4(+)-T-Lymphozyten),
  - jedoch nicht von TH1-Lymphozyten.

Die **Aktivierung** bewirkt
- eine Verstärkung der Sekretion von TNFalpha, IFNgamma, GM-CSF, IL-4, IL-5, IL-6 und besonders von IL-10 und damit eine verstärkte Differenzierung von T-Lymphozyten zu TH2-Lymphozyten (siehe Kap. 4.10.2),
- eine bevorzugte Bildung (durch den Isotypwechsel) von IgE in B-Lymphozyten (siehe Kap. 4.17.5.3) und
- eine terminale Differenzierung von B-Lymphozyten zu Plasmazellen (siehe Kap. 4.17.6) oder Gedächtnis-B-Lymphozyten (siehe Kap. 4.17.7).

Die Aktivierung von ICOS wird ebenso wie diejenige von CD28 gehemmt durch Aktivierung von CTLA4.

Der **Ligand** für ICOS ist Zellmembran-gebundenes **B7-H2** (siehe Kap. 4.15.5.2). Er gehört zur B7-Familie als Teil der Immunglobulinsuperfamilie und besitzt eine etwa 20- bis 30-prozentige Sequenzhomologie zu den anderen Mitgliedern der B7-Familie.

B7-H2 wir konstitutiv exprimiert von
- dendritischen Zellen, Monozyten, Makrophagen und
- B-Lymphozyten.

Eine Aktivierung dieser Zellen verstärkt jedoch die Expression von B7-H2.

PD-1 (inhibierender Rezeptor)
PD-1 (*programmed death 1*, „programmierter Tod" 1) weist eine etwa 24-prozentige Identität mit der Aminosäuresequenz von CTLA4 auf.

Ähnlich wie bei CTLA4 wird PD-1 erst **nach Aktivierung** exprimiert und zwar von
- B-Lymphozyten und T-Lymphozyten,
- myeloischen Zellen wie
  - Granulozyten,
  - Monozyten und Makrophagen und dendritischen Zellen.

Liganden für das PD-1 sind die Mitglieder der B7 Familie:
- B7-H1 (PD-L1, *programmed death ligand 1*, „programmierter Tod"-Ligand 1),
  - die Homologie zu B7.1 beträgt etwa 20 % und zu B7.2 etwa 15 %,
- B7-DC (PD-L2),
  - die Homologie zu B7-H1 beträgt etwa 41 %.

● Beide Liganden
  - werden exprimiert von
    - ▦ normalen Gewebezellen (z. B. Leber, Lunge, Pankreas, Herz),
    - ▦ aktivierten (IFNgamma), jedoch nicht von ruhenden Monozyten und dendritischen Zellen;
  - binden spezifisch an PD-1, jedoch nicht an CD28, CTLA4 oder ICOS.

Die **Bindung** eines der Liganden an PD-1 **inhibiert** (in Synergie mit CTLA4)
● die Aktivierung des T-Lymphozyten-Rezeptors (TCR),
● die Zytokinsekretion und
● die Zellteilung.

4.6.3.2 NKG2D

NKG2D ist ein C-Typ-Lektin (siehe Kap. 3.3.5), dessen Bindungsfähigkeit für Calciumionen und Mannose zugunsten einer Peptid-Bindung weitgehend verloren gegangen ist.

NKG2D verfügt als Transmembranprotein nur über eine kurze intrazelluläre Kette. Die Signalübertragung erfolgt über das Adapterprotein DAP10 (welches auch dem Kostimultor CD28 zur Signalübertragung dient) und über zelluläre Kinasen der Src-Familie.

NKG2D wird **exprimiert** als Kostimulator von
● zytotoxischen (MHC-I-abhängigen), CD8(+)-T-Lymphozyten mit einem TCR alpha/beta und von
● zytotoxischen (CD1-abhängigen), CD8(+)- (oder CD4(–)-, CD8(–)-T-Lymphozyten mit einem TCRgamma/-delta.

NKG2D wird **nicht exprimiert** von CD4(+)-T-Lymphozyten.

Natürlichen Killerzellen dient das NKG2D zur Aktivierung. Diese Aktivierung kann ein gleichzeitig hemmendes Signal durch Bindung von MHC-I an KIR (*killer-cell inhibitory receptor*, Killerzellen-inhibitorischer Rezeptor; siehe Kap. 3.6) übertrumpfen.

Liganden für das NKG2D sind MICA, MICB, ULBP-1,- 2, -3 und Rae-1-a, -b, -c, -d (siehe Kap. 4.5.4):
● MICA und MICB werden exprimiert von aktivierten
  - Epithelzellen der Magen-Darm-Schleimhaut,
  - Endothelzellen und
  - Bindegewebszellen (Fibroblasten).
● ULBP -1, -2, -3 werden exprimiert von
  - Epithelzellen und
  - Endothelzellen:
● Rae-1-a, -b, -c, -d werden exprimiert von
  - Thymozyten und
  - transformierten Zellen wie auch Tumorzellen.

Die Stimulierung sowohl von zytotoxischen T-Lymphozyten wie auch von natürlichen Killerzellen über NKG2D ist eines der Beispiele für die Vernetzung der angeborenen Immunabwehr mit der erworbenen Immunabwehr.

4.6.3.3 Mitglieder der TNF-Rezeptorsuperfamilie
CD27 und sein Ligand CD70

CD27 ist ein transmembraner Rezeptor der Tumor-Nekrose-Faktor-Rezeptorsuperfamilie (TNF-RSF7, Molekulargewicht 55 kDa, codiert auf dem Chromosom 12), der durch Disulfidbrücken in der extrazellulären Domäne Homodimere bildet.

CD27 wird exprimiert von
- ruhenden CD8(+)-naiven T-Lymphozyten und CD4(+)-T-Lymphozyten,
- B-Lymphozyten und
- natürliche Killerzellen.

Die **Aktivierung** von CD27 erfolgt durch Trimerisierung der Homodimere im Zuge der Bindung des CD27-Liganden.

Der **CD27-Ligand** (CD27L, CD70) ist ein transmembranes Glykoprotein (Mitglied der TNF-Familie, Molekulargewicht 50 kDa, codiert auf dem Chromosom 19), welches trimere Strukturen bestehend aus 3 identischen Homodimeren bildet.

Nach Bindung von CD27L an CD27 assoziieren Adapterproteine (TNF-R-assoziierte Faktoren, **TRAF**1, -2, -3, -4, -5) an den zytoplasmatischen Teil des CD27 und leiten die zelluläre Signalübertragung ein (siehe Kap. 3.3.3). Vorzugsweise wird der MAPK-Signalweg stimuliert über die Aktivierung der c-Jun-Kinase (JNK), der p38-Kinase und der extrazellulären Signal-regulierten Kinase (ERK). Endergebnis ist die Aktivierung der Transkriptionsfaktoren NFkappaB und Elk-1.

Durch die Aktivierung von CD27 wird in T-Lymphozyten
- die Expression des Rezeptors für IL-7 (siehe Kap. 3.3.2.1) aufrechterhalten, welche
  - durch Aktivierung des TCR (T-Lymphozyten-Rezeptors) gehemmt wird;
- der Schwellenwert erniedrigt für
  - die IL-2-unabhängige T-Lymphozyten-Rezeptor(TCR)-induzierte Aktivierung von T-Lymphozyten,
  - die IL-2-induzierte Proliferation von zytotoxischen CD8(+)-T-Lymphozyten;
- die Differenzierung von naiven T-Lymphozyten in Effektorzellen (reife zytotoxische T-Lymphozyten oder T-Helferzellen) verzögert;
- die Bildung von Gedächtnis-T-Lymphozyten (Tmem-Lymphozyten) gefördert.

CD30 und sein Ligand CD30L (CD153)

CD30 ist ein transmembraner Rezeptor der Tumor-Nekrose-Faktor-Rezeptorsuperfamilie (TNF-RSF8, Molekulargewicht 120 kDa, codiert auf dem Chromosom 1).

CD30 wird exprimiert von

- T-Lymphozyten, im Besonderen von
  - T-Helfer-Lymphozyten TH1, TH2, TH17 (siehe Kap. 4.10) etwa 48–72 h nach Aktivierung,
  - von regulatorischen T-Lymphozyten (siehe Kap. 4.11) und von
  - Gedächtnis-T-Lymphozyten (siehe Kap. 4.12);
- aktivierten B-Lymphozyten (siehe Kap. 4.15.3.5);
- Mastzellen (siehe Kap. 3.4.1);
- lymphatischen Tumoren (z. B. anaplastische großzellige Lymphome, Hodgkin-Lymphome und Non-Hodgkin-Lymphome).

Die Aktivierung des CD30 erfolgt durch Trimerisierung im Zuge der Bindung des **CD30-Liganden** (CD30L, CD153, Mitglied der TNF-Familie; Glykoprotein, Molekulargewicht 38–40 kDa, 234 Aminosäuren, codiert auf dem Chromosom 9).

Der CD30-Ligand wird exprimiert von

- aktivierten T-Lymphozyten,
- B-Lymphozyten (siehe Kap. 4.15.3.5) und
- Mastzellen.
- Die Expression durch neutrophile und eosinophile Granulozyten ist umstritten.

Aktiviertes CD30 kann auslösen

- eine aktivierende, antiapoptotische Wirkung, bei welcher Adapterproteine (TNF-R-assoziierte Faktoren, **TRAF**1, -2, -3, -4, -5) an den zytoplasmatischen Teil des CD30 binden und die zelluläre Signalübertragung (siehe Kap. 3.3.3) einleiten,
- ähnlich wie bei CD27 wird vorzugsweise der MAPK-Signalweg stimuliert über die Aktivierung der c-Jun-Kinase (JNK), der p38-Kinase und der extrazellulären Signal-regulierten Kinase (ERK),
- Endergebnis ist die Aktivierung der Transkriptionsfaktoren NFkappaB und Elk-1;
- eine proapoptotische Wirkung, bei welcher proapoptotisch wirkende Proteine aktiviert werden (siehe Kap. 3.3.8).

Die Bindung zwischen dem CD30-Rezeptor und dem CD30-Liganden aktiviert nicht nur die Rezeptor-tragende Zelle, sondern scheint auch die den CD30-Liganden exprimierende Zelle zu aktivieren, wobei der Signalübertragungsweg dieser **reziproken Aktivierung** noch weitgehend unklar ist.

Die durch die Wechselwirkung zwischen CD30 und CD30L bewirkte **Aktivierung** führt

- in T-Lymphozyten
  - zu einer Verstärkung der Proliferation nach Antigen-spezifischer Stimulierung, zu einem verbesserten Überleben und zu einer vermehrten Entwicklung zu Gedächtnis-T-Lymphozyten,
  - andererseits auch zu einer Hemmung der Zellproliferation bis hin zur Apoptose;

- in B-Lymphozyten (siehe Kap. 4.15.3.5) zu einer Hemmung des Wechsels in der Anti-körperklasse (Isotyp-Switch; siehe Kap. 4.17.5) und zu einer Hemmung der Immunglo-bulinsynthese;
- in CD30 exprimierenden Zellen
  - zu einer Aktivierung der Zellmembran-ständigen Metalloprotease **TACE** (TNF-alpha-konvertierendes Enzym), welche den zellexternen Teil von CD30 abspaltet, sodass **lösliches CD30** (*soluble* (s)CD30) entsteht.

Der Nachweis von **sCD30** im Blut gilt als Hinweis für eine Immunreaktion beispielsweise bei Patienten mit Autoimmunerkrankungen (yystemischer Lupus erythematodes, rheumatoide Arthritis, Schilddrüsenüberfunktion, Dermatitis, Asthma, ulzerative Kolitis) oder bei der Abstoßungsreaktion eines transplantierten Organes.

CD134-lymphoides Aktivierungsantigen (OX40) und sein Ligand CD134L (Ox40L/Gp34)
CD134/Ox40 ist ein transmembranes Glykoprotein der TNF-Rezeptorsuperfamilie (TNFRSF4, Molekulargewicht 50 kDa, codiert auf dem Chromosom 1).

CD134 wird exprimiert
- von naiven CD4(+)-T-Lymphozyten (im geringeren Maße auch von naiven CD8(+)-T-Lymphozyten) etwa 2–3 d nach einer Aktivierung des T-Lymphozyten-Rezeptors durch antigene Peptide (präsentiert auf MHC-II); nach 4–5 Tagen verschwindet die Expression wieder,
- von Effektor-T-Lymphozyten (zytotoxischen CD8(+)-T-Lymphozyten und CD4(+)-T-Helfer-Lymphozyten) nach einer erneuten Aktivierung des T-Lymphozyten-Rezeptors (TCR).

Der **CD134-Ligand** (CD134L) ist ein transmembranes Glykoprotein der TNF-Superfamilie (Molekulargewicht 34 kDa, codiert auf dem Chromosom 1) und wird exprimiert von
- Antigen-präsentierenden Zellen (dendritischen Zellen, B-Lymphozyten, Makrophagen) und
- Endothelzellen.

An den zytoplasmatischen Teil des (durch den Liganden CD134L) aktivierten CD134 binden Adapterproteine (TNF-R-assoziierte Faktoren, **TRAF**1, -2, -3, -4, -5) wie auch PI3-Kinase, welche die zelluläre Signalübertragung einleiten. Ähnlich wie bei CD27 und bei CD30 werden vorzugsweise über Stimulierung des MAPK-Signalweges schlussendlich die Transkriptionsfaktoren NFkappaB und Elk-1 aktiviert.

Eine **Aktivierung** von CD134
- kann die Kostimulation von T-Lymphozyten durch Aktivierung von CD28 (siehe Kap. 4.6.3.1.1) weitgehend ersetzen;

- wirkt lebensverlängernd auf T-Lymphozyten durch eine lang anhaltende Aktivierung antiapoptotisch wirkender zellulärer Kinasen (über den Proteinkinase-B-Signalweg; siehe Kap. 3.3.3) und durch die Expression antiapoptotischer Proteine (z. B. Bcl-2; Bcl-XL, Survivin; siehe Kap. 3.3.3);
- verstärkt Immunreaktionen gegen Infektionserreger durch
    - Hemmung der Expression von CTLA4 (siehe Kap. 4.6.3.1.2),
    - Inhibition der Funktion von (CD4(+)- und CD25(+)-natürlichen regulatorischen T-Lymphozyten (siehe Kap. 4.11),
    - Inhibition der Differenzierung naiver oder Gedächtnis CD4(+)-T-Lymphozyten zu regulatorischen T-Lymphozyten (siehe Kap. 4.11),
    - Inhibition der Synthese und Sekretion von IL-10 durch T-Helfer(2)-Lymphozyten, was
        - die Differenzierung zu zytotoxischen CD8(+)-T-Lymphozyten verstärkt (siehe Kap. 4.10) und
        - die Aktivierung von B-Lymphozyten vermindert (durch Reduktion der Hilfe durch IL-4-induzierte T-Helfer(2)-Lymphozyten; siehe Kap. 4.10);
- verhindert eine Toleranzentwicklung;
- fördert die Entwicklung von CD4(+)-Gedächtnis-T-Lymphozyten und
- steigert Immunreaktionen auch gegen körpereigene Antigene (z. B. beim Lupus erythematodes).

Weiterführende Literatur

Borchmann P. CD30+ diseases: anaplastic large-cell lymphoma and lymphomatoid papulosis. Cancer Treat Res. 2008, 142:349–365.

Bucks CM, Katsikis PD. New insights into classical costimulation of CD8+ T cell responses. Adv Exp Med Biol. 2009, 633:91–111.

Chen L, Flies DB. Molecular mechanisms of T cell co-stimulation and co-inhibition. Nat Rev Immunol. 2013 Apr;13(4):227–42.

Croft M. The role of TNF superfamily members in T-cell function and diseases. Nat Rev Immunol. 2009, 9:271–285.

Croft M, So T, Duan W, Soroosh P. The significance of OX40 and OX40L to T-cell biology and immune disease. Immunol Rev. 2009, 229:173–191.

Denoeud J, Moser M. Role of CD27/CD70 pathway of activation in immunity and tolerance. J Leukoc Biol. 2011 Feb;89(2):195–203.

Dolfi DV, Katsikis PD. CD28 and CD27 costimulation of CD8+ T cells: a story of survival. Adv Exp Med Biol. 2007, 590:149–170.

Fife BT, Bluestone JA. Control of peripheral T-cell tolerance and autoimmunity via the CTLA-4 and PD-1 pathways. Immunol Rev. 2008, 224:166–182.

Garapati VP, Lefranc MP. IMGT Colliers de Perles and IgSF domain standardization for T cell costimulatory activatory (CD28, ICOS) and inhibitory (CTLA4, PDCD1 and BTLA) receptors. Dev Comp Immunol. 2007, 31:1050–1072.

González S, López-Soto A, Suarez-Alvarez B, López-Vázquez A, López-Larrea C. NKG2D ligands: key targets of the immune response. Trends Immunol. 2008, 29:397–403.

Kaufmann DE, Walker BD. PD-1 and CTLA-4 inhibitory cosignaling pathways in HIV infection and the potential for therapeutic intervention. J Immunol. 2009, 182:5891–5897.

Keir ME, Butte MJ, Freeman GJ, Sharpe AH, PD-1 and its ligands in tolerance and immunity. Annu Rev Immunol. 2008, 26:677–704.

Kennedy MK, Willis CR, Armitage RJ. Deciphering CD30 ligand biology and its role in humoral immunity. Immunology. 2006, 118:143–152.

Nair JR, Rozanski C, Lee KP. CD28: old dog, new tricks. CD28 in plasma cell/multiple myeloma biology. Adv Exp Med Biol. 2009, 633:55–69.

Njau MN, Jacob J. The CD28/B7 pathway: a novel regulator of plasma cell function. Adv Exp Med Biol. 2013, 785:67–75.

Podojil JR, Miller SD. Targeting the B7 family of co-stimulatory molecules: successes and challenges. BioDrugs. 2013 Feb;27(1):1–13.

Redmond WL, Weinberg AD. Targeting OX40 and OX40L for the treatment of autoimmunity and cancer. Crit Rev Immunol. 2007, 27:415–436.

Ribot JC, Silva-Santos B. Differentiation and activation of γδ T Lymphocytes: Focus on CD27 and CD28 costimulatory receptors. Adv Exp Med Biol. 2013, 785:95–105.

Rudd CE, Taylor A, Schneider H. CD28 and CTLA-4 coreceptor expression and signal transduction. Immunol Rev. 2009, 229:12–26.

Sabbagh L, Snell LM, Watts TH. TNF family ligands define niches for T cell memory. Trends Immunol. 2007, 28:333–339.

Salek-Ardakani S, Croft M. Regulation of CD4 T cell memory by OX40 (CD134). Vaccine. 2006, 24:872–883.

Scalapino KJ, Daikh DI. CTLA-4: a key regulatory point in the control of autoimmune disease. Immunol Rev. 2008, 223:143–155.

Sigal LH. Basic science for the clinician 56: inducible T-cell costimulator – the world of costimulation gets more complicated … and interesting. J Clin Rheumatol. 2012 Jun;18(4):212–6.

Simpson TR, Quezada SA, Allison JP. Regulation of CD4 T cell activation and effector function by inducible costimulator (ICOS). Curr Opin Immunol. 2010 Jun;22(3):326–32.

van Berkel ME, Oosterwegel MA. CD28 and ICOS: similar or separate costimulators of T cells? Immunol Lett. 2006, 105:115–122.

Yong PF, Salzer U, Grimbacher B. The role of costimulation in antibody deficiencies: ICOS and common variable immunodeficiency. Immunol Rev. 2009, 229:101–113.

4.7 Reifung und positive/negative Selektionen der T-Lymphozyten im Thymus

Die im Knochenmark aus den pluripotenten hämatopoetischen Stammzellen entstandenen und in das Blut entlassenen Prothymozyten dringen über postkapilläre Venolen an der Grenze zwischen Rinde und Mark in das Thymus-Parenchym ein und wandern

- in Richtung der Rinde und der Kapsel und
- nachfolgend in das Mark (Medulla) des Thymus.

Unter dem Einfluss des Thymusepithels werden in den Prothymozyten die **Notch-1-Rezeptoren** und spezielle Transkriptionsfaktoren aktiviert, welche die Differenzierung von Prothymozyten über folgende Entwicklungsstadien bis hin zum naiven voll funktionsfähigen T-Lymphozyten steuern (siehe Tab. 4.18):

- **Stadium „DN"** (doppelt negativ in Bezug auf die Expression der Korezeptoren CD4 und CD8), es umfasst die Entwicklungsstufen DN1 bis DN4. In denen finden folgende Vorgänge statt:

Tab. 4.18: Entwicklung von T-Lymphozyten im Thymus.

Ort und Stadium der Entwicklung der Thymuszelle	Entwicklungsstadium/T-Zell-Rezeptoren	beteiligte Faktoren	beteiligte Transkriptionsfaktoren	Blockade der Entwicklung zur/zum
Knochenmark				
pluripotente hämatopoetische Stammzelle		Stammzellfaktor (SCF), Interleukin-1 (IL-1)	AML-1, PU.1	
lymphoide Stammzelle		SCF, IL-1, IL-3	c-Myb, Ikaros	myeloische Stammzelle
Prothymozyt		induziert durch Thymusepithelzellen, Notch-1-Rezeptor	GATA3	B-Lymphozyt
Thymus				
Eintritt des Prothymozyten in die Medulla	Stadium DN (doppelnegativ für CD4 und CD8	postkapilläre Venolen		
Wanderung zur Rinde (Kortex)	Stadium DN1	SCF, IL-7	AP-1 (Fos-Jun-Komplex), Runx-1	natürliche Killerzellen, lymphoide dendritische Zelle
Zell-Proliferation (ca. 8–10 Teilungen)	Stadium DN2, Expression von CD3, Kinasen (Lck, ZAP-70)	Expression des Rekombinase-aktivierenden Gens (RAG1, -2) für die VDJ-Kombination der beta-Kette bzw. VJ-Kombination der alpha-Kette		
Wanderung zum subkapsulären Bereich	Stadium DN3, zusätzliche Expression von prä-TCR (präalpha-Kette)			
Wanderung zum subkapsulären Bereich, Beginn der negativen Selektion von Thymozyten, die körpereigene Antigene erkennen	Stadium DN3, zusätzliche Expression von prä-TCR (präalpha-Kette + beta-Kette)	Kontakt des prä-TCR mit medullären Thymusepithelzellen und mit eingewanderten dendritischen Zellen, die autoantigene und extrazelluläre Peptide auf MHC-I und MHC-II präsentieren	AP-1, NF-AT, Egr1/id3, NFkappaB, T-Zell-Faktor (TCF-1), LEF1 (*lymphoid enhancer-binding factor 1*, lymphoider Transkriptionsverstärker-bindender Faktor 1)	autoreaktive T-Lymphozyten
Zell-Proliferation (ca. 6–8 Teilungen)	Stadium DN4, somatische Hypermutation der variablen Domänen des TCR		Blockade von p53	

Ort und Stadium der Entwicklung der Thymuszelle	Entwicklungs-stadium/T-Zell-Rezeptoren	beteiligte Faktoren	beteiligte Transkriptions-faktoren	Blockade der Entwicklung zur/zum
positive Selektion von Thymozyten, die eigenes MHC-I und MHC-II mit mittlerer Affinität erkennen	Stadium ISP (intermediär positiv für CD8(+)), TCR (alpha- + beta-Kette)	Expression des Rekombinase-aktivierenden Gens (RAG-1, -2) für die VDJ-Kombination der beta-Kette bzw. VJ-Kombination der alpha-Kette	Runx-1	T-Lympho-zyten, die MHC-I und MHC-II über-haupt nicht oder mit zu hoher Affini-tät erkennen
Wanderung in das Mark (Medulla), negative Selektion von Thymozyten, die mit ihrem TCR körpereigene Antigene überhaupt nicht oder mit hoher Affinität erkennen	Stadium DP (doppel-positiv für CD4(+) und CD8(+))	Chemotaxie durch Expression des Thymus-exprimierten Chemokins (TECK, CCL25) von Epithelzellen im Mark, Kontakt mit medullären Thymusepithel-zellen und mit eingewanderten dendritischen Zellen, die auto-antigene Peptide und extra-zelluläre Antigene auf MHC-I und MHC-II präsentieren	Runx-1	autoreaktive T-Lympho-zyten
Stimulierung der Dif-ferenzierung zu re-gulatorischen T-Lym-phozyten, falls der TCR Antigene mit starker Affinität er-kennt, diese Affinität aber nicht zur Induk-tion der Apoptose ausreicht		Kontakt mit medullären Thymusepithelzellen und mit eingewanderten dendritischen Zellen, die autoantigene Peptide und extrazelluläre Antigene auf MHC-I und MHC-II präsentieren	Fox-P3	T-Helfer-Lympho-zyten, zyto-toxischer T-Lymphozyt
Wanderung in den Blutstrom	Stadium SPCD4 (*single-*, einzel-positiv für CD4(+))		ThPOK/cKrox, GATA3, KLF3 (*Krüppel-like factor 3*, Krüp-pel-ähnlicher Faktor 3)	
	Stadium SPCD8 (*single-*, einzel-positiv für CD8(+))		Runx-3, AML-1	

- **DN1:**
    - Wanderung des Prothymozyten vom Thymus-Mark (Medulla) in die Thymus-Rinde (Kortex),
- **DN2:**
    - Expression von CD3 (akzessorischer Molekülkonjplex für den T-Zell-Rezeptor (TCR; siehe Kap. 4.6.1.2),

- Expression zellulärer Kinasen (Lck, ZAP70) assoziiert mit dem TCR (siehe Kap. 4.6.1.2),
- Zell-Proliferation (8–10 × Teilung),
- Expression des Rekombinase-aktivierenden Genproduktes (RAG-1, -2; siehe Kap. 4.3) zur Rekombination von VDJ (beta-Kette) bzw. von VJ (alpha-Kette) des T-Zell-Rezeptors (TCR). Mutationen der V-Regionen durch die somatische Rekombinationen.

  - **DN3:**
    - Expression des prä-TCR mit einer präalpha- und beta-Kette. Hierdurch werden Präthymozyten zu Thymozyten.
    - Wanderung des Thymozyten zur Subkapsel,
    - **erste Anzeichen einer negativen Selektion**: d. h., Apoptose von Thymozyten, deren präTCR (vorwiegend mit den CDR1 und CDR3, (*complementary determining regions 1 and 3*, hochvariable Regionen 1 und 3) der variablen Domäne) mit hoher Affinität an antigene Peptide binden, die von eingewanderten dendritischen Zellen und Makrophagen auf MHC-I, MHC-II und/oder CD1 präsentiert werden (siehe Tab. 4.19).

  - **DN4:**
    - Zell-Proliferation (6–8 × Teilung),
    - somatische Hypermutation der V-Gene der alpha-Kette des TCR (siehe Kap. 4.3).

- **Stadium „ISP"** (*intermediate single positive CD8*, intermediär einzelpositiv für CD8). In diesem findet statt:
  - **Beginn der positiven Selektion** auf Grundlage der Bindung (vorwiegend der CDR2 (*complementary determining region 2*, hochvarialbe Region 2) der variablen Domäne) des prä-TCR an die alpha-Kette von MHC-I, an die alpha-Kette von CD1 und an die variablen Domänen der alpha- und beta-Ketten von MHC-II exprimiert von Thymusepithelzellen.
    - Thymozyten werden zum **Überleben** stimuliert, wenn deren prä-TCR mit mittlerer Affinität an MHC-I, CD1 und/oder an MHC-II binden.
    - Thymozyten werden in die **Apoptose** geführt, wenn deren prä-TCR entweder nicht oder mit sehr hoher Affinität an MHC-I, CD1 und/oder an MHC-II binden (siehe Tab. 4.19).
  - Erneute Expression des Rekombinase-aktivierenden Genproduktes (RAG-1, -2) zur Rekombination von VDJ (beta-Kette) bzw. von VJ (alpha-Kette) und
  - Expression des „reifen" TCR (alpha-Kette + beta-Kette bzw. gamma-Kette + delta-Kette).

- **Stadium „DP"** (doppelt positiv für CD4 und CD8), in welchem stattfindet:
  - Abschluss der positiven Selektion,
    - Thymozyten werden zum **Überleben** stimuliert, wenn deren TCR mit mittlerer Affinität an MHC-I, CD1 und/oder an MHC-II auf Thymusepithelzellen binden.
    - Thymozyten werden in die **Apoptose** geführt, wenn deren TCR entweder nicht oder mit sehr hoher Affinität an MHC-I, CD1 und/oder an MHC-I binden (siehe Tab. 4.19).

Tab. 4.19: Positive und negative Selektion von Thymozyten (unreifen T-Lymphozyten) im Thymus.

	Bindung der TCR			Überleben
	stark	**mittel**	**keine**	
positive Selektion durch Bindung (vorwiegend von CDR2) an körpereigenes MHC-I, CD1, MHC-II auf Thymusepithelzellen	+++			– (Apoptose)
		++/+		++
			0	– (Apoptose)
negative Selektion durch Bindung (vorwiegend von CDR3 und CDR1) an körpereigene Antigene präsentiert von dendritische Zellen (und von medullären Thymusepithelzellen) im Thymus	+++			– (Apoptose)
		++/+		+ (Differenzierung zu regulatorischen T-Lymphozyten)
		+/(+)		++ (Entwicklung zu T-Helfer-Lymphozyten und zytotoxischen T-Lymphozyten)
			0	– (Apoptose)

- Wanderung der DP-Thymozyten in das Thymus-Mark (Medulla), angelockt durch das „Thymus-exprimierte Chemokin" (**TECK**, CCL25, ausgeschüttet von medullären Thymus-Epithelzellen).
  - Im Mark präsentieren die medullären Thymusepithelzellen und die eingewanderten dendritischen Zellen auf ihren MHC-I- und MHC-II-Molekülen die große Vielfalt der Autoantigene des Körpers wie auch die zu diesem Zeitpunkt bereits vorhandenen und phagozytierten oder pinozytierten extrazellulären Antigene.
- **Negative Selektion** auf der Grundlage der Bindung vorwiegend der CDR3 (*complementary determining region 3*, hochvariable Region 3; CDR1 und CDR2 binden vorwiegend an MHC, CDR1 auch an Antigene) der variablen Domäne des TCR an antigene Peptide (Autoantigene, extrazelluläre Peptide, Lipide), die von medullären Thymusepithelzellen und von eingewanderten dendritischen Zellen auf MHC-I, CD1 und auf MHC-II präsentiert werden (siehe Tab. 4.19).
- Autoantigene werden mit Hilfe der Aktivierung eines speziellen Transkriptionsaktivators für körpereigene Antigene, des Autoimmunregulators „**AIRE**", von medullären Thymusepithelzellen exprimiert, extrazelluläre Antigene und Fremdantigene (z. B. von Infektionserregern) von den in den Thymus eingewanderten dendritischen Zellen.
  - Thymozyten werden in die **Apoptose** geführt, wenn deren TCR überhaupt nicht (Tod durch Nichtbeachtung) oder mit hoher Affinität an antigene Peptide (Autoantigene, extrazelluläre Antigene) binden.

- ◼ Thymozyten werden zum **Überleben** stimuliert, wenn deren TCR geringgradig an antigene Peptide auf MHC-I und MHC-II binden.
- ◼ Thymozyten werden zum Überleben und zur **Differenzierung in regulatorische** CD4(+)-CD25(+)-FoxP3(+)-**T-Lymphozyten** stimuliert, wenn deren TCR zwar stark an antigene Peptide binden, aber nicht so stark, dass die Apoptose ausgelöst wird.
- ◼ Nur 5–10 % der DP-Thymozyten überleben die Selektion.
- – Die überlebenden DP- (doppelt positiv für CD4 und CD8) Thymozyten wandern aus dem Mark in den Blutstrom und differenzieren sich hierbei in **CD4(+)- oder CD8(+)-naive T-Lymphozyten.**
- ● **Stadium „SP"** (CD4- oder CD8-*single positive*, einzelpositive T-Lymphozyten).
  - – SP-T-Lymphozyten differenzieren sich aus den überlebenden DP- (doppelt positiv für CD4 und CD8) Thymozyten während der Wanderung aus dem Mark in den Blutstrom. Etwa 50 Millionen naive T-Lymphozyten (DP und SP) verlassen täglich den Thymus.
  - – Im **Blut** exprimieren ca. **95 %** der T-Lymphozyten die **alpha-Kette und beta-Kette** des TCR. Hiervon exprimieren
    - ◼ ca. 60–70 % der T-Lymphozyten nur CD4 (CD4(+)-T-Lymphozyten, SP-CD4-T-Lymphozyten),
    - ◼ ca. 30–40 % T-Lymphozyten nur CD8 (CD8(+)-T-Lymphozyten, SP-CD8-T-Lymphozyten),
    - ◼ < 1 % T-Lymphozyten weder CD4 noch CD8 (CD4(–)-, CD8(–)-T-Lymphozyten, DN-T-Lymphozyten),
    - ◼ < 1 % sowohl das CD4 als auch das CD8 (CD4(+)-, CD8(+)-T-Lymphozyten, DP-T-Lymphozyten).
  - – Ca. **5 %** der Thymozyten im Blut exprimieren die **gamma-Kette und die delta-Kette.** Von diesen differenzieren sich
    - ◼ < 1 % zu CD4(+)-T-Lymphozyten (SP-CD4),
    - ◼ ca. 20–30 % zu CD8(+)-T-Lymphozyten (SP-CD8),
    - ◼ ca. 70 % zu CD4(–)-, CD8(–)-T-Lymphozyten, (DN-CD4, CD8) und
    - ◼ ca. 10 % zu CD4(+)-, CD8(+)-T-Lymphozyten (DP-CD4, CD8).

Durch die positive und negative Selektion der Thymozyten im Thymus (siehe Tab. 4.18) ist gewährleistet, dass vorwiegend solche T-Lymphozyten vom Thymus in den Blutkreislauf entlassen werden, welche von körperfremden Antigenen auf MHC-I, CD1 oder MHC-II stimuliert werden und weniger oder nicht von körpereigenen Antigenen.

Weiterführende Literatur

Alexandropoulos K, Danzl NM. Thymic epithelial cells: antigen presenting cells that regulate T cell repertoire and tolerance development. Immunol Res. 2012 Dec;54(1–3):177–90.

Anderson G, Lane PJ, Jenkinson EJ. Generating intrathymic microenvironments to establish T-cell tolerance. Nat Rev Immunol. 2007, 7:954–963.

Boehm T. Self-renewal of thymocytes in the absence of competitive precursor replenishment. J Exp Med. 2012 Jul 30;209(8):1397–400.

Drennan MB, Elewaut D, Hogquist KA. Thymic emigration: sphingosine-1-phosphate receptor-1-dependent models and beyond. Eur J Immunol. 2009, 39:925–930.

Gatzka M, Walsh CM. Apoptotic signal transduction and T cell tolerance. Autoimmunity. 2007, 40:442–452.

Hakim FT, Gress RE. Thymic involution: implications for self-tolerance. Methods Mol Biol. 2007, 380:377–390.

Jiang H, Chess L. How the immune system achieves self-nonself discrimination during adaptive immunity. Adv Immunol. 2009, 102:95–133.

Lo WL, Allen PM. Self-awareness: how self-peptide/MHC complexes are essential in the development of T cells. Mol Immunol. 2013 Sep;55(2):186–9.

Peterson P, Org T, Rebane A. Transcriptional regulation by AIRE: molecular mechanisms of central tolerance. Nat Rev Immunol. 2008, 8:948–957.

Proietto AI, van Dommelen S, Wu L. The impact of circulating dendritic cells on the development and differentiation of thymocytes. Immunol Cell Biol. 2009, 87:39–45.

Rodewald HR. Thymus organogenesis. Annu Rev Immunol. 2008, 26:355–388.

Ziegler A, Müller CA, Böckmann RA, Uchanska-Ziegler B. Low-affinity peptides and T-cell selection. Trends Immunol. 2009, 30:53–60.

Sohn SJ, Thompson J, Winoto A. Apoptosis during negative selection of autoreactive thymocytes. Curr Opin Immunol. 2007, 19:510–515.

Strasser A, Puthalakath H, O'Reilly LA, Bouillet P. What do we know about the mechanisms of elimination of autoreactive T and B cells and what challenges remain. Immunol Cell Biol. 2008, 86:57–66.

Sun L, Luo H, Li H, Zhao Y. Thymic epithelial cell development and differentiation: cellular and molecular regulation. Protein Cell. 2013 May;4(5):342–55.

Takahama Y, Tanaka K, Murata S. Modest cortex and promiscuous medulla for thymic repertoire formation. Trends Immunol. 2008, 29:251–255.

Xie H, Huang Z, Wang R, Sun Z. Regulation of thymocyte survival by transcriptional coactivators. Crit Rev Immunol. 2006, 26:475–486.

4.8 Aktivierung naiver T-Lymphozyten

Naive T-Lymphozyten sind T-Lymphozyten, deren T-Lymphozyten-Rezeptor (TCR) noch nicht aktiviert worden ist. Ihre Prägung und Vermehrung findet unter dem Einfluss der Zytokine IL-2 und IL-21 statt.

Naive T-Lymphozyten
- sind meist CD4(+) oder CD8(+);
- haben den Thymus über die Blutbahn verlassen;
- sind im Thymus selektioniert worden;
  - durch die positive Selektion ist gewährleistet, dass ihr T-Lymphozyten-Rezeptor (TCR) an körpereigenes MHC-I, MHC-II oder CD1 bindet (im Thymus präsentiert von Thymusepithelzellen);
  - durch die negative Selektion binden die variablen Domänen ihres TCR in nur geringem Maße an Autoantigene, präsentiert auf MHC-I, MHC-II oder CD1 von dendritischen Zellen im Thymus;

- sekretieren im ruhenden Zustand nur geringe Mengen an Zytokinen, beispielsweise IL-2, -4, -5, -6, -10, -13, TNFalpha, TNFbeta und IFNgamma;
- wandern, geführt von ihren Chemokin-Rezeptoren, im Besonderen von CCR7,
  - unter dem Einfluss von Chemokinen (CCL19/ELC/Exodus3, CCL21/SLC/Exodus2) ausgeschüttet von
    - Makrophagen, Lymphozyten oder Endothelzellen in der Milz oder in den subepithelialen lymphatischen Organen oder von
    - (aktivierten) Endothelzellen in den postkapillären Venolen (HEV, *high endothelial venules*) der Lymphknoten
  - in die sekundären lymphatischen Organe;
- binden in den Lymphknoten
  - erst „**locker**" mit Hilfe ihres L-Selektins an das GLYKAM-1 und an das Sialomucin CD34 der HEV (*high endothelial venules*, postkapilläre Venolen), sodass sie bedingt durch den Kapillarstrom über die HEV „**rollen**",
  - dann „**fest**" nach Expression (induziert durch Chemokine der aktivierten HEV) ihres Adhäsionsmoleküles LFA-1 (Leukozytenfunktionsantigen) an das ICAM-1 (interzelluläres Adhäsionsmolekül) der aktivierten HEV;
- wandern durch die Endothelzellschicht der HEV (Diapedese) in das Lymphknotenparenchym und
- treffen im Parenchym der Lymphknoten und des Schleimhaut-assoziierten Gewebes auf dendritische Zellen, welche
  - aus dem Einzugsgebiet des jeweiligen Lymphknotens oder des subepithelialen lymphatischen Gewebes oder aus dem Blut eingewandert sind und
  - ein antigenes Peptid oder Lipid präsentieren.

4.8.1 Bildung einer immunologischen Synapse mit dendritischen Zellen

Naive T-Lymphozyten werden Antigen-spezifisch vorwiegend durch dendritische Zellen aktiviert. Voraussetzung für diese Aktivierung ist die Bildung einer multiplen Verbindung mit Hilfe von unterschiedlichen Bindeproteinen zwischen der dendritischen Zelle als Antigen-präsentierende Zelle (APC) und dem naiven T-Lymphozyten. Eine solche Verbindung wird ein supramolekularer Adhäsionskomplex (**SMAC**) oder auch immunologische Synapse genannt.

Die Bildung solch einer immunologischen Synapse
- kontrolliert die Spezifität der Aktivierung von naiven T-Lymphozyten
- Antigen-spezifisch durch die Bindung des TCR an das von den APC präsentierte antigene Peptid oder Lipid,
- individual-spezifisch durch Bindung des TCR und des Kostimalators (CD8 bzw. CD4) an das körpereigene MHCII, MHCI oder CD1 der APC;
- verstärkt die Aktivierung von naiven T-Lymphozyten. Dieses ist notwendig, weil die anfängliche Bindung zwischen dem MHC-Molekül der Antigen-präsentierenden Zelle (APC) und dem T-Lymphozyten-Rezeptor (TCR)

- nur von geringer Affinität (ca. 10 μM) ist,
- nur wenige Sekunden lang währt (bei 50 % der Bindungen ca. 10 s),
- beschränkt ist durch die geringe Anzahl der MHC-Moleküle auf der APC (ca. 100 pro Zelle),
- über Stunden wirken muss, da der T-Lymphozyt eine längere Zeit (> 2 h) für die Aktivierung durch die APC benötigt.

Für die Zusammensetzung der immunologischen Synapse ist entscheidend, welche Differenzierung der T-Lymphozyt im Thymus erfahren hat, ob er

- ein CD4(+)-T-Lymphozyt geworden ist durch positive Selektion seines T-Lymphozyten-Rezeptors (TCR) an MHC-II und durch Ausbildung des Korezeptors CD4,
- zum CD8(+)-T-Lymphozyt geprägt wurde durch positive Selektion seines T-Lymphozyten-Rezeptors (TCR) an MHC-I und durch Ausbildung des Korezeptors CD8 oder
- ein CD1-abhängiger T-Lymphozyt geworden ist durch positive Selektion seines T-Lymphozyten-Rezeptors (TCR) an CD1-a, -b, -c oder -d und durch Ausbildung des Korezeptors CD8 oder CD4 oder durch fehlende Expression eines Korezeptors.

Die Bildung einer funktionsfähigen immunologischen Synapse erfolgt innerhalb von wenigen (ca. 10–15) Minuten und in folgenden Stufen:

Stufe 1: Erster Kontakt in Form einer vorläufigen (lockeren) Bindung der Adhäsionsmoleküle (siehe Kap. 3.3.5).
- DC-SIGN (dendritische Zelle) bindet an ICAM-2 und ICAM-3 (naiver T-Lymphozyt) und
- ICAM-1 (dendritische Zelle) bindet an LFA-1 (naiver T-Lymphozyt).

Stufe 2: Bindung des T-Lymphozyten Rezeptors (TCR) an MHC-I, MHC-II oder CD1.
- Der TCR (siehe Kap. 4.6.1) des T-Lymphozyten erkennt mit seinen hypervariablen Regionen den Komplex aus Antigen und MHC-I-, MHC-II- oder CD1-Molekül, präsentiert von der APC.
- Es bildet sich ein multimolekularer Komplex:
  - Die hypervariablen Regionen CDR1 und CDR2 der alpha- und beta-Kette des T-Lymphozyten-Rezeptors (TCR) binden an die variablen Domänen des MHC-II (alpha-1 und beta-1), des MHC-I (alpha-1 und alpha-2) oder des CD1 (alpha-1 und alpha-2).
  - Die hypervariablen Regionen CDR3 der alpha- und beta- Kette des TCR binden an das antigene Peptid (in der Bindetasche des MHC-I oder MHC-II) oder Lipid (in der Bindtasche des CD1).
  - Beide Bindungen verursachen eine Konformationsänderung hauptsächlich in den variablen Domänen des TCR, welche den Komplex stabilisiert.

Stufe 3: Bindung des Korezeptors CD8 bzw. CD4 an MHC-I, MHC-II oder CD1.
- Die Korezeptoren CD8 bzw. CD4 (siehe Kap. 4.6.2) binden mit ihren variablen Domänen an die konstanten Domänen von MHC-I bzw. CD1 oder MHC-II,
  - CD8 mit seiner variablen Domäne an die alpha-3 Domäne von MHC-I (bzw. von CD1),

- CD4 mit seinen variablen Domänen (D1 und D2) an die konstante Domäne der beta-Kette (beta-2-Domäne) des MHC-II.
- Falls der TCR und der Korezeptor keine Bindung eingehen können, löst sich der naive T-Lymphozyt wieder von der dendritischen Zelle.
- Eine ausreichend starke Bindung des TCR an den Korezeptor
  - führt zur Konformationsänderung des Adhäsionsmoleküls LFA-1 (naiver T-Lymphozyt), wodurch dessen Bindung zum Adhäsionsmolekül ICAM-1 (dendritische Zelle) verstärkt wird,
  - stabilisiert die Bindung zwischen der APC und dem T-Lymphozyten,
  - ermöglicht die Aktivierung der Src-Kinase Lck und stimuliert die zelluläre Signalübertragung, eingeleitet durch die Bindung des Antigen-MHC-Komplexes (bzw. des Lipid-CD1-Komplexes) an den TCR.

Stufe 4: Aktivierung des Korezeptors CD28.
- Die Liganden B7.1/CD80 und B7.2/CD86 (exprimiert von der dendritischen Zelle) binden und aktivieren das CD28 (siehe Kap. 4.6.3.1) des T-Lymphozyten.
- Die Aktivierung von CD28 verhindert die Anergie oder Apoptose der unzureichend über den TCR aktivierten T-Lymphozyten durch
  - Verminderung der Aktivierungsschwelle von T-Lymphozyten,
  - Verstärkung der Sekretion von IL-2 und der Bildung von antiapoptotischen Faktoren.
- Zugleich wird die Bildung von weiteren CD28 Molekülen gehemmt.

Stufe 5: Verstärkung der Bindung zwischen der dendritischen Zelle und T-Lymphozyten durch Adhäsionsmoleküle.
- Die Bindung zwischen weiteren korrespondierenden Adhäsionsmolekülen (siehe Kap. 3.3.5) verfestigt die Bindung zwischen der dendritischen Zelle und dem T-Lymphozyten. Beteiligt sind hierbei
  - DC-SIGN (dendritische Zelle) und ICAM-2 und ICAM-3 (naiver T-Lymphozyt),
  - ICAM-1/CD54 (dendritische Zelle) und LFA-1/CD11a/18 (naiver T-Lymphozyt) und
  - LFA3 (dendritische Zelle) und CD2 (naiver T-Lymphozyt).

Stufe 6: Supramolekulare Komplexbildung aller Bindeproteine.
- Diejenigen Moleküle, welche die Bindung zwischen der dendritischen Zelle und dem T-Lymphozyten gewährleisten, ordnen sich in der Zellmembran zu Haufen an, wobei
  - in der frühen Phase
    - die TCR-MHC-Komplexe am Rande und
    - die Adhäsionshäsionsmoleküle im Zentrum dieser Haufen liegen,
  - in der späten Phase durch eine Reorganisation des Zytoskelettes (unter Beteiligung von Myosin und Mikrotubuli)
    - die TCR-MHC-Komplexe in die Mitte transportiert werden,
    - die Kostimulatoren (B7.1/B7.2 gebunden an CD28) und die Phosphatase CD45 (siehe Kap. 4.6.1.3) sich um diese Mitte herum anordnen und
    - alle Bindeproteine im T-Lymphozyten mit Hilfe von durch Kinasen aktivierten mikrovillären Proteinen (Ezrin, Radixin, Moesin und Talin) mit dem Zytoskelett zu einem **supramolekularen Aktivierungscluster (SMAC)** vernetzt werden.

Stufe 7: Bildung des distalen Polkomplexes.

● Gleichzeitig mit der Bildung des SMAC werden diejenigen Membranproteine aus dem supramolekularen Komplex entfernt, welche die Synapsentätigkeit beeinträchtigen könnten. Diese „inhibierenden" Proteine (z. B. Mucine)

  – werden an dem der immunologischen Synapse gegenüberliegenden Pol der Zelle konzentriert und

  – bilden dort den sogenannten **distalen Polkomplex (DPC)**.

Tab. 4.20: Bildung einer immunologischen Synapse zwischen dendritischer Zelle und naivem B-Lymphozyten.

dendritische Zelle			naiver T-Lymphozyt	
Antigen-präsentierende Moleküle/Liganden			**Rezeptoren/Liganden**	
MHC-I	antigenes Peptid	<>	CDR1 und CDR3 der variablen Domänen alpha1 und beta1 vom TCR	T-Lymphozyten-Rezeptor (TCR, alpha/beta) + CD3 + zeta-Dimer
	variable Domänen alpha1 und alpha2	<>	CDR2 der variablen Domänen alpha1 und beta1 vom TCR	
	konstante Domäne alpha3	<>	variable Domänen alpha1 und beta 1	CD8-Korezeptor
oder				
MHC-II	antigenes Peptid	<>	CDR1 und CDR3 der variablen Domänen alpha1 und beta1	T-Lymphozyten-Rezeptor (TCR, alpha/beta) + CD3 + zeta-Dimer
	variable Domänen alpha1 und beta1	<>	CDR2 der variablen Domänen alpha1 und beta1	
	konstante Domäne der beta-Kette beta2	<>	variable Domänen D1 und D2	CD4-Korezeptor
oder				
CD1	antigenes Lipid, Glykolipid oder Lipopeptid	<>	CDR1 und CDR3 der variablen Domänen alpha1 und beta1	T-Lymphozyten-Rezeptor (TCR, gamma/delta) + CD3 + zeta-Dimer
	variable Domänen alpha1 und alpha2	<>	CDR2 der variablen Domänen alpha1 und beta1	
	konstante Domäne alpha 3	<>	variable Domänen alpha1 und beta1	CD8-Korezeptor oder CD4-Korezeptor (oder keine Bindung bei doppelt negativ für CD4 und CD8)
und				

dendritische Zelle		naiver T-Lymphozyt
Antigen-präsentierende Moleküle/Liganden		**Rezeptoren/Liganden**
Kostimulatoren		
B7.1 (CD80)	<>	CD28
B7.2 (CD86)	<>	CD28
B7.h (ICOSLigand)	<>	ICOS
Gp 50 (CD40)	<>	Gp 39 (CD40Ligand, CD154)
Koinhibitoren		
B7.1 (CD80)	<>	CTLA4 (CD152)
B7.2 (CD86)	<>	CTLA4 (CD152)
koaktive Adhäsionsmoleküle		
DC-SIGN	<>	ICAM-2; ICAM-3
ICAM-2	<>	LFA-1
ICAM-1 (CD54)	<>	LFA-1 (CD11a/18)
LFA-3 (CD58)	<>	Rezeptor für Schafserythrozyten (CD2)

4.8.2 Regulierung der Aktivierung

Durch Bildung einer immunologischen Synapse mit dendritischen Zellen werden die naiven T-Lymphozyten zur Zellteilung stimuliert. Zur Regulierung dieser Zellteilung wird vom aktivierten T-Lymphozyten die Expression des Kostimulator-Rezeptors CD28 (siehe Kap. 4.6.3.1.1) zurückgefahren und stattdessen exprimiert
- der Koinhibitor-Rezeptor CTLA4 (siehe Kap. 4.6.3.1.2),
- aber auch der Kostimulator ICOS (siehe Kap. 4.6.3.4).

Zugleich differenzieren sich die naiven T-Lymphozyten unter dem Einfluss von prägenden Immunmediatoren
- zu zytotoxischen T-Lymphozyten (**CTL**);
- zu Helfer-T-Lymphozyten (**TH**) und zwar
  - zu **TH1**-Lymphozyten, welche durch Aktivierung von Makrophagen und durch stimulierende Hilfe für zytotoxische T-Lymphozyten (CTL) die zelluläre Immunreaktion verstärken,
  - zu **TH2**-Lymphozyten für die Unterstützung der Proliferation von B-Lymphozyten und der Antikörperantwort,
  - zu **TH17**-Lymphozyten für die Unterstützung der entzündlichen Hautreaktion;
- zu regulatorischen T-Lymphozyten (**Treg**) oder
- zu Gedächtnis T-Lymphozyten (**Tmem**).

Die Entwicklung von Gedächtnis T-Lymphozyten scheint sich hierbei über 2 Wege zu vollziehen:

- in **linearer** Differenzierung bei der Prägung der Effektorzellen
  - sowohl als Vorstufe (z. B. Gedächtnis-T-Helfer-Lymphozyten),
  - wie auch im Anschluss (z. B. zytotoxische Gedächtnis-T-Lymphozyten);
- in **paralleler** Differenzierung zu der Entwicklung der unterschiedlichen Effektor-T-Lymphozyten.

Verstärkt wird der Differenzierungsprozess zu CD4(+)-TH1-Lymphozyten, CD4(+)-regulatorischen T-Lymphozyten und zu CD8(+)-zytotoxischen T-Lymphozyten (sogenannte Effektor-T-Lymphozyten) durch solche CD4(+)-T-Lymphozyten,

- die nach Aktivierung den Membran-gebundenen CD40-Linker (CD40L) exprimieren,
  - welcher den Kostimulator CD40 (siehe Kap. 4.15.2.4.1) auf professionellen wie auch auf nicht professionellen Antigen-präsentierenden Zellen (APC; siehe Kap. 4.5.2.3) aktiviert;
- welche durch Aktivierung des Kostimulators CD40 bei APC
  - die Ausreifung zu Antigen-präsentierenden Zellen beschleunigen,
  - die Expression verstärken von
    - Kostimulatoren (B7.1, B7.2) für T-Lymphozyten,
    - Adhäsionsmolekülen (z. B. LFA-3),
    - Chemokinen wie z. B. CXCL8 (IL-8), CCL3 (MIP-1alpha) und
    - Zytokinen (besonders von IL-12);
- welche die Fähigkeit von aktivierten APC stimulieren (besonders über IL-12), die Differenzierung von T-Lymphozyten zu fördern beispielsweise
  - von unreifen CD4(+)-Helfer-T-Lymphozyten zu CD4(+)-TH1 und
  - von unreifen CD8(+)-T-Lymphozyten zu CD8(+)-zytotoxischen T-Lymphozyten.

Sowohl die Stimulierung von naiven T-Lymphozyten durch Antigen-präsentierende Zellen als auch die Differenzierungsprozesse des naiven T-Lymphozyten hin zu den unterschiedlich geprägten reifen Effektor-T-Lymphozyten (zytotoxische T-Lymphozyten, Helfer-T-Lymphozyten oder regulatorische T-Lymphozyten) und zu den Gedächtnis-T-Lymphozyten sind abhängig vom **lokalen Umfeld**. Dieses wird bestimmt durch

- das in den Körper eingedrungene Antigen
- und dessen immunogene Eigenschaften;
- die Zellen der angeborenen Immunabwehr,
- im Besonderen der lokal vorhandene Anteil an Mastzellen, Granulozyten, Makrophagen und natürlichen Killerzellen (siehe Kap. 3.4) und
- den Grad ihrer Aktivierung durch das Antigen;
- das **lokale Milieu** von Immunmediatoren,
- Art und relative Konzentration von Interleukinen, Chemokinen, Interferonen und Wachstumsfaktoren;
- das Ausmaß der Aktivierung des Komplementsystems, Kininsystems und Gerinnungssystem;
- die Menge der freigesetzten Gewebshormone und Steroide.

Wesentlich ist hierbei, welcher Immunmediator in diesem lokalen Milieu dominiert. Von herausragender Bedeutung für die Aktivierung und Differenzierung von naiven T-Lymphozyten sind die Zytokine IL-2, IL-4, IL-7, IL-10, IL-12, IL-21, Il-23 und IFNgamma (siehe Tab. 4.21).

Tab. 4.21: Zytokine, welche eine dominierende Funktion bei der Prägung von T-Lymphozyten haben.

Zytokin	wesentlicher Ursprung	Aktivierung/Prägung	Hemmung von
IL-2	T-Lymphozyten, im späteren Verlauf der Immunreaktion (IR) auch von TH1-Lymphozyten	T-Lymphozyten (besonders TH1 und CTL), natürliche Killerzellen, B-Lymphozyten, Makrophagen	
IL-4	Mastzellen, basophile Granulozyten, im späteren Verlauf der IR auch von TH2-Lymphozyten	TH2-Lymphozyten (Prägung), B-Lymphozyten	TH1-Lymphozyten, TH17-Lymphozyten
IL-6	T-Lymphozyten, B-Lymphozyten, Makrophagen, Fibroblasten	TH17-Lymphozyten (Prägung in Kombination mit TGFbeta), T-Lymphozyten, B-Lymphozyten	
IL-7	Stromazellen in Thymus, Knochenmark und Milz	Thymozyten, naive T-Lymphozyten, B-Lymphozyten	
IL-10	Makrophagen, dendritische Zellen, im späteren Verlauf der IR von TH2-Lymphozyten	TH2-Lymphozyten	TH1-Lymphozyten
IL-12	Makrophagen, dendritische Zellen, im späteren Verlauf der IR von TH2-Lymphozyten	Th1-Lymphozyten (Prägung in Kombination mit IL-27), zytotoxische T-Lymphozyten	
IL-17-A bis IL-17-F	T-Lymphozyten (IL-17-A, -E,- F), TH2-Lymphozyten (IL-17-E)	T-Lymphozyten, B-Lymphozyten, Makrophagen, Granulozyten, Endothelzellen, Epithelzellen, Fibroblasten	IL-4, IFNgamma
IL-21	wie bei IL-2	naive T-Lymphozyten	TH-2-Lymphozyten
IL-23	dendritische Zellen, Makrophagen	TH17-Lymphozyten	
IL-25	Stromazellen, Knochenmark, Mastzellen, TH2-Lymphozyten	TH2-Lymphozyten (Zytokinsekretion)	
IL-27	dendritische Zellen, Makrophagen	TH1-Lymphozyten (Expression des IL-12-Rezeptors)	
IL-33	dendritische Zellen, Makrophagen, Epithelzellen, Fibroblasten	TH2-Lymphozyten (Zytokinsekretion)	
IFNgamma	Makrophagen, Lymphozyten, Granulozyten, Endothelzellen	TH1-Lymphozyten (zytotoxische T-Lymphozyten)	TH2-Lymphozyten, TH17-Lymphozyten

Tab. 4.22: Zellmembranproteine und Immunmediatoren, exprimiert von T-Lymphozyten.

T-Lymphozyt	Differen-zierungs-stadium	Kostimulator	Tyrosin-Phospha-tase	Chemokin-Rezeptor	Inter-leukin-Rezeptor	Adhä-sions-protein	Immun-media-toren
naiver T-Lymphozyt		CD28, CD27 (TNF-Rezep-tor)	CD45RA	CCR7		L-Selek-tin (CD62L)	
TH0-Lymphozyt (aktivierter naiver CD4(+)-T-Lymphozyt)	aktiviert, zent-raler Gedächt-nis-T-Lympho-zyt (TCM, *T-central memory*, zentra-le Gedächtnis-T-Zellen)	CD28, CD27 (TNF-Rezep-tor), CD69 (aktivie-rungsindu-zierendes Molekül)	CD45RO	CCR7	IL-2-R alpha (CD25)	L-Selek-tin (CD62L)	IL-2
CD4(+)-TH1-Lymphozyt	unreif, Ge-dächtnis-TH1-Lymphozyt		CD45RO	CCR4			IL-2
	reif, TFH, folli-kularer Helfer-T-Lymphozyt	ICOS, CTLA4, CD40-Linker, Fas-Ligand		CCR5, CXCR3, CCR2			IL-2, IFN-gamma, GM-CSF, TNFalpha
CD4(+)-TH2-Lymphozyt	unreif, Ge-dächtnis-TH2-Lymphozyt		CD45RO	CCR4			IL-4, IL-5
	reif,GCTH (*germinal center TH*, Keimzellen-T-Helfer-Lymphozyt)	CD40-Linker		CCR3, CCR4			IL-3, IL-4, IL-5, IL-6, IL-7, IL-8, IL-9, IL-10, IL-14, GM-CSF, TGFbeta, Eotaxine (CCL11, CCL24, CCL26)
CD4(+)-TH17 Lymphozyt							IL-17
CTL, CD8(+)-T-Lymphozyt	unreif, Ge-dächtnis-CTL			CCR5	IL-7-Rezeptor	CD62L, L-Selektin	
	reif, CTL (zytotoxischer T-Lymphozyt)	Fas-Ligand		CCR5		LFA	TNF-alpha, TNFbeta

Die unterschiedlichen Differenzierungen erfolgen stufenförmig und haben die Expression eines Musters von Kostimulatoren, akzessorischen Molekülen, Adhäsionsproteinen, Rezeptoren für Chemokine und Interleukine und sekretierten Immunmediatoren zur Folge, welche charakteristisch sind für die jeweilige Prägung des T-Lymphozyten (siehe Tab. 4.22).

Weiterführende Literatur

Garbi N, Kreutzberg T. Dendritic cells enhance the antigen sensitivity of T cells. Front Immunol. 2012 Dec 26;3:389.

Hivroz C, Chemin K, Tourret M, Bohineust A. Crosstalk between T lymphocytes and dendritic cells. Crit Rev Immunol. 2012;32(2):139–55.

Joffre O, Nolte MA, Spörri R, Reis e Sousa C. Inflammatory signals in dendritic cell activation and the induction of adaptive immunity. Immunol Rev. 2009, 227:234–247.

Kitagishi Y, Kobayashi M, Yamashina Y, Matsuda S. Elucidating the regulation of T cell subsets (review). Int J Mol Med. 2012 Dec;30(6):1255–60.

Krummel MF. Immunological synapses: breaking up may be good to do. Cell. 2007, 129:653–655.

Lanzavecchia A, Sallusto F. Antigen decoding by T lymphocytes: from synapses to fate determination. Nat Immunol. 2001, 2:487–492.

Reichardt P, Dornbach B, Gunzer M. The molecular makeup and function of regulatory and effector synapses. Immunol Rev. 2007, 218:165–177.

Surh CD, Sprent J. Homeostasis of naive and memory T cells. Immunity. 2008, 29:848–862.

Tilburgs T, Strominger JL. CD8+ effector T cells at the fetal-maternal interface, balancing fetal tolerance and antiviral immunity. Am J Reprod Immunol. 2013 Apr;69(4):395–407.

Tseng SY, Dustin ML. T-cell activation: a multidimensional signaling network. Curr Opin Cell Biol. 2002, 14:575–580.

Ward SG, Marelli-Berg FM. Mechanisms of chemokine and antigen-dependent T-lymphocyte navigation. Biochem J. 2009, 418:13–27.

Wilson CB, Rowell E, Sekimata M. Epigenetic control of T-helper-cell differentiation. Nat Rev Immunol. 2009, 9:91–105.

Yamane H, Paul WE. Early signaling events that underlie fate decisions of naive CD4(+) T cells toward distinct T-helper cell subsets. Immunol Rev. 2013 Mar;252(1):12–23.

Youngblood B, Hale JS, Ahmed R. T-cell memory differentiation: insights from transcriptional signatures and epigenetics. Immunology. 2013 Jul;139(3):277–84.

Zúñiga LA, Jain R, Haines C, Cua DJ. Th17 cell development: from the cradle to the grave. Immunol Rev. 2013 Mar;252(1):78–88.

4.8.3 Toleranz durch Ignoranz, Anergie und Deletionen

Die Aktivierung von T-Lymphozyten, im Besonderen von naiven T-Lymphozyten ist abhängig von
- der Ausbildung einer funktionsfähigen immunologischen Synapse zwischen der APC und dem T-Lymphozyten und
- der Stärke der über diese Synapse vermittelten Aktivierung, wobei entscheidend sind
  - die Stärke der Bindung des T-Lymphozyten-Rezeptors (TCR) an

- ■ das antigene Peptid oder Lipid und
- ■ die variable Domänen des MHC- bzw. CD1-Moleküls,
- – die Bindung der Korezeptoren CD4 oder CD8 an MHC-II bzw. MHC-I,
- – das Ausmaß der Kostimulation,
- – die Art und Menge der sekretierten Immunmediatoren (im Besonderen Interleukine, Chemokine, Interferone) und Gewebshormone (im Besonderen Prostaglandine, Leukotriene) für die parakrine und autokrine Stimulierung der beteiligten Antigen-präsentierenden Zellen (APC) und der durch sie aktivierten T-Lymphozyten;
- ● der Dauer der Aktivierung.

Eine quantitativ oder qualitativ unzureichende Aktivierung führt zu einer mangelhaften Immunreaktion oder zur Toleranz (siehe Kap. 6.1.2). Beispielsweise bewirkt

- ● eine zu schwache Aktivierung des TCR
  - – eine **Ignoranz** des Antigens durch T-Lymphozyten und damit eineToleranz des Antigens, die bedingt sein kann durch
    - ■ eine zu geringe Mengen an Antigen im Körper (*low dose tolerance*) oder durch mangelhaft das Antigen präsentierende dendritische Zellen,
    - ■ sequestrierte (der Immunabwehr normalerweise nicht zugängliche) Antigene, beispielsweise am Auge (Kornea, Linse, Glaskörper), im Knorpelgewebe, Hoden, ZNS und peripheren Nerven;
- ● eine **fehlende oder mangelhafte Kostimulation** durch professionelle oder nicht professionelle Antigen-präsentierende Zellen (z. B. Epithelzellen)
  - – eine **Anergie**, d. h. eine Lähmung des T-Lymphozyten, welche auch durch eine nachfolgende, ansonsten stimulierende Antigen-spezifische Aktivierung des T-Lymphozyten nicht aufgehoben werden kann, oder
  - – eine **Deletion** durch Apoptose des T-Lymphozyten, falls die Aktivierung seiner T-Lymphozyten-Rezeptoren stark ist (*low zone tolerance*);
- ● eine zu starke Aktivierung des TCR
  - – eine **Deletion** durch Apoptose des T-Lymphozyten (AICD, *activation induced cell death*, aktivierungsinduzierter Zelltod) und damit ebenfalls ein Toleranz (*high zone tolerance*).

Weiterführende Literatur

Brinkman CC, Burrell BE, Iwami D, Nakayama Y, Warren KJ, Xiong Y, Bromberg JS. Anatomy of tolerance. Curr Opin Organ Transplant. 2013 Aug;18(4):393–401.

Caspi RR. Ocular autoimmunity: the price of privilege? Immunol Rev. 2006, 213:23–35.

Castro-Sánchez P, Martín-Villa JM. Gut immune system and oral tolerance. Br J Nutr. 2013 Jan;109 Suppl 2:S3–11.

Chen L. Immunological ignorance of silent antigens as an explanation of tumor evasion. Immunol Today. 1998, 19:27–30.

Fagiolo E, Toriani-Terenzi C. Mechanisms of immunological tolerance loss versus erythrocyte self-antigens and autoimmune hemolytic anemia. Autoimmunity. 2003, 36: 199–204.

Gatzka M, Walsh CM. Apoptotic signal transduction and T cell tolerance. Autoimmunity. 2007, 40:442–452.

Holländer GA, Peterson P. Learning to be tolerant: how T cells keep out of trouble. J Intern Med. 2009, 265:541–561.

Kawai T, Sachs DH. Tolerance induction: hematopoietic chimerism. Curr Opin Organ Transplant. 2013 Aug;18(4):402–7.

Miller JF, Heath WR. Self-ignorance in the peripheral T-cell pool. Immunol Rev. 1993, 133:131–50.

Ochsenbein AF. Immunological ignorance of solid tumors. Springer Semin Immunopathol. 2005, 27:19–35.

Parish IA, Heath WR. Too dangerous to ignore: self-tolerance and the control of ignorant autoreactive T cells. Immunol Cell Biol. 2008, 86:146–152.

Saibil SD, Deenick EK, Ohashi PS. The sound of silence: modulating anergy in T lymphocytes. Curr Opin Immunol. 2007, 19:658–664.

Sprent J, Cho JH. Self/non-self discrimination and the problem of keeping T cells alive. Immunol Cell Biol. 2008, 86:54–56.

Srinivasan M, Frauwirth KA. Peripheral tolerance in CD8+ T cells. Cytokine. 2009, 46:147–159.

Steinbrink K, Mahnke K, Grabbe S, Enk AH, Jonuleit H. Myeloid dendritic cell: From sentinel of immunity to key player of peripheral tolerance? Hum Immunol. 2009, 70:289–293.

Wekerle H. Breaking ignorance: the case of the brain. Curr Top Microbiol Immunol. 2006, 305:25–50.

Zheng Y, Zha Y, Gajewski TF. Molecular regulation of T-cell anergy. EMBO Rep. 2008, 9:50–55.

4.9 Zytotoxische T-Lymphozyten

4.9.1 Entwicklung von MHC-abhängigen zytotoxischen T-Lymphozyten

Aus naiven T-Lymphozyten entwickeln sich nach Stimulierung durch professionelle Antigen-präsentierende Zellen, im Besonderen durch dendritische Zellen, zytotoxische T-Lymphozyten (CTL), welche unterschiedlichen Gruppen zugeordnet werden können (siehe Tab. 4.23). Die überwiegende Mehrheit der zytotoxischen Lymphozyten stellen CD8(+)-CTL dar.

Im Zuge der **Prägung von CD8(+)-CTL** verändert sich besonders die Expression von Rezeptoren für Chemokine, Interleukine und Adhäsionsmoleküle. Bei Chemokin-Rezeptoren:

- ist vermindert die Expression von CCR7 für die Chemokine CCL19 (MIP3beta/Exodus-3) und CCL21 (Exodus 2);
- ist erhöht die Expression von Rezeptoren für solche Chemokine, welche im Rahmen von Entzündungen freigesetzt werden und CTL zu den Entzündungsherden leiten; hierzu gehören
  - CXCR3 für die Chemokine CXCL9 (MIG), CXCL10 (IP10) und CXCL11 (ITAC),
  - CCR5 für die Chemokine CCL4 (MIP1beta), CCL3 (MIP1alpha) CCL5 (RANTES) und CCL8 (MCP2) und
  - CXCR6 für das Chemokin CXCL16;
- vermindert sich die Expression
  - des IL-7-Rezeptors und
  - des Adhäsionsmoleküls L-Selektin (CD62L).

Läuft dagegen die Differenzierung in Richtung **CD8(+)-Gedächtnis-T-Lymphozyten**, erhöht sich die Expression

Tab. 4.23: Die wichtigsten zytotoxischen T-Lymphozyten (CTL).

T-Lymphozyt	TCR-Ketten	Korezep-tor	Rezeptoren für Kostimu-latoren	Adhäsions-moleküle	Häufigkeit/ Vorkommen	Antigen-Präsentation auf der Zielzelle
CD8(+)-CTL	alpha/beta	CD8	CD28, NKG2D	LFA	häufig (33 % der T-Lymphozyten im Blut)	MHC-I + anti-genes Peptid
CD4(+)-CTL	alpha/beta	CD4	CD28	LFA	**selten**	MHC-II + anti-genes Peptid
CD8(+)-CD1-CTL	alpha/beta	CD8	CD28	LFA	häufig bei chronischen bakteriellen Infektionen (z. B. Mycobakterien)	CD1a, -b oder -c + antigenes Lipid
CD4(+)-CD1-CTL	alpha/beta	CD4	CD28	LFA	häufig bei chronischen bakteriellen Infektionen (z. B. Mycobakterien)	CD1a, -b oder -c + antigenes Lipid
CD1-CTL	alpha/beta	(doppelt negativ)	CD28	LFA	häufig bei chronischen bakteriellen Infektionen (z. B. Mycobakterien)	CD1a, -b oder -c + antigenes sLipid
NKT Typ 1 (klassischer natürlicher Killer-T-Lymphozyt, invariant iNKT)	alpha/beta (Valpha nicht variant, Vbeta einge-schränkt variant)	CD4, CD8 oder doppelt negativ	CD28, NKR-P1A (CD161)	NCAM (CD56)	bei bakteriellen oder parasitä-ren Infektionen, Tumorerkrankun-gen	CD1d + anti-genes Lipid
NKT Typ 2 (nicht klassi-scher NKT)	alpha/beta		CD4, CD8 oder doppelt negativ	NCAM (CD56)		
NKT Typ 3	verschieden		NKR-P1A, (CD161)			MHC und Analoga
gamma-/ delta-CTL	gamma/delta	CD8	CD28	LFA	**häufig** (30–40 % in der Darm-Schleimhaut)	CD1c + anti-genes Lipid
gamma-/ delta-CTL	gamma/delta	(CD8)	NKG2D	LFA	Darm-Schleimhaut, Bindewebe, Endothelzellen	MICA, MICB, ULBP, Rae

- des Adhäsionsmolekül L-Selektin (CD62L) und
- des Rezeptors für das (die Differenzierung vorantreibende) IL-7.

Anhand der Expression von CD45 Isomeren können 2 Gruppen von CD8(+)-CTL unterschieden werden:
- CD8(+)-CTL, welche CD45RO und CXCR6 exprimieren und
- CD8(+)-CTL, welche CD45RA und CXCR3 exprimieren und besonders stark zytotoxisch aktiv sind.

4.9.2 Entwicklung von CD1-abhängigen zytotoxischen T-Lymphozyten (natürliche Killer T-Lymphozyten, NKT)

Im Zuge der Differenzierung von naiven T-Lymphozyten entwickeln sich auch natürliche Killer-T-Lymphozyten (NKT). Diese sind in die Gruppen Typ 1, 2 und 3 zu unterteilen.

NKT-Lymphozyten nehmen etwa 0,2 % der peripheren Blutlymphozyten ein und sind charakterisiert durch
- einen T-Lymphozyten-Rezeptor (TCR; siehe Kap. 4.6.1),
    - der eine alpha- und beta-Kette enthält,
    - bei welchem die Lipid-bindende Domäne der alpha-Kette nichtvariant sein kann **(Subtyp invariant NKT; iNKT, Typ 1)**,
    - welcher spezifisch ist für Lipide und Glykolipide, präsentiert auf dem CD1-Molekül (siehe Kap. 4.5.3);
- den Korezeptor CD4 oder CD8 (siehe Kap. 4.6.2), beide Korezeptoren können jedoch auch fehlen;
- Membranproteine, welche auch auf natürlichen Killerzellen (siehe Kap. 3.6) zu finden sind, wie
    - NKR-P1A (natürliches Killerzell-Rezeptorprotein, CD161), ein transmembranes C-Typ-Lektin mit aktivierender Rezeptorfunktion,
    - den FC-gamma Rezeptor III für IgG1 (siehe Kap. 4.14.3.2) und
    - das neurale Zell-Adhäsionsmolekül NCAM (CD56; siehe Kap. 3.3.5).

NKT-Lymphozyten können aktiviert werden
- zur Zytotoxizität, wobei der Ablauf der zytotoxischen Reaktion gleich ist wie bei den MHC-abhängigen zytotoxischen T-Lymphozyten (siehe Kap. 4.9.3);
- zur Ausschüttung großer Mengen an Zytokinen, charakteristisch für
    - CD4(+)-TH1-Lymphozyten (z. B. IFNgamma, IL-2, IL-17, TNFalpha, GM-CSF; siehe Kap. 4.10.1),
    - CD4(+)-TH2-Lymphozyten (z. B. IL-4, IL-13; siehe Kap. 4.10.2) oder
    - für regulatorische T-Helferzellen (IL-10: siehe Kap. 4.11);
- zu der Fähigkeit, tolerogene Lymphozyten und Makrophagen (über einen bislang nur wenig bekannten Mechanismus) zu induzieren.
- Je nach Art der Aktivierung scheinen NKT-Lymphozyten somit in der Lage zu sein, die Immunabwehr zu modulieren im Sinne

- einer Unterstützung der Entzündungsreaktion (durch IFNgamma, IL-2, TNFalpha, GM-CSF; siehe Kap. 4.10.1),
- einer Förderung der allergischen Reaktionen vom Soforttyp durch IL-4 (siehe Kap. 6.7.1) und
- einer Unterstützung von regulatorischen T-Lymphozyten (siehe Kap. 4.11) beispielsweise zur Verhinderung von Autoimmunerkrankungen.

4.9.3 Aktivierung und zytotoxische Reaktion

Naive zytotoxische T-Lymphozyten (naive CTL) werden weitgehend durch dendritische Zellen aktiviert. Voraussetzung ist die Ausbildung einer ausreichend funktionsfähigen immunologischen Synapse zwischen beiden Zellen (siehe Kap. 4.8.1). Im Zuge dieser Aktivierung entstehen Gedächtnis-CTL wie auch reife CTL (Effektor-CTL).

Dieser Entwicklungsprozess wird unterstützt durch Zytokine, ausgeschüttet von
- aktivierten dendritischen Zellen, z. B. IL-12, IL-23, IL-27 und von
- aktivierten CD4(+)-TH1-Lymphozyten, z. B. IL-2, IFNgamma, GM-CSF, TNFalpha (siehe Kap. 4.10.1).

Das Ergebnis sind reife zytotoxische T-Lymphozyten (**Effektor-CTL**). Diese sind in der Lage, nach einer spezifischen Aktivierung Zielzellen anzugreifen. Voraussetzung für diese Aktivierung ist, dass sich zwischen dem reifen zytotoxischen T-Lymphozyt und der zu tötenden Zielzelle eine die zytotoxische Reaktion auslösende Synapse bildet (siehe Tab. 4.24). Bestandteile dieser Synapse sind
- der T-Lymphozyten-Rezeptorkomplex (TCR + CD3 + Zeta; siehe Kap. 4.6) des CTL, welcher auf der Zielzelle erkennt
  - sowohl ein antigenes Peptid wie auch das dieses Peptid-präsentierende Molekül MHC-I oder (erheblich seltener) MHC-II,
  - die unter Stress von Zellen exprimierten Moleküle MICA oder MICB (*MHC-class I like antigen*, MHC-Klasse I-ähnliches Antigen), ULBP oder Rae (siehe Kap. 4.5.4) oder
  - ein antigenes Lipid und das dieses Lipid präsentierende CD1 (siehe Kap. 4.5.3);
- der Korezeptor CD8 (bei CD8(+)-CTL), welcher an das MHC-I oder das CD1 der Zielzelle bindet oder(deutlich seltener) der Korezeptor CD4 (bei CD4(+)-CTL), der an das MHC-II oder das CD1 der Zielzelle bindet;
- Adhäsionsmoleküle des zytotoxischen T-Lymphozyten (beispielsweise LFA), die sich verbinden mit Ahäsionsmolekülen (ICAM) auf der Zielzelle.

Die Bildung einer immunologischen Synapse zwischen dem CTL und der Zielezelle als Voraussetzung für die Aktivierung eines CTL gewährleistet, dass dessen zytotoxische Reaktion nur dann möglich ist, wenn
- der TCR des CTL Antigen-spezifisch an das auf MHC-I- oder CD1-präsentierte Peptid oder Lipid bindet und

Tab. 4.24: Bestandteile einer immunologischen Synapse zwischen dem zytotoxischen Lymphozyt und der Zielzelle.

zytotoxischer T-Lymphozyt			Zielzelle	
Rezeptoren/Liganden			**Liganden/Antigen-präsentierende Moleküle**	
T-Lymphozyten-Rezeptor (TCR, alpha/beta) + CD3 + zeta-Dimer	CDR1 und CDR3 der variablen Domänen alpha1 und beta1 vom TCR	<>	antigenes Peptid	**MHC-I**
	CDR2 der variablen Domänen alpha1 und beta1 vom TCR	<>	variable Domänen alpha1 und alpha2	
CD8-Korezeptor	variable Domänen alpha1 und beta 1	<>	konstante Domäne alpha3	
oder (selten)				
T-Lymphozyten-Rezeptor (TCR, alpha/beta) + CD3 + zeta-Dimer	CDR1 und CDR3 der variablen Domänen alpha1 und beta1 vom TCR	<>	antigenes Peptid	**MHC-II**
	CDR2 der variablen Domänen alpha1 und beta1 vom TCR	<>	variable Domänen alpha1 und beta1	
CD4-Korezeptor	variable Domänen D1 und D2	<>	konstante Domäne der beta-Kette (beta2)	
oder				
T-Lymphozyten-Rezeptor (TCR, gamma/delta) + CD3 + zeta-Dimer	CDR1 und CDR3 der variablen Domänen alpha1 und beta1 des TCR	<>	antigenes Lipid, Glykolipid oder Lipopeptid	**CD1**
	CDR2 der variablen Domänen alpha1 und beta1	<>	variable Domänen alpha1 und alpha2	
CD8-Korezeptor oder CD4 oder kein Korezeptor (doppelt negativ für CD4 und CD8)	variable Domänen alpha1 und beta1	<>	konstante Domäne alpha 3	
und koaktive Adhäsionsmoleküle				
LFA (CD11a/18)		<>	ICAM-1 (CD54)	
Rezeptor für Schafserythrozyten (CD2)		<>	LFA-3 (CD58)	

- der TCR und der Kostimulator (CD8, seltener CD4) des TCR das MHC-I bzw. das CD1 auf der Zielzelle als körpereigen erkennen.

Zielzellen der zytotoxischen T-Lymphozyten sind
- körpereigene Zellen, welche fremde, verfremdete oder fremdartige Proteine oder Lipide auf ihrem MHC-I oder CD1 präsentieren, wobei diese Proteine oder Lipide herrühren können von
  - Infektionserregern (Viren, Mykoplasmen, Bakterien oder Protozoen), welche die Zielzelle infiziert haben,
  - einer Überkreuzbeladung (siehe Kap. 4.5.1.3) der MHC-I-Moleküle mit zellexternen Antigenen von Infektionserregern oder von Tumorzellen,
  - einer Aufnahme von Antigenen eines Organtransplantates eines anderen Menschen (allogen) oder Tieres (xenogen) und einer Überkreuzbeladung von MHC-I-Molekülen,
  - physikalischer (Bestrahlung) oder chemischer (Toxine) Schädigung der zelleigenen Proteine,
  - Körperregionen, die physikalisch oder funktionell vom Immunsystem getrennt sind (sogenannte **sequestrierte Regionen**); beim Zusammenbruch der Schranken für das Immunsystem können körpereigene Gewebe-spezifische Proteine zugänglich und als fremdartig angesehen werden von eingewanderten dendritischen Zellen und naive T-Lymphozyten; derartige Schranken bestehen
    - mechanisch in den durch Haftkomplexe eng miteinander verbundenen dichten Zellschichten (z. B. die Endothelzellschichten) und/oder
    - funktionell durch lokal dominierende immunsupprimierende Zytokine (z. B. TGFbeta) und Apoptose-induzierende Oberflächenmoleküle (z. B. Fas-Ligand),
    - im Hirn (Blut-Hirn-Schranke), im peripheren Nervensystem (Blut-Nerven-Schranke), im Augeninneren (Kornea, Linse, Glaskörper), im Hoden und Knorpel,
  - Tumorzellen durch Mutation oder posttranslationellen Veränderungen ihrer Proteine;
- Zellen eines Organes, transplantiert von einem anderen Menschen (allogen) oder von einem Tier (xenogen),
  - da T-Lymphozyten im Rahmen ihrer Selektion im Thymus diesen fremden antigenen Peptiden bzw. Lipiden nicht haben begegnen können und damit Thymozyten mit TCR spezifisch für diese fremden Peptide bzw. Lipide im Thymus nicht durch die negative Selektion (siehe Kap. 4.7) entfernt wurden,
  - wenn der TCR des Lymphozyten und die Kostimulatoren an das allogene/xenogene MHC-I bzw. CD1 der Zielzelle binden können.

Nach der Antigen-spezifischer Aktivierung eines reifen zytotoxischen T-Lymphozyten werden von ihm
- immunstimulierende Wirkstoffe abgegeben, welche die angeborene wie auch die erworbene Immunreaktion und damit die Entzündung vor Ort verstärken (siehe Tab. 4.25) und
- zytotoxisch wirkende Wirkstoffe (siehe Tab. 4.26) ausgeschüttet zur Abtötung der Zielzelle.

Tab. 4.25: Die wichtigsten immunstimulierenden Wirkstoffe, ausgeschüttet von aktivierten zytotoxischen T-Lymphozyten.

Zytokin	Aktivierung/Förderung von	Inhibition der
IFNgamma	T-Lymphozyten (gemeinsam mit IL-12 Prägung zu TH1), B-Lymphozyten, Makrophagen, natürliche Killerzellen, Endothelzellen	Prägung zu TH2-Lymphozyten
	Expression von MHC-Molekülen	Virusreplikation (durch Verstärkung der Wirkung von IFNalpha und -beta)
	Antikörperbildung (Isotyp-Switch)	IgE-Bildung
TNFalpha (Kachexin)	viele Zelltypen, einschließlich der Zellen der angeborenen und erworbenen Immunabwehr; neutrophile Granulozyten; Makrophagen (einschließlich Osteoklasten Chondoklasten),natürliche Killerzellen; T-Lymphozyten, B-Lymphozyten; Endothelzellen; Synergismus mit IL-1	Lipoprotein Lipase (Mitursache der Kachexie)
TNFbeta (Lymphotoxin)	viele Zelltypen, einschließlich der Zellen der angeborenen und erworbenen Immunabwehr; neutrophile Granulozyten; Makrophagen; natürliche Killerzellen; T-Lymphozyten, B-Lymphozyten; Endothelzellen	

Zu den zytotoxischen Wirkstoffen der T-Lymphozyten gehören

- in den Granula (Lysosomen) gespeicherte
    - Zellmembran-zerstörende Wirkstoffe wie
        - **Perforine**, welche in Anwesenheit von Ca-Ionen in die Phospholipid-Schicht der Zellmembran eindringen und dort über Polymer-Bildung zytolytische Kanäle bilden,
        - Granulolysin;
    - Serinproteasen (**Granzyme**), welche die intrazelluläre Caspase 3 aktivieren und direkt wie auch indirekt den intrinsischen Weg der Apoptose (siehe Kap. 3.3.8) aktivieren,
        - Granzym-A (Tryptase),
        - Granzym-B (Chymase),
        - Granzyme-H (Chymase), -K (Tryptase), -M (Metase);
    - **Proteoglykan-Matrixkomponenten**, welche als Träger für Perforin und Granzyme dienen wie beispielweise **Serglycin;**
    - lysosomale Enzyme, welche
        - wie Cathepsin C nicht nur extrazelluläre Matrix Proteine und Zellmembranproteine degradieren sondern auch Granzyme aktivieren und hierdurch die Apoptose induzieren,
        - wie Cathepsin B selbst Caspase 3 aktivieren und hierdurch die Apoptose induzieren;
- Membran-ständige Liganden oder exprimierte Zytokine, welche durch Bindung an Todesrezeptoren auf der Zielzelle deren Apoptose (siehe Kap. 3.3.8) auslösen, wie beispielsweise

Tab. 4.26: Zytotoxische Wirkstoffe gebildet von zytotoxischen T-Lymphozyten.

Wirkstoffe	Wirkungsweise	Inhibitoren
Poren-bildend		
Perforin-1, Perforin-2	dringen in Anwesenheit von Calciumionen in die Zellmembran ein und polymerisieren dort zu einer Pore (16 nm bei Perforin-1, 6 nm bei Perforin-2) ähnlich wie der MAC des Komplementsystems und führen hierdurch zur Zytolyse, machen durch die Porenbildung die Zellmembran für Granzym A und B durchlässig	Cathepsin B (degradiert Perforin), Calretikulin (bindet Calciumionen)
Granulolysin	gehört zu den Lipid-bindenden negativ geladenen Proteinen, bewirkt Zytolyse	
Serinproteasen		
Granzym A	Tryptase degradiert positiv geladene extrazelluläre Matrix und Membranproteine, kann hierdurch Apoptose induzieren	Trypsininhibitor
Granzym B	Chymase (Asparaginase) induziert Apoptose durch Aktivierung von (Pro-)Caspase -3, -6, -7, -9, -10; Inaktivierung des Inhibitors der Caspase-aktivierten DNAse (ICAP), Spaltung des BID (*BH3 interacting-domain death agonist*, Todesagonist der BH3-interagierenden Domäne) in das tBID (*truncated BID*, verkürztes BID) welches die Mitochondrienmembran schädigt, die wiederum freisetzt Zytochrom C (aktiviert Caspase 9), Aktivatoren von Caspasen (SMAC) und Endonukleasen (EndoG), welche Apoptose induzieren	Serinprotease-inhibitor (SPI-)9 (besonders in dendritischen Zellen und Gedächtnis CD8(+)-CTL), Granzym B-Inhibitor 1
Granzym H, K, M	H (Chymase), M (Metase), K (Tryptase) deren Funktionen noch weitgehend unbekannt sind	
lysosomale Enzyme		
Cathepsin C	Dipeptidyl-Aminopeptidase, aktiviert Serinproteasen, besonders die Granzyme A und B	Cystatin F (in Immunzellen)
Cathepsin B	aktiviert Caspase-3	Cystatin C (in Immunzellen)
Liganden für Todesrezeptoren		
Fas-Ligand	Mitglied der TNF-Familie, bindet an und aktiviert den Todesrezeptor Fas (CD95/Apo-1), wodurch die Apoptose eingeleitet wird	TGFbeta (inhibiert die Expression von Fas-Ligand)
Tumor-Nekrose-Faktor/TNFalpha (Nekrosin, Kachektin)	zytototoxisch über Bindung an TNF-Rezeptor-I oder -II, wodurch die Apoptose eingeleitet wird	lösliche TNF-Rezeptoren
Tumor-Nekrose-Faktor/TNFbeta (Lymphotoxin)	zytototoxisch über Bindung an TNF-Rezeptor-I oder -II, wodurch die Apoptose eeingeleitet wird	lösliche TNF-Rezeptoren
Speichermatrix		
Serglycin	intrazelluläres Proteoglykan der Granula, bindet positiv geladene Proteine, besonders Granzym B, Perforin und Fas-Ligand	

- Fas-Liganden durch Bindung/Aktivierung des Fas-Rezeptors,
- TNFalpha (Nekrosin/Kachexin) und TNFbeta (Lymphotoxin) durch Bindung an den TNF-Rezeptor.

Zytotoxische T-Lymphozyten wie auch ihre Partnerzellen, beispielsweise dendritische Zellen, schützen sich selbst gegen eine Lyse durch die ausgeschütteten Wirkstoffe durch die Bildung von unterschiedlichen Inhibitoren (siehe Tab. 4.26).

Nach einer zytotoxischen Reaktion

- sterben nicht nur die Zielzellen, sondern auch ein Großteil der angreifenden zytotoxischen T-Lymphozyten;
- überlebt nur ein kleiner Teil der zytotoxischen T-Lymphozyten (auch bei Abwesenheit des Antigens bzw. der Zielzellen). Diese überlebenden CTL können
    - sich durch das umgebende Zytokin-Milieu innerhalb von wenigen Tagen in **Gedächtnis-CTL** (CTLmem) differenzieren,
    - sich in zentrale Gedächtniszellen (**TCM,** *T-central memory*) umwandeln,
    - sich weiterhin teilen,
    - den Vorrat an zytotoxischen Gedächtnis-T-Lymphozyten eines Körpers aufrechterhalten (siehe Kap. 4.12).

Weiterführende Literatur

Anikeeva N, Sykulev Y. Mechanisms controlling granule-mediated cytolytic activity of cytotoxic T lymphocytes. Immunol Res. 2011 Dec;51(2–3):183–94.

Chávez-Galán L, Arenas-Del Angel MC, Zenteno E, Chávez R, Lascurain R. Cell death mechanisms induced by cytotoxic lymphocytes. Cell Mol Immunol. 2009, 6:15–25.

Chowdhury D, Lieberman J. Death by a thousand cuts: granzyme pathways of programmed cell death. Annu Rev Immunol. 2008, 26:389–420.

Clayberger C. Cytolytic molecules in rejection. Curr Opin Organ Transplant. 2009, 14:30–33.

Cohen NR, Garg S, Brenner MB. Chapter 1 Antigen Presentation by CD1 Lipids, T Cells, and NKT Cells in Microbial Immunity. Adv Immunol. 2009, 102:1–94.

Dai Z, Turtle CJ, Booth GC, Riddell SR, Gooley TA, Stevens AM, Spies T, Groh V. Normally occurring NKG2D+CD4+ T cells are immunosuppressive and inversely correlated with disease activity in juvenile-onset lupus. J Exp Med. 2009, 206:793–805.

Hudspeth K, Silva-Santos B, Mavilio D. Natural cytotoxicity receptors: broader expression patterns and functions in innate and adaptive immune cells. Front Immunol. 2013 Mar 20;4:69.

Kinjo Y, Kronenberg M. Detection of microbes by natural killer T cells. Adv Exp Med Biol. 2009, 633:17–26.

Krensky AM, Clayberger C. Biology and clinical relevance of granulysin. Tissue Antigens. 2009, 73:193–198.

Miyake S. Immunoregulation by iNKT Cells. Yakugaku Zasshi. 2009, 129:649–653.

Nolz JC, Starbeck-Miller GR, Harty JT. Naive, effector and memory CD8 T-cell trafficking: parallels and distinctions. Immunotherapy. 2011 Oct;3(10):1223–33.

Romero V, Andrade F. Non-apoptotic functions of granzymes. Tissue Antigens. 2008, 71:409–416.

Srinivasan M, Frauwirth KA. Peripheral tolerance in CD8+ T cells. Cytokine. 2009, 46:147–159.

Susanto O, Trapani JA, Brasacchio D. Controversies in granzyme biology. Tissue Antigens. 2012 Dec;80(6):477–87.

Sutton VR, Waterhouse NJ, Baran K, Browne K, Voskoboinik I, Trapani JA. Measuring cell death mediated by cytotoxic lymphocytes or their granule effector molecules. Methods. 2008, 44:241–249.

Tessmer MS, Fatima A, Paget C, Trottein F, Brossay L. NKT cell immune responses to viral infection. Expert Opin Ther Targets. 2009, 13:153–162.

van de Berg PJ, van Leeuwen EM, ten Berge IJ, van Lier R. Cytotoxic human CD4(+) T cells. Curr Opin Immunol. 2008, 20:339–343.

Wolchok JD, Saenger Y. The mechanism of anti-CTLA-4 activity and the negative regulation of T-cell activation. Oncologist. 2008, 13 Suppl 4:2–9.

Wood KL, Twigg HL 3rd, Doseff AI. Dysregulation of CD8+ lymphocyte apoptosis, chronic disease, and immune regulation. Front Biosci. 2009, 14:3771–3781.

Wu L, Van Kaer L. Natural killer T cells and autoimmune disease. Curr Mol Med. 2009, 9:4–14.

Zhang N, Bevan MJ. CD8(+) T cells: foot soldiers of the immune system. Immunity. 2011 Aug 26;35(2):161–8.

4.10 T-Helfer-Lymphozyten

T-Helfer-Lymphozyten (TH) entwickeln sich aus naiven CD4(+)-T-Lymphozyten. Als undifferenzierte **THO-Lymphozyten** werden sie durch dendritische Zellen unter Bildung einer immunologischen Synapse (siehe Tab. 4.27) aktiviert und geprägt zu

- CD4(+)-T-Helfer(1)-Lymphozyten (**TH1**; siehe Kap. 4.10.1),
- CD4(+)-T-Helfer(2)-Lymphozyten (**TH2**; siehe Kap. 4.10.2),
- CD4(+)-T-Helfer(17)-Lymphozyten (**TH17**; siehe Kap. 4.10.3) oder zu
- CD4(+)-regulatorischen T-Lymphozyten (**Treg**; siehe Kap. 4.11).

Entscheidend für diese unterschiedliche Ausrichtung der Prägung ist der Typ und der Reifungszustand der beteiligten dendritischen Zelle und das Spektrum der von ihnen synthetisierten Zytokine (siehe Kap. 4.5.2.3 und 4.5.3.3):

- Myeloische, monozytoide und interstitielle reife dendritische Zellen (mDC1 und mDC2)
  - schütten in großen Mengen IL-12 aus und
  - prägen hierdurch die CD4(+)-naiven T-Lymphozyten zu CD4(+)-T-Helfer(1)-Lymphozyten.
- Lymphoide, plasmazytoide dendritische Zellen (pDC) schütten in großen Mengen
  - IL-10 aus, welches CD4(+)-naive T-Lymphozyten prägt zu CD4(+)-T-Helfer(2)-Lymphozyten oder zu regulatorischen CD4(+)-T-Lymphozyten;
  - IFNalpha aus, welches besonders Makrophagen aktiviert.
- Unreife dendritische Zellen
  - hemmen die Differenzierung von T-Helfer-Lymphozyten und
  - stimulieren die Entwicklung zu regulatorischen T-Lymphozyten (siehe Kap. 4.11).

Nach Ihrer Prägung werden T-Helferzellen durch Chemokine zum Ort ihrer Aktivierung angelockt. Hierfür besitzen die verschiedenen T-Helferzellen ein Spektrum an Chemokin-Rezeptoren, welches trotz großer Überlappungen eine Spezifität für die jeweilige T-Helferzelle aufweist (siehe Tab. 4.28).

Aktiviert werden die unterschiedlich geprägten reifen T-Helfer-Lymphozyten durch Antigene auf MHC-II- oder CD1-präsentierenden Zellen unter Bildung einer immunologischen

Tab. 4.27: Bestandteile einer immunologischen Synapse zur Prägung von naiven CD4(+)-T-Helfer(0)-Lymphozyten zu T-Helfer-Lymphozyten durch dendritische Zellen.

naiver T-Helfer(0)-Lymphozyt			dendritische Zelle	
Rezeptoren			**Antigen-präsentierende Moleküle/Liganden**	
T-Lymphozyten-Rezeptor (TCR, alpha/beta) + CD3 + zeta-Dimer	CDR1 und CDR3 der variablen Domänen alpha1 und beta1	<>	antigenes Peptid	**MHC-II**
	CDR2 der variablen Domänen alpha1 und beta1	<>	variable Domänen alpha1 und beta1	
CD4-Korezeptor	variable Domänen D1 und D2	<>	konstante Domäne (beta2) der beta-Kette	
oder				
T-Lymphozyten-Rezeptor (TCR, gamma/delta) + CD3 + zeta-Dimer	CDR1 und CDR3 der variablen Domänen alpha1 und beta1	<>	antigenes Lipid, Glykolipid oder Lipopeptid	**CD1**
	CDR2 der variablen Domänen alpha1 und beta1	<>	variable Domänen alpha1 und alpha2	
CD4-Korezeptor (oder doppelt negativ für CD4 und CD8)	variable Domänen D1 oder D2	<>	konstante Domäne alpha3	
Kostimulatoren				
Gp 39 (CD40Ligand, CD154)		<>	Gp 50 (CD40)	
CD28		<>	B7.1 (CD80), B7.2 (CD86)	
ICOS		<>	B7.M (ICOS-Ligand)	
koaktive Adhäsionsmoleküle				
ICAM-2, ICAM-3		<>	DC-SIGN	
LFA-1		<>	ICAM-2	
LFA-1 (CD11a/18)		<>	ICAM-1 (CD54)	
Rezeptor für Schafserythrozyten (CD2)		<>	LFA-3 (CD58)	

Synapse (siehe Tab. 4.27). Zu den Zellen, welche T-Helfer-Lymphozyten aktivieren können, gehören

- Zellen, welche konstitutiv (professionell) MHC-II exprimieren (siehe Kap. 4.5.2.3) wie
  - dendritische Zellen und
  - B-Lymphozyten (welche die wesentlichen Partnerzellen zur Aktivierung von CD4(+)-T-Helfer(2)-Lymphozyten darstellen);
- Zellen, welche erst nach ihrer Aktivierung (daher nicht professionell; siehe Kap. 4.5.2.3) MHC-II exprimieren, wie beispielsweise

Tab. 4.28: Chemokin-Rezeptoren auf T-Helfer-Lymphozyten.

T-Helfer-Lymphozyt	Chemokin-Rezeptoren									L-Selektin
	CCR2	CCR4	CCR5	CCR6	CCR7	CXCR3	CXCR4	CXCR5	CXCR6	
TH1-Lymphozyten	+		+			+			+	
TH2-Lymphozyten		+								
TH17-Lymphozyten	+	+	+	+	+	+	+	+	+	+
TH-regulatorische Lymphozyten		+	+	+		+			+	

- Makrophagen (welche die wesentlichen Partnerzellen zur Aktivierung von CD4(+)-T-Helfer(1)-Lymphozyten sind),
- Endothelzellen,
- Epithelzellen;
● Zellen, welche CD1 exprimieren (siehe Kap. 4.5.3).

Nach ihrer Aktivierung schütten die jeweiligen T-Helferzellen ein Typen-spezifisches Spektrum an Zytokinen und Liganden aus, welches unterschiedliche Wirkungen und Hilfsfunktionen aufweist.

4.10.1 CD4(+)-T-Helfer(1)-Lymphozyten

CD4(+)-T-Helfer(1)-Lymphozyten (TH1) werden verstärkt geprägt, wenn
● der T-Lymphozyten-Rezeptor (TCR) an das antigene Peptid auf dem MHC-II der dendritischen Zelle mit mittlerer Affinität bindet,
● mehr B7.1 (CD80) als B7.2 (CD86) an CD 28 binden,
● die lokale Konzentration besonders des Interleukins IL-12, aber auch von IL-23 und IL-27 relativ hoch ist und zugleich die lokalen Konzentrationen
  - von immunsuppressiv wirkenden Prostaglandinen gering sind,
  - von IL-10 und TGFbeta gering sind (beispielsweise sezerniert von immunregulatorischen T-Lymphozyten; siehe Kap. 4.11),
  - von IFNgamma dagegen hoch sind.

CD4(+)-T-Helfer(1)-Lymphozyten sezernieren nach ihrer Aktivierung Zytokine, im Besonderen IFNgamma, GM-CSF, TNFalpha und IL-2, und exprimieren Liganden (siehe Tab. 4.29), welche,

Tab. 4.29: Prägung und Expressionsprodukte von CD4(+)-T-Helfer(1)-Lymphozyten (TH1).

Prägung von TH1-Lymphozyten	Proteine (Wirkung)
prägende Zytokine	IL-27 (verstärkt Expression von IL-12-Rezeptoren), IL-12, IFNgamma, IL-23
aktivierte Transkriptionsfaktoren	Tbeta, STAT1, -4, NFkappaB, NFAT, GATA3 (hemmt SOCS3 (*suppressor of cytokine signaling*, Cytokinübermittlungs-hemmer 3) welches STAT1 hemmt)
Prägung hemmende Zytokine	IL-4, IL-10, TGFbeta
Expressionsprodukte von TH1 (nach Antigen-spezifischer Aktivierung)	**Wirkung**
IL-2, IFNgamma	Proliferation von T-Lymphozyten (CTL), Proliferation von B-Lymphozyten, Proliferation und Aktivierung von natürlichen Killerzellen
IL-3, GM-CSF	Proliferation und Differenzierung von Makrophagen
CXCL2	Chemotaxie von Makrophagen
IFNgamma, CD40-Ligand	Aktivierung von Makrophagen, Verstärkung der antibakteriellen Aktivität von Makrophagen
FAS-Ligand, TNFalpha, TNFbeta, Perforin, Granzyme, Cathepsine	Zytotoxizität/Apoptose z. B. von (nicht professionell) Antigen-präsentierenden Zellen, z. B. Makrophagen
IFNgamma, TNFalpha, TNFbeta	Aktivierung von Endothelzellen
IFNgamma	in B-Lymphozyten Wechsel der Immunglobulinklasse von IgM nach IgG 3 und IgG1 (opsonierender Antikörper)
IFNgamma	Aktivierung von dendritischen Zellen und Makrophagen zur Sezernierung von IL-12

- die Proliferation von zytotoxischen T-Lymphozyten (CTL) unterstützen;
- Entzündungen durch Zellen der angeborenen Immunabwehr erheblich verstärken durch
  - Aktivierung von Makrophagen (Chemotaxie zum Entzündungsort, Proliferation, Ausschüttung von Zytokinen, Phagozytose, Zytotoxizität auch gegen intrazellulär wachsende Keime),
  - Aktivierung von natürlichen Killerzellen,
  - lokale Aktivierung von Endothelzellen;
- in B-Lymphozyten den Wechsel der Isotypklasse von Antikörpern vom IgM hin zu dem opsonierenden IgG1 und IgG3 antreiben.

4.10.2 CD4(+)-T-Helfer(2)-Lymphozyten

CD4(+)-T-Helfer(2)-Lymphozyten (TH2) werden verstärkt geprägt, wenn
- der T-Lymphozyten-Rezeptor (TCR) an das antigene Peptid auf dem MHC-II der dendritischen Zelle mit sehr geringer oder sehr hoher Affinität bindet,

● mehr B7.2 (CD86) als B7.1 (CD80) an CD 28 binden,
● die lokalen Konzentrationen der Zytokine IL-12, IL-23 und IL-27 wie auch IFNgamma
  gering sind
  – durch mangelhafte Aktivierung der dendritischen Zelle,
  – durch die immunsuppressive Wirkung von Prostaglandinen (PGE2), ausgeschüttet
    beispielsweise durch vor Ort zugleich aktivierte Epithelzellen oder Makrophagen oder
  – durch den Einfluss von IL-10 und TGFbeta, beispielsweise sezerniert von immun-
    regulatorischen T-Lymphozyten (siehe Kap. 4.11).

CD4(+)-T-Helfer(2)-Lymphozyten sind durch die Sezernierung von Zytokinen, im Besonderen von IL-4, IL-5 und IL-13 und durch die Expression von Liganden in der Lage (siehe
Tab. 4.30),
● die Antikörperantwort zu modulieren, indem sie
  – die Proliferation von B-Lymphozyten stimulieren und in B-Lymphozyten, die so-
    matische Hypermutation der variablen Gene der Immunglobuline und den Wech-
    sel in der Isotypklasse der Immunglobuline bis hin zum IgE (welches allergische
    Reaktionen vom Soforttyp vermittelt; siehe Kap. 4.7.1) unterstützen;
  – Entzündungen dadurch beeinflussen, dass sie Makrophagen aktivieren aber ande-
    rerseits auch Makrophagen hemmen können;
  – eosinophile Granulozyten zur Proliferation stimulieren und damit besonders die
    Abwehr gegen Parasiten verstärken;
  – allergische Reaktionen vom Soforttyp verstärken durch die
    ■ vermehrte Bildung von IgE,
    ■ Stimulierung der Proliferation von Mastzellen und basophilen Granulozyten
      und die
    ■ vermehrte Expression von Rezeptoren für IgE.

Tab. 4.30: Prägung und Expressionsprodukte von CD4(+)-T-Helfer(2)-Lymphozyten (TH2).

Prägung von TH2-Lymphozyten	Proteine (Wirkung)
prägende Zytokine	IL-4, IL-25 (beeinflusst die Zytokinsekretion), IL-33 (beeinflusst die Zytokinsekretion)
aktivierte Transkriptions-faktoren	Tbeta, STAT1, -4, NFkappaB, NFAT
Prägung hemmende Zytokine	IFNgamma, TGFbeta
Zytokine/Liganden, exprimiert von TH2 (nach Antigen-spezifischer Aktivierung)	**Wirkung**
IL-7, IL-10, IL-14	Proliferation und Reifung von B-Lymphozyten
IL-4, IL-5, IL-6, IL-9, IL-13, CD40-Ligand	bei der Antigen-spezifischen Aktivierung von B-Lymphozyten Stimulation der Proliferation, somatische Hypermutation und Wechsel der Antikörper-klasse (Isotyp-Switch) bis hin zu IgE

Prägung von TH2-Lymphozyten	Proteine (Wirkung)
IL-14	Hemmung der Immunglobulin-Synthese in B-Lymphozyten
IL-4	Verstärkung der allergischen Reaktion vom Sofort-Typ durch verstärkte Bildung von IgE (Isotyp-Switch), verstärkte Expression von Rezeptoren für IgE (gemeinsam mit IL-3)
IL-4, IL-9, Il-10	Verstärkung der allergischen Reaktion durch Proliferation von basophilen Granulozyten und Mastzellen
IL-5	Proliferation von eosinophilen Granulozyten, Verstärkung der Abwehr gegen Parasiten
IL-4, IL-5, IL-13	Eosinophilie durch Stimulierung der Freisetzung des Chemokins CCL11 (Eotaxin) z. B. in den Bronchien und im Darm
IL-8	Chemotaxie von Granulozyten, besonders von neutrophilen Granulozyten
IL-3, GM-CSF	Proliferation und Differenzierung von Makrophagen
IL-4, IL-13	Aktivierung von Makrophagen, Verstärkung der Expression von MHC-II, Mannose-Rezeptoren, der Signaltransduktion (STAT3), Zytokinproduktion und NO-Freisetzung
IL-31	Aktivierung von Makrophagen und Epithelzellen
IL-10	Inhibition von dendritischen Zellen und Makrophagen, Verminderung der Expression von MHC-II, Mannose-Rezeptor, Hemmung der Signaltransduktion (STAT3), der Zytokinproduktion (besonders IL-12) und der NO-Freisetzung
	Proliferation und Differenzierung von T-Lymphozyten
	Inhibition von TH1, Hemmung der Signaltransduktion durch Aktivierung von SOCS3 (*suppressor of cytokine signaling 3*, Cytokinübermittlungshemmer 3), welcher STAT1 hemmt; Hemmung der Produktion besonders von IL-2 und IFNgamma
IL-7, IL-9	Proliferation und Reifung von T-Lymphozyten
TGFbeta	Inhibition der T-Helfer-Lymphozyten TH1 und TH2

4.10.3 CD4(+)-T-Helfer(17)-Lymphozyten

Die Entwicklung von TH0-Zellen zu CD4(+)-T-Helfer(17)-Lymphozyten (TH17) wird besonders durch IL-21, IL-23 und TGFbeta gefördert.

TH17-Lymphozyten verstärken Entzündungsreaktionen des **angeborenen** Immunsystems durch die Ausschüttung von proinflammatorischen Zytokinen, im Besonderen von IL-17-A, -B, -C, -D, -E,- F wie auch von IL-22 (siehe Tab. 4.31), wodurch eine Vielzahl von Zellen aktiviert werden, besonders

- Makrophagen und Granulozyten,
- Endothelzellen, Epithelzellen und Fibroblasten,
- Hepatozyten.

Tab. 4.31: Prägung und Expressionsprodukte von CD4(+)-T-Helfer(17)-Lymphozyten (TH17).

Prägung von TH17-Lymphozyten	Proteine (Wirkung)
prägende Zytokine	IL-1, IL-2, IL-21, IL-6 (kann natürliche CD4(+)-CD25(+)-FoxPr(+)-Treg-Lymphozyten differenzieren zu TH17)
aktivierte Transkriptionsfaktoren	RORgammat, STAT3, STAT5 (hemmende Transkriptionsfaktoren sind Tbeta, GATA3 und STAT1, SOCS3 (*suppressor of cytokine signaling 3*, Cytokinübermittlungshemmer 3) hemmt STAT3)
Prägung hemmende Zytokine	IL-4, IFNgamma
Zytokine/Liganden, exprimiert von TH17 (nach Antigen-spezifischer Aktivierung)	**Wirkung**
IL-17-A, -B, -C, -D, -E, -F	Aktivierung von TH2-Lymphozyten und B-Lymphozyten (über IL-13), Makrophagen, Granulozyten, Endothelzellen, Epithelzellen, Fibroblasten, Verstärkung der Entzündung
IL-6	Aktivierung/Differenzierung von B-Lymphozyten und T-Lymphozyten, Proliferation von Blutstammzellen
IL-22	Aktivierung von Epithelzellen, Keratinozyten und Hepatozyten, Expression von Akute-Phase-Proteinen
TNFalpha	Aktivierung von Granulozyten, Makrophagen, Endothelzellen
GM-CSF	Aktivierung/Proliferation von Makrophagen

Infolgedessen spielen TH17-Lymphozyten eine besondere Rolle bei

- Autoimmunerkrankungen (rheumatoide Arthritis, Asthma, Uveitis, Scleritis, Psoriasis, Multiple Sklerose; siehe Kap. 6.8) und bei Organtransplantatabstoßungen (siehe Kap. 7.11).

TH17-Lymophozyten wirken auf das **erworbene** Immunsystem durch das ausgeschüttete IL-17 in unterschiedlicher Weise

- zytotoxische CD8(+)-CTL werden gehemmt,
- die Aktivierung von TH2-Lymphozyten und damit die Antikörperantwort wird dagegen verstärkt durch die von IL-17 geförderte Expression von IL-13.

Weiterführende Literatur

Awasthi A, Kuchroo VK. Th17 cells: from precursors to players in inflammation and infection. Int Immunol. 2009, 21:489–498.

Barbi J, Pardoll D, Pan F. Metabolic control of the Treg/Th17 axis. Immunol Rev. 2013 Mar;252(1):52–77.

Basu R, Hatton RD, Weaver CT. The Th17 family: flexibility follows function. Immunol Rev. 2013 Mar;252(1):89–103.

Bystrom J, Al-Adhoubi N, Al-Bogami M, Jawad AS, Mageed RA. Th17 lymphocytes in respiratory syncytial virus infection. Viruses. 2013 Mar 5;5(3):777–91.

Cornelissen F, van Hamburg JP, Lubberts E. The IL-12/IL-23 axis and its role in Th17 cell development, pathology and plasticity in arthritis. Curr Opin Investig Drugs. 2009, 10:452–462.

Fowell DJ. Signals for the execution of Th2 effector function. Cytokine. 2009, 46:1–6.

Nagai S, Kurebayashi Y, Koyasu S. Role of PI3K/Akt and mTOR complexes in Th17 cell differentiation. Ann N Y Acad Sci. 2013 Mar;1280:30–4.

Liu Z, Fan H, Jiang S. CD4(+) T-cell subsets in transplantation. Immunol Rev. 2013 Mar;252(1):183–91.

Ochs HD, Oukka M, Torgerson TR. TH17 cells and regulatory T cells in primary immunodeficiency diseases. J Allergy Clin Immunol. 2009, 123:977–983.

Rutz S, Eidenschenk C, Ouyang W. IL-22, not simply a Th17 cytokine. Immunol Rev. 2013 Mar;252(1):116–32.

Placek K, Coffre M, Maiella S, Bianchi E, Rogge L. Genetic and epigenetic networks controlling T helper 1 cell differentiation. Immunology. 2009, 127: 155–162.

Schulz EG, Mariani L, Radbruch A, Höfer T. Sequential polarization and imprinting of type 1 T helper lymphocytes by interferon-gamma and interleukin-12. Immunity. 2009, 30:673–683.

Song X, Qian Y. The activation and regulation of IL-17 receptor mediated signaling. Cytokine. 2013 May;62(2):175–82.

Taniuchi I. Transcriptional regulation in helper versus cytotoxic-lineage decision. Curr Opin Immunol. 2009, 21:127–132.

Zhou L, Littman DR. Transcriptional regulatory networks in Th17 cell differentiation. Curr Opin Immunol. 2009, 21:146–152.

Zhou L, Chong MM, Littman DR. Plasticity of CD4+ T cell lineage differentiation. Immunity. 2009, 30:646–655.

Zúñiga LA, Jain R, Haines C, Cua DJ. Th17 cell development: from the cradle to the grave. Immunol Rev. 2013 Mar;252(1):78–88.

4.11 Regulatorische T-Lymphozyten

4.11.1 Natürliche und induzierte Tregs

Regulatorische T-Lymphozyten haben wie alle anderen T-Lymphozyten ihren Ursprung im Thymus. Zu unterscheiden sind

- **natürliche regulatorische T-Lymphozyten (nTreg,** (CD4(+)-CD25(+)-FoxP3(+)-Treg)), welche ihre Prägung im Thymus (**tTreg**) erfahren haben;
  - bei der positiven Selektion im Thymus (siehe Kap. 4.7) scheint eine maximale, jedoch noch nicht apoptotisch wirkende Affinität des T-Lymphozyten-Rezeptors (TCR) auf Präthymozyten zum antigenen Peptid auf dem MHC-Molekül zur Bildung von regulatorischen CD4(+)-CD25(+)-FoxP3(+)-T-Lymphozyten zu führen,
  - durch den gleichzeitigen Einfluss von TGFbeta, TNFalpha und IL-2;
- induzierte regulatorische T-Lymphozyten (iTreg), die in der Peripherie (pTreg) geprägt werden
  - vorwiegend durch die Zytokine TGFbeta, TNFalpha, IL-2 und IL-10,
  - durch die Affinität der Bindung des T-Zell-Rezeptors des naiven T-Lymphozyten an den Antigen-MHC-Komplex der dendritischen Zelle, wobei eine **mittelstarke Bindung** eine vermehrte Bildung von Treg-Lymphozyten zur Folge hat.

Wesentliche Aufgaben der regulatorischen T-Lymphozyten (Treg) sind
- die Steuerung der Prägung der T-Helfer-Lymphozyten TH1, TH2 und TH17,
  - wobei TH2-Lymphozyten durch die Ausschüttung von IL-10 und TGFbeta bereits eine hemmende und damit immunregulatorische Funktion auf einen Großteil der Zellen der Immunabwehr aufweisen (siehe Tab. 4.32) und

Tab. 4.32: Gegenseitige immunregulatorische Beeinflussung der T-Helfer-Lymphozyten.

	Zytokin	Hemmung von	Aktivierung von
TH1	IL-2		Lymphozyten (T und B)
	IL-3		Lymphozyten und Makrophagen
	GM-CSF		Makrophagen
	IFNgamma	TH2-Lymphozyten	TH1-Lymphozyten
			dendritische Zellen, Makrophagen, Endothelzellen, TH1-Lymphozyten, B-Lymphozyten
TH2	IL-2		Lymphozyten
	IL-4		B-Lymphozyten, Makrophagen Mastzellen, basophile Granulozyten, eosinophile Granulozyten
			TH2-Lymphozyten
	IL-5		B-Lymphozyten, eosinophile Granulozyten
	IL-6	natürliche regulative T-Lymphozyten	B-Lymphozyten, T-Lymphozyten
	IL-7		T-Lymphozyten
	IL-9		T-Lymphozyten, Mastzellen, basophile Granulozyten
	IL-10	dendritische Zellen, Makrophagen	Mastzellen, basophile Granulozyten, sB-Lymphozyten
		TH1-Lymphozyten	
	IL-13		B-Lymphozyten, Makrophagen, eosinophile Granulozyten
	IL-14	B-Lymphozyten	
	IL-31		Makrophagen, Epithelzellen
	GM-CSF		Makrophagen, Granulozyten, Endothelzellen
	TGFbeta	TH1-Lymphozyten	Differenzierung von natürlichen und induzierten regulatorischen T-Lymphozyten (Treg)
		TH2-Lymphozyten	
		TH17-Lymphozyten	
		Makrophagen, Granulozyten, B-Lymphozyten	
TH17	IL-6	natürliche regulative T-Lymphozyten	B-Lymphozyten, T-Lymphozyten
	IL-17A bis IL-17F	CD8(+)-CTL	Granulozyten, Makrophagen, Endothelzellen, Epithelzellen, Fibroblasten, TH2-Lymphozyten, B-Lymphozyten,
	IL-22		Epithelzellen, Keratinozyten und Hepatozyten; Expression von Akute-Phase-Proteinen

Zytokin	Hemmung von	Aktivierung von
GM-CSF		Makrophagen, Granulozyten, Endothelzellen
TNFalpha		Makrophagen, Granulozyten, Endothelzellen
		Differenzierung von Treg (regulatorische T-Lymphozyten)

- zugleich die Differenzierung von induzierten regulatorischen T-Lymphozyten fördern,
- während TH1-Lymphozyten die zelluläre Immunreaktion in autokriner und parakriner Weise stimulieren, andererseits die TH2-Lymphozyten hemmen (siehe Tab. 4.32);
- ihre Beteiligung bei der Abschaltung der Zell-mediierten Immunabwehr gegen Ende einer gegen ein Antigen gerichteten Immunreaktion durch die Hemmung der weiteren Differenzierung und Aktivierung von
  - dendritischen Zellen und Makrophagen,
  - T-Lymphozyten (naive T-Lymphozyten wie auch TH1- und TH2-Lymphozyten) und
  - B-Lymphozyten;
- ihre Beteiligung bei der Unterdrückung von solchen T-Lymphozyten, welche sich gegen körpereigene Substanzen richten und der negativen Selektion im Thymus entronnen sind;
- die Verhinderung von überschießenden Immunreaktionen beispielsweise in Form der Allergie oder von Überempfindlichkeitsreaktionen.

Bislang sind eine Reihe von regulatorischen T-Lymphozyten beschrieben worden (siehe Tab. 4.33).

Die **natürlichen Treg-Lymphozyten (nTreg)** sind durch folgende Eigenschaften charakterisiert:

- Geringe Konzentration im Blut:
  - beim Menschen liegt der Anteil bei etwa 1–2 % der CD4(+)-T-Lymphozyten.
- Expression des Transkriptionsfaktors FoxP3 (Forkhead-Box-Protein P3, Scurfin) im Zellkern als spezifisches Differenzierungsmerkmal:
  - FoxP3 scheint an der Prägung von Treg-Lymphozyten entscheidend beteiligt zu sein (siehe Tab. 4.34).
- Expression des (alpha-/beta-)T-Lymphozyten-Rezeptor-(TCR-)Komplex zusammen mit
  - dem Korezeptor CD4,
  - dem Kostimulator CD28,
  - dem Koinhibitor CTLA4 (CD152) und zwar deutlich stärker als bei T-Helferzellen,
  - der TCR-assoziierten Tyrosin-Phosphatase CD45RB,
  - Adhäsionsmolekülen, wie beispielsweise den Rezeptor für Schafserythrozyten (CD2, Ligand ist das LFA-3 (Leukozyten-Funktionsantigen 3)), das Integrin alpha1/beta1 und das Galectin 10.

Tab. 4.33: Beispiele von regulatorischen T-Lymphozyten (Treg).

regulatorische T-Lymphozyten	Eigenschaften	sezerniertes immun-suppressives Zytokin	Prägung durch	bevorzugte Lokalisation
natürlich/im Thymus induziert (tTreg)				
nTreg-Lymphozyten	CD4(+)-CD25(+)-FoxP3(+), CTLA4(+), Integrinalpha1/beta7(+), Galectin 10(+)	IL-10, TGFbeta	medulläre und dendritische Zellen im Thymus (maximale sub-apoptotische Affinität der TCR zu präsentierten Antigenen)	Blut
peripher induziert (pTreg)				
iTreg	CD4(+)-CD25(+)-FoxP3(+)	IL-10, TGFbeta	IL-2, TGFbeta (Kontakt mit den-dritischen Zellen nicht notwendig)	Blut
TH3-Lymphozyten	CD4(+)-CD25(+)-FoxP3(+), Integrin-alpha1/-beta7(+), Galectin 10(+)	TGFbeta	geringe Dosis an Antigen	Darm-Lymph-knoten, Milz
Tr1-Lymphozyten	CD4(+)-CD25(-)	IL-10, TGFbeta	antigen-spezifisch unter Anwesen-heit von IL-10 und/oder IL-15	Magen-Darm
Treg-(CD8(+)-)Lymphozyten	CD8(+)-FoxP3(+)	IL-10, TGFbeta	zytotoxische Reaktionen	Blut und Gewebe
gamma/delta T-Lymphozyten	T-Lymphozyten-Rezeptor (TCR) mit gamma-/delta-Kette	TGFbeta	orale Antigen-Aufnahme	Darm-Lymph-knoten
HOZOT	CD4(+)-CD8(+)- oder CD4(−)-CD8(+)-FoxP3(+)-CD25(+)	IL-10	zytotoxische immunologische Synapse mit Ziel-zelle (unabhängig von IL-2)	Blut und Gewebe

- Expression von weiteren Rezeptoren wie den
  - IL-2-Rezeptor, sowohl die alpha-Kette (CD25(+)) wie auch die beta-Kette (CD122),
  - IL-7-Rezeptor (CD127), jedoch deutlich geringer als T-Helfer-Lymphozyten,
  - GIT-Rezeptor (*glucocorticoid-induced tumor necrosis factor receptor*, Glucocortico-id-induzierter TNF-Rezeptor), dessen Aktivierung die suppressive Aktivität von Treg vermindert.
- Aktivierung durch
  - körpereigene (Auto-)Antigene, präsentiert über MHC-II oder CD1 von Antigen-prä-sentierenden Zellen, mit denen sie eine immunologische Synapse bilden ähnlich

Tab. 4.34: Rolle des Transkriptionsfaktors FoxP3 (Forkhead-Box-Protein P3) in regulatorischen T-Lymphozyten.

		Wirkung/Vorkommen
Funktion von FoxP3	Bindung an IL-2 Promotor	Hemmung der Expression von IL-2
	Bindung an NFkappaB und NAF	Blockade der Transaktivierung und der Expression von IL-4 und IFNgamma
	Bindung an Transkriptions-fakor AML1/RUNX1	Hemmung der Expression von IL-2 und IFNgamma, Induktion von Suppressoraktivität
	Bindung an SKP2 Promoter	Hemmung der Expression von SKP2 (S-Phase-Kinase-assoziiertes Protein 2, stellt ein essentielles Element der CyclinA-/CDK2-Kinase dar) und dadurch Hemmung der Zellteilung (siehe Kap. 3.3.7)
Expression von FoxP3	konstitutiv hoch	CD4(+)-CD25(+)-natürliche Treg-Lymphozyten, CD4(+)-CD25(+)-induzierte Treg-Lymphozyten, CD4(+)-CD25(+)-TH3-Lymphozyten, CD4(+)-CD8(+)-CD25(+)-zytotoxische Treg-Lymphozyten, CD8(+)-TCD25(+)-zytotoxische Treg-Lymphozyten
	niedrig	CD4(+)-CD25(–)-T-Lymphozyten, CD8(+)-CD4(–)-T-Lymphozyten
	Einfluss von TGFbeta	erhöht die Suppressorfunktionen von FoxP3
	Einführung des FoxP3-Genes in Lymphozyten (Transduktion)	erhöht die Expression von CTLA4, GITR, Adhäsionsmolekülen, z. B. alphaE-Integrin (CD103), erhöht zugleich die Suppressorfunktionen
	Erniedrigung z. B. durch Mutation	vergesellschaftet mit Mammakarzinomen, Lymphomen

derjenigen, notwendig zur Aktivierung von naiven CD4(+)-T-Lymphozyten (siehe Kap. 4.8.1),

– Fremdantigene, wenn diese zum Zeitpunkt der Prägung im Thymus präsentiert worden sind.

● Geringe Proliferation nach Aktivierung,

● Expression von IL-10 und (weniger) TGFbeta als regulative Zytokine.

Die **induzierten regulatorischen T-Lymphozyten (iTreg)** weisen folgende wesentliche Eigenschaften auf:

● Sie entstehen in Anpassung an eine Immunreaktion

– aus aktivierten naiven CD4(+)-T-Lymphozyten unter dem Einfluss besonders von TGFbeta und IL-10.

● Ihre wesentlichen Merkmale sind ähnlich denjenigen der natürlichen Treg Lymphozyten,

– darüber hinaus besitzen sie zahlreiche Rezeptoren für pathogene molekulare Strukturmuster (PRR; siehe Kap. 3.4.4.1), wie beispielsweise Toll-artige Rezeptoren.

- Die Aktivierung kann sowohl durch Autoantigene wie auch durch Fremdantigene erfolgen,
  - präsentiert über MHC-II oder CD1 von dendritischen Zellen, mit denen sie eine immunologische Synapse bilden (ähnlich derjenigen, notwendig zur Aktivierung von naiven CD4(+)-T-Lymphozyten; siehe Kap. 4.8.1), oder
  - direkt über die Bindung der Antigene an und Aktivierung von Rezeptoren für pathogene Strukturmuster (PRR, beispielsweise Toll-artige Rezeptoren; siehe Kap. 3.4.4.1).
- Die Aktivierung kann aber auch erfolgen durch Stimulation ihrer Adhäsionsmoleküle,
  - beispielsweise durch die Bindung des Leukozyten-Funktionsantigens (LFA-3) auf aktivierten CD4(+)- oder CD8(+)-naiven T-Lymphozyten an den Rezeptor für Schafserythrozyten (CD2) auf Treg-Lymphozyten.
- Für die regulative Funktion sezernieren sie gleichermaßen wie die natürlichen Treg-Lymphozyten IL-10 und TGFbeta als modulierende Zytokine.

Grundsätzlich gilt, dass die **Prägung von regulatorischen T-Lymphozyten** bei der Aktivierung von naiven T-Lymphozyten durch dendritische Zellen erfolgt (siehe Kap. 4.8) und abhängig ist von

- der Art des Antigens bzw. Immunogens,
  - seiner Potenz, dendritische Zellen und Makrophagen zu stimulieren,
  - seiner Konzentration;
- der Häufigkeit der Exposition des Antigens;
- der Art der Exposition des Antigens (dermal, oral, nasal, bronchial, parenteral, intravenös);
- der Affinität, mit welcher der T-Zell-Rezeptor des naiven T-Lymphozyten an den Antigen-MHC-Komplex der dendritischen Zelle bindet,
  - maximal und subapoptotisch bei natürlichen Treg,
  - mittelgradig bei induzierten Treg;
- dem Zytokin-Milieu, in welchem die Aktivierung des naiven T-Lymphozyten stattfindet.

Hieraus folgert sich die **Hygiene-Hypothese**, welche besagt, dass

- eine mittelstarke, häufige Exposition mit wechselnden Antigenen bzw. Immunogenen zu einer ausgewogenen Bildung von funktionsfähigen Treg-Lymphozyten führt,
  - die das Auftreten von Krankheiten, welche durch einen Mangel an Treg-Lymphozyten charakterisiert sind, verhindern können;
- der Mangel an geeigneter Stimulierung oder eine Überlastung der Immunabwehr (Überstimulierung) die Bildung von Treg-Lymphozyten beeinträchtigen kann.

Entscheidend für die Prägung regulatorische T-Lymphozyten ist die lokale Konzentration vom Mediatoren:

- das Zytokinmilieu
  - mit dominanten Konzentrationen von IL-10 und/oder
  - mit dominanten Konzentrationen von TGFbeta;

- die Konzentrationen von
  - Glucocorticosteroiden (siehe Kap. 5.4.6),
  - Prostaglandinen (siehe Kap. 3.3.4.1),
  - Vitaminen (im Besonderen Vitamin B).

Im Rahmen dieser Prägung erfolgt wahrscheinlich durch **epigenetische Modifikation** (Demethylierung, Deacetylierung) eine Aktivierung des Gens für den Transkriptionsfaktor FoxP3.

- **FoxP3** ist im Zellkern anzutreffen,
  - die Expression von FoxP3 scheint in regulatorischen T-Lymphozyten gekoppelt zu sein mit der Expression von Galectin 10 im Zytoplasma.
- Das **Galectin 10** (CLC, *Charcot-Leyden crystal protein*, Charcot-Leyden-Kristall-Protein) stellt ein Lektin dar, welches
  - Mannose bindet und zugleich Lysophospholipaseaktivität besitzt,
  - in basophilen und eosinophilen Granulozyten in großen Mengen vorkommt,
  - exprimiert in CD4(+)-CD25(+)-Treg-Lymphozyten deren Proliferation limitiert und zugleich
  - an der immunsuppressiven Wirksamkeit von Treg-Lymphozyten beteiligt zu sein scheint.

Treg-Lymphozyten üben Ihre immunsuppressive bzw. immunmodulatorische Wirksamkeit aus

- durch direkten Zellkontakt mit der Zielzelle (ohne Beteiligung von Zytokinen) und/ oder
- durch Sezernierung von IL-10 oder TGFbeta.

Sowohl IL-10 (Synonyme: Zytokinsynthese-Inhibitionsfaktor (CSIF) oder TGIF (*T-cell growth inhibitory factor*, T-Zellen-wachstumsinhibierender Faktor)) als auch TGFbeta besitzen eine breite inhibitorische Wirkung auf Zellen der Immunabwehr .

4.11.2 Wirkung von Interleukin-10

IL-10 ist ein Homodimer (Subeinheiten mit jeweils 160 Aminosäuren), welches
- nach Aktivierung produziert wird von
  - T-Lymphozyten wie CD4(+)-T-Lymphozyten (Treg und TH2, weniger von TH1) und CD8(+)-zytotoxischen T-Lymphozyten (CTL),
  - B-Lymphozyten,
  - Makrophagen und Mastzellen;
- Sequenzhomologien (ca. 80 %) wie auch Funktionsverwandtschaft aufweist zu viralen Proteinen (virales IL-10),
  - beispielsweise von EBV (BCRF1) und CMV;
- und konstitutiv produziert wird von
  - B-Zell-Lymphom-Zellen, B-Lymphozyten von AIDS-Patienten und Burkitt-Lymphomen.

Tab. 4.35: Wirkungsspektrum von IL-10.

Zielzelle	Hemmung	Förderung
Thymuszellen		Proliferation (in Synergie mit IL-2, IL-4 und IL-7)
CD4(+)-TH1-Lymphozyten	Synthese von Zytokinen wie IL-2, TNFalpha, TNFbeta	
	Synthese von IFNgamma (durch Hemmung von IL-12)	
	Proliferation nach polyklonaler Stimulation (z. B. durch Mitogene oder Anti-CD3-Antikörper)	
CD4(+)-TH2-Lymphozyten	Synthese von IL-2, Proliferation nach polyklonaler Stimulation (z. B. durch Mitogene oder Anti-CD3-Antikörper)	(gemeinsam mit IL-1 und IL-2) Synthese von Zytokinen wie z. B. IL-10 (Hemmung von TH1), IL-3, IL-4, IL-5, IL-6, IL-9
CD8(+)-zytotoxische T-Lymphozyten (CTL)		Proliferation und Differenzierung von Vorläufer-CTL
		Chemotaxie
B-Lymphozyten		Proliferation und Differenzierung
		Expression von MHC-II (Antigen-Präsentation)
		Sekretion von IgM, IgG, IgA (Hemmung durch TGFbeta)
dendritische Zellen	Expression von MHC-II (Antigen-Präsentation),	
	Synthese von Zytokinen wie IL-12	
Makrophagen	Expression von MHC-II (Antigen-Präsentation)	
	Synthese von Zytokinen wie IL-1, IL-3, IL-6, IL-8, IL-12, TNFalpha, GM-CSF, IFNgamma	Expression von Rezeptoren für IL-1, IL-4, IL-10, Chemokine
		Expression von SOCS3 (*suppressor of cytokine signaling 3*, Cytokinübermittlungshemmer 3)
	Expression von Rezeptoren für pathogene Strukturmuster (PRR)	
	Bildung von radikalen Sauerstoffmolekülen	
Mastzellen		Proliferation (in Kombination mit IL-3 und IL-4)
natürliche Killerzellen	zytotoxische Reaktion	

IL-10 **hemmt** im Besonderen (siehe Tab. 4.35)
- die Präsentation von Antigen durch dendritische Zellen und Makrophagen,
- die Helferfunktionen von T-Lymphozyten, besonders von TH1 und
- die proinflammatorische Aktivität von Makrophagen.

Physiologische **Antagonisten** von IL-10 sind IL-12 und IFNgamma.

Da IL-10 nicht nur von Treg-Lymphozyten, sondern auch von anderen Lymphozyten, von Makrophagen und von Mastzellen produziert wird, sind diese Zellen ebenso wie Treg-Lymphozyten an der Modulation der Immunabwehr beteiligt.

4.11.3 Wirkung von TGFbeta

Der transformierende Wachstumsfaktor beta (TGFbeta, *transforming growth factor beta*) umfasst eine Gruppe von 3 dimeren Proteinen **TGFbeta1, TGFbeta2** und **TGF-3,** mit jeweils einem Molekulargewicht von etwa 25 kD und einer Homologie in der Aminosäuren-sequenz von 70–80 %,
- welche Teil einer Familie sind, zu der **Activine, Inhibine** und die „*bone morphoge-nic*"-Proteine (**BMP, morphogenetische Knochenproteine**) gehören;
- die von den meisten Kern-haltigen Zellen einschließlich von Tumorzellen jeweils alleine oder in Kombination produziert werden als „**latentes**" TGFbeta, welches
  - als TGFbeta-Dimer (nicht kovalent) assoziiert ist mit dem LAP (latency-associated peptide,Latenz-assoziiertes Peptid) und dem LTBP (latent TGFbeta-binding protein, latentes TGFbeta-bindendes Protein) und dadurch nicht an den Rezeptor binden kann,
  - als TGFbeta-LAP-LTBP-Komplex gespeichert wird durch Bindung an das Decorin in der extrazellulären Matrix und an das alpha2-Makroglobulin im Blut;
- welche als „latentes" TGFbeta aktiviert wird
  - durch Spaltung des LAP durch Proteasen wie beispielsweise Plasmin oder
  - durch Loslösung des LAP vom TGFbeta durch Bindung an Thrombospondin oder alphaVbeta3-Integrin.

TFGbeta-Rezeptoren sind Heterodimere
- aus Typ I-Rezeptoren (Molekulargewicht 70–85 kDa) und
- aus Typ II-Rezeptoren (Molekulargewicht 50–60 KDa), wobei
  - sowohl Typ I wie auch Typ II eine intrazelluläre Serin-Threonin-Kinase-Domäne besitzen.
- an welche Typ III-Rezeptoren assoziiert sind;
  - Typ III-Rezeptoren enthalten beta-Glykan und Endoglin (CD105). beta-Glykan scheint TGFbeta an die Zellmembran zu binden und anzureichern.

TGFbeta-1, -2 und -3 binden mit hoher Affinität an den Typ II-Rezeptor und binden nicht an den Typ I-Rezeptor in Abwesenheit von Typ II-Rezeptor.

- Nach Bindung von TGFbeta an den Rezeptorkomplex kommt es zur Transphosphorylierung des Typ I-Rezeptors durch die Kinasedomäne des Typ II-Rezeptors.
- Der aktivierte Typ I-Rezeptor phosphoryliert und aktiviert seinerseits die SMAD-Proteine SMAD2 und SMAD3, welche mit SMAD4 heterodimerisieren und vom Zytoplasma in den Zellkern wandern, um dort als Transkriptionsfaktoren die Zielgene von TGFbeta zu aktivieren.
- Kontrolliert wird diese Signalübertragung durch inhibitorische SMAD-Moleküle (SMAD6 und -7), welche konkurrierend zu SMAD2 und -3 an den Typ I-Rezeptor oder konkurrierend zu SMAD4 an SMAD2 und -3 binden.

Die **Wirkung** von TGFbeta ist abhängig vom jeweiligen Zelltyp und kann außerordentlich unterschiedlich und sogar auch gegensätzlich sein. Sie besteht im Wesentlichen (siehe Tab. 4.36) in einer

- Inhibition der Zellteilung,
- Auslösung oder Schutz vor dem programmierten Zelltod (Apoptose),
- Regulation der Zelldifferenzierung,
- Stimulation der Bildung von extrazellulärer Matrix,
- Modulation der Immunabwehr durch
  - direkte Beinflussung der T-Lymphozyten durch
    - Inhibition der Proliferation,
    - Hemmung der Expression von Zytokinen und des Rezeptors für IL-2, jedoch Schutz vor Apoptose,
    - Förderung der Prägung von regulatorischen T-Lymphozyten und Inhibition der Entwicklung von zytotoxischen T-Lymphozyten;
  - direkte Beeinflussung von B-Lymphozyten durch
    - Hemmung der Proliferation,
    - Förderung der Apoptose,
    - Stimulierung (Isotyp-Switch) zur Produktion von IgA1;
  - direkte Beeinflussung von dendritischen Zellen und Makrophagen durch
    - Hemmung der Antigen-Präsentation,
    - Hemmung der Sauerstoffradikal-Bildung,
    - Hemmung der Rezeptor-Bildung für TGFbeta,
    - Förderung der Synthese von TGFbeta.

Somit ist die Wirkung von TGFbeta (ähnlich wie beim IL-10) nicht auf die erworbene Immunabwehr beschränkt, sondern beeinflusst auch die angeborene Immunabwehr.

Da TGFbeta von einer Vielzahl von Zellen produziert wird, nehmen Treg-Lymphozyten nur in soweit eine **Sonderstellung** ein, als sie in direkter Umgebung der übrigen T-Lymphozyten und ihrer Partnerzellen TGFbeta und IL-10 sezernieren und damit auf diese einwirken können.

Diese **Modulation durch Treg-Lymphozyten** ist eingebettet in dem Milieu von immunstimulierenden und proinflammatorischen wie auch immunsuppressiven und antiinflammatorischen Zytokinen und Mediatoren, welche von den unterschiedlichen, am Ort einer immunologischen Reaktion befindlichen Zellen gebildet werden.

Tab. 4.36: Wirkungsspektrum von TGFbeta.

Zielzellen	Hemmung	Förderung
viele Zellen, einschließlich Thymozyten, Lymphozyten, Makrophagen, Epithelzellen und Keratozyten	Expression der Phosphatase Cdc25 A, welche die Cyclin-abhängige Kinase CDK1 aktiviert (durch mangelnde Expression dieser Phosphatase ist die Zellteilung gehemmt)	Expression von p15/INK4b, Inhibitor der Cyclin-abhängigen Kinasen CDK4 und CDK6 (siehe Kap. 3.3.7), durch p15 wird die Zellteilung gehemmt
		Expression von p21/WAF1, Inhibitor der Cyclin-abhängigen Kinasen CDK2 und CDK4 (siehe Kap. 3.3.7), durch p21 wird die Zellteilung gehemmt
		Expression von p27/KIP1, Inhibitor der Cyclin-abhängigen Kinasen CyclinE/CDK2, CyclinA/CDK2 und CyclinD/CDK4 (siehe Kap. 3.3.7), durch p27 wird die Zellteilung gehemmt
T-Lymphozyten	Zellproliferation (TH1-, TH2-, TH17-Lymphozyten)	Prägung von CD4(+)-CD25(+)-Treg-Lymphozyten
	kontrollierter Zelltod (Apoptose) durch TGFbeta1	
	Expression des Rezeptors für IL-2	
	Entwicklung von zytotoxischen T-Lymphozyten (CTL)	
	Synthese von Zytokinen (z. B. IFNgamma, IL-6, TNFalpha)	
B-Lymphozyten	Zellproliferation	kontrollierter Zelltod (Apoptose) durch TGFbeta1
	Synthese von IgM und IgG	Synthese von IgA1 (Isotyp-Switch)
Makrophagen	Zellproliferation	Chemotaxie
	Expression von MHC-II	Expression von Fc-Rezeptoren
	Bildung von radikalen Sauerstoffmolekülen	Synthese von Zytokinen (z. B. IL-1, TNF, PDGF, FGF)
	Expression von TGFbeta-Rezeptoren	Synthese von TGFbeta
natürliche Killerzellen	zytotoxische Aktivität	
Fibroblasten		Chemotaxie
		Zellproliferation und Differenzierung
		Synthese der Komponenten der extrazellulären Matrix

Zielzellen	Hemmung	Förderung
	Expression von Proteasen (z. B. Prokollagenasen und Matrix-Metalloproteasen, Elastase, Stromelysin, Plasmin)	Expression von Proteaseinhibitoren (z. B. Plasminaktivatorinhibitoren (PAI-1, PAI-2, TIMP)
		Synthese von Prostaglandinen
Osteoblasten		Synthese von Osteopontin, Osteonectin und Kollagen
Osteoklasten	Zellproliferation	
Endothelzellen	Zellproliferation	Differenzierung, Bildung von Haftkomplexen

Weiterführende Literatur

Bour-Jordan H, Bluestone JA. Regulating the regulators: costimulatory signals control the homeostasis and function of regulatory T cells., Immunol Rev. 2009, 229:41–66.

Burzyn D, Benoist C, Mathis D. Regulatory T cells in nonlymphoid tissues. Nat Immunol. 2013 Oct;14(10):1007–13.

Dhamne C, Chung Y, Alousi AM, Cooper LJ, Tran DQ. Peripheral and thymic foxp3(+) regulatory T cells in search of origin, distinction, and function. Front Immunol. 2013 Aug 27;4:253.

Dasgupta A, Saxena R. Regulatory T cells: a review. Natl Med J India. 2012 Nov–Dec;25(6):341–51.

Goldstein JD, Pérol L, Zaragoza B, Baeyens A, Marodon G, Piaggio E. Role of cytokines in thymus-versus peripherally derived-regulatory T cell differentiation and function. Front Immunol. 2013 Jun 19;4:155.

Josefowicz SZ, Rudensky A. Control of regulatory T cell lineage commitment and maintenance. Immunity. 2009, 30:616–625.

Kabelitz D, Wesch D, Oberg HH. Regulation of regulatory T cells: role of dendritic cells and toll-like receptors. Crit Rev Immunol 2006, 26:291–306.

Kitagawa Y, Ohkura N, Sakaguchi S. Molecular determinants of regulatory T cell development: the essential roles of epigenetic changes. Front Immunol. 2013 May 10;4:106.

Lu LF, Rudensky A. Molecular orchestration of differentiation and function of regulatory T cells. Genes Dev. 2009, 23:1270–1282.

Ng TH, Britton GJ, Hill EV, Verhagen J, Burton BR, Wraith DC. Regulation of adaptive immunity; the role of interleukin-10. Front Immunol. 2013 May 31;4:129.

Raimondi G, Turner MS, Thomson AW, Morel PA. Naturally occurring regulatory T cells: recent insights in health and disease. Crit Rev Immunol 2007, 27:61–95.

Saurer L, Mueller C. Tcell-mediated immunoregulation in the gastrointestinal tract. Allergy 2009, 64:505–519.

Taams LS, Akbar AN. Peripheral generation and function of CD4+CD25+ regulatory T cells. Curr Top Microbiol Immunol. 2005, 293:115–131.

Veiga-Parga T, Sehrawat S, Rouse BT. Role of regulatory T cells during virus infection. Immunol Rev. 2013 Sep;255(1):182–96.

Vlad G, Cortesini R, Suciu-Foca N. CD8+ T suppressor cells and the ILT3 master switch. Hum Immunol. 2008, 69:681–686.

Walker LS. Regulatory T cells overturned: the effectors fight back. Immunology. 2009, 126:466–474.

Wilczynski JR, Radwan M, Kalinka J. The characterization and role of regulatory T cells in immune reactions. Front Biosci, 2008, 13:2266–2274.

Yamazaki S, Steinman RM. Dendritic cells as controllers of antigen-specific Foxp3+ regulatory T cells. J Dermatol Sci. 2009, 54:69–75.

Yang XF, Fang P, Meng S, Jan M, Xiong X, Yin Y, Wang H. The FOX transcription factors regulate vascular pathology, diabetes and Tregs. Front Biosci, 2009, 1:420–436.
Yadav M, Stephan S, Bluestone JA. Peripherally induced tregs -role in immune homeostasis and autoimmunity. Front Immunol. 2013 Aug 7;4:232.
Zhang GY, Hu M, Wang YM, Alexander SI. Foxp3 as a marker of tolerance induction versus rejection. Curr Opin Organ Transplant. 2009, 14:40–45.

4.12 Gedächtnis-T-Lymphozyten

Früher oder später kommt jede Immunabwehr gegen einen ersten Kontakt mit einem Immunogen zum Erliegen,

- wenn das Immunogen durch die Immunabwehr eliminiert werden konnte und keine nachfolgende Exposition auftritt,
- weil die gegen das Antigen spezifisch gerichteten Immunzellen (im Besonderen zytotoxischen T-Lymphozyten (CTL), die T-Helfer-Lymphozyten und Antikörper-bildenden Plasmazellen) durch Alterung und Apoptose weitgehend aus dem Körper verschwinden.

Dennoch reagiert die erworbene Immunabwehr meistens schneller und stärker auf einen zweiten Kontakt mit einem gegebenen Immunogen als im Vergleich zur Reaktion nach einem Erstkontakt.

Diese sogenannte **Booster Reaktion**

- wird bewirkt durch die Erinnerung der Immunabwehr an eine spezifische Auseinandersetzung mit diesem Immunogen bzw. dem in ihm enthaltenen Antigen,
- macht man sich bei Impfstoffen zunutze (siehe Kap. 7.1.1).

Träger der Erinnerung der Immunabwehr sind die Gedächtnis-T-Lymphozyten und die Gedächtnis-B-Lymphozyten (Tmem, *T-memory lymphocytes*; Bmem, *B-memory lymphocytes*).

Gedächtnis-T-Lymphozyten entstehen nach der Antigen-spezifischen Aktivierung von naiven T-Lymphozyten (siehe Kap. 4.8)

- entweder **parallel** zu deren Prägung in die unterschiedlichen Effektor-T-Lymphozyten; wahrscheinlich ist dieses der Fall
  - bei den Gedächtnis-T-Lymphozyten für CD4(+)-T-Helfer-Lymphozyten (TH1, TH2 und TH17; siehe Kap. 4.10) und
  - bei den regulatorischen CD4(+)-T-Lymphozyten (siehe Kap. 4.11);
- oder **linear**, d. h. nachfolgend zu der Prägung in aktiv tätige (Effektor-)T-Lymphozyten; wahrscheinlich ist dieses der Fall
  - bei Gedächtnis-T-Lymphozyten für CD8(+)-zytotoxische T-Lymphozyten und
  - bei den selteneren CD4(+)-zytotoxischen T-Lymphozyten (siehe Kap. 4.9).

Da die Aktivierung und Prägung von naiven T-Lymphozyten hauptsächlich in den sekundären lymphatischen Organen stattfindet (siehe Kap. 4.1), entstehen dort auch die

- **zentralen** CD4(+)- oder CD8(+)-Gedächtnis T-Lymphozyten (**TCM**, *Tcentral memory*); diese TCM sind wie folgt charakterisiert:
  - Expression eines Spektrums von Rezeptoren für Zytokine, im Besonderen für IL-7 und IL-15, welche von den Antigen-präsentierenden Zellen, aber auch (z. B. IL-15) von Parenchymzellen produziert werden und welche das Überleben der T-Gedächtniszellen gewährleisten (siehe Tab. 4.37),
  - Expression von L-Selektin (CD62L) und dem Chemokin-Rezeptor CCR7 für ihre Lokalisation im lymphatischen Gewebe,
  - sobald die Expression des Chemokin-Rezeptors CCR7 und des Adhäsionsmoleküls L-Selektin (CD62L) herunterreguliert worden ist, wandern TCM aus dem Lymphknoten in das periphere Gewebe;
- **Effektor**-Gedächtnis-T-Lymphozyten (**TEM**, *Teffector memory*)
  - stellen die in das periphere Gewebe ausgewanderten zentralen Gedächtnis-T-Lymphozyten dar,
  - exprimieren ähnlich wie die TCM-Rezeptoren für Interleukine, im Besonderen für IL-7 und IL-15, welche von den Antigen-präsentierenden Zellen, aber auch (z. B. IL-15) von Parenchymzellen produziert werden und die das Überleben der Gedächtnis-T-Lymphozyten bis zur nächsten Antigen-spezifischen Aktivierung gewährleisten (siehe Tab. 4.37),
  - verfügen über Chemokin-Rezeptoren, über welche sie durch Chemokine, ausgeschüttet beispielsweise von aktivierten Epithelien, Endothelien, Fibroblasten, Antigen-präsentierenden Zellen, Makrophagen oder Lymphozyten, zu dem Ort einer Entzündung gelockt werden (siehe Tab. 4.37),

Tab. 4.37: Regulative Moleküle auf T-Gedächtnis-T-Lymphozyten.

T-Lymphozyt	TCR-assoziierte regulative Moleküle	Interleukin-Rezeptoren für	Chemokin-Rezeptoren		Adhäsions-moleküle
			Rezeptoren für	(Ort der Chemokin-produktion)	
naiver CD4(+)-T-Lymphozyt	CD45RA	IL-2, IL-7, IL-15, IL-21,	CCR7, CXCR4	sekundäre lymphatische Organe,	CD62L, (CD40L)
CD4(+)-Gedächtnis-T-Lymphozyt					
im sekundären lymphatischen Gewebe (zentraler T-Gedächtnis-lymphozyt)	CD45RO, CD27 (kostimulatorisches Molekül der TNF-Rezeptorsuperfamilie)	IL-2, IL-7	CCR7, CCR4, CCR6, CXCR3	sekundäre lymphatische Organe	CD62L, CD40L
im peripheren Gewebe (Effektor-T-Gedächtnis-lymphozyt)		IL-2, Il-7, IL-21	CXCR3, CCR4, CCR5, CCR6	aktivierte Makrophagen, Monozyten, dendritische Zellen, Lymphozyten, Fibroblasten	CD40L

T-Lymphozyt	TCR-assoziierte regulative Moleküle	Interleukin-Rezeptoren für	Chemokin-Rezeptoren		Adhäsions-moleküle
			Rezeptoren für	(Ort der Chemokin-produktion)	
aktivierte CD4(+)-Gedächtnis-T-Lymphozyten					
TH1-Lymphozyt		IL-7, IL-15, IL-12, IL-21, IL-23, IL-27, IFNgamma	CXCR3, CCR2, CCR	aktivierte Lympho-zyten, Makropha-gen, Epithelzellen, Endothelzellen, Fibroblasten	CD40L
TH2-Lymphozyt		IL-4, IL-25, IL-33	CCR2, CCR3, CCR4, CCR8	aktivierte Lympho-zyten, Makro-phagen, Endothel-zellen, Fibroblasten Epithelzellen	CD40L
TH17-Lymphozyt		IL-21, IL-1, IL-2	CCR6	aktivierte Makro-phagen, Lymphozy-ten, Fibroblasten	CD40L
Treg.-Lymphozyt		TGFbeta	CCR10	aktivierte Epithel-zellen	CD40L
naiver CD8(+)- T-Lymphozyt		IL-2 (IL-2Rbeta, CD122), IL-7, IL-15	CCR7	sekundäre lympha-tische Organe	CD62L
CD8(+)-T-Gedächtnislymphozyt					
im sekundären lymphatischen Gewebe (zentraler Lymphozyt)	CD45RA, CD27 (kostimulatori-sches Molekül der TNF-Rezep-torsuperfamilie)	IL-2 (IL-2Rbeta, CD122), IL-7 (Überle-ben), IL-15 (Prolifera-tion)	CCR7	sekundäre lympha-tische Organe	CD62L, LFA-3
im peripheren Gewebe (Effektor-Lymphozyt)	CD45RA	IL-7, IL-15	CCR5, CXCR3	aktivierte Monozy-ten, Makrophagen, Lymphozyten, Endothelzellen, Epithelzellen, Fibroblasten	LFA-3
	CD45RO	IL-7, IL-15	CCR5, CXCR6	aktivierte dendriti-sche Zellen, Mono-zyten, Makropha-gen, Lymphozyten, Endothelzellen, Epithelzellen, Fibroblasten	LFA-3
aktivierte CD8(+)- zytotoxischer T-Lymphozyt		IFNgamma, IL-18			LFA-3

-   können die zytolytischen Enzyme in ihrer Granula (CD4(+)-Gedächtnis-TH1-Lymphozyten und CD8(+)-zytotoxische Gedächtnis-T-Lymphozyten) durch eine verstärkte Expression von Inhibitoren bis zur nächsten Aktivierung „ruhig" stellen (siehe Kap. 4.9.3) und
-   weisen eine vereinfachte und verstärkte Aktivierbarkeit durch Antigen auf, welches präsentiert wird von MHC-Molekülen oder von CD1. So können sie zu den jeweiligen Effektor-T-Lymphozyten aktiviert werden
    - ▣ durch professionelle Antigen-präsentierende Zellen wie dendritische Zellen und B-Lymphozyten,
    - ▣ durch nicht professionell Antigen-präsentierende Zellen, wie beispielsweise Epithelzellen und Endothelzellen (siehe Kap. 4.5.2.3 und 4.5.3.3);
- **Gewebe-ständigen Gedächtnis-T-Lymphozyten (TRM, *tissue resident memory*)**
    -   welche sich nach der Wanderung bevorzugt in Haut und Schleimhäute angesiedelt haben.

Weiterführende Literatur

Farber DL. Biochemical signaling pathways for memory T cell recall. Semin Immunol. 2009, 21:84–91.

Mueller SN, Gebhardt T, Carbone FR, Heath WR. Memory T cell subsets, migration patterns, and tissue residence. Annu Rev Immunol. 2013, 31:137–61.

Jones ND. Memory T cells: how might they disrupt the induction of tolerance? Transplantation. 2009, 87:74–77.

Mireille L, Anna S, Marie-Christine C, Valerie M, Bruno H, Jerome E. Death of effector memory T cells characterizes AIDS. Front Biosci. 2009, 14:4386–4400.

Shin H, Iwasaki A. Tissue-resident memory T cells. Immunol Rev. 2013 Sep;255(1):165–81.

Su LF, Davis MM. Antiviral memory phenotype T cells in unexposed adults. Immunol Rev. 2013 Sep;255(1):95–109.

Tanel A, Fonseca SG, Yassine-Diab B, Bordi R, Zeidan J, Shi Y, Benne C, Sékaly RP. Cellular and molecular mechanisms of memory T-cell survival. Expert Rev Vaccines, 2009, 8:299–312.

Tokoyoda K, Zehentmeier S, Hegazy AN, Albrecht I, Grün JR, Löhning M, Radbruch A. Professional memory CD4+ T lymphocytes preferentially reside and rest in the bone marrow. Immunity. 2009, 30:721–730.

Woodland DL, Kohlmeier JE. Migration, maintenance and recall of memory T cells in peripheral tissues. Nat Rev Immunol. 2009, 9:153–161.

4.13 Aktivierung von T-Lymphozyten durch Superantigene

Superantigene stellen Substanzen dar, welche T-Lymphozyten aktivieren können, wobei diese Aktivierung

- nicht Antigen-spezifisch ist und keine Bildung einer immunologischen Synapse mit einer Antigen-präsentierenden Zelle benötigt, sondern
- durch Kreuzvernetzung Antigen-unabhängig bewirkt wird, indem das Superantigen als Kupplungssubstanz verbindet
    -   das MHC-II-Molekül einer Antigen-präsentierenden Zelle und
    -   den T-Lymphozyten-Rezeptor (TCR).

Superantigene werden besonders von Infektionserregern gebildet. Hierzu gehören
- Gruppe A-Streptococcen (GAS), im besonderen Streptococcus pyogenes, mit
    - den Streptococcus pyrogenen Exotoxinen (SPE-A, -C, -G, -H, -I, -J, -K, -L, -M),
    - dem Streptococcus Superantigen (SSA),
    - den Streptococcus mitogenen Exotoxinen (SMEZ-1, -2);
- nicht GAS-Streptococcen, im besondern Streptococcus equi und Streptococcus dysga-
  lactiae, welche ähnliche Superantigene wie GAS bilden, z. B.
    - die Streptococcus equi pyrogenen Exotoxine (SePE-H, -I, -L, -M);
- Yersinia pseudotuberculosis, welche bildet
    - die Yersinia pseudotuberculosis Mitogene (YPM-A, -B);
- Mycoplasma arthrititis
    - mit dem Mycoplasma arthritis Mitogen (MAM);
- Staphylococcus aureus mit
    - den Staphylococcus Exotoxinen (SE-A, -B,- C1, -C2, -C3, -D, -E, -G, -H, -I, -J, -K, -L,
      -M, -N, -O, -P, -Q),
    - dem Toxischen-Schock-Syndrom-Toxin (TSST-1);
- das Maus-Mamma-Tumor-Virus (MMTV) mit
    - dem Minor-Lymphozyten-stimulierenden Antigenen;
- das Humane endogene Retrovirus (HERV) K18 Hüllgen, dessen Expression durch das
  Eppstein-Barr-Virus (EBV) oder durch IFNalpha induziert werden kann.

Von allen bislang bekannten Superantigenen hat das SPE-H die geringste, das **SMEZ-2** die
stärkste aktivierende Wirkung auf T-Lymphozyten.

Die **Kreuzvernetzung** der Antigen-präsentierendern Zelle mit dem T-Lymphozyten erfolgt in 2 Stufen.

Stufe 1: Bindung des Superantigens an das MHC-II-Molekül einer Antigen-präsentierenden Zelle. Diese Bindung erfolgt
- mit relativ geringer Affinität nur an die alpha1-Domäne des MHC-II
    - außenseitlich der Epitop-Bindetasche (z. B. bei SEB, SEC) oder
    - deckelförmig auf der Bindetasche (z. B. bei TSST);
- zusätzlich mit hoher Affinität an die beta-Kette des MHC-II; hierzu bildet sich ein Zink-
  ionen-vermittelter Komplex aus der C-terminalen Domäne des Superantigens und dem
  Histidin (H81), (z. B. bei SEA, SED, SEE);
    - hierdurch werden benachbarte MHC-II-Moleküle miteinander vernetzt und die Ak-
      tivierung der Antigen-präsentierenden Zelle zur Ausschüttung von Zytokinen (z. B.
      IL-1; TNFalpha) verstärkt;
- mit besonders hoher Affinität nur an die beta-Kette des MHC-II (z. B. SEH, SPE-C, SPE-
  H, SMEZ-1, SMEZ-2) wobei die C-terminale Domäne des Superantigens sich verbindet
    - mit der alpha-Helix der beta1-Domäne des MHC-II-Moleküls wie auch
    - mit dem N-terminalen Teil des Peptids, welches in der Bindetasche des MHC-II-
      Moleküls liegt; somit hat das gebundene Peptid Teil an der Affinität der Bindung
      des Superantigens.

Stufe 2: Kreuzvernetzung zwischen der Antigen-präsentierenden Zelle und dem T-Lymphozyten. Diese erfolgt an der variablen Domäne der beta-Kette des T-Lymphozyten-Rezeptors (TCR) und zwar beim Menschen

● mit Strukturen in den hypervariablen Regionen CDR1, CDR2 und CDR3 des TCR und

● mit Strukturen im konstanten Rahmen der variablen Domäne des TCR.

Das Ergebnis dieser Kreuzvernetzung ist die **Antigen-unabhängige** Aktivierung von T-Lymphozyten mit beträchtlichen Folgen:

● Antigen-spezifisch, d. h. über die Bildung einer immunologische Synapse, können im Durchschnitt nur zwischen 0,001 % und 0,0001 % der T-Lymphozyten eines Körpers aktiviert werden.

● Superantigene sind dagegen in der Lage, bis zu ca. 20 % der T-Lymphozyten eines Körpers zu aktivieren.

Diese **Antigen-unabhängige Aktivierung von zahlreichen T-Lymphozyten** führt zu einer akuten und massiven Ausschüttung von Zytokinen (z. B. IL-1, IL-2, IL-4, TNFalpha, IFNalpha), deren Wirkung auf Endothelzellen, Zellen der Immunabwehr und Bindegewebszellen sich in schweren Krankheitsbildern äußert. Beispiele hierfür sind:

● Das toxische Schock-Syndrom (TSS)
  - meist verursacht durch Staphylococcus aureus, im Besonderen durch TSST (Toxischer-Schock-Syndrom-Toxin).
  - TSST kann die Schleimhaut durchdringen (beispielsweise die Vaginal-Schleimhaut, wenn ein Tampon infiziert ist).
  - Durch die ausgeschütteten Zytokine, im Besonderen TNFalpha und IL-1, werden die Endothelzellen aktiviert, die Kapillaren werden undicht (*capillary leak syndrome, Kapillarleck-Syndrom*), der Blutdruck sinkt ab und es kommt zum multiplen Organ-Versagen.

● Das Streptococcen-toxische Schock-Syndrom (STSS)
  - wird verursacht durch Streptococcus pyogenes und seinen Superantigenen,
  - verläuft ähnlich wie das TSS,
  - wird jedoch erheblich kompliziert durch das Risiko einer Bakteriämie, Muskelentzündung und nekrotisierenden Entzündung des Bindegewebes. Die Sterblichkeit liegt bei bis zu 50 % der Erkrankten.

● Das akute rheumatische Fieber (siehe Kap. 6.8.5)
  - ist die häufigste Ursache der erworbenen kindlichen Herzerkrankung,
  - wird verursacht durch Racheninfektionen mit Streptococcus pyogenes (SP).
  - Das vom SP produzierte Superantigen scheint eine Kreuzantigenität aufzuweisen mit dem Herzmuskel, sodass T-Lymphozyten mit dem Herzmuskel kreuzreagieren.

● Die Kawasaki-Erkrankung (KD; siehe Kap. 6.8.8)
  - stellt eine über den Körper verteilte Gefäßentzündung bei Jugendlichen dar, die Ähnlichkeiten aufweist zu TSS und STSS,
  - ist im Anfangsstadium heilbar durch Gabe von polyvalenten Antikörpern,
  - scheint durch Infektionen mit Yersinia pseudotuberkulosis und dessen Superantigene verursacht zu sein.

- Möglicherweise auch Autoimmunerkrankungen (siehe Kap. 6.8);
    - vermutet wird (auf Grund tierexperimenteller Hinweise), das Superantigene ursächlich an der Entwicklung von Autoimmunerkrankungen beteiligt sind,
    - indem Superantigene auch T-Lymphozyten aktivieren, welche im geringen Maße spezifisch sind für körpereigene Antigene und wegen ihrer geringen Autospezifität durch die negative Selektion im Thymus hindurchschlüpfen konnten,
    - wenn im Zuge der Aktivierung T-Lymphozyten entstehen können, deren T-Lymphozyten-Rezeptor eine weitaus stärkere Affinität ihres T-Lymphozyten-Rezeptors zum körpereigenen Antigen aufweisen als die ursprünglichen T-Lymphozyten und hierdurch die Autoimmunerkrankung auslösen.

Weiterführende Literatur

Brosnahan AJ, Schlievert PM. Gram-positive bacterial superantigen outside-in signaling causes toxic shock syndrome. FEBS J. 2011 Dec;278(23):4649–67.

Fraser JD, Proft T. The bacterial superantigen and superantigen-like proteins. Immunol Rev. 2008, 225: 226–243.

Krakauer T. Therapeutic down-modulators of staphylococcal superantigen-induced inflammation and toxic shock. Toxins (Basel). 2010 Aug;2(8):1963–83.

Lappin E, Ferguson AJ. Gram-positive toxic shock syndromes. Lancet Infect Dis. 2009, 9:281–290.

Miron N, Miron MM. Staphylococcal enterotoxin A: a candidate for the amplification of physiological immunoregulatory responses in the gut. Microbiol Immunol. 2010 Dec;54(12):769–77.

Silversides JA, Lappin E, Ferguson AJ. Staphylococcal toxic shock syndrome: mechanisms and management. Curr Infect Dis Rep. 2010 Sep;12(5):392–400.

Stow NW, Douglas R, Tantilipikorn P, Lacroix JS. Superantigens. Otolaryngol Clin North Am. 2010 Jun;43(3):489–502.

Sundberg EJ. Molecular recognition of diverse ligands by T-cell receptors. Methods Mol Biol. 2009, 524:347–59.

Thomas D, Dauwalder O, Brun V, Badiou C, Ferry T, Etienne J, Vandenesch F, Lina G. Staphylococcus aureus superantigens elicit redundant and extensive human Vbeta patterns. Infect Immun. 2009, 77: 2043–2050.

4.14 Antikörper als Ergebnis der Entwicklung von B-Lymphozyten zu Plasmazellen

B-Lymphozyten sind die Vorläuferzellen von Plasmazellen. Die Entwicklung vom B-Lymphozyten zur Plasmazelle beginnt bei den unreifen B-Lymphozyten und erfolgt über mehrere Stufen. In diesen Stufen werden in dem einzelnen B-Lymphozyten die Proteine für dessen Antikörper exprimiert und der Antikörper sowohl in Hinblick auf sein Bindeverhalten zu einem Antigen als auch in Bezug auf seine biologische Wirkung optimiert. Dieser Prozess findet unter der Kontrolle einer Reihe von Zytokinen statt, welche besonders von TH2-Lymphozyten nach Antigen-spezifischer Aktivierung durch B-Lymphozyten sezerniert werden.

Plasmazellen stellen die schlussendlichen Produzenten der verschiedenen löslichen Antikörper (Immunglobuline/Ig) dar.

Antikörper sind Antigen-bindende Glykoproteine der Immunglobulinsuperfamilie (siehe Kap. 4.3), welche

- Immunglobulindomänen aufweisen,
  - die gekennzeichnet sind durch mehrere, gegenläufig angeordnete beta-Faltblattstrukturen, stabilisiert durch Disulfidbrücken,
  - die in ihrer Aminsäuresequenz entweder konstant sind (**C-Domänen**) oder (zur Bindung eines Antigens) variable Teilabschnitte aufweisen (**V-Domänen**);
- auf Grund ihrer Struktur und Aminosäuresequenz in 5 Klassen (**Isotypen**) einzuteilen sind
  - Immunglobulin, IgM, IgD, IgG, IgA und IgE.

4.14.1 Struktur der Antikörper

Antikörper können je nach Isotyp als Monomere, als Dimere (aus 2 gleichen Monomeren), als Pentamere (aus 5 gleichen Monomeren) oder als Hexamere auftreten.

Jedes monomere Antikörpermolekül besteht aus 4 miteinander verbundenen Protein-Ketten, die charakterisiert sind durch:

- 2 identische, lange (und damit) **schwere H-(*heavy*-)Ketten** mit jeweils 4 oder 5 Immunglobulindomänen (codiert auf dem Chromosom 14), wobei jede H-Kette
  - N-terminal über eine **variable Domäne (VH)** verfügt, welche sich durch hypervariable Regionen in der Aminosäuresequenz auszeichnet,
  - C-terminal angefügt mehrere **konstante Domänen (CH)** besitzt, deren Anzahl je nach **der** Immunglobulinklasse unterschiedlich ist:
    - ▨ **IgD, IgG** und **IgA** besitzen **CH1, CH2** und **CH3,**
    - ▨ **IgM** und **IgE** verfügen über **CH1, CH2, CH3** und **CH4,**
    - ▨ die Domänen **CH2-CH4** beim **IgM** und **IgE** entsprechen den Domänen **CH1-CH3** beim **IgD, IgG** und **IgA;**
- 2 identische, kurze (und damit) **leichte L-Ketten** mit jeweils 2 Immunglobulindomänen:
  - N-terminal eine **variable Domäne (VL),** welche sich durch hypervariable Regionen in der Aminosäuresequenz auszeichnet,
  - C-terminal angefügt eine **konstante Domäne (CL),** deren Aminosäuresequenz unterschiedlich ist zwischen den L-Ketten
    - ▨ **„kappa"** (codiert auf dem Chromosom 2) und
    - ▨ **„lambda"** (codiert auf dem Chromosom 22),
    - ▨ wobei in einem Antikörpermolekül entweder nur kappa- oder nur lambda-Ketten vorhanden sind;
- **Disulfidbrücken,** welche
  - die 2 H-Ketten zu einem „Y" verbinden,
  - jede H-Kette mit einer L-Kette verbinden, wobei die konstante Domäne der L-Kette (CL) an unterschiedliche Positionen der konstanten Domäne CH1 der H-Kette verknüpft ist (siehe Tab. 4.38),

- ■ entweder am N-terminalen Ende vom CH1 (d. h. zwischen VH und CH1),
- ■ oder am C-terminalen Ende von CH1 (d. h. zwischen CH1 und CH2),
- ■ und diese Verknüpfung zur Flexibilität des Antikörpermoleküls beiträgt,
- – den monomeren Antikörper in seiner tetrameren Zusammensetzung **H2L2** stabilisieren;
- – die dreidimensionale Struktur eines „Y" gewährleisten, dessen „Arme" durch die L-Ketten gekoppelt an den H-Ketten und dessen „Griff" durch den übrigen Teil der 2 H-Ketten gebildet werden;

● **eine Gelenk („*hinge*") Region**
- – die bei den Antikörpern IgD, IgG und IgA1
  - ■ aus einer (je nach Immunglobulinklasse) unterschiedlich langen Aminosäuresequenz (z. B. bei IgG1 15; IgG2 12, IgG3 62, IgG4 12) besteht, angefügt am C-terminalen Ende der CH1-Domäne (d. h. zwischen den Domänen CH1 und CH2) beider schwerer Ketten und
  - ■ aus den Disulfidbrücken, welche beide H-Ketten miteinander verbinden (siehe Tab. 4.38) und
  - ■ eine hohe Beweglichkeit für Biegungen und Rotationen der 2 freien Arme des „Y" gewährleisten,
- – welche bei den Antikörpern IgM und IgE praktisch ersetzt ist durch die zusätzliche Domäne (CH1) in den H-Ketten,
  - ■ sodass die nachfolgenden CH2- bis CH4-Domänen den CH1- bis CH3-Domänen des IgG, IgD oder IgA entsprechen,
  - ■ wobei diese CH1-Domäne und die Disulfidbrücken zwischen den H-Ketten den variablen Domänen eine eingeschränkte Beweglichkeit erlauben;

● **verzweigte Kohlenhydrat-Seitenketten** vorwiegend an den konstanten Domänen der schweren Ketten (siehe Tab. 4.38), welche
- – einerseits den direkten Kontakt zwischen den H-Ketten verhindern,
- – andererseits zur Stabilität der Haftung und Konformation der 2 schweren Ketten beitragen
  - ■ durch Verbindung des terminalen N-Acetyl-Glucosamins mit der endständigen Mannose der Kohlenhydrat-Seitenkette der gegenüberliegenden CH-Domäne und
  - ■ durch Bindung endständiger Kohlenhydrate an Lektin-ähnlich wirkende Aminosäuersequenzen in der zugehörigen CH-Domäne,
- – den proteolytischen Abbau der H-Kette behindern,
- – die physikochemischen (Löslichkeit, Diffusionsverhalten) wie auch die biologischen Eigenschaften (Aktivierung von Komplement) des Antikörpers beeinflussen;

● **2 identische Bindetaschen (Paratope)** für jeweils eine antigene Determinante/ein **Epitope**. Eine Bindetasche wird gebildet
- – durch die VH-Domäne der H-Kette und der VL-Domäne der an dieser H-Kette gebundenen L-Kette, wobei sowohl VH als auch VL
  - ■ 3 durch Polymorphie, somatische Rekombination und somatische Hypermutation der zugehörigen Gene (siehe Kap. 4.3) entstandene hypervariable Regionen

Tab. 4.38: Die wesentlichen biochemischen Unterschiede zwischen den einzelnen Isotypen der humanen Antikörper.

Gesamtmolekül	IgM	IgD	IgG1	IgG2	IgG3	IgG4	IgA1	IgA2	sIgA	IgE
Polymerbildung, Anzahl der Antikörpermoleküle im Polymer	ja, 5, selten 6	nein	nein	nein	nein	nein	ein	nein	ja, 2	nein
Verbindungs-(J-)Protein (Molekulargewicht in kDa)	70								15	
sekretorische Kette (sp, *secretory piece*, sekretorische Komponente; Molekulargewicht in kDa)									70	
Gesamtmolekül (Molekulargewicht in kDa)	970	185	146	146	170	146	160	160	385	188
Antigen-Bindetaschen (VH + VL; Anzahl)	5 x 2	2	2	2	2	2	2	2	2 x 2	2
Konzentration im Blutserum (in mg je ml)	1,5	0,03	9	3	1	0,5	3	0,5	0,05	0,00005
Verweilzeit (T1/2beta) im Blut (in Tagen)	5	3	21–23	20–23	7–8	21–23	6	6		3
Abbaurate (in % je d)	9	37	7	7	17	7	25			89
Anteil im Blut zu Gesamt-Ig (in %)	80	75	45	45	45	45	42	42		50
leichte Ketten										
Anzahl, Molekulargewicht in kDa)	5 x 2, 10 x 25	2, 2 x 25	2, 2 x 25	2, 2 x 25	2, 2 x 25	2, 2 x 25	2, 2 x 25	2, 2 x 25	2 x 2, 4 x 25	2, 2 x 25
Vorkommen des Isotyps lambda oder kappa	beide	beide	beide	beide	beide	beide	beide	beide	beide	beide
Anbindung an die H-Kette										
N-terminal vom CH1	+	+		+	+	+	+		+	+
C-terminal vom CH1			+					+		

Gesamtmolekül	IgM	IgD	IgG1	IgG2	IgG3	IgG4	IgA1	IgA2	sIgA	IgE
schwere-Kette (H-Kette)										
Anzahl, Molekulargewicht in kDa)	10, 65	2, 69,7	2, 51	2, 51	2, 60	2, 51	2, 56	2, 52	4, 52 oder 56	2, (2,5)
Anzahl konstanter Domänen	5 x 4	3	3	3	3	3	3	3	2 x 3	4
Disulfidbrücken zwischen beiden H-Ketten, lokalisiert C-terminal von Domäne	5 x 1, CH2	1, CH1	2, CH1	4, CH1	11, CH1	2, CH1	3, CH1, CH2	1, CH1	2 x 1, CH1	2, CH1, CH2
Kohlenhydrate (Anteil in %, Ort	12, CH1, CH2, CH3, CH4	9–14, CH1, CH2, CH3	2–3, CH2	2–3, CH2	2–3, CH2	2–3, CH2	7–11, VH, CH1, CH2, CH3	7–11, VH, CH1, CH2, CH3	7–11, VH, CH1, CH2, CH3, J, S	12, CH1, CH2, CH3
Resistenz gegen Proteasen	++	(+)	+	+++	(+)	++	(+)	+++	+++	+

■ (**CDR1, CDR2, CDR3**, *complementarity determining regions* 1, 2, 3) enthalten, deren Aminosäuresequenzen die Spezifität der Bindung an ein Epitop bzw. an die antigene Determinante eines Antigens bestimmen und

■ über einen Rahmen mit konstanter Aminosäuresequenz (*frame work*) verfügen, in welchem die CDR eingefügt sind, sodass sich 4 „*framework*"-Abschnitte (**FR1, -2, -3, -4**) ergeben.

Der monomere Antikörper in seiner „Y"-ähnlichen Struktur kann durch Proteasen zerlegt werden in (siehe Kap. 7.1.2.1)

● 2 **Fv-Fragmente** (Antigen-bindende variablen Fragmente), welche jeweils
   - nur aus den variablen Domänen der H-Kette und der L-Kette bestehen (VH + VL), wobei die variablen Domänen miteinander nicht kovalent verbunden sind,
   - ein Paratop bilden, welches monovalent an das korrespondierende Epitop bindet; durch diese Bindung kann das Fv-Fragment stabiliert werden;
● 2 **Fab-Fragmente** (Antigen-bindende Fragmente), welche die abgetrennten, einzelnen „Arme" des „Y" darstellen; jeder Arm beinhaltet eine Bindetasche mit den variablen Domänen VL und VH und den konstanten Domänen CL und CH1, die verbunden sind über eine Disulfidbrücke; derartige Fab-Fragmente
   - sind im Gegensatz zur Bivalenz des intakten Antikörpers monovalent in Bezug auf die Bindung an ein Epitop oder eine antigene Determinante,

- – entstehen nach kontrollierter proteolytische Spaltung (beispielsweise mit Papain) des Antikörpers N-terminal vor der Gelenkregion (Aminosäureposition 224) der H-Ketten;
- ein **F(ab)2-Fragment**, welches die beiden, über die Gelenkregion (*hinge*-Region) miteinander verbunden, vom „Y" abgetrennten Arme (2 × (VL + VH), 2 × (CL + CH1 + Gelenkregion)) darstellt; F(ab)2-Fragmente
  - – sind wie der intakte Antikörper bivalent in Bezug auf die Bindung an ein Epitop oder eine antigene Determinante, ihnen fehlt jedoch der Fc-Teil (s. u.),
  - – werden durch kontrollierte proteolytische Spaltung (beispielsweise mit Pepsin) der H-Ketten des Antikörpers an den Aminosäurepositionen 234 und 333 gewonnen;
- ein **Fc-Fragment** (Kristalle-bildendes Fragment, *fragment cristalline*), welches den durch die Gelenkregion miteinander verbundenen, von den Armen abgetrennten „Griff" des „Y" (2 x (CH2 + CH3 + Gelenkregion)) darstellt; Fc-Fragmente
  - – werden durch proteolytische Spaltung (beispielsweise mit Papain) des Antikörpers N-terminal vor der Gelenkregion (Aminosäureposition 224) der H-Ketten gewonnen,
  - – der unterschiedlichen Immunglobulinklassen besitzen eine Homologie von etwa 30 %;
- in die einzelnen H-Ketten und L-Ketten durch Auflösung der Disulfidbrücken (beispielsweise unter reduzierenden Bedingungen)
- oder in kleinere Peptidfragmente durch ausgedehnte Proteolyse.

Antikörper zeigen Variationen ihrer Merkmale. Diese Variationen lassen sich in Isotypen, Allotypen und Idiotypen einordnen.

Isotypen stellen die unterschiedlichen Klassen von Antikörpern dar, welche im Normalfall bei jedem Menschen zu finden sind. Zu unterscheiden sind die
- Isotypen der L-Ketten,
  - – lambda-Kette (mit 6 Subgruppen),
  - – kappa-Kette (mit 4 Subgruppen);
- Isotypen der H-Ketten,
  - – IgM, IgD, IgG-1, -2, -3, -4, IgA-1, -2, sIgA;,IgE,
  - – diese sind strukturell unterschiedlich. Die Unterschiede bestimmen die Funktion einer Antikörperklasse.
  - – Die einzelnen Iso-Typen haben unterschiedliche Strukturen und Funktionen (siehe Tab. 4.38):

IgM
- Die H-Kette wird codiert vom **μ-Gen** und besitzt 4 konstante Domänen (siehe Tab. 4.38).
- Es tritt meist als sternförmiges **IgM-Pentamer** auf, nur selten als **Hexamer** (IgM-**Monomere** sind Bestandteil des B-Lymphozyten-Rezeptors).

- Die Polymere werden zusammengehalten durch Disulfidbrücken zwischen den CH3-Domänen und den CH4-Domänen der benachbarten Antikörpermoleküle.
- Eine **J-(*joining-*)Kette** verbindet im Pentamer 2 benachbarte Antikörpermonomere miteinander über das jeweilige letzten Cystein am carboxyterminalen Ende der H-Kette.
  - ▨ Möglicherweise stabilisiert die J-Kette die Sulfhydrylgruppen im Fc-Teil während der IgM-Synthese.
  - ▨ Die J-Kette ist zudem beteiligt bei der Bindung eines Fc-Teiles des Pentamers an den polymeren Fc-Rezeptor.
  - ▨ Im Gegensatz zum Pentamer weist das Hexamer keine J-Kette auf.
- Das **Pentamer** ist vorwiegend anzutreffen
  - im Blut,
  - als sekretorisches IgM (sIgM) in Sekreten der Schleimhäute.
    - ▨ Die Passage des Pentamers durch die Epithelien der Schleimhäute erfolgt mit Hilfe des polymeren Fc-Rezeptors (pFc; siehe Kap. 4.14.3.3) durch Endozytose mit Bildung von Endosomen und Transzytose der Endosomen von der basolateralen zur apikalen Zelloberfläche. Dort wird durch externe Proteasen das pFc gespalten, sodass dessen zellexterner Teil als **sekretorische Komponente** (s) am losgelösten Pentamer (sIgM) verbleibt.
- Das **Monomer** ist Bestandteil des B-Lymphozyten-Rezeptors (siehe Kap. 4.15.1).
- IgM wird im Zuge einer Infektion als erstes gebildet und dient damit der frühen Abwehr (Erstreaktion).
  - Der Nachweis von spezifisch gegen einen Infektionserreger gerichteten IgM Antikörpern im Blut zeigt eine akute Infektion mit diesem Infektionserreger an.
  - Wegen seiner (meist) pentameren Struktur und den 10 Bindetaschen ist IgM besonders fähig,
    - ▨ Antigene und Infektionserreger zu agglutinieren und zu neutralisieren,
    - ▨ Komplement zu aktivieren und eine Komplement-abhängige Zytolyse zu bewirken (siehe Kap. 3.2.2). Bereits die Bindung eines Pentamermoleküls an ein Antigen kann die Komplementkaskade aktivieren.

IgD

- Die H-Kette wird codiert vom **δ-Gen** und verfügt über 3 konstante Domänen (siehe Tab. 4.38),
- tritt als Monomer auf,
- besitzt eine sehr kurze Blutverweilzeit bedingt durch eine Gelenkregion, welche besonders empfänglich ist für den proteolytischen Abbau und
- ist vorwiegend als Bestandteil des B-Lymphozyten-Rezeptors bei naiven B-Lymphozyten anzutreffen (siehe Kap. 4.15.1).

IgG mit den Subklassen IgG1, IgG2, IgG3 und IgG4

- Die H-Ketten werden codiert von den **γ-Genen** und verfügen über 3 konstante Domänen (siehe Tab. 4.38),

- weisen eine Homologie auf von über 95 %,
- treten als Antikörpermonomere auf,
- sind im Blut wie auch Gewebe in relativ hoher Konzentration anzutreffen (siehe Tab. 4.38),
- können durch Transzytose mit Hilfe des neonatalen Fc-Rezeptors (FcRn; siehe Kap. 4.14.3.3) endozytiert und über Endosomen epitheliale Zellschranken oder mit Hilfe von VVO endotheliale Zellschranken überwinden (siehe Kap. 4.14.3.3),
- vernetzen Antigene und bilden hierdurch Immunkomplexe, welche zur Vernichtung des Antigens durch Agglutination und Neutralisation beitragen (siehe Kap. 4.14.3.4),
- verursachen durch die Immunkomplexbildung zugleich Erkrankungen (siehe Kap. 4.14.3.4) und
- führen zur Antikörper-abhängigen Komplement-mediierten (RDCMC) oder zur Antikörper-abhängigen Zell-mediierten (ADCC) Zytolyse von Bakterien, Zellen und Parasiten (siehe Kap. 4.14.3.9).

IgE
- die H-Kette wird codiert von dem **ε-Gen** und verfügt über 4 konstante Domänen (siehe Tab. 4.38),
- tritt auf als Antikörpermonomer und
- kann in Antigen-freier monomerer Form bereits an den hochaffinen Fc-epsilon-Rezeptor (Fc-epsilonRI; siehe Kap. 4.14.3.2) auf Mastzellen und basophilen Granulozyten binden,
  - eine Kreuzvernetzung durch Antigene (Allergen) von benachbarten IgE-Molekülen auf Mastzellen und basophilen Granulozyten führt zur Aktivierung des Fc-epsilon-RI und zur unmittelbaren Freisetzung von Mediatoren aus diesen Zellen (siehe Kap. 6.7.1.1),
  - dient hierdurch dem Schutz besonders von Schleimhäuten vor der Invasion von Parasiten (siehe Kap. 6.5.4),
  - verursacht durch die Freisetzung von Mediatoren aber auch die allergische Reaktion vom Soforttyp (siehe Kap. 6.7.1.3).

IgA mit den Subklassen IgA1 und IgA2
- die H-Ketten werden codiert von den **α-Genen** und verfügen über 3 konstante Domänen (siehe Tab. 4.38);
- kommt im Blut als **Monomer** (90 %) und als **Dimer** (dIgA) vor,
  - wobei das Dimer durch eine J-(*joining*-)Kette, verbunden mit dem letzten Cystein am carboxyterminalen Ende der H-Ketten zusammengehalten wird;
- wird besonders von Plasmazellen in Schleimhäuten gebildet, diese machen etwa 90 % aller Plasmazellen im Körper aus;
- das sekretorische IgA (**sIgA**) befindet sich in den Sekreten der Haut und der Schleimhäute; es enthält ein sekretorisches Teilstück (SP, *secretory piece*); der Transport auf Haut und Schleimhäute erfolgt wie folgt:

- das Subepithelial freigesetzte dimere IgA bindet mit der CH2-Domäne eines der beiden IgA unter Beteiligung der J-Kette an den polymeren Fc-Rezeptor (pFcR; siehe Kap. 4.14.3.3) auf der basolateralen Seite von Epithelzellen,
- nach Endozytose des pIgA-pFcR-Komplexes wird dieser von den Endosomen zur apikalen Seite der Endothelzellen transportiert (Transzytose). Dort spalten exogene Proteasen den zellexternen Teil (sekretorische Komponente) des pFcR vom transmembranen Teil ab; das Ergebnis ist das sekretorische IgA (sIgA) auf Haut und Schleimhäuten;
- **sIgA** dient auf der Haut und Schleimhaut dem Schutz gegen Infektionserreger
  - durch Inhibition der Adhäsion, Kolonisation und Funktion von Bakterien,
  - durch Hemmung der Adhäsion und Internalisation von Viren,
  - durch Inhibition der Invasion von Parasiten,
  - durch Neutralisation von Toxinen,
  - ist durch die sekretorische Komponente gegen proteolytischen Abbau weitgehend geschützt.

Allotypen sind genetisch bedingte individual-spezifische Unterschiede in den Antikörperklassen
- Die häufigsten Allotypen treten auf beim IgG, beim IgA und bei der kappa-Kette (siehe Tab. 4.39).

Idiotypen
- Der Idiotyp eines Antikörpers wird maßgeblich durch die Aminosäuresequenz in den hypervariablen Regionen seiner variablen Domänen bestimmt. Unterschieden werden
  - **allgemeine (*public*) Idiotypen**, welche unabhängig sind von der Spezifität der Bindung an ein Epitop bzw. an eine antigene Determinante,
  - **spezifische (*private*) Idiotypen**, auch **Paratope** genannt, welche die Bindestrukturen für die Epitope darstellen.
- Der spezifische Idiotyp eines Antikörpers
  - ist komplementär zu dem **Epitop** (siehe Kap. 4.2) eines Antigens;
  - bestimmt mit seiner chemischen Struktur und Konformation

Tab. 4.39: Die häufigsten Allotypen der Antikörper.

Allotypen der Antikörper	H-Kette									L-Kette	
	IgM	IgD	IgG1	IgG2	IgG3	IgG4	IgA1	IgA2	IgE	lambda	kappa
Anzahl	0		4	1	13	0	0	2		0	4
Name der Allele			Gm1(1) bis (4)	Gm2	Gm3(1) bis (13)			A2m(1), (2)			Km(1), (1,2), (3), (0)
Lokalisation			CH1, CH3								CL

- ■ die Stärke der Bindung zwischen einem Antikörper und einem Antigen und
- ■ die Kreuzreaktion zu anderen Antigenen;
- – ist das individuelle, unverwechselbare Merkmal eines ausgereiften B-Lymphozyten und einer Plasmazelle;
- – ist identisch für alle Antikörper produziert von einem Zellklon, der von einem ausgereiften B-Lymphozyten abstammt.

Weiterführende Literatur

Anthony RM, Wermeling F, Ravetch JV. Novel roles for the IgG Fc glycan. Ann N Y Acad Sci. 2012 Apr;1253:170–80.

Arnold JN, Wormald MR, Sim RB, Rudd PM, Dwek RA. The impact of glycosylation on the biological function and structure of human immunoglobulins. Annu Rev Immunol. 2007, 25:21–50.

Dimitrov JD, Planchais C, Roumenina LT, Vassilev TL, Kaveri SV, Lacroix-Desmazes S. J Immunol. 2013 Aug 1;191(3):993–9. Antibody polyreactivity in health and disease: statu variabilis.

Harris LJ, Larson SB, McPherson A. Comparison of intact antibody structures and the implications for effector function. Adv Immunol. 1999, 72:191–208.

Harwood NE, McDonnell JM. The intrinsic flexibility of IgE and its role in binding FcepsilonRI. Biomed Pharmacother. 2007, 61:61–67.

Jain M, Kamal N, Batra SK. Engineering antibodies for clinical applications. Trends Biotechnol. 2007, 25:307–316.

Jefferis R. Isotype and glycoform selection for antibody therapeutics. Arch Biochem Biophys. 2012 Oct 15;526(2):159–66.

Pålsson-McDermott EM, O'Neill LA. Building an immune system from nine domains. Biochem Soc Trans. 2007, 35:1437–1444.

Thompson NJ, Rosati S, Rose RJ, Heck AJ. The impact of mass spectrometry on the study of intact antibodies: from post-translational modifications to structural analysis. Chem Commun (Camb). 2013 Jan 21;49(6):538–48.

Wines BD, Trist HM, Farrugia W, Ngo C, Trowsdale J, Areschoug T, Lindahl G, Fraser JD, Ramsland PA. A conserved host and pathogen recognition site on immunoglobulins: structural and functional aspects. Adv Exp Med Biol. 2012, 946:87–112.

4.14.2 Primäre Funktion: Bindung an antigene Determinanten

Die primäre Funktion eines Antikörpers ist seine Bindung an die antigenen Determinanten (Epitope) eines Antigens. Hierzu verfügt jedes monomere Antikörpermolekül über 2 identische Bindetaschen, welche jeweils geformt werden durch eine VH- und eine VL-Domäne.

In jede Bindetasche ragen die die Komplementarität bestimmenden hypervariablen Regionen (CDR1, -2, -3) der VH- als auch der VL-Domäne hinein. Insgesamt enthält jede Bindetasche somit 6 Bindestrukturen:

- ● Die CDRs befinden sich größtenteils an den Umschlagstellen von 2 gegenläufig angeordneten beta-Faltblattsträngen in den beiden variablen Immunglobulindomänen (VL und VH) und beinhalten jeweils etwa 6–8 Aminosäuren in der direkten Umgebung
  - – der Aminosäurenpositionen 30, 50 und 90 der VL-Domäne und
  - – der Aminosäurenpositionen 30, 60 und 100 der VH Domäne.

- Jede Bindetasche kann ein Epitop binden, wobei für die Treibkraft dieser Bindung ausschlaggebend sind
  - die Passform zwischen der Bindtasche und dem Epitop, d. h. die sterische Komplementarität zwischen beiden Strukturen; Abstände größer als 2–4 Angström lassen die Bindungsstärke dramatisch sinken,
  - die Anzahl und Lage der aromatischen Aminosäuren (His, Phe, Tyr, Trp) in den CDR, welche entscheidend beeinflussen die Möglichkeiten hydrophober Wechselwirkungen,
  - die intermolekularen Kräfte, erzeugt durch
    - elektrostatische Interaktionen (z. B. zwischen 2 Dipolen),
    - Induktionen und Polarisierungen,
    - Austausch von Protonen mit Wasserstoffbrückenbildungen zu Sauerstoff und Stickstoffatomen,
    - vorübergehend in nichtpolaren Molekülen erzeugte Dipole (beispielsweise durch polare Moleküle oder Elektronenwolken, sogenannte London-van der Waals-Bindungen).
- Durch die 2 Bindetaschen hat jedes monomere Antikörpermolekül wie auch jedes F(ab)2-Fragment 2 gleiche Bindevalenzen.
  - Ein dimeres Antikörpermolekül (z. B. sIgA) hat 4 Bindevalenzen.
  - Ein pentameres Antikörpermolekül (z. B. IgM) hat 10 Bindevalenzen.
  - Ein Fab-Fragment hat dagegen nur 1 Bindevalenz.
- Ein Antigen kann seinerseits eine, mehrere, gleiche, kreuzreagierende und/oder unterschiedliche antigene Determinanten tragen, welche ihrerseits Valenzen zu den Bindetaschen des Antikörpers besitzen.
  - **Epitope** (welche definitionsgemäß nur eine antigene Determinante tragen) sind monovalent, können sich somit nur mit einer Bindetasche eines Antikörpers verbinden.
  - **Affinität** wird die Triebkraft genannt, mit welcher sich eine monovalente antigene Determinante mit nur einer Bindetasche eines Antikörpers verbindet.
    - Die Affinität einer solchen Bindung ist abhängig von der Gleichgewichtskonstante zwischen Bindung und Trennung der beiden Partner und lässt sich berechnen (vorzugsweise in Form der Dissoziationskonstante) gemäß dem Massenwirkungsgesetz.
    - Bei monovalenten Antigenen ist die Affinität der Bindung zu einem gegebenen Antikörper unabhängig von dessen Multivalenz. Fab-Fragmente zeigen somit eine gleiche Affinität zu einem monovalenten Antigen wie ein monomerer oder pentamerer Antikörper.
  - Die meisten Antigene wie auch Infektionserreger besitzen jedoch eine Großzahl von gleichen und unterschiedlichen antigenen Determinanten, an die sich binden können
    - unterschiedliche Antikörper mit ihren Bindetaschen, soweit diese spezifisch sind für die unterschiedlichen antigenen Determinanten; derartige unterschiedliche Antikörper sind beispielsweise im Blut vorhanden; diese im Blut vorhandenen Antikörper werden **polyklonal** genannt, da sie von mehrern oder zahlreichen unterschiedlichen B-Lymphozyten(-Klonen) abstammen;

  ▨ einheitliche Antikörper mit gleichen Bindetaschen, soweit diese spezifisch sind für eine antigene Determinante; derartige einheitlichen Antikörper werden **monoklonal** (siehe Kap. 7.1.2.2) genannt, da sie von einem B-Lymphozyten abstammen (und experimentell gewonnen wurden oder im Zuge einer Leukämie entstanden sind).
- **Avidität** wird die Triebkraft der Bindung zwischen multivalenten Antigenen und multivalenten Antikörpern genannt. Die Avidität der Bindung eines multivalenten Antikörpers an ein multivalentes Antigen ist größer als die Summe der Affinitäten der beteiligten einzelnen Bindungen (**Bonuseffekt** der multivalenten Bindung);

● Die **Spezifität** eines Antikörpers bezeichnet die Selektivität, mit welcher dieser Antikörper an eine gegebene antigene Determinante bindet.
- Die **Kreuzreaktion** stellt die Fähigkeit eines Antikörpers dar, mit anderen, ggf. strukturell verwandten antigenen Determinanten zu reagieren.
- Die **Selektivität** einer Antikörperbindung wird bestimmt durch
  ▨ die chemische Zusammensetzung (Primärstruktur) der antigenen Determinanten eines Antigens,
  ▨ die dreidimensionalen Strukturen, welche diese antigene Determinanten einnehmen.
- Antikörper sind hierdurch in der Lage, kleinste Veränderungen am Antigen zu erkennen, beispielsweise Abweichungen
  ▨ in der Primärstruktur,
  ▨ in der elektrostatischen Ladung und
  ▨ in der räumlichen (dreidimensionalen) Struktur.
- Antikörper sind aber auch in der Lage, kreuzzureagieren mit einer chemisch fremden Struktur, welche beispielsweise in ihrer räumlichen Struktur dem spezifischen Antigen ähnlich ist.

● Durch die Bindung seiner Bindetaschen an die antigenen Determinanten eines Antigens sind Antikörper in der Lage, kleine oder große Komplexe zu bilden mit Epitopen oder mit Epitope-tragenden kleinen oder großen, löslichen oder partikulären Antigenen. Durch die Bildung solcher **Immunkomplexe** (siehe Kap. 4.14.3.4) werden beeinflusst
- die physikochemischen Eigenschaften des Epitops bzw. des Antigens, wie z. B. dessen
  ▨ Ladung,
  ▨ Diffusionsvermögen oder
  ▨ Lösungs- und Aggregationsverhalten;
- die biologischen, biochemischen und pharmakologischen Eigenschaften des Antigens, was z. B. zur Folge haben kann
  ▨ die Blockade der Affinität zu Rezeptoren, Liganden oder Adhäsionsmolekülen,
  ▨ die Neutralisation einer Giftwirkungen,
  ▨ die Hemmung einer enzymatischen Aktivität,
  ▨ die Veränderung des Wachstumsverhalten von infektiösen Organismen oder Zellen,
  ▨ die Hemmung der Infektiösität von Viren, Mykoplasmen, Bakterien.

4.14.3 Sekundäre (Effektor-)Funktionen

4.14.3.1 Übersicht

Die Bindung von antigenen Determinanten an die Bindetaschen eines Antikörpers hat eine Konformationsänderung des Antikörpers zur Folge, die je nach sterischer Konformation, Abstand und Zuordnung der Epitope, an welche die 2 Bindetaschen des Antikörper binden, unterschiedliche Ausmaße einnehmen können. Die Konformationänderungen des Antikörpers können in ihrer Abfolge beinhalten

- Positionsänderungen der variablen Domänen,
- ein Auseinanderspreizen der 2 Fab-Arme,
- Stauchung der Fab-Arme in ihrer Längsachse,
- Rotation der Fab-Arme um ihre Längsachse und
- eine Spreizung der Gelenkregion, welche
    - zu einer Positionsänderungen der konstanten Domänen im Fc-Teil führt wie auch
    - die Beweglichkeit des Fc-Teiles erhöht.

Durch diese Veränderungen werden im Fc-Teil exponiert
- die verzweigten Kohlenhydrat-Seitenketten,
- eher verborgene Strukturen besonders der Immunglobulindomänen
    - CH2 (IgD, IgG, IgA) bzw.
    - CH3 (IgM).

Eine Konformationsänderung ähnlicher Art können Antikörper erfahren
- durch thermische oder mechanische Schädigungen,
    - wobei Aggregationen der Antikörper die Folge sind;
- durch physikochemische Absorptionen an einer Oberfläche.

Durch die Konformationsveränderung des Fc-Teils binden Komplementfaktoren oder Fc-Rezeptoren wesentlich besser an den Fc-Teil des Antikörpers. Mit zunehmender Dichte der Antikörper (gebunden an einem Infektionserreger, an einer Zelle, in einem Antigen-Antikörper-Komplex (Immunkomplex), in einem Antikörper-Aggregat oder absorbiert an einer Oberfläche) verstärkt sich auch deren Fähigkeit,
- Komplementfaktoren zu binden und zu aktivieren (siehe Kap. 3.2.2),
- Fc-Rezeptoren querzuvernetzen und hierdurch die Rezeptor-tragende Zelle zu aktivieren (siehe Kap. 4.14.3.2).

Antikörper können so über ihr Fc-Teil eine Vielzahl von Funktionen ausüben (siehe Tab. 4.40), beispielsweise
- die Komplementkaskade (siehe Kap. 3.2.2) aktivieren und hierdurch auslösen
    - die Freisetzung der Anaphylatoxine C3a, C4a, C5a (siehe Kap. 3.2.2), welche Entzündungen bewirken durch
        - Chemotaxie und Aktivierung von Granulozyten und Makrophagen (siehe Kap. 3.4.3) mit Bildung von radikalen Sauerstoffmolekülen, Ausschüttung von lysosomalen Enzymen, Ausschüttung von Leukotrienen und Prostaglandinen, Ausschüttung von Zytokinen,

Tab. 4.40: Sekundäre Funktionen von Antigen-gebundenen Antikörpern.

	IgM	IgD	IgG1	IgG2	IgG3	IgG4	IgA1	IgA2	sIgA	IgE
Komplementaktivierung										
klassischer Weg (über Bindung von C1q)	+++	+/−	++	+	+++	0	0	0	0	0
alternativer Weg	++	(+)	+/−	+	+/−	+/−	+	+	+	(+)
Fc-Rezeptor-(FcR-)Bindung										
Fc-gammaRI (CD64)			++	+/−	+++	+				
Fc-gammaRII (CD32)			++	+++ (Allotyp H131)	+++	+/−				
Fc-gammaRIII (CD16)			+++	+/−	++	+/−				
Fc-alpha/-myR	+++						+	+		
Fc-alphaRI (CD89)							++	++		
Fc-delta R		++								
Fc-epsilonRI										+++
Fc-epsilonRII			++	+/−	++	+				+
poly-IgR	+++ (Pentamer)						+++ (Dimer)	+++ (Dimer)		
FcRn			+++	++	++	+				
Bindung an bakterielle Proteine										
Protein A (Staphylokokken)			++	++	++	+				
Protein G (Streptokokken)			++	++	++	++				
Transfer durch Epithelien	+++		+++	++	++	+	+++	+++		
Auslösung der Bildung von Autoantikörpern gegen Fc-Teile			++	++	++	++				
Blockade der Entwicklung von B-Lymphozyten zu Plasmazellen			+	+	+	+				

- ■ Degranulation von Mastzellen und basophilen Granulozyten (siehe Kap. 3.4.1),
- ■ Degranulation von eosinophilen Granulozyten (siehe Kap. 3.4.3.1),
- ■ Aktivierung von Blutplättchen (durch C5a) zur Aggregation und Ausschüttung ihrer gerinnungsfördenden und die Entzündung verstärkenden Wirkstoffe aus den Lysosomen, Granula, Zytoplasma und der Membran (siehe Kap. 3.4.2),
- ■ Aktivierung von T-Lymphozyten (durch C3a, C4a), Stimulation der Produktion und Ausschüttung von Zytokinen,
- die Zytolyse durch die Bildung des zytolytischen Komplexes C5b678(9)n (siehe Kap. 3.2.2), in der Zellmembran von Zellen, die das Antigen tragen, an welches der Antikörper gebunden hat (ADCMC, Antikörper-abhängige Komplement-mediierte Zytotoxizität; siehe Kap. 4.14.3.9),
- die Auflösung von Antigen-Antikörper-Komplexen (Immunkomplexen) durch die sterische Wirkung von Fc-Teil-gebundenem C1q (siehe Kap. 3.2.2),
- das Abräumen von Immunkomplexen aus dem Blut durch deren Bindung an den Komplement-Rezeptor CR1 (spezifisch für C4b, C3b; siehe Tab. 4.39) auf Erythrozyten, sodass diese die Immunkomplexe zu den Makrophagen (Kupffer'sche Sternzellen) in der Leber transportieren können, wo sie phagozytiert und eliminiert werden,
- die Quervernetzung von Komplement-Rezeptoren
  - ■ auf dendritischen Zellen (siehe Kap. 4.5.2.3), B-Lymphozyten oder T-Lymphozyten zur Steigerung der Immunabwehr,
  - ■ auf (siehe Kap. 3.2.1) Granulozyten und Makrophagen zur Stimulierung der Phagozytose,
  - ■ auf natürlichen Killerzellen (siehe Kap. 3.6) zur Verstärkung der Zytotoxizität;
- ● Faktor XII (Hagemann-Faktor) aktivieren, welcher als zentraler Faktor wiederum aktiviert
  - das Komplementsystem (siehe Kap. 3.2.2),
  - das Gerinnungssystem (siehe Kap. 3.2.3),
  - das Fibrinolytische System (siehe Kap. 3.2.3),
  - das Kininsystem (siehe Kap. 3.2.4),
  - Makrophagen und Granulozyten zur
    - ■ verstärkten Phagozytose (siehe Kap. 3.4.4),
    - ■ Bildung von Sauerstoffradikalen (siehe Kap. 3.4.4.2),
    - ■ Ausschüttung von lysosomalen Enzymen (siehe Kap. 3.4.3.6),
    - ■ Bildung und Ausschüttung von Leukotrienen und Prostaglandinen, Zytokinen und anderen Immunmediatoren (siehe Kap. 3.3.2 und 3.3.4);
- ● Fc-Rezeptoren (Isotyp-spezifische Rezeptoren) quervernetzen (siehe Kap. 4.14.3.2) und über diesen Weg
  - Makrophagen, Granulozyten und natürliche Killerzellen aktivieren zur Ausschüttung von zytotoxischen Substanzen (Perforin, Granzyme, TNFalpha, TNFbeta; siehe Kap. 4.9.3) zur Abtötung von Zellen, an deren Membranantigene der Antikörper gebunden hat (ADCC; siehe Kap. 4.14.3.9),
  - Blutplättchen aggregieren und die Ausschüttung ihrer gerinnungsfördenden und die Entzündung verstärkenden Wirkstoffe aus den Lysosomen, Granula, Zytoplasma und der Membran veranlassen (siehe Kap. 3.4.2),
  - in B-Lymphozyten Antigen-spezifisch die Entwicklung zu Plasmazellen hemmen;

- an bakterielle Proteine (z. B. an Protein A von Staphylococcus aureus oder Protein G von Streptokokken) binden und hierdurch Bakterien für die Phagozytose opsonieren (siehe Kap. 3.2.1);
- als Immunogen Autoantikörper gegen den Fc-Teil erzeugen, welche
  - vorwiegend der IgM-Klasse zugehören,
  - Antigen-Antikörper-Immunkomplexe vernetzen und opsonieren und
  - somit im Normalfall zur Elimination von Immunkomplexen beitragen.

Einen entscheidenden Anteil an diesen Fc-mediierten Funktionen haben die Kohlenhydrat-Ketten im Fc-Teil. So führt der enzymatische Abbau der Kohlenhydrate (beispielsweise mit Vibrio-Cholera-Neuraminidase (VCN), beta-Galactosidase, beta-N-Acetyl-Hexosaminidase oder endobeta-N-Acetyl-Glykosaminidase) zu einer erheblichen Verminderung

- der Bindung an Fc-Rezeptoren und der Phagozytose durch Granulozyten und Makrophagen,
- der Bindung von C1q und der Komplementaktivierung,
- der Antikörper-abhängigen zellulären Zytotoxizität (ADCC) z. B. durch natürliche Killerzellen, Granulozyten und Makrophagen.

4.14.3.2 Bindung an Fc-Rezeptoren

Fc-Rezeptoren stellen eine Gruppe von Zellmembran-ständigen Glykoproteinen der Immunglobulinsuperfamilie dar, deren Liganden die Fc-Teile von Antikörpern sind.

Die Bindung der Fc-Teile an Fc-Rezeptoren

- ist im beschränkten Maße **Isotyp-spezifisch,**
  - die Spezifität des Fc-Rezeptors ist in seinem jeweiligen Namen (Bezeichnung der schweren Kette des jeweiligen Isotyps) wiedergegeben (siehe Tab. 4.41);
- erfolgt an die extrazellulären Immunglobulindomänen des Fc-Rezeptors,
  - **Fc-gammaRI** besitzt 3 extrazelluläre Immunglobulindomänen, welche eine hohe Affinität zum Fc-Teil des Antikörpers gewährleisten, sodass dieser Rezeptor bereits durch monomeres IgG aktiviert werden kann (siehe Tab. 4.41),
  - alle anderen Fc-Rezeptoren der Immunglobulinsuperfamilie verfügen nur über 2 extrazelluläre Immunglobulindomänen, sodass zusätzlich zur Bindung des Fc-Teiles an den Rezeptor auch dessen Quervernetzung für eine Aktivierung notwendig ist.

Es sind aktivierende Fc-Rezeptoren von inhibierenden Fc-Rezeptoren zu unterscheiden.

Bei **aktivierenden Fc-Rezeptoren** wird nach Bindung des Fc-Teiles eines Antikörpers an den extrazellulären Teil des Rezeptors und ggf. nach dessen Quervernetzung die Signalübertragung über unterschiedliche Wege gestartet:

- beim Fc-gammaRIIA und -C
  - über die Phosphorylierung von Immunrezeptor-Tyrosin-basierende aktivierende Motive (ITAMs; siehe Kap. 3.3.1.1) im intrazellulären Teil des Rezeptors;

- beim Fc-gammaRIA, -B, -C; Fc-gammaRIIIA und Fc-epsilonRI
    - über die Phosphorylierung der ITAMs von Adaptermolekülen (gamma-Kette, beta-Kette oder zeta-Kette), wobei assoziiert sind,
        - Fc-gammaRIA, -B oder -C mit der gamma-Kette,
        - Fc-gammaRIIIA mit der gamma-Kette und/oder der zeta-Kette und
        - Fc-epsilonRI mit der gamma-Kette und der beta-Kette.
- Die Phosphorylierung der ITAMs des Fc-Rezeptors oder dessen Adaptermoleküle erfolgt durch Membran-ständige Rezeptor-assoziierte Kinasen (z. B. p56Lck). Die entstandenen Phosphotyrosine in den ITAMs stellen Bindestellen für die Src-Homologiedomäne (SH2) von weiteren zellulären Phosphokinasen (z. B. Src, Fyn, Fgr, Hck, Lyn) dar, welche durch die Bindung an phosphorylierte ITAMs aktiviert werden und hierdurch die zelluläre Signalübertragung einleiten (siehe Kap. 3.3.3);
- Dem **Fc-gammaRIIIB** fehlt ein intrazellulärer Teil. Zur Signalübertragung ist dieser Rezeptor
    - mit einem Guanosinnukleotid-bindenden Protein gekoppelt. Nach Bindung eines Liganden und Aktivierung des Rezeptors erfolgt die zelluläre Signalübertragung durch Aktivierung der Phospholipase C (PLC), die wiederum Diacylglycerol (DAG) aus Phosphatidylinositol(4,5)bisphosphat (PIP2) freisetzt, welche die Proteinkinase C (PKC) aktiviert und damit die zelluläre Signalkaskade anstößt (siehe Kap. 3.3.1).

FcIgE-RII/CD23 (niedrig affiner Rezeptor für IgE) kann durch ADAM10 (a disintegrin and metalloproteinase) unter Bildung von sFcIgE-RII/sCD21 abgespalten werden.
- Trimeres sCD23 bindet an und aktiviert CD21, induziert Proliferation und Differenzierung zu Plasmazellen und erhöht IgE-Synthese
- Monomeres sCD23 bindet an freies IgE (Blockade der Bindung an FcIgE-RI) und an CD21 (Blockade der Aktivierung)

Tab. 4.41: Fc-Rezeptoren und ihre Funktionen.

Fc-Rezeptoren	strukturelle Merkmale	Affinität			Vorkommen	Funktion
		hoch	mittel	niedrig		
Fc-alpha/-myR	Homodimer (IgSF)	IgM (Pentamer, Monomer)	IgA1, IgA2 (Dimer, Monomer)		dendritische Zellen, Makrophagen, B-Lymphozyten	Phagozytose, Pinozytose
CD300LG (4 Isoformen)	Monomer der IgSF, 30 % Homologie zu Fc-alpha/-myR	IgM	IgA2		kapillare Endothelzellen	Transzytose

Fc-Rezeptoren	strukturelle Merkmale	Affinität			Vorkommen	Funktion
		hoch	mittel	niedrig		
Fc-deltaR	Monomer der IgSF, Molekülmasse 40 KDa			IgD	B-Lymphozyten T-Lymphozyten	Pinozytose
Fc-gammaRI (CD64)	alpha-Kette (IgSF, MW 72) im Komplex mit gamma-Kette (2 x ITAM)	IgG3	IgG1	IgG4, IgG3	dendritische Zellen, Monozyten, Makrophagen, neutrophile Granulozyten	Phagozytose, Zellaktivierung
Fc-gammaRIIA (CD32)	alpha-Kette (IgSF), Molekülmasse 40 kDa, besitzt 1 x ITAM		IgG3	IgG1, IgG2, IgG4	dendritische Zellen, Monozyten, Makrophagen, B-Lymphozyten, neutrophile Granulozyten, eosinophile Granulozyten, Blutplättchen, Endothelzellen	Phagozytose, Zellaktivierung, Degranulierung
Fc-gammaRIIB (CD32)	alpha-Kette (IgSF), Molekülmasse 40 kDa, besitzt 1 x ITIM		IgG3	IgG1, IgG2, IgG4	B-Lymphozyten, Mastzellen, neutrophilen Granulozyten	Inhibition der Zell-differenzierung
Fc-gammaRIIC (CD32)	alpha-Kette (IgSF), Molekülmasse 40 kDa, besitzt 1 x ITAM		IgG3	IgG1, IgG2, IgG4	Makrophagen, neutrophile Granulozyten, eosinophile Granulozyten	Phagozytose
Fc-gammaRIIIA (CD16a)	alpha-Kette (IgSF), Molekülmasse 40–70 kDa, im Komplex mit gamma-Kette (2 x ITAM) und zeta-Kette (3 x ITAM)		IgG1, IgG3	IgG2, IgG4	Makrophagen, natürliche Killerzellen, neutrophile Granulozyten, eosinophile Granulozyten	Antikörper-abhängige zellu-läre Zytotoxizität (ADCC)
Fc-gammaRIIIB (CD16b)	Monomer (IgSF), GPI-verbunden		IgG1, IgG3	IgG2, IgG4	neutrophile Granulozyten, eosinophile Granulozyten, Mastzellen	Antikörper-abhängige zellu-läre Zytotoxizität (ADCC), Phagozytose, Degranulation

Fc-Rezeptoren	strukturelle Merkmale	Affinität			Vorkommen	Funktion
		hoch	mittel	niedrig		
Fc-alphaRI (CD89)	Monomer (IgSF), Molekülmasse 50–70 kDa (im Komplex mit gamma-Kette)			IgA1, IgA2	Monozyten, Makrophagen, neutrophile und eosinophile Granulozyten, dendritische Zellen	Phagozytose, bevorzugt von Immunkomplexen mit monomerem IgA, Degranulation und Entzündung
Fc-epsilonRI	alpha-Kette (IgSF) MW 45 kDa, im Komplex mit beta-Kette (1 x ITAM) und gamma-Kette (2 x ITAM)	IgE			Mastzellen, basophile Granulozyten, dendritische Zellen	IgE bindet als Monomer ohne Antigen (Allergen) an den Rezeptor, Vernetzung des IgE durch Allergen führt zur Degranulierung, Aktivierung
Fc-epsilonRIIa (CD23a)	C-Typ-Lektin, Molekülmasse 45 kDa			IgE	B-Lymphozyten	Hemmung der Produktion von IgE, Verstärkung der Allergen-Präsentation (MHC-II)
Fc-epsilonRIIb (CD23b)	C-Typ-Lektin, Molekülmasse 45 kDa			IgE	aktivierte Makrophagen, dendritische Zellen, T-Lymphozyten, eosinophile Granulozyten, neutrophile Granulozyten	Verstärkung der Allergen-Präsentation (MHC-II), Freisetzung von Zytokinen (IL-4, IL-13; TNF, IL-1, IL-6, GM-CSF)
pFcR (polymerer Fc-Rezeptor)	Monomer (IgSF), Molekülmasse 116 kDa	dimeres IgA	penta-meres IgM		Epithelzellen	Transzytose (von basolateral nach apikal) von polymeren Immunglobulinen in Sekreten
FcRn (neonataler Fc-Rezeptor)	50-prozentige Homologie zum MHC-I Molekül (assoziiert mit beta2-Mikroglobulin)	IgG bei saurem pH		IgG bei neutralem pH	Epithelzellen	Tranzytose (von basolateral nach apikal wie auch von apikal nach basolateral), Aufrechterhaltung des IgG Spiegels im Blut, Passage von Mutter zu Kind durch die Plazenta

Der einzige ausschließlich **inhibierende Fc-Rezeptor** ist der Fc-Rezeptor **Fc-gammaRIIB**. Er spielt eine besondere Rolle bei der Regulation der Differenzierung von B-Lymphozyten (siehe Kap. 4.15.3.1).

- In seinem zytoplasmatischen Teil ist ein ITIM (Immunorezeptor-Tyrosin-basiertes inhibierendes Motiv) enthalten (siehe Kap. 3.3.1.1).
- In gleicher Weise wie ein ITAM wird das Tyrosin des ITIM phosphoryliert. Dadurch wird es zur Bindestelle für die SH2-(Src-Homologie2-)Domäne der Inositol-Polyphosphat-5-Phosphatase (SHIP), welche das Membran-ständige Phosphoinositid PIP3 hydrolysiert und hierdurch zu einer Verminderung des Einstroms von extrazellulären Ca-Ionen und zur Blockade der Signalübertragung führt (siehe Kap. 3.3.1 und 3.3.3).

Neben den eigentlichen Fc-Rezeptoren binden einige Membran-Rezeptoren das Fc-Teil von Immunglobulinen kompetitiv zum jeweiligen spezifischen Liganden. Hierzu gehören
- der **Asialo-Glykoprotein-Rezeptor,** an welchem IgA1 und IgA2 binden,
- der **Transferrin-Rezeptor,** an welchem IgA1 bindet.

4.14.3.3 Transport von IgA, IgM und IgG durch Zellschranken

Der kontrollierte Transport von Molekülen durch eine Zellschranke hindurch kann ohne deren Beschädigung durch mehrere Mechanismen erfolgen:
- Durch **Transzytose,** d. h. durch einen vesikularen Transport von Molekülen von einer Seite der Zelle zu ihrer anderen Seite. Dieser transzellulärer Transport findet statt in polarisierten Zellen, vorzugsweise in Epithelzellen, aber auch in anderen Zellen, wie beispielsweise Osteoklasten, Neuronen und Gefäßendothelzellen und ist
  - **Substanz-unspezifisch,** wie z. B. mit Hilfe von **VVO** (vesiko-vakuoläre Organellen),
  - **Substanz-spezifisch,** wenn er vermittelt wird durch Zellrezeptoren.
- Durch parazellulären Transport, wobei
  - **extrazelluläre Poren** in den interzellulären Haftkomplexen verstärkt ausgebildet werden, sodass
  - die Durchlässigkeit der Haftkomplexe kontrolliert erhöht wird.

Substanz-unspezifisch sind z. B. Endothelzellen in der Lage, Makroglobuline wie Immunglobuline und Immunkomplexe über die Endothel-Zellschranke hindurch von einer anatomischen Seite zur anderen Seite zu transportieren und zwar mit Hilfe von
- **VVO** (vesiko-vakuoläre Organellen): VVOs sind Trauben-ähnliche Anhäufungen von miteinander verbundenen, nicht ummantelten Vesikeln, welche etwa 20 % der Endothelzelle ausmachen können.
  - In ruhenden Endothelzellen sind die VVOs inaktiv.
  - Nach Aktivierung der Endothelzelle (beispielsweise durch Wachstumsfaktoren; siehe Kap. 3.3.2.6) werden die Endothelzellen hyperpermeabel.
  - Aktivierte, d. h. hyperpermeable Endothelzellen können durch ihre VVOs lösliche Makroglobuline aus dem Blut, im Besonderen auch Immunglobuline, aufnehmen und zur entgegengesetzten Zelloberfläche transportieren;

- **Extrazelluläre Poren** in den Haftkomplexen: Diese vermehren sich nach Aktivierung von Endothelzellen derart, dass unlösliche Partikel (z. B. Immunkomplexe) das Blut verlassen und zwischen den Endothelzellen in das Gewebe eindringen können.

Substanz-spezifisch erfolgt die **Transzytose** von Immunglobulinen mit Hilfe des polymeren Immunglobulin-Rezeptors (pIgR) oder des neonatalen Fc-Rezeptors (FcRn).

Der **polymere Immunglobulin-Rezeptor (pIgR**; siehe Tab. 4.41) ist in seiner Funktion wie folgt charakterisiert:

- pIgR ist ein in vielen Epithelzellen produziertes monomeres Glykoprotein der Immunglobulinsuperfamilie mit einem Molekulargewicht von 116 kDa,
  - welches von Trans-Golgi-Vesikeln zur basolateralen Zelloberfläche transportiert wird und
  - dessen Expression durch die basolaterale Exposition mit Zytokinen (im Besonderen durch IL-4 und Interferon-gamma) verstärkt wird.
- Er bindet mit seinem extrazellulären Teil polymere Immunglobuline
  - vorzugsweise dimeres IgA,
  - seltener pentameres IgM.
- Er wird aktiviert durch Bindung eines Liganden mit der Folge, dass
  - in der zytoplasmatischen Domäne des pIgR das Serin in Position 664 (Ser-664) und das C-terminale Tyrosin phosphoryliert werden,
  - die Internalization und Aufnahme von pIgR-Ligand-Komplexen in frühe Endosomen (Endozytosis) unter der basolateralen Zelloberfläche verstärkt werden,
  - die Verschmelzung der Endosomen mit Lysosomen und damit der proteolytische Abbau des aufgenommenen Immunglobulins im Endosom verhindert werden.
- Die Bindung von polymeren Immunglobulinen und die Phosphorylierung des Ser-664 und des C-terminalen Tyrosins vom pIgR stellen die wesentlichen Signale dar für die Wanderung der Endosomen zur apikalen Oberfläche der Epithelzelle (Transzytose). Diese Wanderung ist abhängig
  - von **Clathrin** und den Mikrotubuli,
  - von dem **Retromer,** einem multimeren Proteinkomplex
  - und von der basolateralen Aktivierung durch Zytokine (IL-4 und IFNgamma).
- An der apikalen (lumenseitigen) Oberfläche der Epithelzelle fusioniert das Endosom mit der Zellmembran, was die Integration des Ligand-pIgR-Komplexes mit der Zelloberfläche zur Folge hat.
- Durch extrazelluläre Proteasen wird der extrazelluläre, mit dem dimeren IgA oder pentameren IgM verbundene Teil des pIgR von dessen transmembranen Teil und damit von der Membran der Epithelzelle abgespalten.
  - Der abgetrennte extrazelluläre, an dem polymeren IgA oder IgM haftende Teil des pIgR stellt die **sekretorische Komponente** des in Epithelsekreten anzutreffenden sekretorischen IgA (**sIgA**) und sekretorischen IgM (**sIgM**) dar,
  - sIgA und sIgM sind z. B. anzutreffen im Speichel, im Sekret der Magen- und Darm-Schleimhaut, in der Gallenflüssigkeit, in der Milch, im Hautschweiß, im Vaginalschleim, im Nasen- und Bronchialschleim, in der Tränenflüssigkeit und im Harn.

Der **humane neonatale Fc-Rezeptor** (hFcRn; siehe Tab. 4.41)

- wird so benannt, weil er den Transport von IgG aus dem Blut der Mutter durch den Synzytiotrophoblasten der Plazenta in das Nabelblut des Fetus vermittelt;
- ist jenseits der fetalen Entwicklung beteiligt an der Aufrechterhaltung eines konstanten Blutspiegels von IgG, da er
  - IgG sowohl an der apikalen Oberfläche einer Epithelzelle, das heißt aus Sekreten
    - bindet, aufnimmt und rezyklisiert und
    - von apikal nach basolateral durch Transzytose in das Gewebe und Blut abgibt,
  - IgG an der basolateralen Oberfläche einer Epithelzelle, das heißt aus dem Blut oder dem Bindegewebe
    - bindet, aufnimmt und rezyklisiert und
    - von basolateral nach apikal durch Transzytose in Sekreten abgibt
  - gebundenes IgG in Endosomen vor dem Verdau durch lysosomale Enzyme schützt;
- ähnelt von seiner Struktur dem MHC-I-Molekül und ist wie dieses assoziiert mit dem beta2-Mikroglobulin,
- bindet IgG in Abhängigkeit von dem pH-Wert:
  - bei saurem pH ist die Affinität der Bindung hoch,
  - bei neutralem pH ist die Affinität der Bindung gering und kann so niedrig sein, dass praktisch kein IgG bindet.

4.14.3.4 Bildung von Immunkomplexen

Immunkomplexe entstehen durch die Antigen-spezifische Bindung von Antikörpern an lösliche oder kleinpartikulären Antigene. Diese Bindung ermöglicht

- die primären (Antigen-spezifischen) Funktionen der Antikörper, indem sie biochemische Wirkungsweisen des Antigens blockieren. Hierzu gehören (siehe Kap. 4.14.2)
  - die Inaktivierung von Toxinen, indem diese nicht mehr in der Lage sind, ihre spezifische pharmakotoxische Wirkung (z. B. durch Bindung an einen Rezeptor) zu entfalten,
  - die Hemmung von Enzymen, beispielsweise Strepto-Kinase, gebildet von Bakterien zum Abbau von Gerinnseln (Fibrin) und Bindegewebssubstanzen,
  - die Hemmung der Infektiösität von Viren, Mykoplasmen und auch Bakterien;
- die sekundären (nicht Antigen-spezifischen) Funktionen des Antikörpers über sein Fc-Teil, beispielsweise
  - die Opsonierung von Antigenen gleich welcher Art (z. B. von Toxinen, Enzymen oder partikulären Substanzen wie Bakterien, Mykoplasmen, Viren und Zellen; siehe Kap. 3.2.1) für Phagozytose durch Fresszellen (siehe Kap. 3.4.4) über deren Fc-Rezeptor (siehe Kap. 4.14.3.2),
  - die Abtötung von Zellen durch natürliche Killerzellen, Makrophagen und Granulozyten, welche über ihre Fc-Rezeptoren hierzu aktiviert worden sind (ADCC, Antikörpe-abhängige Zell-mediierte Zytotoxizität; siehe Kap. 4.14.3.9),
  - die Aktivierung des Komplementsystems, vorrangig über den klassischen, aber auch über den alternativen Weg der Komplementaktivierung (siehe Kap. 3.2.2),

- ■ mit der Freisetzung der entzündungsfördernden Mediatoren C3a, C4a und C5a und
- ■ mit der Bildung des zytolytischen Komplexes (C5b, 6, 7, 8, (9)xn) zur Antikörper-abhängigen Komplement-mediierten Zytotoxizität (ADCMC) gerichtet gegen Bakterien und Zellen (siehe Kap. 3.2.2),
- – die Aktivierung des Hagemann-Faktors und hierdurch des Gerinnungssystems, des fibrinolytischen Systems (siehe Kap. 3.2.3) und des Kininsystems (siehe Kap. 3.2.4),
- – die Aktivierung von Zellen zur Ausschüttung ihrer entzündungsfördernden Mediatoren wie beispielweise die Aktivierung von
  - ■ Mastzellen (siehe Kap. 3.4.1),
  - ■ Blutplättchen (siehe Kap. 3.4.2),
  - ■ Granulozyten (siehe Kap. 3.4.3.1),
  - ■ Makrophagen (siehe Kap. 3.4.3.2) und
  - ■ natürlichen Killerzellen (siehe Kap. 3.4.6).

Ausschlaggebend besonders für die sekundären Funktionen des Antikörpers ist die Zusammensetzung des Immunkomplexes. Zur Bildung von Immunkomplexen sind mehrere Parameter entscheidend:

- ● für das beteiligte Antigen:
  - – seine Größe und die Anzahl der Bindevalenzen (Epitope) pro Molekül,
  - – seine Konzentration in der Gewebeflüssigkeit bzw. im Blut,
  - – sein molares Verhältnis zum Antikörper;
- ● für die beteiligten Antikörper:
  - – die Avidität von polyvalenten (polyklonalen) Antikörpern oder
  - – die Affinität eines monoklonalen Antikörpers,
  - – ihre Konzentration in der Gewebeflüssigkeit bzw. im Blut,
  - – ihr molares Verhältnis zum Antigen,
  - – ihr Iso-Typ (monomere oder polymere Antikörper).

In Abhängigkeit von der absoluten und relativen Konzentration von Antigen und Antikörper entstehen

- ● Immunkomplexe im **Antigenüberschuss**, welche
  - – suboptimal vernetzt und damit noch weitgehend löslich sind;
- ● Immunkomplexe im **Äquivalenzbereich**,
  - – welche bestmöglich vernetzt sind,
  - – meist messbar dadurch, dass die entstandenen Immunkomplexe Präzipitate bilden und sich dadurch Trübungen bilden;
- ● Immunkomplexe im **Antikörperüberschuss**,
  - – welche wiederum suboptimal vernetzt und damit wieder weitgehend löslich sind.

Je größer die Affinität bzw. die Avidität der beteiligten Antikörper ist, umso stärker ist die Vernetzung und umso größer ist damit die Ausfällung der Immunkomplexe im Äquivalenzbereich.

Tab. 4.42: Bildung von Immunkomplexen bei zunehmender Antikörperkonzentration und konstanter Antigenkonzentration. („+" = Stärke der Reaktion)

	Immunkomplexe im								
	Antigenüberschuss (relativ wenige Antikörper)				Äquivalenzbereich	Antikörperüberschuss (relativ wenige Antigene)			
Trübungskurve bei hochaviden Antikörpern					+				
					++				
					+++				
					++++				
					+++++				
					++++++				
				+	+++++++	+			
			+	++	++++++++	++	+		
		+	++	+++	+++++++++	+++	++	+	
	+	++	+++	++++	++++++++++	++++	+++	++	+
Trübungskurve bei niedrigaviden Antikörpern					+				
					++				
					+++				
				+	++++	+			
			+	++	+++++	++	+		
Aktivierung (Phagozytose, Exozytose) von Granulozyten und Makrophagen, Aktivierung von Thrombozyten und des Komplement-, Gerinnnungs- und Kininsystems									
hochaffine Antikörper									
Entzündungsreaktion	+	++	+++	++++	++++++++++	++++	+++	++	+
Elimination des Erregers		+	++	+++	++++++++++	+++++	+++	++	+
geringaffine Antikörper									
Entzündungsreaktion			+	++	+++++	+++	+		
Elimination des Erregers				+	+++	+++	+		

Somit sind Antigen-Antikörper-Reaktionen bei zunehmender Antikörperkonzentration bzw. bei abnehmender Antigenkonzentration über eine Trübungskurve im Reagenzglas messbar („**Heidelberger-Kurve**" nach Michael Heidelberger).

Der Reaktionsverlauf der Antigen-Antikörper-Reaktion gemäß der Heidelberger-Kurve findet auch im Körper nach jedem Eindringen eines Antigens statt (siehe Tab. 4.42). Beispielsweise sind nach einer Infektion

- in den ersten Tagen nur wenige Antikörper gegen Antigene des Infektionserregers gebildet.
  - Im Körper bilden sich demnach Immunkomplexe im Antigenüberschuss, die relativ klein und löslich sind.
- Mit zunehmender Antikörperbildung steigert sich der Vernetzungsgrad der Immunkomplexe
  - bis hin zum Äquivalenzpunkt, in welchem die entstandenen Immunkomplexe ausflocken, bestmöglich phagozytiert werden können, aber zugleich auch die

größten Entzündungsreaktionen (sogenannte Immunkomplexerkrankungen; siehe Kap. 6.7.3) bewirken;
- mit bestmöglicher Bindung an **Fc-Rezeptoren** mit
  - ■ Aktivierung von Granulozyten, Makrophagen zur Phagozytose und Exozytose,
  - ■ Aktivierung, Aggregation und Degranulierung von Thrombozyten,
  - ■ Aktivierung von natürlichen Killerzellen, Makrophagen und Granulozyten zur Zytotoxizität;
- mit bestmöglicher Aktivierung des **Komplementsystems** und
  - ■ Bildung von Anaphylatoxinen (C3a, C4a, C5a),
  - ■ Vernetzung der Immunkomplexe mit Komplement-Rezeptoren;
- mit bestmöglicher Aktivierung des **Hagemann-Faktors** und hierdurch der Aktivierung
  - ■ des Gerinnungssystems,
  - ■ des fibrinolytischen Systems und des
  - ■ Kallikreinsystems.
- Sobald sich die Antikörper im Überschuss im Verhältnis zum Antigen befinden, werden die gebildeten Immunkomplexe wieder kleiner, damit löslich und rufen weitaus weniger Entzündungen hervor.

4.14.3.5 Bildung von Antikörpern gegen die variablen Teile von Antikörpern (Antiidiotyp-Antikörper)

Da die Struktur der Bindetasche, d. h. der Idiotyp eines Antikörpers die komplementäre Struktur einer antigenen Determinante hat, sollte dieser Idiotyp für den Körper gleichermaßen fremd sein wie die antigene Determinante. Diese Fremdheit des Idiotyps führt zu
- Antiidiotyp-Antikörpern (Antikörper-II),
  - deren Bindetaschen den Strukturen der ursprünglichen im Immunogen enthaltenen Epitope ähneln,
  - die daher mit den gegen diese Epitope gerichteten Antikörpern (Antikörper-I) Immunkomplexe bilden,
  - deren Immunkomplexe (Antikörper-II + Antikörper-I) an der Antigen-spezifischen Regulation der Bildung von Antikörpern beteiligt sind:
    - ■ Die Vernetzung von B-Lymphozyten-Rezeptoren und/oder von aktivierenden Fc-Rezeptoren führt zur Aktivierung von B-Lymphozyten bzw. hält deren Aktivierung aufrecht.
    - ■ Die Vernetzung von B-Lymphozyten-Rezeptoren und/oder von aktivierenden Fc-Rezeptoren mit dem inhibierenden Fc-Rezeptor (Fc-gammaRIIB; siehe Kap. 4.15.3.1) blockiert die Proliferation und Entwicklung von B-Lymphozyten.

Gleichermaßen wie die 2 Bindetaschen eines Antikörpers ist auch die Bindetasche des T-Lymphozyten-Rezeptors (siehe Kap. 4.6.1.1) eine negative Kopie des von ihm gebundenen Epitops. Da das Epitop für den Körper fremd ist, ist damit auch die Bindetasche des T-Lymphozyten-Rezeptors (TCR) für den Körper fremd, sodass sich gegen diese Bindetasche Antiidiotyp-(TCR-)Antikörper entwickeln, welche ihrerseits an der Regulation der Immunabwehr beteiligt sind.

Welche Bedeutung Antiidiotyp-Antikörper für die Immunregulation besitzen, zeigt sich an den polyspezifischen Immunglobulin-Präparationen, isoliert aus dem Blut von Gesunden. Diese enthalten Antiidiotyp-Antikörper, spezifisch gerichtet gegen die Bindetasche von Autoantikörpern von Patienten mit Autoimmunerkrankungen beispielsweise der Schilddrüse.

4.14.3.6 Bildung von Antikörpern gegen konstante Teile von Antikörpern (Rheumafaktoren)

Im Blut von Normalpersonen sind Antikörper nachweisbar, welche an Epitope auf dem Fc-Teil von IgG binden (Autoantikörper gegen Fc, auch Rheumafaktoren genannt).

Bei Gesunden sind diese Autoantikörper wie folgt charakterisiert:
- Ihre Häufigkeit liegt
  - bei B-Lymphozyten in einer Größenordnung von etwa 1–2 % der B-Lymphozyten,
  - im Blut bei 1–4 % in der Jugend bis zu ca. 75 % im Alter (Personen über 65 Jahren).
- Sie sind polyspezifisch insoweit, dass sie an verschiedene Eptitope auf dem Fc-Teil der IgG-Isotypen binden, besonders an
  - die CH2-Domäne (IgG1, IgG2a),
  - die Region zwischen der CH2- und der CH3-Domäne (IgG1, -2, -4),
  - die Kohlenhydrat-bindende Region (IgG3) und
  - die CH3-Domäne (IgG2a, IgG3).
- Sie gehören vorwiegend zum IgM-Isotyp.
- In den Aminosäuresequenzen der CDR1 und CDR3 ihrer Bindetaschen findet sich deutlich weniger Arginin als Serin.
- Während oder nach einer Infektion oder Immunisierung steigt ihr Titer im Blut zwar deutlich an, jedoch bleiben über die Zeit hinweg weitgehend konstant
  - ihre Avidität,
  - ihr Isotyp (d. h. es entsteht kein Anti-IgG-Antikörper vom IgG- oder IgA-Isotyp).
- Nach einigen Wochen vermindert sich der Titer wieder auf den Ausgangswert.

Rheumafaktoren von Gesunden unterscheiden sich somit von solchen Rheumafaktoren, welche beteiligt sind an der Entstehung und Aufrechterhaltung der rheumatoiden Arthritis (siehe Kap. 6.8.5 und 6.8.9).

Bei Normalpersonen dienen die Rheumafaktoren der **Elimination der Immunkomplexe** durch
- Vernetzung und Präzipitation kleiner, besonders auch löslicher Immunkomplexe,
- Verstärkung der Komplementaktivierung, und hierdurch bedingt
- Verbesserung der Phagozytose von Immunkomplexen.

B-Lymphozyten, deren Antikörper ein Rheumafaktor darstellt, können Immunkomplexe binden, aufnehmen und verdauen. Falls das MHC-II-Molekül dieser B-Lymphozyten die notwendige Spezifität hat, können sie

- Epitope des pathogenen Antigens im Immunkomplex den T-Helfer-Lymphozyten präsentieren und damit
- die Immunreaktion, im Besonderen die Antikörperreaktion gegen das antigene Pathogen verstärken.

Die Rheumafaktoren entstehen bei Normalpersonen im Zuge der unspezifischen und spezifischen Immunabwehr besonders gegen Infektionserreger. Angenommen wird,
- dass im Rahmen der Entzündung von den beteiligten Zellen derartig viele Zytokine freigesetzt werden,
- dass im direkten Umfeld sich aufhaltende B-Lymphozyten, deren Antikörper Rheumafaktoren darstellen, stimuliert werden zur Proliferation und zur Entwicklung hin zu Plasmazellen für die Produktion von Rheumafaktoren des IgM-Isotyps.

4.14.3.7 Bindung von Komplementfaktoren und Aktivierung von Komplement-Rezeptoren

Eine der wesentlichen Funktionen von an Antigen gebundenen Antikörpern, im Besonderen der Isotypen IgM, IgG1 und IgG3, ist die Aktivierung des klassischen Weges der Komplementkaskade mit den sich hieraus ergebenden inflammatorischen und zytotoxischen Reaktionen (siehe Kap. 3.2.2).

Der klassische Weg der Aktivierung der Komplementkaskade beginnt mit der Bindung des Komplementfaktors C1q an den Fc-Teil der Antikörper und führt zu der Bildung von C4b. Beim klassischen wie auch bei den alternativen Wegen der Komplementaktivierung (siehe Kap. 3.2.2) entstehen C3-Konvertasen, welche den Komplementfaktor C3 in C3a und C3b und das C3b in die Abbauprodukte iC3b, C3dg und C3d spalten.

Von C1q wie auch von den Spaltprodukten C4b, C3b, iC3b, C3dg und C3d ist bekannt,
- dass sie sich direkt binden an
  - den Fc-Teil von (Antigen-gebundenen) Antikörpern,
  - an die Oberfläche von Infektionserregern, Zell- und Fremdpartikel und
- so gebunden Liganden darstellen für die jeweiligen Komplement-Rezeptoren.

C1q

- C1q ist ein Makromolekül (Molekulargewicht 440 kDa), bestehend aus 18 Peptiden, welche sich zu 6 Ketten zusammenfügen, die wiederum 3 Y-förmige Untereinheiten bilden, welche Blumenstrauß-ähnlich verbunden sind;.
- Die „Blüten" dieses Blumenstraußes stellen die C-terminal gelegenen, 6 kugelförmigen „globulären Domänen" einer jede Kette dar.
  - Jede globuläre Domäne enthält eine Struktur zur Bindung an den Fc-Teil von Antikörpern. Beim IgG liegt die Bindestelle für diese „Domäne" des C1q im Bereich des C-terminalen Endes der Gelenkregion (*hinge*-Region) und dem N-terminalen Teil der CH2-Domäne, beim IgM im Bereich der CH4 Domäne. Die Blumenstrauß-ähnliche Struktur des C1q ermöglicht die Quervernetzung von mehreren Antikörpern.
  - Die globulären Domänen des C1q können auch den C1q-Rezeptor gC1qbp (siehe Tab. 4.43) binden.

Tab. 4.43: Komplement-Rezeptoren und ihre Funktionen.

	Struktur	Vorkommen	Liganden	Funktionen
cC1q-R (Collectin-Rezeptor, Calreticulin, C1q-Rezeptor für die Kollagen-Struktur von C1q)	Glykoprotein, Molekulargewicht ca. 60 kDa, assoziiert mit gC1qbp (CD91)	Makrophagen, Granulozyten, Endothelzellen, Thrombozyten, unreife dendritische Zellen	C1q (Kollagenschaft), C1q-ähnliche Strukturen mit Glycin-Prolin-Leucin-Sequenzen: pulmonäres Tensid-Apoprotein (SP-A), MBP/ MBL (Mannose-bindendes Protein/ Lektin), Conglutinin, Ficolin-L, -M, -H	Steigerung der Phagozytose, Zellaktivierung, Freisetzung von Zytokinen und Mediatoren
C1qRp (Komplementprotein q-Subkomponenten-Rezeptor, CD93)	O-sialo-Glykoprotein, Molekulargewicht 120 kDa (wird von der Membran als lösliches sC1qRp abgespalten)	Makrophagen, Mikrogliazellen, Granulozyten, Endothelzellen, Thrombozyten	C1q	Phagozytose von apoptotischen Zellen und Zellfragmenten
alpha2-beta1-Integrin		Makrophagen, Granulozyten, Epithelzellen, Endothelzellen, Fibroblasten, Thrombozyten	C1q, Kollagen, Laminin, Decorin, E-Cadherin, Matrix-Metalloprotease-1	Kostimulation für die Aktivierung und Freisetzung von Zytokinen und Mediatoren
gC1qbp/gC1q-R (Rezeptor für globuläre Köpfe des C1q-bindendes Protein, CD91)	homotrimeres Protein, Molekulargewicht 33 kDa (assoziiert mit cC1qR)	B-Lymphozyten, T-Lymphozyten, Endothelzellen, unreife dendritische Zellen, (Mitochondrien: Protein, Zellmembran: glykosyliert)	C1q (globuläre Enden)	
CR1 (Komplement-Rezeptor 1, CD35, 4 Subtypen (Allele A, B, C, D) mit Unterschieden in Größe, Molekulargewicht, Bindestellen und Vorkommen	Monomer; Glykoprotein, CR1-A, Molekulargewicht 220 kDa, 2 Bindestellen, Vorkommen 81 %; CR1-B, Molekulargewicht 259 kDa, 3 Bindestellen, Vorkommen 18 %; CR1-C, Molekulargewicht 190 kDa, 1 Bindestelle, Vorkommen 1 %;	Erythrozyten, Monozyten, Granulozyten, B-Lymphozyten, follikuläre dendritische Zellen (Anstieg nach Aktivierung)	C3b, iC3b, C4b, C1q	Entfernung von Immunkomplexen gebunden an Erythozyten aus dem Blut in das Retikulo-Makrophagen-System, Steigerung der Phagozytose von Immunkomplexen und opsonierten Bakterien und Viren, Aktivierung von B-Lymphozy-

	Struktur	Vorkommen	Liganden	Funktionen
	CR1-D, Molekular-gewicht 280 kDa, 4 Bindestellen, Vorkommen < 1 %			ten, Hemmung von T-Lymphozyten
CR2 (Komplement-Rezeptor 2, CD21, 2 Expressions-formen)	Monomer; Glyko-protein, Molekular-gewicht 145 kDa und 200 kDa (auf Epithelzellen), Synergismus mit dem B-Lymphozy-ten-Rezeptor (BCR)	B-Lymphozyten, T-Lymphozyten, follikuläre den-dritische Zellen, Thrombozyten, Epithelzellen	C3dg, C3d, Epstein-Barr-Virus (EBV)	Kostimulation von B-Lymphozyten, Aktivierung und Freisetzung von Mediatoren
CR3 (Komplement-Rezeptor 3, CD11b/CD18)	Heterodimer, Integrin-beta2-Kette (CD18, Molekular-gewicht 95 kDa + alpha-Kette (CD11b, Molekulargewicht 165 kDa), assoziiert mit Fc-gammaRIII	Monozyten, Makrophagen, neutrophile, eosinophile, basophile Granulozyten, natürlichen Killerzellen	iC3b (Arginin-Glycin-Asparagin/RGD-Sequenz), ICAM-1	Steigerung der Phagozytose, Freisetzung von Mediatoren, verstärkte Zytotoxizität
CR4 (Komplement-Rezeptor 4, CD11c/CD18)	Heterodimer, Integrin-beta2-Kette (CD18, Molekular-gewicht 95 kDa) + alpha-Kette (CD11c, Molekulargewicht 150 kDa)	neutrophile Granulozyten	iC3b (Arginin-Glycin-Asparagin/RGD-Sequenz), ICAM-1	Steigerung der Phagozytose

Tab. 4.44: Moleküle mit Homologie zum C1q, die an den C1q-Rezeptor binden.

C1q-Homologe	Bindestruktur für den C1q -Rezeptor	Spezifität	Funktion
pulmonäres Tensid-Apoprotein (SP-A)	Glycin-Prolin-Leucin-Sequenzen	Phospholipide, Mannose-haltige Kohlenhydrate	Opsonierung
Mannose-bindendes Protein (MBP)	Glycin-Prolin-Leucin-Sequenzen	Mannose-haltige Kohlenhydrate auf Bakterien und Pilzen	Opsonierung
Conglutinin	Glycin-Prolin-Leucin-Sequenzen	Kohlenhydrat-Epitop auf dem inaktivierten C3b (iC3b)	Opsonierung
Ficolin-L, -M, -H	Glycin-Prolin-Leucin-Sequenzen	Acetylgruppen in Kohlenhydraten und Nichtkohlenhydraten auf Bakterien	Opsonierung

- Der „Stiel" des Blumenstraußes wird durch die miteinander verbundenen N-termina-len Teile der 6 Ketten gebildet. Sie enthalten viele Glycin-Prolin-Lysin-Sequenzen und haben damit eine Kollagen-ähnliche Struktur.

- Mit diesem „Stiel" bindet das C1q an die C1q-Rezeptoren cC1qR, C1qRp und alpha2beta1-Integrin (siehe Tab. 4.43).
- In Konkurrenz zum C1q stehen einige Moleküle mit homologer Struktur, welche mit ihren kollagenartigen N-terminalen Enden an den C1q-Rezeptor binden und andererseits Bindepartner für Infektionserreger und Fremdstrukturen darstellen (siehe Tab. 4.44).

C4b

- Nach Bindung von C1q an den Fc-Teil von Antikörper wird das im C1-Komplex gebundene C1r aktiviert. Dieses aktiviert seinerseits C1s, welches C4 und C2 durch Spaltung aktiviert.
- Aus der Spaltung von C4 entsteht das größere Fragment C4b, welches
  - entweder an den C1qrs-Komplex auf dem Fc-Teil des Antikörpers, an eine Zellmembran oder an das aus der Spaltung von C2 hervorgegangene C2b bindet und hierdurch die C3-Konvertase C4bC2b bildet,
  - durch Bindung vor dem schnellen Zerfall geschützt wird.
- C4b, gebunden an Immunkomplexe, Infektionserreger oder Zellmembranen vermittelt die Bindung an den Komplement-Rezeptor CR1 (siehe Tab. 4.43).

C3b

- C3b entsteht aus der Spaltung von C3 durch die C3-Konvertase beispielsweise des klassischen Weges (C4bC2b) oder des alternativen Weges (C3bBb; siehe Kap. 3.2.2).
- C3b wird im Überschuss gebildet und bindet sich
  - an C4bC2b unter Bildung der C5-Konvertase C4bC2bC3b,
  - an C3bBb unter Bildung der C5-Konvertase C3bBbC3b,
  - an das Fc-Teil von Antikörpern, besonders auch von IgM, oder
  - an die Oberfläche von Infektionserregern oder von Fremdzellen oder Fremdpartikeln.
- Derartig gebundenes C3b vermittelt die Bindung an den Komplement-Rezeptor CR1 (siehe Tab. 4.43). C3b ist der bevorzugte Bindepartner für den CR1.

Inaktiviertes C3b (iC3b)

- iC3b entsteht durch Inaktivierung von C3b durch die plasmatische Protease Faktor I (C3b-Inaktivator),
  - ist nicht mehr in der Lage, mit einer C3-Konvertase eine C5-Konvertase zu bilden,
  - hat jedoch noch wie C3b die Fähigkeit, an den Fc-Teil von Antikörpern, an Oberflächen von Infektionserregern, Fremdzellen oder Fremdpartikeln zu binden.
- iC3b vermittelt die Bindung an die Komplement-Rezeptoren CR3 und CR4.

C3dg und C3d

- Faktor I (C3b-Inaktivator) und Serum-Trypsin-ähnliche Proteasen spalten iC3b in C3dg und C3c. C3dg zerfällt unter dem Einfluss von Serumproteasen in C3d und C3g.

- C3dg und C3d binden ähnlich wie iC3b an den Fc-Teil von Antikörpern, an Oberflächen von Infektionserregern, Fremdzellen oder Fremdpartikeln.
- C3dg und C3d vermitteln die Bindung an den Komplement-Rezeptor CR2.

Die **Bindungen von Komplementfaktoren an den Fc-Teil** von Antigen-gebundenen Antikörpern ermöglichen (siehe Tab. 4.45):

Tab. 4.45: Gegensätzliche immunmodulatorische Funktionen von Komplement-Rezeptoren und Komplementfaktoren in Lösung oder gebunden an den Fc-Teil von Antikörpern.

Komplementfaktoren	Komplement-Rezeptoren	proinflammatorische Wirkung	antiinflammatorische Wirkung
C1q		Aktivierung der Komplementkaskade, Bildung der Anaphylatoxine C3a, C5a, C4a, Degranulation von Mastzellen und basophilen Granulozyten, Aktivierung von Makrophagen, neutrophilen Granulozyten, Blutplättchen und Fibroblasten, Aktivierung von B-Lymphozyten, Zytolyse von Antigen-tragenden Zielzellen durch den lytischen Komplex (C5b678(9)n)	sterische Behinderung der Immunkomplexbildung, Aufrechterhaltung der Löslichkeit von Immunkomplexen, Inhibition der Thrombozytenaggregation durch Kollagen
C1q	**cC1q-R, C1qRp, alpha2-beta1-Integrin**		verstärkte Phagozytose der Immunkomplexe durch Makrophagen und Granulozyten
C4b/C3b		Weiterführung der Aktivierung der Komplementkaskade (Bildung der C3-Konvertasen und der C5-Konvertasen)	sterische Behinderung der Immunkomplexbildung, Aufrechterhaltung der Löslichkeit von Immunkomplexen, Auflösung von Immunkomplexen
C4b/C3b	**CR1** (CD35)	Steigerung der Immunantwort durch Aktivierung von dendritischen Zellen und B-Lymphozyten, Degranulation von eosinophilen Granulozyten	Bindung von Immunkomplexen an Erythrozyten und Transport der Immunkomplexe zur Leber und Milz, dort Aufnahme und Verdau der Immunkomplexe durch Makrophagen, verstärkte Phagozytose der Immunkomplexe durch Monozyten, neutrophile Granulozyten, Hemmung von T-Lymphozyten
C3dg, C3d	CR2 (CD21)	Steigerung der humoralen Immunabwehr durch Aktivierung B-Lymphozyten, Verstärkung der Immunabwehr durch Aktivierung von den-	Bildung von Immunkomplexen im Antikörperüberschuss

Komplementfaktoren	Komplement-Rezeptoren	proinflammatorische Wirkung	antiinflammatorische Wirkung
		dritischen Zellen, Epithelzellen und T-Lymphozyten, Verstärkung der Antikörperabhängigen zellulären Zytotoxizität von natürlichen Killerzellen	
iC3b	**CR3** (CD11b/CD18) und CR4 (CD11c/CD18)	Aktivierung von Monozyten, Makrophagen, Granulozyten und natürlichen Killerzellen, Degranulation von eosinophilen Granulozyten, Steigerung der Immunantwort durch Aktivierung von dendritischen Zellen und T-Lymphozyten	verstärkte Phagozytose der Immunkomplexe durch Monozyten, Makrophagen und neutrophilen Granulozyten

- eine Hemmung des weiteren Wachstums der Immunkomplexe durch die sterische Behinderung der Antigen-spezifischen Bindung weiterer Antikörper und durch Verdrängen und Loslösen bereits gebundener Antikörper; in dieser Hinsicht sind besonders wirksam
  - C1q, aber auch C4b und C3b;
- einen Abtransport von Immunkomplexen aus dem Blut in das Retikulo-Makrophagen-System, wo sie phagozytiert und verdaut werden;
  - über C4b und C3b binden Immunkomplexen an den Komplement-Rezeptor CR1 auf Erythrozyten; die Masse an Erythrozyten gewährleistet den Transport der Immunkomplexe hin zu den Makrophagen des retikulophagozytären Systems (Kupffer'sche Sternzellen in der Leber, Makrophagen in der Milz) zur Phagozytose und Vernichtung.
    - bei Normalpersonen nimmt jedoch die Anzahl der CR1 auf Erythozyten mit deren Alter ab;
    - bei chronischen Immunkomplexerkrankungen kann die Ursache in einer Verringerung von CR1 auf Erythrozyten liegen (siehe Tab. 4.48);
- eine verstärkte Aktivierung von Fresszellen (Makrophagen, Granulozyten) zur Phagozytose; hierzu aktivieren Immunkomplexe und Infektionserreger über das an ihnen gebundene
  - C1q den C1q-Rezeptor,
  - C4b und C3b den Komplement-Rezeptor CR1 und
  - iC3b die Komplement-Rezeptoren CR3 und CR4;
- eine Steigerung der erworbenen Immunabwehr durch Aktivierung von
  - dendritische Zellen über das an Immunkomplexe gebundene
    - C4b und C3b mit Aktivierung des Komplement-Rezeptors CR1,
    - C3dg und C3d mit Aktivierung des Komplement-Rezeptors CR2 und
    - iC3b mit Aktivierung der Komplement-Rezeptoren CR3 und CR4;

- B-Lymphozyten über das an Immunkomplexe gebundene
  - ▨ C4b und C3b mit Aktivierung des Komplement-Rezeptors CR1,
  - ▨ C3dg und C3d mit Aktivierung des Komplement-Rezeptors CR2 in Synergie mit dem B-Lymphozyten-Rezeptor (BCR);
- eine Verminderung der Reaktion der erworbenen Immunabwehr durch Hemmung von T-Lymphozyten über C4b und C3b und Bindung an den CR1.

Komplement-Rezeptoren sind somit beteiligt
- bei Aktivierung durch Komplementfaktoren gebunden an Immunkomplexe
  - proinflammatorisch wie auch antiinflammatorisch an der Regelung der Immunabwehr (siehe Tab. 4.45);
- durch Bindung von C1q, C4b und/oder C3b
  - an der Hemmung der Aktivierungskaskade des Komplements und damit an der Regelung und örtlichen Beschränkung einer Komplementaktivierung;
    - ▨ dieses gilt besonders (siehe Tab. 4.43) für die Komplement-Rezeptoren C1qRp/CD93 (für C1q) und CR1 (für C3b, C4b und C1q), wenn ihre extrazellulären Teile proteolytische abgespalten werden und als lösliche Rezeptoren die Komplementaktivierung beeinflussen.

Welche Bedeutung die Komplement-Rezeptoren einerseits für die Elimination von Immunkomplexen und andererseits für die Begrenzung der durch die Komplementaktivierung ausgelösten Entzündung haben, wird bei einer Reihe von Autoimmunerkrankungen und Virusinfektionen deutlich (siehe Tab. 4.46).

Tab. 4.46: Erkrankungen bei verminderter Expression von Komplement-Rezeptoren.

reduzierte Expression von	Zellen	Erkrankung	Vorkommen bei
CR1, CR3	neutrophile Granulozyten	Abwehrschwäche	Frühgeburten
CR1	Erythrozyten	Immunkomplexerkrankung, Glomerulonephritis	systemischer Lupus erythematodes (SLE), juvenile rheumatoide Arthritis, autoimmune hämolytische Anämie, HIV-Infektion/AIDS
CR1	neutrophile Granulozyten, Makrophagen	schwere rezidivierende Infektionen	HIV-Infektion/AIDS
CR1	Podozyten in den Glomeruli der Nieren	proliferative Glomerulonephritis	systemischer Lupus erythematodes (SLE),

reduzierte Expression von	Zellen	Erkrankung	Vorkommen bei
CR2	B-Lymphozyten	abnormale Funktion der B-Lymphozyten	aystemischer Lupus erythematodes (SLE)
CR1, CR2	Makrophagen	Verstärkung der Immunkomplex-erkrankungen, Myocarditis, Kardiomyopathie	Cocksackie-Virus B3-Infektionen
CR3, CR4	Makrophagen, Granulozyten	wiederholte schwere Infektionen, eingeschränkte Fähigkeit der Eiterbildung, verzögerte Wundheilung, Gingivitis, Leukozytose	Leukozyten-Adhäsionsdefizienz-1 (LAD-1, Mutation von CD18)

4.14.3.8 Phagozytose, Exozytose und Entzündung

Antikörper sind in der Lage, Fremdsubstanzen mit phagozytierenden Zellen zu vernetzen. Ermöglicht wird diese Funktion

- durch die Bindetaschen, mit denen Antikörper an Epitope auf Antigenen, seien es lösliche Proteine, Glykoproteine, Glykolipide, Infektionserreger oder Partikel binden und zugleich
- durch die Fc-Teile, mit denen Antikörper phagozytierende Zellen aktivieren und zwar
  - direkt durch Bindung an Fc-Rezeptoren (siehe Kap. 4.14.3.2), im Besonderen an Fc-gammaRI, -RII und -RIII und/oder
  - indirekt über (an Fc-Teile) gebundene Komplementfaktoren (C1q, C4b, C3b, iC3b, C3dg C3d), welche an die jeweiligen Komplement-Rezeptoren (siehe Kap. 4.14.3.7) binden. Dieses gilt im Besonderen für IgM.

Die Aktivierung von Fc-Rezeptoren wie auch von Komplement-Rezeptoren (beispielsweise durch Kreuzvernetzung mit Hilfe von Immunkomplexen) stößt in der jeweiligen Zelle die Signalübertragung an über

- G-Proteine (z. B. beim FC-gammaRIIIB oder bei einem Teil der CR1; siehe Kap. 3.3.1.2) oder
- die Phosphorylierung von ITAMs im zytoplasmatischen Teil des Rezeptors oder falls der Rezeptor kein ITAM besitzt über
- die Phosphorylierung von ITAMs in einem Rezeptor-assoziierten Protein.

Die Fortführung der Signalübertragung erfolgt über Rezeptor-assoziierte Kinasen der Src-Genfamilie (z. B. p56Lck), welche die Tyrosine der jeweiligen ITAMs phosphorylieren und dadurch zu Bindestellen für die Src-Homologiedomänen (SH2) von weiteren zellulären Phosphokinasen (z. B. Src, Fyn, Fgr, Hck, Lyn) machen. Durch die Bindung an ITAM werden diese zellulären Phosphokinasen ihrerseits und durch sie wiederum unterschiedliche Signalübertragungswege (siehe Kap. 3.3.3) bis hin zur Phagozytose stimuliert (siehe Kap. 3.4.4).

Da die Aktivierung von Makrophagen und Granulozyten mit dem Grad der Kreuzvernetzung ihrer Fc- und Komplement-Rezeptoren zunimmt, bewirken Immunkomplexe mit der größten Vernetzung, d. h. Immunkomplexe im Äquivalenzbereich von Antigen und Antikörpern, die stärkste Aktivierung von Makrophagen und Granulozyten.

Parallel zum Prozess der Phagozytose findet die Exozytose von lysosomalen Enzymen statt (siehe Kap. 3.4.4.3). Diese haben ihr Wirkungsoptimum bei niedrigem pH-Wert.
- Liegt in der Umgebung der phagozytierenden Zelle ein erniedrigter pH-Wert, z. B.
  - durch Abnahme der Sauerstoffkonzentration und
  - durch Zunahme der anaeroben Glykolyse,
- finden die lysosomalen Enzyme ihr pH-Optimum, wodurch Entzündungsreaktionen angestoßen oder/oder verstärkt werden
  - durch lokale Aktivierung des Komplementsystems (siehe Kap. 3.2.2), des Gerinnungssystems (siehe Kap. 3.2.3) und des Kininsystems (siehe Kap. 3.2.4) und
  - durch lokalen Abbau der extrazelluläre Matrix (siehe Kap. 2.2).

4.14.3.9 Antikörper-vermittelte zytotoxische Reaktionen

Antikörper, welche an Zellen oder Infektionserreger Antigen-spezifisch gebunden sind, besitzen die Fähigkeit, eine zytotoxische Reaktion auszulösen und zwar grundsätzlich über 2 Mechanismen:
- die Antikörper-abhängige Komplement-mediierte Zytotoxizität, (ADCMC (*antibody dependent cell-mediated cytotoxicity*) oder CMC (*complement mediated cytotoxicity*)) und
- die Antikörper-abhängige zellulär-mediierte Zytotoxizität (ADCC, *antibody dependent cellular cytotoxicity*)

ADCMC/CMC

Die Antikörper-abhängige Komplement-mediierte Zytotoxizität wird eingeleitet durch die Bindung von C1q an den Fc-Teil des Antikörpers. Hierdurch erfolgt
- die Aktivierung des klassischen Weges der Komplementkaskade (siehe Kap. 3.2.2),
- die letztendliche Bildung des zytolytischen Komplexes (C5b678(9)xn), der in eine am Ort seiner Entstehung befindliche Zellmembran eindringen und eine Zytolyse verursachen kann, beispielsweise
  - bei Bakterien, Protozoen und
  - Erythrozyten.

Im Gegensatz zu Erythrozyten sind homologe (nicht dagegen allogene) Kern-haltige Zellen in der Lage, sich gegen Bildung und Wirkung der zytolytischen Komplexe weitgehend zu wehren. Hierzu werden verschiedene Mechanismen in Gang gesetzt:
- Inhibition der Bildung des hämolytischen Komplexes auf der Zellmembran der Zielzelle durch Zellmembran-ständige Inhibitoren (siehe Tab. 4.47),

Tab. 4.47: Zellmembran-gebundene Inhibitoren der Bildung des zytolytischen Komplexes (C5b678(9)xn).

Zellmembran-ständiger Inhibitor der Komplementaktivierung	Ziel-Struktur/ Protein	Wirkungsweise
cC1qR (Collectin-Rezeptor; Calreticulin, C1q-Rezeptor für die Kollagen-Struktur von C1q)	C1q (Kollagen-Teil)	Bindung und Inaktivierung von C1q
C1qRp (Komplementprotein q-Subkomponenten-Rezeptor, CD93)	C1q (Kollagen-Teil)	Bindung und Inaktivierung von C1q
alpha2-beta1-Integrin	C1q (Kollagen-Teil)	Bindung und Inaktivierung von C1q
gC1qbp/gC1q-R (globuläre Köpfe des C1q-bindendes Protein, CD91)	C1q (globuläre Teile)	Bindung und Inaktivierung von C1q
DAF (*decay-accelerating factor*, Zerfall-beschleunigender Faktor)	C4b	Inaktivierung von C4bC2b
MCP (Membrankofaktorprotein, gp45/70, CD46)	C4b, C3b	Kofaktor zum Abbau von C4b und C3b
CR1 (Komplement-Rezeptor 1, CD35)	C3b, C4b,	Inhibition der Bindung von C2 an C4b, Inhibition der Bindung von Faktor B und Faktor Bb an C3b, Kofaktor für Faktor I (Spaltung von C4b, C3b, iC3b)
HRF 65 (homologer Restriktionsfaktor)	C8	Hemmung der Bindung von (homologem) C8 an C5b67
MIP (MAC-inhibierendes Protein)	C9	Hemmung der Polymerisation von (homologem) C9
HRF20/MIRL/MACIF (Membraninhibitor der reaktiven Lyse; Membran-Angriffskomplexinhibitionsfaktor; Protectin; CD59)	C9	Hemmung der Polymerisation von (homologem) C9

● Aktivierung der betroffenen Zelle über eine Wechselwirkung der in die Zellmembran eingedrungenen zytolytischen Komplexe mit Membran-ständigen G-Proteinen, Freisetzung von Inositol-Phospholipiden und Anstieg vom cyclischen AMP und von Ca-Ionen (siehe Kap. 3.3.1.2),

● Elimination der gebildeten hämolytischen Komplexe durch
  – **Endozytose** und enzymatischen Verdau in einem Phagosom (z. B. bei neutrophilen Granulozyten),
  – Abgrenzung durch Bläschenbildung (***budding***), Abschnürung und Abstoßung (z. B. bei Synovialzellen, Thrombozyten, glomerulären Epithelzellen) und/oder
  – **Transzytose** in den Harn (z. B. bei glomerulären Epithelzellen).

Durch Endozytose, Exozytose und Transzytose können von einer Zelle etwa 10.000 zytolytische Komplexe in einem Zeitraum von etwa 3 min eliminiert werden.

Werden durch eine **andauernde Aktivierung** des Komplementsystems fortlaufend zytolytische Komplexe gebildet, steht somit bei den beteiligten Kern-haltigen Zellen im Vordergund

- nicht die Zytolyse,
- sondern die andauernde Zellaktivierung;
  - diese wird als eine der Ursachen für **chronische Entzündungen**, beispielsweise bei der rheumatoiden Arthritis mit der Proliferation von Synovialzellen, Osteoblasten und Osteoblasten angesehen.

ADCC

Durch die Antikörper-abhängige Zell-mediierte Zytotoxizität (ADCC, *antibody dependent cellular cytotoxicity*) können Zellen Antigen-spezifisch abgetötet werden,

- ohne abhängig zu sein von der Bildung einer immunologischen Synapse zwischen der abzutötenden Zielzelle und der zytotoxischen Zelle, wie z. B. bei zytotoxischen T-Lymphozyten (siehe Kap. 4.9.3) und somit
- ohne die Präsentation eines geeigneten antigenen Peptids durch ein syngenes MHC-I-Molekül auf der abzutötenden Zielzelle.

Faktoren der ADCC stellen dar

- Antikörper, welche mit ihren Bindetaschen an Epitope auf der Membran einer Zielzelle und gleichzeitig mit ihrem Fc-Teil an einen Fc-Rezeptor binden;
  - diese Epitope können Bestandteile sein von Virusantigenen, Parasitenantigenen, Tumor-assoziierten Antigenen, Transplantationsantigenen oder induziert worden sein durch physikalische oder chemische Einwirkungen auf körpereigene Proteine;
  - besonders IgG-Antikörper, aber auch IgM-, IgA- und IgE-Antikörper sind in der Lage, eine ADCC auslösen;
  - die Stärke der ADCC ist hierbei abhängig von dem Fukosylierungsgrad des Fc-Teiles des Antikörpers; eine Verminderung der Fukosylierung der Kohlenhydrat-Kette des Fc-Teiles von IgG1 bewirkt eine Verbesserung von dessen Bindung zum Fc-Rezeptor (Fc-gammaRIIIA) und damit auch eine Verstärkung der ADCC;
- zytotoxische Effektorzellen, welche mit ihren Fc-Rezeptoren an den Fc-Teil von solchen Antikörpern binden, die mit ihren Bindetaschen an Epitope auf der Zielzelle gebunden sind; zu den Effektorzellen gehören
  - im Besonderen natürliche Killerzellen (siehe Kap. 3.6),
  - aber auch Monozyten, Makrophagen, neutrophile Granulozyten und eosinophile Granulozyten;
- zytotoxische Substanzen, welche nach Aktivierung der Effektorzellen durch Quervernetzung ihrer Fc-Rezeptoren freigesetzt werden, beispielsweise

- Perforin und Granzyme (ähnlich wie bei zytotoxischen T-Lymphozyten; siehe Kap. 4.9.3), welche den kontrollierten Zelltod induzieren und/oder
- zytotoxisch wirkende Zytokine wie IFNgamma, TNFalpha und TNFbeta.

Die ADCC gilt als eine der wesentlichen zytotoxischen Mechanismen zur Vernichtung von
- Virus-infizierten Zellen,
- Parasiten,
  - im Besonderen durch IgE-Antikörper und eosinophile Granulozyten,
- Tumorzellen,
  - soweit der Körper seine Tumorzellen als fremd erkennen und Antikörper gegen sie entwickeln kann (siehe Kap. 6.9.1),
- allogenen oder xenogenen Zellen, beispielsweise
  - nach einer Organverpflanzung von Mensch zu Mensch (Transplantation allogener Organe oder Zellen) oder
  - nach einer Frischzellentherapie mit tierischen (xenogenen) Zellen.

Weiterführende Literatur

Aizenshtein E, Pinchasov Y, Morag E, Leitner G, Shpanir Y, Reimond D, Pitcovski J. Immunological complex for enhancement of innate immune response in passive vaccination. Vaccine. 2013 Jan 11;31(4):626–31.

Brezski RJ, Monroe JG. B-cell receptor. Adv Exp Med Biol. 2008, 640:12–21.

Cabañas C, Sánchez-Madrid F. CD11c (leukocyte integrin CR4 alpha subunit). J Biol Regul Homeost Agents. 1999, 13:134–136.

Carroll MC. Complement and humoral immunity. Vaccine. 2008, 26 Suppl 8:I28–133.

Chikazawa M, Otaki N, Shibata T, Miyashita H, Kawai Y, Maruyama S, Toyokuni S, Kitaura Y, Matsuda T, Uchida K. Multispecificity of immunoglobulin M antibodies raised against advanced glycation end products: involvement of electronegative potential of antigens. J Biol Chem. 2013 May 10;288(19):13204–14.

De Groot AS, Martin W. Reducing risk, improving outcomes: bioengineering less immunogenic protein therapeutics. Clin Immunol. 2009, 131:189–201.

Ehlers MR. CR3: a general purpose adhesion-recognition receptor essential for innate immunity. Microbes Infect. 2000, 2:289–294.

Ganesan LP, Kim J, Wu Y, Mohanty S, Phillips GS, Birmingham DJ, Robinson JM, Anderson CL. FcγRIIb on liver sinusoidal endothelium clears small immune complexes. J Immunol. 2012 Nov 15;189(10):4981–8.

Gilliam BE, Reed MR, Chauhan AK, Dehlendorf AB, Moore TL. Significance of complement components C1q and C4 bound to circulating immune complexes in juvenile idiopathic arthritis: support for classical complement pathway activation. Clin Exp Rheumatol. 2011 Nov–Dec;29(6):1049–56.

Grevers LC, de Vries TJ, Everts V, Verbeek JS, van den Berg WB, van Lent PL. Immune complex-induced inhibition of osteoclastogenesis is mediated via activating but not inhibitory Fcγ receptors on myeloid precursor cells. Ann Rheum Dis. 2013 Feb;72(2):278–85.

Jefferis R. Antibody therapeutics: isotype and glycoform selection. Expert Opin Biol Ther. 2007, 7:1401–1413.

Khera R, Das N. Complement Receptor 1: disease associations and therapeutic implications. Mol Immunol. 2009, 46:761–772.

Lemieux R, Bazin R. Autoantibody-induced formation of immune complexes in normal human serum. Curr Pharm Des. 2006, 12:173–179.

Masuda A, Yoshida M, Shiomi H, Morita Y, Kutsumi H, Inokuchi H, Mizuno S, Nakamura A, Takai T, Blumberg RS, Azuma T. Role of Fc Receptors as a therapeutic target. Inflamm Allergy Drug Targets. 2009, 8:80–86.

McCarthy H, Ottensmeier CH, Hamblin TJ, Stevenson FK. Anti-idiotype vaccines. Br J Haematol. 2003,123:770–781.

Mix E, Goertsches R, Zett UK. Immunoglobulins – basic considerations. J Neurol. 2006, 253 Suppl 5:9–17.

Mukaida N. Immunologic tests: Antibody-dependent cell-mediated cytotoxicity (ADCC). Nippon Rinsho. 2005, 63 Suppl 7:34–36.

Nimmerjahn F, Ravetch JV. Fcgamma receptors: old friends and new family members. Immunity. 2006, 24:19–28.

Ohyama K, Kuroda N. Immune complexome analysis. Adv Clin Chem. 2013, 60:129–41.

Ota T. Rheumatoid factor and its related anti-IgG antibodies: the present state and perspective. Nihon Rinsho Meneki Gakkai Kaishi. 2002, 25:319–329.

Mostböck S. Cytokine/Antibody complexes: an emerging class of immunostimulants. Curr Pharm Des. 2009, 15:809–825.

Pangburn MK, Ferreira VP, Cortes C. Discrimination between host and pathogens by the complement system. Vaccine. 2008, 26 Suppl 8:I15–I21.

Powell MS, Hogarth PM. Fc receptors. Adv Exp Med Biol. 2008, 640:22–34.

Rönnelid J, Ahlin E, Nilsson B, Nilsson-Ekdahl K, Mathsson L. Immune complex-mediated cytokine production is regulated by classical complement activation both in vivo and in vitro. Adv Exp Med Biol. 2008, 632:187–201. 64.

Schmidt RE, Gessner JE. Fc receptors and their interaction with complement in autoimmunity. Immunol Lett. 2005, 100:56–67.

Sibéril S, Dutertre CA, Fridman WH, Teillaud JL. FcgammaR: The key to optimize therapeutic antibodies? Crit Rev Oncol Hematol. 2007, 62:26–33.

Sjöberg AP, Trouw LA, Blom AM. Complement activation and inhibition: a delicate balance. Trends Immunol. 30:83–90.

Tan EM. Autoantibodies, autoimmune disease, and the birth of immune diagnostics. J Clin Invest. 2012 Nov 1;122(11):3835–6.

Terness P, Opelz G. Natural anti-immunoglobulin autoantibodies: irrelevant by-products or immuno-regulatory molecules? Int Arch Allergy Immunol. 1998,115:270–277.

Webster ML, Zhu G, Li Y, Ni H. Fc-independent phagocytosis: implications for intravenous IgG therapy in immune thrombocytopenia. Cardiovasc Hematol Disord Drug Targets. 2008, 8:278–282.

Wen YM. Antigen-antibody immunogenic complex: promising novel vaccines for microbial persistent infections. Expert Opin Biol Ther. 2009, 9:285–291.

Yefenof E. Complement receptor 3 (CR3): a public transducer of innate immunity signals in macrophages. Adv Exp Med Biol. 2000, 479:15–25.

4.15 B-Lymphozyten und ihre Rezeptoren

B-Lymphozyten stammen ab
- von den pluripotenten hämatopoetischen Stammzellen, welche sich befinden
  - beim Säuger vorwiegend im Knochenmark (*bone marrow*) und Blut,
  - beim Vogel in der Bursa Fabricii, einem Darm-Anhangsorgan, das als Ursprungs-ort der aviären B-Lymphozyten gilt;
- von den lymphoiden Stammzellen, welche sich aus den pluripotenten hämatopoeti-schen Stammzellen differenzieren und
  - die Ursprungszellen darstellen für T-Lymphozyten und B-Lymphozyten.

Die Prägung zu B-Lymphozyten wird gesteuert von Zytokinen, erfolgt über mehrere Entwicklungsstufen und über positive wie auch negative Selektionen (siehe Tab. 4.48). Maßgeblichen Einfluss hat hierbei der B-Lymphozyten-Rezeptor (BCR) und seine Korezeptoren, Kostimulatoren und Koinhibitoren.

Tab. 4.48: Entwicklungsstufen der menschlichen B-Lymphozyten.

Entwicklungstufen des B-Lymphozyten	Ort/Gewebe (Reaktionspartner)	Zytokine (sekretierende Zellen)	Entwicklungsschritt	Selektion
lymphoide Stammzelle (*common lymphoid progenitor*, Gewebestammzelle)	Knochenmark	SCF, IL-1, IL-6 (Stromazellen)		
Progenitor-B-Lymphozyt (Pro-B, multipotenter Vorläufer)	Knochenmark	SCF, IL-1, IL-6 (Stromazellen)		
Prä-B-Lymphozyt (früher unreifer B-Lymphozyt)	Knochenmark	IL-7 (Stromazellen)		
virgineller (naiver) B-Lymphozyt (später unreifer B-Lymphozyt)	Knochenmark (Stromazellen mit Autoantigenen)	IL-7 (Stromazellen)	Apoptose von B-Lymphozyten mit autoreaktiven Membranantikörpern	**negative Selektion**
Übergangs-B-Lymphozyt	Blut (Autoantigene im Blut)		Apoptose von B-Lymphozyten mit autoreaktiven Membranantikörpern	**negative Selektion**
	parakortikale Zone in den lymphatischen Organen, Expression von CD40 und Stimulation durch CD40L	IL-2, IL-4, IL-5, IL-6, IL-10 (T-Lymphozyten)	Überleben von B-Lymphozyten mit ausreichender Stimulation zur weiteren Differenzierung	**positive Selektion**
follikulärer B-Lymphozyt	primäre Lymphfollikel in den lymphatischen Organen			
	zirkulierend zwischen Knochenmark, Blut, Lymphe, lymphatischen Organen		Aufnahme und Präsentation von Antigenen	
	primäre Lymphfollikel (T-Helfer-Lymphozyten, TH2)	IL-2, IL-4, IL-5, IL-6, IL-10 (T-Lymphozyten)	Bildung einer immunologischen Synapse mit und Stimulation durch follikuläre T-Helfer-Lymphozyten	**positive Selektion**

Entwicklungstufen des B-Lymphozyten	Ort/Gewebe (Reaktionspartner)	Zytokine (sekretierende Zellen)	Entwicklungsschritt	Selektion
Zentroblast	Kernbezirke der (sekundären) Lymphfollikel	IL-2, IL-4, IL-5, IL-6, IL-10 (T-Lymphozyten)	mehrfache Zellteilungen, somatische Hypermutation der variablen Domänen des Immunglobulins, Isotypenwechsel	
Zentrozyt	Randbezirke der sekundären Lymphfollikel (follikuläre dendritische Zellen)		Überleben von Zentrozyten mit hochaffinen Immunglobulinen, Isotypenwechsel	**positive Selektion**
reifer B-Lymphozyt	Lymphe, Blut, Knochenmark, Milz			

4.15.1 B-Lymphozyten-Rezeptor

Der B-Lymphozyten-Rezeptor (BCR, *B-cell-antigen-receptor*) stellt ein wesentliches Charakteristikum der B-Lymphozyten dar. Er besteht aus
- einem Membran-ständigen, „monomeren" Immunglobulinmolekül (sIg, *surface Ig*, Oberflächen-Immunoglobulin),
    - **zuerst vom IgM-Isotyp**, nachfolgend in Zuge des Isotypwechsels auch vom IgD-, IgG-, IgA- oder IgE-Typ,
    - dem am carboxyterminalen Ende der schweren Ketten (d. h. am freien Ende des Fc-Teiles) jeweils nur ein Membrananker aus 41 Aminosäuren (siehe Kap. 4.17.1) angefügt ist,
    - welches daher nicht eigenständig Signale in die Zelle übertragen kann;
- den akzessorischen Molekülen, welche für die Signalübertragung des BCR verantwortlich sind und Heterodimere aus 2 Proteinen der Immunglobulinsuperfamilie darstellen, und zwar
    - **Ig-alpha (CD79a**, codiert auf Chromosom 19, Molekulargewicht 34 kDa) und
    - **Ig-beta (CD79b**, codiert auf Chromosom 17, Molekulargewicht 39 kDa).

Die **Aktivierung** des BCR wird eingeleitet
- durch Antigene, welche mit ihren Epitopen mehrerer BCR-Moleküle vernetzen und aggregieren,
- durch Antigene, an welche Antikörper und/oder Komplementspaltprodukte gebunden haben und welche hierdurch die BCR-Moleküle mit Komplement-Rezeptoren oder aktivierenden Fc-Rezeptoren kreuzvernetzen.

Die Aggregation oder Kreuzvernetzung des BCR
- aktiviert Rezeptor-assoziierte Kinasen der Src-Familie (Lyn, Blk, Fyn), der Syk- und der BTK-Familien (siehe Kap. 3.3.3),

- führt unter Beteiligung von Adapterproteinen und weiteren zellulären Kinasen und Phospatasen letztlich zur Aktivierung von Transkriptionsfaktoren (siehe Kap. 3.3.1).

Die Aktivierung des BCR bewirkt
- die Reifung und Selektion von B-Lymphozyten, im Besonderen
  - die **negative Selektion** durch Apoptose (siehe Kap. 3.3.8) von virginellen B-Lymphozyten, die BCRs mit einem autoreaktiven Antikörper bilden,
  - die **positive Selektion** durch den Überlebensanreiz von solchen B-Lymphozyten im Lymphknoten (Zentrozyten), die BCRs mit einem hochaffinen Antikörper bilden;
- die Endozytose des von den BCR gebundenen Antigens, dessen Verdau zu Peptiden und Lipiden in Phagolysosomen und
- die Präsentation dieser Peptide bzw. Lipide auf dem MHC-II oder CD1 (siehe Kap. 4.5.2 und 4.5.2) für die professionelle Antigen-Präsentation durch B-Lymphozyten und Bildung einer immunologischen Synapse mit T-Helfer-(2)-Lymphozyten.

Die Aktivierung des BCR wird reguliert über das Wechselspiel zwischen Korezeptoren und Kostimulatoren einerseits und Koinhibitoren andererseits.

4.15.2 Stimulierende Korezeptoren und Kostimulatoren

4.15.2.1 CD19 und sein Komplex mit CD21, CD81 und CD225

CD19 ist ein transmembranes Glykoprotein der Immunglobulinsuperfamilie (Molekulargewicht 95 kDa, codiert auf dem Chromsom 16), welches
- von B-Lymphozyten aller Entwicklungsstufen exprimiert wird, jedoch nicht von reifen Plasmazellen;
  - zusätzlich bilden follikuläre dendritischen Zellen CD19 aus;
- in seinem zytoplasmatischen Teil konservierte Tyrosine besitzt, welche
  - nach Aktivierung von CD19 durch die Tyrosin-Kinase Lyn phosphoryliert werden und
  - als Phosphotyrosine SH2-Bindedomänen darstellen, an welche die Tyrosin-Kinase Lyn und die Phosphoinositol-3 Kinase binden können; hierdurch ist CD19 in der Lage, wie ein Adapterprotein die zelluläre Signalübertragung (Ca-Ionen-Mobilisierung, Aktivierung des JNK, ERK und p38 MAP-Kinase-Signalübertragung) zu verstärken;
- mit CD21, CD81 und CD225 einen tetrameren Komplex bildet:
  - **CD21** (Komplement-Rezeptor Typ 2, CR2) bindet hierbei
  - das Komplementspaltprodukt C3d (gebunden an einem Antigen; siehe Kap. 4.14.3.7) und aktiviert hierdurch CD19,
  - oder trimeres sCD23 (sFcSgE-RII) (siehe Kap. 6.7.1)
  - **CD81 und CD225** sind in einer Vielzahl von Zellen vorkommende transmembrane Proteine, welche an der zellulären Signalübertragung beteiligt sind
    - CD81 (TAPA-1, *target of antiproliferative antibody 1*, Ziel des antiproliterativen Antikörpers 1) ist ein Glykoprotein (Molekulargewicht 26 kDa, codiert auf dem

Chromosom 11) der Tetraspaninfamilie (charakterisiert durch 4 Transmembrandomänen), dessen N-terminale und C-terminale Enden sich im Zytoplasma befinden; CD81 bildet Komplexe mit Integrinen und scheint die Signalübertragung zu **verstärken**; CD81 ist zugleich Bindeort für das **Hepatitis C Virus (HCV)**,

- ◼ CD225 (Fragilis, Interferon-induziertes Protein-17/IFI-17, Interferon-induziertes Transmembranprotein-1/IFITM-1; Molekulargewicht 17 kDa) verfügt über 2 Transmembrandomänen und scheint die Signalübertragung eher zu **inhibieren**;

- sich alleine oder im Komplex mit CD21, CD81 und CD225 mit dem BCR assoziiert und hierdurch in der Lage ist,
  - den Schwellenwert für die Aktivierung des BCR in der Größenordnung von 2 Potenzen zu vermindern und dadurch zu ermöglichen, dass B-Lymphozyten (Zentrozyten) mit gering affinen Membranantikörpern positiv selektioniert werden/überleben,
  - den BCR mit dem Komplement-Rezeptor CR2/CD21 zu vernetzen und hierdurch eine Aktivierung von B-Lymphozyten durch Antigene, an denen C3d gebunden hat, zu verstärken,
  - auch unabhängig von einer Bindung an den BCR B-Lymphozyten zu aktivieren;
- alle Funktionen des BCR zu verstärken; eine Überexpression von CD19 führt daher
  - zu einer Überaktivität von B-Lymphozyten,
  - zur Eniedrigung des Schwellenwertes für die negative Selektion von virginellen B-Lymphozyten mit autoreaktiven Membranantikörpern und zur verstärkten Bildung von Autoantikörpern.

4.15.2.2 Aktivierende FC-Rezeptoren

B-Lymphozyten exprimieren eine Reihe von Zell-aktivierenden Fc-Rezeptoren (siehe Kap. 4.14.3.2), welche aktiviert werden durch quervernetzende Immunkomplexe. Die Aktivierung hat die Phosphorylierung von Immunrezeptor-Tyrosin-basierenden aktivierenden Motiven (ITAMs) im zytoplasmatischen Teil der Fc-Rezeptoren durch Membran-ständige Rezeptor-assoziierte Kinasen (z. B. p56Lck) zur Folge. Hierdurch entstehen Bindestellen für die Src-Homologiedomäne (SH2) von weiteren zellulären Phosphokinasen (z. B. Src, Fyn, Fgr, Hck, Lyn). Diese werden ihrerseits durch Bindung an ITAMs aktiviert und können so die zelluläre Signalübertragung mit Aktivierung im Besonderen der CJun-Kinase (JNK) in die Wege leiten (siehe Kap. 3.3.3).

Zu den aktivierenden Rezeptoren auf B-Lymphozyten gehören
- Fc-alphaR/-µR (siehe Kap. 4.14.3.2), welche
  - IgA- und IgM-haltige Immunkomplexe binden,
- Fc-γRIIA (siehe Kap. 4.14.3.2), welche
  - IgG-haltige Immunkomplexe binden,
  - von virginellen und follikulären B-Lymphozyten im Blut in großen Mengen exprimiert werden, nach Aktivierung sinkt jedoch die Expression von Fc-gammaRIIA zugunsten der Expression des inhibierenden Fc-gammaRIIB1-Rezeptors,

Beiden aktivierenden Rezeptoren ist gemeinsam, dass sie B-Lymphozyten zur professionellen Antigen-Präsentation stimulieren (siehe Kap. 4.5.2 und 4.5.3), indem besonders gefördert werden

- die Endozytose des von den BCR gebundenen Antigens,
- dessen Verdau zu Peptiden und Lipiden in Phagolysosomen und
- die Präsentation dieser Peptide bzw. Lipide auf dem MHC-II oder CD1 (siehe Kap. 4.5.2 und 4.5.2).

4.15.2.3 TLR und CD180 im Komplex mit MD-1

CD180 (radioprotektives Protein/RP105, Molekulargewicht 95–105 kDa, codiert auf dem Chromosom 5) gehört zur Toll-artigen Rezeptorfamilie (TLR; siehe Kap. 3.4.4.1) und ist

- ein Membran-Glykoprotein mit Leucin-reichen Sequenzen in der extrazellulären Domäne und einem kurzen zytoplasmatischen Teil,
- mit seiner extrazellulären Domäne assoziiert mit MD-1 (Molekulargewicht 28 kDa).

MD-1 ist ein sekretiertes Glykoprotein, welches bereits intrazellulär an CD180 bindet und dessen intrazelluläre Reifung (Glykosylierung) und dessen intrazellulären Transport zur Zellmembran entscheidend unterstützt.

Der **CD180/MD-1** Komplex

- wird exprimiert fast ausschließlich von reifen B-Lymphozyten, dendritischen Zellen und Monozyten/Makrophagen;
  - besonders bei B-Lymphozyten erfolgt diese Expression in Gesellschaft mit der Expression einer Reihe weiterer Toll-artiger Rezeptoren,
    - wie TLR2, TLR4, TLR7, TLR8 und TLR9 (siehe Kap. 3.4.4.1),
    - wobei vorwiegend der TLR4/MD-2 Komplex (siehe Kap. 3.4.4.1) eng mit dem CD180/MD-1 Komplex kooperiert;
- wird aktiviert durch Bindung von Lipopolysacchariden (von Gram(-)-Bakterien). Dieses führt zur Mobilisierung von intrazellulärem Calcium und der Aktivierung von Transskriptionsfaktoren (c-Myc). Diese Aktivierung stimuliert in B-Lymphozyten
  - die DNA-Synthese und Proliferation,
  - die Expression des kostimulatorischen Liganden CD80 für die Kooperation mit T-Helfer(2)-Lymphozyten,
  - den Wechsel der Antikörperklasse,
  - die Differenzierung zu Plasmazellen.

Wird der CD180/MD-1 Komplex jedoch gleichzeitig aktiviert mit dem B-Lymphozyten-Rezeptor (BCR), scheint

- die Proliferation von B-Lymphozyten gehemmt zu werden und
- der CD180/M-1 eine proapoptotische Wirkung zu haben.

4.15.2.4 Mitglieder der TNF-Rezeptorsuperfamilie

B-Lymphozyten verfügen über eine Reihe von antiapoptotisch wirkenden Rezeptoren der Tumor-Nekrose-Faktor-Rezeptorsuperfamilie (TNFRSF), wie z. B. CD40, BAFFR, TACI, BCMA, CD27 (siehe Tab. 4.49), welche

Tab. 4.49: Antiapoptotisch auf B-Lymphozyten wirkende Mitglieder der TNF-Rezeptorsuperfamilie.

Rezeptor der TNF-Familie	Vorkommen	Ligand	Ursprung des Liganden	Wirksamkeit auf B-Lymphozyten
CD40 (TNF-RSF-5)	B-Lymphozyten, dendritische Zellen, Makrophagen, Endothelzellen, Epithelzellen	CD40-Ligand	aktivierte T-Lymphozyten	Proliferation, Differenzierung, Wechsel der Antikörperklasse, Bildung von Gedächtnis-B-Lymphozyten
BAFF-R (Rezeptor für den B-Zellen-aktivierenden Faktor, TNF-RSF-13C)	follikuläre B-Lymphozyten, reife B-Lymphoszyten	BAFF (B-Lymphozyten-aktivierender Faktor)	Monozyten, Makrophagen dendritische Zellen, Stromazellen, Knochenmark, T-Lymphozyten	Überleben, Aktivierung, Differenzierung, Wechsel der Antikörperklasse, Synergismus smit IL-4
TACI (*transmembrane activator, calcium modulator and cyclophilin interactor*, Transmembranaktivator, Calciummodulator und Cyclophilininteraktor)	follikuläre B-Lymphozyten, reife B-Lympho-zyten im lympha-tischen Gewebe und Blut, Plasmazellen, aktivierte T-Lymphozyten	APRIL (*a prolife-ration inducing ligand*, Prolife-ration-induzie-render Ligand), (BAFF)	Monozyten, Makrophagen, dendritische Zellen, Stromazellen Knochenmark, T-Lymphozyten	Proliferation, Wechsel der Antikörperklasse; Differenzierung von B-Lymphozyten (aktiviert von T-Lym-phozyten-unabhän-gigen Antigenen) zu Plasmazellen
BCMA (*B-cell maturation antigen*, B-Zellen-Maturations-antigen TNF-RSF17)	reife B-Lymphozyten	BAFF, APRIL	Monozyten, Makrophagen, dendritische Zellen, Stromazellen Knochenmark, T-Lymphozyten	Proliferation, Wechsel der Antikörperklasse
CD27	follikuläre B-Lym-phozyten, reife B-Lymphozyten, Plasmazellen, Ge-dächtnis-B-Lym-phozyten, naive T-Lymphozyten	CD27-Ligand (CD70)	aktivierte T-Lym-phozyten, akti-vierte B-Lympho-zyten, dendri-tische Zellen, natürliche Killerzellen	vermehrte Differen-zierung zu Plasma-zellen, erhöhte Sekretion von IgM, IgG, IgA, IgE

- durch Liganden der TNF-Familie (CD40-Ligand, BAFF, APRIL, CD27-Ligand/CD70) ak-tiviert werden und
- die B-Lymphozyten zur Proliferation stimulieren und deren Apoptose hemmen.

TNFRSF stellen zumeist (Typ I-)Transmembranproteine dar mit
- einer extrazellulären, den Liganden bindenden Domäne, welche über 1 (z. B. BAFFR, BCMA) oder 2 (TACI) Sequenzen von jeweils 6 Cysteinen im N-terminalem Bereich verfügt,

- einer einzigen Transmembranregion und
- einer zytoplasmatischen Region,
  - welche bei aktivierenden, **antiapoptotisch** wirkenden Mitgliedern der TNF-RSF-Motive enthält, die
    - ■ nach einer (durch Liganden-induzierten) Trimerisierung des TNF-Rezeptors Adapterproteine binden (TNF-R-assoziierte Faktoren, TRAF1, -2, -3, -4, -5, -6) und damit
    - ■ den MAPK-Signalweg (siehe Kap. 3.3.3) stimulieren über Aktivierung der c-Jun-Kinase (JNK), der p38-Kinase und der extrazellulären Signal-regulierten Kinase (ERK) zur Aktivierung antiapoptotisch wirkender Transkriptionsfaktoren wie z. B. NFkappaB und Elk-1;
  - welche bei **proapoptotisch** wirkenden Mitgliedern der TNF-RSF mit ihrer Todesdomäne (*death domain*) nach Trimerisierung des Rezeptors proapoptotisch wirkende Proteine aktiviert (siehe Kap. 3.3.8).

CD40 und sein Ligand CD40L (CD154)

CD40 ist ein transmembranes Glykoprotein (Molekulargewicht 48 kDa, 277 Aminosäuren, codiert auf dem Chromosom 20),

- welches exprimiert wird von Prä-B-Lymphozyten, Antigen-präsentierenden Zellen (B-Lymphozyten, dendritischen Zellen, Makrophagen), Epithelzellen, Thymusepithelzellen.

Der **CD40-Ligand** (CD40L, CD154, gp39, Molekulargewicht 39 kDa, 261 Aminosäuren, codiert auf dem X-Chromosom) stellt ein trimeres transmenbranes Glykoprotein der TNF-Familie,

- welches exprimiert wird besonders von aktivierten CD4(+)-T-Lymphozyten und CD8(+)-T-Lymphozyten, basophilen Granulozyten, Mastzellen, Thrombozyten und basalen Epithelzellen und
- dessen zellexterner Teil proteolytisch abgespalten werden kann zum löslichen (*soluble*) sCD40L.
  - Mehr als 95 % des sCD40L stammen von Thrombozyten.

Die Aktivierung von CD40 durch CD40L/CD154

- führt in Prä-B-Lymphozyten und virginellen (naiven) B-Lymphozyten
  - zur Verhinderung der Apoptose, welche durch B-Lymphozyten-Rezeptoren-induziert wird, die ohne Kostimulation quervernetzt und aktiviert werden, und
  - zur Proliferation und weiteren Differenzierung;
- ist Bestandteil der immunologischen Synapse zwischen follikulären B-Lymphozyten und follikulären T-Helfer-Lymphozyten (TH2),
  - unterstützt in follikulären B-Lymphozyten/Zentroblasten den Antikörperwechsel bis hin zu IgE, induziert durch IL-4 und IL-13 und
  - fördert die Bildung von Gedächtnis-B-Lymphozyten;
- stimuliert in Makrophagen und dendritischen Zellen die Zytokinsekretion.

BAFFR, TACI, BCMA und ihre Liganden BAFF und APRIL

Die **antiapoptotische Aktivität** des aktivierten CD40 (siehe Kap. 4.15.2.4.1) und dessen Wirkung auf den Wechsel der Antikörperklasse (Isotyp-Switch; siehe Kap. 4.17.5) wird unterstützt von

- BAFFR (*B-cell maturation antigen factor receptor*, Rezeptor des B-Zellen-Maturationsantigen-Faktors, CD268, Molekulargewicht 25 kDa), welcher aktiviert wird durch den BAFF (B-cell maturation antigen factor, B-Zellen-Maturationsantigen-Faktor),
- BCMA (*B-cell maturation antigen*, B-Zellen-Maturationsantigen, CD269, Molekulargewicht 27 kDa), welches aktiviert wird sowohl durch APRIL (*a proliferation-inducing ligand*, Proliferation-induzierender Ligand) als auch durch BAFF und
- TACI (*transmembrane activator, calcium modulator and cyclophilin interactor*, Transmembranaktivator, Calciummodulator und Cyclophilininteraktor, CD267, Molekulargewicht 32 kDa), welches aktiviert wird durch APRIL und im geringerem Maße durch BAFF.
  - TACI spielt für B-Lymphozyten eine besondere Rolle in soweit, als er
    - die Aktivierung und Proliferation von B-Lymphozyten durch die sogenannten T-Lymphozyten-unabhängigen Antigene unterstützt (siehe Kap. 4.18),
    - zugleich auch die Proliferation von B-Lymphozyten begrenzt, indem er die Differenzierung zu Plasmazellen fördert.

CD27 und sein Ligand CD27L (CD70)

CD27 ist ein transmembraner Rezeptor der Tumor-Nekrose-Faktor-Rezeptorsuperfamilie (TNF-RSF7; siehe Kap. 4.6.3.3.1). Durch Disulfidbrücken in der extrazellulären Domäne entstehen Homodimere.

Der Rezeptor CD27

- wird exprimiert von B-Lymphozyten
  - besonders bei follikulären B-Lymphozyten, induziert durch Aktivierung des B-Lymphozyten-Rezeptors (BCR); die Expression ist langanhaltend; sowohl Gedächtnis-B-Lymphozyten als auch Plasmazellen exprimieren große Mengen von CD27;
  - des Weiteren von naiven T-Lymphozyten, natürlichen Killerzellen und dendritischen Zellen (siehe Kap. 4.6.3.3.1);
- wird aktiviert durch Bindung des CD27-Liganden (CD70; siehe Kap. 4.6.3.3.1).

Der **CD27-Ligand** (CD27L; CD70) wird exprimiert

- von aktivierten B-Lymphozyten (auch von Hodgkin-Lymphomen und B-Zell-Lymphomen),
- von aktivierten T-Lymphozyten (siehe Kap. 4.6.3.3.1), dendritischen Zellen und natürlichen Killerzellen.

Durch die **Aktivierung** von CD27 (siehe Kap. 4.6.3.3.1) wird die Sekretion von IgM, IgG, IgA und IgE durch vermehrte Differenzierung von B-Lymphozyten zu Plasmazellen verstärkt, wobei unklar ist, ob

- CD27 selbst das Differenzierungssignal hierfür ist oder
- CD27 diese Differenzierung nur unterstützt.

4.15.3 Koinhibitoren

4.15.3.1 Fc-gamma-Rezeptor-IIB

Der Fc-Rezeptor FC-gammaRIIB (CD32; siehe Kap. 4.14.3.2) spielt eine inhibierende Rolle bei der Regulation der Differenzierung von B-Lymphozyten.

- Der Rezeptor wird aktiviert durch Quervernetzung nach Bindung von IgG-Immunkomplexen.
- In seinem zytoplasmatischen Teil ist ein ITIM (Immunorezeptor-Tyrosin-basiertes inhibierendes Motiv) enthalten.
  - Das Tyrosin des ITIM wird in gleicher Weise wie bei einem ITAM phosphoryliert. Dadurch wird das ITIM zur Bindestelle für die SH2-(Src-Homologie 2-)Domäne der Inositol-Polyphosphat-5-Phosphatase (SHIP), welche das Membran-ständige Phosphoinositid PIP3 hydrolysiert und hierdurch zu einer Verminderung des Einstroms von extrazellulären Ca-Ionen und zur Blockade der Signalübertragung führt (siehe Kap. 3.3.3).
- Zusätzlich kann über die Aktivierung eines Adapterproteins (DOK1) der MAP-Kinase-Weg gehemmt werden.

4.15.3.2 Leukozyten-Immunoglobulin-ähnliche Rezeptoren-Subfamilie B

Leukozyten-Immunglobulin-ähnliche Rezeptoren der Subfamilie B (**LILR-B**, codiert auf dem Chromosom 19) gehören zur Immunglobulinsuperfamilie und sind Transmembranproteine. Ihr zytoplasmatischer Teil verfügt über Immunrezeptor-Tyrosin-basierte inhibitorische Motive (ITIM). Beispielsweise besitzen LILR-B1 und LILB-R3 jeweils 4 ITIMs.

- LILRB werden exprimiert von B-Lymphozyten, Monozyten, dendritischen Zellen und natürlichen Killerzellen.
- In B-Lymphozyten ist LILRB3 assoziiert mit dem B-Lymphozyten-Rezeptor (BCR).
  - Nach Aktivierung des BCR werden die ITIMs von LILRB phosphoryliert und können hierdurch die Protein-Tyrosin-Phosphatase SHP-1 (Src-Homologiedomäne-Phosphatase 1) binden.
  - Durch die enzymatische Aktivität dieser Phosphatasen wird die Aktivierung des BCR gehemmt.

4.15.3.3 CD22-B-Lymphozyten Antigen

Das B-Lymphozyten-Antigen (CD22, SIGLEC-2, codiert auf Chromosom 19) stellt dar:

- ein Neuraminsäure-bindendes transmembranes Lektin der Immunglobulinsuperfamilie (siehe Kap. 3.3.5);
- ein Heterodimer aus 2 Glykoproteinen (Molekulargewicht 140 und 130 KDa),
  - exprimiert durch unterschiedliches RNA-Prozessieren von ein und demselben Gen;

- jede Proteinkette verfügt im zytoplasmatischen Teil über 3 Immunrezeptor-Tyrosin-basierte inhibitorische Motive (ITIMs);
- ein Assoziationspartner des B-Lymphozyten-Rezeptors (BCR); im Zuge der Aktivierung des BCR werden die ITIMs von CD22 phosphoryliert und zu Bindestrukturen für die Protein-Tyrosin-Phosphatase SHP-1 (Src-Homologiedomäne-Phosphatase 1). Durch die enzymatische Aktivität dieser Phosphatasen wird die Aktivierung des BCR gehemmt;
  - **nur sIgM- oder sIgD-enthaltende BCRs** scheinen gehemmt werden zu können;
  - bei BCRs, welche sIgG enthalten, verhindert der zytoplasmatische Teil des sIgG die Phosphorylierung der ITIM von CD22;
- ein Adhäsionsmolekül, welches
  - als solches an alpha2,6-verknüpfte Neuraminsäure bindet und dadurch Zell-Zell-Adhäsionen bewirken kann;
  - vermutlich rezirkulierenden B-Lymphozyten als Rezeptor dient, mit Hilfe dessen sie aus der Peripherie in das Knochenmark zurückwandern können durch Bindung an alpha2,6-Neuraminsäure-tragende Glykoproteine auf Endothelzellen der Blutgefäße im Knochenmark.

4.15.3.4 CD72-Antigen und seine Liganden CD100 und CD5

Das **CD72**-Antigen ist ein transmembranes Protein (Molekulargewicht 40 kDa, codiert auf dem Chromosom 9), welches

- Homodimere bildet,
  - welche im zytoplasmatischen Teil über ein Immunrezeptor-Tyrosin-basiertes inhibitorisches Motiv (ITIM) und über ein ITIM-ähnliches Motiv verfügen,
- von B-Lymphozyten aller Entwicklungsstadien exprimiert wird, nicht jedoch von Plasmazellen,
- assoziiert ist mit dem B-Lymphozyten-Rezeptor (BCR). Im Zuge der Aktivierung des BCR
  - wird die Bindung von CD72 an den BCR verstärkt,
  - werden die ITIMs von CD72 phosphoryliert und zu Bindestrukturen für die Protein-Tyrosin-Phosphatasen SHP-1 (Src-Homologiedomäne-Phosphatase 1),
  - wird durch die enzymatische Aktivität dieser Phosphatasen die Aktivierung der Signalübertragung durch den BCR gehemmt.

CD100 (Lymphozytenaktivierungsantigen, Molekulargewicht 150 kDa, codiert auf Chromosom 9)

- stellt ein transmembranes Protein der Semaphorinfamilie (Proteine dieser Familie besitzen über Disulfide verbundene Cysteinsequenzen),
- bildet Homodimere, welche Ligand sind für CD72,
- wird exprimiert von T-Lymphozyten (und anderen hämatopoetischen und nicht hämatopoetischen Zellen) und ist assoziiert mit dem T-Lymphozyten-Rezeptor/CD3-Komplex,
- bewirkt durch Bindung an CD72 eine Dephosphorylierung der ITIMs von CD72 und eine Abspaltung der SHP-1-Tyrosin-Phosphatase; **hierdurch wird die Hemmung des BCR durch CD72 aufgehoben;**

- **verbessert die Überlebensfähigkeit von B-Lymphozyten**, induziert Zellaggregation, verstärkt die Wirkung von CD40-Linker auf das CD40 und reduziert die Expression von CD23.

CD5 stellt ein transmembranes Glykoprotein (Molekulargewicht 67 kDa, codiert auf dem Chromosom 11) dar, welches
- im zytoplasmatischen Teil über ITIM-Sequenzen verfügt und als ein weiterer Ligand für CD72 angesehen wird,
- exprimiert wird von allen reifen T-Lymphozyten (nur etwa 10 % der CD4(+)-T-Lymphozyten sind negativ für CD5) und von einem kleinen Teil (etwa 20 %) der B-Lymphozyten, den sogenannten CD5(+)-B-Lymphozyten,
- die Signalübertragung in B-Lymphozyten und damit **den BCR hemmt**,
- **CD5(+)-B-Lymphozyten**
  - können sich durch den Einfluss von Superantigenen aus CD5(–)-B-Lymphozyten entwickeln; andererseits können sich CD5(+)-B-Lymphozyten durch IL-4 in CD5(–) B-Lymphozyten zurückverwandeln;
  - zeichnen sich dadurch aus, dass
    - in ihnen einige zellulärer Signalübertragungswege und Transkriptionsfaktoren (z. B. STAT3 und NF-AT) konstitutiv aktiviert sind,
    - sie unabhängig von T-Helfer(2)-Lymphozyten Antikörper gegen Antigene produzieren können,
    - sie nach Aktivierung im wesentlichen nur IgM produzieren,
    - die von ihnen gebildeten Antikörper häufig Autoantikörper sind
    - und sie der Ursprung für (CD5(+)-)chronisch-lymphatische Leukämien darzustellen scheinen.

4.15.3.5 CD30 (TNF-Rezeptorsuperfamilie) und sein Ligand

CD30 ist ein transmembraner Rezeptor der Tumor-Nekrose-Faktor-Rezeptorsuperfamilie (siehe Kap. 4.6.3.3).

CD30 wird exprimiert von
- aktivierten B-Lymphozyten (etwa 48–72 h nach Aktivierung z. B. durch CD40L und IL-4),
- aktivierten T-Helfer-Lymphozyten (siehe Kap. 4.10),
- Mastzellen (siehe Kap. 3.4.1),
- lymphatischen Tumoren (z. B. anaplastische großzellige Lymphome, Hodgkin-Lymphome und Non-Hodgkin-Lymphome) und von embryonalen Tumoren, nicht jedoch von Seminomen.

CD30 wird aktiviert durch Trimerisierung im Zuge der Bindung des CD30-Liganden (siehe Kap. 4.6.3.3.2):
- bei antiapoptotischer Wirkung
  - binden Adapterproteine (TNF-R-assoziierte Faktoren, TRAF1, -2, -3, -5) an den zytoplasmatischen Teil des CD30, welche die zelluläre Signalübertragung (siehe Kap.

3.3.3) einleiten mit Stimulierung des MAPK-Signalweges über Aktivierung der c-Jun-Kinase (JNK), der p38-Kinase und der extrazellulären Signal-regulierten Kinase (ERK) zur Aktivierung der Transkriptionsfaktoren NFkappaB und Elk-1,
  – resultieren Zellaktivierung, -Proliferation wie auch -Differenzierung;
● bei **proapoptotischer Wirkung** werden proapoptotisch wirkende Proteine aktiviert (siehe Kap. 3.3.8).

Der **CD30L** wird exprimiert von
● B-Lymphozyten, jedoch weitgehend nur von virginellen (naiven) und follikulären B-Lymphozyten wobei die Expression im Zuge der Zellaktivierung verstärkt wird; keine oder nur eine geringe Expression erfolgt in Gedächtnis-B-Lymphozyten,
● aktivierten T-Lymphozyten (siehe Kap. 4.6.3.3.2),
● Mastzellen, neutrophilen und eosinophile Granulozyten.

Die Bindung zwischen dem CD30-Rezeptor und dem CD30-Liganden aktiviert nicht nur den Rezeptor, sondern scheint auch den CD30-Liganden zu aktivieren, wobei der Signalübertragungsweg dieser **reziproken Aktivierung** noch weitgehend unklar ist.

Die durch die Wechselwirkung zwischen CD30 und CD30L bewirkte Aktivierung führt
● in B-Lymphozyten zu einer **Hemmung** des Wechsels in der Antikörperklasse (Isotyp-Switch; siehe Kap. 4.17.5.3) und zu einer Hemmung der Immunglobulinsynthese,
  – bei virginellen (naiven) B-Lymphozyten mehr durch CD30L,
  – bei reifen B-Lymphozyten mehr durch CD30;
● in T-Lymphozyten (siehe Kap. 4.8)
  – zu einer Verstärkung der Proliferation nach Antigen-spezifischer Stimulierung, zu einem verbesserten Überleben und zu einer vermehrten Entwicklung zu Gedächtnis-T-Lymphozyten,
  – aber andererseits auch zu einer Hemmung der Zellproliferation bis hin zur Apoptose.

4.15.4 Rezeptoren, welche fördernd wie auch hemmend wirken können

4.15.4.1 Fc-epsilonRIIa (CD23a)

Der gering-affine Rezeptor für IgE (Fc-epsilonRII, C-Typ-Lektin; siehe Kap. 4.14.3.2) kommt in 2 Varianten vor:
● Fc-epsilonRIIa (CD23a) wird exprimiert vorwiegend von follikulären B-Lymphozyten,
● Fc-epsilonRIIb (CD23b) wird exprimiert von (durch IL-4) aktivierten T-Lymphozyten, Monozyten, Makrophagen, dendritischen Zellen (Langerhans-Zellen) und eosinophilen Granulozyten.

Eine Aktivierung des Fc-epsilonRIIa kann in B-Lymphozyten unterschiedliche Wirkungen aufweisen:

- durch Bindung von IgE-Immunkomplexen oder durch anderweitige Stimulierung
  - Hemmung der IgE-Synthese,
  - Förderung der IgE-Synthese durch
    - Pinozytose der gebundenen IgE-haltigen Immunkomplexe, Präsentation der antigenen Peptide aus diesen Immunkomplexen auf MHC-II den T-Helfer-Lymphozyten (TH2); hierdurch
    - verstärkte Antigen-spezifische Aktivierung von TH2-Lymphozyten,
    - verstärkter Antikörperklassenwechsel in den präsentierenden B-Lymphozyten nach IgE und vermehrte Bildung von IgE;
- durch monomere und oligomere lösliche Fragmente von CD23a (sCD23a),
  - durch endogene Proteasen (z. B. durch die Metalloprotease ADAM, *a disintegrin and metalloprotease*, Disintegrin und Metalloprotease) oder auch exogene Proteasen (z. B. durch das Allergen Dr-p-1 der Staubmilbe) wird der zellexterne Teil des CD23a vom transmembranen Teil abgespalten,
  - monomere lösliche Fragmente von CD23a hemmen die IgE-Synthese in B-Lymphozyten, wahrscheinlich durch kompetive Inhibition der Bindung von IgE-Immunkomplexen an Membran-ständigem CD23,
  - oligomere lösliche Fragmente von CD23a dagegen stimulieren die IgE-Synthese in B-Lymphozyten durch Bildung von Komplexen aus sCD23a-IgE-Allergen, deren erhöhte Aufnahme und Präsentation durch virginelle B-Lymphozyten,
  - CD23 gilt als Marker für Lymphozyten in den Keimzentren der Lymphknoten, daher sind die ruhenden Lymphozyten in der umgebenden Mantelzone negativ für CD23; entsprechend exprimieren Zellen der chronisch-lymphatischen Leukämie (CLL) CD23, Zellen der Mantel-Zell-Leukämie dagegen nicht.

4.15.4.2 Fc-Rezeptor-Homologe

Ähnlich wie die Fc-Rezeptoren stellen die Fc-Rezeptor-Homologe (FcRH, IRTA, Immun rezeptor-Translokation-assoziierte Proteine) transmembrane Proteine der Immunglobulin superfamilie dar. Bislang sind 6 unterschiedliche FcRH bekannt, von denen 5 ausschließlich von Lymphozyten und hier weitgehend nur von B-Lymphozyten exprimiert werden (siehe Tab. 4.50), nicht jedoch von hämatopoetischen (CD34(+)-)Stammzellen.

Die Fc-Rezeptor-Homologe zeichnen sich dadurch aus, dass ihr zellinterner Teil über eine Reihe von Immunrezeptor-Tyrosin-basierte aktivierende Motive (ITAMs) und/oder inhibierende Motive (ITIMs) verfügen, wodurch sie die Aktivierung des B-Lymphozyten-Rezeptors (BCR) kontrollierend beeinflussen.

Beispielsweise verfügt FcRH1 über eine ITAM- und über 2 ITIM-Sequenzen, während FcRH4 3 ITIMs besitzt. Beide Rezeptoren sind ähnlich wie der Fc-gamma-Rezeptor-IIB in der Lage, die Signalübertragung des BCR über ihre ITIM-Sequenzen zu hemmen.

Tab. 4.50: Expression von Fc-Rezeptorhomologen in B-Lymphozyten

Fc-Rezeptor-Homologe	Expression in B-Lymphozyten								andere Zellen
	Pro-B-Lymphozyten	Prä-B-Lymphozyten	virginelle B-Lymphozyten	follikuläre B-Lymphozyten	Zentroblasten	reife B-Lymphozyten	Gedächtnis-B-Lymphozyten	Plasmazelle	
FcRH1 (IRTA5)	+	+	+++	++	++	++	++	+/−	
FcRH2 (IRTA4)	−	−	−	−	−	−	+++	+/−	
FcRH3 (IRTA3)	−	−	(+)	(+)	(+)		(+)	−	NK-Zellen
FcRH4 (IRTA1)	−	−	−				++ (Schleimhaut)	(+)	
FcRH5 (IRTA2)	(+)	(+)	+	+/−	+/−	+/−	++	++	

4.15.5 Weitere Liganden und Adhäsionsmoleküle

4.15.5.1 CD80/CD86

CD80 (B-Lymphozyten-Aktivierungsantigen 7.1, B7.1, 288 Aminosäuren, Molekulargewicht 60 kDa) und **CD86** (B7.2, B70, 329 Aminosäuren, Molekulargewicht 80 kDa, beide codiert auf dem Chromosom 3) sind Zellmembran-gebundene Liganden (siehe Kap. 4.6.3.1.3) sowohl für den Rezeptor CD28 wie auch für den Rezeptor CTLA4 (siehe Kap. 4.6.3.1.1 und 4.6.3.1.2).

- CD80 wird nach Aktivierung exprimiert von B-Lymphozyten, T-Lymphozyten und Makrophagen.
- CD86 wird dagegen konstitutiv exprimiert von
  - B-Lymphozyten (Follikel-B-Lymphozyten, Gedächnis B-Lymphozyten),
  - anderen Antigen-präsentierenden Zellen (dendritischen Zellen, Langerhans-Zellen, interdigitierenden DC, Blut-DC) und
  - nach Aktivierung (z. B. durch Interferon) von Monozyten und Makrophagen.

CD80 und CD86 unterscheiden sich nicht in ihrer Affinität zu beiden Rezeptoren, die Affinität beider Liganden zu CTLA4 ist jedoch um einen Faktor von etwa 20–100 stärker ist als diejenige zu CD28.

CD80 und CD86 weisen gleiche Funktionen auf:
- Bindung an CD28 verstärkt die Aktivierung von T-Lymphozyten (siehe Kap. 4.6.3.1.1).
- Bindung an CTLA4 hemmt die Aktivierung von T-Lymphozyten und blockiert den Zellzyklus (Hemmung die Zellteilung; siehe Kap. 4.6.3.1.2).

CD28 (siehe Kap. 4.6.3.1.1) wird konstitutiv exprimiert von Thymozyten und T-Lymphozyten aller Reifestadien, aber auch von B-Lymphozyten, Plasmazellen und von eosinophilen Granulozyten.

Die Aktivierung des CD28-Rezeptors erfolgt durch CD80- und CD86-tragende B-Lymphozyten und andere Antigen-präsentierende Zellen und
- ist entscheidend für die (TCR-spezifische) Aktivierung und Proliferation von naiven T-Lymphozyten (siehe Kap. 4.8),
- führt zugleich zu einer Herunteregulierung des (konstitutiv) exprimierten CD28 und
- zu einer Expression des CTLA4.

Das **CTLA4** (*cytotoxic T-lymphocyte antigen 4*, zytotoxisches T-Lymphozyten-Antigen 4, CD152, Molekulargewicht 30 kDa, Trimer) ist zu etwa 30 % identisch mit CD28 (siehe Kap. 4.6.3.1.2).
- CTLA4 wird auf der Zellmembran exprimiert von aktivierten B-Lymphozyten, aktivierten T-Lymphozyten, aber auch auch von Granulozyten und hämatopoetischen Stammzellen (Kap. 4.6.3.1.2).
- Durch Bindung an Membran-ständiges CTLA4 bewirken CD80 wie auch CD86 eine Inhibition der Proliferation von T-Lymphozyten, eine Verminderung der Zytokinfreisetzung und eine Verminderung der Expression von IL-2-Rezeptoren, wahrscheinlich
  - durch mangelnde Bindung von B7.1 und B7.2 an CD28 (wegen der höheren Affinität von B7.1 und B7.2 zu CTLA4),
  - als Ergebnis der durch CTLA4 spezifisch aktivierten Signalübertragung und
  - durch eine Hemmung der Aktivierung von ICOS (siehe Kap. 4.6.3.1.4).

CTLA4 kommt auch in löslicher Form (sCTLA4) vor. Diese stellt im Wesentlichen den extrazellulären Teil eines Monomers dar. Lösliches CTLA4 wird von ruhenden T-Lymphozyten gebildet. Nach Aktivierung von T-Lymphozyten nimmt die Expression des löslichen CTLA4 innerhalb von 48 h drastisch ab.

Lösliches CTLA4 bindet und neutralisiert die Liganden CD80 und CD86 auf Antigen-präsentierenden Zellen, wie z. B. B-Lymphozyten. Hierdurch greift lösliches CTLA4 in den Regelkreis der Aktivierung von T-Lymphozyten durch B-Lymphozyten oder andere Antigen-präsentierende Zellen ein.

4.15.5.2 ICOS-Ligand (B7-H2)

Der ICOS-Ligand (*inducible T-cell costimulator ligand*, induzierbarer T-Zellen-Kostimulator-Ligand, ICOSL, B7-H2, CD275, 302 Aminosäuren, Molekulargewicht 60 kDa, codiert auf dem Chromosom 21) gehört zur Immunglobulinsuperfamilie. ICOS-L besitzt eine etwa 20- bis 30-prozentige Sequenzhomologie zu den anderen Mitgliedern (CD28/B7.1, CD86/B7.2) der kostimulierenden B7-Gruppe.

Der **ICOS-Ligand (B7-H2)** wir konstitutiv exprimiert von B-Lymphozyten, dendritischen Zellen sowie Monozyten und Makrophagen. Eine Aktivierung dieser Zellen verstärkt die Expression von ICOSL.

ICOS-L bindet an ICOS (CD278), jedoch nicht an CD28 oder CTLA4.

ICOS gehört wie CTLA4 zur CD28-Familie der Rezeptoren für immunologische Kostimulatoren (siehe Kap. 4.6.3.1) und besitzt eine ca. 39-prozentige Sequenzhomologie zu CD28 und CTLA4.

ICOS wird exprimiert (siehe Kap. 4.6.3.1.4)
● nach einer TCR-spezifischen Aktivierung von naiven T-Lymphozyten, parallel zur Expression von CTLA4,
● im Zuge der Differenzierung zu T-Helfer(2)-Lymphozyten (TH2) oder zu regulatorischen T-Lymphozyten, nicht jedoch von TH1-Lymphozyten (siehe Kap. 4.6.2).

Die Aktivierung von ICOS in TH2-Lymphozyten bewirkt
● eine verstärkte weitere Differenzierung von T-Lymphozyten zu TH2-Lymphozyten,
● eine Verstärkung der Sekretion von IL-4, IL-5, IL-6 und besonders von IL-10 durch T-Lymphozyten. Dadurch erfolgt in B-Lymphozyten
    – ein bevorzugter Wechsel der Antikörperklasse (Isotyp-Switch; siehe Kap. 4.17.5) bis hin zu IgE und
    – eine Verstärkung der terminalen Differenzierung zu Plasmazellen oder Gedächtnis-B-Lymphozyten.
● Die Aktivierung von ICOS wird ebenso wie diejenige von CD28 gehemmt durch Aktivierung von CTLA4.

4.15.5.3 CD134-Ligand (Ox40L, Gp34)
CD134-L ist ein transmembranes Glykoprotein der TNF-Superfamilie (Molekulargewicht 34 kDa, codiert auf dem Chromosom 1) und wird exprimiert von
● aktivierten Antigen-präsentierenden Zellen (B-Lymphozyten, dendritischen Zellen, Makrophagen)
● und Endothelzellen.

CD134-L bindet und aktiviert **CD134** (siehe Kap. 4.6.3.3.3) und führt hierdurch (zusätzlich zu weiteren Wirkungen auf T-Lymphozyten)
● zur **Inhibition** der Synthese und Sekretion von **IL-10** durch T-Helfer(2)-Lymphozyten, mit der Folge, dass die Entwicklung
    – von T-Helfer(2)-Lymphozyten, die Aktivierung von B-Lymphozyten und die Antikörperbildung gehemmt werden,
    – von T-Helfer(1)-Lymphozyten, von zytotoxischen CD8(+)-T-Lymphozyten und von Entzündungen dagegen verstärkt werden (siehe Kap. 4.10).

4.15.5.4 Adhäsionsmoleküle
Adhäsionsmoleküle vermitteln den Kontakt zwischen Zellen untereinander (siehe Kap. 3.3.5) und zu Komponenten der extrazellulären Matrix (siehe Kap. 2.2).

B-Lymphozyten verfügen über eine Reihe von Adhäsionsmöglichkeiten, welche ihnen die Ansiedlung in lymphatische Organe und die Zusammenarbeit mit T-Helfer(2)-Lymphozyten erleichtern (siehe Tab. 4.51).

Tab. 4.51: Die wichtigsten Adhäsionsmoleküle auf B-Lymphozyten.

B-Lymphozyten	Partnerzelle/Bindestrukturen		Funktionen
Adhäsionsmolekül	Adhäsionsmolekül	Zelle	
ICAM-1 (interzelluläres Adhäsionsmolekül-1, CD54)	LFA1 Leukozyten-Funktions-antigen-1, Heterodimer aus Integrin alpha 4 (CD11a) und Integrin beta-2 (CD18), **MAC-1** (Heterodimer Integrin CD11b und CD18)	T-Lymphozyten	Zell-zu-Zell-Kontakt, Teil der immunologischen Synapse
LFA-1	ICAM-1 (lösliches ICAM induziert Expression von CD80)	Endothelzellen, marginale Zone der Lymphfollikel	Gewebelokalisation
Integrin alpha-4/beta-1	VCAM-1 (CD106, vaskuläres Zell Adhäsionsmolekül-1)	Aktivierte Endothel-zellen, Marginale Zone der Lymph-follikel	Gewebelokalisation
LFA-3 (CD58)	CD2 (T-Lymphozyten-CD2-Antigen, Schafserythro-zyten-Rezeptor)	T-Lymphozyten	Zell-Zell-Kontakt, Teil der immunologischen Synapse
VCAM-1 (CD106)	VLA4-Rezeptor (*very late antigen 4 receptor*, Rezeptor des sehr spä-ten Aktivierungsgens 4, Integrin alpha 4/beta1, CD49d)	T-Lymphozyten (Monozyten, eosinophile Granulozyten)	Zell-Zell-Kontakt, Teil der immunologischen Synapse
ICAM-3 (CD50)	Integrin CD11a/CD18	T-Lymphozyten	Zell-Zell-Kontakt, Teil der immunologischen Synapse
LAM-1 (LECAM, L-Selektin, CD62L)	GlyCAM (Mucin, CD34)	kapilläre Endothel-zellen	Zell-Zell-Kontakt (Rollphase des Zell-Adhäsion)
Lactosamin (CD75)	BL-CAM (CD22)	B-Lymphozyten	Zell-Zell-Kontakt (B-Lymphozyten)
Syndecan-1 (CD138)	Collagen Typ I	extrazelluläre Matrix	Zell-Bindegewebe-Kontakt
VECAM (*vascular endothelial-cell adhesion molecule*, vaskuläres endothelial-zell Adhäsionsmolekül, CAM-2/CD322, ist assoziiert mit CAM-1/CD321 und CAM-3/CD323)	VECAM, CAM-3 (CD323), **alpha4-/beta1-Integrin, PAR-3**	Endothelzellen, besonders in lymphatischen Organen (HEV), B-Lymphozyten, T-Lymphozyten	Zell-Zell-Kontakt, Durchwan-derung (Diapedese) von Endothelzellschichten

Weiterführende Literatur

Batista FD, Arana E, Barral P, Carrasco YR, Depoil D, Eckl-Dorna J, Fleire S, Howe K, Vehlow A, Weber M, Treanor B. The role of integrins and coreceptors in refining thresholds for B-cell responses. Immunol Rev. 2007, 218:197–213.

Brezski RJ, Monroe JG. B-cell receptor. Adv Exp Med Biol. 2008, 640:12–21.

Divanovic S, Trompette A, Petiniot LK, Allen JL, Flick LM, Belkaid Y, Madan R, Haky JJ, Karp CL. Regulation of TLR4 signaling and the host interface with pathogens and danger: the role of RP105. J Leukoc Biol. 2007 Aug;82(2):265–71.

Gommerman JL, Summers deLuca L. LTβR and CD40: working together in dendritic cells to optimize immune responses. Immunol Rev. 2011 Nov;244(1):85–98.

Hammer O. CD19 as an attractive target for antibody-based therapy. MAbs. 2012 Sep–Oct;4(5):571–7.

Harwood NE, Batista FD. New insights into the early molecular events underlying B cell activation. Immunity. 2008, 28:609–619.

Herzog S, Reth M, Jumaa H. Regulation of B-cell proliferation and differentiation by pre-B-cell receptor signalling. Nat Rev Immunol. 2009, 9:195–205.

Moran AE, Kovacsovics-Bankowski M, Weinberg AD. The TNFRs OX40, 4–1BB, and CD40 as targets for cancer immunotherapy. Curr Opin Immunol. 2013 Apr;25(2):230–7.

Powell MS, Hogarth PM. Fc receptors. Adv Exp Med Biol. 2008, 640:22–34.

Richards S, Watanabe C, Santos L, Craxton A, Clark EA. Regulation of B-cell entry into the cell cycle. Immunol Rev. 2008, 224:183–200.

Tolar P, Sohn HW, Pierce SK. Viewing the antigen-induced initiation of B-cell activation in living cells. Immunol Rev. 2008, 221:64–76.

Vadasz Z, Haj T, Kessel A, Toubi E. B-regulatory cells in autoimmunity and immune mediated inflammation. FEBS Lett. 2013 Jun 27;587(13):2074–8.

Wang K, Wei G, Liu D. CD19: a biomarker for B cell development, lymphoma diagnosis and therapy. Exp Hematol Oncol. 2012 Nov 29;1(1):36.

Withers DR, Gaspal FM, Bekiaris V, McConnell FM, Kim M, Anderson G, Lane PJ. OX40 and CD30 signals in CD4(+) T-cell effector and memory function: a distinct role for lymphoid tissue inducer cells in maintaining CD4(+) T-cell memory but not effector function. Immunol Rev. 2011 Nov;244(1):134–48.

4.16 Kooperation zwischen B-Lymphozyten und T-Helfer(2)-Lymphozyten

4.16.1 Aufnahme von Fremdsubstanzen und Antigen-Präsentation durch B-Lymphozyten

B-Lymphozyten stellen professionelle Antigen-präsentierende Zellen dar, welche Antigene aufnehmen und in Phagolysosomen verdauen. Falls sich die durch den Verdau entstandenen Fragmente dieser Antigene in die Bindetaschen von MHC-II- oder CD1-Molekülen einfügen können, werden die Komplexe zur Zellmembran transportiert und dort präsentiert (siehe Kap. 4.5.2.3 und 4.5.3.3).

Die Aufnahme von Antigenen findet bevorzugt im Reifestadium des follikulären Lymphozyten (siehe Kap. 4.17.2) statt. Für die Aufnahme der Antigene besitzt der B-Lymphozyt eine Reihe von Zell-spezifischen Rezeptoren.

● Im Mittelpunkt steht der **B-Lymphozyten-Rezeptor** (BCR; siehe Kap. 4.15.1), an welchen auch **lösliche Antigene**, selbst wenn sie nur in **geringen Mengen** im Körper vorhanden sind, spezifisch binden können.

- Bei Vernetzung von mindestens 2 BCR wird der B-Lymphozyt aktiviert und zugleich das gebundene Antigen intrazellulär durch Pinzytose oder Phagozytose in ein Phagosom aufgenommen.
- Unterstützt oder gehemmt wird dieser Prozess der Bindung, Zellaktivierung und Aufnahme durch eine Reihe von kostimulierenden (siehe Kap. 4.15.2) und koinhibierenden (siehe Kap. 4.15.3 und 4.15.4) Rezeptoren.
  - Hierdurch wird nicht nur eine Antigen-spezifische, sondern auch eine Struktur-spezifische Bindung und Aufnahme von Antigenen ermöglicht und eine ausgewogene Aktivierung des B-Lymphozyten-Rezeptors gewährleistet (siehe Tab. 4.52).

Tab. 4.52: Beispiele für Rezeptoren, welche die Bindung, Aktivierung und Aufnahme von Antigenen durch B-Lymphozyten regeln.

Liganden	Rezeptoren auf B-Lymphozyten		Wirkung auf B-Lymphozyten	
Fremdsubstanzen, Opsonine	**Liganden-bindender Teil des Rezeptors**	**Korezeptoren/ Stimulatoren/ Inhibitoren**	**Aktivierung**	**Hemmung**
Epitope des spezifisch bindenden Antigens	sIgM, sIgG, sIgA oder sIgE des B-Lymphozyten-Rezeptors (BCR)	Ig-alpha und Ig-beta	Aufnahme und Präsentation antigener Peptide auf MHC-II, Proliferation und Reifung	
		Leukozyten-Ig-ähnlicher Rezeptor (CD85A/PIR-B/LILBR)		Hemmung des BCR
		CD22		Hemmung des BCR (sIgM, sIgD)
		CD72		Hemmung des BCR
Fc-Teil von IgG (aggregiert oder gebunden an Antigene)	Fc-gamma-Rezeptor-IIB			Hemmung des BCR
	Fc-Rezeptor-Homologe (FCRH1)			Hemmung des BCR
Fc-Teil von IgM und IgA (aggregiert oder gebunden an Antigen)	Fc-Rezeptor für IgM und IgA (Fc-alpha/-myR)		Aufnahme und Präsentation, Proliferation	
Fc-Teile von IgG (aggregiert oder gebunden an Antigen)	Fc-Rezeptor für IgG (FcR-gammaBII)		Aufnahme und Präsentation, Proliferation	
Fc-Teile von IgE (aggregiert oder gebunden an Antigen)	Fc-Rezeptor für IgE (niedrigaffin)		Aufnahme und Präsentation, Proliferation und Reifung	

Liganden	Rezeptoren auf B-Lymphozyten		Wirkung auf B-Lymphozyten	
Fremdsubstanzen, Opsonine	Ligaden-bindender Teil des Rezeptors	Korezeptoren/ Stimulatoren/ Inhibitoren	Aktivierung	Hemmung
IgE (ungebunden)	Fc-Rezeptor für IgE (niedrigaffin)			Hemmung der IgE-Synthese
C3d (Komplementspalt-produkt) auf Antigen und/oder Antikörper	CD21 (Komplement-Rezeptor für C3d)	CD19, CD81 und CD225	Aufnahme und Präsentation, Ver-stärkung des BCR	
Lipopolysaccharide von Bakterien	CD180 (RP105)	MD-1	Aufnahme und Präsentation auf CD1, Proliferation und Reifung zu Plasmazellen	
Lipopolysaccharide und andere Zellwallkompo-nenten von Bakterien	Toll-artiger Rezeptor-4 (TLR-4)	MD-2	Aufnahme und Präsentation auf CD1, Proliferation und Reifung	
Peptidoglykane, Glykolipide	Toll-artiger Rezeptor-2 (TLR-2)	TLR-6 oder TLR-1	Aufnahme und Präsentation auf MHC-II oder CD1, Proliferation	
Nukleinsäuren mit körperfremdem Methylierungsmuster	Toll-artige Rezep-toren-9, -7 und -8 (TLR-9, -7, -8)		Aufnahme und Präsentation, Proliferation und Reifung	

Der Korezeptor **TACI** (siehe Kap. 4.15.2.4.2) spielt für B-Lymphozyten eine besondere Rolle in soweit, als er

- die Aktivierung und Proliferation von B-Lymphozyten durch die sogenannten T-Lym-phozyten-unabhängige Antigene (siehe Kap. 4.18) unterstützt; diese
  - stellen hochmolekulare Polysaccharide dar, an welche T-Helferzellen nicht oder nur geringfügig binden,
  - kommen beispielsweise in der Kapsel einiger Bakterien (Streptococcus pneumo-niae, Haemophilus influenzae, Klebsiella pneumoniae) vor,
  - sind nicht in der Lage, Komplement zu aktivieren; somit sind zur Opsonierung (siehe Kap. 3.2.1) dieser Bakterien spezifisch gegen die Kapsel-Polysacharide ge-richtete Antikörper notwendig;
- zugleich auch die Proliferation von B-Lymphozyten begrenzt, indem er die Differenzie-rung zu Plasmazellen fördert.

4.16.2 Bildung einer immunologischen Synapse mit CD4(+)-T-Helfer(2)-Lymphozyten

Nach der Aufnahme von Antigen benötigen follikuläre B-Lymphozyten zur Proliferation und für die weitere Entwicklung hin zur Plasmazelle die Hilfe von T-Helfer(2)-Lymphozyten (TH2). Diese müssen für diese Hilfe aktiviert werden. Die Aktivierung erfolgt im Regelfall durch den B-Lymphozyten und zwar durch Bildung einer Antigen-spezifischen immunologischen Synapse mit dem TH2-Lymphozyten.

Ähnlich wie bei den immunologischen Synapsen zwischen dendritischen Zellen und naiven T-Lymphozyten (siehe Kap. 4.8.1) sind die Gründe hierfür,
- dass die Bindung zwischen dem, das Antigen präsentierenden MHC-II-Molekül des B-Lymphozyten und dem T-Lymphozyten-Rezeptor (TCR) des TH2-Lymphozyten von geringer Affinität (ca. 10 µM) und von geringer Dauer (Dauer von 50 % der Bindungen ca. 10 s) ist,
- dass die Anzahl der MHC-II-Moleküle bzw. CD1-Moleküle auf dem B-Lymphozyten beschränkt ist (ca. 100/Zelle) und
- dass der TH2-Lymphozyt eine beträchtliche Zeit (> 2 h) für die Aktivierung durch den B-Lymphozyten benötigt.

Die Bildung einer funktionsfähigen immunologischen Synapse erfolgt in Stufen (ähnlich wie zwischen dendritischen Zellen und naiven T-Lymphozyten; siehe Kap. 4.8.1) und innerhalb von wenigen (ca. 10–15) Minuten (siehe Tab. 4.53).

Stufe 1: vorläufige (lockere) Bindung über Adhäsionsmoleküle (siehe Tab. 4.51)
- Der erste Kontakt erfolgt zwischen
  - ICAM-1 (B-Lymphozyt) und LFA-1 (T-Helfer(2)-Lymphozyt),
  - LFA-3 (B-Lymphozyt) und CD2 (T-Helfer(2)-Lymphozyt).

Stufe 2: Bindung des T-Lymphozyten-Rezeptors (TCR) an das MHC-II bzw. CD1
- Der TCR (siehe Kap. 4.6.1) des TH2-Lymphozyten erkennt mit seinen hypervariablen Regionen den Komplex aus Antigen und MHC-II- oder CD1-Molekül, präsentiert von dem B-Lymphozyt. Es bildet sich ein trimolekularer Komplex durch
  - Bindung der hypervariablen Regionen CDR1 und CDR2 der alpha- und beta-Kette des TCR an die variable Domäne (alpha-1 und beta-1) des MHC-II bzw. (alpha-1 und alpha-2) des CD1,
  - Bindung der hypervariablen Region CDR3 der alpha- und beta-Kette des TCR an das antigene Peptid (in der Bindetasche des MHC-II) oder Lipid (in der Bindtasche des CD1).
- Diese Bindungen bewirken eine Konformationsänderung hauptsächlich in der variablen Domäne des TCR, welche zu einer Stabilisierung des trimolekularen Komplexes und zur Aktivierung des TCR führt.

Stufe 3: Bindung des Korezeptors an MHC-II
- Der Korezeptor CD4 (siehe Kap. 4.6.2.1) des TH2-Lymphozyten bindet mit seinen variablen Domänen (D1 und D2) an die konstante Domäne der beta-Kette (beta2-Domäne) des MHC-II bzw. der alpha-Kette (alpha3) des CD1.

- Falls der TCR und der Korezeptor keine Bindung eingehen können, löst sich der TH2-Lymphozyt wieder von dem B-Lymphozyten.
- Sind die Bindungen des TCR und des Korezeptors ausreichend stark,
  - führen sie zur Konformationsänderung des LFA-1 (TH2-Lymphozyt) und zur Verstärkung der Affinität der Bindung zum ICAM-1 (B-Lymphozyten),
  - wird durch die Konformationsänderung die Bindung zwischen dem B-Lymphozyten und dem T-Lymphozyten stabilisiert,
  - wird die Aktivierung der Src-Kinase Lck und die zelluläre Signalübertragung verstärkt, welche durch die Bindung des Antigen-MHC-II-Komplexes (bzw. des Lipid-CD1-Komplexes) an den TCR eingeleitet wurde.

Stufe 4: Aktivierung des Korezeptors CD28

- Die Liganden CD80/B7.1 und CD86/B7.2, exprimiert vom B-Lymphozyten (siehe Kap. 4.15.5.1) binden und aktivieren das CD28 (siehe Kap. 4.6.3.1.1) des TH2-Lymphozyten.
- Durch diese Bindung
  - wird die Aktivierungsschwelle von T-Lymphozyten vermindert und die Sekretion von IL-2 und die Bildung von antiapoptotischen Faktoren verstärkt,
  - wird zugleich die Bildung von weiteren CD28 Molekülen gehemmt.

Stufe 5: Verstärkung der Bindung zwischen B-Lymphozyten und TH2-Lymphozyten durch Adhäsionsmoleküle

- Die Bindungen zwischen weiteren korrespondierenden Adhäsionsmolekülen (siehe Kap. 3.3.5 und 4.15.5.4) verfestigen die Bindung zwischen dem B-Lymphozyten und dem TH2-Lymphozyten. Beteiligt sind hierbei
  - VCAM-1 (B-Lymphozyt) und VLA-4 Rezeptor (T-Helfer(2)-Lymphozyt) und
  - ICAM-3 (B-Lymphozyt) und Integrin CD11a/CD18 (T-Helfer(2)-Lymphozyt).

Stufe 6: Supramolekulare Komplexbildung aller Bindeproteine

- Diejenigen Moleküle, welche die Bindung zwischen dem B-Lymphozyten und den T-Lymphozyten gewährleisten, ordnen sich in der Zellmembran zu Haufen an, wobei
  - in der frühen Phase
    - ■ die TCR-MHC-II-Komplexe am Rande und die
    - ■ Adhäsionshäsionsmoleküle im Zentrum dieser Haufen liegen,
  - während in der späten Phase durch eine Reorganisation des Zytoskelettes (unter Beteiligung von Myosin und Mikrotubuli) die
    - ■ TCR-MHC-Komplexe in die Mitte transportiert werden und
    - ■ die Kostimulatoren (CD80/CD86 -CD28) und die Phosphatase CD45 (siehe Kap. 4.6.1.3) sich um diese Mitte herum anordnen und
    - ■ alle Bindeproteine im T-Lymphozyten mit Hilfe von durch Kinasen phosphorylierten/aktivierten mikrovillären Proteinen (Ezrin, Radixin, Moesin und Talin) mit dem Zytoskelett zu einem **supramolekularen Aktivierungscluster (SMAC)** vernetzt werden.

Stufe 7: Bildung des distalen Polkomplexes

- Gleichzeitig mit der Bildung des SMAC werden diejenigen Membranproteine aus dem supramolekularen Komplex entfernt, welche die Synapsentätigkeit beeinträchtigen könnten. Diese Proteine (z. B. Mucine)

Tab. 4.53: Bildung einer immunologischen Synapse zur Aktivierung von T-Helfer(2)-Lymphozyten durch B-Lymphozyten.

B-Lymphozyt			T-Helfer(2)-Lymphozyt	
Antigen-präsentierende Moleküle/Liganden			**Rezeptoren/Liganden**	
MHC-II	antigenes Peptid	<>	CDR1 und CDR3 der variablen Domänen alpha1 und beta1	T-Lymphozyten-Rezeptor/TCR (alpha/beta) + CD3 + zeta-Dimer
	variable Domänen alpha1 und beta1	<>	CDR2 der variablen Domänen alpha1 und beta1	
	konstante Domäne der beta-Kette beta2	<>	variable Domänen D1 und D2	CD4-Korezeptor

oder

B-Lymphozyt			T-Helfer(2)-Lymphozyt	
CD1	antigenes Lipid, Glykolipid oder Lipopeptid	<>	CDR1 und CDR3 der variablen Domänen alpha1 und beta1	T-Lymphozyten-Rezeptor/TCR (gamma/delta)+ CD3 + zeta-Dimer
	variable Domänen alpha1 und alpha2	<>	CDR2 der variablen Domänen alpha1 und beta1	
	konstante Domäne alpha3	<>	variable Domänen alpha1 und beta1	CD8-Korezeptor (oder CD4 oder doppelt negativ für CD4 und CD8)

und

Kostimulatoren vorwiegend für TH2-Lymphozyten

B7.1/CD80 (exprimiert nach Aktivierung)	<>	CD28
B7.2/CD86	<>	CD28
B7.h/ICOSLigand	<>	ICOS

Kostimulatoren vorwiegend für B-Lymphozyten

CD40/Gp50	<>	CD40Ligand/Gp39, CD154 (exprimiert nach Aktivierung)
BAFFR	<>	BAFF
BCMA	<>	BAFF (und APRIL)
TACI	<>	APRIL (und BAFF)
CD27	<>	CD27Ligand/CD70 (exprimiert nach Aktivierung)

Koinhibitoren vorwiegend für TH2-Lymphozyten

B7.1/CD80	<>	CTLA4/CD152
B7.2/CD86	<>	CTLA4/CD152
CD134-Ligand/Ox40L, Gp34	<>	CD134/Ox40

B-Lymphozyt		T-Helfer(2)-Lymphozyt
Antigen-präsentierende Moleküle/Liganden		Rezeptoren/Liganden
Koinhibitoren vorwiegend für B-Lymphozyten		
CD30-Ligand	<>	CD30
koaktive Adhäsionsmoleküle		
ICAM-1/CD54	<>	LFA-1 (CD11a/CD18)
LFA-3/CD58	<>	Rezeptor für Schafserythrozyten (CD2)
VCAM-1/CD106	<>	VLA4-Rezeptor (CD49d)
ICAM-3/CD50	<>	CD11a/CD18

- werden an dem, der immunologischen Synapse gegenüber liegenden Pol der Zelle konzentriert und
- bilden dort den sogenannten **distalen Polkomplex (DPC)**.

4.16.3 Hilfe durch Zytokine der CD4(+)-T-Helfer(2)-Lymphozyten

Im Zuge der Bildung einer immunologischen Synapse wird die Aktivierung und Differenzierung von B-Lymphozyten reguliert

- durch stimulierende und und inhibierende Rezeptoren und Liganden im Rahmen der Bildung einer immunologischen Synapse (siehe Tab. 4.53), mit Hilfe derer
  - der ruhende TH2-Lymphozyt Antigen-spezifisch durch den bereits gering (durch Bindung und Phagozytose des Antigens) aktivierten B-Lymphozyt stimuliert wird,
  - der gering aktivierte B-Lymphozyten durch den durch ihn spezifisch aktivierten TH2-Lymphozyten verstärkt aktiviert wird;

Tab. 4.54: Wirkung von Zytokinen der T-Helfer(2)-Lymphozyten auf B-Lymphozyten.

von aktivierten T-Helfer(2)-Lymphozyten exprimierte Zytokine	Wirkung auf B-Lymphozyten
IL-7, IL-10, IL-14	Proliferation und Reifung von B-Lymphozyten
IL-4, IL-5, IL-6, IL-9, IL-13 (in Kombination mit dem CD40-Liganden)	Stimulation der Proliferation, der somatischen Hypermutation und Wechsel der Antikörperklasse (Isotyp-Switch) im Rahmen der Antigen-spezifischen Aktivierung von B-Lymphozyten
IL-14	Hemmung der Immunglobulinsynthese in B-Lymphozyten
IL-4	verstärkte Bildung von IgE (Isotyp-Switch), verstärkte Expression von Rezeptoren für IgE (und damit Verstärkung der allergischen Reaktion vom Soforttyp)
IL-15, IL-21	Differenzierung zu Plasmazellen

- durch Zytokine, welche der TH2-Lymphozyt nach Aktivierung sekretiert und deren absoluten und relativen Mengen beim B-Lymphozyten bestimmen (siehe Tab. 4.54)
  - das Ausmaß der Proliferation,
  - die somatische Hypermutation der Gene für die variablen Domänen des von ihm gebildeten Antikörpers,
  - den Wechsel der Antikörperklasse von IgM nach IgG, IgA oder IgE und
  - die Entwicklung hin zu Plasmazellen oder zu Gedächtnis-B-Lymphozyten.

Weiterführende Literatur

Carrasco YR. Molecular and cellular dynamics at the early stages of antigen encounter: the B-cell immunological synapse. Curr Top Microbiol Immunol. 2010, 340:51–62.

Fazilleau N, Mark L, McHeyzer-Williams LJ, McHeyzer-Williams MG. Follicular helper T cells: lineage and location. Immunity. 2009, 30:324–335.

Gupta N, DeFranco AL. Lipid rafts and B cell signaling. Semin Cell Dev Biol. 2007, 18:616–626.

Harwood NE, Batista FD. Early events in B cell activation. Annu Rev Immunol. 2010, 28:185–210.

Haynes NM. Follicular associated T cells and their B-cell helper qualities. Tissue Antigens. 2008, 71:97–104.

McHeyzer-Williams LJ, Malherbe LP, McHeyzer-Williams MG. Helper T cell-regulated B cell immunity. Curr Top Microbiol Immunol. 2006, 311:59–83.

Qi H. From SAP-less T cells to helpless B cells and back: dynamic T-B cell interactions underlie germinal center development and function. Immunol Rev. 2012 May;247(1):24–35.

Shimoda M, Koni PA. MHC-restricted B-cell antigen presentation in memory B-cell maintenance and differentiation. Crit Rev Immunol. 2007, 27(1):47–60.

4.17 Antigen-abhängige Reifung von B-Lymphozyten

4.17.1 Entwickung und Selektion von virginellen (naiven) B-Lymphozyten

Im Knochenmark erfolgt die **Differenzierung** von Prä-B-Lymphozyten (frühe unreife B-Lymphozyten) zu virginellen B-Lymphozyten (späte unreife B-Lymphozyten).

Prä-B-Lymphozyten

- exprimieren (erstmals) die schwere Kette des IgM im Zytoplasma,
- entwickeln sich unter dem prägenden Einfluss von IL-7 zu virginellen (jungfräulichen) B-Lymphozyten.

Virginelle B-Lymphozyten

- exprimieren erstmals das vollständige IgM auf der Zellmembran (s-(*surface*-) IgM);
  - das sIgM stellt den Antigen-bindenden Teil des B-Lymphozyten-Rezeptors (BCR) dar (siehe Kap. 4.15.1);
- unterliegen im Knochenmark einer **ersten negativen Selektion,**

- virginelle B-Lymphozyten, deren sIgM durch körpereigene Antigene (Autoantigene) auf Stromazellen des Knochenmarkes vernetzt werden,
  - sterben den kontrollierten Zelltod (**Apoptose**; siehe Kap. 3.3.8), falls die Bindung zwischen dem sIgM und dem Antigen von hoher Affinität ist; das Ergebnis ist die **klonale Deletion** von B-Lymphozyten mit der betreffenden Antikörperspezifität),
  - werden stimuliert, bisher nicht genutzte V- und J-Elemente ihrer sIgM Gene erneut zu rekombinieren und damit die Antikörperspezifität ihres sIgM zu ändern, die sogenannte **Rezeptor-Edition**, oder
  - werden stimuliert, die Expression des sIgM zu verringern, sodass eine Aktivierung ihrer BCR durch das Antigen nicht mehr möglich ist, die sogenannte **Rezeptormodulation**;
- verlassen nach der negativen Selektion das Knochenmark und wandern als **Übergangs-B-Lymphozyten** über Blut und Lymphe zu den Lymphknoten bzw. den lymphatischen Organen;
- unterliegen als Übergangs-B-Lymphozyten in der Peripherie einer **zweiten negativen Selektion**;
  - virginelle B-Lymphozyten, deren sIgM im Blut und im nicht lymphatischen Gewebe durch körpereigene Antigene (Autoantigene) vernetzt werden, sterben entweder den kontrollierten Zelltod (negative Selektion durch Apoptose) oder werden zur Rezeptor-Edition oder zur Rezeptormodulation stimuliert.

4.17.2 Entwicklung und Selektion von follikulären B-Lymphozyten, Kooperation mit T-Helfer-Lymphozyten

Virginelle B-Lymphozyten wandern aus dem Blut durch die Wand der postkapillären Venolen (HEV, *high endothelial venules*, postkapilläre Venolen; siehe Kap. 4.1.3) in die T-Lymphozyten-reiche parakortikale Zone der Lymphknoten.
- Diese Wanderung wird gesteuert
  - von Chemokinen (z. B. von CXCL13), ausgeschüttet besonders von T-Helfer(2)-Lymphozyten und
  - von Chemokin-Rezeptoren (CCR7, CXCR4, CXCR5) auf der Zellembran der B-Lymphozyten.
- In den parakortikalen Zonen erfolgt die **positive Selektion** durch Überlebenssignale der T-Lymphozyten. Das Überleben der virginellen B-Lymphozyten ist gewährleistet, falls
  - ihre CD40-Rezeptoren durch CD40L auf T-Lymphozyten ausreichend stimuliert werden,
  - Zytokine (z. B. IL-4, IL-5) ausreichend durch T-Lymphozyten ausgeschüttet werden,
  - die Überlebenssignale stärker sind als die proapoptotischen Signale durch Quervernetzung ihrer sIgM durch Autoantigene.
- Die überlebenden (positiv selektionierten) virginellen B-Lymphozyten wandern in die Follikel der Kortikalzone und differenzieren dort zu den follikulären B-Lymphozyten.

Follikuläre B-Lymphozyten

- exprimieren auf ihrer Membran
  - zusätzlich zum IgM das IgD,
  - Differenzierungsantigene, im Besonderen CD21, Komplement-Rezeptor-2/CR2, CD22/CD45RO-R, CD23/IgE-RII und CD 37/gp40–45;
- „durchkämmen" den Körper nach einem aktivierenden Antigen,
  - hierzu verlassen sie die lymphatischen Organe und wandern über Lymphe und Blut in das Knochenmark und von dort über das Blut wieder zurück in die lymphatischen Organe,
  - treffen die zirkulierenden follikulären B-Lymphozyten bei ihrer Wanderung auf ein Antigen, so können sie durch unterschiedliche Rezeptoren aktiviert werden,
    - durch Antigen-spezifische Vernetzung ihrer Membran-ständigen IgM-Moleküle (B-Lymphozyten-Rezeptoren, BCR); diese Antigen-spezifische Bindung ist besonders bedeutsam bei einer geringen Konzentration des Antigens,
    - durch Bindung an Rezeptoren für pathogene Strukturmuster (PRR; siehe Kap. 3.4.4.1),
    - durch Vernetzung von Fc-Rezeptoren (siehe Kap. 4.15.2.1), falls Antikörper das Antigen gebunden haben und ein Antigen-Antikörper-Komplex (**Iccosom**) bereits vorliegt; derartige Iccosome, gebunden an follikuäre dendritische Zellen, sind gehäuft in lymphatischen Organen zu finden;
    - durch Bindung an Komplement-Rezeptoren (siehe Kap. 4.14.3.7), falls das Antigen direkt oder indirekt (über gebundene Antikörper) die Komplementkaskade aktivieren (siehe Kap. 3.2.2) und Komplementfaktoren binden kann;
- pinozytieren bzw. phagozytieren und verdauen Rezeptor-gebundene Antigene in den Phagolysosomen und
  - präsentieren als professionelle Antigen-präsentierende Zellen deren Peptide auf MHC-II-Molekülen (siehe Kap. 4.5.2) und deren Lipide auf CD1-Molekülen (siehe Kap. 4.5.3):
- wandern zur Präsentation von antigenen Peptiden oder Lipiden in die Lymphfollikel der lymphatischen Organe, falls der Kontakt und die Aufnahme des Antigens in der Peripherie des Körpers stattgefunden haben,
  - hierzu schütten follikuläre T-Lymphozyten Chemokine (im Besonderen CXCL13) aus und locken damit follikuläre B-Lymphozyten (über deren Expression des Chemokin-Rezeptors CXCR5) aus der Zirkulation in die Lymphfollikel.

4.17.3 Bildung von Zentroblasten (Zellstadium der somatische Hypermutation)

In den Lymphfollikeln bilden die Antigen-präsentierenden follikulären B-Lymphozyten eine immunologische Synapse (siehe Kap. 4.16.2) mit solchen follikulären T-Helfer-Lymphozyten (TH2), die aus der parakortikalen Zone des Lymphknotens in die Lymphfollikel eingedrungen sind und deren T-Zell-Rezeptor an das präsentierte Antigen bindet. Auf Grund dieser immunologischen Synapse werden die TH2-Lymphozyten aktiviert zur Sekretion von Zytokinen, welche die follukulären B-Lymphozyten zur Proliferation stimulieren.

Im Zuge der Proliferation findet die somatische Hypermutation der Gene für die variablen Domänen der Immunglobuline des B-Lymphozyten statt.

Im Einzelnen ist die Abfolge wie folgt:
- T-Lymphozyten, im Besonderen die undifferenzierten T-Helfer-Lymphozyten (TH0)
  - siedeln sich aus dem Blut und Gewebe bevorzugt in der parakortikalen Zone des Lymphknotens an, gesteuert wird der Vorgang durch Chemokine und Chemokin-Rezeptoren im Besonderen CXCL13 und CXCR5,
  - treffen in der parakortikalen Zone auf (vorwiegend aus dem Einstromgebiet des Lympknotens) eingewanderte, Antigen-präsentierende interdigitierende dendritische Zellen (siehe Kap. 4.5.2.3),
  - bilden mit den interdigitierenden dendritischen Zellen eine immunologische Synapse (siehe Kap. 4.8.1), falls ihr TCR das präsentierte Antigene Peptid oder Lipid binden kann,
  - werden im Rahmen der immunologischen Synapse Antigen-spezifisch aktiviert und je nach dem Zytokinmilieu geprägt, im Besonderen zu CD4(+)-T-Helfer(2)-Lymphozyten (TH2; siehe Kap. 4.10).
- Diese so geprägten TH2-Zellen dringen in die Lymphfollikel ein und
  - stellen dort die follikulären T-Helfer-Lymphozyten dar und
  - locken durch ihre Zytokine und Chemokine (im Besonderen CXCL13) Antigen-präsentierende B-Lymphozyten, im Besonderen die follikulären B-Lymphozyten (über den zugehörigen Chemokin-Rezeptor CXCR5) aus der Peripherie an.
- Die follikuläre B-Lymphozyten präsentieren in den Lymphfollikeln das antigene Peptid oder Lipid über MHC-II bzw. CD1 den follikulären T-Helfer-Lymphozyten.
  - Kommt eine immunologische Synapse zwischen diesen beiden Zellen zustande (siehe Kap. 4.16.3), werden die T-Helfer-Lymphozyten aktiviert zur Expression von Zytokinen (im Besonderen IL-2, IL-4, IL-5, IL-6, IL-10), welche die B-Lymphozyten zur Proliferation stimulieren.
- Diese proliferierenden B-Lymphozyten treten im Lymphfollikel morphologisch als Blasten (**primäre B-Blasten und Zentroblasten**) in Erscheinung.
  - Aus durchschnittlich etwa 3 derartig aktivierten follikulären B-Lymphozyten entstehen (mit einer Zellverdopplungszeit von etwa 7 h) etwa 30.000 Zentroblasten.
  - Während der Zellteilungen findet in den Zentroblasten statt:
    - **die somatische Hypermutation** (siehe Kap. 4.3) derjenigen Gene, welche für die CDR (*complementarity determining regions*, bindungsentscheidende Bereiche; siehe Kap. 4.14.2) der variablen Domänen der leichten und der schweren Ketten des IgM bzw. des IgD codieren,
    - der Wechsel zu den Isotypen IgG, IgA oder IgE (Isotyp-Switch) durch die Rekombination der zugehörigen Gensegmente.
  - Durch die somatische Hypermutation der CDRs in den Bindetaschen der gebildeten Antikörper entstehen aus einem aktivierten follikulären Lymphozyten statt einem einheitlichen (**monoklonalen**) Klon von Tochterzellen nunmehr unterschiedliche (**polyklonale**) Klone von Tochterzellen.

4.17.4 Bildung von Zentrozyten und Selektion auf Bildung hochaffiner Antikörper (Affinitätsreifung)

Im Zuge der Verminderung aktivierender Stimuli wandeln sich die Zentroblasten in die ruhenden **Zentrozyten** um. Diese

- exprimieren auf ihrer Oberfläche das von ihnen (nach der somatischen Hypermutation der variablen Domänen; siehe Kap. 4.3) gebildete Immunglobulin als Teil des B-Zell-Rezeptors (BCR);
- werden an den Rand des Lymphfollikels gedrängt und kommen dort in engen Kontakt mit den follikulären dendritischen Zellen; durch diesen Kontakt findet die **positive Selektion** derjenigen Zentrozyten statt, welche hochaffine Antikörper gegen das jeweilige Antigen exprimieren.

Follikuläre dendritische Zellen

- sind am Rande eines Lymphfollikels angesiedelt;
- haben an ihrer Oberfläche Antigene oder Antigen-Antikörper-Komplexe (**Iccosomen**) gebunden; diese
  - sind mit dem Lymphstrom aus der Peripherie in die Lymphknoten gelangt oder
  - wurden von dendritischen Zellen in den Lymphknoten transportiert und
  - binden an die follikulären dendritischen Zellen
    - über Rezeptoren für pathogene Strukturmuster (PRR),
    - über Fc-Rezeptoren oder
    - indirekt über Komplement-Rezeptoren.

Zentrozyten haben die Möglichkeit, am Rande des Follikels an die **follikulären dendritischen Zellen** 2-fach zu binden:

- Antigen-spezifisch
  - über das Membran-ständige Immunglobulin (im BCR) des Zentrozyten und das Antigen auf der follikulären dendritischen Zelle;
- nicht Antigen-spezifisch
  - durch den Kostimulator CD40 (auf dem Zentrozyt) und CD40L (auf der follikulären dendritische Zelle) und
  - durch die Adhäsionsmoleküle LFA-1 und VLA-4 (auf dem Zentrozyt) und ICAM-1 bzw. VCAM-1 (auf der follikulären dendritischen Zelle);

Die **Stärke der Bindung** des Membran-ständigen Immunglobulins an das Antigen auf den follikulären dendritischen Zellen entscheidet über das Schicksal des Zentrozyten:

- Ist die Bindung **stark** genug, überlebt der Zentrozyt (**positive Selektion**) und
  - verlässt das lymphatische Organ und entwickelt sich zum wandernden Plasmoblasten und zur Plasmazelle oder zum Gedächtnis-B-Lymphozyten oder
  - verbleibt im lymphatischen Organ und durchläuft hier erneut eine weitere somatische Hypermutation seiner variablen Domänen mit der Möglichkeit einer Verstärkung der Affinität des von ihm gebildeten Immunglobulins.

● Ist die Bindung dagegen **schwach** oder fehlt jegliche Bindung,
  – stirbt der Zentrozyt den kontrollierten Zelltod (**negative Selektion**) durch Apoptose (siehe Kap. 3.3.8) als Teil einer „**klonalen Deletion**" des B-Lymphozyten mit der betreffenden Antikörperspezifität,
  – wird der tote Zentrozyt von Makrophagen phagozytiert, welche morphologisch anhand der **Zellkernfragmente (*tingible bodies*)** in ihren Phagosomen in den Randzonen der Lymphfollikel erkennbar sind.

4.17.5 Synthese von IgM und Wechsel der Antikörperklasse (Isotyp-Switch)

Immunglobuline werden als Teil des B-Zell-Rezeptors auf der Oberfläche reifer B-Lymphozyten exprimiert (siehe Kap. 4.15.1) und nach Entwicklung des B-Lymphozyten hin zur Plasmazelle von dieser sezerniert.

Die Synthese von Immunglobulin IgM beginnt bei den Progenitor-B-Lymphozyten (siehe Kap. 4.17.1) durch eine somatische Rekombination der Gene, welche für die schwere (H-)Ketten und der leichten (L-)Ketten codieren.

4.17.5.1 Synthese der schweren (H-)Kette von IgM

Die Gene codierend für die H-Kette sind auf dem Chromosom 14 in folgenden 4 getrennten Gensegmenten lokalisiert (beginnend mit dem 5′ Ende der Nukleotidsequenz):

● **VH**, variable Domäne der schweren Kette,
  – verknüpft mit
    ▪ stromaufwärts (am 5′ Ende mit einer **Leitsequenz (L)** und
    ▪ stromabwärts (am 3′ Ende) mit einem **Rekombinationssignal (RSS).**
  – Insgesamt gibt es ca. 90 Gene für die variable Domäne, von denen 38 bis 46 funktionell sind (L-VH1, L-VH2, L-VH3 etc.) und
  – jedes funktionelle Gen codiert die Aminosäuren 1–95 der variablen Domäne und das von der Leitsequenz codierte Leitpeptid. Das Leitpeptid ist kurz, hydrophob und vermittelt den Transport des Gesamtproteins durch die Membran des endoplasmatischen Retikulums.
● **D**: Diversitätssequenzen,
  – von welchen 23 Gensegmente existieren und
  – welche die Aminosäuren 96–101 der Diversitätsregion codieren.
    ▪ Jedes D-Gen besitzt 2 oder 3 offene Leserahmen (*open reading frames*), welche für 2–3 verschiedene Peptidsequenzen codieren können, welche zur Diversität der variablen Domäne (VH) beitragen.
  – Jede Sequenz ist an beiden Enden mit einem Rekombinationssignal (RSS) verknüpft.
● **J**: Junktionssequenzen,
  – von welchen es 6 Gensegmente gibt und
  – welche die Aminosäuren 102 bis 110 der Junktionsregion codieren.
  – Jede Sequenz ist (am 5′ Ende) verknüpft mit einem Rekombinationssignal (RSS).

- **CH**: 9 Gene für den konstanten Teil der schweren H-Ketten der Immunglobulin Isotypen
    - in der Reihenfolge CH-IgM, -IgD, -IgG3, -IgG1, -IgA1, -IgG2, -IgG4, -IgGE und -IgA2,
    - wobei jedem Gen (am 5′ Ende) vorgelagert ist
        - ein Gen-spezifischer Promotor (*intronic promotor*, I),
        - gefolgt von (**außer bei IgD**) einer **Switch-Sequenz (S)**, welche aus Tandem-Pentameren (GAGCT, GGGGT oder GGGCT) besteht,
    - und am 3′ Ende der Gensequenzen angefügt ist
        - eine Gensequenz für ein **Signalpeptid** für den Transport durch die Zellmembranen und
        - eine Gensequenz für einen **Membrananker (M1 und M2)** von 41 Aminosäuren.

Die Synthese der H-Kette des IgM erfolgt im Zuge des Reifungsprozesses des B-Lymphozyten durch ein Rearrangement der einzelnen Genabschnitte (siehe Tab. 4.55) mit Hilfe der Rekombinationssignale (RSS). Diese Rekombinationssignale bestehen

- in der 5′ Position aus einem Nonamer (z. B. CGTTTTTGT), verbunden über eine Abstandssequenz mit einem Heptamer (z. B. CACTGTG),
- in der 3′ Position aus einem Heptamer (z. B. CACAGTG) verbunden über einen Abstandshalter mit einem Nonamer (z. B. ACAAAAACC).

In **Progenitor-B-Lymphozyten**

- wird durch das **DJ-Rearrangement** eines der D-Gene mit einem der J-Gene über die zugehörigen Rekombinationssignale verknüpft und die dazwischenliegende überflüssige DNA entfernt;
- erfolgt nachfolgend die **Transkription** des DJ Gens und des Gens für den konstanten Teil der schweren Kette des IgM (Cμ) in eine prä-mRNA;

Tab. 4.55: Rearrangement von Gensegmenten zur Bildung von A) DJ-C-μ in Progenitor-B-Lymphozyten und B) der schweren Kette (L-VH-DJ-C-μ-M1,2) von IgM in Prä-B-Lymphozyten. (L = Leitsequenz, VH = variable Domäne der schweren Kette, RSS Rekombinationssignal, D Diversitätssequenzen, J = Junktionssequenzen, I = Intronic-Promotor, S = Switch-Sequenz, M1,2 = Membrananker, C-my = konstante Domänen der H-Kette von IgM)

	Gen für L-VHDJ								Gene für den konstanten Teil der schweren Ketten										
5′	L	VH	RSS	RSS	D	RSS	RSS	J	I	S	IgM	I	IgD	I	S	IgG3	>>	M1,2	3′
A)				DJ					Cμ (IgM)										
				DJ-C-μ															
B)	L-VH			DJ															
	L-VH-DJ								C-μ (IgM)									M1,2	
	L-VH-DJ-C-μ-M1,2																		

- werden die nicht codierenden RNA-Sequenzen herausgeschnitten (Splicing der Introns), sodass eine reife mRNA resultiert, mit Hilfe derer das Protein **DJ-C-μ** synthetisiert wird, welches
  - die weitere Synthese von DJ-C-μ-Proteinen hemmt.

In **Prä-B-Lymphozyten**

- erfolgt das **VDJ-Rearrangement** durch Verknüpfung eines der funktionellen L-VH-Gene mit dem rearrangierten DJ-Gen über die zugehörigen Rekombinationssignale;
  - hierbei sind (nicht codierte) Variationen der variablen Domäne durch Deletionen (bewirkt durch Exonukleasen) und zufällige Anfügungen (bewirkt durch terminale Deoxynukleotidyl-Transferasen, TdT) von Nukleotiden an den VDJ-Verbindungsstellen möglich, welche zu deren Variabilität beitragen;
- wird das L-VH-DJ-Gen gemeinsam mit dem benachbarten Gen für den konstanten Teil der schweren Kette des IgM (C-μ) in eine prä-mRNA überschrieben;
- erfolgt die Translation des Proteins **L-VH-DJ-C-μ** nach Entfernung der nicht codierenden RNA-Sequenzen (Herausschneiden der Introns):
- liegt nach Abspaltung des Leit-Peptids die schwere Kette des IgM vor.

4.17.5.2 Synthese der leichten (L-)Ketten

In **Progenitor-B-Lymphozyten**

- werden die Vorläuferproteine **VpreB** und **lambda5** für die L-Kette exprimiert;
  - die Gene für diese beiden Proteine befinden sich in Nachbarschaft der Gene für die L-Kette-lambda auf dem Chromosom 22;
- dienen beide Vorläuferproteine gemeinsam mit dem Glykoprotein 130 auf der Zellmembran als Rezeptoren für Liganden, welche die Differenzierung antreiben.

In **Prä-B-Lymphozyten**

- wird zusätzlich zu den Vorläuferproteinen VpreB und lambda5 das **VDJ-Cμ-Protein** auf der Zellembran exprimiert,
  - was als Signal für die Synthese der L-Kette zu wirken scheint;
- werden die **L-Ketten kappa** oder **lambda** exprimiert, welche
  - die weitere Expression der Vorläuferproteine VpreB und lambda5 hemmen,
  - mit dem VDJ-C-μ-Protein das Membran-ständige monomere IgM bilden.

Die **Gene der L-Kette kappa (L-k)** sind auf dem Chromosom 2 in folgenden 3 getrennten Gensegmenten lokalisiert (beginnend mit dem 5′ Ende der Nukleotidsequenz):
- **VL-k**, variable Domäne der L-Kette kappa:
  - Insgesamt gibt es 76 Gene für die variable Domäne. Von diesen Genen sind 31–35 funktionell (VL-k1, VL-k2, VL-k3 etc.).
  - Jedes Gen ist stromaufwärts (am 5′ Ende) verknüpft mit einer **Leit-Sequenz (L)** und stromabwärts (am 3′-Ende) mit einem **Rekombinationssignal (RSS)**.
  - Jedes Gen codiert die Aminosäuren 1–95 der Leit-Peptide und der variablen Domäne.

- **J, Junktionssequenzen:**
  - 5 unterschiedliche Gene liegen vor, welche
  - die Aminosäuren 96–110 der *joining*-Region codieren.
  - Jede Sequenz ist stromaufwärts (am 5′ Ende) verknüpft mit einem Rekombinationssignal (RSS).
- **CL-k**, konstanter Teil der L Kette.

Die **Gene der L-Kette lambda (L-l)** sind auf dem Chromosom 22 in folgenden 3 getrennten Gensegmenten lokalisiert (beginnend mit dem 5′ Ende der Nukleotidsequenz):
- **VL-l**, variable Domäne der L-Kette lambda:
  - Insgesamt gibt es 29–33 funktionelle variable Gene (VL-l1, VL-l2, VL-l3 etc.).
  - Jedes Gen codiert die Aminosäuren 1–95 der Leader-Peptide und der variablen Domäne.
  - Jedes Gen ist stromaufwärts (am 5′ Ende) verknüpft mit einer Leitsequenz (L) und stromabwärts (am 3′-Ende) mit einem Rekombinationssignal (RSS).
- **J, Junktionssequenzen:**
  - Insgesamt gibt es 4 oder 5 Gene für die Junktionssequenz.
  - Jedes Gen codiert die Aminosäuren 96–110 der Junktionsregion .
  - Jede Sequenz ist stromaufwärts (am 5′ Ende) verknüpft sind mit einem Rekombinationssignal (RSS).
- **CL-l**, konstanter Teil der L Kette lambda,
  - von welcher es 4 bis 5 Gene gibt.

Die Synthese der L-Kette kappa oder der L-Kette lambda erfolgen nach dem gleichen Mechanismus (siehe Tab. 4.56).

In Prä-B-Lymphozyten erfolgt
- das VL-J-Rearrangement,
  - eines der funktionellen VL-Gene wird mit einem J-Gen über die zugehörigen Rekombinationssignale verknüpft, die dazwischenliegenden Nukleotide werden entfernt;
- die **Transkription** des L-VL-J Gens gemeinsam mit dem benachbarten Gen für den konstanten Teil der leichten Kette (CL) in eine prä-mRNA,
  - nach Entfernung der nicht codierenden RNA-Sequenzen (Herausschneiden der Introns) resultiert die reife mRNA codierend für das Protein VL-CL;

Tab. 4.56: Rearrangement der Gensequenzen einer L-Kette. (L = Leitsequenz, VL = variable Domäne der leichten Kette, RSS = Rekombinationssignal, J = Junktionssequenzen, CL = konstante Domänen der L-Kette)

5′	L	VL (kappa oder lambda)	RSS	RSS	J	CL (kappa oder lambda)	3′
	L-VL-J					CL	
	L-VL-J-CL						

- die **Translation** der mRNA in das Protein L-VL-CL,
  - nach Abspaltung des Leit-Peptids liegt die leichte Kette eines Immunglobulins vor.

Die zeitliche Abfolge des erfolgreichen Rearrangements der Gene für die L-Kette kappa oder der L-Kette lambda bestimmt, welche der beiden leichten Ketten exprimiert wird:
- Wird ein Gen für die L-Kette kappa (VLk-J) funktionell zuerst rearrangiert, wird
  - die L-Kette kappa exprimiert und
  - die Expression der übrigen Gene für die L-Kette kappa und für die L-Kette lambda gehemmt.
- Wird ein Gen für die L-Kette lambda (VLl-J) funktionell zuerst rearrangiert, wird
  - die L-Kette lambda exprimiert und
  - die Expression der übrigen Gene für die L-Kette lambda und für die L-Kette kappa gehemmt.

4.17.5.3 Wechsel der Antikörperklasse (Isotyp-Switch)

IgM ist die erste in B-Lymphozyten synthetisierte Immunglobulinklasse und wird bereits von virginellen und follikulären B-Lymphozyten als Teil des B-Zell-Rezeptors auf der Zellmembran exprimiert.
- IgD kann von dem B-Lymphozyten gleichzeit zu IgM durch unterschiedliche Prozessierung der RNA exprimiert werden,
  - ein Wechsel der Antikörperklasse von IgM nach IgD oder von IgD nach IgM ist dadurch jederzeit möglich.
- Der Wechsel von IgM zu einer anderen Antikörperklasse (z. B. IgG, IgA oder IgE) benötigte eine somatische Rekombination,
  - dieser Prozess findet meist gleichzeitig mit der Affinitätsreifung (siehe Kap. 4.17.4) statt und ist unumkehrbar.

Für die Affinitätsreifung wie auch für die somatische Rekombination benötigen die follikulären B-Lymphozyten die Hilfe von T-Helfer(2)-Lymphozyten (siehe Kap. 4.10.2), indem sie eine (Antigen-spezifische) immunologische Synapse mit T-Helfer-Lymphozyten (siehe Kap. 4.16.2) bilden. Diese werden hierdurch aktiviert zur Produktion von Zytokinen. Diese Zytokine (siehe Tab. 4.57)
- stimulieren die follikulären B-Lymphozyten zur Proliferation, sodass sich aus ihnen die Zentroblasten entwickeln (siehe Kap. 4.17.3) und
- steuern in den follikulären B-Lymphozyten den Wechsel der Immunglobulinklasse, d. h.
  - den Austausch des Genes für die schwere Kette des IgM
  - mit einem (stromabwärts auf dem gleichen Chromosom 14 gelegenen) Gen für eine andere der Immunglobulinklassen (Isotypen) IgG, IgA oder IgE (sogenannter **Isotyp-Switch**).

Der Wechsel der Immunglobulinklasse wird durch eine spezielle Rekombination von Genen ermöglicht, die typisch ist für B-Lymphozyten und zum Ergebnis hat, dass

Tab. 4.57: Einfluss von Zytokinen auf den Wechsel der Antikörperklasse durch Rekombination des VDJ-Genes mit der Gensequenz für den konstanten Teil der schweren Kette.

	durch Zytokine bewirkte Förderung (+) und Hemmung (–) des Antikörperklassenwechsels nach										
	5′	VDJ	IgM	IgG3	IgG1	IgA1	IgG2	IgG4	IgE	IgA2	3′
Il-7			+								
IFNalpha			+	+	+	+	–	–	–	–	
IFNgamma			+	+	+	+	–	–	–	–	
TGFbeta			+	+	+	+	–	–	–	–	
IL-5			+	+	+	+	+				
IL-6			+	+	+	+	+				
IL-4			+	+	+	+	+	+	+		
IL-13			+	+	+	+	+	+	+		
IL-2, IL-9, TNFalpha (Hilfe für IL-4)			(+)	(+)	(+)	(+)	(+)	(+)	(+)		
IL-12								–	–	–	

- ein neues Gen für die schwere Kette hergestellt wird durch die Rekombination der VDJ-Gensequenz des ursprünglichen IgM mit der Gensequenz für den konstanten Teil eines anderen (neuen) Isotyps, jedoch
- das Gen VDJ für die leichten Ketten des ursprünglichen IgM erhalten bleibt.

Die Rekombination der Gene zur Herstellung einer neuen schweren Kette läuft nach folgendem Mechanismus ab (siehe Kap. 4.3):

- Spezifische Promotoren (**intronische Promotoren I**),
  - sowohl für den konstanten Teil der schweren Kette des IgM,
  - als auch für einen stromabwärts gelegenen konstanten Teil der schweren Kette eines anderen Isotyps (IgG, IgA oder IgE), beispielsweise des IgE,
  - werden aktiviert (induziert durch eine „Isotypen"-spezifische Kombination von Zytokinen).
- **Spezifische Switch-Sequenzen** (S; siehe Kap. 4.18.1), stromabwärts von den jeweiligen Promotoren gelegen,
  - für den konstanten Teil der schwere Kette von IgM und
  - für den konstanten Teil eines anderen Isotyps (z. B. IgE),
  - werden deaminiert durch die aktivierungsinduzierte **Cytidin-Deaminase (AID)**.
- Die Proteinkomplexe (für die **Rekombination-aktivierenden Gene**) RAG1 und **RAG2** binden an die Switch-Sequenzen.
  - Durch die Affinität von RAG1 zu RAG2 biegt sich die betroffene Doppelstrang-DNA zu einer Haarnadel.

- Die (doppelsträngige) DNA zwischen den Switch-Sequenzen und den jeweiligen Genen für die konstanten Teile der schweren Kette werden enzymatisch gespalten.
- Die RAG Proteine werden durch die **Ku-Proteine** verdrängt, die eine **Endonuklease** rekrutieren, welche die DNA-Enden für eine Verknüpfung trimmt.
- Die **Switch-Rekombinase (SR, DNA-Ligase IV-Komplex)** verknüpft (rekombiniert) die beiden (deaminierten) Switch-Sequenzen.
    - Damit entsteht über die Kopplung von nicht homologen Nukleotid-Enden (**NHEJ, non-homologous end joining**) der beiden Switch-Regionen eine Verbindung
        - der VDJ Gensequenz mit
        - der Gensequenz für den konstanten Teil der schweren Kette des neuen Antikörper-Isotyps,
    - wobei zugleich die Gensequenzen, welche zwischen den 2 Switch-Sequenzen liegen, herausgeschnitten und deletiert werden.
- Die nachfolgenden Expression des Genes für das neue Immunoglobulin erfolgt über die Synthese der prä-Messenger-RNA, dem Herausschneiden der Introns und der Translation der reifen mRNA.
- Das neue Immunglobulin besteht aus
    - 2 neuen schweren Ketten
        - mit den variablen Domänen des ursprünglichen IgM (VH), verbunden
        - mit den konstanten Domänen des neuen Isotyps (z. B. an CH1, CH2, CH3 und CH4 von IgE),
    - den 2 bisherigen leichten Ketten (die bereits mit dem ursprünglichem IgM verbunden waren) mit jeweils einer variablen (VL) und einer konstanten Domäne (CL).

Durch den Wechsel der Antikörperklasse ist es dem Körper möglich, die primäre Funktion (d. h. Bindung an ein Antigen; siehe Kap. 4.14.2) eines Antikörpers zu erhalten und dessen sekundäre, Fc-Teil-vermittelte Funktionen (siehe Kap. 4.14.3) den aktuellen Bedürfnissen des Körpers anzupassen.

4.17.5.4 Zusammenfügung des Antikörpermoleküls und dessen Expression

Nach der Translation der leichten und schweren Ketten erfolgt im endoplasmatischen Retikulum
- die korrekte Faltung der Proteine unter dem Schutz von Chaperonen,
- die Glykosylierung der schweren Kette mit Hilfe von Glykosyltransferasen und
- die Bildung von intra- und interspezifischen Disulfidbrücken und Zusammenlagerung der Protein-Ketten zu einem Antikörpermolekül mit Hilfe von Disulfidisomerasen.

Membran-gebundene Immunglobuline

- sind die ersten von einem B-Lymphozyten während seines Differenzierungsprozesses gebildeten Immunglobuline,
- stellen den wesentlichen Bestandteil des B-Lymphozyten-Rezeptors (**BCR**) dar (siehe Kap. 4.15.1),
- besitzen (durch Schneideprozesse (*splicing*) an der prä-mRNA) am carboxyterminalen Ende der schweren Kette (d. h. am freien Ende des Fc-Teiles)

- einen **Membrananker aus 41 Aminosäuren** (siehe Kap. 4.17.5.1)
- jedoch keine Signalpeptide.

Freie Antikörper

- werden im Zuge der Differenzierung des reifen B-Lymphozyten zur Plasmazelle gebildet,
- besitzen (durch einen in Plasmazellen geänderten Schneideprozesse (*splicing*) an der prä-mRNA) am carboxyterminalen Ende der schweren Kette (d. h. am freien Ende des Fc-Teiles)
  - ein Signalpeptid,
  - jedoch keinen Membrananker;
- werden unter Abspaltung des Signal-Peptids von den Plasmazellen sezerniert.

4.17.6 Entwicklung zu Plasmazellen

Nachdem B-Lymphozyten die Entwicklungs- und Selektionsstufen des Zentroblasten und Zentrozyten in den lymphatischen Follikeln durchlaufen haben, verlassen sie als reife B-Lymphozyten meist über die Lymphe die lymphatischen Organe und verteilen sich im Körper über den Blutkreislauf. Hier können sie sich weiterdifferenzieren

- zu Plasmablasten und Plasmazellen,
- zu **Gedächtnis-B-Lymphozyten** (siehe Kap. 4.17.7) oder
- zu **regulatorischen B-Lymphozyten**, welche durch die Ausschüttung von IL-10 die zelluläre Immunreaktion (im Wesentlichen TH1-Lymphozyten) hemmen und die Entwicklung von Antikörpern fördern.

Die Prägung von B-Lymphozyten in Richtung der Differenzierung zu Plasmazellen (auch Effektor-B-Lymphozyten genannt) erfolgt im wesentlichen in den lymphatischen Organen unter dem Einfluss von

- Zytokinen,
  - im Besonderen **IL-21** und **IL-15,** ausgeschüttet von aktivierten follikulären T-Helfer-Lymphozyten (TH2),
- **BLIMP-1** (*B-lymphocyte-induced maturation protein 1*, B-Lymphozyten-induziertes Reifeprotein 1); dieses Protein
  - ist gering exprimiert in reifen B-Lymphozyten, jedoch stark exprimiert in allen Reifestufen der Plasmazellen,
    - jedoch nicht in Gedächtnis-B-Lymphozyten,
  - hemmt die Expression einer Reihe von Genen für Transkriptionsfaktoren (u. a. Spi, Id3) und blockiert hierdurch
    - die Expression der Aktivierungsinduzierten Cytidindeaminase (AID) und der Ku-Proteine und damit den Wechsel der Isotypen (siehe Kap. 4.17.5.3),
    - die Expression von Signal-übertragenden Proteinen, welche mit dem B-Lymphozyten-Rezeptor assoziiert sind und

- ▦ die Zell-Proliferation;
    - wird in seiner Expression gehemmt durch den Transkriptionsfaktor Spi-B, welcher dadurch die Differenzierung zu Plasmazellen blockiert;
- ● Koinhibitoren wie Fc-gamma-Rezeptor-IIB und Fc-Rezeptor-Homologe (siehe Kap. 4.14.3.2),
    - welche den B-Lymphozyten Rezeptor (BCR) inhibieren und hierdurch
    - die Differenzierung von reifen B-Lymphozyten zu Plasmazellen hemmen;

Außerhalb der lymphatischen Organe differenzieren sich die reifen Lymphozyten über Plasmablasten zu reifen Plasmazellen.

- ● **Plasmablasten**
    - siedeln sich vorwiegend im Knochenmark, in der Milz und in den Schleimhäuten (besonders in der Lamina propria) an und
    - reifen im Gewebe zu Plasmazellen
        - ▦ über mehrere Stufen (frühe, unreife und intermediäre Plasmazelle) und
        - ▦ unter dem Einfluss von weiteren Zytokinen (im Besonderen IL-6, IL-3, IL-10), produziert von Zellen der Gewebe-Matrix wie z. B. im Knochenmark (siehe Tab. 4.58), aber auch von regulatorischen B-Lymphozyten und TH2-Lymphozyten.

Tab. 4.58: Zellmarker für die Reifestadien von Plasmazellen.

Zellmarker	reifer B-Lymphozyt	Plasmazelle			
		wandernder Plasmablast	unreif	intermediär	reif
MHC-II	++	++	(+)	−/+	−
Membra-Immunglobulin (sIgM, sIgD, sIgG, sIgA oder sIgE)	++	−	−	−	−
neutrale Endopeptidase (CALLA, CD10)	++	−	−	−	−
Ca-Ionen-Kanal (CD20)	++	−	−	−	−
Korezeptor B-gp95 (CD19)	++	+	+	(+)	−
NAD-Glykohydrolase (CD38)	(+)	+	+(+)	++	++
BLIMP-1 (*B-Lymphocyte-induced maturation protein 1*, B-Lymphozyt-induziertes Reifeprotein 1)	(+)	++	++	++	++
Monozyten-Chemotaxie-Protein (MPC-1)	−	−	−	++	++
VLA-5 (*very late antigen 5*, sehr spätes Aktivierungsantigen 5, alpha5-integrin, CD49e)	−	−	−	++	++

- **Reife Plasmazellen** stellen ruhende, sesshaften Zellen dar,
  - welche in den Nischen des Knochenmarkes Jahre überleben können und
  - deren Sekretionsleistung das basale Antikörperspektrum im Blut und in den Geweben bestimmt. Beispielsweise produzieren Plasmazellen
    - im Knochenmark ca. 50 % des IgG im Blut,
    - in den Schleimhäuten ca. 70 % des gesamten IgA und ca. 90 % des polymeren sekretorischen IgA.

4.17.7 Entwicklung zu Gedächtnis-B-Lymphozyten

Gedächtnis-B-Lymphozyten stellen langlebige, ruhende B-Lymphozyten dar, deren B-Lymphozyten-Rezeptor (BCR) unter Kontrolle der verstärkt exprimierten inhibierenden Fc-Rezeptor-Homologe (siehe Kap. 4.14.3.2) steht. Zu unterscheiden sind
- die IgM-Gedächtnis B-Lymphozyten, welche
  - charakterisiert sind durch
    - erhöhtes sIgM und erniedrigtes sIgD und
    - verstärkte Expression des Komplement-Rezeptors CR2 (CD21; siehe Kap. 4.14.3.7) und des Antigen-präsentierenden Moleküls CD1c (siehe Kap. 4.5.3),
  - vorwiegend in den Randzonen der Milzfollikel entstehen,
  - bevorzugt durch solche Antigene (Polysaccharide und Liposaccharide) polyklonal stimuliert werden, die nicht oder kaum in der Lage sind, an den T-Lymphozyten-Rezeptor von T-Helfer-Lymphozyten zu binden (sogenannte **T-Lymphozyten-unabhängige Antigene**; siehe Kap. 4.18)
  - daher im eigentlichen Sinne keine Gedächtnis-B-Lymphozyten darstellen;
- die IgG-, IgA- und IgE-Gedächtnis-B-Lymphozyten
  - sogenannte normale oder *„class switched memory-B-lymphocytes"* (Gedächtnis-B-Lymphozyten mit geänderter Klasse),
  - welche sIgG, sIgA oder sIgE exprimieren.

Allen Gedächtnis-B-Lymphozyten sind folgende Charakteristika gemeinsam (siehe Tab. 4.59):
- In ihnen hat die somatische Hypermutation der variablen Domänen ihrer Antikörper bereits stattgefunden.
- Sie exprimieren auf der Zellmembran CD27 (Mitglied der TNF-(Tumor-Nekrose-Faktor-)Rezeptorsuperfamilie; siehe Kap. 4.15.2.4.3);.
  - CD27 wird aktiviert durch CD70L/CD70 (Mitglied der TNF-Superfamilie).
- Ihnen fehlt die Tyrosinphosphatase B220 (eine Isoform von CD45; siehe Kap. 4.6.1.3),
  - ein Zellmembran-Marker für virginelle (naive) B-Lymphozyten.

Ob reife B-Lymphozyten zu Gedächtnis-B-Lymphozyten oder zu Plasmazellen ausreifen, ist abhängig von der Stärke der **Aktivierung des CD40-Rezeptors** durch den CD40-Liganden auf Partnerzellen.
- Eine starke Aktivierung führt in Anwesenheit von Zytokinen (im Besonderen IL-2 und IL-10) eher zur Ausbildung von Gedächtnis-B-Lymphozyten,

Tab. 4.59: Unterschiede ausgewählter Zellmembranproteine zwischen reifen B-Lymphozyten und Gedächtnis-B-Lymphozyten.

Zellmembranprotein	reifer B-Lymphozyt	Gedächtnis-B-Lymphozyt	
		sIgM(+)	sIgG(+), sIgA(+) oder sIgE(+)
CD27 (TNF-R)	–/+	+++	+++
CD45 (B220)	+	–	–
CD1c	+	+++	+
MHC-II	+	+	++
CD21 (CR2)	+	++	++
FcRH-2	–	+++	+++
FcRH-4	–	++	++
FcRH-5	–	+	+

- eine schwache Aktivierung des CD40 hat vermehrt die Ausbildung von Plasmazellen zur Folge.

Die Aktivierung von Gedächtnis-B-Lymphozyten erfolgt
- durch aktivierende Zytokine z. B. IL-2 und IL-4;
- durch Quervernetzung ihrer Rezeptoren, beispielsweise
  - der Membran-Immunglobuline (sIgM, sIgG, sIgA oder sIgE) durch polyvalente Antigene (z. B. Infektionserreger oder Vakzinen) und ggf. zusätzlich
  - der Komplement-Rezeptoren (CD21; siehe Kap. 4.14.3.7) durch Komplementspaltprodukte, gebunden an Antigene, Infektionserreger oder Immunkomplexe und oder
  - der Fc-Rezeptoren (siehe Kap. 5.14.3.2) durch Immunkomplexe;
- unmittelbar im Anschluss an das (erneute) Eindringen des Antigens in den Organismus,
  - wobei sich meist innerhalb **von 1–2 Tagen** die Gedächtniszellen vermehren, zu Plasmazellen differenzieren und Antikörper produziert werden;
- in einem deutlich stärkerem Ausmaß als bei der ersten Reaktion der spezifischen Immunabwehr gegen das betreffende Antigen,
  - sogenannter Verstärker- oder Booster-Effekt.

Durch diesen Verstärker-Effekt ist der Körper gegen ihn wiederholt angreifende Infektionserreger schneller und besser geschützt und damit im eigentlichen Sinne **immun**.

Die Entwicklung von Gedächtniszellen macht man sich bei **Impfstoffen** zu Nutze. Ein wesentliches Ziel von Impfstoffen ist es, möglichst viele, langlebige Gedächtnis-B-Lymphozyten gegen das Impfantigen im Körper zu erzeugen, um hierdurch einen langfristigen Schutz gegen den Infektionserreger zu erreichen.

Weiterführende Literatur

Baumgarth N. Innate-like B cells and their rules of engagement. Adv Exp Med Biol. 2013, 785:57–66.

Butler JE, Sinkora M. The enigma of the lower gut-associated lymphoid tissue (GALT). J Leukoc Biol. 2013 Aug;94(2):259–70.

Chappell CP, Dauner J, Jacob J. Ontogeny of the secondary antibody response: origins and clonal diversity. Adv Exp Med Biol. 2009, 633:27–41.

Crowley JE, Scholz JL, Quinn WJ 3rd, Stadanlick JE, Treml JF, Treml LS, Hao Y, Goenka R, O'Neill PJ, Matthews AH, Parsons RF, Cancro MP. Homeostatic control of B lymphocyte subsets. Immunol Res. 2008, 42:75–83.

de Yébenes VG, Bartolomé-Izquierdo N, Ramiro AR. Regulation of B-cell development and function by microRNAs. Immunol Rev. 2013 May;253(1):25–39.

Habibi L, Ebtekar M, Jameie SB. Immune and nervous systems share molecular and functional similarities: memory storage mechanism. Scand J Immunol. 2009, 69:291–301.

Jackson SM, Wilson PC, James JA, Capra JD. Human B cell subsets. Adv Immunol. 2008, 98:151–224.

LeBien TW, Tedder TF. B lymphocytes: how they develop and function. Blood. 2008, 112:1570–1580.

Kalampokis I, Yoshizaki A, Tedder TF. IL-10-producing regulatory B cells (B10 cells) in autoimmune disease. Arthritis Res Ther. 2013;15 Suppl 1:S1.

Martomo SA, Gearhart PJ. Somatic hypermutation: subverted DNA repair. Curr Opin Immunol. 2006, 18:243–248.

Peled JU, Kuang FL, Iglesias-Ussel MD, Roa S, Kalis SL, Goodman MF, Scharff MD. The biochemistry of somatic hypermutation. Annu Rev Immunol. 2008, 26:481–511.

Pieper K, Grimbacher B, Eibel H. B-cell biology and development. J Allergy Clin Immunol. 2013 Apr;131(4):959–71.

Pistoia V, Cocco C. IL-21: a new player in the control of isotype switch in Peyer's patches. J Leukoc Biol. 2009, 85:739–743.

Roulland S, Suarez F, Hermine O, Nadel B. Pathophysiological aspects of memory B-cell development. Trends Immunol. 2008, 29:25–33.

Sindhava VJ, Scholz JL, Cancro MP. Roles for BLyS family members in meeting the distinct homeostatic demands of innate and adaptive B cells. Front Immunol. 2013 Feb 25;4:37.

Stavnezer J, Amemiya CT. Evolution of isotype switching. Semin Immunol. 2004, 16:257–275.

Stavnezer J, Guikema JE, Schrader CE. Mechanism and regulation of class switch recombination. Annu Rev Immunol. 2008, 26:261–292.

Tarlinton D, Radbruch A, Hiepe F, Dörner T. Plasma cell differentiation and survival. Curr Opin Immunol. 2008, 20:162–169.

Tarlinton DM, Batista F, Smith KG. The B-cell response to protein antigens in immunity and transplantation. Transplantation. 2008, 85:1698–1704.

Weill JC, Weller S, Reynaud CA. Human marginal zone B cells. Annu Rev Immunol. 2009, 27:267–285.

Zouali M. The epigenetic landscape of B lymphocyte tolerance to self. FEBS Lett. 2013 Jun 27;587(13):2067–73.

4.18 Aktivierung von B-Lymphozyten durch T-Lymphozyten-unabhängige Antigene

T-Lymphozyten-unabhängige Antigene stellen Fremsubstanzen dar,

- an welche T-Helferzellen mit ihrem T-Lymphozyten-Rezeptor (TCR) nicht oder nur geringfügig binden können; das hat zur Folge,
    - dass eine immunologische Synapse zwischen dem B-Lymphozyten und dem T-Helfer(2)-Lymphozyten (siehe Kap. 4.16.2) zur Aktivierung des T-Helfer(2)-Lymphozyten nicht im ausreichenden Maße gebildet werden kann,

- dass dem B-Lymphozyten die Unterstützung durch die Zytokine, ausgeschüttet von aktivierten T-Helfer-Lymphozyten, für die Proliferation und Differenzierung fehlt;
- welche jedoch für sich alleine B-Lymphozyten zur Proliferation und Differenzierung aktivieren können,
    - **nicht** „Antigen-spezifisch" über den B-Lymphozyten-Rezeptor (BCR),
    - sondern „Antigen-unspezifisch" über Toll-artige Rezeptoren, Fc-Rezeptoren und/oder Komplement-Rezeptoren,

B-Lymphozyten, aktiviert durch T-Lymphozyten-unabhängige Antigene;
- proliferieren nur im beschränkten Maße und differenzieren zu kurzlebigen Plasmazellen, sodass die Antikörperantwort von relativ kurzer Dauer ist;
- sind nur begrenzt in der Lage, einen Wechsel ihrer Antikörperklasse durchzuführen, sekretieren also im Wesentlichen nur IgM;
- stellen ein Teil der angeborenen Immunantwort dar, als
    - B1b-Lymphozyten der marginalen Zone im Lymphknoten,
    - CD21(++)CD23(+/−)-B-Lymphozyten;
- verkörpern wahrscheinlich die sogenannten IgM-Gedächtnis-B-Lymphozyten dar (siehe Kap. 4.17.7);
- sind jedoch nicht in der Lage, in die eigentlichen Gedächtnis-B-Lymphozyten zu differenzieren, sodass wegen mangelnder Gedächtnis-B-Lymphozyten die Immunantwort durch einen zweiten Kontakt mit dem Antigen nicht wesentlich zu verstärken ist (mangelhafte Booster-Reaktion).

T-Lymphozyten-unabhängige Antigene stellen beispielsweise dar
- die **Polysaccharide** in der Kapsel einiger Bakterien (z. B. Streptococcus pneumoniae, Haemophilus influenzae, Klebsiella pneumoniae);
    - diese Polysaccharide sind nicht in der Lage, Komplement zu aktivieren; somit sind zur Opsonierung (siehe Kap. 3.2.1) dieser Bakterien spezifisch gegen die Kapsel-Polysacharide gerichtete Antikörper notwendig,
    - die opsonierten Polysaccharide können über die Bindung an Fc-Rezeptoren (siehe Kap. 4.14.3.2) oder an den Komplement-Rezeptor für C3d (CD21; siehe Kap. 4.14.3.7) B-Lymphozyten aktivieren;
- die **Lipopolysaccharide** von Gram(−)-Bakterien (z. B. Escherichia coli und Salmonella typhi);
    - Lipopolysaccharide bilden mit dem Lipopolysaccharid-bindenden Protein (LBP) und dem löslichen Diffferenzierungsantigen myeloider Zellen (CD14) einen Komplex, welcher an die Toll-artigen Rezeptoren TLR-4 und CD180 (siehe Kap. 3.4.4.1) auf B-Lymphozyten bindet und diese aktiviert.

Die Stimulation der B-Lymphozyten durch T-Lymphozyten-unabhängige Antigene erfolgt gewöhnlich in den extrafollikulären Regionen der lymphatischen Organe.

Zytokine, sekretiert von T-Helfer(2)-Lymphozyten, die in Nachbarschaft dieser Regionen durch B-Lymphozyten Antigen-spezifisch über eine immunologische Synapse (siehe Kap.

4.16) aktiviert worden sind, können die Stimulation von B-Lymphozyten durch T-Lymphozyten-unabhängige Antigene verstärken (***bystander reaction***, Zuschauerreaktion).

Weiterführende Literatur

Alugupalli KR. A distinct role for B1b lymphocytes in T cell-independent immunity. Curr Top Microbiol Immunol. 2008, 319:105–130.

Defrance T, Taillardet M, Genestier L. T cell-independent B cell memory. Curr Opin Immunol. 2011 Jun;23(3):330–6.

Mond JJ, Kokai-Kun JF. The multifunctional role of antibodies in the protective response to bacterial T cell-independent antigens. Curr Top Microbiol Immunol. 2008, 319:17–40.

Schreiber JR. Role of Toll like receptors in the antibody response to encapsulated bacteria. Front Biosci (Elite Ed). 2012 Jun 1;4:2638–46.

Wang D. T-independent IgA responses to microbial polysaccharides. Adv Exp Med Biol. 2001, 491:485–504.

Weill JC, Weller S, Reynaud CA. Human marginal zone B cells. Annu Rev Immunol. 2009, 27:267–85.

4.19 Steuerung der Synthese und des Abbaus von Antikörpern

Im Blutserum beträgt die Konzentration aller Antikörper etwa 18–19 mg/ml (siehe Kap. 4.14.1). Der Bildungsort für diese Antikörper ist im Wesentlichen das Knochenmark und die Milz. Zusätzlich werden Antikörper innerhalb der Gewebe und in den Schleimhäuten (z. B. das sekretorische IgA) von Plasmazellen vor Ort, d. h. in den jeweiligen Geweben gebildet (siehe Kap. 4.14.3.3).

Aus dem Blut verteilen sich die Antikörper in die unterschiedlichen Gewebe. Die Blutkonzentration von Antikörpern ergibt sich aus der Summe der für jede Antikörperklasse typischen und damit unterschiedlichen (siehe Kap. 4.14.1) pharmakodynamischen Werte wie
- die Syntheserate,
- das Ausmaß der Verteilung in extravasale Kompartimente und die Rückverteilung in das Blut,
    - Konvektion über diskontinuierliche Endothelien in Speicherräume (z. B. Sinusoide in Leber, Knochenmark und Milz),
    - Diffusion durch fenestrierte Endothelien (z. B. Mukosa des Magen-Darm-Kanals, Niere, Drüsenepithelien, Plexus choroideus) ins Gewebe oder in Hohlräume und ggf. Rediffusion,
    - aktiver Transport (Transzytose) durch Endothel- und Epithelzellschichten (siehe Kap. 4.14.3.3);
- die Abbau- und Verbrauchsrate;
- die Blutverweilzeit,
    - angegeben mit der durchschnittlichen Halbwertszeit (t1/2beta) eines Antikörpers im Blut.

Die Kontrolle der Synthese und des Abbaus von Antikörpern erfolgt sowohl Antigen-spezifisch wie auch nicht Antigen-spezifisch (siehe Tab. 4.60).

Tab. 4.60: Regulation der Antikörperbildung.

Immunregulierung eines B-Lymphozyten durch	Mechanismus der Regulation	Wirkung auf die Antikörperantwort des B-Lymphozyten		
		Antigen-spezifisch	Hemmung	Stimulie-rung
Antigene	Aktivierung des BCR und der stimulie-renden Korezeptoren auf B-Lymphozyten und T-Helfer(2)-Lymphozyten	ja		++++
	Aktivierung von inhibierenden Korezeptoren auf B-Lymphozyten und T-Helfer(2)-Lymphozyten	nein	++++	
IgG-Antikörper, Fab- oder F(ab)2-Fragmente	Maskierung des Antigens, Inhibition der Bindung des jeweiligen Antigens an den BCR	ja	+++	
IgE-Antikörper	Bindung an Fc-epsilonRII	nein	+++	
Antigen-Antikörper-Komplexe				
im Antigenüberschuss	Vernetzung von BCR mit aktivierenden Fc-Rezeptoren	ja		+++
	Vernetzung von BCR mit inhibierenden Fc-Rezeptoren (Fc-gammaRIIB)	ja	+++	
im Antikörper-überschuss	Vernetzung inhibierender Fc-Rezeptoren (Fc-gammaRIIB)	nein	++++	
	Vernetzung aktivierender Fc-Rezeptoren	nein		++++
Antigen-Antikörper-Komplexe	Aufnahme durch dendritische Zellen; Aktivierung von T-Helfer(1)-Lymphozyten oder regulatorischen T-Lymphozyten	nein	++++	
	Aufnahme durch dendritische Zellen; Aktivierung von T-Helfer(2)-Lymphozyten	nein		++++
Antigen-Antikörper-C3d-Komplexe	Vernetzung von BCR mit C3d-Rezeptoren (CD21) im Komplex mit CD19	ja		+++
	Aufnahme durch dendritische Zellen, Aktivierung von T-Helfer(1)-Lymphozyten oder regulatorischen T-Lymphozyten	nein	+++	
	Aufnahme durch dendritische Zellen, Aktivierung von T-Helfer(2)-Lymphozyten	nein		++++

Eine **Antigen-spezifische Kontrolle** erfolgt in Abhängigkeit von

- der Immunogenität der Antigene, d. h. in welchem Ausmaß das jeweilige Antigen
  - B-Lymphozyten-Rezeptoren (BCR) vernetzen und die B-Lymphozyten zur Aufnah-me der Antigene und zur Präsentation stimulieren kann (siehe Kap. 4.16.1);
- der Fähigkeit der B-Lymphozyten, über die Bildung von Immunologischen Synapsen T-Helfer(2)-Lymphozyten zu aktivieren (siehe Kap. 4.16.b) und

- die aktivierten T-Helfer(2)-Lymphozyten durch ihre Liganden und Zytokine B-Lymphozyten aktivieren können (siehe Kap. 4.15.2 und 4.16.3) und andererseits
- inhibierende Rezeptoren zwischen B-Lymphozyten und T-Helfer(2)-Lymphozyten aktiviert werden (siehe Kap. 4.15.3 und 4.15.4);
- der Bildung, der Art und der Wirkungsweise der Immunkomplexe, d. h.
  - welchen Vernetzungsgrad die Antigen-Antikörper-Komplexe aufweisen (siehe Kap. 4.14.3.4),
  - in welchem Ausmaß Idiotyp-Antiidiotyp-Immunkomplexe aus dem Antigen-spezifischen Antikörper (Antikörper 1) und Antikörpern (Antikörper 2), gerichtet gegen die variable Domäne (Idiotyp) dieses Antikörpers 1 (sogenannte Antiidiotyp-Antikörper) gebildet werden (siehe Kap. 4.14.3.5),
  - in welchem Ausmaß die gebildeten Immunkomplexe die Differenzierung von B-Lymphozyten zu Plasmazellen durch Kreuzvernetzung ihrer B-Lymphozyten-Rezeptoren (BCR) beeinflussen, beispielsweise
    - hemmen durch eine mehr oder weniger vollständige Maskierung der Antigene, sodass diese nicht mehr BCR vernetzen können (z. B. supprimiert die Gabe von Anti-Rhesus-Faktor-Antikörpern die Antikörperreaktion gegen Rhesus-Faktor(+)-Erythrozyten),
    - hemmen durch Vernetzung der BCR mit inhibierenden Fc-Rezeptoren (siehe Kap. 4.15.3.1),
    - fördern durch Vernetzung der BCR mit aktivierenden Fc-Rezeptoren (siehe Kap. 4.15.2.2),
    - fördern durch Vernetzung der BCR mit Rezeptoren für das Komplementspaltprodukt C3d (CD21 im Komplex mit CD19, CD81 und CD225), wenn die Immunkomplexe Komplement aktivieren können, durch Kreuzvernetzung von CD21 wird über den Korezeptor CD19 die Aktivierungsschwelle des BCR erniedrigt (siehe Kap. 4.15.2.1),

Eine **nicht Antigen-spezifische Kontrolle** erfolgt über
- das Ausmaß und die Art der Aktivierung von dendritischen Zellen, sodass nach Ausbildung einer immunologischen Synapse mit naiven T-Lymphozyten (siehe Kap. 4.8.1)
  - sich diese vermehrt zu T-Helfer(2)-Lymphozyten (siehe Kap. 4.10) oder
  - die Differenzierung zu T-Helfer(1)-Lymphozyten oder zu regulatorischen T-Lymphozyten verstärkt wird zu Lasten der Ausbildung von T-Helfer(2)-Lymphozyten (siehe Kap. 4.11);
- das retikuloendotheliale (RES) und retikulohistiozytäre System (RHS; siehe Kap. 3.4.3),
  - die unterschiedlichen Immunglobuline im Blut binden fortlaufend an ihre jeweiligen Fc-Rezeptoren auf Makrophagen, neutrophilen Granulozyten und (besonders auf aktivierten; siehe Kap. 3.7.2) Endothelzellen,
    - auch wenn hierdurch keine Vernetzung der Fc-Rezeptoren und damit Aktivierung der Phagozyten erfolgt, werden durch diese Bindung andauernd Immunglobuline von den Phagozyten und Endothelzellen aufgenommen (pinozytiert) und verdaut,

- ▦ Bindung, Aufnahme und intrazellulärer Verdau von Immunglobulinen ist dabei umso größer, je höher deren Blutkonzentration ist und/oder je stärker die Phagozyten und Endothelzellen aktiviert sind,
- – Bildung und Abbau halten sich unter Normalbedingungen derart die Waage, dass die Blutkonzentrationen von Immunglobulinen (je nach Antikörperklasse unterschiedlich) relativ konstant sind,
- – eine Veränderung der Blutkonzentration von Immunglobulinen beeinflusst deren Bindungsrate an Phagozyten und Endothelzellen und damit auch die Abbaurate,
  - ▦ bei Erhöhung der Antikörperkonzentration, beispielsweise nach Infusion eines Immunglobulin-Präparates, führt zu einem erhöhten Abbau von Immunglobulinen,
  - ▦ eine Verminderung der Antikörperkonzentration, beispielsweise durch Blutverlust oder durch einen erhöhten Verbrauch beispielsweise durch Bildung von Immunkomplexen zur Abwehr eines Infektionserregers oder im Rahmen einer lokalen Entzündung, führt zu einem verzögerten Abbau der Immunglobuline im Blut;
- ● die proteolytische Spaltung von Immunglobulinen,
  - – Proteasen sind in der Lage, Immunglobuline in Fragmente zu spalten; zu diesen Fragmenten gehören Fab, F(ab)2 und Fv, diese Fragmente haben eine kurze Blutverweilzeit, weil sie durch die Niere relativ zügig ausgeschieden werden (siehe Kap. 4.14.1),
  - – Proteasen werden im Körper beispielsweise freigesetzt
    - ▦ bei allen Entzündungsvorgängen und Gewebeschädigungen durch die Exozytose von lysosomalen Enzymen (siehe Kap. 3.4.4.3),
    - ▦ bei allen Gerinnungs- und Fibrinolysevorgängen durch die Spaltung von Plasminogen in Plasmin (siehe Kap. 3.2.3),
    - ▦ bei allen schweren körperlichen Belastungen (siehe Kap. 6.4.3),
    - ▦ von Tumorzellen (siehe Kap. 6.9.1).

Weiterführende Literatur

Baumgarth N, Tung JW, Herzenberg LA. Inherent specificities in natural antibodies: a key to immune defense against pathogen invasion. Springer Semin Immunopathol. 2005 Mar;26(4):347–62.

Crowley JE, Scholz JL, Quinn WJ 3rd, Stadanlick JE, Treml JF, Treml LS, Hao Y, Goenka R, O'Neill PJ, Matthews AH, Parsons RF, Cancro MP. Homeostatic control of B lymphocyte subsets. Immunol Res. 2008, 42:75–83.

Hoernes M, Seger R, Reichenbach J. Modern management of primary B-cell immunodeficiencies. Pediatr Allergy Immunol. 2011 Dec;22(8):758–69.

Lied GA, Berstad A. Functional and clinical aspects of the B-cell-activating factor (BAFF): a narrative review. Scand J Immunol. 2011 Jan;73(1):1–7.

Lutz HU. Homeostatic roles of naturally occurring antibodies: an overview. J Autoimmun. 2007, 29:287–294.

Mouquet H, Nussenzweig MC. Polyreactive antibodies in adaptive immune responses to viruses. Cell Mol Life Sci. 2012 May;69(9):1435–45.

Nutt SL, Fairfax KA, Kallies A. BLIMP1 guides the fate of effector B and T cells. Nat Rev Immunol. 2007, 7:923–927.

Odorizzi PM, Wherry EJ. Inhibitory receptors on lymphocytes: insights from infections. J Immunol. 2012 Apr 1;188(7):2957–65.
Tarlinton D, Radbruch A, Hiepe F, Dörner T. Plasma cell differentiation and survival. Curr Opin Immunol. 2008, 20:162–169.
Vani J, Elluru S, Negi VS, Lacroix-Desmazes S, Kazatchkine MD, Bayary J, Kaveri SV. Role of natural antibodies in immune homeostasis: IVIg perspective. Autoimmun Rev. 2008 Jun;7(6):440–444.
Yel L, Ramanuja S, Gupta S. Clinical and immunological features in IgM deficiency. Int Arch Allergy Immunol. 2009,150(3):291–8.

5 Der Einfluss des Nervensystems auf das Immunsystem

5.1 Verbindendes zwischen beiden Organsystemen

5.1.1 Experimentelle und klinische Hinweise

Eine enge Beziehung zwischen dem Nervensystem und dem Immunsystem wird durch eine Reihe von klinischen Erfahrungen wie auch durch experimentelle Ergebnisse belegt:

- Gedanken oder Gefühle können die eigene Immunabwehr beeinflussen, z. B.
    - Ekelgefühle können allergische Reaktionen auslösen, Angstgefühle Asthmaanfälle.
- Elektrische Stimulationen des Gehirnes sind in der Lage, die Immunabwehr zu beeinflussen, z. B.
    - kann eine Reizung der Hirnrinde, des Hypothalamus, des Hippocampus und/oder der Amygdala die Lymphozyten-Proliferation und die Aktivität der natürlichen Killerzellen stimulieren oder beeinträchtigen,
    - ist der immunmodulatorische Effekt der Gehirnreizung durch Hypophysektomie zu verhindern.
- Stressbelastungen können (durch die ausgeschütteten Glucocorticosteroide und Katecholamine) Immunreaktionen beeinträchtigen und Infektionen fördern.
- Nach mehrmaliger gleichzeitiger Gabe eines mechanischen Reizes und einer immunsuppressiven Substanz (Konditionierung) bewirkt die mechanische Reizung alleine eine Immunsuppression.
- Eine Aktivierung der Immunabwehr kann zu einer veränderten Stimmungslage führen und zu messbaren Veränderungen der neurophysiologischen und neuroendokrinen Aktivität der Gehirnzellen.
- Depressionen sind assoziiert mit verminderter Immunabwehr (Aktivierbarkeit von Lymphozyten, Zytotoxizität von natürlichen Killerzellen) und erhöhtem Blutspiegel an Katecholaminen und Glucocorticoiden.

5.1.2 Funktionelle Verbindungen

Das zentrale Nervensystem (ZNS) besteht im Wesentlichen aus Nervenzellen, Makrogliazellen und Mikrogliazellen. Es verfügt weder über ein eigenes lymphatisches Gewebe noch besitzt es eigene professionell Antigen-präsentierende Zellen (siehe Kap. 4.5). Darüber hinaus ist das Nervensystem von der Immunabwehr durch schützende anatomisch-strukturelle und funktionelle Barrieren getrennt.

Die Trennung zwischen dem Nervensystem und dem Immunsystem ist im Wesentlichen gegeben durch

- die **Blut-Hirn-Schranke** (siehe Kap. 5.2),
- die **Blut-Liquor-Schranke** (siehe Kap. 5.3) innerhalb des ZNS und

- die **Blut-Nerven-Schranke** zwischen den kleinen Blutgefäßen und den peripheren Nerven.

Ruhende Endothelzellen sind wesentlicher Bestandteil der Blut-Hirn- und der Blut-Nerven-Schranke. Die dort besonders dick und fest ausgebildeten Haftkomplexe zwischen den Endothelzellen gewährleisten die Dichte der Schranke.

Im Normalzustand sind diese Barrieren unterbrochen durch mehrere funktionelle Verbindungen im zentralen Nervensystem (siehe Kap. 5.2.2) wie auch im peripheren Nervensystem. Zu diesen Verbindungen gehören

- das venöse Portalgefäß zwischen dem Hypothalamus (gelegen im Zwischenhirn, eingebunden von der Sehnervenkreuzung/Chiasma opticum) und der Adenohypophyse (HVL, Hypophysenvorderlappen), über welche die im Hypothalamus gebildeten unterschiedlichen Hormone (Liberine und Statine) in die Adenohypophyse transportiert werden, wo sie die Produktion und Ausschüttung der unterschiedlichen Peptidhormone des Hypophysenvorderlappens in das Blut regulieren;
- die Axone, über welche Neurohormone (Oxytocin, Vasopressin) gebildet im Hypothalamus über den Hypophysenstiel (Infundibulum) in die Neurohypophyse (HHL, Hypophysenhinterlappen) transportiert und von dort direkt in das Blut abgegeben werden;
- die Ganglien der dorsalen Hörner des Rückenmarkes, welche eine lückenhafte Blut-Nerven-Schranke aufweisen;
- die Endigungen und Synapsen der Nervenfasern des peripheren Nervensystems, an denen (weil hier die Blut-Nerven-Schranke fehlt) Neurotransmitter und Neuropeptide direkt in das innervierte Gewebe abgegeben werden können;
- das vegetative Nervensystem, welches
  - einerseits verbunden ist mit dem Hypothalamus,
  - andererseits über seine Nervenendigungen (weil auch hier die Blut-Nerven-Schranke fehlt) Neurotransmitter in den unterschiedlichen Organen freisetzt.

Über diese funktionellen Verbindungen können die im Nervensystem z. B. von den Nervenzellen und Gliazellen gebildeten Wirkstoffe unter normalen Bedingungen in den übrigen Körper gelangen. Zu diesen Wirkstoffen gehören

- Neurotransmitter, Neuropeptide und Peptidhormone;
- neurotrope Wachstumsfaktoren und Gewebehormone;
- Immunmediatoren (Zytokine und Chemokine); diese
  - haben sich als notwendig erwiesen für die embryonale Entwicklung des Gehirnes wie auch für dessen normale Funktion,
  - werden verstärkt exprimiert nach einer Aktivierung der Nervenzellen und/oder der Gliazellen.

Andererseits können außerhalb der Blut-Hirn-Schranke von Zellen des Immunsystems gebildete Immunmediatoren und Gewebehormone das zentrale Nervensystem beeinflussen und zwar

- unter normalen Bedingungen,
  - wenn die Blutkonzentrationen der Immunmediatoren ausreichend hoch sind,
  - über die vorgegebenen strukturellen Verbindungen zwischen dem Nervensystem und dem übrigen Körper (siehe Kap. 5.2.1);
- nach Öffnung der Blut-Hirn-Schranke, z. B. durch Aktivierung der zugehörigen Endothelzellen (siehe Kap. 5. 2.3);
- nach einer Öffnung der Blut-Nerven-Schranke der Blutgefäße um Nerven,
  - bei lokal begrenzten Immunreaktionen,
  - mit einer lokalen Aktivierung von Schwann'schen Zellen (siehe Kap. 5.1.4.3) und eine Beeinflussung der Reizleitung (siehe Kap. 5.5.3);
- bei offenen benachbarten Nervenendigungen, z. B. die Nozizeptoren sensibler Nervenfasern (siehe Kap. 5.5.3).

Makrogliazellen (siehe Kap. 5.1.4.1) haben wie Nervenzellen ihren Ursprung im ektodermalen Keimblatt. Etwa die Hälfte der Zellen im Nervensystem sind Gliazellen. Sie weisen vielgestaltige Funktionen im Nervensystem auf, zu denen gehören
- Stützgerüst für und elektrische Isolierung von Nervenzellen und Nervenbahnen,
- Stoff- und Flüssigkeitstransport,
- Teilnahme an der Verarbeitung, Speicherung und Weiterleitung von Informationen.

Mikrogliazellen verfügen als (während der Organentwicklung) eingewanderte Makrophagen über das gesamte Arsenal an Möglichkeiten, welche Makrophagen außerhalb des ZNS zur Verteidigung und zur Vernichtung von Eindringlingen besitzen.

Nervenzellen und Gliazellen sind damit in der Lage, praktisch alle Wirkstoffe zu synthetisieren und auszuschütten, welche auch von der Immunabwehr benutzt werden.

5.1.3 Rolle der Nervenzellen

Wesentlicher Bestandteil des Nervensystems sind die Nervenzellen (Neuronen). Sie dienen der Aufnahme, Verarbeitung, Speicherung und Weiterleitung von Informationen, gegeben durch Erregungssignale (Veränderungen des Membranpotentials) und bestehen
- aus einem Zellkörper, in dessen Zytoplasma das endoplasmatische Retikulum gehäuft als Nissl-Schollen auftritt und in welchem die Neurotransmitter und Neuropeptide synthetisiert werden,
- einem oder mehreren zuführenden (mehr oder weniger verzweigten) Dendriten und
- einem abführenden (mehr oder weniger verzweigten) Axon, welcher
  - im Zellkörper mit dem Axonhügel entspringt und
  - in der Peripherie mit dem präsynaptischen Endköpfchen endet.

Erregungssignale werden von Dendriten zum Zellkörper geleitet. Summieren sich dort die Erregungssignale über einen Schwellenwert, werden die Erregungssignale und/oder die (durch die Erregungssignale) im Zellkörper vorhandenen Neurotransmitter und Neuropeptide über den Axonhügel in das Axon bis zur Synapse weitergeleitet.

- Eine **Synapse** besteht aus dem Endköpfchen eines Axons als präsynaptischer Teil und dem dem Endköpfchen gegenüberliegenden postsynaptischen Teil einer Synapse.
- Dieser kann sein der Dendrit einer anderen Nervenzelle oder die Rezeptormembran einer Empfängerzelle.
- Durch die Erregung werden vom Endknöpfchen des Axons Neurotransmitter in den Synapsenspalt freigesetzt, welche die Rezeptormembran der Empfängerzelle aktivieren. Besondere Nervenzellen im Hypothalamus, in der Neurohypophyse und im Nebennierenmark schütten mit ihren präsynaptischen Endköpfchen Neurotransmitter und Neuropeptide direkt in das angrenzende Blutgefäß aus.

Unterschieden wird das **zentrale Nervensystem** (ZNS) vom **peripheren Nervensystem** (PNS) und das **somatische Nervensystem** vom **autononomen Nervensystem** (sympathisches und parasympathisches Nervensystem; Darm-Nervensystem).

Im peripheren Nervensystem werden nach der Funktion unterschieden:
- afferente Nervenfasern, die Erregungsignale von den unterschiedlichen Rezeptoren (nichtverkapselte oder umkapselte, zur Umwandlung (Transduktion) von äußeren Reizen in eine Änderung des Membranpotenzials spezialisierte Nervenendigungen) in der Peripherie zu den zentralen Nervenzellen leiten und
- efferente Nervenfasern, welche Erregungssignale bzw. Neurotransmitter/Neuropeptide von den zentralen Nervenzellen zu den präsynaptischen Endigungen in der Peripherie leiten.

Von den Nervenzellen werden im Wesentlichen gebildet
- Neurotransmitter wie
    - Glutamat im Gehirn (welches durch GABA, gamma-Aminobuttersäure gehemmt wird) und
    - Acetylcholin und die Katecholamine (Adrenalin, Noradrenalin, Dopamin);
- Neuropeptide und Peptidhormone zur Steuerung von wesentlichen Funktionen des Körpers;
- Immunmediatoren wie Zytokine und Chemokine und deren Rezeptoren (siehe Tab. 5.1), wobei
    - die Expression bzw. Ausschüttung verstärkt ist nach Aktivierung der Nervenzellen,
    - die Nervenzellen sich durch Immunmediatoren in autokriner und parakriner Weise stimulieren können.

Zusätzlich werden von den benachbarten Gliazellen, im Besonderen von Mikrogliazellen gleiche, additiv und synergistisch oder hemmend wirkende Zytokine und Chemokine ausgeschüttet, welche Teil sind der engen Wechselwirkungen zwischen beiden Zellen.

Von besonderer Bedeutung für **Neuronen** sind
- Zytokine wie IL-1, IL-4, IL-6, IL-10, TNFalpha und Erythropoietin und
- Chemokine wie CXCL1, CXCL2, CCL2, CXCL4, CXCL5, CXCL7.

Tab. 5.1: Beispiele für die Wirkung der von Nervenzellen gebildeten Immunmediatoren und Gewebehormone auf Nervenzellen.

Neuronen (Entwicklungsstufe, Gewebe, Funktion)	exprimiert von Nervenzellen			Wirkung auf Nervenzellen	
	Zytokine	Chemokine	Rezeptoren	Hemmung	Förderung
embryonal			TNFR1, LIFR, IL-10R, IL-13R	Apoptose	
			CD40	Apoptose	Differenzierung
Stammzellen	TGFbeta		TGFbetaRII		Zellteilung
			IL-4-R, IL-10-R		Expression von Adhäsionsmolekülen (LFA-1) und Chemokin-Rezeptoren (CXCR4, CCR5)
Großhirn	TNFalpha;		TNFR1, TNFR2		Apoptose
	IL-1, IL-6, TNFalpha		IL-1R, IL-6R, TNFR1		epileptische Anfälle
	IL-1		IL-1R	Freisetzung von LHRH im Hypothalamus	Expression von neurotrophen Wachstumsfaktoren im Hippocampus (z. B. NGF), Freisetzung von CRH im Hypothalamus, Freisetzung von Vasopressin und Oxytocin im Hypophysenhinterlappen
	IL-6		IL-6R		Schutz vor Übererregungen (z. B. durch Glutamat)
	IFNgamma		IFNgammaR		Missbildungen der Dendriten
			Komplement-Rezeptoren (CR1, CR2, CR4, C3aR, C4aR, C5aR)		Aktivierung
			CD40	Apoptose	Differenzierung und Funktionen
			Toll-artige Rezeptoren (TLR8)	Neuritenwachstum	Apoptose
	TNFalpha		TNFR1		Bildung von Rezeptoren für Erythropoietin
	Erythropoietin		ErythropoietinR	Apoptose	Wachstum von Neuriten
	Stammzellfaktor (SCF), G-CSF		SCFR (KIT), GCSF-R		Proliferation von Neuronen und Gliazellen, Heilvorgang nach Schlaganfall

Neuronen (Entwicklungsstufe, Gewebe, Funktion)	exprimiert von Nervenzellen			Wirkung auf Nervenzellen	
	Zytokine	Chemokine	Rezeptoren	Hemmung	Förderung
Großhirn		SDF-1/ CXCL12, CCL21	CXCR4, CXCR7		Proliferation, Modulation durch Freisetzung von Neurotransmittern (Glutamat) und Inhibitoren (GABA), Freisetzung von Adiuretin im Hypothalamus
			CXCR4, CXCR5		Rezeptor für HIV
			CXCR2		Apoptose
Retina		IL-8/CXCL8	CXCR1, CXCR2		
Dorsalhorn, Rückenmark	TNFalpha				spontane exitatorische Erregungen in den Synapsen
	IL-6				spontane inhibitorische Erregungen in den Synapsen
	IL-1			spontane inhibitorische Erregungen in den Synapsen	spontane exitatorische Erregungen in den Synapsen
sensorisch		MCP-1/CCL2, GRO/KC/ CXCL1, SDF-1/CXCL12	CCR2, CXCR2, CXCR4		Membran-Depolarisation, Aktivierung von TRP-A1/-V1, Anstieg von Neurotransmittern
	IL-1, TNFalpha		IL-1R, TNFR1		
vegetativ (Vagus)			IL-1R, IL-6R, TNFR1	Proliferation	Apoptose

Diese Zytokine und Chemokine sind gemeinsam mit den neurotrophen Wachstumsfaktoren (z. B. NGF, *nerve growth factor*, Nerven-Wachstumsfaktor, BDNF, *brain derived growth factor*, Hirn-stämmiger neutropher Faktor und NT-3, Neurotrophin-3) maßgeblich beteiligt (siehe Tab. 5.1):

- an der Entwicklung von Struktur und Funktion des Nervensystems im Rahmen der embryonalen Entwicklung mit
  - der Vermehrung von neuronalen Stammzellen,
  - der Wanderung, Vermehrung und Differenzierung von Neuronen;
- am Schutz und dem Überleben von Neuronen und dem Wachstum und der Funktion von Neuriten;
- an der Aktivierung von Makrogliazellen und Mikrogliazellen
  - zur gezielten Wanderung (Chemotaxie), Proliferation und Differenzierung,
  - zur Ausschüttung von Immunmediatoren;

- am Anlocken und der Aktivierung bzw. Hemmung von Zellen der Immunabwehr,
  - wobei Neuronen gegen sie gerichtete zytotoxische Lymphozyten lähmen können, indem sie
    - neuronale Antigene über MHC-I präsentieren und zugleich IFN-gamma bilden und hierdurch Antigen-spezifische T-Lymphozyten durch mangelhaft ausgebildete immunologische Synapsen in die Anergie oder Apoptose führen,
    - über die Expression von MHC-I die inhibitorischen Rezeptoren der natürlichen Killerzellen aktivieren (siehe Kap. 3.6);
- an der Reizleitung in Neuronen
  - bei der Aktivierung von Schmerz-Rezeptoren und Membran-Depolarisationen bei der Schmerzerregung (siehe Kap. 5.5.3) und
  - bei der Erregungsübertragung in Synapsen.

Die Rolle der Immmunmediatoren auf die Funktion der Nervenzellen wird besonders deutlich bei Erkrankungen des Nervensystems, welche einhergehen
- mit Störungen der Reizleitung (z. B. bei akuten und chronischen Schmerzen, Epilepsien) und
- mit dem Untergang von Nervenzellen (z. B. bei Gehirnverletzung, Schlaganfall, Alzheimer-Erkrankung, HIV-bedingte Demens, Multiple Sklerose).

5.1.4 Rolle der Gliazellen

Gliazellen gewährleisten Funktion und Schutz von Neuronen im zentralen und peripheren Nervensystem. Andererseits sind Gliazellen ein Bestandteil der Verbindung zwischen dem Nervensystem und der Immunabwehr.

Gliazellen werden unterteilt in die Makrogliazellen und Mikrogliazellen des zentralen Nervensystems und in die Schwann'schen Zellen des peripheren Nervensystems.

5.1.4.1 Makroglia

Zu den Makrogliazellen gehören die Oligodendrozyten und die Astrozyten.
- **Oligodendrozyten** sind wesentlicher Teil des Stützgerüstes des Nervensystems. Sie exprimieren
  - das zentrale Myelin, mit welchem Axone der Neurone im ZNS mantelförmig umgeben sind (weiße Masse des Gehirns und des Rückenmarkes); Myelinscheiden schützen die Axone und beschleunigen deren Reizleitung;
    - Myelin besteht etwa zu 75 % aus Phospholipiden. Der Rest sind Proteine, besonders das basische Myelinprotein und, im zentralen Myelin, das Myelin-oligodendrische Glykoprotein (MOG),
  - Membran-ständige Inhibitoren der Zellproliferation (MAG, Myelin-assoziiertes Glykoprotein, Versikan-2),
  - Rezeptoren für antiinflammatorische Zytokine, im Besonderen IL-4, IL-10, IL-13 und TGFbeta,

- Rezeptoren für proinflammatorische Zytokine, im Besonderen TNFalpha, TNF-alpha wirkt direkt toxisch auf Oligodendrozyten und führt zur Demyelinisierung,
- einige wenige Zytokine wie z. B. IL-18/IFNgamma-induzierender Faktor.

● **Astrozyten** stellen die Mehrheit der Makrogliazellen dar. Ihre Fortsätze bilden die Grenzmembranen zur Gehirnoberfläche und zu den Blutgefäßen. Sie sind beteiligt an der Bildung der Blut-Hirn-Schranke und regeln den Flüssigkeits- und Kaliumhaushalt. Nach Durchtrennung von Axonen bilden sie die Glianarben, welche die Reparatur der Axonschäden hemmen. Sie sind im eingeschränkten Maße zur Antigen-Präsentation befähigt und exprimieren (vorwiegend nach Aktivierung)
- MHC-I- und MHC-II-Moleküle, Kostimulatoren (CD80/B7.1) und Adhäsionsmoleküle (LFA-3, ICAM-1, VCAM-1, E-Selektin),
- Zytokine und die zugehörigen Zytokin-Rezeptoren (z. B. für IL-1, IL-6, TNFalpha),
- Chemokine,
- Wachstumsfaktoren besonders für die Mikrogliazellen z. B. Makrophagenkolonie-stimulierender Faktor (M-CSF), PDGF (*platelet derived growth factor*, Blutplättchen-Wachstumsfaktor), IGF (*insulin-like growth factor*, Insulin-ähnlicher Wachstumsfaktor),
- Komplementfaktoren und Komplement-Rezeptoren (CR1, CR2, CR4).

● Den Astrozyten wird eine immunmodulierende Funktion zugesprochen, mit Hilfe deren sie das ZNS schützen. Sie wirken als Antigen-präsentierende Zellen (APC) auf T-Lymphozyten
- antiinflammatorisch durch Induktion von Anergie und Apoptose wie auch
- proinflammatorisch durch Aktivierung von TH(1)-Lymphozyten.

5.1.4.2 Mikroglia

Mikrogliazellen entstammen dem Knochenmark und gehören zu den monozytären Zellen. In der Embryonalphase wandern sie in das sich entwickelnde ZNS. Bei Öffnung der Blut-Hirn-Schranke (z. B. in Folge einer Schädigung) können Blutmakrophagen auch noch postnatal in das ZNS einwandern und sich dort zu Mikrogliazellen entwickeln.

Im ZNS haben Mikrogliazellen eine schützende Wächterfunktion und überwachen die Integrität des ZNS. Wie Makrophagen können sie aus dem Ruhestand aktiviert werden bis hin zur Phagozytose und Antigen-Präsentation. Entsprechend exprimieren Mikrogliazellen besonders nach Aktivierung
● MHC-I- und MHC-II-Moleküle, Kostimulatoren (CD80, CD86, CD40) und Adhäsionsmoleküle (z. B. LFA-1, MAC-1, ICAM-1);
● Fc-gamma-Rezeptoren (I, II, III), Komplementfaktoren und Komplement-Rezeptoren (CR1, CR2, CR4);
● lysosomale Enzyme, radikale Sauerstoffmoleküle, Stickstoffmonoxid (NO);
● Prostaglandine und Leukotriene;
● Chemokine,
- z. B. CCL2, CCL3, CCL4, CXCL1, CXCL2, CX3C1 (welche Blut-Makrophagen und T-Lymphozyten gezielt in das geschädigte Hirngewebe locken),
- wie auch die zugehörigen Rezeptoren;

- proinflammatorische Zytokine (z. B. IL-1, IL-6, IL-12, TNFalpha, IFNgamma) und anti-inflammatorische Zytokine (z. B. I-4, IL-10, IL-13, TGFbeta), welche
  - die eingewanderten Makrophagen und T-Lymphozyten aktivieren bzw. hemmen und
  - Astrozyten (besonders durch IL-1) zur Proliferation stimulieren, denen dann die Aufgabe zukommt, die Schäden in der Blut-Hirn-Schranke zu beheben.

Mikrogliazellen kommunizieren mit Hilfe der von ihnen produzierten Zytokine, Wachstumsfaktoren und Gewebehormone mit den Makrogliazellen (Astrozyten und Oligodendrozyten) wie auch den Neuronen.

Auf Störungen der Integrität des ZNS können Mikrogliazellen
- die Immunabwehr aktivieren, indem sie eigenständig wie auch durch Aktivierung von Astrozyten und Oligodendrozyten schnell und schützend reagieren und Makrophagen und Granulozyten wie auch naive T-Lymphozyten in das ZNS locken;
- die Immunabwehr hemmen durch die Ausschüttung von antiinflammatorischen Zytokinen (IL-4, IL-10, IL-13, TGFbeta);
- den Heilungsprozess fördern durch
  - die Ausschüttung von neurotrophen Wachstumsfaktoren wie z. B. NGF (*nerve growth factor*, Nerven-Wachstumsfaktor), Neurotrophine/NT-3, NT-4, BDNF (*brain derived neurotrophic factor*, Hirn-stämmiger neutrotropher Faktor),
  - den Schutz von Nervenzellen vor dem programmierten Zelltod (beispielsweise induziert durch hohe Konzentrationen von TNFalpha).

5.1.4.3 Schwann'sche Zellen

Die Schwann'schen Zellen sind (ähnlich den Makrogliazellen) neuralen Ursprungs. Sie ummanteln und schützen die Axone und Neurone des peripheren Nervensystems. Zu unterscheiden sind 4 unterschiedliche Ausprägungsformen. Der Stimulus für diese Ausprägungen geht von den jeweiligen Axonen aus.
- **Myelin-bildende Schwann'sche Zellen** speichern Myelin in die eigene Zellmembran. Jede Zelle umwickelt mit ihrem Zellkörper mit bis zu 100 Umwindungen immer nur ein Axon. Durch die Aneinanderreihung solcher Schwann'schen Zellen entsteht die Myelinscheide. Sie schützt die Axone. Jede einzelne Schwann'sche Zelle ist von der direkt benachbarten durch die Ranvier'schen Schnürringe verbunden. Durch springende Weiterleitung der Aktionspotenziale von einem Ranvier'schen Schnürring zum anderen fördert die Myelinscheide die Geschwindigkeit der Reizleitung.
- **Nicht Myelin-bildende Schwann'sche Zellen** ummanteln gleichermaßen einzelne Axone, welche zu einem Nervenstrang gebündelt sein können. Auch hier dienen die Schwann'schen Zellen dem Schutz und der Aufrechterhaltung der Funktion der Axone. Nicht myelinisierte Axone machen etwa 70–80 % eines peripheren Nervenstranges aus, wobei die afferenten C-Fasern der sensorischen Ganglien und die Axone der Neurone des sympathischen Nervensystems den größten Teil dieser Axone einnehmen.

- **Satellitenzellen** bilden zu mehreren einen Schutzmantel um die sensorischen Neuronen in den Ganglien der dorsalen Hörner des Rückenmarkes. Hierdurch dichten sie die dort lückenhafte Blut-Nerven-Schranke ab, bilden andererseits aber auch so etwas wie eine Diffusionsmembran.
- **Perisynaptische Schwann'sche Zellen** umkapseln mit ihrem Zellleib die synaptischen Verbindungen zwischen den presynaptischen Endköpfchen efferenter Axone und den postsynaptischen Membranen der Muskulatur. Hierdurch schützen sie die Synapse vor externen Einflüssen. Durch die Besonderheit der perisynaptischen Schwann'schen Zellen, Rezeptoren für den Neurotransmitter Acetylcholin und Ionenkanäle zu bilden, beteiligen sie sich regulierend und stabilisierend an der Erregungsübertragung.

Allen Schwann'schen Zellen ist gemeinsam, dass sie (im Gegensatz zu den Oligodendrozyten und besonders den Astrozyten im ZNS) entscheidend an der Neubildung von geschädigten Axonen beteiligt sind.

Geschädigte Axone stimulieren (beispielsweise durch die Freisetzung von IL-1, IL-6, TNF-alpha und/oder IFNgamma) Schwann'sche Zellen zur

- Phagozytose der Überbleibsel der abgestorbenen Axone,;
- Produktion von neurotrophen Wachstumsfaktoren wie NGF (*nerve growth factor*, Nerven-Wachstumsfaktor), BDNF (*brain-derived growth factor*, Hirn-stämmiger Wachstumsfaktor), NT-3/Neurotrophin-3, welche das Axonwachstum anregen;
- Produktion von Zytokinen und Waschtumsfaktoren, welche in autokriner und parakriner Weise Schwann'sche Zellen zur Proliferation anregen
  - alleine für sich (z. B. IL-1, PDGF (platelet derived growth factor, Blutplättchen-Wachstumsfaktor)) oder
  - unterstützend als Kofaktoren (z. B. IL-6, LIF (leukemia inhibiting factor, Leukämie-inhibierender Faktor), TGFbeta);
- Bildung eines Tunnels in Richtung der Nervenzelle,
  - der als Leitbahn für den gesunden Stumpf des geschädigten Axons dient und
  - durch welchen das neue Axon mit einer Geschwindigkeit von wenigen Millimetern pro Woche zum Zielorgan hindurchwachsen kann.

Darüber hinaus ist allen Schwann'schen Zellen gemeinsam, dass sie im Zuge ihrer Aktivierung eine Reihe von Rezeptoren, Stimulatoren, Kostimulatoren und Wirkstoffen der Immunabwehr lexprimieren und hierdurch die Immunabwehr modulieren können, so beispielsweise durch

- MHC-I- und MHC-II-Moleküle zur Präsentation von antigenen Peptiden, wie z. B. Myelin, im Besonderen den T-Lymphozyten, welche
  - bei mangelhafter Kostimulation in die Anergie oder Apoptose geführt werden oder
  - bei ausreichender Kostimulation aktiviert werden zur Zytotoxizität;
- Adhäsionsproteine (z. B. ICAM-1);
- Membran-ständige Inhibitoren der Komplementaktivierung (siehe Kap. 3.2.2) womit eine Antikörper-vermittelte Komplement-abhängige Zytotoxität blockiert werden kann;

- Leukotriene und Prostaglandine (siehe Kap. 3.3.4) zur Anlockung oder auch Hemmung von Makrophagen und Granulozyten;
- IL-1 wie auch den IL-1-Rezeptor-Antagonisten zur Aktivierung und Hemmung z. B. von Makrophagen;
- die induzierbare NO-Synthase und damit NO.

In allen Fällen der Öffnung der Blut-Nerven-Schranke stellen die Schwann' schen Zellen somit ein wesentliches regulierende Bindeglied zwischen dem peripheren Nervensystem und der Immunabwehr dar.

5.1.5 Rolle des Hypothalamus

Der Hypothalamus ist mit anderen Hirnzentren eng vernetzt, weist Verbindungen auf mit dem vegetativen Nervensystem und besitzt zugleich (über die Adenohypophyse und Neurohypophyse; siehe Kap. 5.1.2) einen Zugang zum Blutkreislauf. Hierdurch stellt der Hypothalamus eine entscheidende Schaltstelle zwischen dem Gehirn und dem übrigen Körper dar. Vom Hypothalamus werden wesentliche Körperfunktionen reguliert. Hierzu gehören (siehe Tab. 5.2)

- die Aufrechterhaltung von Temperatur, Blutdruck und Osmolarität,
- die Regulation der Nahrungs- und Wasseraufnahme,
- der Tagesablauf der Stoffwechselfunktionen, des Wachseins und des Schlafes (circadianer Rhythmus),
- die Verarbeitung von Stress,
- die Steuerung des Sexualverhaltens und der Fortpflanzung,
- die Steuerung der Immunabwehr.

Ein Großteil der im Hypothalamus freigesetzten Wirkstoffe (siehe Tab. 5.2) beeinflusst direkt und indirekt die angeborene und erworbene Immunabwehr. Hierzu verfügen die Zellen der Immunabwehr über die jeweils notwendigen Rezeptoren. Über den Hypothalamus ist daher das Nervensystem in der Lage, in die Netzwerke der angeborenen und erworbenen Immunabwehr einzugreifen (siehe Kap. 5.4.a–g).

Tab. 5.2: Allgemeine Steuerungsaufgaben des Hypothalamus.

im Hypopthalamus gebildete Hormone	Regulierungsaufgabe	Wirkung auf Erfolgsorgane	
Vasopressin (Ausschüttung über den Hypophysenhinterlappen)	Osmolarität	Resorption von Wasser aus dem Primärharn **(Niere)**	Verhinderung der Hyperosmolarität, Steigerung des Blutdruckes

im Hypopthalamus gebildete Hormone	Regulierungsaufgabe	Wirkung auf Erfolgsorgane	
Neuropeptid Y	Nahrungsaufnahme	Neupeptid Y fördert Hungergefühl, gefüllte Fettzellen schütten Leptin aus, Leptin hemmt Freisetzung von Neuropeptid Y und stimuliert Freisetzung von alpha-MSH	Leptin hemmt Hungergefühl, alpha-MSH signalisiert Sattheit
Histamin	Schlafrhythmus	Einfluss auf noradrenerge, dopaminerge, cholinerge, serotoninerge und glutaminerge Neuronen, Freisetzung von Neurotransmittern	Aktivierung des vegetativen Nervensystem
über sympathische Nervenfasern	Schlafrhythmus	Freisetzung von Melatonin **(Zirbeldrüs)e**	Schlafeinleitung
Orexin	Verminderung des Schlafbedürfnisses	Freisetzung von Glucagon **(Hypothalamus, Inselzellen der Bauchspeicheldrüse)**	gesteigerte Aufmerksamkeit, vermehrte Nahrungsaufnahme, gesteigerter Stoffwechsel und Gewichtsverlust
Corticoliberin (CRH, *corticotropin releasing hormone*, Corticotropin-auslösendes Hormon)	Stressverarbeitung	Ausschüttung von ACTH (adrenocorticotropes Hormon) und Lipotropin **(Hyperphysenvorderlappen)**, diese wirken auf die Bildung/Ausschüttung von Cortisol, Aldosteron und Sexualhormone **(Nebennierenrinde)**, Lipolyse **(Fettzellen/ Lipotropin)**	Stressbewältigung, Förderung der Glucogenese, Lipolyse in der Fettzelle, Beeinflussung des Elektrolythaushaltes, Hemmung der Entzündung
Melanoliberin (MRH, *MSH-releasing hormone*, MSH-auslösendes Hormon) und **Melanostatin**	Steuerung der Hautpigmentierung	Förderung oder Hemmung der Ausschüttung von MSH (Melanozyten-stimulierendes Hormon) und beta-Endorphin **(Hypophysenvorderlappen/ -zwischenlappen)**	Synthese von Melanin in den Melanozyten der Haut, Schmerzlinderung (durch beta-Endorphin)
Somatoliberin (GHRH, *growth hormone-releasing hormone*, Wachstumshormon-auslösendes Hormon) und **Somatostatin** (GHIH, *growth hormone-inhibiting hormone*, Wachstumshormon-inhibierendes Hormon)	Steuerung des Körperwachstums	Förderung oder Hemmung (Somatostatin) der Ausschüttung vom Wachstumshormon (GH, *growth hormone*), Einfluss (GHRH) auf die Ausschüttung von ACTH **(Hypophysenvorderlappen)**	Körperwachstum, Vertiefung des Schlafes

im Hypopthalamus gebildete Hormone	Regulierungsaufgabe	Wirkung auf Erfolgsorgane	
Thyreoliberin (TRH, *Thyreotropin-releasing hormone*, Thyreotropin-auslösendes Hormon)	Körpertemperatur, Stoffwechsel	Synthese/Freisetzung von Thyreotropin (TSH, Thyroxin-stimulierendes Hormon; **Hypophysenvorderlappen**), dieses wirkt auf die Bildung/Ausschüttung von Thyroxin und Trijodthyronin **(Schilddrüse)**	Steigerung des Stoffwechsels, Förderung der Milchbildung
Gonadoliberin (GnRH, *Gonadotropin-releasing homone*, Gonadotropin-auslösendes Hormon)	Steuerung des Sexualverhaltens und der Fortpflanzung	Ausschüttung von FSH (Follikel-stimulierendes Hormon) und LH (Luteotropes Hormon; **Hypophysenvorderlappen**), diese wirken auf die Ausschüttung von Androgenen, Progesteron, Östrogenen **(Ovarien, Hoden)**	Steuerung der Libido, Potenz, Schwangerschaft
Oxytocin (Ausschüttung über den Hypophysenhinterlappen)	Fortpflanzung	**glatte Muskelzellen der Gebärmutter, Myoepithelien der Milchausführungsgänge**	Geburtswehen, Milchabgabe, Förderung der Partnerbeziehung und des Sozialverhaltens, euphorische Zustände
Prolaktoliberin (PRL-RH, *Prolaktin-releasing hormone*, Prolaktin-auslösendes Hormon) **Dopamin** (PRL-IH, Prolaktin-inhibierendes Hormon)	Laktation	Ausschüttung von Prolaktin **(Hypophysenvorderlappen)**, dieses wirkt auf die **Milchdrüse**	Steuerung der Milchbildung

Weiterführende Literatur

Baganz NL, Blakely RD. A dialogue between the immune system and brain, spoken in the language of serotonin. ACS Chem Neurosci. 2013 Jan 16;4(1):48–63.

Black, PH. Central Nervous System-Immune System Interactions: Psychoneuroendocrinology of Stress and Its Immune Consequnces. Antimicrobial Agents and Chemotherapy. 1994, 83:1–6.

Chavarría A, Cárdenas G. Neuronal influence behind the central nervous system regulation of the immune cells. Front Integr Neurosci. 2013 Sep 2;7:64.

Harry GJ. Microglia during development and aging. Pharmacol Ther. 2013 Sep;139(3):313–26.

Hiramoto RN, Rogers CF, Demissie S, Hsueh c.-M, Hiramoto NS, Lorden JF. Psychoneuroendocrine immunology: Site of recognition, learning Vend memory in the immune system and the brain. Int J of Neuroscience. 1997, 92:259–285.

Hoarau JJ, Krejbich-Trotot P, Jaffar-Bandjee MC, Das T, Thon-Hon GV, Kumar S, Neal JW, Gasque P. Activation and control of CNS innate immune responses in health and diseases: a balancing act finely tuned by neuroimmune regulators (NIReg). CNS Neurol Disord Drug Targets. 2011 Feb;10(1):25–43.

Kin NW, Sanders VM. It takes Nerve to tell T and B what to do. J Leukocyte Biology. 2006, 79:1093–1104.

Lampron A, Elali A, Rivest S. Innate immunity in the CNS: redefining the relationship between the CNS and its environment. Neuron. 2013 Apr 24;78(2):214–32.

Lisak RP, Skundric D, Bealmear B, Ragheb S. The Role of Cytokines in Schwann Cell Damage, Protection, and Repair. J of Infectious Diseases. 1997, 176 (2):173–179.

Machelska H. Control of neuropathic pain by immune cells and opioids. CNS Neurol Disord Drug Targets. 2011 Aug;10(5):559–70.

Mathey E, Armati PJ. Introduction to the Schwann Cell, in Armati PJ (Ed) The Biology of Schwann Cells. Cambridge University Press 2007 ISBN-13: 9780511271304; p. 1–6.

Otmishi P, Gordon J, El-Oshar S, Li H, Guardiola J, Saad M, Proctor M, Yu J. Neuroimmune interaction in inflammatory diseases. Clin Med Circ Respirat Pulm Med. 2008 Apr 29;2:35–44.

Tian L, Ma L, Kaarela T, Li Z. Neuroimmune crosstalk in the central nervous system and its significance for neurological diseases. J Neuroinflammation. 2012 Jul 2;9:155.

Wilson EH, Weninger W, Hunter CA.Trafficking of immune cells in the central nervous system. J Clin Invest. 2010 May;120(5):1368–79.

5.2 Blut-Hirn-Schranke

5.2.1 Struktur

Die Blut-Hirn-Schranke gewährleistet die Trennung (des extrazellulären Raumes) des Nervengewebes von (dem extrazellulären Raum der) übrigen Geweben und Organen. Sie dient dem Schutz des Nervengewebes vor den Schwankungen in der Zusammensetzung und in den Konzentrationen der unterschiedlichen im Blut transportierten Substanzen.

Die Blut-Hirn-Schranke wird gebildet aus

- einer **mechanischen Barriere**, welche vom Blutgefäßlumen in Richtung Gehirngewebe besteht aus
  - fensterlosen, dicken Endothelzellen, welche in einer kontinuierlichen Schicht vorliegen und durch sehr enge und dichte Haftkomplexe (*tight junctions*) miteinander verbunden sind, sodass der hydraulische und elektrische Widerstand um ein Vielfaches höher liegt als bei Endothelzellauskleidungen in Blutgefäßen anderer Gewebe,
  - einer Basalmembran, welche den Endothelzellen gewebeseitig dicht aufliegt,
  - zahlreichen Perizyten, die eingebettet sind in der Basalmembran und mit ihren zahlreichen Zytoplasmafortsätzen die Endothelzellen praktisch umwickeln und
  - Makrogliazellen (Astrozyten), welche mit ihren füßchenförmigen Zytoplasmafortsätzen die Endothelzellen und die Perizyten in der Basalmembran umfassen und zugleich das Bindeglied darstellen zwischen den Blutgefäßen und den Nervenzellen; Astrozyten scheinen maßgeblich beteiligt zu sein an der Bildung und dem Erhalt der mechanischen Barriere durch die Endothelzellen und Perizyten;
- einer **metabolische Barriere**, welche im Wesentlichen durch die Endothelzellen gewährleistet wird und besteht aus
  - lysosomalen und zytoplasmatischen Enzymen (beispielsweise Transpeptidasen, Phosphatasen, Cholinesterasen, Decarboxylasen, Monoaminoxidasen, Adenylat- und Guanylat-Zyklasen) welche eindringende oder aufgenommene Substanzen modifizieren und abbauen,

– Membranpumpen, welche zu den ATP-bindenden Kassetten-(ABC-)Transportern gehören, wie beispielsweise das P-Glykoprotein (MDR-1, *multi-drug-resistent protein 1*, multiresistentes Protein 1) und welche in die Endothelzelle eingedrungene körpereigene wie auch Fremsubstanzen in das Lumen des Blutgefäßes zurückschleusen.

5.2.2 Durchlässigkeit

Unter Normalbedingungen sind die wesentlichen Mechanismen der Passage von Substanzen durch die Blut-Hirn-Schranke folgende.

- **Diffusion:**
  - Das Ausmaß der Diffusion einer Substanz ist dabei abhängig von
    - ihren physikochemischen Eigenschaften wie der Molekülgröße und dem Verhältnis ihrer Lipophilie zur ggf. gleichzeitig bestehenden Hydrophilie (Grad der Amphiphilie),
    - ihrer Konzentration im Blut im Vergleich zum Nervengewebe,
    - dem Ausmaß ihrer Bindung an Proteine und Lipide im Blut.
  - Lipophile Substanzen (beispielsweise Steroide) können praktisch ungehindert durch die Blut-Hirn-Schranke in das Nervengewebe diffundieren.
  - Hydrophile Substanzen sind praktisch nicht in der Lage, für sich alleine die normale Blut-Hirn-Schranke zu durchdringen.
- **Aktiver spezifische Transport** durch Endothelzellen mit Hilfe von **Transportern**, wobei je nach Lage des Transporters (luminal oder abluminal) ein Import und/oder ein Export in Bezug auf das Nervengewebe erfolgen kann: Zu diesen Transportern gehören
  - der Hexose-Transporter GLUT-1 für den Import und Export von Glucose,
  - das L-System für den Import und Export von neutralen Aminosäuren mit verzweigten und ringförmigen Seitenketten (z. B. Leucin und Valin) wie auch für L-DOPA,
  - das A-System (Natrium-abhängiger Kotransporter) für den Export von Glycin und Aminosäuren mit kurzen linearen und polaren Seitenketten,
  - das ASC-System (Natrium-abhängiger Kotransporter) für den Export von Alanin, Serin und Cystein,
  - die Na-Ionen-/K-Ionen-ATPase für den Export und unspezifische Ionenkanäle für den Import von K-Ionen und Na-Ionen, sodass im Nervengewebe die Na-Ionen-Konzentration relativ hoch und die K-Ionen-Konzentration relativ niedrig gehalten werden kann.
- **Passage durch gefensterte Endothelien** in bestimmten Hirnbereichen, sodass dort die Blut-Hirn-Schranke praktisch aufgehoben ist, um durch den engen Kontakt mit Blut die endokrine und chemosensorische Funktion dieser Hirnbereiche zu gewährleisten: Zu diesen Hirnbereichen gehören
  - die Neurohypohyse (HHL, Hypophysenhinterlappen) für die Freisetzung der im Hypothalamus gebildeten und in Sekretvesikel gespeicherten Peptidhormone Oxytocin und Vasopressin/Adiuretin,

- die Eminentia mediana (Teil des Hypothalamus), in welcher Axone an reichlich vorhandene Blutkapillarschlingen herantreten; diese Axone geben ab die verschiedenen Steuerhormone Liberine (RH, *releasing hormone*, auslösendes Hormon) und Statine für die Regulation der Hormonsekretion im Hypophysenvorderlappen und in den peripheren endokrinen Organen,
- der Corpus pineale (Zirbeldrüse, Epiphyse); er reagiert auf Tag-Nacht-Rhythmen (die erfasst werden von retinalen Ganglienzellen) mit der Freisetzung von Melatonin,
- die Area postrema, welche das Brechzentrum darstellt; sie verfügt über Osmorezeptoren und Chemorezeptoren für Toxine im Blut und in der Cerebrospinalflüssigkeit,
- das Organum vasculosum, welches
  - ◼ über Osmorezeptoren und Chemorezeptoren an der Regulation von Durst und Hunger beteiligt ist,
  - ◼ über IL-1-Rezeptoren an der Regulation von Fieber Teil hat; IL-1 stimuliert die Cyclooxygenase-2 (Cox-2) zur Synthese von Prostaglandin E2 (PGE2) aus Arachidonsäure; PGE2 wird vom Organum vasculosum an das Wärmeregulationszentrum des Hypothalamus weitergeleitet,
- das Subfornikalorgan, welches über Osmorezeptoren, Chemorezeptoren und Rezeptoren für vasoaktive Peptidhormone (z. B. Angiotensin, Endothelin, Relaxin) verfügt; es ist an der Kontrolle des Elektrolytspiegels, der Na-Ionen-Ausscheidung, des Blutvolumens und der Vasopressinfreisetzung beteiligt.
- **Parazelluläre und transzelluläre vesikuläre Transporte:**
  - welche kaum stattfinden.
- **Konvektion:**
  - Diese ist praktisch nur dort möglich, wo oder wenn die Blut-Hirn-Schranke aufgehoben ist (siehe Kap. 5.2.3).

5.2.3 Aufhebung der Barriere

Die Blut-Hirn-Schranke wird geöffnet durch lokale oder systemische Einflüsse, welche Form und Funktion der Endothelzellen derart verändern, dass deren Haftkomplexe undicht werden und aufgelöst werden. Zu diesen Einflüssen gehören

- Substanzen, welche Endothelzellen direkt aktivieren und hierdurch die dichte Struktur der Endothelzellschicht auflösen, ähnlich wie bei der Blutgefäßneubildung (Angiogenese; siehe Kap. 3.7.3.1), beispielsweise
  - Histamin (siehe Kap. 3.3.4.3) und Serotonin (siehe Kap. 3.3.4.4) freigesetzt nach Aktivierung von Mastzellen (siehe Kap. 3.4.1), Blutplättchen (siehe Kap. 3.4.2) oder basophilen Granulozyten (siehe Kap. 3.4.3.1),
  - Bradykinin, freigesetzt nach Aktivierung des Kininsystems (siehe Kap. 3.2.4),
  - Anaphylatoxine (C4a, C3a, C5a), freigesetzt im Rahmen der Komplementaktivierung (siehe Kap. 3.2.2),

- Wachstumsfaktoren für Endothelzellen (z. B. FGF, VEGF, EGF, PDGF, HGF; siehe Kap. 3.3.2.6 und 3.7.3.1), freigesetzt nach Aktivierung beispielsweise von Blutplättchen, Makrophagen oder Zellen des Bindegewebes,
- Immunmediatoren (z. B. IL-1, IL-2, IL-4, G-CSF, M-CSF, GM-CSF, TNFalpha; siehe Kap. 3.3.2),
- Immunkomplexe (siehe Kap. 4.14.3.4),
- Prostaglandine und Leukotriene (siehe Kap. 4.3.4);
- physikochemische Einflüsse auf Endothelzellen der Blut-Hirn-Schranke, beispielsweise
  - eine Erhöhung der Osmolarität des Blutes, welche zur Schrumpfung der Endothelzellen führt (z. B. bei einer Entgleisung des Diabetes mellitus),
  - eine Erniedrigung der Osmolarität des Blutes, welche zur Quellung der Endothelzellen führt (z. B. bei einer Wasserintoxikation oder einer Hyponatriämie),
  - Sauerstoffunterversorgung (Hypooxien) mit Ausfall der Na-Ionen-/K-Ionen-ATPase,
  - Bluthochdruck (hypertensive Krise),
  - Traumata,
  - Gefäßverschlüsse/Hirninfarkte;
- immunologische und metabolisch-toxische Schädigungen der Endothelzellen der Blut-Hirn-Schranke durch
  - Entzündungen im Gefolge von Infektionen, Hirninfarkten oder Autoimmunerkrankungen ggf. verbunden mit leukozytären Infiltrationen,
  - Proteasen, die in großer Menge von Tumoren ausgeschüttet werden,
  - toxische Substanzen.

Weiterführende Literatur

Bernacki J, Dobrowolska A, Nierwińska K, Małecki A. Physiology and pharmacological role of the blood-brain barrier. Pharmacol Rep. 2008, 60:600–622.

Brasnjevic I, Steinbusch HW, Schmitz C, Martinez-Martinez P. European NanoBioPharmaceutics Research Initiative. Delivery of peptide and protein drugs over the blood-brain barrier. Prog Neurobiol. 2009, 87:212–251.

Easton AS. Regulation of permeability across the blood-brain barrier. Adv Exp Med Biol. 2012;763:1–19.

Gimsa U, Mitchison NA, Brunner-Weinzierl MC. Immune privilege as an intrinsic CNS property: astrocytes protect the CNS against T-cell-mediated neuroinflammation. Mediators Inflamm. 2013;2013:320519.

Gao H, Pang Z, Jiang X. Targeted delivery of nano-therapeutics for major disorders of the central nervous system. Pharm Res. 2013 Oct;30(10):2485–98.

Jensen CJ, Massie A, De Keyser J. Immune players in the CNS: the astrocyte. J Neuroimmune Pharmacol. 2013 Sep;8(4):824–39.

Lakhan SE, Kirchgessner A, Tepper D, Leonard A. Matrix metalloproteinases and blood-brain barrier disruption in acute ischemic stroke. Front Neurol. 2013 Apr 3;4:32.

Mancuso MR, Kuhnert F, Kuo CJ. Developmental angiogenesis of the central nervous system. Lymphat Res Biol. 2008, 6:173–180.

Marchi N, Bazarian JJ, Puvenna V, Janigro M, Ghosh C, Zhong J, Zhu T, Blackman E, Stewart D, Ellis J, Butler R, Janigro D. Consequences of repeated blood-brain barrier disruption in football players. PLoS One. 2013;8(3):e56805.

Pardeshi CV, Belgamwar VS. Direct nose to brain drug delivery via integrated nerve pathways bypassing the blood-brain barrier: an excellent platform for brain targeting. Expert Opin Drug Deliv. 2013 Jul;10(7):957–72.

Pathan SA, Iqbal Z, Zaidi SM, Talegaonkar S, Vohra D, Jain GK, Azeem A, Jain N, Lalani JR, Khar RK, Ahmad FJ. CNS drug delivery systems: novel approaches. Recent Pat Drug Deliv Formul. 2009, 3: 71–89.

Saunders NR, Daneman R, Dziegielewska KM, Liddelow SA. Transporters of the blood-brain and blood-CSF interfaces in development and in the adult. Mol Aspects Med. 2013 Apr–Jun;34(2–3):742–52.

Simka M. Blood brain barrier compromise with endothelial inflammation may lead to autoimmune loss of myelin during multiple sclerosis. Curr Neurovasc Res. 2009, 6:132–139.

Wong AD, Ye M, Levy AF, Rothstein JD, Bergles DE, Searson PC. The blood-brain barrier: an engineering perspective. Front Neuroeng. 2013 Aug 30;6:7.

5.3 Blut-Liquor-Schranke

Bedingt durch den hohen hydraulischen Widerstand der Blutgefäße im Gehirn stammt nur ein geringer Teil der extrazellulären Flüssigkeit des Nervengewebes direkt aus den Blutkapillaren. Der weitaus größte Teil wird mit Hilfe von Epithelzellen des Gehirnes aktiv aus dem Blut filtriert.

Zu unterscheiden sind
● der äußere Liquorraum (Subarachnoidalraum des Gehirnes und Rückenmarkes),
● der innere Liquorraum mit den miteinander verbundenen 2 Seitenventrikeln im Großhirn, jeweils einem Ventrikel im Zwischenhirn und Rautenhirn und dem Zentralkanal des Rückenmarkes,
● Kanäle (2 Aperturae laterales und eine Apertura mediana) welche den Subarachnoidalraum mit dem inneren Liquorraum verbinden.

Der **Plexus choroideus** ist verantwortlich für die extrazelluläre Flüssigkeit wie auch des Liquor cerebrospinalis in den Ventrikeln und Subarachnoidalraum. Der Plexus choroideus besteht aus
● sekretorischen ependymalen Epithelzellen mit dichten Haftkomplexen, welche
  – die eigentliche Barriere der Blut-Liquor-Schranke bilden, jedoch
  – etwas durchlässiger sind als diejenige der Blut-Hirn-Schranke und
  – die extrazelluläre Flüssigkeit, wie auch den Liquor cerebrospinalis in den Ventrikeln und Subarachnoidalraum sezernieren,
● Blutkapillaren mit gefensterten Endothelzellen ohne dichte Haftkomplexe (umgeben von einer Basalmembran und Perizyten).

Die **Spinnwebenhaut (Arachnoidea encephali)** stellt die mittlere der 3 äußeren Hirnhäute dar,
● ist Teil der Blut-Liquor-Schranke,
● liegt zwischen der äußeren **Dura mater encephali** (harte Hirnhaut) und der inneren **Pia mater encephali** (zarte Hirnhaut); zwischen der Arachnoidea und der Pia mater befindet sich der Subarachnoidalraum,
  – alle 3 Häute setzen sich im Rückenmark als Rückenmarkshäute fort,

- ihre zottenförmigen Ausstülpungen in das venöse Kapillarnetz der Dura mater dienen der fortlaufenden Liquorresorption in das periphere Gefäßsystem.

Der **Liquor** unter Normalbedingungen
- ist wasserklar, farblos, hat einen Eiweißgehalt von etwa 0,15-0,45 g/l (Serum ca. 75 g/l) und einen Zuckergehalt von 50–70 % des Blutserumwertes,
- enthält nur sehr wenige Zellen, meist Lymphozyten (ca. 3/µl Liquor), überwiegend T-Lymphozyten (nur etwa 1 % der Lymphozyten im Liquor sind B-Lymphozyten).

Das ZNS hat kein eigenes Lymphgefäßsystem. Stattdessen dringt der größte Teil der Cerebrospinalflüssigkeit durch die Siebbeinplatte in die lymphatischen Gefäße, welche unterhalb des olfaktorischen und nasalen Schleimhautepithels liegen.

Weiterführende Literatur

Ennis SR, Keep RF. Forebrain ischemia and the blood-cerebrospinal fluid barrier. Acta Neurochir Suppl. 2006, 96:276–8.

Johanson C, Stopa E, McMillan P, Roth D, Funk J, Krinke G. The distributional nexus of choroid plexus to cerebrospinal fluid, ependyma and brain: toxicologic/pathologic phenomena, periventricular destabilization, and lesion spread. Toxicol Pathol. 2011 Jan; 39(1):186–212.

Quan N, Banks WA. Brain-immune communication pathways. Brain Behav Immun. 2007 Aug;21(6):727–35.

5.4 Das Nervensystem als Steuerungszentrale der Immunabwehr

Das Nervensystem schüttet über die Hypothalamus-Hypophysenachse, über die peripheren Nerven und über das Nebennierenmark zahlreiche Wirkstoffe aus, wie Neurotransmitter, Neuropeptide und Peptidhormone, welche die angeborene und erworbene Immunabwehr im erheblichen Maße beeinflussen (siehe Tab. 5.3). Die Ausgewogenheit dieser Steuerung, auch gegen äußere Einflussnahme, wird gesichert durch
- die Vielfalt der fördernden und hemmenden Faktoren,
- durch Überlappungen und Ergänzungen ihrer Wirksamkeiten,
- durch stimulierende (positive) und inhibierende (negative) Rückkopplungsmechanismen.

Stimulierungen des Nervensystems, beispielsweise durch
- kognitive Reize, aufgenommen durch die Sinnesorgane,
- gedankliche Vorstellungen und/oder psychische Befindlichlichkeiten,
- von außen einwirkende physische Einflussnahmen und
- im Körper entstehende organische Reize,

führen zur Ausschüttung von Neuromediatoren, Neuropeptiden und Peptidhormonen, welche auf die Immunabwehr unmittelbar und mittelbar, sofort oder auch verzögert einwirken, indem sie

Tab. 5.3: Das Nervensystem als Steuerungsorgan der Immunabwehr.

Nervensystem (NS)	endokrines Organ		Neuromediator/Neuropeptid/ Hormon	Einfluss auf die Immunabwehr	
	1. Ordnung	2. Ordnung		Förderung	Hemmung
sympathisches NS		Nebennierenmark	Adrenalin, Noradrenalin, Dopamin	Antikörperbildung, allergische Reaktion	Entzündung, zelluläre Immunabwehr, Zytotoxizität
parasympathisches NS			Acetylcholin	Zytotoxizität, Antikörperbildung, allergische Reaktion	Entzündung
zentrales NS, peripheres NS			Neuropeptid Y	erworbene zelluläre Immunreaktion	angeborene Immunabwehr (Zytotoxizität)
			Tachykinine	Entzündung, angeborene/ erworbene Immunabwehr	
			Endorphine	angeborene Immunabwehr, Zytotoxizität	erworbene zelluläre Immunabwehr, Antikörperbildung
			CGRP (*calcitonin gene-related peptid*, Calcitoningenverwandtes Peptid)		zelluläre Immunabwehr, Antikörperbildung
			VIP (vasoaktives intestinales Peptid)	Antikörperbildung	Entzündung, zelluläre Immunabwehr
	–	–	ANP (atriales natriuretisches Peptid)	Antikörperbildung	Entzündung, zelluläre Immunabwehr
Hypothalamus	Hypophysenhinterlappen (HHL)		Oxytocin	allergische Reaktionen	Entzündung, Wundheilung
			Vasopressin	Antikörperbildung	erworbene zelluläre Immunabwehr, Antikörperbildung

Nervensystem (NS)	endokrines Organ		Neuromediator/Neuropeptid/ Hormon	Einfluss auf die Immunabwehr	
	1. Ordnung	2. Ordnung		Förderung	Hemmung
Hypothalamus			Corticoliberin (CRH, *corticotropin-releasing hormone*, Corticotropin-auslösendes Hormon)	Entzündung, zelluläre Immunabwehr, Antikörperbildung, allergische Reaktion	
	Hypophysenvorderlappen (HVL)		ACTH (adrenocorticotropes Hormon)	allergische Reaktion, Zytotoxizität	Entzündung, erworbene Immunabwehr
		Nebennierenrinde (NNR)	Glucocorticoide	allergische Reaktionen (IgE)	Entzündung, angeborene/erworbene Immunabwehr
			Mineralocorticoide	angeborene/erworbene Immunabwehr	
Hypothalamus			Thyreoliberin (TRH, *thyreotropin-releasing hormone*, Thyreotropin-auslösendes Hormon)	Entzündung	
	HVL		TSH (Thyreoidea-stimulierendes Hormon)	angeborene/erworbene Immunabwehr	
		Schilddrüse	Trijodthyronin	Antikörperbildung	Entzündung, angeborene Immunabwehr
Hypothalamus			Somatoliberin	Entzündung, zelluläre Immunabwehr, Antikörperbildung	
			Somatostatin, Corticostatin, Ghrelin		Entzündung, zelluläre Immunabwehr, Antikörperbildung
	HVL		Wachstumshormon (GH, *growth hormone*)	angeborene/erworbene Immunabwehr	

Nervensystem (NS)	endokrines Organ		Neuromediator/Neuropeptid/ Hormon	Einfluss auf die Immunabwehr	
	1. Ordnung	2. Ordnung		Förderung	Hemmung
Hypothalamus			Melanoliberin		
			Melanostatin		
	HVL/Zwischenlappen		Melanocortin		Entzündung, erworbene/angeborene Immunabwehr
Hypothalamus			Gonadoliberin 1 (GnRH-1, *gonadotropin-releasing hormone*, Gonadotropin-auslösendes Hormon)	zelluläre Immabwehr, Antikörperbildung	
			Gonadoliberin 2 (GnRH-2)		zelluläre Immabwehr, Antikörperbildung
	HVL		FSH (Follikel-stimulierendes Hormon)	erworbene Immunabwehr	
		Gonaden	Östrogene	Antikörperbildung	angeborene Immunabwehr
			LH (luteinisierendes Hormon)	erworbene Immunabwehr	angeborene Immunabwehr
		Gonaden	Progesteron	Antikörperbildung	angeborene Immunabwehr
			Testosteron		erworbene Immunabwehr
Hypothalamus			Prolaktoliberin		
			Dopamin		
	HVL		Prolaktin	angeborene/erworbene Immunabwehr	

- Abwehrreaktionen verstärken oder schwächen,
- überschießende Immunreaktionen eindämmen oder unterstützen,
- die Immuntoleranz ausweiten oder mindern.

Weiterführende Literatur

Elenkov IJ. Neurohormonal-cytokine interactions: implications for inflammation, common human diseases and well-being. Neurochem Int. 2008, 52:40–51.
Kin NW, Sanders VM. It takes nerve to tell T and B cells what to do. J Leukocyte Biology, 2006, 79: 1093–1104.

5.4.1 Neurotransmitter des vegetativen Nervensystems

5.4.1.1 Katecholamine und das adrenerge/dopaminerge System

Katecholamine (Adrenalin, Noradrenalin und Dopamin) stellen Neurotransmitter des ZNS wie auch des peripheren Nervensystems dar.

Dopamin gilt weithin als Glückshormon, weil es im ZNS über die Aktivierung der jeweiligen Rezeptoren (D1 bis D5) neben der Motivation das Belohnsystem steuert, im Besonderen das Verlangen nach Lustgefühlen verstärkt und selbst euphorische Zustände auslösen kann.

Adrenalin und Noradrenalin sind bekannt als die postganglionären Neurotransmitter des sympathischen Nervensystems. Das sympathische Nervensystem wird besonders aktiviert durch größere mentale oder psychische Belastungen oder nach Traumata (z. B. Operationen, Schock, Hirnschäden). Das freigesetzte Adrenalin zentralisiert das Blut durch Verengung der Blutkapillaren und Erweiterung der großen Blutgefäße, erhöht am Herzen die Frequenz, Kontraktilität und die Erregungsleitung und senkt dessen Reizschwelle, erweitert die Bronchien, lässt die glatte Muskulatur des Magen und Darmes erschlaffen und mobilisiert die Ernergiereserven durch Förderung der Lipolyse und Erhöhung des Blutzuckerspiegels durch Erhöhung der Glucagon-Ausschüttung und Hemmung der Insulin-Ausschüttung.

Die in der Peripherie wirkenden Katecholamine werden zum größten Teil produziert
- von **Neuronen des sympathischen Nervensytems** (welches über seine therakolumbalen Ganglien verflochten ist mit dem Hypothalamus und mit der Hirnrinde) und untergliedert wird in
  - die Achse „**sympathisches Nervensystem-Nebennierenrinden-Mark**", bei welcher über präganglionäre sympathische Nervenfasern die Synthese von Katecholaminen (vorwiegend Adrenalin) in den neuralen Zellen des Nebennierenmarkes und die Ausschüttung der Katecholamine in das Blut gesteuert wird,
  - das Netz der **postganglionären sympathischen Nervenfasern,** welche in den primären wie auch in den sekundären lymphatischen Organen reichlich vorkommen; diese Nervenfasern setzen an ihren Enden (meist ohne eigentliche Synapsen) die von ihren Ganglien synthetisierten und in Vesikeln gespeicherten Katecholamine, vorwiegend Noradrenalin, frei,

- in den lymphatischen Organen sind smpathische Nervenfasern zu finden in
  - der Rinde des Thymus,
  - der weißen Pulpa und den periarteriellen lymphatischen Scheiden der Milz (rote Pulpa und lymphatische Follikel sind kaum innerviert).
  - den kortikalen und parakortikalen Zonen der Lymphknoten (Medulla und Follikel sind kaum innerviert),
- das weitgehende Fehlen von Synapsen am Ende dieser Nervenfasern gewährleistet eine breite örtliche Verteilung und eine anhaltende Aktivierung der unterschiedlichen Adrenalin-Rezeptoren;
- von **Zellen der Immunabwehr** im Rahmen der autokrinen und parakrinen adrenergen Regulation ihrer Aktivierung; so sind **Monozyten/Makrophagen, Lymphozyten, Granulozyten** in der Lage
  - Katecholamine zu sekretieren, welche sie selbst synthetisiert haben
    - aus extrazellulärem Tyrosin und L-Dopamin mit Hilfe der Schlüsselenzyme Tyrosinhydroxylase und Dopamin-beta-Hydroxylase,
    - wobei die Synthese durch Interferone moduliert wird (IFNbeta stimuliert und IFNgamma hemmt),
  - Katecholamine zu inaktivieren
    - mit Hilfe der Monoaminooxidase und Katechol-O-Methyl-Transferase,
    - wobei der Abbau durch proinflammatorische Zytokine (z. B. IL-1) beschleunigt wird.

Adrenalin und Noradrenalin binden an und aktivieren verschiedene alpha- und beta-adrenerge Rezeptoren, die gekoppelt sind an G-bindende Proteine (siehe Kap. 3.1.2).

Monozyten/Makrophagen, T-Lymphozyten, B-Lymphozyten, natürliche Killerzellen, Granulozyten und Mastzellen exprimieren vorwiegend beta-adrenerge, aber auch alpha-adrenerge- und Dopamin-Rezeptoren. Deren Expression kann durch Zellaktivierung verstärkt werden, z. B. bei

- Monozyten/Makrophagen und Granulozyten nach Aktivierung durch proinflammatorische Zytokine wie IL-1, TNFalpha,
- CD8(+)-T-Lymphozyten nach Aktivierung durch IL-2,
- CD4(+)-T-Helfer(1)-Lymphozyten nach Aktivierung des beta-adrenergen Rezeptors, wobei eine Aktivierung durch IL-1 und/oder IL-2 dagegen keinen wesentlichen Einfluss zu haben scheint,
- CD4(+)-T-Helfer(2)-Lymphozyten, wobei deren Expression von Rezeptoren für Katecholamine nach Aktivierung nur gering ist.

Katecholamine induzieren im Blutkreislauf

- eine schnelle Lymphozytose (ca. 30 min.), vorwiegend durch Einstrom von natürlichen Killerzellen aus dem marginalen Speicher und der Milz,
- eine nachfolgende Granulozytose durch Einstrom aus dem marginalen Speicher und aus der Lunge und
- eine nachfolgende relative Leukopenie.

Auf die Immunabwehr haben **Katecholamine** eine hemmende wie auch eine fördernde Wirkung (siehe Tab. 5.4):

Tab. 5.4: Wirkung von Katecholaminen auf Zellen der Immunabwehr.

Zielzellen	direkte Wirkung		Folgen	
	Förderung	**Hemmung**	**Förderung**	**Hemmung**
Monozyten, Makrophagen, dendritische Zellen	Freisetzung von IL-10, Freisetzung von IL-1-Rezeptor-Antagonist	Aktivierung durch IFNgamma, Synthese von proinflammatorischen Zytokinen (z. B. IL-1beta, IL-2, IL-6, IL-12, IL-23, IFNgamma, TNFalpha), Expression von MHC-II, Expression von kostimulatorischen Molekülen (CD40) und Adhäsionsmolekülen (ICAM-1), Zellmigration	Antikörperbildung	Entzündung, Antigen-Präsentation, erworbene zelluläre Immunabwehr/ Zytotoxizität
CD8(+)-zytotoxische T-Lymphozyten		Proliferation		erworbene zelluläre Immunabwehr/ Zytotoxizität
CD4(+)-T-Helfer(1)-Lymphozyten	Freisetzung von IFNgamma	Proliferation, Freisetzung von IL-2, IL-3, IFNgamma, GM-CSF		erworbene zelluläre Immunabwehr/ Zytotoxizität
CD4(+)-T-Helfer(2)-Lymphozyten	Freisetzung von IL-10 (Daten widersprüchlich)	Freisetzung von IL-2, IL-4, IL-5, IL-13 (Daten widersprüchlich)	Bildung von Antikörpern	erworbene zelluläre Immunabwehr/ Zytotoxizität
B-Lymphozyten	Expression von B-CD80/B7.2, Wirkung von IL-4		Bildung von Antikörpern (IgG und IgE)	
Gedächtnis-T-Lymphozyten	Aktivierung		Schutz gegen Zweitinfektion	
natürliche Killerzellen		Zytotoxizität		angeborene zelluläre Immunabwehr/ Zytotoxizität
neutrophile Granulozyten		Phagozytose, Freisetzung lysosomaler Enzyme, Freisetzung radikaler Sauerstoffmoleküle		angeborene zelluläre Immunabwehr
eosinophile Granulozyten		Degranulierung, Freisetzung lysosomaler Enzyme		allergische Reaktionen, Asthma
Mastzellen, alpha-adrenerge Rezeptoren, beta-adrenerge Rezeptoren	Degranulation, Freisetzung von Histamin		allergische Reaktionen	
	Stabilierung der Zellmembran	Degranulation, Freisetzung von Histamin		allergische Reaktionen

- Sie hemmen
  - die angeborene Immunabwehr (Granulozyten, Makrophagen, natürliche Killerzellen) und
  - die erworbene zelluläre Immunabwehr (Antigen-Präsentation, T-Helfer-(1)-Lymphozyten, zytotoxische T-Lymphozyten).
- Sie verstärken
  - die erworbene humorale (Antikörper-vermittelte) Immunabwehr (Proliferation von T-Helfer(2)-Lymphozyten, Differenzierung von B-Lymphozyten zu Plasmazellen) und
  - die Bildung von IgG und IgE.
- Sie modulieren die Degranulation von Mastzellen und damit Histamin-bedingte allergische Reaktionen.

Zwar ist die Datenlage zur Wirkung von Katecholaminen auf die Immunabwehr komplex und nicht ohne Widersprüche, dennoch steht im Vordergrund **die immunsuppressive Wirkung von Katecholaminen** auf die angeborene Immunabwehr.

Da größere Traumata (Operationen, Schock, Hirnschäden) zu einer verstärkten Aktivierung des adrenergen/dopaminergen Systems führen, können die ausgeschütteten Neurotransmitter besonders die angeborene Immunabwehr schwächen und hierdurch die Gefahr von lokalen und sytemischen Infektionen erheblich erhöhen.

5.4.1.2 Acetylcholin und das cholinerge System

Acetylcholin ist als Neurotransmitter
- im ZNS (zentralen Nervensystem) wesentlich beteiligt an einer Vielzahl von Vorgängen (z. B. in Bereichen des Erkennens und Lernens),
- im PNS (peripheren Nervensystem) Überträgersubstanz der neuromuskulären Erregung in den Synapsen,
- im autonomen Nervensystem Überträgersubstanz
  - für die präganglionäre Weiterleitung der Erregung im sympathischen und parasympathischen Nervensystem und
  - für die postganglionäre Erregungsübertragung im parasympathischen Nervensystem
  - (Hauptnerv des parasympathischen Nervensystems ist der Vagus-Nerv).

Das von den Nervenzellen mit Hilfe der Cholinacetyltransferase synthetisierte Acetylcholin wird in Vesikeln gespeichert und von den Nervenfasern, beispielsweise in einer Synapse, ausgeschüttet. Die Inaktivierung erfolgt durch Acetylcholinesterase.

Acetylcholin wirkt durch Bindung an einen der Acetylcholin-Rezeptoren, welche pentamere Molekülkomplexe darstellen, wobei zu unterscheiden sind
- der nikotinische (durch Nikotin zu stimulierende) Acetylcholin-Rezeptor, welcher als Ca-Ionen-Kanal nach Bindung von 2 Acetylcholinmolekülen sich öffnet für den Ein-

strom von Natriumionen und Ca-Ionen, was zur Depolarisation der Membran und zum Aktionspotenzial führt, und

- der muscarinische (durch Muscarin zu hemmende) Acetylcholin-Rezeptor, dessen Aktivierung über ein an ihn gekoppeltes GTP-bindendes Protein erfolgt.

Acetylcholin verlangsamt die Schlagfrequenz und die Erregungsleitung des Herzens und vermindert dessen Erregbarkeit, verengt die Bronchien und erhöht die Schleimsekretion in der Lunge, verstärkt die Peristaltik, die Schleimhautsekretion und die Sekretion der Bauchspeicheldrüse im Magen-Darm-Trakt und erhöht die Blidung von Glykogen in der Leber.

Auf das **Immunsystem** wirkt Acetylcholin aus 2 Quellen:
- Acetylcholin wird synthetisiert, in Vesikeln gespeichert und ausgeschüttet von den postganglionären Nervenfasern des parasympathischen Nervensytems. Dieses ist über die kranialen Ganglien mit dem Großhirn verbunden. Postganglionäre parasympathische Nervenfasern kommen reichlich in den primären lymphatischen Organen vor, d. h. vor allem
  - im Knochenmark und
  - im Thymus.
- Acetylcholin wird auch produziert von epidermalen wie auch von mesenchymalen Zellen, im Besonderen von
- aktivierten Zellen der Immunabwehr (Makrophagen, dendritische Zellen, Lymphozyten, Granulozyten, Mastzellen),
- Endothelzellen, Fibroblasten, Muskelzellen, Mesothelzellen,
- Epithelzellen (Haut, Schleimhaut, Drüsenepithel) und Melanozyten,
- wobei diese Zellen gleichzeitig Acetylcholin-Rezeptoren exprimieren, sodass sie über diese Rezeptoren autokrin oder parakrin stimuliert werden können.

Anzutreffen sind
- nikotinische Acetylcholin-Rezeptoren, besonders auf Makrophagen, dendritischen Zellen, T-Lymphozyten und B-Lymphozyten,
- und T-Lymphozyten.

Acetylcholin beeinflusst die Immunabwehr vorwiegend über den **nikotinischen** Acetylcholin-Rezeptor. Bei T-Lymphozyten scheint dessen Aktivität gekoppelt zu sein an einen funktionellen T-Lymphozyten-Rezeptorkomplex und an Rezeptor-assoziierte Tyrosin-Phosphokinasen.

Auch wenn nach bisheriger Datenlage die Wirkung von Acetylcholin auf Zellen der Immunabwehr zum Teil uneinheitlich und widersprechend ist (siehe Tab. 5.5), weist sie folgende wesentliche Merkmale auf:
- Die Entzündung wird vermindert durch Hemmung der Freisetzung von proinflammatorischen Zytokinen aus Makrophagen.

Tab. 5.5: Wirkung von Acetylcholin auf Zellen der Immunabwehr, der Haut und des Bindegewebes.

Zielzellen	direkte Wirkung		Folgen	
	Förderung	Hemmung	Förderung	Hemmung
Monozyten, Makrophagen	Synthese und Freisetzung von Leukotrienen und Prostaglandinen (PGE2)	Transkriptions-faktor NFkap-paB, Synthese von Zytokinen (IL-1beta, IL-6, IL-12, IFNgamma, TNFalpha), Expression von Adhäsionsmole-külen (ICAM-1) und Kostimula-toren (B7.1, B7.2, CD40), Expression von TLR4/CD14	Entzündung (Chemotaxie von Granulozyten durch Leukotriene)	Entzündung, Antigen-Präsentation, erwor-bene Immunabwehr (durch Prostaglandine)
CD8(+)-zytotoxische T-Lymphozyten	Aktivierung, Freisetzung von Katecholaminen		erworbene zelluläre Immunabwehr/ Zytotoxizität	erworbene zelluläre Immunabwehr/ Zytotoxizität (durch Wirkung der Katecholamine)
CD4(+)-T-Helfer(1)-Lymphozyten	Aktivierung, Freisetzung von Katecholaminen		erworbene zelluläre Immunabwehr/ Zytotoxizität	erworbene zelluläre Immunabwehr/ Zytotoxizität (durch Wirkung der Katecholamine)
CD4-T-Helfer(2)-Lymphozyten	Aktivierung (Freisetzung von IL-4, IL-5, IL-10, IL-13 geringer als bei T-Helfer(1)-Lymphozyten), Freisetzung von Katecholaminen		Bildung von Antikörpern	Bildung von Antikörpern (durch Wirkung der Katecholamine)
B-Lymphozyten	Proliferation, Synthese von IgG	Synthese von IgM	Bildung von IgG-Antikörpern	Bildung von IgE-Antikörpern
neutrophile Granulozyten	Phagozytose	kontrollierter Zelltod (Apopto-se), Wanderung	angeborene Immunabwehr	
eosinophile Granulozyten		Synthese von Leukotrienen (LTC4), Matrix-Metalloproteasen (MMP-9), Wanderung		Entzündung (Asthma)

Zielzellen	direkte Wirkung		Folgen	
	Förderung	**Hemmung**	**Förderung**	**Hemmung**
basophile Granulozyten	Degranulation, Freisetzung von Histamin	Freisetzung von Histamin nach Vernetzung des IgE	allergische Reaktionen	allergische Reaktionen
Mastzellen	Degranulation, Freisetzung von Histamin		allergische Reaktionen	
Endothelzellen	Proliferation		Angiogenese, Wundheilung	
Fibroblasten	Proliferation, Bildung von extrazellulären Matrixproteinen		Wundheilung	
Epithelzellen (Keratinozyten)	Zelladhäsion, Bildung/ Freisetzung von Leukotrienen, Bildung/Freisetzung von Zytokinen (z. B. GM-CSF) und Chemokinen (z. B. IL-8), Differenzierung, Schweißbildung, Talgbildung		angeborene Immunabwehr, Wundheilung,	

- Zytotoxische T-Lymphozyten
  - werden direkt und indirekt durch Aktivierung von T-Helfer(1)-Lymphozyten gefördert,
  - werden aber gleichzeitig auch wieder gehemmt durch die Freisetzung von Katecholaminen.
- Die Antikörperantwort wird durch Aktivierung direkt von B-Lymphozyten und indirekt durch Aktivierung von T-Helfer(2)-Lymphozyten verstärkt.
- Die Wundheilung wird gefördert durch Aktivierung von Epithelzellen, Fibroblasten und Endothelzellen.
- Allergische Reaktionen werden
  - ausgelöst oder verstärkt durch Degranulation und Histamin-Ausschüttung durch basophile Granulozyten und Mastzellen,
  - vermindert durch verminderte IgE-Bildung.

5.4.1.3 Gleichgewicht der Wirkungen des adrenergen und des cholinergen Systems auf die Immunabwehr

Durch die gegenläufigen Aktivitäten des adrenergen Systems und des cholinergen Systems auf die angeborene und erworbene Immunabwehr (siehe Tab. 5.6) werden überschießende Reaktionen gedämpft. Dieses betrifft im Besonderen Entzündungen, zytotoxische Reaktionen und Allergien.

Tab. 5.6: Gegenläufige Wirkungen des adrenergen und des cholinergen Systems auf die Immunabwehr.

	angeborene Immunabwehr		erworbene Immunabwehr	
	Förderung	**Hemmung**	**Förderung**	**Hemmung**
Adrenalin/ Noradrenalin		**Entzündung** Makrophagen (Freisetzung proinflammatorischer Zytokine), natürliche Killerzellen (Zytotoxizität), eosinophile Granulozyten (Aktivierung) **allergische Reaktion** Mastzellen (Histamin-Ausschüttung)	**Antikörperbildung** T-Helfer(2)-Lymphozyten/ B-Lymphozyten/ Antikörperbildung	**zytotoxischen Reaktion** T-Helfer(1)-Lymphozyten/ zytotoxische T-Lymphozyten
Acetylcholin	**Abwehr** Granulozyten (Aktivierung), Makrophagen (Bildung von PGE2/LTB4) **allergische Reaktionen** Mastzellen (Histamin-Ausschüttung), Wundheilung Endothelzellen (Proliferation), Epithelzellen (Proliferation)	**Entzündung** Makrophagen (Freisetzung proinflammatorischer Zytokine)		

Weiterführende Literatur

Flierl MA, Rittirsch D, Huber-Lang M, Sarma JV, Ward PA. Catecholamines-crafty weapons in the inflammatory arsenal of immune/inflammatory cells or opening pandora's box? Mol Med. 2008, 14: 195–204.

Fujii T, Takada-Takatori Y, Kawashima K. Basic and clinical aspects of non-neuronal acetylcholine: expression of an independent, non-neuronal cholinergic system in lymphocytes and its clinical significance in immunotherapy. J Pharmacol Sci. 2008, 106: 186–192.

Gallowitsch-Puerta M, Pavlov VA. Neuro-immune interactions via the cholinergic anti-inflammatory pathway. Life Sci. 2007, 80: 2325–2329.

Leposavić G, Pilipović I, Radojević K, Pesić V, Perisić M, Kosec D. Catecholamines as immunomodulators: a role for adrenoceptor-mediated mechanisms in fine tuning of T-cell development. Auton Neurosci. 2008, 144:1–12.

Madva EN, Granstein RD. Nerve-derived transmitters including peptides influence cutaneous immunology. Brain Behav Immun. 2013 Nov;34:1–10.

Ortega E, Giraldo E, Hinchado MD, Martín L, García JJ, De la Fuente M. Neuroimmunomodulation during exercise: role of catecholamines as 'stress mediator' and/or 'danger signal' for the innate immune response., Neuroimmunomodulation. 2007, 14:206–212.

Sedlacek HH. Das Glücksgefühl durch Glückshormone in Glaube, Liebe, Glück und Leben. Wirkliches und die Lehrmeinungen Roms. Verlag Traugott Bautz GmbH, Nordhausen 2013, S. 34–57.

Tayebati SK, Amenta F. (Neuro)transmitter systems in circulating immune cells: a target of immuno-pharmacological interventions? Curr Med Chem. 2008, 15:3228–3247.

Van Der Zanden EP, Boeckxstaens GE, de Jonge WJ. The vagus nerve as a modulator of intestinal inflammation. Neurogastroenterol Motil. 2009, 21:6–17.

Verburg-van Kemenade BM, Van der Aa LM, Chadzinska M. Neuroendocrine-immune interaction: regulation of inflammation via G-protein coupled receptors. Gen Comp Endocrinol. 2013 Jul 1;188:94–101.

Wessler I, Kirkpatrick CJ. Acetylcholine beyond neurons: the non-neuronal cholinergic system in humans. Br J Pharmacol. 2008, 154:1558–1571.

5.4.2 Neuropeptide

Neuropeptide werden hauptsächlich von Nervenzellen produziert. Zu den wichtigsten Neuropeptiden gehören

- das Neuropeptid Y,
- die Tachykinine
  - Substanz P, Neurokinin A und B, Hemokinin und Endokinin A und B,
- die Endorphine und Enkephaline,
- das Calcitoningen-verwandte Peptid (CGRP, *calcitonin gene-related peptid*),
- das vasoaktive intestinale Peptid (VIP) bzw. das PACAP (*pituitary adenylate cyclase-activating peptide*, Hypophysen-Adenylatcyclase-aktivierendes Peptid) und
- die natriuretischen Peptide mit dem ANP (atriales natriuretisches Peptid).

5.4.2.1 Neuropeptid Y

Das Neuropeptid Y wird vom zentralen und peripheren Nervensystem wie auch von aktivierten Zellen des Immunsystems gebildet. Es wirkt über die Bindung an mehren Rezeptoren (NPY-R1 bis -R5), welche gekoppelt sind an GTP-bindende Proteine.

Bindung von Neuropeptid Y1 an den Rezeptor NPY-R1 aktiviert eine Rezeptor-assoziierte Dipeptidylpeptidase, welche Neuropeptid Y1 spaltet in die Agonisten Neuropeptid Y2 und Neuropeptid Y5. Nach Aktivierung des NPYR1 erfolgt die zelluläre Signalübertragung unter Beteiligung von MAK -Kinasen (Mitogen-aktivierten Proteinkinasen; siehe Kap. 3.3.3).

Neuropeptid Y hat vielfältige Wirkungen im zentralen und im peripheren Nervensystem. Im ZNS ist es beteiligt an

- der Regulation der postnatalen Vermehrung von Neuronen, besonders in der Hirnrinde,
- der Bildung reproduktiver Peptide und Hormone im Hypothalamus,
- der Regulation der Nahrungsaufnahme und des Energie-Haushaltes; durch Neuropeptid Y wird die Nahrungsaufnahme gefördert und die Energieverwertung vermindert,
- der Lösung von Angst nach Stress und seelischen Belastungen, durch welche Neuropeptid Y im limbischen System freigesetzt wird.

Im peripheren Nervensystem wird Neuropeptid Y über das sympathische Nervensystem postganglionär freigesetzt. Neuropeptid Y

- bewirkt eine langanhaltende Vasokonstriktion in Ergänzung zu der Wirkung von Katecholaminen,
- induziert die verstärkte Expression von Rezeptoren für Neuropeptid Y auf unterschiedlichen Gewebezellen,
- stimuliert
  - die Proliferation und Differenzierung von Fettzellen und die Einlagerung von Fetten,
  - die Angiogenese (siehe Tab. 5.7) sowohl direkt durch Aktivierung von Endothelzellen als auch indirekt durch Freisetzung von Wachstumsfaktoren (VEGF),
- fördert die Wundheilung
- und wirkt immunmodulierend (siehe Tab. 5.7) indem es in den primären und sekundären lymphatischen Organen
  - die Aktivität von Makrophagen und dendritische Zellen fördert, im Besonderen deren Antigen-Präsentation und
  - andererseits die zytotoxische Reaktion (durch Hemmung von T-Helfer(1)-Lymphozyten und von natürlichen Killerzellen) vermindert.

Tab. 5.7: Wirkung von Neuropeptid Y auf Zellen der Immunabwehr.

Zielzellen	Aktivierung	Hemmung
Makrophagen/dendritische Zellen	Expression von Zytokinen (IL-12, IFNgamma), Antigen-Präsentation über MHC-II	
T-Helfer(1)-Lymphozyten	Differenzierung zu T-Helfer(1)-Lymphozyten	Helferfunktion für zytotoxische T-Lymphozyten
natürliche Killerzellen		Zytotoxizität
Endothelzellen	Proliferation, Angiogenese	
Fettzellen	Proliferation, Differenzierung, Fetteinbau	
Fibroblasten	Proliferation, Bildung extrazelluläre Matrix	

5.4.2.2 Tachykinine

Tachykinine (auch Neurokinine genannt) stellen Neurotransmitter dar, welche beteiligt sind an Regulationsvorgängen im zentralen und peripheren Nervensystem. Zu den Tachykininen gehören

- Substanz P/Neurokinin-1 als bekannteste Substanz,
- Neurokinin A, Neurokinin B, Hämokinin 1 und Endokinin.

Alle Mitglieder besitzen die für die Gruppe der Tachykinine typische carboxyterminale Sequenz „Phe-X-Gly-Leu-Met-NH2". Sie wirken über Rezeptoren (Neurokinin-Rezeptoren NKR1, NKR2 und NKR3), die gekoppelt sind an GTP-bindende Proteine.

Die Funktion der Tachykinine liegt im Bereich der Kontrolle der Erregbarkeit des Hippokampus, der Empfindung von Schmerzen und Verletzungen, der Antwort auf Stress-induzierende Faktoren, der Entwicklung von Angstzuständen und der Kontrolle des Erbrechens.

Neurokinin A fördert in der Lunge über Bindung an NKR2 die Bronchokonstriktion, Schleimsekretion und die Durchgängigkeit der Blutgefäße.

Substanz P wird im Wesentlichen gebildet von

- primären sensorischen Neuronen; über deren Nervenfasern wird die Substanz P in das periphere oder zentrale Nervensystem transportiert und dort in den Nervenendigungen bis zur Freisetzung gespeichert,
- Monozyten, Makrophagen,
- Pankreasinselzellen.

Substanz P wirkt über die Bindung an NKR1 (entweder endokrin oder parakrin). NKR1 kommt auf zahlreichen Zellen der Immunabwehr vor. Das **Immunsystem** wird beeinflusst durch

- Aktivierung der Zellen der angeborenen Immunabwehr (siehe Tab. 5.8), im Besonderen von
  - Makrophagen, Granulozyten, Mastzellen, natürliche Killerzellen,
  - mit Unterstützung der antiviralen und antibakteriellen Immunabwehr,
- Stimulierung der T-Lymphozyten und hierdurch Förderung der erworbenen Immunreaktion,
- Förderung der Entzündung (durch Freisetzung von Histamin aus Mastzellen, Aktivierung von Synovialzellen) und
- Stimulierung der Wundheilung durch Aktivierung von Endothelzellen und damit der Angiogenese und der Fibroblasten.

Tab. 5.8: Wirkung von Tachykinin auf Zellen der Immunabwehr.

Zielzellen	Aktivierung	Hemmung
T-Lymphozyten	Proliferation	–
Makrophagen	Freisetzung von Prostaglandin-2 (PGE2) und von proinflammatorischen Zytokinen (IL-1, TNF)	–
neutrophile Granulozyten	Aktivierung, Expression von NK1, Freisetzung von Chemokinen	–
Mastzellen	Degranulation, Freisetzung von Histamin, Auslösung allergischer Reaktionen	–
natürliche Killerzellen	Verstärkung der zytotoxischen Reaktion	–
Endothelzellen	Aktivierung und Proliferation, Stimulierung der Angiogenese	–
Synovialzellen	Proliferation, Freisetzung von PGE2, Kollagenase	–
Fibroblasten	Proliferation, Stimulierung der Wundheilung	–

5.4.2.3 Endorphine und Enkephaline

Endorphine und Enkephaline sind Vertreter der Opioid-Peptide. Diese Gruppe umfasst die eigentlichen Endorphine (alpha-, beta-, gamma-, delta-), die Enkephaline (Leu-Enkephalin, Met-Enkephalin) und die Dynorphine (A, B und AB; Neoendorphin-alpha und -beta).

beta-Endorphin entsteht durch Spaltung von Proopiomelanocortin (POMC), alpha-Endorphin durch Spaltung von beta-Endorphin, die Enkephaline aus Proenkephalin und Dynorphin aus Prädynorphin.

Die Synthese der Opioid-Peptide erfolgt

- in Neuronen,
    - besonders des Stammhirnes, des Hypothalamus und im Hyperphysenvorderlappen, von wo Opioidpeptide in die Peripherie ausgeschüttet werden, und
    - wird gefördert durch Serotonin/5-Hydroxytryptamin und
    - wird gehemmt durch Dopamin oder GABA (gamma-Aminobuttersäure);
- in Zellen der Immunabwehr
    - durch Monozyten, Makrophagen, Granulozyten und Mastzellen,
    - durch CD4(+)-T-Lymphozyten, Gedächtnis-T-Lymphozyten und B-Lymphozyten, und
    - wird gesteigert (beta-Endorphin und Enkephalin) durch
        - Zytokine (z. B. IL-1),
        - Corticotropin-auslösenden Faktor (CRF) oder
        - parakrin oder autokrin durch beta-Endorphin oder Enkephalin;
- in Fibroblasten, Endothelzellen und in den Epithelzellen der Haut.

Auslösende Reize für die Ausschüttung von beta-Endorphin und Enkephalin sind
- Stimulierung der Sinnesorgane (optische, olfaktorische, akustische und taktile Reize),
- mentale und/oder emotionale Reize,

- Stress und Schmerzempfindungen,
- körperliche Anstrengungen wie Arbeit und Sport und
- Entzündungen mit Aktivierung von Zellen der Immunabwehr und des Bindegewebes.

Die **Opioid-Rezeptoren** sind mit dem GTP-bindenden Protein gekoppelt. Bindung von Opiod und Aktivierung haben eine Abnahme des cAMP (cyclisches Adenosinmonophosphat) und eine Verminderung der intrazellulären Ca-Ionen-Konzentrationen durch reduzierten Einstrom zur Folge. Mehrere Rezeptor-Typen werden unterschieden. Sie bestimmen die Art der Wirkung des Opiods.

- my1-Rezeptoren:
    - präsynaptisches Vorkommen,
    - beta-Endorphin bindet bevorzugt (in Konkurrenz zu Enkephalinen) und führt zu Schmerzlinderung, Euphorie, Temperatursenkung und Verengung der Pupille;
- my2-Rezeptoren:
    - postsynaptisches Vorkommen,
    - beta-Endorphin bindet bevorzugt (in Konkurrenz zu Enkephalinen) und führt zur Beeinträchtigung der Atmung und Hemmung der Magen-Darm-Peristaltik;
- delta-Rezeptoren:
    - präsynaptisches Vorkommen,
    - Enkephaline binden bevorzugt und führen zur Schmerzlinderung, Analgesie und Hemmung der Erektion des Penis;
- kappa-Rezeptoren:
    - Aktivierung führt zur Schmerzlinderung und Beruhigung wie auch Atemdepression,
    - Dynorphine binden bevorzugt und hemmen Bildung von Dopamin (wodurch Dopamin ausgelöste euphorische Zustände verringert werden).

Opioid-Rezeptoren werden exprimiert
- im zentralen Nervensystem,
- von den peripheren Enden der sensorischen Nerven und
- von den Zellen der Immunabwehr.

Entzündungen stimulieren die Synthese von Opioid-Rezeptoren in denjenigen sensorischen Ganglien, welche das Entzündungsgebiet versorgen. Von dort werden die Opioid-Rezeptoren längs der Axone zu den Enden und Endabschnitten der sensorischen Nerven transportiert, wo sie sich anreichern.

Im Zuge der **Entzündung**
- werden vor Ort von den aktivierten Zellen der Immunabwehr, besonders von aktivierten Gedächtnis-T-Lymphozyten und von aktivierten Bindegewebszellen beta-Endorphine und Enkephaline verstärkt synthetisiert;
- wird die perineurale Blut-Nerven-Schranke um den Endabschnitt der versorgenden sensorischen Nerven durchlässig für Proteine;
- dringen beta-Endorphine in die Endabschnitte der sensorischen Nerven ein, binden dort an die angereicherten Opioid-Rezeptoren und reduzieren den Ca-Ionen-Einstrom,

- hierdurch wird die Wirkung von **Schmerz-auslösenden Reizen gehemmt** (siehe Kap. 5.5.3), die Folge ist eine Schmerzlinderung,
- nur beta-Endorphin hat eine periphere schmerzlindernde Wirkung, nicht jedoch Enkephaline.

beta-Endorphin weist zusätzlich eine **immunsuppressive** Wirkung auf. Diese betrifft besonders die Antikörperantwort (siehe Tab. 5.9). alpha-Endorphin hat dagegen keine immunsuppressive Wirkung, da es an neuronale Opioid-Rezeptoren, jedoch nicht an den Opioid-Rezeptor auf Zellen des Immunsystems binden kann.

Tab. 5.9: Wirkung von beta-Endorphin auf Zellen der Immunabwehr.

Zielzellen	Aktivierung	Hemmung
Makrophagen		Aktivierung, Freisetzung von Zytokinen (z. B. IL-6)
T-Helfer(1)-Lymphozyten		Antigen-induzierten Aktivierung, Freisetzung von Zytokinen (IL-2, IFNgamma)
T-Helfer(2)-Lymphozyten		Antigen-induzierten Aktivierung, Freisetzung von Zytokinen zur Stimulierung der B-Lymphozyten zur Proliferation
B-Lymphozyten		Synthese von Antikörpern
natürliche Killerzellen	Zytotoxizität	

5.4.2.4 CGRP

Das **Neuropeptid CGRP** (*Calcitonin gene-related peptid*, Calcitoningen-verwandtes Peptid, 37 Aminosäuren, Isoformen alpha und beta), codiert vom Gen für Calcitonin, entsteht durch selektives Spleißen der mRNA. Bildungsorte sind

- im zentralen Nervensystem: Hirnrinde, Hypophyse, sensorische Ganglien;
- im peripheren Nervensystem: die präsynaptischen sensorischen Ganglien,
  - Anreicherungsort sind die Endigungen der sensorischen Nerven vom C-Typ, welche in fast allen Organen anzutreffen sind, besonders
    - in den Wänden der Arterien und im Herzen und
    - in den lymphatischen Organen;
  - gleichzeitig mit dem CGRP sind dort angereichert Katecholamine (Noradrenalin; siehe Kap. 5.4.1.1), Neuropeptid Y (siehe Kap. 5.4.2.1), Substanz P (siehe Kap. 5.4.2.2), das vasoaktive Peptid (siehe Kap. 5.4.2.3) und Somatostatin (siehe Kap. 5.4.4.3.2).

Die **Freisetzung** von CGRP im peripheren Nervensystem erfolgt im Rahmen einer Entzündung oder nach einem Trauma

- aus den Endigungen der sensorischen Nervenfasern
  - durch Tryptase, ausgeschüttet von eng benachbarten und aktivierten Mastzellen, Tryptase bindet und aktiviert „Protease-aktivierte Rezeptoren" auf den Nervenfasern,
  - durch Zytokine (z. B. TNFalpha), welche Mastzellen aktivieren oder die Nervenfasern direkt stimulieren können;
- von aktivierten Makrophagen und T-Lymphozyten.

Der **Rezeptor** für CGRP
- stellt ein Heterodimer dar aus
  - dem „Calcitonin-Rezeptor-ähnlichen Rezeptor" (ein 7-fach transmembranes Molekül) und
  - dem transmembranen „Rezeptoraktivität-modifizierenden Protein 1";
- ist gekoppelt an GTP-bindende Proteine. Die Signalübertragung erfolgt mit Aktivierung der Adenylcyclase und Anstieg von cAMP und Aktivierung von Protein A oder über Aktivierung von Phospholipase mit Mobilisierung von Ca-Ionen (siehe Kap. 3.3.1.2).

CGRP ist beteiligt
- im ZNS an der Regulation der Körpertemperatur und der Freisetzung von Hypophysenhormonen;
- über das periphere Nervensystem
  - an der Blutdrucksenkung durch Freisetzung von Stickstoffmonoxid (NO) aus dem Gefäßendothel und Dilatation der glatten Muskelzellen (CGRP gilt als einer der am stärksten wirkenden Erweiterer von Blutgefäßen),
  - an der Steigerung der Herzleistungsfähigkeit und der Diurese durch Steigerung der glomerulären Filtrationsrate,
  - an der Immunregulation durch Anstieg des cAMP in Immunzellen und durch die Hochregulierung des **„induzierbaren cAMP frühen Repressors"** (**ICER**) der Transkription.

CGRP wirkt **immunsuppressiv** (siehe Tab. 5.10) durch Hemmung
- der Aktivierung von Toll-artigen Rezeptoren (TLR) auf Makrophagen und dendritischen Zellen und der Freisetzung von Zytokinen (z. B. TNFalpha) und Chemokinen (z. B. CCL4),
- der Antigen-Präsentation durch Monozyten, Makrophagen und dendritische Zellen,
  - durch Inhibition der Expression von MHC-II und von Kostimulatoren (CD86/B7.2),
  - durch Inhibition der Expression von proinflammatorischen Zytokinen (IL-1, IL-12, TNFalpha),
  - durch Steigerung der Expression des antiinflammatorischen IL-10;
- der Entwicklung von zytotoxischen T-Lymphozyten durch Inhibition der Zytokinfreisetzung (z. B. IL-2) in T-Helfer(1)-Lymphozyten;
- der Entwicklung von Pro-B-Lymphozyten zu B-Lymphozyten und damit der Antikörperbildung durch

- Inhibition der IL-1-induzierten Expression des B-Lymphozyten-Rezeptors (BCR),
- Blockade der Wirkung von IL-7 und
- Stimulation von Stromazellen des Knochenmarkes zur Freisetzung von IL-6 und TNFalpha, welche die Wirkung von IL-7 inhibieren.

Tab. 5.10: Wirkung von CGRP (Calcitoningen-verwandtes Peptid) auf Zellen der Immunabwehr.

Zielzellen	Aktivierung	Hemmung
Makrophagen, dendritische Zellen	Expression von antiinflammatorischen Zytokinen (z. B. IL-10)	Aktivierung von Toll-artigen Rezeptoren, Expression von MHC-II und von Kostimulatoren (CD86/B7.2), Expression von proinflammatorischen Zytokinen (z. B. IL-1, IL-12, TNFalpha), Antigen-Präsentation
T-Lymphozyten (T-Helfer(1)-Lymphozyten)		Proliferation, Freisetzung von Zytokinen (IL-2), Entwicklung zytotoxischer T-Lymphozyten
B-Lymphozyten		Differenzierung von Pro-B-Lymphozyten zu B-Lymphozyten (durch Inhibition der Expression des B-Lymphozyten-Rezeptors/BCR), Blockade der Wirkung von IL-7
Stromazellen (Knochenmark)	Freisetzung von IL-6 und TNFalpha (welche die Wirkung von IL-7 inhibieren)	

5.4.2.5 VIP und PACAP

Die Familie der Sekretine weisen eine hohe Sequenzhomologie auf und umfassen

- VIP (vasoactives intestinales Peptid, 28 Aminosäuren) und PACAP (Hypophyse (*pituitary*) Adenylcyclase-aktivierendes Peptid, 27 oder 28 Aminosäuren),
  - werden von denselben Zellen produziert, binden an einen einheitlichen Rezeptor und haben die gleichen Funktionen,
  - ursprünglich wurde VIP entdeckt als Substanz, welche Blutgefäße erweitert;
- Sekretin, Glucagon, Glucagon-ähnliche Peptide (GLP-1, GLP-2), GIP (*glucose-dependent insulinotropic peptide*, Glukose-abhängiges insulinotropes Peptid), Peptid Histidin-Methionin (PHM) und GHRF (*growth-hormone-releasing factor*, Wachstumshormon-auslösender Faktor, Somatoliberin).

VIP (in gleicher Weise PACAP) wird synthetisiert

- von Nervenzellen im zentralen und peripheren Nervensystem,
  - VIP wird in den Endigungen der Nervenfasern gespeichert und bei Aktivierung in den jeweiligen Organen freigesetzt;
- von Mikrogliazellen im ZNS;

- von Zellen der Immunabwehr, hier besonders von CD4(+)-T-Helfer(2)-Lymphozyten, aber auch von CD8(+)-T-Lymphozyten.

VIP bindet an 2 unterschiedliche Rezeptoren, **VPACR-1** und **VPACR-2**. Beide Rezeptoren verfügen über 7 Transmembranregionen und sind an GTP-bindende Proteine gekoppelt. Die Signalübertragung verläuft vorwiegend über die Aktivierung von Adenylcyclase.
- An die Rezeptoren binden VIP, PACAP27 und PACP28 und mit niedriger Affinität auch Sekretin.
- VIP-Rezeptoren werden von Zellen der Immunabwehr exprimiert und zwar
    - VPACR-1 von Mastzellen und
    - VPACR-1 und VPACR-2 von Makrophagen, T-Lymphozyten und B-Lymphozyten.

VIP wirkt **immunsuppressiv** auf die **zelluläre Immunabwehr** (siehe Tab. 5.11) durch
- Hemmung der Aktivierung von dendritischen Zellen, Makrophagen und Mikrogliazellen mit Verminderung der Expression von
    - kostimulatorischen Molekülen (CD80/B7.1 und CD86/B7.2) für die Antigen-Präsentation,
    - Matrix-Metalloproteasen,
    - proinflammatorischen Zytokinen (z. B. IL-1, IL-2, IL-6, IL-12, TNFalpha),
        - jedoch Stimulation der Expression von antiinflammatorischen Zytokinen (z. B. IL-10),
    - Chemokinen (z. B. CXCL10) relativ spezifisch für T-Helfer(1)-Lymphozyten),
        - jedoch Stimulation der Expression von Chemokinen (z. B. CCL22), relativ spezifisch für T-Helfer(2)-Lymphozyten;
- Hemmung von T-Helfer(1)-Lymphozyten, sodass die Freisetzung von proinflammatorischen Zytokinen (z. B. IL-17 und IFNgamma) und die Entwicklung zytotoxischer T-Lymphozyten verringert ist;
- Aktivierung von regulatorischen T-Lymphozyten, welche IL-10 und TGFbeta ausschütten und hierdurch die Funktion von T-Helfer(1)-Lymphozyten (durch IL-10) bzw. von T-Helfer(1)- und T-Helfer(2)-Lymphozyten (durch TGFb-eta) hemmen;
- Aktivierung von T-Helfer(2)-Lymphozyten zur Ausschüttung von antinflammatorischen Zytokinen (z. B. IL-4, IL-10 und IL-13), welche bewirken
    - Schutz der T-Helfer(2)-Lymphozyten vor dem kontrollierten Zelltod (Apoptose),
    - Förderung der Entwicklung von B-Lymphozyten, der Reifung von Antikörpern und der Entwicklung zu Plasmazellen mit vermehrter Bildung von IgE und Zunahme allergischer Reaktionen vom Soforttyp,
    - Hemmung von dendritischen Zellen, Makrophagen und Mikrogliazellen,
    - Hemmung der Differenzierung zu T-Helfer(1)-Lymphozyten und damit der durch diese verursachten Aktivierung von Makrophagen, der Förderung der Entwicklung von zytotoxischen T-Lymphozyten und der zellulären Immunreaktion vom verzögerten Typ.

Tab. 5.11: Wirkung von VIP (vasoaktives intestinales Peptid) auf Zellen der Immunabwehr.

Zielzellen	Aktivierung	Hemmung
Makrophagen, Mikrogliazellen, dendritische Zellen	Freisetzung von antiinflammatorischen Zytokinen (z. B. IL-10), Expression von Chemokinen (z. B. CCL22), relativ spezifisch für T-Helfer(2)-Lymphozyten	Expression von kostimulatorischen Molekülen (CD80/B7.1 und CD86/B7.2) für die Antigen-Präsentation, Freisetzung von proinflammatorischen Zytokinen (z. B. IL-1, IL-2, IL-6, IL-12, TNF.alpha), Expression von Chemokinen (z. B. CXCL10), relativ spezifisch für T-Helfer(1)-Lymphozyten, Expression von Matrix-Metalloproteasen
T-Helfer(1)-Lymphozyten		Freisetzung von proinflammatorischen Zytokinen (z. B. IL-17 und IFNgamma), Entwicklung von zytotoxischen T-Lymphozyten
regulatorische T-Lymphozyten	Freisetzung von antiinflammatorischen Zytokinen (z. B. IL-10 und TGFbeta)	
T-Helfer(2)-Lymphozyten	Ausschüttung von antinflammatorischen Zytokinen (z. B. IL-4, IL-10 und IL-13), Proliferation und Entwicklung von B-Lymphozyten	
zytotoxische T-Lymphozyten		Differenzierung/Reifung

5.4.2.6 Natriuretische Peptide

Die Familie der natriuretischen Peptide (NP) umfasst mindestens 8 strukturverwandte vasoaktive Peptide, die von 3 unterschiedlichen Prohormonen (Pro-ANP, proatriales natriuretisches Peptid; BNP, *brain NP*, Hirn-NP; CNP, C-Typ-NP) abstammen.

Aus dem proatrialen natriuretischen Peptid (126 AS, codiert auf dem Chromosom 1) entsteht durch Spaltung

- das, **LANP** (*long acting NP*, langanhaltend wirkendes NP, AS 1–30),
- der **VD** (*vessel dilator*, Gefäß-Dilator, AS 31–67),
- das **KP** (kaliuretisches Peptid, AS 79–98) und
- das carboxyterminale **ANP** (atriales natriuretisches Peptid, AS 99–126).

Natriuretische Peptide sind im ZNS und im Blutplasma zu finden und werden von unterschiedlichen Geweben gebildet, beispielsweise von

- den Neuronen des ZNS, hier besonders in der Umgebung des Hypothalamus;
- den Schleimhäuten der Lunge, des Magen-Darm-Traktes und des Harntraktes,
  - ANP wird besonders in den Epithelzellen, den Alveolarzellen, den Endothelzellen und Muskelzellen der Gefäße in der Lunge gebildet;

- den Tubuluszellen der Niere,
    - hier entsteht durch unterschiedliche Prozessierung des Pro-ANP das Urodilatin (AS 95–126);
- den Zellen des Blutgefäßsystemes (Muskelzellen der Herzvorkammern, Endothelzellen) und
- den Zellen der Immunabwehr, wie Thymuszellen und Makrophagen.

Die Bildung wird kontrolliert vom hämodynamischen Zustand in den Blutgefäßen, von Glucocorticoiden, Schilddrüsenhormonen und durch Rückkopplungen. So wirkt eine hohe Blutkonzentration von KP hemmend auf die Bildung von ANP in Endothelzellen.

NP binden an 3 natriuretischen Peptid-Rezeptoren (**NPR-A, NPR-B und NPR-C**). Diese Rezeptoren sind zu finden
- in den Blutgefäßen (Endothelzellen, glatte Muskelzellen),
- in verschiedenen Organen (z. B. ZNS, Nieren, Nebennieren)
- und auf Zellen der Immunabwehr,
    - wie Makrophagen, dendritische Zellen, Granulozyten, Mastzellen, natürliche Killerzellen, Thymuszellen, Endothelzellen.

Die Signalübertragung erfolgt
- bei NPR-A und NPR-B über Guanylyl-Cyclase,
    - ANP bindet hauptsächlich an NPR-A; die Bindung führt zum Anstieg von cGMP und zur Aktivierung der cGMP-abhängigen Potein-Kinase (PKG),
- bei NPR-C über die Aktivierung von Phospholipase C.

Aktivierung von NPR-A durch ANP hat zur Folge, dass gezielt andere zelluläre Signalübertragungswege blockiert werden. Gehemmt werden beispielsweise
- die Aktivierung von NFkappaB (welcher die Transkription zahlreicher Gene für proinflammatorische Proteine reguliert) durch Hemmung der Phosphorylierung und des Abbaus des inhibierenden Proteins (Inhibitor-kappaB-alpha) des Transkriptionsfaktors NFkappaB (siehe Kap. 3.3.3),
- die Aktivierung/Phosphorylierung der Phosphokinase Akt/Proteinkinase B,
- die Aktivierung der p38-Mitogen-aktivierten Proteinkinase (MAPK).

Die Wirkung von ANP umfasst
- Blutdrucksenkung durch Erweiterung der Gefäße,
- Erweiterung der Bronchien,
- Hemmung der Aldosteronsekretion in der Nebennierenrinde und Steigerung der Diurese und der Na-Ionen-Ausscheidung.
- Immunmodulation durch Hemmung der Entzündung und gleichzeitiger Immunstimulation (siehe Tab. 5.12).

Die **antientzündliche Wirkung** von ANP wird bewirkt durch
- Inhibition der Proliferation
    - von glatten Muskelzellen der Blutgefäße,
    - von mesangialen Zellen in den Glomeruli;

Tab. 5.12: Wirkung vom ANP (atriales natriuretisches Peptid) auf die Entzündung und auf Zellen der Immunabwehr.

Zielzelle	Förderung	Hemmung
glatte Mukelzellen der Gefäße		Proliferation
mesangiale Zellen der Glomeruli		Proliferation
Thymozyten		Proliferation
Endothelzellen		Proliferation (Wirkung von PDGF und VEGF), Auflösung der Haftkomplexe, Erhöhung der Durchlässigkeit (induziert durch Histamin oder TNFalpha), Expression von Chemokinen (z. B. CCL2) nach Aktivierung durch TNFalpha
Makrophagen		Phagozytose
	Freisetzung antiinflammatorischer Zytokine (z. B. IL-10, IL-1RA)	Freisetzung proinflammatorischer Zytokine (IL-1; IL-12; TNFalpha), Bildung von radikalen Sauerstoffmolekülen, Synthese von Prostaglandinen (z. B. PGI2, PGE2, Thromboxan A2)
Mastzellen	Degranulierung, Ausschüttung von Histamin	
neutrophile Granulozyten	Exozytose von lysosomalen Enzymen, Phagozytose	
natürliche Killerzellen	Zytotoxizität	
dendritische Zellen	Freisetzung von IL-4 (Differenzierung von T-Helfer(2)-Lymphozyten zur Entwicklung von B-Lymphozyten)	Freisetzung von IL-12, Differenzierung von T-Helfer (1)-Lymphozyten zur Entwicklung von zytotoxischen T-Lymphozyten

- Inhibition von Endothelzellen, der Angiogenese und der Wundheilung durch
  - Hemmung von Wachstumsfaktoren wie PDGF (*platelet derived growth factor*, Blutplättchen-Wchstumsfaktor) und VEGF (*vascular endothelial growth factor*, vaskulär-endothelialer Wachstumsfaktor),
  - Inhibition der Sekretion von Chemokinen,
  - Inhibition von Histamin oder TNFalpha
    - mit Blockade der Auflösung der Haftkomplexe und der Lockerung der Verbindungen zwischen Adhäsionsmolekülen und dem Zytoskelett (siehe Kap. 3.7.3) und
    - Erhalt der Dichte der Endothelzellauskleidungen;

- Hemmung aktivierter Makrophagen durch
  - Blockade der Bildung von radikalen Sauerstoffmolekülen,
  - Hemmung der Freisetzung von proinflammatorischen Zytokinen (z. B. IL-1, TNF-alpha),
    - ▨ nicht jedoch von antiinflammatorischen Zytokinen (z. B. IL-10, IL-1-Rezeptor-Antagonist (IL-RA)).

Die **immunstimulierende Wirkung** von ANP wird verursacht durch
- Hemmung
  - der Synthese und des Blutspiegels von CRH (*corticotropin-releasing hormone*, Corticotropin-auslösendes Hormon), Corticotropin und Cortisol,
  - der Synthese von Prostaglandinen (z. B. PGI2, PGE2, Thromboxan A2; siehe Kap. 3.3.3.1) durch Makrophagen;
- Aktivierung von dendritischen Zellen
  - zur verstärkten Synthese von IL-4 zur Differenzierung von T-Helfer(2)-Lymphozyten für die Proliferation und Entwicklung von B-Lymphozyten und der Antikörpersynthese,
  - bei gleichzeitiger Hemmung der Synthese von IL-12 (welches zur Differenzierung von T-Helfer(2)-Lymphozyten führt zur Verstärkung der zellulären Immunreaktion durch zytotoxische T-Lymphozyten);
- Aktivierung von
  - neutrophilen Granulozyten,
  - natürlichen Killerzellen,
  - Mastzellen zur Ausschüttung von Granula, im Besonderen Histamin.

5.4.2.7 Ausgewogenheit der Wirkungen der Neuropeptide auf die Immunabwehr

Die Wirkung der Neuropeptide auf die Zellen der Immunabwehr ist teils stimulierend, teils hemmend. In ihrer Gesamtheit ergibt sich jedoch hierdurch eine komplexe zentralnervöse weitgehend ausgewogene Regulation besonders der angeborenen, aber auch der erworbenen Immunabwehr (siehe Tab. 5.13).

Tab. 5.13: Ausgewogenheit des Einflüsse von Neuropeptiden auf die Immunabwehr.

Neuropeptide	angeborene Immunabwehr		erworbene Immunabwehr	
	Förderung	**Hemmung**	**Förderung**	**Hemmung**
Neuropeptid Y	**Wundheilung** Endothelzellen (Proliferation/Angiogenese), Fibroblasten (Proliferation) **Fettgewebe** Fettzellen (Proliferation)	**Entzündung** natürliche Killerzellen (Zytotoxiziät)	**Antigen-Präsentation** dendritische Zellen/ Makrophagen	**zytotoxische Reaktionen** T-Helfer(1)-Lymphozyten/ zytotoxische T-Lymphozyten

Neuropeptide	angeborene Immunabwehr		erworbene Immunabwehr	
	Förderung	**Hemmung**	**Förderung**	**Hemmung**
Tachykinin/ Substanz P/ Neurokinin	**Entzündung** Makrophagen (Freisetzung proinflammatorischer Zytokine), natürliche Killerzellen zZytotoxizität), Granulozyten (Aktivierung), Synovialzellen (Proliferation) **Wundheilung** Endothelzellen (Angio-genese), Fibroblasten (Proliferation) **allergische Reaktion** Mastzellen (Degranulation), Freisetzung von Histamin			
beta-Endorphin	**Entzündung** natürliche Killerzellen (Zytotoxizität)	**Entzündung** Makrophagen (Freisetzung proinflammatorischer Zytokine)	**Antikörperbildung/ regulatorische T-Lymphozyten/ T-Helfer(2)- Lymphozyten** Makrophagen (Freisetzung von IL-10)	**zytotoxische Reaktionen** T-Helfer(1)- Lymphozyten/ zytotoxische T-Lymphozyten **Antikörperbildung** T-Helfer(2)- Lymphozyten/ B-Lymphozyten/ Antikörperbildung
CGRP (*calcitonin gene-related protein*, Calcitonongen- verwandtes Protein)			**Antikörperbildung/ regulatorische T-Lymphozyten/ T-Helfer(2)- Lymphozyten** Makrophagen (Freisetzung von IL-10), Stromazellen (Freisetzung von IL-6)	**Antigen- Präsentation** dendritische Zellen/Makrophagen **zytotoxische Reaktionen** T-Helfer(1)- Lymphozyten/ zytotoxische T-Lymphozyten **Antikörperbildung** T-Helfer(2)- Lymphozyten/ -B-Lymphozyten/ Antikörperbildung

Neuropeptide	angeborene Immunabwehr		erworbene Immunabwehr	
	Förderung	**Hemmung**	**Förderung**	**Hemmung**
VIP (vasoaktives intestinales Protein)			**Antikörperbildung/ regulatorische T-Lymphozyten/ T-Helfer(2)-Lymphozyten** Makrophagen (Freisetzung von IL-10), Stromazellen (Freisetzung von IL-6)	**Antigen-Präsentation** -dendritische Zellen/Makrophagen **zytotoxische Reaktionen** T-Helfer(1)-Lymphozyten/ zytotoxische T-Lymphozyten
ANP (atriales natriuretisches Peptid)	**allergische Reaktion** Mastzellen (Histamin-Ausschüttung) **Entzündung/Abwehr** Granulozyten (Aktivierung, lysosomale Enzyme), natürliche Killerzellen (Zytotoxizität)	**Entzündung** Makrophagen (pro-inflammatorische Zytokine, radikale Sauerstoffmoleküle), glatte Muskelzellen, mesangiale Zellen (Proliferation) **Wundheilung** Endothelzellen (Aktivierung, Proliferation)	**Antikörperbildung** dendritische Zellen (Freisetzung von IL-4)	**Thymozyten** Proliferation **zytotoxische Reaktionen** dendritische Zellen

Weiterführende Literatur

Anderson P, Delgado M. Endogenous anti-inflammatory neuropeptides and pro-resolving lipid mediators: a new therapeutic approach for immune disorders. J Cell Mol Med. 2008, 12:1830–1847.

Chandrasekharan B, Nezami BG, Srinivasan S. Emerging neuropeptide targets in inflammation: NPY and VIP. Am J Physiol Gastrointest Liver Physiol. 2013 Jun 1;304(11):G949–57.

de Moura EG, Lisboa PC, Passos MC. Neonatal programming of neuroimmunomodulation – role of adipocytokines and neuropeptides. Neuroimmunomodulation. 2008, 15:176–188.

Di Comite G, Grazia Sabbadini M, Corti A, Rovere-Querini P, Manfredi AA. Conversation galante: how the immune and the neuroendocrine systems talk to each other. Autoimmun Rev. 2007, 7:23–29.

Dimitrijević M, Stanojević S. The intriguing mission of neuropeptide Y in the immune system. Amino Acids. 2013 Jul;45(1):41–53.

Gonzalez-Rey E, Delgado M. Anti-inflammatory neuropeptide receptors: new therapeutic targets for immune disorders? Trends Pharmacol Sci. 2007, 28:482–491.

Leceta J, Gomariz RP, Martinez C, Carrión M, Arranz A, Juarranz Y. Vasoactive intestinal peptide regulates Th17 function in autoimmune inflammation. Neuroimmunomodulation. 2007, 14:134–138.

Levite M. Neurotransmitters activate T-cells and elicit crucial functions via neurotransmitter receptors. Curr Opin Pharmacol. 2008, 8:460–471.

Machelska H, Stein C. Leukocyte-derived opioid peptides and inhibition of pain. J Neuroimmune Pharmacol. 2006, 1:90–97.

Madva EN, Granstein RD. Nerve-derived transmitters including peptides influence cutaneous immunology. Brain Behav Immun. 2013 Nov; 34:1–10.

Mélik-Parsadaniantz S, Rostène W. Chemokines and neuromodulation. J Neuroimmunol. 2008, 198:62–68.

Mikami N, Fukada S, Yamamoto H, Tsujikawa K. Neuronal derivative mediators that regulate cutaneous inflammations. Crit Rev Immunol. 2012; 32(4):307–20.

Morell M, Souza-Moreira L, González-Rey E. VIP in neurological diseases: more than a neuropeptide. Endocr Metab Immune Disord Drug Targets. 2012 Dec; 12(4):323–32.

Murthy RG, Reddy BY, Ruggiero JE, Rameshwar P. Tachykinins and hematopoietic stem cell functions: implications in clinical disorders and tissue regeneration. Front Biosci. 2007, 12:4779–4787.

Peters EM, Liezmann C, Klapp BF, Kruse J. The neuroimmune connection interferes with tissue regeneration and chronic inflammatory disease in the skin. Ann N Y Acad Sci. 2012 Jul;1262:118–26.

Rosenkranz MA. Substance P at the nexus of mind and body in chronic inflammation and affective disorders. Psychol Bull. 2007, 133:1007–1037.

Rostène W, Kitabgi P, Parsadaniantz SM. Chemokines: a new class of neuromodulator? Nat Rev Neurosci. 2007, 8:895–903.

Sedlacek HH. Das Glücksgefühl durch Glückshormone in Glaube, Liebe, Glück und Leben. Wirkliches und die Lehrmeinungen Roms. Verlag Traugott Bautz GmbH, Nordhausen 2013, S. 34–57.

Staines DR, Brenu EW, Marshall-Gradisnik S. Postulated role of vasoactive neuropeptide-related immunopathology of the blood brain barrier and virchow-robin spaces in the aetiology of neurological-related conditions. Mediators Inflamm. 2009, 2008:7924–7928.

Tzioufas AG, Tsonis J, Moutsopoulos HM. Neuroendocrine dysfunction in Sjogren's syndrome. Neuroimmunomodulation. 2008, 15:37–45.

Verburg-van Kemenade BM, Van der Aa LM, Chadzinska M. Neuroendocrine-immune interaction: regulation of inflammation via G-protein coupled receptors. Gen Comp Endocrinol. 2013 Jul 1;188:94–101.

Wheway J, Herzog H, Mackay F. NPY and receptors in immune and inflammatory diseases. Curr Top Med Chem. 2007, 7:1743–1752.

Yadav M, Goetzl EJ. Vasoactive intestinal peptide-mediated Th17 differentiation: an expanding spectrum of vasoactive intestinal peptide effects in immunity and autoimmunity. Ann N Y Acad Sci. 2008, 1144: 83–89.

5.4.3 Hormone des Hypothalamus/der Neurohypohyse (Hypophysenhinterlappen)

5.4.3.1 Oxytocin

Oxytocin ist ein Nonapeptid, welches hauptsächlich von Neuronen im zentralen Nervensystem, besonders im Hypothalamus produziert wird. Im Hypothalamus wird es in neurosekretorische Vesikel verpackt, axonal transportiert zu den Nervenendigungen im Hypophysenhinterlappen (Neurohypophyse) und dort gespeichert. Die Ausschüttung in das Blut wird stimuliert

- durch Reizung
    - der Geschlechtsorgane, durch Dehnung der Uterusmuskulatur (z. B. bei der Geburt) und durch den Saugakt an den Brüsten,
    - der Sinnesorgane (visuelle, olfaktorische, akustische oder taktile Reize),
- durch mentale (gedankliche, mystische, phantastische) Vorstellungen,
- durch körperliche Belastungen und Stress,
- durch Stickstoffmonoxid (NO).

Oxytocin wird zusätzlich von einigen Zellen des Immunsystems gebildet, z. B. von

- Thymuszellen (von diesen wird Oxytocin über MHC-I-Molekülen auf der Zellmembran von Pro-T-Lymphozyten präsentiert zur negativen Selektion gegen Oxytocin gerichteter T-Lymphozyten),
- eosinophilen Granulozyten.

Der **Oxytocin-Rezeptor** (OXTR) verfügt über 7 transmembrane Domänen und ist gekoppelt an GTP-bindendes Protein. Die Signalübertragung verläuft über die Aktivierung von Phospholipase C und der Freisetzung von Inositol 1,4,5-Triphosphat.

Die **Aktivierung** von Oxytocin-Rezeptoren bewirkt
- in den Ovarien, der Gebärmutter und den Brustdrüsen eine Kontraktion der glatten Muskulatur und eine Verstärkung der Sekretionsleistung, wobei
    - in der Uterusmuskulatur Wehen ausgelöst werden,
    - im Endometrium die Sekretion von Prostaglandin F2 verstärkt wird,
    - das Myoepithel in den Ausführungsgängen der Milchdrüse zur Kontraktion gebracht wird mit z. B. Einschießen von Milch;
- im ZNS
    - eine prosoziale Verhaltensweise, Stärkung der Bereitschaft zur Brutpflege und Förderung des Vertrauens und Vermittlung euphorischer Zustände,
    - eine Vorbeugung von Sauerstoffmangelschäden der Neuronen im Gehirn des zu gebärenden Kindes durch Einflussnahme auf die Wirkung des Neurotransmitters GABA;
- in der Niere eine Stimulierung der Ausscheidung von Natriumionen (Natriuresis);
- im Magen-Darm-Trakt eine Freisetzung von Neurotransmittern und Neuropeptiden, eine Hemmung der Schleimhautsekretion und eine Regulierung von Blutdurchfluss und Motilität;
- im Immunsystem
    - bei T-Lymphozyten eine Aktivierung,
    - bei Lymphozyten und Makrophagen
        - ◼ eine Förderung von Entzündungsreaktionen durch verminderte Bildung von ACTH und damit reduzierter Cortisol-Ausschüttung in das Blut (siehe Kap. 5.4.5.1),
        - ◼ eine Inhibition der Immunreaktion durch eine erhöhte Ausschüttung von Endorphinen, wodurch Entzündungen, zytotoxische Reaktionen und die Antikörperbildung gehemmt werden (siehe Kap. 5.4.2.3),
    - eine verminderte Entzündungsreaktion durch indirekte Hemmung (wahrscheinlich über das cholinerge System) der Expression
        - ◼ von proinflammatorischen Zytokinen (z. B. TNFalpha, IL-1, Il-4, IL-6) und
        - ◼ von Makrophagen-spezifischen Chemokinen (z. B. CCL2, CCL3, CXCL10),
    - in Mastzellen
        - ◼ eine verstärkte Ausschüttung von Histamin (besonders im Milchdrüsengewebe),
        - ◼ eine verminderte Aufnahme von Serotonin (besonders im Uterus),
- im Binde- und Stützgewebe
    - eine Modulation des Knochenaufbaus durch Aktivierung von Osteoblasten und Osteoklasten,
    - die Verhinderung einer überschießenden Narbenbildung durch Hemmung der Ausschüttung von VEGF (*vascular endothelial growth factor*, vaskulär-endothelialer Wachstumsfaktor) und damit Verminderung der Angiogenese,

- **Östrogen** führt zu einer Erhöhung der Expression von Oxytocin-Rezeptoren und verstärkt hierdurch die Wirkung von Oxytocin, während Progesteron diesen Östrogen-Effekt aufhebt.

5.4.3.2 Arginin-Vasopressin

Vasopression (auch AVP, Vasopressin, antidiuretisches Hormon ADH, Neurophysin-II, Argipressin) ist ein zyklisches Nonapeptid, welches gleichermaßen wie Oxytocin, jedoch nur von anderen Neuronen im Hypothalamus produziert wird und entweder direkt ins Gehirn weitergeleitet oder axonal in den Hypophysenhinterlappen transportiert und dort in das Blut ausgeschüttet wird.

Die Freisetzung von Vasopressin aus dem Hypophysenhinterlappen wird stimuliert von
- osmosensorische Rezeptoren im Hypothalamus, aktiviert durch hyperosmolares Blutplasma,
- Druckrezeptoren in den Venen, dem Herzvorhof und in den Karotiden, aktiviert beispielsweise durch einen hypovolämischen Schock z. B. nach Blutungen,
- Adrenalin und Noradrenalin (d. h. vom adrenergen System) und von Acetycholin (d. h. vom cholinergen System),
- Zytokinen (z. B. IL-2),
- Stickstoffmonoxid (NO).

Vasopressin bindet an 3 unterschiedliche Subtypen von Rezeptoren: V1a, V1b und V2. Diese Rezeptoren sind gekoppelt an G-bindendes Protein, wirken über Aktivierung der Phospholipase C, der Freisetzung von Inositol 1,4,5-Triphosphat und der Erhöhung der intrazellulären Ca-Ionen.
- Der V2-Rezeptor ist ausschließlich in den Tubuluszellen der Niere zu finden.
  - Seine Aktivierung führt über eine Erhöhung des cyclischen AMP zur Einfügung von gespeicherten Wasserkanälen (Aquaporin-II) in die apikale Membran der Tubuluszellen, was diesen ermöglicht, Wasser zu reabsorbieren und damit den Urin zu konzentrieren.
  - Etwa 60 unterschiedliche genetische Mutationen des V2-Rezeptors sind bekannt, welche die Ursache sind für den kongenitalen Diabetes insipidus.
- Der V1a-Rezeptor ist auf Zellen vieler Organe (Leber, glatte Gefäßmuskulatur, mesangiale Zellen, Thrombozyten) anzutreffen.
  - Seine Aktivierung durch Vasopressin führt zur Gefäßkontraktion und Steigerung des Blutdruckes, erhöht die adrenale Sekretion von Angiotensin II, verstärkt die Glykogenolyse in der Leber und bewirkt Thrombozytenadhäsion und -aggregation und die Freisetzung des Von-Willebrand-Faktors aus Endothelzellen.
  - Im ZNS wird dem Vasopressin eine Rolle beigemessen bei der Ausbildung des Kurz- und Langzeitgedächtnisses, der Paarbindung und der Abwehrhaltung gegenüber gleichgeschlechtlichen Konkurrenten.

Tab. 5.14: Wirkung von Neurohypophysenhormonen auf die Immunabwehr.

Hormon	angeborene Immunabwehr		erworbene Immunabwehr	
	Förderung	Hemmung	Förderung	Hemmung
Oxytocin	**allergische Reaktionen** Mastzellen (Freisetzung von Histamin) **Entzündung** Makrophagen (Ausschüttung von ACTH ist gehemmt)	**Entzündung** Makrophagen (Ausschüttung von beta-Endorphin ist erhöht, von pro-inflammatorischen Zytokinen gehemmt)	**zelluläre und humorale Abwehr** Proliferation von T-Lymphozyten **Entzündung** Makrophagen (Ausschüttung von ACTH ist gehemmt)	**zelluläre und humorale Abwehr** Lymphozyten (Ausschüttung von beta-Endorphin ist erhöht, von pro-inflammatorischen Zytokinen gehemmt)
		Wundheilung Hemmung der Angiogenese durch Reduktion von VEGF		
Vasopressin	**Infektabwehr** Phagozytose von Makrophagen, Zytotoxizität von natürlichen Killerzellen	**Entzündung** Makrophagen (Ausschüttung von ACTH ist stimuliert)	**zelluläre Abwehr** Proliferation von zytotoxischen T-Lymphozyten, Hemmung der regulatorischen T-Lymphozyten	**zelluläre Abwehr** T-Helfer (1)-Lymphozyten (Ausschüttung von ACTH ist stimuliert)
	Knochenaufbau Aktivierung von Osteoblasten		**Antikörperantwort** Erst- und Zweitantwort, Hemmung der regulatorischen T-Lymphozyten	**Antikörperantwort** T-Helfer(2)-Lymphozyten (Ausschüttung von ACTH ist stimuliert)

- Über den V1b-Rezeptor wird der Hypophysenvorderlappen durch Vasopressin stimuliert zur Ausschüttung von ACTH, Prolaktin, Corticotrophin und beta-Endorphin.
- Andererseits hemmt Vasopressin die durch IL-1 verursachte Freisetzung von IL-6 aus dem Hypophysenhinterlappen.

Vasopressin spielt eine bedeutende Rolle in der **Regulation der Immunabwehr**,
- indirekt über die Ausschüttung von ACTH und der Freisetzung des weitgehend immunsuppressiv wirkenden Cortisols und
- direkt dadurch, dass
  - Vasopressin von Zellen der Immunabwehr synthetisiert wird, wie beispielsweise von
    - Thymuszellen, T-Lymphozyten und B-Lymphozyten und von
    - Makrophagen und Granulozyten (im Besonderen eosinophilen Granulozyten);
  - zugleich viele Zellen der Immunabwehr Vasopressin-Rezeptoren (V1a) exprimieren, wie beispielsweise T-Lymphozyten, hier vorwiegend von CD8(+)-T-Lymphozyten, weniger von CD4(+)-Lymphozyten, B-Lymphozyten, Makrophagen, Osteoblasten und Thrombozyten.

Vasopressin stimuliert die angeborene und erworbene Immunabwehr und zwar durch
- Verstärkung
    - der Phagozytose durch Makrophagen,
    - der Zytotoxizität von natürliche Killerzellen,
    - der Proliferation von T-Lymphozyten; hierbei kann Vasopressin
        - die Wirkung von IL-2 ersetzen und
        - eine Stress-bedingte Hemmung aufheben,
    - der Entwicklung und Reifung von CD8(+)-T-Lymphozyten und damit der zytotoxischen T-Lymphozyten,
    - der Antikörperantwort, sowohl
        - die primäre Reaktion (Erstkontakt mit dem Immunogen) auch dann, wenn sie durch Stress beeinträchtigt ist, auch
        - die sekundäre Reaktion (Zweitkontakt mit dem Immunogen) und damit die Aktivierung von Gedächtnis-B-Lymphozyten;
- Hemmung der Antigen-spezifischen regulatorischen T-Lymphozyten.

Vasopressin kann aber auch die **Immunabwehr hemmen** und zwar
- die Antikörperantwort
    - durch Inhibition von aktivierten B-Lymphozyten und aktivierten T-Helfer(2)-Lymphozyten,
    - durch vermehrte Bildung von ACTH;
- die zelluläre Zytotoxizität
    - durch Inhibition von aktivierten T-Helfer(1)-Lymphozyten,
    - durch vermehrte Bildung von ACTH.

Vasopressin fördert die **Entwicklung des Stützgewebes**, indem
- Osteoblasten zur Proliferation aktiviert werden,
- die Sekretion von Zytokinen (z. B. IL-6 und M-CSF) durch Osteoblasten gehemmt wird.

Weiterführende Literatur

Asfar P, Hauser B, Radermacher P, Matejovic M. Catecholamines and vasopressin during critical illness. Crit Care Clin. 2006, 22:131–149.

Berczi I, Chalmers IM, Nagy E, Warrington RJ. The immune effects of neuropeptides. Baillieres Clin Rheumatol. 1996 May;10(2):227–57.

Carnio EC, Moreto V, Giusti-Paiva A, Antunes-Rodrigues J. Neuro-immune-endocrine mechanisms during septic shock: role for nitric oxide in vasopressin and oxytocin release. Endocr Metab Immune Disord Drug Targets. 2006, 6:137–142.

Kachi T, Igata A. Immune system and hypophysis. Nippon Rinsho. 1993, 51:2561–2564.

McCann SM, Ono N, Khorram O, Kentroti S, Aguila C. The role of brain peptides in neuroimmunomodulation. Ann N Y Acad Sci. 1987, 496:173–181.

Pittman QJ. A neuro-endocrine-immune symphony. J Neuroendocrinol. 2011 Dec; 23(12):1296–7.

Robert FR, Martens H, Cormann N, Benhida A, Schoenen J, Geenen V. The recognition of hypothalamo-neurohypophysial functions by developing T cells. Dev Immunol. 1992, 2:131–140.

Russell JA, Walley KR. Vasopressin and its immune effects in septic shock. J Innate Immun. 2010; 2(5):446–60.

Savino W, Arzt E, Dardenne M. Immunoneuroendocrine connectivity: the paradigm of the thymus-hypothalamus/pituitary axis. Neuroimmunomodulation. 1999, 6:126–136.
Sedlacek HH. Das Glücksgefühl durch Glückshormone in Glaube, Liebe, Glück und Leben. Wirkliches und die Lehrmeinungen Roms. Verlag Traugott Bautz GmbH, Nordhausen 2013, 1.2.2:34–57.

5.4.4 Liberine und Statine des Hypothalamus

Liberine und Statine stellen Peptide des Hypothalamus dar, welche über die portale Zirkulation in den benachbarten Hypophysenvorderlappen transportiert werden und dort Rezeptoren auf den Drüsenzellen aktivieren zur gezielten Freisetzung der jeweiligen von ihnen gesteuerte Hormone. Liberine und Statine besitzen eine breit gefächerte Wirkung auf die Immunabwehr (siehe Tab. 5.15).

5.4.4.1 Corticoliberin

Corticoliberin (CRH, *corticotropin-releasing hormone*, ein Peptid mit 41 Aminosäuren) stimuliert in zentraler Funktion

- die Achse Hypothalamus-Hypophyse-Nebennierenrinde, wobei
  - im Hypophysenvorderlappen die Synthese des ACTH- und Melanozyten-stimulierenden Hormons (alpha-MSH) aus Propiomelanocortin (POC) und die Ausschüttung dieser Hormone in den Blutkreislauf gesteigert wird,
  - das ACTH seinerseits Bildung und Ausschüttung von Glukokortikoiden und Mineralokortikoiden (siehe Kap. 5.4.6) in der Nebennierenrinde stimuliert,
- das sympathische Nervensystem mit der Ausschüttung von Katecholaminen (siehe Kap. 5.4.1.1).

Die Freisetzung von Corticoliberin im Hypothalamus wird reguliert durch
- stimulierende Faktoren wie Stress oder proinflammatorische Zytokine (z. B. IL-1, IL-2, IL-3, IL-6 und TNFalpha) und
- durch hemmende Faktoren wie
  - ANP (siehe Kap. 5.4.2.6) oder
  - Glukokortikoide durch negative Rückkopplung bei hohem Blutspiegel.

Corticoliberin (CRH) wirkt durch Aktivierung von 2 CRH-Rezeptoren, einem hochaffinen (CRHR-1) und einem niedrigaffinen Rezeptor (CRHR-2). Beide Rezeptoren sind gekoppelt an GTP-bindende Proteine. Die Expression dieser Rezeptoren (besonders CRHR1) wird durch Zellaktivierung erhöht.

Über Aktivierung der CRH-Rezeptoren ist CRH in der Lage, in der Zelle verschiedene Signalübertragungswege zu verstärken, beispielsweise durch die Aktivierung des Mitogen-aktivierten Proteinkinase-(MAPK-)Weges (siehe Kap. 3.3.3) mit schlussendlicher Aktivierung durch Phosphorylierung der Transkriptionsfaktoren CREB und AP-1.

Außerhalb des Hypothalamus wird CRH in verschiedenen Geweben und Organen gebildet und freigesetzt, beispielsweise

Tab. 5.15: Liberine und Statine des Hypothalamus mit direkter Wirkung auf die Immunabwehr.

Hormon	angeborene Immunabwehr		erworbene Immunabwehr	
	Förderung	**Hemmung**	**Förderung**	**Hemmung**
Corticoliberin (CRH)	**Entzündung** Makrophagen zur Synthese und Ausschüttung von pro-inflammatorischen Zytokinen (z. B. IL-1, IL-6 und TNFalpha) **allergische Reaktion** Mastzellen zur Degranulation und Ausschüttung von Histamin	**Entzündung** (indirekt) durch Ausschüttung von Gluco-corticoiden und Katecholaminen **Zytotoxizität** natürliche Killerzellen	**zelluläre und humorale Abwehr** Proliferation von T-Lymphozyten und B-Lymphozyten, Synthese und Ausschüttung von Zytokinen (z. B. IL-2)	**Entzündung** (indirekt) durch Ausschüttung von Glucocorticoiden und Katecholaminen)
Thyreoliberin (TRH)	**Entzündung** Makrophagen zur Synthese und Ausschüttung von pro-inflammatorischen Zytokinen (z. B. IFNgamma) und radikalem Sauerstoff			**Antikörperantwort** (indirekt) durch Ausschüttung von TSH
Somatoliberin (GHRH)	**Entzündung** Proliferation von Makrophagen, Synthese und Ausschüttung von pro-inflammatorischen Zytokinen (z. B. IFNgamma), (indirekt) durch Hemmung (bei Männern) der Ausschüttung von ACTH und damit von Glukokortikoiden	**Entzündung** (indirekt) durch (bei Frauen) erhöhte Ausschüttung von ACTH und von Glukokortikoiden	**zelluläre und humorale Abwehr** Proliferation von T-Lymphozyten und B-Lymphozyten, Expression von Zytokinen (z. B. IL-2) und von Zytokin-Rezeptoren (z. B. IL-2-Rezeptor), regulatorischen T-Lymphozyten (Suppressor-T-Lymphozyten) **Antikörperbildung** Synthese von IgM, IgG, IgA durch B-Lymphozyten	**regulatorische T-Lymphozyten**
Somatostatin (GHIH), Corticostatin, Ghrelin	**Entzündung** (indirekt) durch Hemmung der Ausschüttung von ACTH und von Glukokortikoiden	**Entzündung** Makrophagen, Synthese und Ausschüttung von pro-inflammatorischen Zytokinen (z. B. IFNgamma, IL-1, IL-6, TNFalpha)	**Entzündung** (indirekt) durch Hemmung der Ausschüttung von ACTH und von Glukokortikoiden **regulatorische T-Lymphozyten**	**zelluläre und humorale Abwehr** T-Lymphozyten, Synthese und Ausschüttung von pro-inflammatorischen Zytokinen (z. B. IFNgamma, IL-1, IL-6, TNFalpha)

Hormon	angeborene Immunabwehr		erworbene Immunabwehr	
	Förderung	**Hemmung**	**Förderung**	**Hemmung**
Gonado-liberine (GnRH-1, GnRH-2), LHRH			**GnRH-1, zelluläre und humorale Abwehr** Verstärkung der Expression des IL-2-Rezeptors in T- und B-Lymphozyten **GnRH-1 und GnRH-2** Expression des Laminin-Rezeptors, Steuerung der chemotaktischen Wanderung, des Adhäsionsverhaltens und der Organansiedlung von T-Lymphozyten	**GnRH-2, zelluläre und humorale Abwehr** Hemmung der Expression des IL-2-Rezeptors in T- und B-Lymphozyten
Prolakto-liberin (PRLH)	**Immunantwort** (indirekt) über die Freisetzung von Prolaktin		**Immunantwort** (indirekt) über die Freisetzung von Prolaktin	
Dopamin (PIF)		**Immunantwort** (indirekt) über die Hemmung der Synthese und Freisetzung von Prolaktin		**Immunantwort** (indirekt) über die Hemmung der Synthese und Freisetzung von Prolaktin)
Melanoliberin (MSH-RH)	**Immunantwort** über die Freisetzung von Melanozyten-stimulierendem Hormon, MSH		**Immunantwort** (indirekt) über die Freisetzung von Melanozyten-stimulierendem Hormon, MSH	
Melanostatin (MSH-IH)		**Immunantwort** (indirekt) über die Inhibition der Ausschüttung von MSH		**Immunantwort** (indirekt) über die Inhibition der Ausschüttung von MSH

- von der Plazenta; die Konzentration von CRH in der Plazenta ist mitentscheidend über die Dauer der Schwangerschaft und den Geburtszeitpunkt, Zytokine (z. B. IL-6) können die Sekretion von CRH über die Aktivierung des CRH-Promoters verstärken,
- von Nervenendigungen, besonders im Bereich von Entzündungen,
- von Epithelzellen der Schleimhaut, der Haut und von Talgdrüsenzellen, besonders bei Entzündungen,
- in Synovialzellen, besonders bei Entzündungen und
- von Zellen der Immunabwehr.

Auf die Entzündung und Immunabwehr wirkt CRH
- hemmend durch
  - Aktivierung der Hypophyse, der Freisetzung von ACTH und der Ausschüttung von Cortisol, welches die Enzündung und die angeborene und erworbene Immunabwehr inhibiert (siehe Kap. 5.4.6.1),
  - Aktivierung des sympathischen Nervensystems und der Freisetzung von Katecholaminen (Adrenalin, Noradrenalin), welche Entzündung und zelluläre Zytotoxizität inhibieren (siehe Kap. 5.4.1.1),
  - direkte Inhibition der Zytotoxizität von natürlichen Killerzellen (siehe Kap. 5.4.6.1);
- stimulierend durch direkte Aktivierung von Epithelzellen und von Makrophagen, Lymphozyten und Mastzellen; da diese Zellen sowohl CRH bilden als auch Rezeptoren für CRH (CRHR-1) exprimieren, können sie nicht nur parakrin aktiviert werden, sondern sich auch autokrin stimulieren, wie z. B.
  - Makrophagen zur Synthese und Ausschüttung von proinflammatorischen Zytokinen (z. B. IL-1, IL-6 und TNFalpha),
  - natürliche Killerzellen zur Zytotoxizität,
  - Mastzellen zur Degranulation und Ausschüttung von Histamin,
  - Synovialzellen und Fibroblasten zur Proliferation,
  - T-Lymphozyten und B-Lymphozyten zur Synthese und Ausschüttung von Zytokinen (z. B. IL-2) und zur Proliferation,
  - B-Lymphozyten zur Proliferation.

5.4.4.2 Thyreoliberin

Thyreoliberin (TRH, *thyreotropin-releasing hormone*) ist ein Tripeptid, welches in der Hypophyse die Freisetzung stimuliert von
- Thyrotropin (TSH, Thyreoidea-stimulierendes Hormon) in den thyreotropen Zellen (siehe Kap. 5.4.5.3) und
- Prolactin in den laktotropen Zellen (siehe Kap. 5.4.5.6).

TRH aktiviert den TRH-Rezeptor, welcher gekoppelt ist an GTP-bindendes Protein. Die zelluläre Signalübertragung erfolgt über Aktivierung der Phospolipase.

Es liegen nur spärliche Anhaltspunkte vor, dass TRH die **Immunabwehr** beeinflusst. So stimuliert TRH
- direkt Monozyten und Makrophagen zur verstärkten Bildung von Sauerstoffradikalen und zur Expression von Zytokinen (IFNgamma) und
- indirekt (über die Bildung von Thyreotropin/TSH) die Antikörperantwort.

5.4.4.3 Somatoliberin und Somatostatin
Somatoliberin

Somatoliberin (auch Somatocrinin, GHRH, *growth hormone-releasing hormone*, Wachstumshormon-auslösendes Hormon; Peptid aus 44 Aminosäuren) regelt das Körperwachstum durch Stimulierung der Ausschüttung von Wachstumshormon (GH, *growth hormone*).

Somatoliberin wird über 2 Wege im Körper gebildet:

- im Hypothalamus, von welchem es in den Hypophysenvorderlappen weitergeleitet wird und dort in den somatotropen Zellen die Synthese und Ausschüttung des Wachstumshormons stimuliert, wobei diese Wirkung gehemmt wird durch Somatostatin (siehe Kap. 5.4.4.3.2),
- in nicht neuronalen Zellen unterschiedlicher Organe, welche Somatoliberin produzieren und meist zugleich auch den Rezeptor für Somatoliberin exprimieren, sodass sie nicht nur parakrin, sondern auch autokrin durch Somatoliberin stimuliert werden können.

Die Freisetzung von Somatoliberin im Hypothalamus wird reguliert durch

- stimulierende Faktoren wie
  - (alpha2-) adrenerge Substanzen,
  - starke körperliche Bewegung,
  - Zytokine (z. B. IL-1);
- durch hemmende Faktoren wie
  - ein zunehmendes Alter,
  - Somatostatin, dessen Freisetzung im Hypothalamus induziert wird durch Somatoliberin,
  - das Wachstumshormon (GH) oder den Wachstumsfaktor IGF1 (*insulin-like growth factor*, Insulin-ähnlicher Wachstumsfaktor), welche den Hypothalamus stimulieren zur Ausschüttung von Somatostatin.

Somatoliberin wirkt durch Bindung an und Aktivierung des GHRH-Rezeptors. Der Rezeptor gehört zur Sekretinfamilie, hat 7 transmembrane Regionen und ist gekoppelt an das GTP-bindende Protein. Die Signalübertragung verläuft über Erhöhung des zyklischen AMP und Anstieg der Konzentration von Ca-Ionen im Zytosol.

Zellen der Immunabwehr, im Besonderen Lymphozyten, exprimieren Somatoliberin (und seinen Rezeptor). Diese Expression

- stimuliert in niedrigen (physiologischen) Konzentrationen
  - die Proliferation von Makrophagen und die Synthese und Ausschüttung von IFNgamma,
  - die Proliferation von T-Lymphozyten und B-Lymphozyten und deren Expression von Zytokinen (z. B. IL-2) und von Zytokin-Rezeptoren (z. B. IL-2-Rezeptor),
  - die Antikörperbildung (IgM, IgG, IgA) durch B-Lymphozyten,
  - die Synthese und Ausschüttung von Wachstumshormon in Zellen der Immunabwehr;
- hemmt in physiologischen Konzentrationen die Entwicklung von regulatorischen T-Lymphozyten (Suppressor-T-Lymphozyten; siehe Kap. 4.11) und
- hemmt in hohen Konzentrationen
  - die Zytotoxizität von natürlichen Killerzellen,
  - die Sekretion von Zytokinen (IL-1, IL-6) durch Makrophagen,

– die Proliferation (durch Hemmung der Expression von IL-2 und IL-2-Rezeptoren) und die Chemotaxie von Lymphozyten.

Andererseits beeinflusst Somatoliberin die ACTH-Freisetzung im Hypophysenvorderlappen und damit letztendlich die Ausschüttung von Glucocorticoiden, welche wiederum immunsuppressiv wirken. Diese Wirkung von Somatoliberin ist je nach Geschlecht unterschiedlich.

- Bei Männern hemmt GHRH die Ausschüttung von ACTH und damit von Glukokortikoiden, was
  - einerseits (durch verminderte Glucocorticoide) die Immunabwehr stärkt,
  - andererseits den Tiefschlaf (und damit die Gedächtnisleistung) verbessert.
- Bei Frauen dagegen erhöht GHRH die Ausschüttung von ACTH und von Glucocorticoiden, was
  - (durch vermehrte Glucocorticoide) die Immunabwehr schwächt,
  - den Tiefschlaf (und damit die Gedächtnisleistung) vermindert.

Somatostatin, Cortistatin und Ghrelin

Somatostatin (auch SST, GHIH, *growth hormone-inhibiting hormone*, Wachstumshormon-inhibierendes Hormon), ein über S-S-Brücken zyklisiertes Peptid mit 14 oder (seltener) 28 Aminosäuren, ist im ZNS und im übrigen Körper, besonders im Magen-Darm-Bereich, weit verteilt.

Somatostatin wird vorwiegend im Hypothalamus produziert und von dort in den Hypophysenvorderlappen transportiert. Die Bildung von Somatostatin im Hypothalamus wird
- stimuliert durch Wachstumshormon (GH; siehe Kap. 5.4.5.2) und den Wachstumsfaktor IGF-1 (*insulin-like growth factor*, Insulin-ähnlicher Wachstumsfaktor; siehe Kap. 3.3.2.6) und
- inhibiert durch L-Dopamin (siehe Kap. 5.4.1.1).

Somatostatin hemmt im ZNS
- die Bildung und Ausschüttung von Wachstumshormon (GH) durch die somatotropen Zellen des Hypophysenvorderlappens,
- außerhalb der Hypothalamus-Hypophysen-Achse die Aktivität von Neuronen.

Bei gleichzeitiger Wirkung von Somatoliberin und Somatostatin dominiert die hemmende Wirkung von Somatostatin.

Außerhalb des Nervensystems wird Somatostatin besonders von Epithelzellen gebildet, z. B. im Magen-Darm-Trakt nach Kontakt mit Nahrungssubstanzen (im Besonderen Eiweiße und Fette) oder im Bronchialepithel der Lunge. Da die Epithelzellen gleichzeitig auch die zugehörigen Somatostatin-Rezeptoren ausbilden, können sie selbst die Aktivierung parakrin und autokrin verstärken.

Im Magen-Darm-Trakt hemmt Somatostatin
- die Peristaltik und Schleimhautsekretion,
- die Sekretion von Insulin und Glucagon durch die Inselzellen der Bauchspeicheldrüse,
- die Ausschüttung von VIP (vasoaktives intestinales Peptid; siehe Kap. 5.4.2.5) und
- den Blutzufluss.

Somatostatin wirkt über die hochaffine Bindung an 5 unterschiedliche **Rezeptoren (SSTR-1 bis -5)**, welche alle über 7 transmembrane Rezeptoren verfügen und gekoppelt sind an G-bindende Proteine.

Bei Aktivierung der hemmenden Rezeptoren wird die Adenylcyclase inhibiert, was zur Verminderung des cAMP, einer Hemmung von Ca-Ionen-Kanälen und einer Aktivierung von K-Ionen-Kanäle führt.

Rezeptoren für Somatostatin sind praktisch in Zellen aller Organe zu finden, so auch in Fibroblasten und Endothelzellen. Dennoch gibt es eine Organ-spezifisch unterschiedliche Verteilung:
- SSTR-1 ist zu finden in der Speicheldrüse, im Magen, Dünndarm, in Pankreas-Inselzellen, Niere, im Bronchialepithel und Gehirn.
- SSTR-2 (Subtyp A und B) hat eine Organverteilung ähnlich derjenigen von SSTR-1 und
  - inhibiert die DNA-Synthese und Zellproliferation und
  - ist besonders an der Hemmung der Bildung und Ausschüttung des Wachstumshormons (GH) beteiligt.
- SSTR-3 ist besonders häufig in den Pankreas-Inselzellen, im Bronchialepithel der Lunge und im Gehirn anzutreffen.
- SSTR-4 ist zu finden in den Pankreas-Inselzellen, im Bronchialepithel und im Gehirn.
- SSTR-5 ist im Magen-Darm-Trakt und im Bronchialepithel anzutreffen und assoziiert mit dem Dopamin-Rezeptor. SSTR-5
  - ist (wie SSTR-2) besonders an der Hemmung der Bildung und Ausschüttung des Wachstumshormons (GH) beteiligt,
  - stimuliert die DNA-Synthese und stellt in dieser Hinsicht ein Antagonist dar zum SSTR-2.

Cortistatin ist ein dem Somatostatin analoges Peptid mit gleicher Größe, Struktur. Es
- weist eine Organverteilung ähnlich derjenigen von Somatostatin auf,
- wird vorwiegend im Gehirn synthetisiert,
- aktiviert nicht nur ähnlich wie Somatostatin die Rezeptoren SSTR-1 bis SSTR-5, sondern auch 2 weitere Rezeptoren, welche ebenso gekoppelt sind an GTP-bindendes Protein:
  - GHS-R-1a und -1b (*growth hormone secretagogue receptor*, Wachstumshormon-sekretionsanregender Rezeptor), wobei der eigentliche Ligand für diesen Rezeptor **Ghrelin** ist (s. u.),
  - MRGX2-Rezeptor (*MAS-related gene X2 receptor*, Rezeptor des MAS-verwandten Gens X2), welcher
    - assoziiert ist mit sensorischen Neuronen und beteiligt ist an der Aufnahme und Weiterleitung von Schmerzreize und

■ häufig zu finden ist im Hypothalamus, in Hypophyse, Lunge, im Magen-Darm-Trakt, Pankreas, in Hoden und Ovarien.

Ghrelin (*growth hormone release inducing*, die Wachstumshormonfreisetzung einleitend) besteht aus 28 Aminosäuren, wird im Hypothalamus und in der Hypophyse, in den Beleg-zellen der Magenschleimhaut und im Pankreas produziert. Fasten und Schlafmangel erhö-hen die Ausschüttung von Ghrelin. Ghrelin stimuliert

● das Hypothalamus-Hypophysenvorderlappen-System weit stärker als Somatoliberin zur Ausschüttung von Wachstumshormon (GH),
● Neuronen zur Ausschüttung von Neuropeptid Y (siehe Kap. 5.4.2.1) und von AGRP (*agouti-related peptide hormone*, Agouti-verwandtes Peptid/Hormon) und scheint hier-durch die Nahrungsaufnahme anzuregen und zur Gewichtszunahme zu führen.

Das **Immunsystem** wird durch **Somatostatin** und in noch stärkerem Maße durch **Corti-statin** und **Ghrelin** moduliert.

Gehemmt werden
● Aktivierung von Somatostatin-Rezeptoren (vorwiegend SSTR-1 und SSTR2) wie auch der Rezeptoren GHS-R-1a, GHS-R-1b und MMRGX2,
  – wobei die **antientzündliche und immunsuppressive Wirkung** gegensätzlich ist zur Wirkung von Tachykinin/Substanz P (siehe Kap. 5.4.2.2);
● (aktivierte) Makrophagen und deren Ausschüttung von
  – proinflammatorischen Zytokinen (z. B. IFNgamma, IL-1, IL-6, TNFalpha),
  – Chemokinen, die Makrophagen, Gedächtnis-T-Lymphozyten und basophile Gra-nulozyten (z. B. CCL2/MCP-1) oder neutrophile Granulozyten (z. B. CXCL-8/IL-8) anlocken;
● T-Lymphozyten (im Besonderen T-Helfer(1)-Lymphozyten) und deren Ausschüttung von proinflammatorischen Zytokinen (z. B. IFNgamma, IL-1, IL-6, TNFalpha).

Stimuliert werden
● regulatorische T-Lymphozyten, was die direkte Immunsuppression noch verstärkt,
● indirekt durch Hemmung (besonders durch Somatostatin) der Ausschüttung von ACTH im Hypophysenvorderlappen und durch die resultierenden Verminderung des Blutspiegels von Glucocorticoiden die Zellen der Immunabwehr, was dem direkten immunsuppressiven Einfluss von Somatostation weitgehend entgegenläuft.

5.4.4.4 Gonadoliberin

Gonadoliberin (auch GnRH, *gonadotropin-releasing factor*, Gonadotropin-auslösender Fak-tor; LHRH, *luteinizing-hormone-releasing factor*, luteinisierendes Hormon-auslösender Fak-tor) ist ein Dekapeptid und kommt in 2 Isoformen vor:
● GnRH Typ 1 (GnRH-1, codiert im Chromosom 8), welches zentral die Achse Hypothala-mus-Hypophyse-Gonaden steuert und welches
  – vorwiegend in Neuronen des Hypothalamus gebildet wird und über Bindung an den entsprechenden GnRH-Rezeptor (GnRHR-1) die gonadotropen Zellen im Hypo-

physenvorderlappen stimuliert zur Ausschüttung von LH (luteinisierndes Hormon) und FSH (Follikel-stimulierendes Hormon), welche ihrerseits die Ausschüttung der Sexualsteroide in den Gonaden regeln,

– auch in den peripheren Organen synthetisiert wird, beispielsweise
  - ■ von den Neuronen des Riechepithels der Nasenschleimhaut,
  - ■ in den Ovarien und von den Epithelzellen der Eileiter, Brustdrüse, Prostata
  - ■ von den Zellen des Immunsystems;

● GnRH Typ 2 (GnRH-2, codiert im Chromosom 20) besitzt mit diesem eine etwa 70-prozentige Sequenzhomologie, welches

– in einem wesentlich höheren Maße als GnRH-1 außerhalb des ZNS synthetisiert wird, besonders
  - ■ in der Niere, dem Knochenmark und der Prostata und
  - ■ in den Zellen des Immunsystems;

● Zellen des **Immunsystems**, im Besonderen die Lymphozyten, exprimieren beide Isomere des GnRH (GnRH-1 und GnRH-2) wie auch beide Rezeptoren (GnRHR-1 und GnRHR-2) und werden somit parakrin wie auch autokrin durch Gonadoliberine aktiviert;

● GnRH-1 wie auch GnRH-2 stimulieren in T-Lymphozyten die Expression des Laminin-Rezeptors und steuern damit deren chemotaktische Wanderung, Adhäsionsverhalten und Organansiedlung;

● GnRH-1 verstärkt

– in Lymphozyten die Expression des IL-2-Rezeptors (alpha-Kette wie auch gamma-Kette) und wirkt synergistisch mit IL-2; hierdurch wird
  - ■ in CD4(+)- oder CD8(+)-T-Lymphozyten die Proliferation, Zytokinausschüttung, Zelladhäsion, Chemotaxie und gezielte Organansiedlung gefördert,
  - ■ in B-Lymphozyten die Proliferation stimuliert und die Antikörperantwort verbessert;

● GnRH-2 dagegen hemmt

– in Lymphozyten die Expression des IL-2-Rezeptors (alpha-Kette wie auch gamma-Kette) und damit die proliferative Wirkung von GnRH-1 wie auch von IL-2 auf T-Lymphozyten und B-Lymphozyten.

5.4.4.5 Prolaktoliberin und Dopamin

Prolaktoliberin (auch PRH, *prolaktin-releasing hormone*, Prolaktin-auslösendes Hormon; LTH-RH, *luteotropic hormone-releasing hormone*, laktotropes Hormon-auslösendes Hormon) wird synthesiert im Gehirn und hier besonders im Hypothalamus wie auch im Hypophysenvorderlappen. PRLH aktiviert spezifisch die laktotropen Zellen des Hypophysenvorderlappens zur Synthese und Ausschüttung des multifunktionellen Hormones Prolaktin (siehe Kap. 5.4.5.6).

Die Aktivierung der laktotropen Zellen erfolgt über den PRH-Rezeptor (PRHR), ein Rezeptor mit 7 transmembranen Domänen und gekoppelt an GTP-bindendes Protein. Da die laktotropen Zellen sowohl PRH wie auch den zugehörige Rezeptor exprimieren, ist anzunehmen, dass diese Zellen auf parakrinem wie auch auf autokrinem Weg aktiviert werden.

Im ZNS wird die Synthese und Ausschüttung von Prolaktin gesteuert durch

- **inhibierende** Faktoren wie
  - **Dopamin** als wesentlicher Prolaktin-inhibierender Faktor (PIF, *prolaction inhibitin factor*), Dopamin wird gebildet und ausgeschüttet von Neuronen des Hypothalamus (siehe Kap. 5.4.1.1), bindet an Dopamin-Rezeptoren der laktotropen Zellen des Hypophysenvorderlappens und blockiert hierdurch Synthese und Ausschüttung von Prolaktin;
- **stimulierende** Faktoren wie
  - TRH (*thyreoid-releasing hormone*, Thyreoid-auslösendes Hormin; siehe Kap. 5.4.4.2), GnRH (*gonadotropin-releasing hormone*, Gonadotropin-auslösendes Hormin; siehe Kap. 5.4.4.4) und vasoaktives intestinales Peptid (VIP; siehe Kap. 5.4.2.5),
  - angenehm empfundene Reizung der Haut, besonders der Brustdrüse, wobei diese Reize von sensiblen Nervenendigungen aufgenommen und über das Rückenmark zum Hypothalamus geleitet werden, von welchem Liberine (z. B. PRH, TSH, GnRH) zur Ausschüttung von Prolaktin freigesetzt werden.

Außerhalb des ZNS wird Prolaktin synthetisiert von einer Reihe von Zellen wie z. B.

- Plazenta,
- Lymphozyten,
  - diese exprimieren zusätzlich den **PRH-Rezeptor** und können über diesen parakrin wie autokrine stimuliert werden,
  - über die Stimulierung des PRH-Rezeptors wird die Synthese und Freisetzung von **Prolaktin** induziert, welches einen erheblichen Einfluss auf die Immunabwehr ausübt (siehe Kap. 5.4.5.6).

5.4.4.6 Melanoliberin und Melanostatin

Melanoliberin (MSH-RH, *melanocyte-stimulating hormone-releasing hormone*, Melanozyten-stimulierendes Hormon-(MSH-)auslösendes Hormon) und Melanostatin (MSH-IH, *melanocyte-stimulating hormone-inhibiting hormone*, Melanozyten-stimulierendes Hormon-(MSH-)inhibierendes Hormon) steuern die Synthese und Ausschüttung des Melanozyten-stimulierenden Hormons (MSH, Melanotropin) aus dem Hypophysenzwischenlappen. MSH beeinflusst in starkem Maße die Zellen der Immunabwehr (siehe Kap. 5.4.5.7).

Weiterführende Literatur

Berczi I, Quintanar-Stephano A, Kovacs K. Neuroimmune regulation in immunocompetence, acute illness, and healing. Ann N Y Acad Sci. 2009, 1153:220–239.

Brzoska T, Luger TA, Maaser C, Abels C, Böhm M. Alpha-melanocyte-stimulating hormone and related tripeptides: biochemistry, antiinflammatory and protective effects in vitro and in vivo, and future perspectives for the treatment of immune-mediated inflammatory diseases. Endocr Rev. 2008 Aug;29(5):581–602.

Brunton PJ, Russell JA. Attenuated hypothalamo-pituitary-adrenal axis responses to immune challenge during pregnancy: the neurosteroid opioid connection. J Physiol. 2008, 586:369–375.

Elenkov IJ, Webster EL, Torpy DJ, Chrousos GP. Stress, corticotropin-releasing hormone, glucocorticoids, and the immune/inflammatory response: acute and chronic effects. Ann N Y Acad Sci. 1999, 876:1–11.

Ferone D, Boschetti M, Resmini E, Giusti M, Albanese V, Goglia U, Albertelli M, Vera L, Bianchi F, Minuto F. Neuroendocrine-immune interactions: the role of cortistatin/somatostatin system. Ann N Y Acad Sci. 2006 Jun;1069:129–44.

Gravanis A, Margioris AN. The corticotropin-releasing factor (CRF) family of neuropeptides in inflammation: potential therapeutic applications. Curr Med Chem. 2005, 12:1503–1512.

Grammatopoulos DK. Insights into mechanisms of corticotropin-releasing hormone receptor signal transduction. Br J Pharmacol. 2012 May;166(1):85–97.

Kalantaridou S, Makrigiannakis A, Zoumakis E, Chrousos GP. Peripheral corticotropin-releasing hormone is produced in the immune and reproductive systems: actions, potential roles and clinical implications. Front Biosci. 2007, 12:572–580.

Kamath J, Yarbrough GG, Prange AJ Jr, Winokur A. The thyrotropin-releasing hormone (TRH)-immune system homeostatic hypothesis. Pharmacol Ther. 2009 Jan;121(1):20–8.

Levite M. Neurotransmitters activate T-cells and elicit crucial functions via neurotransmitter receptors. Curr Opin Pharmacol. 2008, 8:460–471.

Lozovaya N, Miller AD. Chemical neuroimmunology: health in a nutshell bidirectional communication between immune and stress (limbic-hypothalamic-pituitary-adrenal) systems. Chembiochem. 2003, 4:466–484.

Marchetti B, Gallo F, Farinella Z, Tirolo C, Testa N, Romeo C, Morale MC. Luteinizing hormone-releasing hormone is a primary signaling molecule in the neuroimmune network. Ann N Y Acad Sci. 1998, 840:205–248.

O'Kane M, Murphy EP, Kirby B. The role of corticotropin-releasing hormone in immune-mediated cutaneous inflammatory disease. Exp Dermatol. 2006, 15:143–153.

Quintanar JL, Guzmán-Soto I. Hypothalamic neurohormones and immune responses. Front Integr Neurosci. 2013 Aug 13;7:56.

Tanriverdi F, Silveira LF, MacColl GS, Bouloux PM. The hypothalamic-pituitary-gonadal axis: immune function and autoimmunity. J Endocrinol. 2003, 176:293–304.

Tomaszewska-Zaremba D, Herman A. The role of immunological system in the regulation of gonadoliberin and gonadotropin secretion. Reprod Biol. 2009 Mar;9(1):11–23.

van Hagen PM, Dalm VA, Staal F, Hofland LJ. The role of cortistatin in the human immune system. Mol Cell Endocrinol. 2008 May 14;286(1–2):141–7.

5.4.5 Hormone des Hypophysenvorderlappens und Hypophysenzwischenlappens

Eine der bedeutenden Wirkungen dieser Hormone ist die Modulation der Immunabwehr (siehe Tab. 5.16).

5.4.5.1 Adrenocorticotropin

ACTH (*adrenocorticotropic hormone*, adrenocorticotropes Hormon) ist ein Hormon der Funktionsachse Hypothalamus-Hypophysenvorderlappen-Nebennierenrinde. Seine Ausschüttung durch die cortikotropen Zellen des Hypophysenvorderlappens wird stimuliert durch das Cortikoliberin (CRH, *corticotropin-releasing hormone*, Corticotropin-auslösendes Hormon; siehe Kap. 5.4.4.1), welches seinerseits in Neuronen des Hypothalamus als Antwort auf Stresseinflüsse produziert wird.

Tab. 5.16: Melanocortin-Rezeptoren, ihre Bindepartner und Funktionen.

Melanocortin-Rezeptoren	Vorkommen	aktivierende Liganden		steuernde Funktionen
		hohe Affinität	niedrige Affinität	
MSHR-1	Melanozyten, Keratinozyten, Fibroblasten	alpha-MSH, gamma-MSH	beta-MSH	Pigmentierung der Haut und Haare (Synthese des braunen Eumelanin im Verhältnis zum gelbroten Phaeomelanin)
	ZNS			
	Monozyten, Makrophagen, Granulozyten, dendritische Zellen, B-Lymphozyten, Endothelzellen			Modulation der Immunabwehr (Hemmung der Entzündung und der Antigen-Präsentation)
	Hoden, Ovar, Fettzellen			Sexualfunktionen
MSHR-2	Nebennierenrinde (Zona reticularis, Zona fasciculata)	ACTH		Produktion von Corticosteroiden
	Fettzellen			unbekannt
MSHR-3	ZNS (eingeschränkt), Plazenta, Magen-Darm, Pankreas	gamma-MSH	beta-MSH, alpha-MSH	Energiestoffwechsel
	B-Lymphozyten			Hemmung der Antigen-Präsentation
MSHR-4	ZNS (breit verteilt)	beta-MSH	alpha-MSH, gamma-MSH	Energiestoffwechsel (Aktivierung vermittelt Sättigung), Sexualfunktionen
	Thymus, lymphoide Organe			Entwicklung von T-Lymphozyten
MSHR-5	ZNS, Nebenniere, Schilddrüse	alpha MSH	beta-MSH, gamma-MSH	Sekretion endokriner Hormone
	Haut			Exkretion von Hautfett
	Thymus, Knochenmark, Milz, Makrophagen, Granulozyten			Modulation der Immunabwehr (Stimulation von CD4(+)-regulatischen T-Lymphozyten)
	Magen, Uterus, Brustdrüse			Exkretion der Schleimhaut/Drüsen

ACTH ist ein proteolytisches Spaltprodukt des (posttranslational phosphorylierten und glykosylierten) Proopiomelanocortin (POMC). Andere Spaltprodukte des POMC stellen z. B. dar die Lipotropine beta und gamma, MSH (siehe Kap. 5.4.5.7) und das beta-Endorphin (siehe Kap. 5.4.2.3).

ACTH wirkt durch Bindung an den **ACTH-Rezeptor** (ACTH-R), welcher
- über 7 transmembrane Domänen verfügt und gekoppelt ist an GTP-bindendes Protein,
- exprimiert wird besonders von den Nebennierenrindenzellen, wo dessen Aktivierung über den intrazellulären Anstieg von zyklischen Nukleotiden (cAMP und cGMP) die Synthese von **Cortisol** zur Folge hat, mit
  - einer vermehrten Aufnahme von Lipoprotein und des an ihm gebundenen Cholesterols, dessen Hydrolyse in den Mitochondrien, der Abspaltung von Seitengruppen, der Bildung von Pregnenolon und dessen Umwandlung in Cortisol.

Der Anstieg von **Cortisol** im Blut führt innerhalb von wenigen Sekunden
- zur Verminderung der Ausschüttung sowohl des CRH (*corticotropin-releasing hormone*, Corticotropin-auslösendes Hormon; siehe Kap. 5.4.4.1) im Hypothalamus als auch (hierdurch bedingt) des ACTH in der Hypophyse,
- zum Rückgang der Synthese der Ausgangssubstanz POMC (Proopiomelanocortin) für die Produktion von Cortisol.

Das **Immunsystem** ist über das ACTH in vielfältiger Weise mit der Funktionsachse Hypothalamus-Hypophysenvorderlappen-Nebennierenrinde verbunden:
- Proinflammatorische Zytokine stimulieren die Freisetzung von ACTH und Glucocorticoid:
  - direkt, beispielsweise durch IL-1, IL-6, GM-CSF und TNFalpha,
    - wobei andererseits TNFalpha die durch CRH oder durch AVP induzierte Ausschüttung von ACTH hemmt,
  - indirekt, beispielsweise durch IL-2 über die Freisetzung von Vasopressin.
- Immunzellen wie z. B. Makrophagen, T-Lymphozyten und B-Lymphozyten
  - synthetisieren ACTH vorwiegend im Zuge einer Stressantwort,
  - exprimieren den ACTH-Rezeptor (besonders CD4(+)-T-Helfer-Lymphozyten), wobei dessen Expression gesteigert wird
    - durch Zytokine (z. B. IFNgamma),
    - durch ACTH (sowohl parakrin als auch autokrin).
- Die durch ACTH induzierte Synthese und Freisetzung von Glucocorticoiden hemmt direkt Immunzellen (siehe Kap. 5.4.6.1).

ACTH bewirkt in niedriger Dosis eher eine Stimulierung, in höherer Dosis eine Hemmung der Immunabwehr. Im Besonderen werden
- Makrophagen gehemmt
  - in der Bildung von induzierbarer NO-Synthase und Synthese von NO und in ihrer zytotoxischen Aktivität,
  - in der Expression von MHC-II und Antigen-Präsentation;
- Monozyten/Makrophagen stimuliert
  - in einer Weise, dass mehr IL-4 gebildet wird und hierdurch die Synthese von IgE durch B-Lymphozyten und allergische Reaktionen verstärkt werden;
- Mastzellen derart moduliert,
  - dass deren Proliferation gehemmt,
  - die intrazelluläre Speicherung von Serotonin gefördert und

 - (bei jungen Mastzellen) Degranulation und Ausschüttung von Heparin stimuliert werden;
- T-Lymphozyten durch Beeinflussung der Synthese von IL-2 und abhängig von der Dosis von ACTH moduliert,
  - bei geringer Dosis wird die Proliferation (z. B. induziert durch Mitogene) gefördert,
  - nach hoher Dosis wird die Proliferation gehemmt und
  - die Antigen-spezifische Aktivierung von zytotoxischen (Gedächtnis-)T-Lymphozyten erfährt eine Verstärkung.

5.4.5.2 Wachstumshormon

Das Wachstumshormon (GH, *growth hormone*; Molekulargewicht 22 kDa) wird von den somatotropen (acidophilen) Zellen des Hypophysenvorderlappens synthetisiert. Die Ausschüttung in das Blut
- erfolgt in Antwort auf (eine periodische) Aktivierung durch Somatoliberin (GHRH; siehe Kap. 5.4.4.3.1),
- ist während des Schlafes erhöht (dagegen diejenige von Corticosteroiden (siehe Kap. 5.4.6.1) vermindert).

Rezeptoren für das Wachstumshormon (GHR, *growth hormone receptor*, Wachstumshormon-Rezeptor) sind breit im Organismus verteilt. Sie gehören zur Zytokin-Rezeptorsuperfamilie und stellen Monomere mit einer Transmembrandomäne und einer Tyrosin-haltigen intrazellulären Domäne dar. Durch Bindung des Wachstumshormons werden 2 Rezeptoren vernetzt (dimerisiert). Die Vernetzung führt zur Phosphorylierung der Tyrosine in den intrazellulären Domänen und zur Aktivierung von Phosphokinase-Signalübertragungswegen (JAK2, STAT5B, Akt/PI-3-Kinase und NFkappaB; siehe Kap. 3.3.3).

Das Wachstumshormon induziert in den jeweiligen Zellen mehrere Mechanismen
- eine direkte antiapoptotische und proliferative Wirkung (Aktivierung von Bcl-2, c-Myc und Cyclinproteinen; siehe Kap. 3.3.7 und 3.3.8) auf Zellen fast aller Gewebe einschließlich Knochen und Muskel,
  - Mangel an Wachstumshormon ist korreliert mit Kleinwuchs;
- Stimulation zur Bildung und Sekretion von IGF-1 (*insulin-like growth factor 1*, Insulinähnlicher Wachstumsfaktor 1; siehe Kap. 3.3.2.6), welcher ähnlich wirkt wie das Wachstumshormon;
- Aktivierung von Proteasen, welche den extrazellulären Wachstumshormon-Rezeptorkomplex von der Zellmembran abspalten.
  - In diesem Komplex stellt der extrazelluläre Teil des Rezeptors das Wachstumshormon-bindende Protein (GHBP, *growth hormone-binding proteine*, Wachstumshormon-bindendes Protein) dar. GHBP hilft, das Wachstumshormon (GH) in der Blutzirkulation zu stabilisieren. Etwa 50 % des Wachstumshomons im Blut ist derartig Komplex-gebunden.

Auf die Zellen der **Immunabwehr** wirkt das Wachstumshormon antiapoptotisch und fördert deren Proliferation endokrin, parakrin wie auch autokrin, da die Immunzellen sowohl das Wachstumshormon als auch dessen Rezeptor exprimieren.

So **stimuliert** das Wachstumshormon

- im Knochenmark die Proliferation und Reifung
  - von Stromazellen (mit erhöhter Sekretion von Zytokinen, im Besonderen IL-3), von Osteoblasten und Osteoklasten,
  - von myeloischen Vorläuferzellen bis hin zu Monozyten, Makrophagen, Granulozyten und Thrombozyten,
  - von natürlichen Killerzellen;
- im Thymus
  - bei Thymuszellen und Thymusepithelzellen die Expression von Wachstumshormon (GH) und dessen Rezeptor (GHR), die Sekretion von Zytokinen und Chemokinen und die Proliferation,
  - die Expression von extrazellulärer Matrix (ECM) und der Liganden für ECM;
- in den sekundären lymphatischen Organen
  - die Proliferation und Differenzierung
    - sowohl von T-Lymphozyten, im Besonderen hin zu CD4(+)-T-Helfer(1)-Lymphozyten mit erhöhter Sekretion von IFNgamma,
    - als auch von B-Lymphozyten und die Synthese von Antikörpern,
  - die Ausschüttung von antiinflammatorischen Zytokinen (z. B. IL-10, TGFbeta)
    - bei gleichzeitiger Verminderung der Sekretion von proinflammatorischen Zytokinen (z. B. TNFalpha, GM-CSF, IL-6) und Chemokinen (z. B. CCL2/MCP-1),
    - wobei andererseits TNFalpha die durch Liberine des Hypothalamus induzierte Ausschüttung von GH inhibiert.

5.4.5.3 Thyreotropin

TSH (Thyreoidea-stimulierendes Hormon) ist ein (nicht kovalent) verbundenes Heterodimer aus 2 Glykoproteinen

- einer alpha-Kette (TSHA, welches auch Bestandteil einiger weiterer Hypophysenvorderlappenhormone wie FSH, LH und Chorion-Gonadotropin ist) und
- einer beta-Kette (TSHB), welche die Spezifität von TSH vermittelt.

TSH bindet an den **TSH-Rezeptor** (TSHR),

- welcher darstellt ein Heterodimer von 2 Glykoproteinen,
  - einer extrazellulären TSH-bindenden alpha-Kette (Molekulargewicht 53 kDa) und
  - einer die Zellmembran mehrfach (7 Transmembrandomänen) durchdringenden heterogenen beta-Kette (Molekulargewicht 33 bis 42 kDa);
- Bindung des Liganden (z. B. TSH) führt zur Aktivierung der Adenylcyclase, Bildung von zyklischem AMP und Phosphorylierung zellulärer Kinasen (im Besonderen Jak2-Kinase; siehe Kap. 3.3.3).

TSH führt in der Schilddrüse zur Freisetzung von **Thyroxin (T4)** und **Tri-Jodthyronin (T3)**. Der Blutspiegel beider Schildrüsenhormone bewirkt im Hypophysenvorderlappen und im Hypothalamus eine positive (Förderung) oder negative (Hemmung) Rückkopplung der Sekretion von TRH und TSH.

Außer im Hypophysenvorderlappen wird TSH gebildet z. B. von
- Epithelzellen der Dünndarmschleimhaut,
- Zellen der Immunabwehr,
  - im Knochenmark von den hämatopoetischen Zellen (besonders von den myeloischen Vorläuferzellen),
  - im sekundären lymphatischen Gewebe von dendritischen Zellen, B-Lymphozyten und T-Lymphozyten.
  - Da die Zellen gleichzeitig auch den Rezeptor für TSH (TSHR) exprimieren, können sie nicht nur parakrin, sondern auch autokrin durch TSH stimuliert werden.

TSH **stimuliert** das **Immunsystem,** im Besonderen
- in direkter Weise
  - die Hämatopoese, besonders die Proliferation und Reifung von myeloischen Zellen (Monozyten/Makrophagen, Granulozyten, Megakaryozyten/Blutplättchen),
  - die Phagozytose durch dendritische Zellen, besonders in Gegenwart von Zytokinen (z. B. IL-1 und IL-12),
  - die Proliferation von T-Lymphozyten und B-Lymphozyten, aktiviert durch Antigene oder Mitogene,
  - die Antikörperbildung in B-Lymphozyten,
  - die Zytotoxizität von natürlichen Killerzellen, besonders in Gegenwart von IL-2;
- in indirekter Weise
  - durch verstärkte Ausschüttung von Thyroxin (T4) und Tri-Jodthyronin (T3) aus der Schilddrüse. Beide Hormone stimulieren das Immunsystem (siehe Kap. 5.4.8).

5.4.5.4 Follitropin, SPH

FSH (Follikel-stimulierendes Hormon, Follitropin) (SPH Spermatogenese promovierendes Hormon) ist ein heterodimeres Glykoprotein bestehend aus einer
- alpha-Kette, die mit dem LH, TSH und Choriongonadotropin (CG) gemeinsam ist und einer
- (FSH-)spezifischen beta-Kette.

FSH wird im Hypophysenvorderlappen gebildet. Ausgeschüttet wird eine Mischung von FSH-Isomeren, die sich in ihrer Glykosylierungsrate unterscheiden. Diese wiederum bestimmt die Verweilzeit im Blut und die Affinität zum Rezeptor für FSH (FSHR).

Der FSHR stellt ein Glykoprotein mit 7 Transmembrandomänen dar und besitzt Ähnlichkeit mit GTP-Protein-gekoppelten Rezeptoren. Bindung von FSH an den Rezeptor führt zur Aktivierung der Adenylzyklase, Erhöhung des zyklischen AMP (cAMP) und Stimulierung der zellulären Signalübertragungswege (z. B. MEK/Erk, NFkappaB und Akt; siehe Kap. 3.3.3).

FSH bewirkt
- in den Ovarien
  - die Reifung der Primordial-Follikel hin zu Primär-, Sekundär- und Tertiär-Follikel und

- die Bildung von Inhibin und die Synthese von Östrogenen durch Aromatisierung der in den Thekazellen gebildeten Androgene in den Granulosazellen;
- in den Hoden
  - die Proliferation der Sertolizellen und die dortige Bildung von Inhibin und
  - die Aufrechterhaltung der Spermatogenese und der Qualität der Spermien (daher der Name SPH, Spermatogenese-promovierendes Hormon).

Die Ausschüttung von FSH wird reguliert über eine negative Rückkopplung
- bei der Frau durch Östrogene (Hemmung der Ausschüttung von GnRH im Hypothalamus) bzw. durch Östrogene und durch das Inhibin (Hemmung der Ausschüttung von FSH im Hypophysenvorderlappen),
- beim Mann durch das Testosteron (Hemmung der Ausschüttung von GnRH im Hypothalamus) bzw. durch das Inhibin (Hemmung der Ausschüttung von FSH im Hypophysenvorderlappen).

FSH hat nur eine eingeschränkte direkte Wirkung auf Zellen der **Immunabwehr**. Es bestehen Anhaltspunkte, dass FSH
- die Proliferation von Lymphozyten (induziert beispielsweise durch IL-2) unterstützt,
- andererseits zumindest beim weiblichen Geschlecht zur Entwicklung der Osteoporose beiträgt durch Stimulierung
  - der Ausschüttung von TNFalpha durch Makrophagen und Granulozyten,
    - TNFalpha aktiviert Osteoklasten zur Proliferation wie auch Funktion,
    - die stimulierende Wirkung von TNFalpha auf Osteoklasten scheint durch Ascorbinsäure (Vitamin C) gehemmt zu werden,
  - der Expression und Funktion des Rezeptors für TNFalpha auf Osteoklasten.

5.4.5.5 Lutropin, Choriongonadotropin, LSH

LH (luteinisierendes Hormon) und CG (Choriongonadotropin) sind heterodimere Glykoproteine bestehend aus
- einer (mit dem FSH und TSH gemeinsamen) alpha-Kette und
- einer LH- bzw. CG-spezifischen beta-Kette,
  - beim Choriongonadotropin (CG) ist das C-terminale Ende der beta-Kette glykosyliert und hydrophil, hierdurch dimerisiert die beta-Kette besser mit der alpha-Kette als beim LH,
  - beim luteinisierenden Hormon (LH) weist die beta-Kette ein hydrophobes C-terminales Ende auf und dimerisiert schlechter mit der alpha-Kette als beim CG.

LH und CG binden an den gleichen Rezeptor LHCGR (luteinisierendes Hormon-Choriongonadotropin-Rezeptor). Der LHCGR stellt (ähnlich dem FSHR) ein Glykoprotein mit 7 Transmembrandomänen dar und besitzt Ähnlichkeit mit GTP-Protein-gekoppelten Rezeptoren. Bindung von LH oder CG an den Rezeptor führt zur Aktivierung der Adenylzyklase, Erhöhung des zyklischen AMP (cAMP) und Stimulierung der zellulären Signalübertragungswege (z. B. MEK/Erk, NFkappaB und Akt; siehe Kap. 3.3.3).

LH und CG bewirken

- in den Ovarien (Thekazellen) die Synthese von Androgenen, welche nachfolgend (in den Granulosazellen) zu Östrogenen aromatisiert werden,
- in den Hoden die Funktion der Leydig'schen Zwischenzellen und die Bildung von Testosteron.

Die Ausschüttung von LH wird reguliert über eine negative Rückkopplung

- bei der Frau durch Östrogene (Hemmung der Ausschüttung von GnRH im Hypothalamus und der Ausschüttung von LH im Hypophysenvorderlappen),
- beim Mann durch das Testosteron (Hemmung der Ausschüttung von GnRH im Hypothalamus und von LH im Hypophysenvorderlappen).

Auf Zellen der **Immunabwehr** wirken sowohl LH wie auch CG in uneinheitlicher Weise. So werden

- Thymozyten zur Proliferation stimuliert;
- ruhende Lymphozyten
  - von jungen Frauen stimuliert,
  - von älteren Frauen eher gehemmt;
- aktivierte CD4(+)- und CD8(+)-T-Lymphozyten in ihrer Proliferation gefördert;
- natürliche Killerzellen zur Proliferation stimuliert, in ihrer Funktion eher gehemmt und
- Granulozyten stimuliert, im Besonderen zur Sekretion von Prostaglandinen,
  - PGE2 wiederum hemmt die Funktion von Lymphozyten und Makrophagen.

5.4.5.6 Prolaktin

Prolaktin (LTH, luteotropes Hormon) ist ein monomeres Polypeptid (Molekulargewicht ca. 24 kDa) der Zytokinfamilie. Durch Glykosylierung, Phosphorylierung und Sulfatierung entstehen unterschiedliche Varianten. Stimuliert durch die auslösenden Hormone des Hypothalamus für Prolaktin (PRH, *prolactin-releasing hormone*; siehe Kap. 5.4.4.5) und für Schilddrüsenhormone (TRH, *thyreotropin releasing hormone*, Thyreotropin-auslösendes Hormon; siehe Kap. 5.4.4.2) wird Prolaktin von den laktotropen Zellen des Hypophysenvorderlappens ausgeschüttet.

Die Ausschüttung wird

- gehemmt durch Dopamin (siehe Kap. 5.4.1.1) und
- gefördert durch
  - Oxytocin (siehe Kap. 5.4.3.1), Endorphin und Enkephalin (siehe Kap. 5.4.2.3), Östrogene (siehe Kap. 5.4.7.1), TRH (*thyreotropin releasing hormon*, Thyreotropin-auslösendes Hormon; siehe Kap. 5.4.4.2),
  - proinflammatorische Zytokine IL-1, IL-2, IL-6, ausgeschüttet z. B. im Rahmen von Entzündungen und Infektionen,
  - Stress durch körperliche und psychische Belastungen,

- mechanische Reizung von sensiblen Nervenendigungen, besonders in der Brust-
warze,
- den Orgasmus bei Mann und Frau.

Außerhalb des zentralen Nervensystems (ZNS) wird Prolaktin produziert besonders
- vom Milchdrüsengewebe und in der Plazenta sowie
- von den Zellen der Immunabwehr (z. B. von T-Lymphozyten).

Der **Prolaktin-Rezeptor (PRLR)** gehört zur Familie der Zytokin-Rezeptoren (z. B. Rezeptoren für IL-2, IL-3, IL-4, IL-6, IL-7, Erythropoietin, GM-CSF und Wachstumsfaktor).

Bindung von Prolaktin führt zur Dimerisierung des PRLR, wodurch Rezeptor-assoziierte
Kinasen (Janus-Kinasen (JAK), Mitogen-aktivierte Kinasen (MAK) und Src-Kinasen; siehe
Kap. 3.3.3) aktiviert werden und hierdurch die zelluläre Signalübertragung in die Wege
geleitet wird.

PRLR werden gebildet
- von Zellen vieler Organe, z. B. des ZNS, der Hypophyse, Geschlechtsorgane, Lunge,
Leber, des Pankreas, der Skelettmukulatur, Haut und von Endothelzellen,
- von den Zellen der Immunabwehr wie Makrophagen, dendritische Zellen, T-Lymphozyten, B-Lymphozyten.

Funktionen des Prolaktin sind
- die Wachstumsförderung der Milchdrüse (in Synergie mit Progesteron) und die Produktion von Milch; durch Progesteron wird die Milchproduktion gehemmt, nach der
Geburt nimmt der Progesteronspiegel ab, sodass Prolaktin und Oxytocin (siehe Kap.
5.4.3.1) die Milchsekretion starten und aufrechterhalten können,
- die Hemmung der Ausschüttung von GnRH (siehe Kap. 5.4.4.4) und FSH (siehe Kap.
5.4.5.4) und damit eine Hemmung des Ovulationszykluses,
- die Vermittlung des Gefühls der sexuellen Befriedigung verbunden mit dem vorüber-
gehenden Libidoverlust und Erektionsschwäche nach einem Orgasmus,
- die Ausbildung von Nervenscheiden durch Stimulierung des Wachstums von Oligodendrozyten.

Prolaktin **stimuliert die Immunabwehr** durch
- Förderung der (durch Antigene-, Mitogene- oder Zytokine-induzierten) Proliferation
von Immunzellen und Verlängerung von deren Lebensdauer,
  - diese Wirkung ist endokrin, parakrin wie auch (bei T-Lymphozyten) autokrin und
  führt zur Verhinderung der durch Glukocorticosteroide induzierten Apoptose (besonders im Rahmen von Stressreaktionen);
- Stärkung der angeborenen Immunabwehr durch
  - Vermehrung der Makrophagen, verstärkte Ausschüttung von Zytokinen (z. B. IL-1,
  IL-12, IFNgamma), Chemokinen (CCL3/MIP1alpha, CCL5/RANTES), Wachstumsfaktoren (VEGF), Stickstoffmonoxid (NO),
  - Vermehrung von natürlichen Killerzellen, verstärkte Expression aktivierender Rezeptoren, Erhöhung der zytolytischen Aktivität;

- Stärkung der erworbenen Immunreaktion durch
  - Vermehrung von dendritischen Zellen, verstärkte Expression von MHC-II, von Kostimulatoren (z. B. CD40) und Zytokinen (z. B. IL-6, IL-10, IL-12) und verbesserte Kooperation mit T-Lymphozyten,
  - Erhöhung der Proliferation und Differenzierung
    - von T-Lymphozyten mit vermehrter Ausschüttung von Zytokinen (z. B. IL-2, IFNgamma) und erhöhter Expression von Kostimulatoren und verstärkter Zytotoxizität,
    - von B-Lymphozyten mit erhöhter Antikörperantwort.

Die im Zuge der Aktivierung freigesetzten Zytokine (z. B. IL-1, IL-2, IL-4) hemmen in Lymphozyten die Expression des Prolaktin-Rezeptors (PRLR), sodass die Wirkung von Prolaktin im Sinne einer negativen Rückkopplung begrenzt wird.

5.4.5.7 Melanotropin

Das Melanotropin (MSH, Melanozyten-stimulierendes Hormon) gehört zum Melanocortinsystem, welches besteht aus

- 3 Melanocortin-Peptiden (alpha-, beta-, gamma-Melanocortin) und dem ACTH (siehe Kap. 5.4.5.1), welche
  - alle vom Proopiomelanocortin (POMC) abstammen (Spaltprodukt bei der Entstehung des beta-Melanocortin ist das b-Endorphin; siehe Kap. 5.4.2.3),
  - über die Peptidsequenz His-Phe-Arg-Trp verfügen, die entscheidend ist für ihre Rezeptorbindung und biologischen Aktivität;
- 5 Melanocortin-Rezeptoren (MSH-R) mit Organ-spezifischer Verteilung (siehe Tab. 5.16); alle MSHR stellen Monomere dar mit 7 Transmembrandomänen, gekoppelt an GTP-bindende Proteine, wobei die zelluläre Signalübertragung eingeleitet wird (siehe Kap. 3.3.3)
  - durch Aktivierung der Adenylzyklase und Bildung vom zyklischem ADP oder
  - durch Aktivierung von Inositoltriphosphat, Erhöhung der Ca-Ionen-Konzentration und Aktivierung von Kinasen (MAPK, JAK/STAT und PKC);
- 2 endogenen Melanocortin-Antagonisten
  - **Agouti-Signalprotein** (**ASP**, produziert in vielen Organen), welches MSHR-1 und MSHR-4 inhibiert,
  - **Agouti-verwandtes Protein** (**AGRP**, *agouti-related proteine/peptide*; produziert im Hypothalamus, in der Nebenniere, Lunge und Niere), welches MSHR-3 und MSHR-4 inhibiert;
- 2 endogenen transmembranen Korezeptoren zur Verstärkung der Wirkung der Antagonisten ASP und AGRP,
  - **Mahogany** (vorwiegend exprimiert im ZNS und in der Haut) für ASP und
  - **Syndecan-3** für AGRP.

Melanocortine werden synthetisiert
- im ZNS und hier besonders im Hypophysenvorderlappen,
- in Keratinozyten der Haut (besonders stimuliert durch UV-Strahlen), im Magen-Darm-Trakt, im Urogenitaltrakt und in der Lunge,

Tab. 5.17: Einfluss von Hormonen des Hypophysenvorderlappens und -zwischenlappens auf die Immunabwehr.

Hormon	angeborene Immunabwehr		erworbene Immunabwehr	
	Förderung	**Hemmung**	**Förderung**	**Hemmung**
ACTH (adrenocorticotropes Hormon)		Entzündung Expression der iNO-Synthase und von NO und zytotoxische Aktivität in Makrophagen, Proliferation von Mastzellen	allergische Reaktion Steigerung der IL-4-Sekretion und Bildung von IgE Zytotoxizität durch T-Lymphozyten Steigerung der Il-2-Sekretion nach Zweitgabe des Antigens	Antigen-Präsentation Expression von MHC-II in Makrophagen
Wachstumshormon (GH, *growth hormone*)	Makrophagen, Granulozyten, natürliche Killerzellen Proliferation und Reifung		Antikörperantwort, zelluläre Immunabwehr Proliferation und Reifung	
Thyreotropin (TSH, Thyreoidea-stimulierendes Hormon)	Makrophagen, Granulozyten, Megakaryozyten, natürliche Killerzellen Proliferation und Reifung		dendritische Zellen Phagozytose T-Lymphozyten Proliferation B-Lymphozyten/ Antikörperantwort Proliferation, Antikörperbildung	
Follitropin (FSH, Follikel-stimulierendes Hormon; SPH Spermatogenese-promovierendes Hormon)	Osteoporose Aktivierung direkt/ indirekt von Osteoklasten		Aktivierung von Lymphozyten	
Lutropin (LH, Luteinisierendes Hormon), CG (Choriongonadotropin), LSH (Leydig-Zellen-stimulierendes Hormon)	Aktivierung von Granulozyten Prostaglandin-synthese	natürliche Killerzellen Funktion	Thymozyten und Lymphozyten	
Prolaktin	Makrophagen Proliferation natürliche Killerzellen Proliferation, Zytotoxizität)		dendritische Zellen, T-Lymphozyten B-Lymphozyten Proliferation, Differenzierung	

Hormon	angeborene Immunabwehr		erworbene Immunabwehr	
	Förderung	Hemmung	Förderung	Hemmung
Melanocortin (MSH, Melanozyten-stimulierendes Hormon)		Monozyten/ Makrophagen, Granulozyten Ausschüttung proinflammatorischer Zytokine, Chemokine, NO Endothelzellen Expression von Adhäsionsmolekülen		AntigenPräsentation Expression von Kostimulatoren und Adhäsionsmolekülen in dendritischen Zellen und B-Lymphozyten T-Helfer(1)-Lymphozyten Differenzierung

- in endokrinen Drüsen wie beispielsweise Nebennieren und Schilddrüse und
- von Zellen der Immunabwehr.

In vielen Organen werden gleichzeitig die zugehörigen Rezeptoren exprimiert (siehe Tab. 5.16), sodass die Melanocortine nicht nur endokrin, sondern auch parakrin und autokrin wirken.

Melanocortine steuern im Wesentlichen
- die Pigmentierung von Haut und Haaren als Folge der verstärkten Synthese von Eumelanin in Melanozyten,
- die Nahrungsaufnahme (Verstärkung des Sättigungsgefühles) und die Nahrungsverwertung,
- die Sexualfunktion (bei Männern Steigerung der Erektion und Erleichterung der Ejakulation) und
- die Immunabwehr.

Melanocortine vermindern Entzündungsreaktionen durch
- Hemmung von Monozyten und Makrophagen zur Ausschüttung von proinflammatorischen Zytokinen (z. B. IL-1, IL-2, IL-6, IL-4; IL-13, TNFalpha, IFNgamma) Chemokinen (z. B. CCL2/MCP-1) und NO,
- Hemmung der Antigen-Präsentation durch dendritischen Zellen und B-Lymphozyten durch Verminderung der Expression von Kostimulatoren (CD86, CD40) und Adhäsionsmolekülen (ICAM-1),
- Steigerung der Expression von IL-10, welches hemmt
    - die Synthese von proinflammatorischen Zytokinen,
    - die Differenzierung zu T-Helfer(1)-Lymphozyten,
- Inhibition der Aktivierung von T-Lymphozyten durch verstärkte Expression von CTLA4 und
- Hemmung von Endothelzellen zur Expression von Adhäsionsmolekülen (z. B. VCAM und E-Selektin).

Weiterführende Literatur

Arlt W, Hewison M. Hormones and immune function: implications of aging. Aging Cell. 2004, 3:209–216.

Baatar D, Patel K, Taub DD. The effects of ghrelin on inflammation and the immune system. Mol Cell Endocrinol. 2011 Jun 20;340(1):44–58.

Barnard A, Layton D, Hince M, Sakkal S, Bernard C, Chidgey A, Boyd R. Impact of the neuroendocrine system on thymus and bone marrow function. Neuroimmunomodulation. 2008, 15:7–18.

Barrell GK. Immunological influences on reproductive neuroendocrinology. Soc Reprod Fertil Suppl. 2007, 64:109–122.

Beishuizen A, Thijs LG. Endotoxin and the hypothalamo-pituitary-adrenal (HPA) axis. J Endotoxin Res. 2003, 9:3–24.

Berczi I, Quintanar-Stephano A, Kovacs K. Neuroimmune regulation in immunocompetence, acute illness, and healing. Ann N Y Acad Sci. 2009 Feb;1153:220–39.

Brzoska T, Luger TA, Maaser C, Abels C, Böhm M. Alpha-melanocyte-stimulating hormone and related tripeptides: biochemistry, antiinflammatory and protective effects in vitro and in vivo, and future perspectives for the treatment of immune-mediated inflammatory diseases. Endocr Rev. 2008, 29:581–602.

Catania A. The melanocortin system in leukocyte biology. J Leukoc Biol. 2007, 81:383–392.

Chesnokova V, Melmed S. Minireview: Neuro-immuno-endocrine modulation of the hypothalamic-pituitary-adrenal (HPA) axis by gp130 signaling molecules. Endocrinology. 2002, 143:1571–1574.

Cutolo M, Sulli A, Pizzorni C, Craviotto C, Straub RH. Hypothalamic-pituitary-adrenocortical and gonadal functions in rheumatoid arthritis. Ann N Y Acad Sci. 2003, 992:107–117.

Dardenne M, Smaniotto S, de Mello-Coelho V, Villa-Verde DM, Savino W. Growth hormone modulates migration of developing T cells. Ann N Y Acad Sci. 2009, 1153:1–5.

Gaillard RC. Interactions between the immune and neuroendocrine systems: clinical implications. J Soc Biol. 2003, 197:89–95.

Grimaldi CM, Hill L, Xu X, Peeva E, Diamond B. Hormonal modulation of B cell development and repertoire selection. Mol Immunol. 2005, 42:811–820.

Hattori N. Expression, regulation and biological actions of growth hormone (GH) and ghrelin in the immune system. Growth Horm IGF Res. 2009 Jun;19(3):187–97.

Hedger MP, Winnall WR. Regulation of activin and inhibin in the adult testis and the evidence for functional roles in spermatogenesis and immunoregulation. Mol Cell Endocrinol. 2012 Aug 15; 359(1–2):30–42.

James DE, Nijkamp FP. Neuroendocrine and immune interactions with airway macrophages. Inflamm Res. 2000, 49:254–265.

Jara LJ, Medina G, Saavedra MA, Vera-Lastra O, Navarro C. Prolactin and autoimmunity. Clin Rev Allergy Immunol. 2011 Feb;40(1):50–9.

Kamath J, Yarbrough GG, Prange AJ Jr, Winokur A. The thyrotropin-releasing hormone (TRH)-immune system homeostatic hypothesis. Pharmacol Ther. 2009, 121:20–28.

Kelley KW, Weigent DA, Kooijman R. Protein hormones and immunity. Brain Behav Immun. 2007, 21:384–392.

De Bellis A, Bizzarro A, Pivonello R, Lombardi G, Bellastella A. Prolactin and autoimmunity. Pituitary. 2005, 8:25–30.

Klecha AJ, Barreiro Arcos ML, Frick L, Genaro AM, Cremaschi G. Immune-endocrine interactions in autoimmune thyroid diseases. Neuroimmunomodulation. 2008;15(1):68–75.

Langan EA, Foitzik-Lau K, Goffin V, Ramot Y, Paus R. Prolactin: an emerging force along the cutaneous-endocrine axis. Trends Endocrinol Metab. 2010 Sep;21(9):569–77.

Mukherjee A, Helbert M, Davis J, Shalet S. Immune function in hypopituitarism: time to reconsider? Clin Endocrinol (Oxf). 2010 Oct;73(4):425–31.

Peeva E, Venkatesh J, Michael D, Diamond B. Prolactin as a modulator of B cell function: implications for SLE. Biomed Pharmacother. 2004, 58:310–319

Savino W. Neuroendocrine control of T cell development in mammals: role of growth hormone in modulating thymocyte migration. Exp Physiol. 2007, 92:813–817.

Shelly S, Boaz M, Orbach H. Prolactin and autoimmunity. Autoimmun Rev. 2012 May;11(6–7):A465–70.

Silverman MN, Pearce BD, Biron CA, Miller AH. Immune modulation of the hypothalamic-pituitary-adrenal (HPA) axis during viral infection. Viral Immunol. 2005, 18:41–78.

Straub RH, Buttgereit F, Cutolo M. Alterations of the hypothalamic-pituitary-adrenal axis in systemic immune diseases -a role for misguided energy regulation. Clin Exp Rheumatol. 2011 Sep–Oct; 29(5 Suppl 68):S23–31.

Tomaszewska-Zaremba D, Herman A. The role of immunological system in the regulation of gonadoliberin and gonadotropin secretion. Reprod Biol. 2009 Mar;9(1):11–23.

5.4.6 Hormone der Nebennierenrinde

5.4.6.1 Glucocorticoide

Glucocorticoide werden in der Nebennierenrinde (Zona fasciculata) synthetisiert.

- Zu den Glucocorticoiden gehören **Cortisol** (Hydrocortison), **Cortison** und **Corticosteron**.
- Die Synthese erfolgt ausgehend vom Cholesterin über das Progesteron und mit Hilfe der 11beta-Hydroxylase.

Das adrenocorticotrope Hormon (ACTH; siehe Kap. 5.4.5.1) stimuliert Synthese und Ausschüttung von Glucocorticoiden.

Die Freisetzung von ACTH durch die basophilen Zellen des Hypophysenvorderlappens wird ausgelöst durch

- CRH (*corticotropin-releasing hormone*, Corticotropin-auslösendes Hormon), gebildet vom Hypothalamus (siehe Kap. 5.4.4.1),
  - die Ausschüttung von CRH erfolgt in Antwort auf Stress, kognitive Reize (Neurotransmitter) und Entzündungsmediatoren,
  - Bildung und Ausschüttung von CRH und ACTH werden durch Glucocorticoide im Sinne einer negativen Rückkopplung gehemmt (siehe Tab. 5.18);

Tab. 5.18: Der Regelkreis der Synthese und Ausschüttung von Glucocorticoiden.

Organ	Hormon	Förderung	Hemmung (negative Rückkopplung)
Hypothalamus	Corticotropin-auslösendes Hormon (CRH, corticotropin-releasing hormone)	Stress, Neurotransmitter, Entzündungsmediatoren	Glucocorticoide
Hypophysenvorderlappen	adrenocorticotropes Hormon (ACTH)	CRH, Stress, Katecholamine, Vasopressin	Glucocorticoide
Nebennierenrinde (NNR)	Glucocorticoide (Cortisol, Cortison, Corticosteron)	ACTH	

- Katecholamine (Adrenalin, Noradrenalin; siehe Kap. 5.4.1.2) und Vasopressin (siehe Kap. 5.4.3.2).

Glucocorticoide
- sind im Blut gebunden an **Transportproteine** (Transcortin, Albumin) oder an Erythrozyten,
- werden in der Leber hydriert, glucuronidiert und sulfatiert, dass sie über die Niere ausgeschieden werden können,
- wirken durch Bindung und Aktivierung des Cortisol-Rezeptors. Dieser ist im Zytoplasma fast aller Körperzellen anzutreffen und gehört zu den intranukleären Rezeptoren (siehe Kap. 3.3.1.3). Nach Bindung des Glucocorticoids an den Cortisol-Rezeptor ist dieser Komplex in der Lage,
  - in den Zellkern zu wandern und dort als ein Transkriptionsfaktor an das Glucocorticoid-Response-Element (GRE) in der Promoterregion des Zielgenes zu binden und dessen Transkription zu aktivieren (Transaktivierung, z. B. der Gene für die Enzyme zur Glukoneogenese),
  - oder an einen Transskriptionsfaktor zu binden und dessen Bindung an einen Promoter zu blockieren. Diese **Transrepression** z. B. der für die Aktivierung von Immunzellen wichtigen Transkriptionsfaktoren AP-1 oder Nf-kapaB führt zur Immunsuppression.

Die Wirksamkeit der Glucocorticoide ist breit gefächert. Im Vordergrund stehen die Bewältigung von Stresseinflüssen und die Wirkung auf den Stoffwechsel (siehe Tab. 5.19).

Einerseits **stärken** Glucocorticoide unter physiologisch (d. h. normalen) Bedingungen das Immunsystem:
- Funktionsbeeinträchtigungen der Nebennierenrinde führen zu einer erheblichen Zunahme von Infektionen. Gabe von Glucocorticoiden in geringen Dosen normalisieren diese Beeinträchtigungen.

Andererseits **inhibieren** Glucocorticoide in **höheren Dosen** innerhalb von wenigen Stunden die **Immunabwehr,** im Besonderen die Entzündung und Wundheilung, die angeborene Immunabwehr und in weiten Bereichen auch die erworbene Immunabwehr (siehe Tab. 5.20). Wesentliche Mechanismen hierfür sind:
- Expression und extrazelluläre Ausschleusung von Lipocortinen (Annexine): Lipocortine binden einerseits Ca-Ionen und andererseits an (negativ geladene) Hydrokarbongruppen von Phospholipiden. Durch Bindung an die äußere Phospholipid-Doppelschicht von Zellmembranen
  - blockieren Lipocortine (besonders bei Makrophagen, Granulozyten und Mastzellen)
    - die Aktivität von Phospholipasen, Phospholipide in Arachidonsäure zu spalten; dadurch wird die Synthese von (proinflammatorischen) Prostaglandinen und Leukotrienen vermindert,
    - die Zelladhäsion, Wanderung und Chemotaxie,

Tab. 5.19: Wirkung von Glucocorticoiden auf unterschiedliche Organsysteme.

Organsystem	Förderung	Hemmung
Stoffwechsel	Nahrungsaufnahme, Umverteilung des Fetts in zentrale Speicher (Bauchfett); Proteolyse und Freisetzung von Aminosäuren aus nichthepatischem Gewebe, Muskelschwund; Lipolyse im Fettgewebe, Lipidämie; Synthese von Glukose (statt aus Hexose) aus Aminosäuren oder aus Glycerin von Triglyceriden (Glukoneogenese); Blutzuckerspiegel; Glykogenspeicherung	Glukoseaufnahme durch Muskelzellen und Fettzellen; Wirkung von Insulin (Insulin-Resistenz)
Elektrolythaushalt	Na-Ionen-/Wasser-Ausscheidung; glomeruläre Filtrationsrate; renaler Plasmafluss; Ca-Ionen/Phosphat-Ausscheidung in der Niere; Synthese von Parathormon; Wasseransammlung im Gewebe	Synthese von Vasopressin; Synthese von Calcitonin; Absorption von Ca-Ionen im Darm
Haut/Epidermis	Erweiterung der Kapillaren	Epithelneubildung; Kollagensynthese
Knochengewebe	Demineralisation; Zellen für den Knochenabbau (Osteoklasten)	Zellen für den Knochenaufbau (Osteoblasten); Produktion von Osteocalzin; Längenwachstum
Herz	Kontraktilität; Herzfrequenz; Erhöhung des Blutdruckes	
Lunge	Produktion der Surfactantproteine (besonders in der fetalen Lunge)	
ZNS	erhöhter Hirndruck, Glaukom, Katarakte; Euphorie, Psychosen	

- ■ die Phagozytose und den Verdau von Fremstoffen in Phagolysosomen,
- ■ die Exozytose von lysosomalen Enzymen und Entzündungsmediatoren,
- ■ die Freisetzung von Zytokinen, Chemokinen und Wachstumsfaktoren;
- – werden „nackte" Phospholipide derart ummantelt, dass diese nicht mehr in der Lage sind, das Gerinnungssystem zu aktivieren;
- – wird die Fibrinolyse aktiviert, indem Lipocortine als Rezeptoren für Plasminogen dienen, aus welchem durch proteolytische Spaltung (durch Plasminogenaktivatoren) die Protease Plasmin entsteht, welche Blutgerinnsel (Fibrin) auflöst;
- – verstärken Lipocortine den kontrollierten Zelltod (Apoptose).
- ● Hemmung von Transkriptionsfaktoren durch **Transrepression** (s.o), sodass die Expression blockiert wird
  - – von proinflammatorischen Zytokinen, Chemokinen, Wachstumsfaktoren und der zugehörigen Rezeptoren, infolge dessen sowohl die zelluläre Immunabwehr als auch die humorale Immunabwehr inhibiert werden;
  - – von Cyclooxygenasen zur Synthese von Prostaglandinen.

Nachfolgend zur **Entzündungshemmung** und **Immunsuppression** sind die Folgen einer Glucocorticoid-Behandlung

- eine verstärkte (nichtentzündliche) Phagozytose von abgestorbenen (apoptotischen) Granulozyten durch Makrophagen (Abräumen von Entzündungsherden);
- eine erhöhte Expression von CD40L, da der Promoter des CD40L-Genes über 2 Glucocorticoid-Response-Elemente (GRE) zur Bindung von und zur Transaktivierung durch Glucocorticoid-Rezeptorkomplexe verfügt.
  - CD40L ist besonders exprimiert auf T-Lymphozyten, aktiviert den Kostimulator CD40 (siehe Kap. 4.15.2.4.1), welcher vorzugsweise exprimiert ist auf Antigen-präsentierenden Zellen (dendritische Zellen, B-Lymphozyten, Makrophagen) und eosinophilen Granulozyten. Eine erhöhte Expression von CD40L führt daher (im Rahmen von immunologischen Synapsen; siehe Kap. 4.8.1 und 4.16.2) zu einer verstärkten Aktivierung von Antigen-präsentierenden Zellen.
  - Die verstärkte Aktivierung von B-Lymphozyten durch erhöhtes CD40L verbessert die Bildung von Antikörpern (Menge und Bindestärke) und verstärkt den Isotypenwechsel bis hin nach IgE.
  - Da die Immunglobulinklasse IgE die allergischen Reaktionen vom Soforttyp (siehe Kap. 6.7.1) vermittelt, ist nach Gabe von Glucocorticoiden beispielsweise zur schnellen Hemmung einer allergischen Entzündung anschließend mit einer Verstärkung der (IgE-vermittelten) allergischen Reaktionen zu rechnen (siehe Kap. 6.7.1.4.2).

Tab. 5.20: Einfluss von Glucocorticoiden auf die Immunabwehr, Entzündung und Wundheilung.

Zielzellen	angeborene Immunabwehr		erworbene Immunabwehr	
	Förderung	Hemmung	Förderung	Hemmung
Monozyten/ Makrophagen		Proliferation, Synthese von proinflammatorischen Zytokinen (z. B. IL-1, TNF-alpha, IFNalpha) und Chemokinen, Expression von Rezeptoren (z. B. FC-R), Chemotaxie, Phagozytose, Exozytose lysosomaler Enzyme		
	Lipocortine/Annexine (Inhibitoren für die Phospholipase), Lipomodulin (neutrophile Granulozyten), Makrocortin (Makrophagen), Renocortin (Nierenzellen)	Aktivität von Phospholipase A2, Synthese von Cyclooxygenase, Synthese von Prostaglandinen (z. B. Thromboxan, PGE2) und Leukotrienen (LTB4, SRS-A), Fieber		

Zielzellen	angeborene Immunabwehr		erworbene Immunabwehr	
	Förderung	**Hemmung**	**Förderung**	**Hemmung**
Mastzellen		Synthese und Ausschüttung von Mediatoren/Histamin		Synthese und Ausschüttung von Mediatoren/Histamin
neutrophile Granulozyten	Blutkonzentration durch Umverteilung	Proliferation, Adhärenz, Emigration/Diapedese/Chemotaxie, Phagozytose, Exozytose, Geweberteilung		
natürliche Killerzellen		Proliferation		
T-Lymphozyten			Umverteilung in extravasale Räume, Expression von CD40Ligand	Blutkonzentration durch Umverteilung, Aktivierung und Proliferation, Synthese von Zytokinen (z. B. IFNgamma, IL-2, IL-3, IL-4, IL-5, IL-6), Synthese von Zytokin-Rezeptoren (z. B. IL-2-Rezeptoren), Synthese von Chemokinen (z. B. IL-8)
B-Lymphozyten			Synthese von IgE (durch verstärkte Expression von CD40L)	Proliferation, Synthese von Zytokinen (z. B. IL-2), Synthese von IL-2-Rezeptoren
lymphatisches Gewebe	Atrophie	Wachstum	Atrophie	Wachstum
Gerinnung/ Fibrinolyse/ Komplementsystem	Thromobozytenzahl, Erythrozytenzahl, Fibrinolyse (indirekt durch Lipocortin, welches Membrangebunden Plasminogenaktivatoren aktiviert)	Plasminogenaktivator (Fibrinolyse)		
Kininsystem		Bradykinin		
Wundheilung		Proliferation von Endothelzellen, Angiogenese, Proliferation von Fibroblasten, Kollagensynthese, Narbenbildung		

Weiterführende Literatur

Bahceciler NN. Does inhaled corticosteroid treatment result in a secondary immune deficiency predisposing to recurrent infections? Antiinflamm Antiallergy Agents Med Chem. 2012 Dec;11(3):217–20.

Bauer ME, Jeckel CM, Luz C. The role of stress factors during aging of the immune system. Ann N Y Acad Sci. 2009,1153:139–152.

Bellavance MA, Rivest S. The neuroendocrine control of the innate immune system in health and brain diseases. Immunol Rev. 2012 Jul;248(1):36–55.

De Bosscher K, Van Craenenbroeck K, Meijer OC, Haegeman G. Selective transrepression versus transactivation mechanisms by glucocorticoid receptor modulators in stress and immune systems. Eur J Pharmacol. 2008, 583:290–302.

Geha RS, Jabara HH, Brodeur SR. The regulation of immunoglobulin E class-switch recombination, Nat. Rev. Immunol. 2003, 3:721–32.

Liberman AC, Druker J, Garcia FA, Holsboer F, Arzt E. Intracellular molecular signaling. Basis for specificity to glucocorticoid anti-inflammatory actions. Ann N Y Acad Sci. 2009, 1153:6–13.

Liu Y, Cousin JM, Hughes J, Van Damme J, Seckl JR, Haslett C, Dransfield I, Savill J, Rossi AG. Glucocorticoids promote nonphlogistic phagocytosis of apoptotic leukocytes. J Immunol. 1999, 162(6):3639–46.

Michael M, Shimoni A, Nagler A. Recent compounds for immunosuppression and experimental therapies for acute graft-versus-host disease. Isr Med Assoc J. 2013 Jan;15(1):44–50.

Pilipović I, Radojević K, Perišić M, Leposavić G. Glucocorticoid-catecholamine interplay within the composite thymopoietic regulatory network. Ann N Y Acad Sci. 2012 Jul;1261:34–41.

Ratman D, Vanden Berghe W, Dejager L, Libert C, Tavernier J, Beck IM, De Bosscher K. How glucocorticoid receptors modulate the activity of other transcription factors: A scope beyond tethering. Mol Cell Endocrinol. 2013 Nov 5;380(1–2):41–54.

Rickard AJ, Young MJ. Corticosteroid receptors, macrophages and cardiovascular disease. J Mol Endocrinol. 2009 Jun;42(6):449–59.

Shen JZ, Young MJ. Corticosteroids, heart failure, and hypertension: a role for immune cells? Endocrinology. 2012 Dec;153(12):5692–700.

Silverman MN, Sternberg EM. Glucocorticoid regulation of inflammation and its functional correlates: from HPA axis to glucocorticoid receptor dysfunction. Ann N Y Acad Sci. 2012 Jul;1261:55–63.

Tait AS, Butts CL, Sternberg EM. The role of glucocorticoids and progestins in inflammatory, autoimmune, and infectious disease. J Leukoc Biol. 2008, 84:924–931.

Talabér G, Jondal M, Okret S. Extra-adrenal glucocorticoid synthesis: Immune regulation and aspects on local organ homeostasis. Mol Cell Endocrinol. 2013 Nov 5;380(1–2):89–98.

5.4.6.2 Mineralocorticoide

Mineralocorticoide werden wie Glucocorticoide in der Nebennierenrinde (Zona glomerulosa) aus dem Cholesterin über die Zwischenstufe des Progesterons (und mit Hilfe der Aldosteron-Synthase) synthetisiert. Zu den wichtigsten Mineralocorticoiden gehören das Aldosteron und das Deoxycorticosteron.

Mineralocorticoide wirken durch Bindung an und damit Aktivierung des zytoplasmatischen Mineralocorticoid-Rezeptors. Dieser gehört wie der Glucocorticoid-Rezeptor zu den intranukleären Rezeptoren (siehe Kap. 3.3.1.3).

Mineralocorticoide regulieren vorwiegend den Wasser- und Mineralhaushalt des Körpers, indem sie

- in der Niere (und ähnlich auch in den Schweißdrüsen und im Darmepithel)
  - einerseits die Rückresorption von Natriumionen besonders in den distalen Harn-kanälchen (Tubuli) und Sammelröhren der Niere steigern und
  - andererseits die Ausscheidung von Kaliumionen vermehren;
- durch die Zunahme der Natriumionen Konzentration das Blut- und Flüssigkeitsvolu-men des Körpers und damit den Blutdruck erhöhen.

Auch Glucocorticoide binden an den Mineralocorticoid-Rezeptor und weisen dadurch eine Mineralocorticoidaktivität auf. Da jedoch Glucocorticoide von Zellen, welche den Minera-locorticoid-Rezeptor exprimieren, enzymatisch (durch die 11beta-Hydroxysteroiddehydro-genase) inaktiviert werden, besitzen Glucocorticoide nur eine geringe Mineralocorticoid-aktivität. Andererseits wird den Glucocorticoiden eine antagonistische Wirkung zu Mine-ralocorticoiden nachgesagt.

Die Synthese von Mineralocorticoiden wird stimuliert durch die Ausschüttung von ACTH, ausgelöst
- zentralnervös über das sympathische Nervensystem
  - durch die Körperhaltung (orthostatisch),
  - durch Gefühlsempfindungen wie Schmerzen, Angst, Furcht oder Feindseligkeit;
- durch Anstieg der Blutplasmakonzentration der Angiotensine-II und -III, diese entste-hen aus Angiotensin-I durch enzymatische Spaltung (Angiotensin-konvertierendes Enzym), Angiotensin-I entsteht seinerseits aus Angiotensinogen durch Renin;
- über Chemorezeptoren in den Karotiden, aktiviert durch
  - Anstieg der Kaliumionenkonzentration,
  - Abfall der Natriumionenkonzentration;
- durch Druck-Rezeptoren (Barorezeptoren) in den Vorhöfen des Herzens, aktiviert durch Unterdruck.

Aldosteron stimuliert den Hypophysenhinterlappen zur Freisetzung von Vasopressin (ADH), welches seinerseits in der Niere die Rückresorption von Wasser bewirkt (siehe Kap. 5.4.3.2).

Die Ausschüttung von Mineralocorticoiden wird im Sinne einer Rückkopplung gehemmt durch
- hohe Konzentrationen von Natriumionen im Blut,
- einen erhöhten Blutdruck in den Karotiden über die dortigen Barorezeptoren.

Mineralokortikoide stimulieren die **Immunabwehr** (im Gegensatz zu Glucocorticosteroi-den) und zwar derart, dass ihnen eine wesentliche Rolle bei der Entstehung der **Arterio-sklerose** im Gefolge des chronischen Bluthochdruckes nachgesagt wird.

So aktiviert Aldosteron besonders
- Makrophagen (wie auch Lymphozyten) zur vermehrten
  - Bildung von Sauerstoffradikalen,
  - Ausschüttung von proinflammatorischen Zytokinen und
  - Migration und Diapedese;

● B-Lymphozyten zur vermehrten
  – Expression von Adhäsionsmolekülen (z. B. ICAM-1),
  – Expression von (CC- und CXC-Typ-)Chemokinen und Chemokin-Rezeptoren und
  – Bildung von Antikörpern.

Weiterführende Literatur

Herrada AA, Campino C, Amador CA, Michea LF, Fardella CE, Kalergis AM. Aldosterone as a modulator of immunity: implications in the organ damage. J Hypertens. 2011 Sep;29(9):1684–92.
Odermatt A, Kratschmar DV. Tissue-specific modulation of mineralocorticoid receptor function by 11β-hydroxysteroid dehydrogenases: an overview. Mol Cell Endocrinol. 2012 Mar 24;350(2):168–86.
Schiffrin EL. The immune system: role in hypertension. Can J Cardiol. 2013 May;29(5):543–8.
Vinson GP. The adrenal cortex and life. Mol Cell Endocrinol. 2009, 300:2–6.
Weber KT. A neuroendocrine-immune interface. The immunostimulatory state of aldosteronism. Herz. 2003; 28(8):692–701.

5.4.7 Sexualsteroide

Sexualsteroide werden zum größten Teil in den Keimdrüsen gebildet unter der Kontrolle der vom Hypophysenvorderlappen ausgeschütteten gonadotropen Hormone (FSH, Follikel-stimulierendes Hormon und LH, luteinisierendes Hormon). Zu den Sexualsteroiden gehören

● Östrogene (Estron, Estradiol, Estriol), produziert
  – in den Follikeln und im Gelbkörper der Eierstöcke, in der Nebennierenrinde (NNR), in den Hoden, im Fettgewebe, in der Brustdrüse und in der Plazenta,
  – durch enzymatische (Aromatase) Umwandlung von Androgenen (im Eierstock beispielsweise in den Granulosazellen), stimuliert durch FSH und LH (siehe Kap. 5.4.5.4 und 5.4.5.5);
● Progesteron, produziert ausgehend vom Cholesterol
  – vorwiegend im Gelbkörper der Eierstöcke, im Trophoblasten bzw. in der Plazenta (durch Wirkung von LH; siehe Kap. 5.4.5.5) und im Zentralen Nervensystem (ZNS);
● Testosteron, produziert
  – durch Wirkung von LH in den Hoden (Leydig'sche Zwischenzellen), in den Eierstöcken und in der NNR,
  – durch Wirkung von FSH in den Sertoli-Zellen,
  – aus dem Cholesterin und über die Zwischenstufen Progesteron und 17alpha-Hydroxyprogesteron,
  – nach Spaltung durch die 5alpha-Reduktase den biologisch aktiven Metabolit Dehydrotestosteron.

Die Freisetzung der gonadotropen Hormone FSH und LH (welche die Produktion der Sexualsteroide steuern) unterliegt der Kontrolle

Tab. 5.21: Wirkung der Sexualsteroide auf das Immunsystem.

Hormone	angeborene Immunabwehr		erworbene Immunabwehr	
	Förderung	Hemmung	Förderung	Hemmung
Östrogene	**Endothelzellen** NO-Sekretion, Gefäßerweiterung	**Endothelzellen** Expression von Adhäsionsmole- külen (z. B. P-Selektin, ICAM-1, VCAM-1) und Kostimulatoren CD40 und CD40L **glatte Muskelzellen der Gefäße** Expression von Adhäsionsmole- külen (z. B. P-Selektin, ICAM-1, VCAM-1) und von Chemokinen (z. B. MCP-1, CINC-2beta)	**dendritischen Zellen** vermehrte Differenzierung im Knochenmark, verstärkte Expres- sion von Chemokinen und Zyto- kinen (IL-10) zur Differenzierung von T-Helfer(2)-Lymphozyten) **T-Lymphozyten** Differenzierung zu TH2-Lympho- zyten, Differenzierung zu regu-- latorischen T-Lymphozyten	**Thymuszellen** Proliferation **T-Lymphozyten** Differenzierung zu TH1-Lymphozyten; Expression von Zytokin-Rezeptoren (z. B. IL-2-Rezeptor)
	Makrophagen, Endothelzellen Synthese von Prostacyclin, Erhöhung Gefäßpermeabilität, Gefäßerweiterung, Hemmung der Thrombozytenaggregation	**Makrophagen** Expression proinflammatori- scher Zytokine z. B. TNFalpha, IL-1, IL-6, Chemokine wie MIP-2, MCP-1, CXCL8/IL-8 und Wachs- tumsfaktoren (VEGF) **Granulozyten** Bildung von radikalem Sauer- stoff, Adhäsion und Diapedese **natürliche Killerzellen** zytotoxische Aktivität	**B-Lymphozyten** Aktivierung, Proliferation, Antikörperbildung (IgM, IgG2b, IgG1) **Plasmazellen** Resistenz gegen Apoptose	**B-Lymphozyten** Lymphopoese im Knochenmark
Progesteron		**natürliche Killerzellen** Proliferation und zytotoxische Aktivität **neutrophile Granulozyten** Einwanderung in den Uterus, Bildung von radikalen Sauerstoffmolekülen	**T-Lymphozyten** Induktion vom Progesteron-indu- zierten Blockadefaktor (PIBF), Synthese von antiinflammatori- schen Zytokinen (z. B. IL-10), Proliferation von regulatorischen T-Lymphozyten (THr), Prolifera- tion von TH2-Lymphozyten	**Thymuszellen** Proliferation **T-Lymphozyten** Differenzierung zu T-Helfer(1)- Lymphozyten und der Ausschüt- tung von proinflammatorischen Zytokinen (TNFalpha, IFNgamma, IL-2, IL-12, IL-18),

Hormone	angeborene Immunabwehr		erworbene Immunabwehr	
	Förderung	**Hemmung**	**Förderung**	**Hemmung**
		Makrophagen Proliferation und Expression von antiapoptotischen Proteinen, z. B. bcl2, und der Synthese von radikalen Sauerstoffmolekülen, Expression von induzierbarer NO-Synthase (iNOS) und des Stickstoffmonoxids (NO), Ausschüttung von pro-inflammatorischen Zytokinen (TNFalpha), der Synthese von Prostaglandinen und der Phagozytose **Mastzellen** Expression des Chemokin-Rezeptors CXCR4 für das Mast-zellen-spezifische Chemokin CXCL12		Hemmung der Proliferation und Aktivität von zytotoxische T-Lymphozyten
Testosteron			**T-Lymphozyten** Differenzierung in TH2-Lymphozyten und regulatorische T-Lymphozyten (THr)	**Thymuszellen, T-Lymphozyten** Synthese von IL-2 und IFN-gamma, Differenzierung in TH1-Lymphozyten und zytotoxische T-Lymphozyten (CTL)
				B-Lymphozyten Inhibition der Entwicklung und Proliferation

- durch Gonadoliberin (GnRH, *gonadotropin-releasing hormon*, Gonadotropin-auslösendes Hormon, LH-RH, FSH-RH; siehe Kap. 5.4.4.4) des Hypothalamus, dessen Ausschüttung im Sinne einer **negativen Rückkopplung** durch die im Blut befindlichen Sexualsteroide gehemmt wird,
- der ins Blut abgegebenen Sexualsteroide im Sinne einer **positiven Rückkopplung** (sogenannter **Hohlweg-Effekt**).

Wie alle Steroide diffundieren auch die Sexualsteroide durch die Zellmembran. Im Zytoplasma der Zielzellen wirken sie durch spezifische Bindung an und Aktivierung ihres jeweiligen Steroid-Rezeptors. Steroid-Rezeptoren gehören zu den intranukleären Rezeptoren (siehe Kap. 3.3.1.3). Sie stellen unvollständige Transkriptionsfaktoren dar, welche im Komplex mit dem jeweiligen Sexualsteroid in die Lage versetzt werden, in den Zellkern zu wandern, an den Promoter ihres Zielgenes zu binden und dieses zu aktivieren.

Sexualsteroide modulieren im erheblichen Maße die Immunabwehr (siehe Tab. 5.21).

5.4.7.1 Östrogene
Östrogene wirken hauptsächlich über 2 intranukleäre Rezeptoren, welche in den Zielzellen alleine oder auch gemeinsam auftreten können
- Estrogen-Rezeptor alpha (ERalpha),
  - dessen Aktivierung die Proliferation stimuliert (z. B. des Uterus und der Brustdrüse);
- Estrogen-Rezeptor beta (ERbeta),
  - dessen Aktivierung wesentlich beteiligt ist an der Zelldifferenzierung, Bildung und Organisation von extrazellulärer Matrix (siehe Kap. 2.2) und Kontakten zwischen Epithelien und Stroma,
  - ERbeta wird z. B. exprimiert von Fibroblasten, den Granulosazellen in den Eierstöcken und von Zellen vieler anderer Organe.
- Treten beide Rezeptoren in einer Zelle auf, sind ihre Wirkungen meist gegenläufig, d. h. beide unterdrücken gegenseitig die Expression ihrer Zielgene.
- Durch alternatives Spleißen der mRNA ist eine Reihe von Isomeren der Estrogen-Rezeptoren bekannt. Zusätzlich existiert ein
- G-Protein-gekoppelter Estrogen-Rezeptor 1 (*G protein-coupled estrogen receptor 1*, GPER-1/GPR30), welcher
  - nach Aktivierung durch Östrogen zelluläre Signalwege über Mitogen-aktivierte Proteinkinasen (MAPKs) und SMAD-Proteine aktiviert (siehe Kap. 3.3.3),
  - beteiligt ist an der Thymusentwicklung, dem Stoffwechsel und dem Knochenwachstum,
  - nicht involviert zu sein scheint an der Entwicklung und Funktion der Geschlechtsorgane.

Durch die Aktivierung dieser Rezeptoren prägen Östrogene in entscheidender Weise die körperliche Entwicklung und das Verhalten der Geschlechter. Konzentrationsabhängig stimulieren bzw. hemmen sie die Sekretion von LH und FSH im Hypophysenvorderlappen und hemmen die Sekretion von Gonadoliberin im Hypothalamus.

- Bei Frauen kommen Östrogene in der Zeit der Geschlechtsreife in höheren Konzentrationen als beim Mann vor. Sie erhöhen die Ansprechbarkeit der Eierstöcke auf Gonadotropine, stimulieren das Wachstum der Gebärmutter, des Endometriums und der sekundären Geschlechtsmerkmale, erhöhen die Motilität der Tuben und die Kontraktilität der Gebärmutter und ihre Ansprechbarkeit auf Oxytocin, stellen Muttermund und Zervikalkanal weit und regulieren den Menstruationszyklus. Kurz vor der Ovulation ist die Konzentration von Östrogenen am höchsten.
- Bei Männern regulieren Östrogene bestimmte Funktionen bei der Reifung der Spermien und sind notwendig für eine gesunde Libido.

Darüberhinaus besitzen Östrogene wesentliche weitere Eigenschaften. Hierzu gehören

- Verfestigung der Knochensubstanz (Stimulierung von Osteoblasten), Verminderung des Knochenabbaus (Hemmung von Osteoklasten), Verlangsamung des Längenwachstums,
- Regeneration der Haut, Vermehrung der Pigmenteinlagerung in die Haut durch erhöhtes Pheomelanin und vermindertes Eumelanin (siehe Kap. 5.4.5.7),
- Schutz und Regeneration der Blutgefäße und der Lungenalveolen,
- Senkung der Körpertemperatur, Beschleunigung des Stoffwechsels und des Fettverbrauches, Stimulation der Proteinsynthese, Verminderung der Muskelmasse, Erhöhung der Lipid-bindenden *high density* Lipoproteine (HDL, Lipoproteine hoher Dichte) und Verminderung der freien Lipide (LDL, *low density* Lipoproteine, Lipoproteine geringer Dichte) im Blut, Erhöhung des Cholesterols in der Galle und Verlangsamung der Darmmotilität,
- verstärkte Einlagerung von Wasser durch Zurückhalten von Natriumionen,
- Erhöhung von Wachstumshormon (GH) (siehe Kap. 5.4.5.2) und Glucocorticoiden (siehe Kap. 5.4.6.1),
- Verstärkung der Gerinnungsneigung durch erhöhte Blutspiegel von Gerinnungsfaktoren (Faktoren I, II, VII, VIII, IX und X; siehe Kap. 3.2.3), vermindertes Antithrombin III und verstärkte Thrombozyten-Adhäsion (siehe Kap. 3.4.2).

Auf die **Immunabwehr** wirken Östrogene einerseits hemmend aber auch stimulierend. Dieses führt zum Ergebnis, dass Östrogene

- die Blutgefäße vor Entzündungsreaktionen schützen indem sie
    - in Endothelzellen
        - die Expression von Adhäsionsmolekülen (z. B. P-Selektin, ICAM-1, VCAM-1) und der Kostimulatoren CD40 und CD40L hemmen,
        - die Expression der neuronalen NO-Synthase und die Bildung von Stickstoffmonoxid dagegen stimulieren und hierdurch zu Gefäßerweiterungen führen;
    - in glatten Muskelzellen der Blutgefäße die Expression von Adhäsionsmolekülen (z. B. P-Selektin, ICAM-1, VCAM-1) und von Chemokinen (z. B. MCP-1, CINC-2beta) inhibieren;

- Entzündungsvorgänge vermindern, indem sie inhibieren
    - in Makrophagen die Expression proinflammatorischer Zytokine (z. B. TNFalpha, IL-1, IL-6) und Chemokine (MIP-2, MCP-1, CXCL8/IL-8) und die Phagozytose,
    - in Granulozyten die Bildung von radikalem Sauerstoff, die Adhäsion und Diapedese und Phagozytose,
    - im Thymus die proliferative Entwicklung von T-Lymphozyten (T-Lymphopoese),
    - in T-Lymphozyten die Expression von Rezeptoren (z. B. IL-2-Rezeptor) und die Entwicklung von zytotoxischen T-Lymphozyten,
    - die zytotoxische Aktivität von natürlichen Killerzellen und
    - im Knochenmark die proliferative Entwicklung von B-Lymphozyten (B-Lymphopoese);
- die Wundheilung fördern;
- die Entwicklung und Bildung von Antikörpern stimulieren durch
    - vermehrte Differenzierung von dendritischen Zellen im Knochenmark,
    - eine Verstärkung der Expression in dendritischen Zellen von
        - Chemokinen spezifisch für den korrspondierenden Chemokin-Rezeptor (CCR8), exprimiert von T-Helfer(2)-Lymphozyten,
        - IL-10, wodurch die Differenzierung zu T-Helfer(2)-Lymphozyten stimuliert wird,
    - eine verstärkte Prägung von naiven T-Lymphozyten durch dendritischen Zellen (im Rahmen der Bildung einer immunologische Synapse; siehe Kap. 4.8.1)
        - zu T-Helfer(2)-Lymphozyten (siehe Kap. 4.10) und
        - zu regulatorischen T-Lymphozyten (CD4(+)-, CD25(+)-Treg); siehe Kap. 4.11),
    - eine gesteigerte Proliferation von B-Lymphozyten (Dank der Hilfe durch T-Helfer(2)-Lymphozyten) und eine erhöhte (polyklonale) Produktion von Antikörpern,
    - eine erhöhte Resistenz von Plasmazellen gegen Apoptose.

Weiterführende Literatur

Cagnetta V, Patella V. he role of the immune system in the physiopathology of osteoporosis. Clin Cases Miner Bone Metab. 2012 May;9(2):85–8.

D'Amelio P. The immune system and postmenopausal osteoporosis. Immunol Invest. 2013;42(7):544–54.

Filardo EJ, Thomas P. Minireview: G protein-coupled estrogen receptor-1, GPER-1: its mechanism of action and role in female reproductive cancer, renal and vascular physiology. Endocrinology. 2012 Jul;153(7):2953–62.

Kleuser B, Malek D, Gust R, Pertz HH, Potteck H. 17-Beta-estradiol inhibits transforming growth factor-beta signaling and function in breast cancer cells via activation of extracellular signal-regulated kinase through the G protein-coupled receptor 30. Mol Pharmacol. 2008 Dec;74(6):1533–43.

Kovats S. Estrogen receptors regulate an inflammatory pathway of dendritic cell differentiation: mechanisms and implications for immunity. Horm Behav. 2012 Aug;62(3):254–62.

Nadkarni S, McArthur S. Oestrogen and immunomodulation: new mechanisms that impact on peripheral and central immunity. Curr Opin Pharmacol. 2013 Aug;13(4):576–81.

Morani A, Warner M, Gustafsson JA. Biological functions and clinical implications of oestrogen receptors alfa and beta in epithelial tissues. J Intern Med. 2008 Aug;264(2):128–42.

Sakiani S, Olsen NJ, Kovacs WJ. Gonadal steroids and humoral immunity. Nat Rev Endocrinol. 2013 Jan;9(1):56–62.

Sharpe RM. The roles of oestrogen in the male. Trends Endocrinol MeTabelle 1998;9(9):371–7.

Tai P, Wang J, Jin H, Song X, Yan J, Kang Y, Zhao L, An X, Du X, Chen X, Wang S, Xia G, Wang B. Induction of regulatory T cells by physiological level estrogen. J Cell Physiol. 2008 Feb;214(2):456–64.

Uemura Y, Liu TY, Narita Y, Suzuki M, Matsushita S. 17 Beta-estradiol (E2) plus tumor necrosis factor-alpha induces a distorted maturation of human monocyte-derived dendritic cells and promotes their capacity to initiate T-helper 2 responses. Hum Immunol. 2008 Mar;69(3):149–57.

Yuan Y, Shimizu I, Shen M, Aoyagi E, Takenaka H, Itagaki T, Urata M, Sannomiya K, Kohno N, Tamaki K, Shono M, Takayama T. Effects of estradiol and progesterone on the proinflammatory cytokine production by mononuclear cells from patients with chronic hepatitis C. World J Gastroenterol. 2008;14(14):2200–7.

5.4.7.2 Progesteron

Progesteron wirkt vorwiegend durch Bindung an 2 weitgehend identische Progesteron-Rezeptoren (PGRA und PGRB; alternatives Spleißen der mRNA führt zu weiteren Isoformen).

- Progesteron-Rezeptor A (PRA)
  - ist (im Gegensatz zu PRB) nach Bindung des Progesterons als Transkriptionsfaktor inaktiv,
  - verfügt jedoch am carboxyterminalen Ende über eine inhibitorische Domäne (ID von 140 Aminosäuren) und
  - wirkt nach Bindung des Progesterons als dominanter Repressor der Transaktivierung durch PRB und moduliert damit die Wirkung von Progesteron, besonders in Hinblick auf den Eisprung.
- Progesteron-Rezeptor B (PRB):
  - verfügt (im Vergleich zum PRA) am aminoterminalen Ende über zusätzliche 165 Aminosäuren,
  - wirkt nach Bindung des Progesterons als Transskriptionsfaktor und
  - ist damit der für die endokrine Wirkung des Progesterons entscheidende Rezeptor.

Östrogene führen über Aktivierung des Östrogen-Rezeptors zu einer verstärkten Expression von Progesteron-Rezeptoren.

Progesteron regelt (im Wechselspiel mit Östrogenen) durch Aktivierung von PRB den Menstruationszyklus und bereitet in der Gelbkörperphase des Menstruationszykluses die Bedingungen vor, dass sich eine Blastozyste in die Gebärmutterschleimhaut einnisten kann.

Die Blutspiegel von Progesteron sind relativ niedrig bei Kindern und Frauen in der Menopause, liegen während des Zyklus vor der Ovulation etwa bei 2 ng/ml, steigen in der Gelbkörperphase auf etwa das 3-fache an und können in der Schwangerschaft auf das 100-fache anwachsen.

Durch Progesteron werden bewirkt
- an den Geschlechtsorganen
  - in Kombination mit Östrogenen und in geringer Konzentration die Stimulation der Expression von Proteasen (Caspase L und ADAMTS1) für den Eisprung (Ovulation) des Follikels,

- gemeinsam mit LH (bzw. Choriongonadotropin bei eintretender Schwangerschaft) die Entwicklung und Funktion des Gelbkörpers,
- während der Schwangerschaft die Verminderung der Ansprechbarkeit der Eierstöcke auf Gonadotropine,
- die Verminderung der Motilität und Sekretion der Tuben und die Ruhigstellung der Uterusmuskulatur mit Herabsetzung der Ansprechbarkeit auf Oxytocin,
- die Stimulation des Wachstums und der Differenzierung der Uterusschleimhaut, Engerstellung von Muttermund und Zervikalkanal, Verdickung des Zervikalschleimes,
- die Förderung des Wachstums der Brustdrüse (gemeinsam mit Östrogen und Prolaktin), jedoch die Hemmung der Laktation;
- systemisch besonders
  - eine erhöhte Natriumionen- und Wasserausscheidung, eine Erhöhung der Körpertemperatur und
  - eine verstärkte Gerinnungsneigung insbesonders durch Anstieg von Antithrombin III.

Im ZNS wirkt Progesteron antiapoptotisch und damit neuroprotektiv. Es verstärkt die Myelinisierung und fördert Gedächtnis und die Sinneswahrnehmungen.

Auf das **Immunsystem** zeigt Progesteron eine je nach Organ unterschiedliche Wirkung:

Im Uterus werden durch Progesteron **gehemmt**
- die Aktivierung von neutrophilen Granulozyten mit
  - Hemmung der Einwanderung von neutrophilen Granulozyten in den Uterus und
  - verminderter Bildung von radikalen Sauerstoffmolekülen;
- natürliche Killerzellen in ihrer Proliferation und ihrer zytotoxischen Aktivität;
- die Aktivierung von Makrophagen mit Verminderung
  - der Proliferation und der Expression von antiapoptotischen Proteinen (z. B. bcl2),
  - der Synthese von radikalen Sauerstoffmolekülen,
  - der Expression von induzierbarer NO-Synthase (iNOS) und damit der Bildung des Gefäß-erweiternden Stickstoffmonoxids (NO),
  - der Ausschüttung von proinflammatorischen Zytokinen (im Besonderen TNF-alpha),
  - der Synthese von Prostaglandinen,
  - der Phagozytose;
- die Chemotaxie von Mastzellen durch Hemmung der Expression des Chemokin-Rezeptors CXCR4 für das (Mastzellen-spezifische) Chemokin CXCL12;
- die Proliferation von T-Lymphozyten, im Besonderen
  - die Differenzierung zu T-Helfer(1)-Lymphozyten und deren Ausschüttung von proinflammatorischen Zytokinen (TNFalpha, IFNg-amma, IL-2, IL-12, IL-18),
  - die Proliferation und Aktivität von zytotoxische T-Lymphozyten.

Außerhalb des Uterus hat Progesteron in Konzentrationen wie sie im normalen Menstruationszyklus erreicht werden

- ein **hemmende Wirkung** auf das Immunsystem ähnlich den Glucocorticoiden
  - durch Aktivierung des Glucocorticoid-Rezeptors (siehe Kap. 5.4.6.1),
  - diese Wirkung besitzen auch einige der direkten Metabolite des Progesterons wie z. B. 12alpha-Hydroxyprogesteron;
- eine **fördernde Wirkung** auf die angeborene zelluläre Immunabwehr und die Antikörperantwort durch Aktivierung des Progesteron-Rezeptors PRB, diese Wirkung umfasst
  - Aktivierung von neutrophilen Granulozyten mit
    - Umverteilung im Körper und Anstieg der Konzentration im Blut,
    - verstärkter Wanderung (Migration) und Chemotaxie,
    - vermehrter Synthese von reaktivem Sauerstoff,
    - verstärkter Antikörper-abhängigen zellulären Zytotoxizität (ADCC),
  - Aktivierung von Makrophagen mit
    - erhöhter Expression von Komplement-Rezeptoren,
    - vermehrter Synthese von reaktivem Sauerstoff,
    - Förderung der Phagozytose
  - Förderung der Differenzierung von T-Lymphozyten zu T-Helfer(2)-Lymphozyten und Stimulierung von T-Helfer(2)-Lymphozyten zur Ausschüttung von antiinflammatorischen Zytokinen (IL-4, IL-5, IL-6, IL-10, IL-13),
  - Stimulierung der Proliferation von B-Lymphozyten, wobei
    - eine breite Förderung der Produktion von Antikörpern eher unterbleibt,
    - der Isotypenwechsel nach IgG2 und IgA (welche nur geringe Effektorfunktionen aufweisen; siehe Kap. 4.14.3) und die Produktion dieser Isotypen verstärkt wird.

Während der Schwangerschaft
- erhöhen sich die Blutspiegel von Progesteron auf Werte bis zu 200 ng/ml,
- wird hierdurch besonders gehemmt die zelluläre Immunantwort zum Schutze des Fetus vor der Immunabwehr der Mutter (siehe Kap. 6.1.3.4).

Weiterführende Literatur

Arroyo IC, Montor JM. Non-reproductive effects of sex steroids: their immunoregulatory role. Curr Top Med Chem. 2011;11(13):1661–2.

Attia GR, Zeitoun K, Edwards D, Johns A, Carr BR, Bulun SE. Progesterone receptor isoform A but not B is expressed in endometriosis. J Clin Endocr. MeTabelle 85: 2897–2902, 2000.

Auboeuf D, Honig A, Berget SM, O'Malley BW. Coordinate regulation of transcription and splicing by steroid receptor coregulators. Science. 2002, 298:416–419.

Dressing GE, Goldberg JE, Charles NJ, Schwertfeger KL, Lange CA. Membrane progesterone receptor expression in mammalian tissues: a review of regulation and physiological implications. Steroids. 2011 Jan;76(1–2):11–7.

Giangrande PH, Kimbrel EA, Edwards DP, McDonnell DP. The opposing transcriptional activities of the two isoforms of the human progesterone receptor are due to differential cofactor binding. Molec Cell. Biol. 2000, 20:3102–3115.

Giangrande PH, Pollio G, McDonnell DP. Mapping and characterization of the functional domains responsible for the differential activity of the A and B isoforms of the human progesterone receptor. J Biol Chem. 1997, 272:32889–32900.

Hughes GC. Progesterone and autoimmune disease. Autoimmun Rev. 2012 May;11(6–7):A502–14.

Kastner P, Krust A, Turcotte B, Stropp U, Tora L, Gronemeyer H, Chambon P. Two distinct estrogen-regulated promoters generate transcripts encoding the two functionally different human progesterone receptor forms A and B. EMBO J. 1990, 9:1603–14.

Kipp M, Berger K, Clarner T, Dang J, Beyer C. Sex steroids control neuroinflammatory processes in the brain: relevance for acute ischaemia and degenerative demyelination. J Neuroendocrinol. 2012 Jan;24(1):62–70.

Oertelt-Prigione S. The influence of sex and gender on the immune response. Autoimmun Rev. 2012 May;11(6–7):A479–85.

Robinson DP, Klein SL. Sex associated hormones alter immune responses and disease pathogenesis. Horm Behav. 2012 Aug;62(3):263–71.

5.4.7.3 Androgene

Testosteron und sein (nach Spaltung durch die 5alpha-Reduktase) biologisch aktiverer Metabolit **Dihydrotestosteron** wirken vorwiegend durch ihre Bindung an und Dimerisierung des Androgen-Rezeptors. 2 Isoformen des Rezeptors liegen vor:

- **Androgen-Rezeptor A (AR-A)**, Molekulargewicht 87 kDa, am N-terminus um die ersten 187 Aminosäuren verkürzt und
- **Androgen-Rezeptor B (AR-B)** mit kompletter Länge, Molekulargewicht 110 kDa.

Der Androgen-Rezeptor (AR-B) gehört (ähnlich wie die anderen Steroid-Rezeptoren) zu den nukleären Rezeptoren, welche im Komplex mit ihren spezifischen Liganden die Funktion eines Transkriptionsfaktors erwerben. Er ist strukturell nahe verwandt mit dem Progesteron-Rezeptor. Progesteron kann in hohen Konzentrationen den Androgen-Rezeptor blockieren.

Die Wirkung von Testosteron umfasst
- eine vermehrte Synthese von Nukleinsäuren und Eiweiß, erhöhte Produktion von Erythrozyten, vermehrter Knochenaufbau;
- bei Männern (im geschlechtsreifen Alter ist der Testosteronspiegel im Blut der Männer um mehr als 40-fach höher als bei Frauen) die Förderung
  - der Entwicklung und Funktion der Geschlechtsorgane (hauptsächlich durch Testosteron),
  - der Ausbildung und Aufrechterhaltung der sekundären Geschlechtsmerkmale (vorwiegend durch Dihydrotestosteron),
  - die Spermatogenese (Reifung der Spermatiden zu Spermien in den Samenkanälchen),
  - (in Zusammenarbeit mit Östrogenen) des sexuellen Verlangens, des Antriebs, der Ausdauer, der dominanten Verhaltensweisen, der Angriffslust;
- bei Frauen (in Zusammenarbeit mit Östrogenen) die Förderung des sexuellen Verlangens.

Testosteron **hemmt** die **Immunabwehr** durch
- Inhibition der Proliferation der Thymuszellen, vergesellschaftet mit
  - Rückbildung des Thymus,
  - Verminderung der Produktion von LHRH in den Thymuszellen,
    - LHRH stimuliert T-Lymphozyten (siehe Kap. 5.4.4.4),
  - Abnahme der Zahl an T-Lymphozyten;
- Inhibition der zellulären Immunantwort durch
  - Verminderung der Expression von Rezeptoren für pathogene Strukturen (TLR, Toll-artige Rezeptoren; siehe Kap. 3.4.4.1),
  - Verminderung der IL-2 Ausschüttung und der Proliferation von Lymphozyten,
  - Beeinflussung der Differenzierung von naiven T-Lymphozyten mit
    - Vermehrung der regulatorischen T-Lymphozyten mit erhöhter Produktion von TGFbeta1,
    - Vermehrung der T-Helfer(2)-Lymphozyten,
    - Verminderung der T-Helfer(1)-Lymphozyten;
  - Inhibition der Entwicklung von B-Lymphozyten im Knochenmark, der Vermehrung von B-Lymphozyten und der Produktion von Antikörpern.

Andererseits **stimuliert** Testosteron periphere Blutlymphozyten zur Produktion von **Wachstumsfaktoren** wie
- BDNF (*brain derived neurotrophic factor*, Hirn-stämmiger neurotropher Faktor) und
- PDGF-BB (*platelet derived growth factor BB*, Blutplättchen-Wachstumsfaktor BB).

Die immunsuppressive Wirksamkeit des Testosterons kann durch chirurgische oder hormonelle Kastration weitgehend aufgehoben werden.

Weiterführende Literatur

Brenu EW, McNaughton L, Marshall-Gradisnik SM. Is there a potential immune dysfunction with anabolic androgenic steroid use? A review. Mini Rev Med Chem. 2011 May;11(5):438–45.

Gottlieb B, Beitel LK, Wu JH, Trifiro M. The androgen receptor gene mutations database (ARDB): 2004 update. Hum Mutat. 2004, 23:527–533.

Grossman CJ. Regulation of the immune system by sex steroids. Endocrinology Reviews. 1984, 5:435–455.

Kasperska-Zajac AE, Brzoza ZK, Koczy-Baron E, Jagodzinska J. Dehydroepiandrosterone in therapy of allergic diseases. Recent Pat Inflamm Allergy Drug Discov. 2009 Nov;3(3):211–3.

Lai JJ, Lai KP, Zeng W, Chuang KH, Altuwaijri S, Chang C. Androgen receptor influences on body defense system via modulation of innate and adaptive immune systems: lessons from conditional AR knockout mice. Am J Pathol. 2012 Nov;181(5):1504–12.

Lu NZ, Wardell SE, Burnstein KL, Defranco D, Fuller PJ, Giguere V, Hochberg RB, McKay L, Renoir JM, Weigel NL, Wilson EM, McDonnell DP, Cidlowski JA. The pharmacology and classification of the nuclear receptor superfamily: glucocorticoid, mineralocorticoid, progesterone, and androgen receptors. Pharmacol. Rev. 2006;58(4):782–97.

Sakiani S, Olsen NJ, Kovacs WJ. Gonadal steroids and humoral immunity. Nat Rev Endocrinol. 2013 Jan;9(1):56–62.

Straub RH, Cutolo M, Buttgereit F, Pongratz G. Energy regulation and neuroendocrine-immune control in chronic inflammatory diseases. J Intern Med. 2010 Jun;267(6):543–60.

5.4.8 Schildrüsenhormone

In der Schilddrüse werden von den Follikelepithelzellen (Thyreozyten) synthetisiert
- aus Tyrosin und Jod (J2) 3-Monojodtyrosin und 3,5-Dijodtyrosin,
- anschließend aus beiden Molekülen das **L-Trijodthyronin (T3)** und
- aus 2 Molekülen 3,5-Dijodtyrosin das **L-Tetrajodtyronin (L-Thyroxin, T4)**.
- T3 und T4 werden an Thyreoglobulin in der Schilddrüse gespeichert. Nach Proteolyse des Thyreoglobulins werden T3 und T4 ins Blut abgegeben.
- Im Blut sind T3 und T4 weitgehend an Transportproteine (Thyroxin-bindendes Globulin, Thyroxin-bindendes Präalbumin und Albumin) gebunden. Außerhalb der Schilddrüse findet in den Zielzellen durch eine spezifische enzymatische Monodejodinierung eine **Konversion von T4 zu T3** statt. Das freie T3 ist als Hormon aktiver als T4. Dejodinasen weiterer Spezifitäten inaktivieren T3 und T4.

Synthese und Ausschüttung der Schildrüsenhormone stehen unter der Kontrolle
- des TSH (Thyreoidea-stimulierendes Hormon; siehe Kap. 5.4.5.3) des Hypophysenvorderlappens,
  - dessen Freisetzung durch das TRH (thyreotropin-releasing hormone, Thyreotropin-auslösendes Hormon ; siehe Kap. 5.4.4.2) des Hypothalamus ausgelöst wird;
- der Konzentrationen des freien T3 und T4 im Blut; diese regeln in Rückkopplung die Ausschüttung von TRH und TSH:
  - niedrige Blutspiegel von T3 und T4 stimulieren die Freisetzung,
  - hohe Blutspiegel von T3 und T4 hemmen die Ausschüttung.

T3 wirkt durch Bindung und Aktivierung zweier **Thyroid-Hormon-Rezeptoren** (THRA und THRB), welche wiederum in mehreren Isoformen auftreten.
- **THRA** wird exprimiert vom zentralen Nervensystem (ZNS) und den meisten anderen Geweben, mit Ausnahme der Leber,
- **THRB** ist dagegen vorwiegend in der Leber, aber auch im Herzen und im ZNS anzutreffen.

THRA und THRB gehören zu den intranukleären Rezeptoren. Durch Bindung ihrer Liganden stellen die Ligand-Rezeptorkomplexe Transskriptionsfaktoren dar, welche an die Promoterregionen (TREs, Thyroid-Hormon-Response-Elemente) ihrer Zielgene binden und deren Transkription aktivieren.

T3 verfügt über eine breite Wirksamkeit. Zu dieser gehören
- Steigerung des Gesamtstoffwechsels und des Grundumsatzes einschließlich
  - des Zucker-, Fett- und Proteinstoffwechsels,
  - der Drüsenaktivität (Schweiß und Talgdrüsen der Haut, Magen-Darm),
  - des Calcium- und Phosphatumsatzes;
- Beeinflussung des Nervensystems und der Muskulatur (Übererregbarkeit und Myopathie bei Hyperthyreose, Apathie und verlangsamte Sehnenreflexe bei Hypothyreose);
- Tachykardie bei Hyperthyreose durch Erhöhung der Empfindlichkeit auf Katecholamine;

- Förderung der embryonalen Entwicklung (im Besonderen Gehirnentwicklung und -reifung, Myelinisierung der Nervenbahnen).

Das **Immunsystem** wird durch T3 und T4 direkt und indirekt beeinflusst.

Die indirekte Beeinflussung erfolgt durch
- eine verstärkte Stoffwechselaktivität mit vermehrtem Verbrauch von Sauerstoff; daraus resultiert
  - eine erhöhte Bildung von radikalem Sauerstoff und reaktivem Stickstoff besonders in der Leber;
- radikale Sauerstoff und Stickstoffmoleküle, welche zur Folge haben
  - die verstärkte Expression von Zytokinen (z. B. TNFalpha, IL-10) besonders in den Kupffer'schen Sternzellen der Leber und
  - über die induzierbare Stickstoff-Monoxid-Synthetase (iNOS) die Synthese von Mediatoren zur Gefäßerweiterung wie beispielsweise NO.

Die **direkte Beeinflussung** der Immunabwehr umfasst (siehe Tab. 5.22):
- Inhibition der inflammatorische Aktivität von Makrophagen. So werden gehemmt:
  - die Zellwanderung,
  - die Expression der Superoxiddismutase-1 (SOD-1) durch Blockade des zugehörigen Promotors und damit verminderter Bildung von radikalem Sauerstoff,
  - die Ausschüttung von Chemokinen (MIP1alpha) und Zytokinen (IL-1beta).
- Inhibition von T-Lymphozyten durch Verringerung der Ausschüttung von
  - proinflammatorischen Zytokinen (z. B. IFNgamma) und von
  - antiinflammatorischen Zytokinen (z. B. IL-4 und IL-10).
- Stimulation der Proliferation von natürlichen Killerzellen.
- Aktivierung von dendritischen Zellen mit
  - verstärkter Expression von MHC-II und Kostimulatoren (CD80, CD86, CD40),
  - erhöhter Ausschüttung von IL-12,
  - verstärkter Aktivierung naiver T-Lymphozyten.
- Aktivierung von Thymuszellen mit
  - erhöhter Expression von Komponenten der extrazellulären Matrix (ECM, Fibronektin, Laminin) und von Adhäsionsmolekülen (VLA -4, -5, -6),
  - verstärkter Auswanderung von T-Lymphozyten,
  - Veränderung des Verteilungsmusters von CD4(+)-Lymphozyten und CD8(+)-Lymphozyten in den lymphatischen Organen,
  - erhöhter Expression von IL-2-Rezeptoren.
- Aktivierung von B-Lymphozyten mit
  - verstärkter Entwicklung und Proliferation im Knochenmark und
  - verstärkter Produktion von Antikörpern.

Auf Grund der Wirkung von T3 auf die Immunabwehr,
- kann ein Hypothyroismus assoziiert sein mit rheumatoider Arthritis,
- verschlimmert ein Hyperthyroismus ein bestehendes Bronchialasthma,
  - so produzieren Makrophagen und Granulozyten aus den Lungenalveolen von Asthmatikern nach Zugabe von T3 vermehrt radikalen Sauerstoff.

Tab. 5.22: Wirkung von L-Trijodthyronin (T3) auf die Immunabwehr.

Zielzellen	angeborene Immunabwehr		erworbene Immunabwehr	
	Förderung	Hemmung	Förderung	Hemmung
Monozyten/ Makrophagen		Zellwanderung, Expression der Superoxiddismutase-1 (SOD-1) durch Blockade des zugehörigen Promotors und damit verminderter Bildung von radikalem Sauerstoff, Ausschüttung von Chemokinen (MIP1-alpha) und Zytokinen (IL-1beta)		
natürliche Killerzellen	Proliferation			
dendritische Zellen			Expression von MHC-II und Kostimulatoren (CD80, CD86, CD40), Ausschüttung von IL-12 und Differenzierung von T-Helfer(1)-Lymphozyten	
Thymuszellen			Auswanderung von T-Lymphozyten, Veränderung des Verteilungsmusters von CD4(+)-Lymphozyten und CD8(+)-Lymphozyten in den lymphatischen Organen, Expression von IL-2-Rezeptoren in Synergismus mit IL-2	
T-Lymphozyten				Ausschüttung von proinflammatorischen Zytokinen (z. B. IFNgamma) und von anti-inflammatorischen Zytokinen (z. B. IL-4 und IL-10)
B-Lymphozyten			Entwicklung und Proliferation im Knochenmark und Produktion von Antikörpern	

Weiterführende Literatur

Boelen A, Kwakkel J, Fliers E. Beyond low plasma T3: local thyroid hormone metabolism during inflammation and infection. Endocr Rev. 2011 Oct;32(5):670–93.

De Vito P, Balducci V, Leone S, Percario Z, Mangino G, Davis PJ, Davis FB, Affabris E, Luly P, Pedersen JZ, Incerpi S. Nongenomic effects of thyroid hormones on the immune system cells: New targets, old players. Steroids. 2012 Aug;77(10):988–95.

Karanikas G, John P, Wahl K, Schüetz M, Dudczak R, Willheim M. T-lymphocyte cytokine production patterns in nonimmune severe hypothyroid state and after thyroid hormone replacement therapy. Thyroid. 2004;14(7):488–92.

Kmiec Z, Myśliwska J, Rachón D, Kotlarz G, Sworczak K, Myśliwski A. Natural killer activity and thyroid hormone levels in young and elderly persons. Gerontology. 2001 Sep–Oct;47(5):282–8.

Mascanfroni I, Montesinos Mdel M, Susperreguy S, Cervi L, Ilarregui JM, Ramseyer VD, Masini-Repiso AM, Targovnik HM, Rabinovich GA, Pellizas CG. Control of dendritic cell maturation and function by triiodothyronine. FASEB J. 2008, 22:1032–42.

Nishizawa Y, Fushiki S, Amakata Y, Nishizawa Y. Thyroxine-induced production of superoxide anion by human alveolar neutrophils and macrophages: a possible mechanism for the exacerbation of bronchial asthma with the development of hyperthyroidism. In Vivo. 1998, 12:253–7.

Pállinger E, Csaba G. A hormone map of human immune cells showing the presence of adrenocorticotropic hormone, triiodothyronine and endorphin in immunophenotyped white blood cells. Immunology. 2008, 123:584–9.

Ribeiro-Carvalho MM, Lima-Quaresma KR, Mouço T, Carvalho VF, Mello-Coelho V, Savino W. Triiodothyronine modulates thymocyte migration. Scand J Immunol. 2007 Jul;66(1):17–25.

Santos GM, Afonso V, Barra GB, Togashi M, Webb P, Neves FA, Lomri N, Lomri A. Negative regulation of superoxide dismutase-1 promoter by thyroid hormone. Mol Pharmacol. 2006 Sep;70(3):793–800.

5.5 Das Immunsystem als Signalgeber für das Nervensystem

5.5.1 Immunzellen als Produzenten von Wirkstoffen des Nervensystems

Zellen der Immunabwehr verfügen über Rezeptoren für Neurotransmitter, Neuropeptide, Peptidhormone und Steroidhormone und können daher vom Nervensystem über diese Wirkstoffe aktiviert, stimuliert oder gehemmt werden (siehe Kap. 5.4).

Zugleich sind die Zellen der Immunabwehr zu einem beträchtlichen Teil in der Lage, diese Wirkstoffe des Nervensystems eigenständig (siehe Tab. 5.23) zu bilden, ausreichend
- zur autokrinen Modulation der Funktion direkt oder indirekt über die Ausschüttung von Immunmediatoren (siehe Kap. 5.4), Neuropeptiden und Hormonen, beispielsweise
  - ist NGF (nerve growth factor, Nerven-Wachstumsfaktor) ein autokriner Wachstumsfaktor für Gedächtnis-B-Lymphozyten, Neutralisation des endogenen NGF führt zu deren Apoptose,
  - können Oxytocin und Gonadotropin Monozyten, Granulozyten, Mastzellen und Lymphozyten stimulieren zur Sekretion von ACTH, Endorphin und/oder Triiodthyronin,
  - hemmen IL-1, Il-2 und IL-4 die Prolaktinsynthese in Lymphozyten;
- um additiv die Menge an Wirkstoffen ausgeschüttet vom Nervensystem zu erhöhen und damit
  - lokal die Wirksamkeit außerhalb des ZNS parakrin zu verstärken und
  - systemisch und endokrin die Ausschüttung der Steuerhomone im Hypothalamus und in der Hypophyse durch eine positive oder negative Rückkopplung zu beeinflussen.

Tab. 5.23: Beispiele für Peptidhormone, Neuropeptide und Neurotransmitter, produziert von Zellen der Immunabwehr.

Hormone/ Transmitter	Synthese-auslösende Zytokine	Zellen der Immunabwehr						
		Thymo-zyten	T-Lym-phozyten	B-Lym-phozyten	Makro-phagen	Granu-lozyten	Mast-zellen	Megaka-ryozyten
Hypothalamushormone								
CRH (*corticotropin-releasing hormone*, Cortico-tropin-auslösen-des Hormon)	IL-1, IFNgamma, TNFalpha, IL-12	+	+		+			
LHRH (*luteinizing hormone-releasing hormone*, lutei-nisierendes Hor-mon-auslösen-des Hormon)		+						
Somatoliberin	IL-1		+	+	+	+		
Somatostatin			+	+		+	+	
Gonadoliberin			+	+				
Prolactoliberin			+	+				
Hypophysenhormone								
Vasopressin	IL-2, NO	+						
Oxytocin		+				+ (eos)		
ACTH (*adrenocorticotro-pic hormone*, adrenocortico-tropes Hormon)	IL-1, IL-6, GM-CSF (Inhi-bition durch TNFalpha)		+	+	+			
TSH (*thyroid-stimu-lating hormone*, Thyreoidea-stimulierendes Hormon)			+	+	+			
LH (*luteinizing hormone*, lutei-nizierendes Hormon)			+	+				

Hormone/ Transmitter	Synthese- auslösende Zytokine	Zellen der Immunabwehr						
		Thymo- zyten	T-Lym- phozyten	B-Lym- phozyten	Makro- phagen	Granu- lozyten	Mast- zellen	Megaka- ryozyten
cGH (Choriongonado- tropin)			+					
FSH (*follicle-stimu- lating hormone*, Follikel-stimulie- rendes Hormon)			+	+				
GH (*growth hormone*, Wachstums- hormon)	(Inhibition durch TNF alpha)	+	+	+	+			
MSH			+	+	+			
Prolactin	IL-1, IL-2, IL-4		+					

Neuropeptide/Neurotransmitter

Hormone/ Transmitter	Synthese- auslösende Zytokine	Thymo- zyten	T-Lym- phozyten	B-Lym- phozyten	Makro- phagen	Granu- lozyten	Mast- zellen	Megaka- ryozyten
VIP (*vasoactive intes- tinal peptide*, vasoaktives intes- tinales Peptid)			+			(+)	(+)	
CGRP			+		+			
Tachykinin			+		+			
ANP (*atrial natriuretic peptide*, atriales natriuretisches Peptid)		+			+			
beta-Endorphin					+	+	+	
Neuropeptid Y					+			+
Katecholamine		+	+	+	+	+	+	
Acetylcholin		+	+	+	+	+	+	

neurotrophe Wachstumsfaktoren

Hormone/ Transmitter	Synthese- auslösende Zytokine	Thymo- zyten	T-Lym- phozyten	B-Lym- phozyten	Makro- phagen	Granu- lozyten	Mast- zellen	Megaka- ryozyten
NGF (*nerve growth factor*, Nerven-Wachs- tumsfaktor)			+	+	+	+	+	

5.5.2 Immunmediatoren als Neuropeptide

Trotz des Schutzes durch die Blut-Hirn-Schranke kann die Funktion des zentralen Nerven-systemes durch Immunmediatoren, ausgeschüttet außerhalb der Blut-Hirn-Schranke, im erheblichen Maße beeinflusst werden. Von besonderer Bedeutung sind hierbei die Zytoki-ne IL-1, IL-2, IL-6, IL-10, TNFalpha und IFNgamma (siehe Tab. 5.24).

In der Peripherie ausgeschüttete Zytokine können in das ZNS eindringen,
- im Normalzustand nur über die durchlässigen Strukturen der Blut-Hirn-Schranke (sie-he Kap. 5.2.2),
    - die im ZNS unter normalen Besingungen nachweisbaren Zytokine stammen somit fast ausschließlich von den Neuronen (siehe Kap. 5.1.3) und den Gliazellen (Kap. 5.1.4);
- andernorts erst nach lokaler oder systemischer Öffnung der Blut-Hirn-Schranke (siehe Kap. 5.2.3)
    - beispielsweise durch solche Zytokine (z. B. IL-1, TNFalpha, IFNalpha, GM-CSF), welche in der Lage sind, Endothelzellen zu aktivieren (siehe Tab. 5.24), freigestzt z. B. im Rahmen einer Entzündung;
- und im ZNS Gliazellen aktivieren und direkt und/oder indirekt auf Nervenzellen ein-wirken.

Aktivierte **Mikrogliazellen** sind wiederum in der Lage
- Immunmediatoren und Gewebehormone auszuschütten, wie z. B.
    - proinflammatorische Zytokine (z. B. IL-1, IL-2, IL-6, IL-12, TNFalpha, IFNgamma),
    - antiinflammatorische Zytokine (z. B. IL-4, IL-10, IL-13, TGFbeta),
    - Chemokine (z. B. CCL2, CCL3, CCL4, CCL5, CXCL2, CXCL10) und
    - Prostaglandine, im Besonderen PGE2, Histamin und Serotonin;
- mit Hilfe ihrer Immunmediatoren und Gewebehormone ihrerseits das ZNS zu beeinflus-sen, wie z. B.
    - direkt die Funktion von Neuronen (siehe Tab. 5.24),
    - indirekt durch die Anlockung von Makrophagen, Mastzellen, Lymphozyten und Granulozyten aus dem Blut, falls die Blut-Hirn-Schranke geöffnet ist.

5.5.3 Immunmediatoren bei der Entstehung von Schmerzen

Die Wahrnehmung von Schmerzen ist abhängig von deren Entstehung und stellt einen Lernprozess dar. Zu unterscheiden sind
- Schmerzen, verursacht durch Aktivierung von peripheren Schmerz-Rezeptoren (Noci-ceptoren),
    - periphere, lokale Schmerzen entstanden durch Verletzung eines Gewebes (ther-misch, mechanisch, chemisch oder durch Infektionen), z. B. Schmerzen, entstan-den im Gefolge von lokalen Entzündungen (siehe Kap. 3.7),
    - viszerale Schmerzen, dumpfe Schmerzen, aus den Eingeweiden übertragen,

Tab. 5.24: Beispiele für die Wirksamkeit von Zytokinen auf das Nervensystem.

Zytokin	Einfluss auf das Nervensystem	
	zentrales Nervensystem	**peripheres Nervensystem**
IL-1	Stimulation des Hypothalamus (Freisetzung von CRH) der Hypophyse und der Nebennierenrinde, Erhöhung der Körpertemperatur (Fieber), Verstärkung des Schlafbedürfnisses, Verminderung der Nahrungsaufnahme, Aktivierung der Endothelzellen/Öffnung der Blut-Hirn-Schranke, Aktivierung von Mikrogliazellen, Aktivierung von Astrozyten	Aktivierung der Endothelzellen/Öffnung der Blut-Nerven-Schranke, Aktivierung von Schwann'schen Zellen, Modulation der Aktivität von Synapsen, Beeinflussung der Reizleitung in den Axonen, Verminderung der motorischen Aktivität
IL-2	Expression von Acetylcholin im Hypocampus, Anstieg der Blutkonzentration von ACTH und Cortisol, Ausschüttung von Vasopressin	
IL-4	Aktivierung der Endothelzellen/Öffnung der Blut-Hirn-Schranke, Aktivierung von Oligodendrozyten	Aktivierung der Endothelzellen/Öffnung der Blut-Nerven-Schranke, Aktivierung von Schwann'schen Zellen, Modulation der Aktivität von Synapsen, Beeinflussung der Reizleitung in den Axonen
IL-6	Stimulation des Hypothalamus (Freisetzung von CRH), der Hypophyse und der Nebennierenrinde, Erhöhung der Körpertemperatur (Fieber), Aktivierung der Endothelzellen/Öffnung der Blut-Hirn-Schranke, Aktivierung von Astrozyten	Aktivierung der Endothelzellen/Öffnung der Blut-Nerven-Schranke, Aktivierung von Schwann'schen Zellen, Modulation der Aktivität von Synapsen, Beeinflussung der Reizleitung in den Axonen
IL-10	Hemmung der Bildung von IL-1 und TNFalpha in Mikroglia, Verminderung der Apoptose durch TNFalpha	Hemmung der Bildung von IL-1 und TNFalpha in Schwann'schen Zellen, Verminderung der Apoptose durch TNFalpha
TNFalpha	Stimulation des Hypothalamus (Freisetzung von CRH), der Hypophyse und der Nebennierenrinde (bei hohe Dosis Hemmung), Hemmung der Ausschüttung von Wachstumshormon, Erhöhung der Körpertemperatur (Fieber), Verstärkung des Schlafbedürfnisses, Verminderung der Nahrungsaufnahme, Aktivierung der Endothelzellen/Öffnung der Blut-Hirn-Schranke, Apoptose von Oligodendrozyten, Proliferation (geringe Dosis), Apoptose von Neuronen (hohe Dosis), Aktivierung von Astrozyten	Aktivierung der Endothelzellen/Öffnung der Blut-Nerven-Schranke, Aktivierung von Schwann'schen Zellen, Modulation der Aktivität von Synapsen, Beeinflussung der Reizleitung in den Axonen, Proliferation (geringe Dosis), Apoptose von Schwann'schen Zellen (hohe Dosis)
IFNalpha, IFNgamma	Inhibition des Hypothalamus, der Hypophyse und der Nebennierenrinde, Euphorien (Opiatähnlich), Polyneuropathien, Verhaltenstörungen, motorische Beeinträchtigungen, Erhöhung der Körpertemperatur (Fieber), Verminderung der Nahrungsaufnahme, Aktivierung von Mikrogliazellen	Verminderung der motorischen Aktivität
GM-CSF, M-CSF	Aktivierung der Endothelzellen/Öffnung der Blut-Hirn-Schranke, Proliferation von Mikrogliazellen	Aktivierung der Endothelzellen/Öffnung der Blut-Nerven-Schranke, Aktivierung von Schwann'schen Zellen, Beeinflussung der Reizleitung in den Axonen

- übertragene Schmerzen (Schmerzen aus inneren Organen, welche aufgrund der Unkenntnis der Lokalisation des tatsächlichen Schmerzortes vom Gehirn bestimmten Hautarealen (Dermatomen) oder der Muskulatur (Myotom) des entsprechenden Spinalnerven zugeordnet werden (sogenannte **Head'sche Zonen**); Erregungsleitungen aus der Haut und den Organen münden zusammen in ein zentral ziehendes Neuron, so dass zentral keine Unterscheidung mehr möglich ist, ob der Schmerz aus der Körperoberfläche oder den Organen kommt;
- neuropathische Schmerzen, welche auf Schädigungen des peripheren Nervensystems (z. B. Infektionen mit dem Herpes-Virus, Degenerationen von Axonen in Folge eines Diabetes mellitus) oder des zentralen Nervensystems (Verletzungen des Rückenmarkes oder des Gehirnes, Schlaganfall) beruhen;
- Deafferenzierungsschmerzen, welche auftreten obwohl der den Schmerzimpuls übertragende Nerv eigentlich ausgeschaltet bzw. durchtrennt ist (z. B. Phantomschmerzen);
- Schmerzen infolge reversibler funktioneller Störungen, bei welchen Teilsysteme des Körpers fehlerhaft funktionieren (z. B. Fehlregulation der Durchblutung bei Migräne);
- psychosomatische Schmerzen (körperlicher Schmerz als Ausdruck seelischer Belastung).

Schmerz-Rezeptoren stellen polare Strukturen mit Kationen-Kanälen (TRP, *transient receptor potential cation channels*) an den freien Endigungen der Axone sensibler Ganglienzellen dar.

- Schmerz-Rezeptoren werden erregt durch Reize, welche einen Einstrom von Kationen (Ca, Na, K, Mg) durch die Kationen-Kanäle bewirken. Diese lösen ein Aktionspotenzial in der freien Nervenendigung aus. Für die Erregung gilt:
  - Ein vergleichsweiser starker Reiz ist vonnöten, um Schmerz-Rezeptoren zu erregen
  - Schmerz-Rezeptoren adaptieren nicht, ein andauernder Reiz führt nicht zu einer Verminderung der Erregbarkeit.
  - Durch Gewebehormone wie Kinine (Bradykinin), Prostaglandine (PGE2), Histamin und Serotonin wird die Aktivierung von Schmerz-Rezeptoren erheblich verstärkt.
- Übersteigt das Aktionspotenzial einen Schwellenwert, wird es durch Nervenfasern in das Rückenmark weitergeleitet, und zwar
  - schnell durch die A-delta-Fasern (besitzen eine Myelinscheide; Nervenleitungsgeschwindigkeit bis zu 20 m/s) und
  - langsam durch die C-Fasern (bei Viszeralschmerzen die alleinige Schmerzleitung, C-Fasern besitzen keine Myelinscheide; Nervenleitungsgeschwindigkeit ca. 2 m/s).

Die durch den Schmerzreiz verursachte **Erregung**,
- löst über polysynaptische Reflexbahnen (unbewusst) im Rückenmark den **nociceptiven Reflex** (Fluchtreflex) aus;
- wird über den Tractus spinothalamicus in den Thalamus geleitet, in welchem die **gefühlte Stärke** des Schmerzes bewertet wird;
- wird polysynaptisch zu den sensorischen Arealen der Gehirnrinde weitergeleitet, wo die **Lokalisation des Schmerzes** erfolgt,

- die bewusste Schmerzwahrnehmung und genaue Lokalisation eines Schmerzes ist dabei ein **Lernprozess**;
- kann das vegetative Nervensystem stimulieren,
  - denn kollaterale Nervenfasern zweigen vom Tractus spinothalamicus ab und führen zur Formatia retikularis, mit welchem spinale motorische Bahnen wie auch das vegetative Nervensystem verbunden sind,
  - dessen Erregung kann **vegetative Reaktionen** (Pupillenerweiterung, Schweißausbruch, Ohnmacht und Kreislaufkollaps) bewirken;
- führt zum **neurogenen Reflex**, d. h. die Nozizeptoren schütten Wachstumsfaktoren aus wie z. B. NGF (*nerve growth factor*, Nerven-Wachstumsfaktor) und CGRP (calcitonin gene-related peptide, Calcitoningen-verwandtes Peptid), dies hat zur Folge, dass
  - die Nozizeptoren ihre eigene Erregung steigern und ruhende Schmerz-Rezeptoren in der Nachbarschaft aktivieren, eine **Verstärkung** des Schmerzreizes bis hin zur **neurogenen Entzündung** sind die Folgen,
  - die Nervenfasern zur Aussprossung angeregt werden und in das umliegende Gewebe einwachsen, hierdurch wird auch in dem der Schädigung direkt benachbarten Gewebe Schmerz empfunden.

Bei einer **Entzündung** wird die **Stärke** der Schmerzempfindung beeinflusst durch das Ausmaß
- der lokalen Schädigung des Gewebes;
- der direkten oder indirekten Freisetzung
  - von proinflammatorischen Substanzen durch die an der Entzündung beteiligten Granulozyten, Makrophagen, Mastzellen, Lymphozyten und Endothelzellen (im Besonderen lysosomale Enzyme, radikaler Sauerstoff, Anaphylatoxine, Zytokine)
    - in Nachbarschaft zu den Schmerz-Rezeptoren
    - oder längs des afferenten sensiblen Axons,
  - von Substanzen, welche die Erregbarkeit der lokalen Schmerz-Rezeptoren steigern (z. B. Kalium, Kinine/Bradykinin, Prostaglandine/PGE2, Histamin und Serotonin),
  - von antiinflammatorischen Substanzen (z. B. IL-1RA, IL-4, IL-10, TGFbeta), welche die Entzündungsreaktion begrenzen,
  - von Chemokinen, welche
    - in Nachbarschaft zu den Schmerz-Reptoren entstehen und deren Aktivierung steigern können,
    - in den schmerzleitenden Ganglien gebildet werden und die Schmerz-induzierte Erregungsübertragung in den Synapsen verstärken können;
- an Opioid-Rezeptoren, exprimiert von denjenigen sensorischen Ganglien, welche das Entzündungsgebiet versorgen, von den Ganglien werden die Opioid-Rezeptoren längs der Axone zu den Enden und Endabschnitten der sensorischen Nerven transportiert, wo sie sich anreichern;
- der Freisetzung von schmerzlindernden Substanzen, im Besonderen **Endorphine** (siehe Kap. 5.4.2.3), welche vor Ort oder im Gehirn freigesetzt werden, Endorphine
  - werden am Ort der Entzündung von den aktivierten Zellen der Immunabwehr, besonders von aktivierten Gedächtnis-T-Lymphozyten und von aktivierten Bindegewebszellen verstärkt synthesiert,

- dringen durch die im Rahmen der Entzündung durch die Gewebehormone durchlässig gewordene perineurale Blut-Nerven-Schranke ein in den Endabschnitt des versorgenden sensorischen Nerven,
- binden in den Endabschnitten der sensorischen Nerven an die angereicherten Opioid-Rezeptoren, reduzieren den Ca-Ionen-Einstrom und hemmen dadurch die Wirkung der Schmerz-auslösenden Reize und bewirken hierdurch eine Schmerzlinderung.

Neuropathische Schmerzen sind die Folge von direkten Schädigungen des peripheren oder zentralen Nervensystemes. Charakteristika dieser Schmerzen sind
- die Allodynie, bei welcher normalerweise als angenehm oder nicht störend empfundene thermische, mechanische oder chemische Reize nunmehr als schmerzhaft empfunden werden,
- die Überempfindlichkeit gegen schmerzhafte Reize (Hyperalgesie) und
- spontane Schmerzen.

Bei der Entstehung und der Andauer von neuropathischen Schmerzen scheint die Immunabwehr und die durch sie verursachte Aktivierung von Nociceptoren und/oder Beeinflussung der Reizleitung der afferenten sensorischen Axone eine entscheidende Rolle zu spielen.
- Eine lokale Schädigung
    - des zentralen Nervensystemes aktiviert besonders die Mikrogliazellen (siehe Kap. 5.1.4.2) im betroffenen Bereich,
    - eines Nerven im peripheren Nervensystem aktiviert die Schwann'schen Zellen und weitere direkt benachbarte und ggf. in Mitleidenschaft gezogene Gewebezellen (z. B. Fibrozyten, Mastzellen, Epithelzellen Makrophagen).
- Im Zuge dieser Aktivierung werden Immundiatoren (besonders Chemokine, aber auch Interleukine und Interferone) und/oder Gewebshormone (Prostaglandine, Leukotriene, Histamin und Serotonin) freigesetzt. Diese können bewirken
    - eine autokrine Steigerung der Aktivierung,
    - eine weitere parakrine Aktivierung von
        - Mikrogliazellen und Makrogliazellen (Astrozyten, Ologodendrozyten) im Nachbarschaft zu der Schädigung im ZNS,
        - Mastzellen und Makrophagen in der Nähe des geschädigten Nerven des peripheren Nervensystemes,
    - (angelockt durch die Chemokine) das Einwandern von Makrophagen, Granulozyten, Mastzellen und T-Lymphozyten und deren Aktivierung vor Ort zur Ausschüttung weiterer proinflammatorischer Zytokine, Immunmediatoren und Gewebehormone.
- Unter dem Einfluss dieser Immunmediatoren verstärken sich in den betroffenen afferenten Nervenbahnen, welche die durch den Schmerz verursachten Erregungspotenziale leiten
    - im geschädigten Bereich
        - ektopische Entladungen,
        - abnormale Aktionspotenziale,

- die Expression von Ca-Ionen Kanälen, was zur erhöhten Freisetzung von (exzitatorischen) Neurotransmittern führt,
- in den (sensorischen) Neuronen die Bildung von Chemokinen (z. B. CCL2, CXCL1, CXCL12, CX3CL1) und deren Rezeptoren, welche
  - ■ die Erregungspotenziale erhöhen und
  - ■ durch erhöhte Freisetzung von Neurotransmittern die Reizübertragung in den Synapsen verstärken.
- Falls über eine längere Zeit diejenigen Substanzen freigesetzt werden, welche die Erregbarkeit der lokalen Schmerz-Rezeptoren steigern (z. B. Kalium, Kinine/Bradykinin, Prostaglandine/PGE2, Histamin, Serotonin, Chemokine)
  - entwickelt sich schließlich ein autonomer Prozess mit andauernden neuropathischen Schmerzen,
  - der weitgehend unabhängig sein kann von der eigentliche Ursache.

Außer der Verabreichung von schmerzlindernden Arzneimitteln (Analgetika) gibt es keine wirksame medikamentöse Behandlung dieser Erkrankung.

Weiterführende Literatur

Abbadie C. Chemokines, chemokine receptors and pain. Trends Immunol. 2005, 26:529–34.

Al-Hashimi M, Scott SW, Thompson JP, Lambert DG. Opioids and immune modulation: more questions than answers. Br J Anaesth. 2013 Jul;111(1):80–8.

Calvo M, Dawes JM, Bennett DL. The role of the immune system in the generation of neuropathic pain. Lancet Neurol. 2012 Jul;11(7):629–42.

Chiang CY, Sessle BJ, Dostrovsky JO. Role of astrocytes in pain. Neurochem Res. 2012 Nov;37(11):2419–31.

Dunn AJ. Mechanisms by which cytokines signal the brain. Int Rev Neurobiol. 2002, 52:43–65.

Dunn AJ. Interactions between the Nervous System and the Immune System: Implications for Psychopharmacology. Part of The Fourth Generation of Progress On-Line Edition. American College of Neuropsychopharmacology, 2000. Available at: http://www.acnp.org/G4/GN401000069.

Ellis A, Bennett DL. Neuroinflammation and the generation of neuropathic pain. Br J Anaesth. 2013 Jul;111(1):26–37.

Hughes PA, Zola H, Penttila IA, Blackshaw LA, Andrews JM, Krumbiegel D. Immune activation in irritable bowel syndrome: can neuroimmune interactions explain symptoms? Am J Gastroenterol. 2013 Jul;108(7):1066–74.

Jha MK, Jeon S, Suk K. Glia as a Link between Neuroinflammation and Neuropathic Pain. Immune Netw. 2012 Apr;12(2):41–7.

Levine DN. Sherrington's "The Integrative action of the nervous system" a centennial appraisal. J Neurol Sci 2007; 253: 1–6.

Liu T, Gao YJ, Ji RR. Emerging role of Toll-like receptors in the control of pain and itch. Neurosci Bull. 2012 Apr;28(2):131–44.

McCusker RH, Kelley KW. Immune-neural connections: how the immune system's response to infectious agents influences behavior. J Exp Biol. 2013 Jan 1;216(Pt 1):84–98.

Moalem G, Tracey DJ. Immune and inflammatory mechanisms in neuropathic pain. Brain Res Rev. 2006, 51:240–64.

Watson CP. Opioids in chronic noncancer pain: more faces from the crowd. Pain Res Manag. 2012 Jul–Aug;17(4):263–75.

Woolf CJ, Ma Q. Nociceptors—noxious stimulus detectors. Neuron, 2007, 55:353–64.

Kin NW, Sanders VM. It takes nerve to tell T and B cells what to do. J of Leukocyte Biol. 2006, 79:1093–1104.

Zakrzewska JM. Multi-dimensionality of chronic pain of the oral cavity and face. J Headache Pain. 2013 Apr 25;14(1):37.

6 Herausforderungen und Fehlentwicklungen der Immunabwehr

6.1 Toleranz der Immunabwehr

Der Körper verfügt über mehrere Mechanismen, mit deren Hilfe er zu verhindern sucht, dass seine Immunabwehr
- die eigenen Organe als fremd erkennt (siehe Kap. 6.1.1) und Autoimmunerkrankungen erzeugt (siehe Kap. 6.8),
- den Fetus im Verlaufe der Schwangerschaft abstößt (siehe Kap. 6.1.3),
- beim Kampf gegen Infektionserreger überschießend reagiert und hierdurch den eigenen Körper erheblich beschädigt (siehe Kap. 6.5).

Die erworbene Immunabwehr verfügt über eine Vielfalt an Antigen-spezifischen Bindestrukturen in den variablen Domänen
- der MHC-I-, MHC-II- und CD1-Moleküle (siehe Kap. 4.5),
- der T-Lymphozyten-Rezeptoren (TCR; siehe Kap. 4.6.1.1),
- der B-Lymphozyten-Rezeptoren (BCR; siehe Kap. 4.15.1) und
- der Antikörper (siehe Kap. 4.14.1);
- deren Vielfalt gewährleistet wird durch
  - die somatische Rekombination der DNA codierend für die in diesen variablen Domänen (CDR, *complementarity determining regions*),
  - die somatische Hypermutation der Gene für die CDR in den variablen Domänen der BCR bzw. der Antikörper,
  - das Zufallsprinzip, welchem die Rekombinationen und Mutationen folgen (siehe Kap. 4.3), hierdurch entstehen zwangsläufig auch Bindestellen für körpereigene Strukturen und damit autoreaktive Lymphozyten.

Bei **autoreaktiven Lymphozyten** ist entscheidend, welche Bindestärke deren TCR bzw. BCR zu körpereigenen Antigenen aufweisen. Autoreaktive Lymphozyten mit
- geringer Affinität
  - sind bei jeder Normalperson zu finden und verursachen wahrscheinlich keine Erkrankungen,
  - scheinen durch die fortwährende geringgradige Stimulation, welche von den körpereigenen Antigenen ausgeht, sogar eher förderlich für die fortlaufende Einsatzbereitschaft der Immunabwehr zu sein;
- hoher Affinität
  - sind direkt beteiligt an der Entwicklung der unterschiedlichen Autoimmunerkrankungen (siehe Kap. 6.8).

Um den Körper zu schützen, hat die Immunabwehr zentrale und periphere Mechanismen zur Vernichtung bzw. zur Verhinderung von hochaffinen autoreaktiven Lymphozyten entwickelt. Zu diesen Mechanismen gehört die Entwicklung von **Toleranz**, welche stattfindet (siehe Kap. 6.8)

- **zentral** im Thymus und im Knochenmark und
- **peripher** besonders in den lymphatischen Geweben.

6.1.1 Entwicklung der zentralen Toleranz

6.1.1.1 Selektion von Thymozyten

Im Thymus unterliegen die Präthymozyten und Thymozyten einer positiven wie auch einer negativen Selektion (siehe Kap. 4.7).

Thymozyten überleben (**positive Selektion**), deren T-Lymphozyten-Rezeptoren (TCR)
- mit **mittlerer Affinität** (vorwiegend der CDR2, *complementary determining region 2*, hochvariable Region 2, ihrer variablen Domänen)
    - an die variablen Domänen der körpereigenen MHC-I-, MHC-II- und CD1-Moleküle auf Thymusepithelzellen binden;
        - Thymozyten mit zu geringer oder zu starker Bindung an MHC-I, MHC-II und CD1 werden dagegen in die Apoptose geführt;
- mit **geringer Affinität** (vorwiegend der CDR1 und CDR3 ihrer variablen Domänen)
    - an Epitope derjenigen Antigene binden, welche ihnen von den medullären Thymusepithelzellen oder von den in den Thymus eingewanderten dendritischen Zellen und B-Lymphozyten auf MHC-I-, MHC-II- und CD1-Molekülen präsentiert werden;
        - körpereigenen Antigene werden von den Thymusepithelzellen mit Hilfe der Aktivierung eines speziellen Transkriptionsaktivators für körpereigene Antigene, des Autoimmunregulators (**AIRE**) präsentiert;
        - extrazelluläre Antigene und Fremdantigene (z. B. von Infektionserregern) werden von dendritischen Zellen und B-Lymphozyten präsentiert, die in den Thymus eingewandert sind.

Thymozyten sterben (**negative Selektion** durch Apoptose), deren T-Lymphozyten-Rezeptor (TCR)
- **nicht** an ein präsentiertes Antigen und an MHC-I, MHC-II oder CD1 bindet oder
- **stark** an ein präsentiertes Antigen und an MHC-I, MHC-II oder CD1 bindet.

Die Differenzierung zu regulatorischen T-Lymphozyten (CD4(+)-CD25(+)-FoxP3 (+)-T-Lymphozyten) wird in denjenigen Thymozyten ausgelöst, deren T-Lymphozyten-Rezeptor (TCR)
- zwar stark an ein präsentiertes Antigen (und an MHC-I, MHC-II oder CD1) bindet;
- die Bindung jedoch so schwach ist, dass sie keine Apoptose bewirkt (siehe Kap. 4.11),
    - nach dieser Selektion verlassen den Thymus Thymozyten;
- welche nicht stark aktiviert werden können,
    - weder von den im Thymus präsentierten Autoantigenen,
    - noch von den im Thymus präsentierten Fremdantigenen (die z. B. von einer zeitgleich stattgefundenen Infektion stammen können);

- welche jedoch schwach stimuliert werden von allen anderen Antigenen, soweit diese präsentiert werden auf körpereigenen MHC-I-, MHC-II- oder CD1-Molekülen.

Die positive und negative Selektion im Thymus gewährleistet somit T-Lymphozyten, welche

- weitgehend tolerant sind gegenüber Autoantigenen auf körpereigenem Gewebe, aber auch gegenüber Fremdantigenen, welche zum Zeitpunkt der Selektion der T-Lymphozyten im Körper vorhanden sind,
    - da die Autoantigene kontinuierlich im Thymus präsentiert werden, Fremdantigene jedoch nur für die Dauer z. B. einer Infektion, ist die zentrale Toleranz gegen Infektionsantigene im Regelfall nur ein vorübergehendes Phänomen;
- durch alle anderen (d. h. neuen) Fremdantigene aktiviert werden können, wenn diese ihnen von körpereigenen MHC-I-, MHC-II- oder CD1-Molekülen präsentiert werden und wenn diese Präsentation mit einer ausreichenden Kostimulation im Rahmen der Bildung einer immunologischen Synapse (siehe Kap. 4.8.1 und 4.16.2) einhergeht.

6.1.1.2 Selektion von B-Lymphozyten

Im Knochenmark erfolgt die negative Selektion von virginellen (naiven) B-Lymphozyten (siehe Kap. 4.17.1).

- Virginelle B-Lymphozyten, deren sIgM im B-Lymphozyten-Rezeptor (BCR) durch Antigene auf Stromazellen des Knochenmarkes vernetzt werden,
    - sterben (**negative Selektion)** den kontrollierten Zelltod (Apoptose; siehe Kap. 3.3.8), falls die Bindung zwischen dem sIgM und dem Antigen von hoher Affinität ist, oder
    - werden stimuliert zur **Rezeptor-Edition**, d. h. zur erneuten Rekombination der bisher nicht genutzten V- und J-Elemente ihrer sIgM Gene, um damit die Antikörperspezifität ihres sIgM zu ändern, oder
    - weichen durch **Rezeptormodulation** der Rezeptor-Edition aus, indem sie die Expression der sIgM verringern, sodass eine Aktivierung ihrer BCR durch das Antigen nicht mehr möglich ist.
- Die überlebenden virginellen B-Lymphozyten verlassen das Knochenmark über den Blutkreislauf (**Übergangs-B-Lymphozyten**) und wandern über Blut und Lymphe in die Peripherie zu den Lymphknoten/lymphatischen Organen.
    - Im Blut (und im nicht lymphatischen Gewebe) unterliegen die wandernden virginellen B-Lymphozyten einem ähnlichen Selektionsdruck wie im Knochenmark, d. h.
    - virginelle B-Lymphozyten, deren sIgM durch Antigene (Autoantigene oder Fremdantigene) vernetzt werden, sterben entweder den kontrollierten Zelltod (negative Selektion durch Apoptose), werden zur Rezeptor-Edition stimuliert oder verringern die Anzahl ihrer sIgM (Rezeptormodulation).

Durch diesen Selektionsmechanismus ist gewährleistet, dass keine B-Lymphozyten in die lymphatischen Organe einwandern, deren BCR mit hoher Affinität an körpereigene Antigene oder auch an Fremdantigene (z. B. von Infektionserregern) binden, soweit diese gleichzeitig im Knochenmark und Blut vorhanden sind.

6.1.2 Aufrechterhaltung der Toleranz in der Peripherie

6.1.2.1 Ignoranz, Deletion und Anergie von T-Lymphozyten

Die Aktivierung von naiven T-Lymphozyten durch Bildung einer immunologischen Synapse mit Antigen-präsentierenden Zellen (siehe Kap. 4.8.1) kann Einflüssen unterliegen, die praktisch zur Toleranz des Körpers für ein Antigen führen. Hierzu gehören:

Ignoranz: Naive T-Lymphozyten verbleiben in einem inaktivierten Zustand.

Dieser kann auftreten, wenn
- die Menge an Antigenen im Körper so gering ist, dass die kritische Dichte des präsentierten Antigens für eine Stimulation unterschritten wird, erst eine Erhöhung der präsentierten Antigenmenge über diesen Schwellenwert hinaus kann die naiven T-Lymphozyten aktivieren;
- das Antigen in für die Immunabwehr unzugänglichen Bereichen exprimiert wird, z. B.
  - bei den sogenannten **„sequestrierten Autoantigenen"** im ZNS, in den peripheren Nerven, im Auge (Kornea, Linse, Glaskörper), im Knorpel, im Hoden oder
  - bei intrazellulären Antigenen;
- die Expression des Antigens auf MHC-I-, MHC-II- oder CD1-Molekülen zu niedrig ist, beispielsweise
  - durch mangelhaften Transport von antigenen Peptiden durch den Transporter für die Antigen-Präsentation (TAP; siehe Kap. 4.5.1) in das endoplasmatische Retikulum, sodass MHC-I-Moleküle nicht mit diesen Peptiden beladen werden können,
  - durch den vorschnellen Transport von unbeladenen MHC-Molekülen aus dem endoplasmatischen Retikulum, beispielweise induziert durch (die Proteine US2 und US11 von) Herpesviren,
  - durch Hemmung der Expression von MHC-Molekülen, wie beispielsweise in Tumorzellen oder nach Virusinfektionen (z. B. HIV, RSV oder AV) oder induziert durch Glucocorticoide (siehe Kap. 5.4.6.1).

Deletion: Die für ein gegebenes Antigen spezifischen T-Lymphozyten werden eliminiert.

Eine Deletion geschieht
- im Rahmen der Bildung einer immunologischen Synapse eines naiven T-Lymphozyten mit einer Antigen-präsentierenden Zellen (siehe Kap. 4.8.), vorzugsweise in den sekundären lymphatischen Organen;
- wenn die Epitope der beteiligten Antigene mit sehr hoher Affinität an den T-Lymphozyten-Rezeptor (TCR) der T-Lymphozyten binden, sodass die Unverhältnismäßigkeit dieses Reizes zur Apoptose der betroffenen T-Lymphozyten führt.

Anergie: Die für ein gegebenes Antigen spezifischen T-Lymphozyten treten in eine Funktionsstarre ein.

Eine Anergie wird induziert,
- wenn die Stimulation des T-Lymphozyten-Rezeptors ohne Kostimulation geschieht oder diese unzureichend ist,
  - anergische T-Lymphozyten können aus dieser Funktionstarre nicht befreit werden,
    - weder durch eine zweite Antigen-spezifische Stimulation mit ausreichender Kostimulation,
    - noch durch aktivierende Zytokine;
- wenn die beteiligten Antigen-präsentierenden Zellen (z. B. dendritische Zellen) noch unreif sind und dadurch keine oder zu wenige Kostimulatoren (beispielsweise CD80/CD86; siehe Kap. 4.6.3.1.3) oder CD40 (siehe Kap. 4.15.2.4.1) exprimieren.
- Entscheidend für die Induktion einer Anergie ist somit der Reifegrad der dendritischen Zellen. Dieser wiederum ist abhängig von der Art der Differenzierung und der Aktivierung. Zu unterscheiden sind (siehe Kap. 4.5.2.3)
  - **prä-DC-1**, welche
    - zu **Typ 1-DC** ausreifen, vorwiegend IL-12 auschütten und die Entwicklung von CD4(+)-T-Helfer(1)-Lymphozyten stimulieren und damit die zelluläre Immunantwort fördern;
  - **prä-DC-2**, welche
    - zu **Typ 2-DC** ausreifen, vorwiegend IL-10 und IFNalpha sekretieren und die Entwicklung von CD4(+)-T-Helfer(2)-Lymphozyten stimulieren und damit die humorale Immunantwort fördern;
  - **unreife DC**, welche
    - die Anergie in T-Lymphozyten induzieren können,
    - zentral in der Medulla des Thymus durch subapoptotische Stimulation von Präthymozyten deren Entwicklung zu natürlichen regulatorischen T-Lymphozyten stimulieren,
    - in der Peripherie naive CD4(+)-T-Helfer-Lymphozyten zu induzierten CD4(+)-CTLA4(+)-FoxP3(+/−)-regulatorischen T-Lymphozyten prägen;
  - **reife DC**, deren Reifung durch Aktivierung erfolgte, z. B.
    - durch bakterielle Lipopolysaccaride (LPS), welche Rezeptoren für pathogene Strukturmuster (PRR; siehe Kap. 3.4.4.1) stimulieren, oder
    - durch proinflammatorische Zytokine wie TNFalpha oder IL-1.

6.1.2.2 Mangelnde Hilfe für B-Lymphozyten und zytotoxische T-Lymphozyten

Die Antigen-spezifische Aktivierung von **virginellen (naiven) B-Lymphozyten** und das Ausmaß ihrer Proliferation, der somatischen Hypermutation der variablen Regionen ihrer Antikörper und der Isotypenwechsel ist abhängig von der Stärke der Hilfe durch CD4(+)-T-Helfer(2)-Lymphozyten (siehe Kap. 4.16).

Diese Hilfe für B-Lymphozyten fehlt oder ist mangelhaft, z. B.

- bei einer zentralen oder peripheren Deletion oder Anergie der zugehörigen CD4(+)-T-Helfer(2)-Lymphozyten;
- bei mangelnder Proliferation der zugehörigen CD4(+)-T-Helfer(2)-Lymphozyten, bedingt durch
    - eine Überexpression des hemmenden Liganden CTLA4 auf dem ursprünglichen T-Helfer(0)-Lymphozyten für die Kostimulation durch CD80/CD86 der Antigenpräsentierenden Zelle (siehe Kap. 4.6.3.1.3),
    - den hemmenden Einfluss des TGFbeta von regulatorischen T-Lymphozyten;
- bei Aktivierung von Koinhibitoren der B-Lymphozyten (beispielsweise Fc-gamma-Rezeptor-IIB, CD85A, CD22, CD72 und CD30; siehe Kap. 4.15.3).

Virginelle B-Lymphozyten, welche durch

- solche Antigene stimuliert werden, die dabei Hilfe von CD4(+)-T-Helfer(2)-Lymphozyten benötigen,
    - sind bei mangelhafter Hilfe durch TH2-Lymphozyten in ihrer Entwicklung zu Plasmazellen gestört. Die Folge ist eine Beeinträchtigung der Antikörpersynthese;
- T-Lymphozyten-unabhängige Antigene stimuliert werden (siehe Kap. 4.18),
    - sind dagegen unabhängig von der Hilfe durch CD4(+)-T-Helfer(2)-Lymphozyten.

Zytotoxische T-Lymphozyten werden in ihrer Entwicklung (ähnlich wie bei den B-Lymphozyten) durch T-Helfer-Lymphozyten gefördert,

- und zwar durch CD4(+)-T-Helfer(1)-Lymphozyten (siehe Kap. 4.9),
    - deren Funktion ist die Ausschüttung von proinflammotorischen Zytokinen, mit denen sie den zytotoxischen T-Lymphozyten zur Proliferation und Differenzierung stimulieren, aber auch Makrophagen aktivieren;
- fehlt diese Hilfe oder ist sie mangelhaft, ist auch die Entwicklung von CD8(+)-zytotoxischen T-Lymphozyten und damit z. B. die Abwehr von Virus-infizierten Zellen beeinträchtigt, Ursache mangelnder Hilfe kann z. B. sein
    - eine Deletion oder Anergie der zugehörigen CD4(+)-T-Helfer(1)-Lymphozyten (siehe Kap. 6.1.2.1),
    - eine mangelnde Proliferation von TH(1)-Lymphozyten auf Grund einer Überexpression des hemmenden Liganden CTLA4 oder
    - eine mangelnde Differenzierung von TH(1)-Lymphozyten durch erhöhtes TGFbeta und/oder IL-10 von regulatorischen T-Lymphozyten.

6.1.2.3 Suppression von T-Helfer-Lymphozyten durch regulatorische T-Lymphozyten

Die Entwicklung von regulatorischen T-Lymphozyten erfolgt

- zentral im Thymus durch medulläre Antigen-präsentierende Zellen (Thymusepithelzellen),
    - welche Präthymozyten durch eine starke, jedoch noch subapoptotische Aktivierung des T-Lymphozyten-Rezeptors (TCR) zu **natürlichen** regulatorischen CD4(+)-CD25(+)-FoxP3(+)-T-Lymphozyten prägen (siehe Kap. 4.7) oder

- in der Peripherie durch unreife Antigen-präsentierende (dendritische) Zellen, welche
  - naive T-Lymphozyten prägen zu **induzierten** regulatorischen CD4(+)-, CTLA(+)-, FoxP3(+/−)-T-Lymphozyten (siehe Kap. 4.11),
    - induzierte regulatorische T-Lymphozyten können vermehrt nach Infektionen mit Viren (z. B. HIV), Bakterien (z. B. Mycobakterien) oder Parasiten (z. B. Leishmanien oder Plasmodien) auftreten.

Die Aktivierung von regulatorische T-Lymphozyten erfolgt
- durch Bildung einer immunologischen Synapse mit Antigen-präsentierenden Zellen (in Konkurrenz zu T-Helfer-Lymphozyten) und/oder
- durch kollateral freigesetzte Zytokine (z. B. IL-10, TGFbeta).

Regulatorischen T-Lymphozyten hemmen T-Helferzellen über die Ausschüttung von
- IL-10 (Hemmung der CD4(+)-T-Helfer(1)-Lymphozyten),
- TGFbeta (Hemmung von CD4(+)-T-Helfer(1)-Lymphozyten und von CD4(+)-T-Helfer(2)-Lymphozyten).

Somit tragen regulatorische T-Lymphozyten wesentlich bei zum Gleichgewicht zwischen Stimulierung und Hemmung der erworbenen Immunabwehr.

6.1.2.4 Hemmung von natürlichen Killerzellen

Natürliche Killerzellen (NK) exprimieren inhibitorische Rezeptoren wie auch aktivierende Rezeptoren (siehe Kap. 3.6). Die inhibitorischen Rezeptoren (KIR) werden durch Bindung an körpereigene MHC-I-Moleküle aktiviert.

Da jede natürliche Killerzelle mindestens einen Typ von KIR exprimiert und die Zellen der unterschiedlichen Organe fast ausnahmslos MHC-I exprimieren, ist gewährleistet, dass das eigene Gewebe vor einem Angriff von natürlichen Killerzellen geschützt ist.

Andererseits können natürlichen Killerzellen (NK)
- Zielzellen direkt angreifen,
  - welche kein MHC-I exprimieren,
  - die jedoch Liganden tragen für die aktivierenden Rezeptoren auf den NK und
- „tolerant" sein gegenüber solchen Zellen,
  - welche weder MHC-I noch Liganden für aktivierende Rezeptoren exprimieren (wie z. B. Erythrozyten).

6.1.2.5 Homöostase

Die Proliferation und Differenzierung der Zellen der Immunabwehr finden im Normalzustand in einem Ausmaß statt, der bestimmt wird
- durch die verfügbare Stoffwechselleistung und die Möglichkeiten der Zufuhr und Speicherung von Energie,
- von der Ersatzanforderung für den Verlust durch Alterung und Apoptose,
- durch Reservevorhaltung für Bedarfsanforderungen bei akuten oder chronischen Belastungen, z. B. bei Infektionen.

Hierdurch bleiben in Ruhezeiten und im Normalzustand die absoluten und relativen Anteile der unterschiedlichen Leukozyten weitgehend konstant (Homöostase).

Bei außergewöhnlichen Belastungen wie z. B. Infektionen, Abstoßungsreaktionen oder Autoimmunerkrankungen
● werden Makrophagen und Granulozyten aktiviert
  – zur Chemotaxie aus den peripheren und zentralen Speichern (im Besonderen dem Knochenmark) zum Ort einer Gewebeschädigung (siehe Kap. 3.3.6) und
  – für eine Entzündungsreaktion (siehe Kap. 3.7);
● werden naive Lymphozyten und ggf. Gedächtnis-Lymphozyten Antigen-spezifisch
  – zur Proliferation und Differenzierung zu Effektorzellen stimuliert (siehe Kap. 4.8 bis 4.12) wie auch
  – als Effektorzellen „verbraucht";
● verschieben sich die relativen Anteile der unterschiedlichen Leukozyten,
  – wobei der Anteil solcher Lymphozyten absolut und relativ größer wird, welche durch das Immunogen (Infektionsantigen, Transplantatantigen, Autoantigen) zur Proliferation stimuliert werden.

Der weitere Verlauf ist abhängig von der Belastung:
● Hat durch die „Entfernung" des Immunogens die außergewöhnliche Belastung der Immunabwehr ihr Ende,
  – stellt sich wieder der Normalzustand der relativen Anteile der unterschiedlichen Leukozyten ein (Homöostase).
● Verbleibt jedoch das Immunogen im Körper,
  – bleibt auch die Verschiebung der relativen Anteile erhalten.

Wird nun die Anzahl der Lymphozyten drastisch vermindert, beispielsweise durch eine zytostatische Behandlung, so versucht die Immunabwehr,
● durch verstärkte Proliferation den Verlust kurzfristig auszugleichen;
● im Rahmen dieses Ausgleichs verstärkt zu bilden
  – Lymphozyten spezifisch gegen das weiterhin anwesende Immunogen,
  – Lymphozyten gegen jegliches andere anwesende Immunogen, so auch gegen körpereigene Antigene,
  – durch diese Reaktionsweise können sich beispielsweise **autoreaktive Lymphozyten stärker vermehren** als die übrigen Lymphozyten, gerade nach Behandlung mit Immunsuppressiva (siehe Kap. 7.2.1) besteht somit ein erhöhtes Risiko für **Autoimmunerkrankungen**.

6.1.2.6 Einfluss von Neurotransmittern, Neuropeptiden und Hormonen

Neurotransmitter (siehe Kap. 5.4.1), Neuropeptide (siehe Kap. 5.4.2), Hormone des Hypothalamus und der Hypophyse (siehe Kap. 5.4.3 bis 5.4.5), der Nebennierenrinde (siehe Kap. 5.4.6), der Schilddrüse (siehe Kap. 5.4.8) und Sexualsteroide (siehe Kap. 5.4.7) beeinflussen in erheblichem Maße und in unterschiedlicher Weise die Immunabwehr. Andererseit ist die Wirkung insgesamt ausgewogen.

Erst wenn durch kognitive, psychische, Stress- oder Stoffwechsel-bedingte Reize einzelne Neurotransmitter, Neuropeptide oder Hormone vorherrschen, wird dieses Gleichgewicht gestört, sodass sich eine Steigerung oder Hemmung der Abwehrleistung des Immunsystems ergeben kann.

Hierdurch besteht die Gefahr, dass
● die Infektionsabwehr beeinträchtigt wird,
● sich die Toleranzschwelle gegen Immunogene und Antigene verschiebt und
   – allergische Reaktionen oder Autoimmunerkrankungen abheilen oder erstmals entstehen oder neue Krankheitsschübe auftreten.

Weiterführende Literatur

Brinkman CC, Burrell BE, Iwami D, Nakayama Y, Warren KJ, Xiong Y, Bromberg JS. Anatomy of tolerance. Curr Opin Organ Transplant. 2013 Aug;18(4):393–401.

Coquerelle C, Moser M. Are dendritic cells central to regulatory T cell function? Immunol Lett. 2008, 119:12–16.

Dasgupta A, Saxena R. Regulatory T cells: a review. Natl Med J India. 2012 Nov–Dec;25(6):341–51.

Gavin A, Aït-Azzouzene D, Mårtensson A, Duong B, Verkoczy L, Skog JL, Skog P, Nemazee D. Peripheral B lymphocyte tolerance. Keio J Med. 2004, 53:151–158.

Goodman WA, Pizarro TT. Regulatory cell populations in the intestinal mucosa. Curr Opin Gastroenterol. 2013 Nov;29(6):614–20.

Green DR, Ferguson T, Zitvogel L, Kroemer G. Immunogenic and tolerogenic cell death. Nat Rev Immunol. 2009, 9:353–363.

McCaughtry TM, Hogquist KA. Central tolerance: what have we learned from mice? Semin Immunopathol. 2008, 30:399–409.

Miller DM, Rossini AA, Greiner DL. Role of innate immunity in transplantation tolerance. Crit Rev Immunol. 2008, 28:403–439.

Oh SA, Li MO. TGF-β: Guardian of T Cell Function. J Immunol. 2013 Oct 15;191(8):3973–9.

Peterson P, Org T, Rebane A. Transcriptional regulation by AIRE: molecular mechanisms of central tolerance. Nat Rev Immunol. 2008, 8:948–957.

Piccirillo CA. Regulatory T cells in health and disease. Cytokine. 2008, 43:395–401.

Proietto AI, van Dommelen S, Wu L. The impact of circulating dendritic cells on the development and differentiation of thymocytes. Immunol Cell Biol. 2009, 87:39–45.

Riley JK, Yokoyama WM. NK cell tolerance and the maternal-fetal interface. Am J Reprod Immunol. 2008, 59:371–387.

Smarr CB, Bryce PJ, Miller SD. Antigen-specific tolerance in immunotherapy of th2-associated allergic diseases. Crit Rev Immunol. 2013, 33(5):389–414.

Tang ML, Martino DJ. Oral immunotherapy and tolerance induction in childhood. Pediatr Allergy Immunol. 2013 Sep;24(6):512–20.

Tang Q, Bluestone JA. The Foxp3+ regulatory T cell: a jack of all trades, master of regulation. Nat Immunol. 2008, 9:239–244.

Tykocinski LO, Sinemus A, Kyewski B. The thymus medulla slowly yields its secrets. Ann N Y Acad Sci. 2008, 1143:105–122.

Yadav M, Stephan S, Bluestone JA. Peripherally induced tregs -role in immune homeostasis and autoimmunity. Front Immunol. 2013 Aug 7;4:232.

6.1.3 Toleranz des Fetus während der Schwangerschaft

Ein Embryo stellt durch die Gene des Vaters und die von diesen codierten Gewebeantigene ein natürliches, „semiallogenes" Transplantat, welches im Regelfall von der Immunabwehr der Mutter toleriert wird.

Die Toleranz beginnt bereits bei der befruchteten Eizelle und der sich aus ihr entwickelnden Blastozyste, welche sich mit ihrem äußeren Zellmantel, dem Trophoblasten, in die Uterusschleimhaut einnistet. Aus dem Trophoblasten entwickelt sich die Chorionmembran und der Synzytiotrophoblast, welcher dem mütterlichen Blut in der Basalplatte (Decidua) der Mutter direkt ausgesetzt ist.

Damit die embryonale Entwicklung sich bis zum erfolgreichen Ende der Schwangerschaft fortsetzen kann, muss die Immunabwehr der Mutter

Tab. 6.1: Mechanismen der Toleranz des Fetus während der Schwangerschaft.

Fetus		Mutter
Fehlende Antigen-Präsentation (MHC-II, MHC-Ia)	>>>	keine Aktivierung von T-Lymphozyten
Expression von MHC-Ib (HLA-G) zur Inhibition von natürlichen Killerzellen	>>>	Inhibition von natürlichen Killerzellen
Expression FAS-Liganden	>>>	Apoptose von zytotoxischen Lymphozyten und Makrophagen
Expression von Inhibitoren der Komplement-aktivierung MCP (CD46), DAF (CD55) und HRF (CD59)	>>>	Inhibition der Antikörper-mediierten Komplement-abhängigen Zytotoxizität (ADCMC)
Prosteron Hemmung der Funktion von Granulozyten und Makrophagen, Induktion der Bildung von Prosteron-induziertem Blockierfaktor (PIBF)	>>> <<<	**Progesteron** Hemmung der Funktion von Granulozyten und Makrophagen, Aktivierung von T-Helfer(2)-Lymphozyten, Ausschüttung von antiinflammatorischen Zytokinen (IL-4, IL-10, IL-13, TGFbeta), verstärkte Bildung von IgA und IgG2 (nicht Plazenta-gängig), Induktion der Bildung von Prosteron-induziertem Blockierfaktor (PIBF), Induktion der Bildung von LIF
Prosteron-induzierter Blockierfaktor (PIBF) Aktivierung von Makrophagen/dendritischen Zellen zur Ausschüttung von antiinflammatorischen Zytokinen	>>> <<<	**Prosteron-induzierter Blockierfaktor (PIBF)** Aktivierung von Makrophagen/dendritischen Zellen zur Ausschüttung von antiinflammatorischen Zytokinen, verstärkte Bildung von IgA und IgG2 (nicht Plazenta-gängig), Hemmung von natürlichen Killerzellen
		LIF Förderung der Ausschüttung von ACTH, Hemmung der Ausschüttung von GH, Prolaktin und Testosteron

- die vom Vater stammenden Gewebeantigene des Embryos tolerieren und dabei trotzdem
- den Schutz der Mutter und des Embryo vor Infektionen aufrechterhalten.
- Welche Rolle die Immunabwehr bei einer Schwangerschaft spielt, wird bei Fehlgeburten deutlich:
- Etwa 40–70 % der befruchteten Eizellen gehen spontan im Uterus zugrunde,
  - von diesen werden ca. 15–20 % als Fehlgeburten klinisch erkannt.
- Etwa 30 % aller Frauen sind von einer oder mehreren Fehlgeburten betroffen.
  - Wiederholte Fehlgeburten treten gehäuft auf bei Frauen mit Autoimmunerkrankungen (beispielsweise bei Frauen mit Antikörpern im Blut gegen Antigene des Zellkernes und klinisch offensichtlichem systemischen Lupus erythematodes, SLE; siehe Kap. 6.8.4).

Andererseits können Schwangerschaften bestehende Autoimmunerkrankungen
- verstärken,
  - wenn sie vorwiegend durch Antikörper gegen körpereigene Strukturen verursacht sind (z. B. beim SLE oder bei autoimmunen Schilddrüsenentzündungen) und
- lindern,
  - wenn sie vorwiegend durch zytotoxische Zellen verursacht sind (z. B. Multiple Sklerose und rheumatoide Arthritis).

Verschiedene Mechanismen sind bekannt, welche zu einer Toleranz des Embryo und Fetus während der Schwangerschaft führen. Sie umfassen mehrere Bereiche der Immunabwehr (siehe Tab. 6.1).

6.1.3.1 Fehlende Antigen-Präsentation (MHC-II, MHC-Ia) und Expression von MHC-Ib (HLA-G)

Da der Embryo/Fetus Gewebeantigene des Vaters exprimiert, wäre er grundsätzlich ein Angriffsziel von solchen zytotoxischen Lymphozyten der Mutter, welche allogene Zellen zerstören können (siehe Kap. 6.10). Die Entwicklung bzw. die Funktion solcher zytotoxischen Lymphozyten wird jedoch durch Modulation der Expression von MHC-Molekülen verhindert.

Zellen des Embryos bzw. des Fetus (wie auch des Synzytiotrophoblasten und in der Chorionmembran)
- können keine zytotoxische T-Lymphozyten aktivieren (obwohl fetale Zellen paternale Antigene exprimieren), wegen
  - der fehlenden fetalen Expression von MHC-II-Molekülen zur Stimulation von naiven T-Lymphozyten im Rahmen einer immunologischen Synapse (siehe Kap. 4.8.1),
  - der fehlenden fetalen Expression von klassischen MHC-Ia-Molekülen (HLA-A, -B und -C) zur Stimulation von zytotoxischen T-Lymphozyten im Rahmen einer immunologischen Synapse (siehe Kap. 4.9.3);

- hemmen natürliche Killerzellen durch das nichtklassische MHC-Ib-Molekül **HLA-G**,
  - dessen Expression mit wenigen Molekülen HLA-G je Zelle begrenzt ist
    - auf den frühen Embryo, wobei jedoch im Trophoblasten und Synzytiotropho-blasten die Expression durch Progesteron erheblich gesteigert werden kann,
    - auf adulte Zellen weniger Gewebe (wie z. B. Oozyten, Spermien, Thymus, hin-tere Augenkammer, Keratinozyten, Makrophagen und Lymphozyten)
    - und nur eine geringe Polymorphie aufweist, jedoch durch alternatives Splei-ßen der mRNA mehrere Isomere vorkommen, darunter auch Teilsequenzen und sekretierte, lösliche Formen,
  - wobei die Hemmung der NK-Zellen erfolgt
    - direkt durch Bindung des **Membran-ständigen** wie auch des **löslichen** HLA-G-Moleküls an den inhibierenden Rezeptor ILT2 (*Ig-like transcript 2*, Ig-artiges Transkript 2; *leukocyte-Ig-like receptor 1*, Leukozyten-Ig-artiger Rezeptor 1; CD85j; LILRB1, *leukocyte Ig-like receptor subfamily B member 1*, Leukozyten-Ig-artiger Rezeptor, Mitglied 1 der Subfamilie B), dessen zytoplasmatische ITIMs (siehe Kap. 3.3.1.1) durch diese Bindung aktiviert werden und
    - indirekt durch Assoziation des Signalpeptids von HLA-G mit dem MHC-I-Mole-kül HLA-E, wodurch die Expression von HLA-E auf der Zellmembran stabili-siert wird und das HLA-E an den inhibierenden Rezeptor **NKG2A** (CD94) bin-den und dessen ITIMS aktivieren kann.

6.1.3.2 Induktion von Apoptose durch FAS-Liganden

Zellen des Trophoblasten exprimieren den Fas-Liganden. Der Fas-Ligand stellt einen tri-meren Komplex dar, welcher durch Bindung an den Fas-Rezeptor (beispielsweise auf Lym-phozyten) dessen Trimerisierung induziert.

Die intrazellulären Domänen des Fas-Rezeptors besitzen Todesdomänen (DD, *death do-mains*; siehe Kap. 3.3.8).

- Durch die Trimerisierung formen die Todesdomänen (DD) den DISC (*death-inducing signaling complex*, todesinduzierendes Signalkomplex), an welchen das Adapterprote-in FADD (*FAS-death domain*,FAS-Todesdomäne) bindet.
- FADD enthält die DED (*death effector domain*, Todeseffektordomäne), welche sich mit der entsprechenden DED der Caspase 8 (FLICE, *FADD-like ICE*, FADD-artiges ICE) ver-bindet. Hierdurch kann sich die Caspase 8 selber aktivieren und die Apoptose der Fas-Rezeptor-tragenden Zelle in die Wege leiten (siehe Kap. 3.3.8).

Über die Aktivierung von Fas-Rezeptoren werden in den Uterus bzw. in den Synzytiotro-phoblasten eindringende Lymphozyten durch Apoptose vernichtet.

Diese Vernichtung durch Apoptose
- ist nicht Antigen-spezifisch,
  - kann also jeden Lymphozyten treffen, dessen Fas-Rezeptoren mit den Fas-Liganden exprimiert vom Trophoblasten bzw. Synzytiothrophoblasten in Kontakt kommt,

- betrifft besonders aktivierte Lymphozyten, da diese vermehrt Fas-Rezeptoren exprimieren und

- findet ohne jegliche Entzündung statt, da (im Gegensatz zur Nekrose) bei der Apoptose die Zellmembran der sterbenden Zelle soweit intakt bleibt, dass kein Zytoplasmainhalt freigesetzt wird (siehe Kap. 3.3.8).

Inhibiert wird die Fas-Ligand-/Fas-Rezeptor-vermittelte Apoptose durch einen löslichen Rezeptor der TNF-Superfamilie (DcR3, *decoy receptor 3*, anlockender Rezeptor 3), welcher den Fas-Liganden (und weitere proapoptotische Liganden wie LIGHT und TLA1) in Konkurrenz zu dem Fas-Rezeptor binden und damit neutralisieren kann (siehe Kap. 3.3.8)

6.1.3.3 Inhibition der Komplementaktivierung durch MCP (CD46), DAF (CD55) und HRF (CD59)

Der Trophoblast und der Synzytiotrophoblast exprimieren Zellmembran-gebundene Inhibitoren der Aktivierung des klassischen und des alternativen Weges der Komplementkaskade und schützen sich hierdurch

- vor Entzündungen, welche durch das lokale Auftreten der Komplementfragmente C3a, C4a und C5a (Anaphylatoxine; siehe Kap. 3.2.2) entstehen könnten und

- vor Zytotoxizitäten durch lytische Komplexe (MAC, *membrane-attacking complex*, Membran-Angriffskomplex; siehe Kap. 3.2.2), welche über den klassischen Weg, d. h. über Antikörper (Antikörper-mediierte Komplement-abhängige Zytotoxizität, ADCMC; siehe Kap. 4.14.3.9) oder über den alternativen Weg sich bilden könnten (siehe Kap. 3.2.2).

Zu diesen Zellmembran-gebundenen Inhibitoren gehören (siehe Kap. 3.2.2)

- das **Membrankofaktorprotein** (MCP, CD46), ein basolateral exprimiertes transmembranes Protein,
  - welches die Komplementfaktoren C3b und C4b bindet und hierdurch sowohl den Ablauf des klassischen als auch des alternativen Weges der Komplementaktivierung hemmt wie auch C3b für den Abbau durch Faktor I bereit hält;
- der *decay-accelerating factor* (DAF, Zerfall-beschleunigender Faktor, CD55),
  - DAF hemmt die Bindung von C2 an C4b und fördert den gleichzeitig den Zerfall bereits gebildeter C4b2a-Komplexe;
- der Homologe Restriktionsfaktor 20 (HRF20, CD59),
  - HRF 20 bindet C8 und C9 und blockiert hierdurch die Bildung von C5b678 und die Insertion und Polymerisation von C9 und damit die Bildung des lytischen Komplexes (Membran-Angriffskomplex; MAC, *membrane-attacking complex*).

6.1.3.4 Einfluss von Progesteron und des Prosteron-induzierten blockierenden Faktors

Der Trophoblast produziert bereits hCG (siehe Kap. 5.4.5.5) welches die Zellen des Gelbkörpers im Eierstock zur Synthese des Progesterons stimuliert. Zusätzlich wird vom Trophoblasten Progesteron produziert. Mit der Dauer der Schwangerschaft übernehmen der Syncytiotrophoblast und die sich aus ihm entwickelnde Plazenta die Progesteronsynthese des Gelbkörpers.

Vorbereitet durch den sogenannten Primer-Effekt des Östrogens ermöglicht Progesteron die Schwangerschaft insbesonders durch Hemmung der Freisetzung von Gonadoliberin im Hypothalamus, Steigerung der Freisetzung von LH/CG im Hypophysenvorderlappen, Hemmung weiterer Ovulationen im Eierstock, Verminderung der Ansprechbarkeit auf Gonadotropine, Ruhigstellung der Uterusmuskulatur und Stimulation des Wachstums und der Differenzierung der Uterusschleimhaut, sodass sich die Blastozyste in die Gebärmutterschleimhaut einnisten kann (siehe Kap. 5.4.5.5).

Darüber hinaus beeinflusst das **Progesteron in besonderer Weise** das **Immunsystem** in der **Plazenta**. Progesteron wirkt dort

- immunsuppressiv auf die zelluläre Immunabwehr durch
    - Hemmung der Wanderung von neutrophilen Granulozyten und der Einwanderung in das Uterusgewebe,
    - Hemmung der Aktivierung von Makrophagen mit Verminderung
        - der Expression der induzierbaren NO-Synthase (iNOS) und der Bildung von Stickstoffmonoxid,
        - der Bildung von radikalem Sauerstoff,
        - der Bildung von proinflammatorischen Zytokinen (z. B. TNFalpha, IL-12),
    - Hemmung von T-Lymphozyten zur Ausschüttung von proinflammatorischen Zytokinen und zur Zytotoxizität (siehe Kap. 5.4.7.1 und 5.4.7.2);
- immunstimulierend auf die Antikörper-vermittelte Immunabwehr durch
    - vermehrte Differenzierung von T-Lymphozyten zu T-Helfer(2)-Lymphozyten mit Ausschüttung von antiinflammatorischen Zytokinen (im Besondern IL-4, IL-10 und dem Leukämie-inhibierendem Faktor/**LIF**),
        - betroffen hiervon sind auch T-Lymphozyten (spezifisch für Antigene des Fetus) im Cumulus oophorus (welcher den Embryo vor der Implantation umgibt) und in der Dezidua des Endometriums, d. h. in dem Grenzgebiet des mütterlichen Gewebes zum fetalen Gewebe,
        - bei der Aufrechterhaltung einer Schwangerschaft scheint diese Differenzierung eine besondere Rolle zu spielen, da im Vergleich zu gesunden Schwangeren bei Frauen mit einem unerklärlichen **frühen Abort** vermehrt T-Helfer(1)-Lymphozyten im Blut nachzuweisen sind und diese verstärkt proinflammatorische Zytokine und vermindert antiinflammatorische Zytokine ausschütten,
    - verstärkten Isotypenwechsel in B-Lymphozyten nach solchen Immunglobulin-Isotypen, welche nur im begrenzten Maße im Stande sind, sekundäre Funktionen (siehe Kap. 4.14.3) auszulösen, wie beispielsweise
        - IgA, welches nur gering zytototoxisch ist, weil dessen Fc-Teil nicht oder nur im geringen Maße Komplement und/oder Fc-Rezeptoren aktiviert und
        - IgG2, welches kaum Fc-Rezeptoren binden kann und nicht die Plazenta durchdringt;

- selbstverstärkend auf die Immunmodulation, da **hohe Progesteronspiegel** während der Schwangerschaft besonders in der Plazenta und Dezidua Lymphozyten stimuliert zur
    - verstärkten Expression von Progesteron-Rezeptoren,
    - Synthese des Progesteron-induzierten Blockierfaktors (PIBF, Molekulargewicht 34 kDa),
        - ▨ außerhalb des schwangeren Uterus wird PIBF produziert in den Keimdrüsen (Hoden und Eierstöcken), in der Prostata, im Thymus, in der Milz und im Darmtrakt.

Der **Progesteron-induzierte Blockierfaktor PIBF** hat eine einschneidende Wirkung auf die Immunabwehr, denn er bewirkt:
- in B-Lymphozyten
    - den Isotypenwechsel hin zu gering zytotoxischen (wenig Komplement-aktivierenden und/oder nicht oder gering an Fc-Rezeptoren bindenden) Antikörpern (IgGA, IgG2),
    - die Synthese von Immunglobulinen mit asymmetrischer Struktur (durch Glykosilierung eines Fab-Armes mit Mannose-reichen Oligosacchariden), welche nicht in der Lage sind, Effektorfunktionen auszuüben und daher durch Bindung an fetale Membranantigene die fetalen Zellen vor einer Antikörper-abhängigen zellulären Zytotoxizität (ADCC) oder einer Antikörper-abhängigen Komplement-mediierten Zytotoxizität (ADCMC; siehe Kap. 4.14.3.9) schützen,;
- in Makrophagen, dendritischen Zellen und T-Lymphozyten
    - die vermehrte Bildung von antiinflammatorischen Zytokinen (im Besonderen IL-3, IL-4, IL-10) und
    - eine Hemmung der Ausschüttung von proinflammatorischen Zytokinen (z. B. IFNalpha, IFNgamma, TNFalpha, IL-2, IL-12) und Chemokinen (z. B. IL-8);
- in natürlichen Killerzellen
    - eine Blockade der Degranulierung und Ausschüttung von zytotoxischen Proteinen (z. B. Perforin, Granzym) und
    - eine Hemmung der Aktivierung durch TNFalpha und IL-2 zu Lymphokin-aktivierten Killerzellen (LAK).

Die Bedeutung von PIBF für die Schwangerschaft wird deutlich an dem Befund, dass gesunde Schwangere im Blut eine deutliche höhere Anzahl PIBF-produzierender T-Lymphozyten aufweisen als Frauen mit drohender oder erfolgter Fehlgeburt.

6.1.3.5 Expression des Leukämie-inhibierenden Faktors

LIF scheint von besonderer Bedeutung bei der Entwicklung und Aufrechterhaltung einer Schwangerschaft zu sein, da Frauen, welche zu geringe Mengen von LIF in der Gebärmutter produzieren, gehäuft an Unfruchtbarkeit leiden.

Während der **Schwangerschaft** wird unter dem Einfluss des Progesterons der Leukämie-inhibierende Faktor (LIF) in der Gebärmutter verstärkt gebildet,

- von aktivierten T-Lymphozyten,
- von den Zellen der Blastozyste und des Endometriums.

Gleichzeitig steigt auch die Expression des **Rezeptors für LIF (LIFR)** an. Durch Proteasen wird der zellexterne Teil des LIF-Rezeptors von der Zellmembran abgespalten und bildet den **löslichen Rezeptor für LIF (sLIFR)**. Dessen Konzentration steigt im Blut während der Schwangerschaft derart an, dass LIF, gebildet im Uterus oder in anderen Organen (z. B. Haut, Herz, Lunge, Niere, Nervengewebe und Hypophyse) und eingedrungen in den Blutkreislauf, weitgehend neutralisiert wird. Hierdurch wird die Aktivität des LIF weitgehend auf den Ort der Entstehung beschränkt.

An einer erfolgreichen Schwangerschaft ist LIF beteiligt durch
- Förderung des Wachstums der primären Follikel wie auch der Spermatozyten,
- Stimulation der Proliferation der embryonalen Stammzellen und
- Einnistung der Blastozyste in das Endometrium der Gebärmutter. Für diese Einnistung ist LIF zwingend notwendig.

Zugleich wirkt LIF fördernd wie auch hemmend auf die Immunabwehr und dieses meist in Kombination mit anderen Zytokinen oder Hormonen.

LIF beteiligt sich an der **Förderung** der Immunabwehr durch
- Stimulation des Wachstums der hämatopoetischen Stammzellen (siehe Kap. 3.3.2.4),
- Stimulation des Wachstums der Thymozyten (siehe Kap. 4.7),
- Vermehrung der Mastzellen (siehe Kap. 3.4.1),
- Produktion von Akute-Phase-Proteinen (und damit Opsoninen) in den Leberzellen (siehe Kap. 3.2.1),
- Förderung der Proliferation von Megakaryozyten und der Vermehrung der Thrombozyten (ähnlich wie IL-6 und IL-11; siehe Kap. 3.3.2.4).

Andererseits wird die Immunabwehr durch LIF direkt und indirekt **gehemmt** durch
- Stimulation der Produktion von ACTH im Hypophysenvorderlappen (siehe Kap. 5.4.5.1) und damit der Ausschüttung von (immunsuppressiven) Glucocorticoiden (siehe Kap. 5.4.6.1),
- Verminderung der Ausschüttung des (immunstimulierenden) Wachstumshormons (siehe Kap. 5.4.5.2) und des (immunstimulierenden) Prolaktins (siehe Kap. 5.4.5.6) durch den Hypophysenvorderlappen,
- Verminderung der Synthese des (immunmodulierenden) Testosterons (siehe Kap. 5.4.7.3) in den Eierstöcken und in der Nebennierenrinde,
- Vermehrung von Osteoklasten (aber auch der Osteoblasten).

Weiterführende Literatur

Arck PC, Hecher K. Fetomaternal immune cross-talk and its consequences for maternal and offspring's health. Nat Med. 2013 May;19(5):548–56.

Druckmann R, Druckmann M-A. Progesterone and the immunology of pregnancy. J Steroid Biochem and Molecular Biology; 2005, 97:389–396.

Hemberger M. Immune balance at the foeto-maternal interface as the fulcrum of reproductive success. J Reprod Immunol. 2013 Mar;97(1):36–42.

LaMarca B, Cornelius D, Wallace K. Elucidating immune mechanisms causing hypertension during pregnancy. Physiology (Bethesda). 2013 Jul;28(4):225–33.

Malek A. Role of IgG antibodies in association with placental function and immunologic diseases in human pregnancy. Expert Rev Clin Immunol. 2013 Mar;9(3):235–49.

Metcalf D. The unsolved Enigmas of Leukemia Inhibitory Factor. Stem Cells 2003, 21:5–14.

Piccini MP. T-cells in Pregnancy. Chem Immunol Allergy 2005, 89:3–9.

Piccini MP. Role of T-cell cytokines in decidua and in cumulus oophorus during pregnancy. Gyneco Obstet Invest 2007, 64:144–148.

Polgar B, Kispal G, Lachmann M, Paar G, Nagy E, Csere P, Miko E, Szereday L, Varga P, Szekeres-Bartho, J. Molecular cloning and immunologic characterization of a novel cDNA coding for progesterone-induced blocking factor. J Immun. 2003, 171:5956–5963.

Townsley DM. Hematologic complications of pregnancy. Semin Hematol. 2013 Jul;50(3):222–31.

Yie SM, Li LH, Li GM, Xiao R, Librach,CL. Progesterone enhances HLA-G gene expression in JEG-3 choriocarcinoma cells and human cytotrophoblasts in vitro. Human Reproduction 2006, 21:46–51.

6.2 Unverträglichkeiten zwischen Blutgruppen

Unterschiede in den Blutgruppen können zu erheblichen Erkrankungen führen.

- Beim Fetus, wenn der Fetus andere Blutgruppenmerkmale als die Mutter aufweist, die Mutter Antikörper gegen diese Blutgruppenmerkmale des Fetus entwickelt und diese Antikörper der Mutter über die Plazenta in den Blutkreislauf des Fetus oder über die Muttermilch in das neugeborene Kind gelangen. Hierdurch können die hämolytische Erkrankungen der Neugeborenen (HDN; Morbus hemolyticus neonatorum/MHN) ausgelöst werden, welche charakterisiert sind durch
  - eine hämolytische Anämie mit Hypoxie, Azidose, Milzschwellung und Leberschwellung,
  - Ödeme, Pleuraergüsse und Wasserkopf,
  - Überlastung des Bilirubin-Abbaus in der fetalen/kindlichen Leber und damit Gelbsucht.
    - Ab einer Bilirubinkonzentration von etwa 15 mg/dl erfolgt ein Übergang des Bilirubins durch die Blut-Hirn-Schranke in das Gehirn, wird dort in Nervenzellen abgelagert (Kernikterus) und verursacht deren Absterben.
- Beim Empfänger einer Bluttransfusion, wenn er Antikörper besitzt gegen die Blutgruppen des Blutspenders. Transfusionen von Blut beinhalten die Verabreichung von Vollblut, von Blutplasma oder von Blutzellen (isolierte Erythrozyten, Leukozyten und/oder Thrombozyten) von einem Spender der gleichen Spezies. Antikörper im Empfänger gegen Blutzellen, im Besonderen gegen Erythrozyten des Spenders, können über mehrere Mechanismen den Empfänger erheblich schädigen
  - durch eine intravaskuläre Agglutination von Erythrozyten, Thrombozyten und ggf. auch Leukozyten,

- durch die Hämolyse von Erythrozyten
    - ▨ durch eine vorwiegend intravaskuläre, Antikörper-abhängige Komplement-mediiierten Zytolyse (ADCMC; siehe Kap. 4.14.3.9),
    - ▨ durch eine vorwiegend extravaskuläre, Antikörper-abhängige zellulär-mediierten Zytotoxizität (ADCC; siehe Kap. 4.14.3.9) durch Makrophagen und Granulozyten, deren Fc-Rezeptoren und Komplement-Rezeptoren direkt oder indirekt aktiviert wurde durch Antikörper, gebunden an Erythrozyten,
    - ▨ wobei das durch die Hämolyse freiwerdende Hämoglobin vom Haptoglobin im Blutplasma aufgefangen wird, ist die Bindekapazität des Haptoglobins erschöpft, wird das im Blut befindliche freie Hämoglobin über die Niere ausgeschieden, hierbei kann Hämoglobin in den Nierentubuli ausfallen und zu Nierenschäden führen,
- durch die Freisetzung von proinflammatorischen Zytokinen und Mediatoren durch die aktivierten Makrophagen, Granulozyten und Thrombozyten,
- durch die begleitende systemische Aktivierung des Gerinnungssystems (siehe Kap. 3.2.3) mit der Folge einer disseminierten intravaskulären Gerinnung mit Beeinträchtigung der Funktionen aller Organe (**Multi-Organversagen**).

Unter den zahlreiche Blutgruppenmerkmalen des Menschen sind einige bekannt, welche zu erheblichen Unverträglichkeitsreaktionen führen können. Zu diesen gehören

- die H-, A-, B-, O-Blutgruppen (siehe Tab. 6.2),
- die Rhesusfaktoren (siehe Tab. 6.3),
- das Kell-Antigen-System (siehe Tab. 6.4),
- die Duffy-Blutgruppen (siehe Tab. 6.5),
- die Kidd-Blutgruppen (siehe Tab. 6.6) und
- die MNS-Blutgruppen (siehe Tab. 6.7).

Andere Blutgruppen, wie beispielsweise die P-Blutgruppen und die Lewis-Blutgruppen, sind bislang noch nicht mit schweren Unverträglichkeitsreaktionen in Verbindung gebracht worden.

Unverträglichkeitsreaktionen bei Bluttransfusionen können vermieden werden, wenn vorbeugend eine Prüfung der Antikörper im Empfänger oder im Spender gegen Erythozyten des Spenders oder des Empfängers erfolgt. Die Testverfahren stellen im Wesentlichen dar eine Antikörper-abhängige Komplement-mediierte Zytolyse (siehe Kap. 4.14.3.9) oder eine Antikörper-abhängige Agglutination von Erythrozyten. Gängig sind

- der **direkte Coombs-Test**: Serum des Empfängers und Erythozyten des Spenders werden zusammen inkubiert, anschließend werden die Erythrozyten gewaschen, durch die nachfolgende Zugabe eines polyklonalen Antikörpers gegen humanes IgG, IgM und Komplement werden die Erythrozyten, an denen Antikörper des Empfängers haften, agglutiniert;
- der **indirekte Coombs-Test**, bei welchem im Unterschied zum direkten Coombs-Test Test-Erythrozyten mit bekanntem Antigenspektrum eingesetzt werden, um ein fraglichen Serum zu prüfen.

6.2.1 Blutgruppen A, B, AB, O

Die Blutgruppenantigene A, B und O sind vorwiegend auf Erythrozyten, aber auch auf Thrombozyten und auf Endothelzellen zu finden. Das Gen für diese Blutgruppenantigene besitzt mehrere Allele. Diese Allele codieren für unterschiedliche Glykosyltransferasen, welche ein (die Antigenität der Blutgruppe bestimmendes) Zuckermolekül mit einem **beta-D-N-Acetylglucosamin** verknüpft, welche wiederum über beta-D-Galactose und Glucose mit einem Protein oder mit Ceramid verbunden ist.

- Das **H-Antigen** entspricht dem **O-Antigen** und stellt den Vorläufer der Blutgruppenantigene A und B dar. Es wird gebildet von einer Fucosyltransferase, welche terminal **alpha-L-Fucose** mit dem beta-D-N-Acetylglucosamin verknüpft.
  - Das Allel für O ist rezessiv zu A und B.
  - Ca. 38 % der Bevölkerung in Mitteleuropa besitzen die Blutgruppe O.
  - Blutgruppe O ist assoziiert mit erhöhter Blutungsneigung (durch erniedrigte Blutspiegel des Von-Willebrand-Faktor und FVIII; siehe Kap. 3.2.3).
- Beim **A-Antigen** ist zusätzlich zur alpha-L-Fucose ein **alpha-N-Acetylgalactosamin** gekoppelt an das beta-D-N-Acetylglucosamin des H-Antigens.
  - Das Allel für A ist dominant über O und kodominant mit B.
  - Ca. 42 % der Bevölkerung in Mitteleuropa besitzen die Blutgruppe A, wobei noch unterschieden wird zwischen A1 und A2.
- Beim **B-Antigen** ist ein **alpha-D-Galactosamin** verknüpft mit dem beta-D-N-Acetylglucosamin des H-Antigens.
  - Das Allel für B ist dominant über O und kodominant mit A.
  - Ca. 14 % der Bevölkerung in Mitteleuropa besitzen die Blutgruppe B.
- Bei der **Blutgruppe AB** sind sowohl das A-Antigen als auch das B-Antigen auf den Erythrozyten zu finden.
- Ca. 6 % der Bevölkerung in Mitteleuropa besitzen die Blutgruppe AB.

Pflanzen (z. B. Pollen), Bakterien und Viren tragen Strukturen, welche den Blutgruppenantigenen A und B ähneln. Diesen Antigenen ist der Mensch fortlaufend durch die Atmungsluft, Nahrungsmittel oder Infektionen ausgesetzt. Seine Immunabwehr ist jedoch tolerant gegen solche Antigene, welche er selber auf seinen Blutzellen trägt. Zu dieser Toleranz

Tab. 6.2: Unverträglichkeitsreaktionen bei den Blutgruppen A, B, AB und O.

Blutgruppe Phänotyp (Häufigkeit EU)	Genotyp	Antigene	Antikörper im Serum	Isotyp der Antikörper	Unverträglichkeitsreaktionen bei
A (42 %)	AA, AO	A (A1, A2)	Anti-B	IgM	Transfusionen mit B, AB
B (14 %)	BB, BO	B	Anti-A	IgM	Transfusionen mit A, AB
AB (6 %)	AB	A, B	–	–	keine
O (38 %)	OO (HH)	H	Anti-B und Anti-A	IgM, IgG	Transfusionen mit A, B, AB; Schwangerschaften mit AO, BO

hat die negative Selektion seiner T-Lymphozyten im Thymus und seiner B-Lymphozyten im Knochenmark entscheidend beigetragen (siehe Kap. 6.1). Gegen die übrigen Antigene entwickelt er bereits als Kleinkind Antikörper, im Besonderen **IgM**-Antikörper. Da diese nicht die Plazenta durchdringen können, ist ein Fetus mit der Blutgruppe A, B oder AB durch Antikörper gegen sein Blutgruppenantigen im Blut der Mutter nicht gefährdet.

Menschen mit der **Blutgruppe O** können jedoch auch **IgG**-Antikörper gegen die Blutgruppen A und B entwickeln. Da diese Antikörper in der Lage sind, die Plazenta zu durchdringen, kann ein Fetus mit einer Blutgruppe A oder B durch Anti-A- und Anti-B-Antikörper seiner Mutter mit der Blutgruppe O Schaden erleiden. Diese Schäden sind jedoch im Regelfall gering, da bei Feten und Neugeborenen die Blutgruppenantigene A und B noch nicht im größeren Ausmaß gebildet worden sind.

Schäden in Folge einer Hämolyse treten jedoch zwangsläufig auf,
- wenn Erythrozyten einer Blutgruppe infundiert werden, gegen welche im Empfänger Antikörper (Isoagglutinine) vorliegen, oder
- wenn Blutplasma oder Blutserum infundiert wird, welches Antikörper (Isoagglutinine) gegen die Erythozyten des Empfängers enthält.

Weiterführende Literatur

Brand A. Immunological aspects of blood transfusions. Transpl Immunol. 2002, 10:183–190.
Cooling L. ABO and platelet transfusion therapy. Immunohematology. 2007, 23:20–33.
Genberg H, Kumlien G, Wennberg L, Tydén G. Isoagglutinin adsorption in ABO-incompatible transplantation. Transfus Apher Sci. 2010 Oct;43(2):231–5.
Huizing K, Røislien J, Hansen T. Intravenous immune globulin reduces the need for exchange transfusions in Rhesus and ABO incompatibility. Acta Paediatr. 2008 Oct;97(10):1362–5.
Stussi G, Halter J, Schanz U, Seebach JD. ABO-histo blood group incompatibility in hematopoietic stem cell and solid organ transplantation. Transfus Apher Sci. 2006, 35:59–69.
Yazer MH, Triulzi DJ. Immune hemolysis following ABO-mismatched stem cell or solid organ transplantation. Curr Opin Hematol. 2007, 14:664–670.

6.2.2 Rhesusfaktoren

Die Rhesusfaktoren sind eine Gruppe von Blutgruppenantigenen, welche Rhesusaffen (*rhesus macaques*) auf ihren Erythrozyten tragen und welche auch bei Menschen zu finden sind.

Beim Menschen werden diese Antigene codiert von den 3 miteinander verbundenen Genen C, D und E und den entsprechenden Allelen c und e, verteilt auf 2 Loci auf dem Chromosom 1:
- Auf dem Locus-1 ist das Gen D entweder exprimiert, stumm oder deletiert (d).
  - Das Antigen D ist am stärksten immunogen.
  - **Positiv** zu sein für den Rhesusfaktor heißt, das **Antigen D** zu exprimieren. Alle Genotypen, welche das Antigen D nicht exprimieren (d), gelten daher als Rhesusfaktor-negativ.

Tab. 6.3: Unverträglichkeitsreaktionen bei Rhesusfaktoren.

Blutgruppe/Phänotyp (Häufigkeit EU)	Genotyp	Antigene	Antikörper im Serum	Isotyp der Antikörper	Unverträglichkeitsreaktionen bei
Rh(+) (85 %)	CDe/CDe	D, C			
	CDe/cde	D, c			
	CDe/cDE	D, c, E			
	cDE/cde	D, c, E			
	cDE/cDE	D, c, E			
	cDe/dce	D, c			
RH(–) (15 %)	dce/dce	c, e	Anti-D (Anti-E, Anti-C)	IgM	1. Schwangerschaft mit Rh(+)-Fetus
				IgG	2. Schwangerschaft mit Rh(+)-Fetus
				IgM, IgG	Bluttransfusionen/ Organtransplantationen von Rh(+)-Spendern

- Auf dem Locus-2 sind die Gene CE, Ce, cE oder ce exprimiert.
  - Die Antigene des Locus-2 sind weitaus geringer immunogen als D und zwar in der Reihenfolge c > E > C > e.
- Die Gene beider Loci sind kodominant.

In Mitteleuropa sind (bezogen auf das Gen für das Antigen D)
- ca. 15 % der Menschen (homozygot) negativ; **Phänotyp Rh(–),**
- ca. 50 % der Menschen heterozygot positiv; **Phänotyp Rh(+)** und
- ca. 35 % der Menschen homozygot positiv; **Phänotyp Rh(+).**

Ein Mensch mit dem Phänotyp Rh(–) entwickelt nur dann Antikörper gegen das Antigen D,
- wenn er allogene Rh(+)-Erythrozyten infundiert oder Organe von allogenen Rh(+)-Spendern transplantiert bekommt;
  - bereits die Übertragung von 1 ml Rh(+)-Erythrozyten führt bei ca. 15 % der Menschen zu Anti-D-Antikörpern;
  - bei Übertragung von 250ml entwickeln mehr als 80 % der Menschen Anti-D-Antikörper;
- oder im Zuge einer Schwangerschaft mit einem Kind, welches vom Vater das Gen für das Antigen D ererbt hat;
  - bei einer ersten Schwangerschaft entwickelt die Mutter gegen das Antigen D auf den Erythrozyten des Kindes (welche bei Verletzungen der Plazenta, bei einer Fruchtwasserpunktion oder Chorionzottenbiopsie oder spätestens beim Geburtsvorgang in das Blut der Mutter übertreten) Antikörper, zuerst vom IgM-, nachfolgend vom IgG-Isotyp;
  - bei einer zweiten Schwangerschaft antwortet die Mutter auf wenige, in ihr Blut übergetretene Erythrozyten des Kindes (auf Grund der Gedächtnis-B-Lymphozyten

und Gedächtnis-T-Lymphozyten) mit einer verstärkten IgG-Antwort gegen das Antigen D, diese IgG-Antikörper sind in der Lage, die Plazenta zu durchdringen und eine Zytolyse der fetalen Erythozyten zu bewirken;
- die Folgen für den Fetus/das neugeborene Kind ist der Morbus hemolyticus neonatorum (siehe Kap. 6.2);
- die **Prophylaxe** dieser Erkrankung des Kindes
  - besteht in der Behandlung der Mutter durch Injektion von humanen polyklonalen Antikörpern gegen das Antigen D innerhalb von 72 h nach einer mutmaßlichen oder tatsächlichen Verletzung der Plazenta oder nach der Geburt; der Anti-D-Antikörper zerstört durch eine Antikörper-abhängige Komplement-mediierte Zytolyse (ADCMC/CMC; siehe Kap. 4.14.3.9) die Erythrozyten des Kindes in der Mutter und verhindert hierdurch deren Immunisierung;
  - ist eine Immunisierung der Mutter bereits erfolgt, ist die Gabe von Anti-D-Antikörpern unwirksam, zur Vorsorge erhalten daher in Deutschland alle Rh(−)-Frauen in der 28–30 Schwangerschaftswoche den Anti-D-Antikörper verabreicht;
  - Kleinkinder mit einem Morbus hemolyticus neonatorum erhalten die Phototherapie zur Beschleunigung des Bilirubin-Abbaus in der Haut und/oder eine Blutaustauschtransfusion.

Weiterführende Literatur

Daniels G. Variants of RhD – current testing and clinical consequences. Br J Haematol. 2013 May;161(4):461–70.

Flegel WA. Molecular genetics and clinical applications for RH. Transfus Apher Sci. 2011 Feb;44(1):81–91.

Greenough A. The role of immunoglobulins in neonatal Rhesus haemolytic disease. BioDrugs. 2001, 15:533–541.

Hirose M, Nakanishi K, Kaku S, Moro H, Hodohara K, Aotani H, Takebayashi K, Noda Y. Fetal hemolytic disease due to anti-Rh17 alloimmunization. Fetal Diagn Ther. 2004, 19:182–186.

Karanth L, Jaafar SH, Kanagasabai S, Nair NS, Barua A. Anti-D administration after spontaneous miscarriage for preventing Rhesus alloimmunisation. Cochrane Database Syst Rev. 2013 Mar 28;3:CD009617.

Kumpel BM. Efficacy of RhD monoclonal antibodies in clinical trials as replacement therapy for prophylactic anti-D immunoglobulin: more questions than answers. Vox Sang. 2007, 93:99–111.

May-Wewers J, Kaiser JR, Moore EK, Blackall DP. Severe neonatal hemolysis due to a maternal antibody to the low-frequency Rh antigen C(w). Am J Perinatol. 2006, 23:213–217.

Verduin EP, Brand A, Schonewille H. Is female sex a risk factor for red blood cell alloimmunization after transfusion? A systematic review. Transfus Med Rev. 2012 Oct;26(4):342–53, 353.e1–5.

6.2.3 Kell-Cellano-Antigene

Die Kell-Proteine (Kell-Cellano-Glykoproteine, CD 238) stellen transmembrane Zink-abhängige Endopeptidasen dar, welche das Endothelin-3 aktivieren. Kell-Proteine sind verbunden mit dem XK-Protein (exprimiert vom McLeod-Gen).

Tab. 6.4: Unverträglichkeitreaktionen bei den Kell-Cellano-Blutgruppenantigenen.

Blutgruppe/ Phänotyp	Genotyp	Antigene	Antikörper im Serum (nach Immunisierung)	Isotyp der Antikörper	Unverträglichkeitsreaktionen bei
K(+)/k(+)	K/k	K, k	Anti-Ku, Anti-Kpa, -Kpb, -Jsa oder -Jsb	IgG	Bluttransfusionen/Organtransplantationen von Spendern, deren Erythrozyten Kell-Antigene tragen, an welche die Antikörper des Empfängers binden (schwere Reaktionen bei Anti-K und Anti-Ku Antikörpern); Schwangerschaft mit einem Fetus, dessen Kell-Antigen fremd ist zu den Kellantigenen der Mutter/an dessen Erythozyten die Anti-Kell-Antikörper der Mutter binden
K(+)/k(−)	K/K	K	Anti-Ku, Anti-k, -Kpa, -Kpb, -Jsa oder -Jsb	IgG	
K(−)/k(+)	k/k	k	Anti-K, Anti-Kpa, -Kpb, -Jsa oder -Jsb	IgG	
Jsa(−)/Jsb(+)	Jsb/Jsb	Ksb	Anti-K, Anti-Ku, Anti-k, -Kpa, -Kpb, -Jsa oder Jsb	IgG	
Ko	−/−	keine	Anti-Ku	IgG	

Die Kell-Proteine werden codiert vom KEL-Gen. Durch die hohe Polymorphie existieren etwa 25 Kell-Proteine. Sie kommen unterschiedlich häufig vor

- häufig (~100 %): k, Kpb, Ku, K11, K12, K13, K14, K18, K19, Km, K22, K26, K27,
- selten (2–25 %): K,
- sehr selten (< 2 %): Js(a,b), Kpa, K16, K23, K24, VLAN.

Kell-Proteine werden exprimiert von Erythrozyten und ihren Vorläuferzellen, von Myelozyten und in geringerem Maße von Lymphozyten, Muskelzellen und Nervenzellen.

Zu den Wichtigsten Kell-Proteinen gehören die Antigene K und k, Ku, Kpa und Kpb, Jsa und Jsb.

- Von Bedeutung sind das K-Antigen (Kell-Antigen) und das k-Antigen (Cellano-Antigen).
- Die Häufigkeit ihres Auftretens liegt
  - für k(+)/K(−) bei 91 % (Kaukasier) bzw. 98 % (Menschen mit schwarzer Hautfarbe),
  - für k(+)/K(+) bei 9 % (Kaukasier) bzw. 2 % (Menschen mit schwarzer Hautfarbe).
- Antikörper gegen fremde Kell-Proteine können gebildet werden durch
  - Infektionen mit Bakterien, welche Antigene ähnlich den Kell-Antigenen exprimieren,
  - Transfusionen oder Transplantationen von Zellen und Organen mit fremden Kell-Antigenen,
  - Schwangerschaften, wenn das Kind ein fremdes Kell-Antigen vom Vater exprimiert und Blut des Kindes in den Blutkreislauf der Mutter tritt.

Die Antikörper gegen Kell-Proteine
- sind im Regelfall vom IgG-Isotyp (weniger vom IgM-Isotyp) und durchdringen die Plazenta,
- aktivieren kaum Komplement, können jedoch Hämolyse verursachen,
    - weniger durch intravaskuläre Aktivierung der Komplementkaskade,
    - häufiger durch eine extravaskuläre Antikörper-abhängige zelluläre Zytotoxizität (ADCC; siehe Kap. 4.14.3.9) der Makrophagen, Granulozyten und natürlichen Killerzellen.

Hämolysen treten auf
- mit meist schweren klinischen Erkrankungen nach Transfusionen von Ku- oder K-positiven Erythrozyten in Patienten mit Antikörpern gegen das K- oder das Ku-Antigen;
- bei Personen ohne Kell-Antigene (Phänotyp Ko),
    - diese bilden im Regelfall Anti-Ku-Antikörper, wenn ihre Immunabwehr Kontakt hat zu Erythrozyten, die Kell-Antigene exprimieren, solchen Personen sind nur Erythrozyten mit dem Phänotyp Ko zu transfundieren;
- mit meist leichten klinischen Erkrankungen nach Transfusionen von k-, Kpa-, Kpb-, Jsa- oder Jsb-Antigen-positiven Erythrozyten in Patienten mit Antikörpern gegen das k-, Kpa-, Kpb-, Jsa- oder Jsb-Antigen;
- in Feten/Neugeborenen von Müttern, die Antikörper gegen Kell-Proteine besitzen,
    - wenn die Erythrozyten ihres Kindes diese Kell-Proteine exprimieren, diese Hämolysen sind meist schwerwiegend und weniger bedingt durch eine besonders starke Hämolyse mit hohen Werten an Hämoglobin und Bilirubin als mehr Anämien durch eine Antikörper-bedingte Hemmung der Blutbildung.

Weiterführende Literatur

Lee S. The value of DNA analysis for antigens of the Kell and Kx blood group systems. Transfusion. 2007, 47(1 Suppl):32–39.
Murphy MT, Fraser RH. Detection of Kell blood groups: molecular methods in the diagnostic laboratory. Blood Rev. 1997, 11:8–15.
Wenk RE, Goldstein P, Felix JK. Kell alloimmunization, hemolytic disease of the newborn, and perinatal management. Obstet Gynecol. 1985, 66:473–476.
Westhoff CM, Reid ME. Review: the Kell, Duffy, and Kidd blood group systems. Immunohematology. 2004, 20:37–49.

6.2.4 Duffy-Antigene

Duffy-Antigene stellen G(-bindendes) Protein-gekoppelte Zellmembran-Rezeptoren für Chemokine dar.
- An den Chemokin-Rezeptor DARC und Duffy-Antigen binden IL-8 bzw. Rantes (siehe Kap. 3.3.2.2).
- An das Duffy-Antigen bindet auch der Erreger der **Malaria** (Plasmodium vivax).

Tab. 6.5: Unverträglichkeitreaktionen bei den Duffy-Blutgruppenantigenen.

Blutgruppe/ Phänotyp	Genotyp	Antigene	Antikörper im Serum (nach Immunisierung)	Isotyp der Antikörper	Unverträglichkeitsreaktionen bei
Fya	Fya/Fya	Fya	Anti-Fyb, Anti-Fy3	IgG	Bluttransfusionen/Organtransplantationen von Spendern, deren Erythrozyten Duffy-Antigene tragen, an welche die Antikörper des Empfängers binden; Schwangerschaft mit einem Fetus, dessen Duffy-Antigen fremd ist zu dem Duffy-Antigenen der Mutter/an dessen Erythozyten die Anti-Duffy-Antikörper der Mutter binden
Fyb	Fyb/Fyb	Fyb	Anti-Fya, Anti-Fy3	IgG	
Fya/b	Fya/Fyb	Fya, Fyb	Anti-Fy3	IgG	
Fy3	Fy3/Fy3	Fy3	Anti-Fya, Anti-Fyb	IgG	
Fyo	–/–	keine	Anti-Fya, Anti-Fyb, Anti-Fy3	IgG	

Das Duffy-Antigen wird codiert von dem FY-Gen. Durch seine Polymorphie existieren 6 Antigene (Fya, Fyb, Fy3, Fy4, Fy5 und Fy6).

Von klinischer Bedeutung sind die Duffy-Antigene Fya, Fyb und Fy3. Deren Häufigkeit ist wie folgt:
- Fya: ca. 66 % Kaukasier, 10 % Schwarze, 99 % Asiaten,
- Fyb: ca. 83 % Kaukasier, 23 % Schwarze, 19 % Asiaten,
- Fy3: 100 % Kaukasier, 32 % Schwarze, 99 % Asiaten.

Die geringe Häufigkeit des Duffy-Antigens bei Menschen mit schwarzer Hautfarbe erklärt deren häufige Resistenz gegen eine Invasion des Malariaerregers.

Das Duffy-Antigen ist anzutreffen
- auf Erythrozyten,
- auf Endothelzellen, Nierenepithelzellen, Lungenalveolen, Epithelzellen des Dickdarms, der Schilddrüse und in der Milz.

Antikörper gegen fremde Duffy-Proteine können gebildet werden durch
- Transfusionen oder Transplantationen von Zellen und Organen mit fremden Duffy-Antigenen,
- Schwangerschaften, wenn das Kind ein fremdes Duffy-Antigen vom Vater exprimiert und Blut des Kindes in den Blutkreislauf der Mutter tritt.

Die Antikörper gegen Duffy-Proteine
- sind im Regelfall vom IgG-Isotyp (weniger vom IgM-Isotyp) und durchdringen die Plazenta;

- aktivieren kaum Komplement, können jedoch Hämolyse verursachen,
  - weniger durch intravaskuläre Aktivierung der Komplementkaskade,
  - häufiger durch eine extravaskuläre Antikörper-abhängige zelluläre Zytotoxizität (ADCC; siehe Kap. 4.14.3.9) der Makrophagen, Granulozyten und natürlichen Killerzellen.

Hämolysen treten auf
- nach Transfusionen von Duffy-Antigen-(Fya-, Fyb-, Fy3- oder Fy5-)positiven Erythrozyten in Patienten mit Antikörpern gegen Fya-, Fyb-, Fy3- oder Fy5-Antigene,
  - die klinische Erkrankung tritt meist verzögert auf,
  - Personen ohne Duffy-Antigene (Phänotyp Fyo, z. B. bei etwa 70 % aller Schwarzen) bilden im Regelfall Anti-Duffy-Antikörper nach Kontakt zu Erythrozyten, die Duffy-Antigene exprimieren, solchen Personen sind nur Erythrozyten mit dem Phänotyp Fyo zu transfundieren;
- in Feten/Neugeborenen von Müttern, die Antikörper gegen Duffy-Proteine (Fya, Fyb oder Fy3) besitzen, wenn die Erythrozyten ihres Kindes Fya, Fyb oder Fy3 exprimieren, diese Hämolysen sind meist nur von geringem Schweregrad.

Weiterführende Literatur

Apostolakis S, Chalikias GK, Tziakas DN, Konstantinides S. Erythrocyte Duffy antigen receptor for chemokines (DARC): diagnostic and therapeutic implications in atherosclerotic cardiovascular disease. Acta Pharmacol Sin. 2011 Apr;32(4):417–24.

Chitnis CE, Sharma A Targeting the Plasmodium vivax Duffy-binding protein. Trends Parasitol. 2008, 24:29–34.

Kim HH, Park TS, Oh SH, Chang CL, Lee EY, Son HC. Delayed hemolytic transfusion reaction due to anti-Fyb caused by a primary immune response: a case study and a review of the literature. Immunohematology. 2004, 20:184–186.

Kitamura K. Duffy blood groups and their antibodies (anti Fy(a) antibody, anti Fy(b) antibody). Nippon Rinsho. 2005, 63 Suppl 7:690–691.

Langhi DM Jr, Bordin JO. Duffy blood group and malaria. Hematology. 2006, 11:389–398.

Meny GM. The Duffy blood group system: a review. Immunohematology. 2010, 26(2):51–6.

Zimmerman PA, Ferreira MU, Howes RE, Mercereau-Puijalon O. Red blood cell polymorphism and susceptibility to Plasmodium vivax. Adv Parasitol. 2013, 81:27–76.

6.2.5 Kidd-Antigene

Das Kidd-Antigen stellt ein transmembranes Protein dar, welches Harnstoff durch die Zellmembran des Erythrozyten transportiert. Das Kidd Antigen wird codiert von dem SLC14 A1-Gen. Es existieren 3 Antigene (Jk1, Jk2 und Jk3).

Deren Häufigkeit ist wie folgt:
- Jk1: ca. 77 % Kaukasier, 92 % Schwarze, 73 % Asiaten,
- Jk2: ca. 74 % Kaukasier, 49 % Schwarze, 76 % Asiaten,
- Jk3: ca. 99 % Kaukasier, 99 % Schwarze, 99 % Asiaten.

Tab. 6.6: Unverträglichkeitreaktionen bei den Kidd-Blutgruppenantigenen.

Blutgruppe/ Phänotyp	Genotyp	Antigene	Antikörper im Serum (nach Immunisierung)	Isotyp der Antikörper	Unverträglichkeitsreaktionen bei
Jk1(+)/Jk2(−)	Jk1/Jk1	Jk1	Anti-Jk2, Anti-Jk3	IgG, IgM	Bluttransfusionen/Organtransplantationen von Spendern, deren Erythrozyten ein Kidd-Antigen tragen, an welche die Antikörper des Empfängers binden; Schwangerschaft mit einem Fetus, dessen Kidd-Antigen fremd ist zu den Kidd-Antigenen der Mutter/an dessen Erythozyten die Anti-Kidd-Antikörper der Mutter binden
Jk1(−)/Jk2(+)	Jk2/Jk2	Jk2	Anti-Jk1, Anti-Jk3	IgG, IgM	
Jk3	Jk3/Jk3	Jk3	Anti-Jk1, Anti-Jk2	IgG, IgM	
Jk1 + Jk2	Jk1/Jk2	Jk1 + Jk2	Anti-Jk3	IgG, IgM	
Jko	−/−	keine	Anti-Jk1, Anti-Jk2, Anti-Jk3	IgG, IgM	

Das Kidd-Antigen ist auf Erythrozyten und auf Nierenepithelzellen anzutreffen. Antikörper gegen fremde Kidd-Proteine können gebildet werden durch

- Transfusionen oder Transplantationen von Zellen und Organen mit fremden Kidd-Antigenen,
- Schwangerschaften, wenn das Kind ein fremdes Kidd-Antigen vom Vater exprimiert und Blut des Kindes in den Blutkreislauf der Mutter tritt.

Die Antikörper gegen Kidd-Proteine

- sind vom IgG-Isotyp, weniger vom IgM-Isotyp, IgG Antikörper durchdringen die Plazenta;
- aktivieren sowohl
  - Komplement (IgM) für die Antikörper-abhängige Komplement-mediierte Zytotoxizität (ADCMC; siehe Kap. 4.14.3.9),
  - wie auch Fc- und Komplement-Rezeptoren (IgG) für die Antikörper-abhängige zelluläre Zytotoxizität (ADCC; siehe Kap. 4.14.3.9) der Makrophagen, Granulozyten und natürlichen Killerzellen.

Hämolysen treten auf

- nach Transfusionen von Jk-(1-, 2- oder 3-)positiven Erythrozyten in Patienten mit Antikörpern gegen Jk1, Jk2 oder Jk3 Antigene, die klinische Erkrankung tritt meist verzögert auf;
- bei Personen ohne Kidd-Antigene (Phänotyp Jko), diese bilden im Regelfall Anti-Kidd Antikörper nach Kontakt zu Erythrozyten, die Kidd -Antigene exprimieren, solchen Personen sind nur Erythrozyten mit dem Phänotyp Jko zu transfundieren;
- in Feten/Neugeborenen von Müttern, die Antikörper gegen Kidd-Proteine (Jk1, Jk2 oder Jk3) besitzen, wenn die Erythrozyten ihres Kindes Jk1, -2 oder -3 exprimieren, diese Hämolysen sind meist nur von geringem Schweregrad.

Weiterführende Literatur

Kazakou V, Kousoulakou A, Melissari E. Delayed hemolytic transfusion reaction by a Kidd antibody after heart surgery: case report and review of the literature. J Thorac Cardiovasc Surg. 2007, 133:1364–1365.
Koike I. Kidd blood group system and antibodies (anti-Jka, anti-Jkb). Nippon Rinsho. 1999, 57 Suppl:618–619.
Westhoff CM, Reid ME. Review: the Kell, Duffy, and Kidd blood group systems. Immunohematology. 2004, 20:37–49.

6.2.6 MNS-Blutgruppe

Antigene der MNS-Blutgruppe stellen Aminosäuresequenzen auf Glykophorinen dar. Glykophorine sind transmembrane Proteine, welche als Rezeptoren für Zytokine und für Pathogene (z. B. für den Malariaerreger Plasmodium falciparum) dienen.

Die MNS-Blutgruppe umfasst 42 Antigene, von denen die wichtigsten sind M, N, S und s. Diese werden codiert von den Genen GYPA, GYPB und GYPC.
- GYPA besitzt 2 kodominante Allele M und N für die Antigene M und N und
- GYPB hat die beiden Allele C und c, welche die Antigene S und s codieren.
- GYPE liegt neben dem GYPB-Locus und ist beteiligt an der Expression von Varianten von MNS-Antigenen.

Durch Mutationen innerhalb der GYPA- und GYPB-Gene und durch Überlagerungen entstehen zahlreiche Varianten wie z. B. die Antigene Mta, Vr, Stones (St), Dantu, Henshaw (He), Miltenberger (Mi). Klinisch von besonderer Bedeutung sind Deletionen.
- Durch Deletion von GYPA entsteht das Antigen En(a-).
- Durch Deletion von GYPB entsteht das Antigen S(–)s(–)U(–), auch als U(–) bekannt.
- Durch Deletion von GYPA und GYPB entsteht das Antigen MkMk.

Die Häufigkeit der MNS-Antigene ist wie folgt:
- M: ca. 78 % Kaukasier, 74 % Schwarze,
- N: ca. 72 % Kaukasier, 75 % Schwarze,
- S: ca. 55 % Kaukasier, 31 % Schwarze,
- s: ca. 89 % Kaukasier, 93 % Schwarze.

Die MNS-Antigene sind vorwiegend auf Erythrozyten und zusätzlich auch auf Nierenendothelzellen und Epithelzellen anzutreffen.

Antikörper gegen fremde MNS-Proteine können gebildet werden durch
- Transfusionen oder Transplantationen von Zellen und Organen mit fremden MNS-Antigenen,
- Schwangerschaften, wenn das Kind ein fremdes MNS-Antigen vom Vater exprimiert und Blut des Kindes in den Blutkreislauf der Mutter tritt.

Tab. 6.7: Unverträglichkeitreaktionen bei den MNS-Blutgruppenantigenen.

Blutgruppe/ Phänotyp	Genotyp	Antigene	Antikörper im Serum (nach Immunisierung)	Isotyp der Antikörper	Unverträglichkeitsreaktionen bei
M(+) N(+) S(−) s(+)	MN/c	MNs	Anti-S, Anti-En, Anti-U	IgG, IgM	Bluttransfusionen/Organtransplantationen von Spendern, deren Erythrozyten MNS-Antigene tragen, an welche die Antikörper des Empfängers binden (schwere Reaktionen bei Antikörper gegen U, Vw, Mur oder En-Antigene); Schwangerschaft mit einem Fetus, dessen MNS-Antigene fremd sind zu den MNS-Antigenen der Mutter und an dessen Erythrozyten die Anti-MNS-Antikörper der Mutter binden (schwere Reaktionen bei Antikörper gegen S- oder ips-Antigene)
M(+) N(+) S(+) s(+)	MN/Cc	MNSs	Anti-En, Anti-U	IgG, IgM	
M(−) N(+) S(−) s(+)	N/c	Ns	Anti-M, Anti-S, Anti-En, Anti-U		
M(+) N(−) S(+) s(+)	M/Cc	MSs	Anti-N, Anti-En, Anti-U	IgG, IgM	
M(+) N(−) S(−) s(+)	M/s	Ms	Anti-N, Anti-S, Anti-En, Anti-U	IgG, IgM	
M(−) N(+) S(+) s(+)	N/Cc	NSs	Anti-M, Anti-En, Anti-U	IgG, IgM	
M(+) N(−) S(+) s(+)	M/Cc	MSs	Anti-N, Anti-En, Anti-U	IgG, IgM	
M(+) N(+) S(+) s(−)	MN/C	MNS	Anti-s, Anti-En, Anti-U	IgG, IgM	
M(−) N(+) S(+) s(−)	N/C	NS	Anti-Ms, Anti-En, Anti-U	IgG, IgM	
En(a-)	−/Cc	En	Anti-M, Anti-N, Anti-S, Anti-s, Anti-U	IgG, IgM	
S(−) s(−) U(−)	MN/ −	U	Anti-M, Anti-N, Anti-S, Anti-s, Anti-En	IgG, IgM	
MkMk	−/−	MkMk	Anti-M, Anti-N, Anti-S, Anti-s, Anti-En, Anti-U	IgG, IgM	

Die Antikörper gegen MNS-Proteine

- sind vom IgG-Isotyp wie auch vom IgM-Isotyp, IgG Antikörper durchdringen die Plazenta,
- aktivieren sowohl
    - Komplement (IgM) für die Antikörper-abhängige Komplement-mediierte Zytotoxizität (ADCMC; siehe Kap. 4.14.3.9),
    - wie auch Fc- und Komplement-Rezeptoren (IgG) für die Antikörper-abhängige zelluläre Zytotoxizität (ADCC; siehe Kap. 4.14.3.9) der Makrophagen, Granulozyten und natürlichen Killerzellen.

Hämolysen treten auf

- mit leichten bis mittleren klinischen Erkrankungen nach Transfusionen von S oder s, weniger nach Transfusionen von M- oder N-positiven Erythrozyten in Patienten mit Antikörpern gegen S-, s-, M- oder N-Antigene;
- mit schweren klinischen Erkrankungen nach Transfusionen von U-, Vw-, Mur- oder En-positiven Erythrozyten in Patienten mit Antikörpern gegen U-, Vw-, Mur- oder En-Antigene;
- in Feten/Neugeborenen
    - mit schweren klinischen Erscheinungen, wenn die Mütter Antikörper gegen das S-Antigen oder das s-Antigen besitzen und die Erythrozyten ihres Kindes S oder s exprimieren,
    - mit meist leichteren klinischen Erscheinungen, wenn die Mütter Antikörper gegen die übrigen MNS Antigene (z. B. M, N, U, Mi, Mt, En, Vw, Mur, Hut, Hil, Far, Or) besitzen und die Erythrozyten ihres Kindes die entsprechenden Antigene exprimieren.

Weiterführende Literatur

Cartron JP, Rahuel C. Human erythrocyte glycophorins: protein and gene structure analyses. Transfus Med Rev. 1992, 6:63–92.

Cartron JP. A molecular approach to the structure, polymorphism and function of blood groups, Transfus Clin Biol. 1996, 3:181–210.

Heathcote DJ, Carroll TE, Flower RL. Sixty years of antibodies to MNS system hybrid glycophorins: what have we learned? Transfus Med Rev. 2011 Apr;25(2):111–24.

Immel CC, McPherson M, Hay SN, Braddy LR, Brecher ME. Severe hemolytic anemia due to auto anti-N. Immunohematology. 2005, 21:63–65.

Reid ME. MNS blood group system: a review. Immunohematology. 2009, 25(3):95–101.

Springer GF. T and Tn pancarcinoma markers: autoantigenic adhesion molecules in pathogenesis, prebiopsy carcinoma-detection, and long-term breast carcinoma immunotherapy. Crit Rev Oncog. 1995, 6:57–85.

6.3 Immunschwächen

6.3.1 Angeborene (primäre) Immundefekte

Angeborenen Immundefekten liegen meist funktionsbeeinträchtigende Mutationen von Genen für Proteine zugrunde, welche an der Proliferation und Funktion der Zellen der Immunabwehr maßgeblich beteiligt sind. Derartige Mutationen stellen seltene Ereignisse dar.

Bei den Zellen der angeborenen Immunabwehr betreffen diese Mutationen (siehe Tab. 6.8)

- Rezeptoren für Wachstumsfaktoren (z. B. für G-CSF), Chemokin-Rezeptoren (z. B. CXCR4) und Zytokin-Rezeptoren (z. B. TNFalpha-Rezeptor, IFN-Rezeptoren, IL-12-Rezeptor),

Tab. 6.8: Durch Mutationen bedingte (primäre) Immundefizienzen vorwiegend der angeborenen Immunabwehr.

Krankheit	Immundefekt/Symptome
schwere congenitale Neutropenien/zyklische Neutropenie Mutationen der Gene für Elastase (Kostmann-Syndrom) des Transkriptionsrepressors GFI1 oder des Rezeptors für G-CSF (G-CSFR)	schwere Neutropenien
Leukozyten-Adhäsionsdefizienz (LAD) 1, 2, 3 funktionsbeeinträchtigende Mutation der beta-2-Integrin-Subeinheit (CD18) der Leukozyten-Zell-Adhäsionsmoleküle LFA-1, Integrin alphaXbeta2 und Mac-1/CD3	gestörte Migration, Adhäsion, Diapedese und Phagozytose von Granulozyten, Makrophagen und Lymphozyten
Beeinträchtigungen des Zytoskeletts funktionsbeeinträchtigende Mutationen der Gene für RAC2 und beta-Aktin	Störungen der Migration und Phagozytose
Papillon-Lefèvre-Syndrom (PLS) funktionsbeeinträchtigende Mutation des Genes für Cathepsin C	Störung der lysosomalen Verdauung, Infektionen besonders der Schleimhaut
Shwachman-Diamond-Syndrom (SDS) funktionsbeeinträchtigende Mutation des Genes für das SBDS-Protein (SDS-Protein)	Störung der Myelopoese (Makrophagen, Granulozyten), Erythropoese und Thrombozytopoese im Knochenmark
Chronische granulomatöse Erkrankung (CGD) funktionsbeeinträchtigende Mutation des Genes für Zytochrome b (alpha-(CYBA-) oder beta-(CYBB-)-Kette), eines der PHOX-Proteine (z. B. gp91-Protein, p91-PHOX), Glucose-6-phosphat-Dehydrogenase (G6PD) oder neutrophilen zytosolischen Faktor 1 (NCF1, 47 kDa, zytosolische Untereinheit der neutrophilen NADPH-Oxidase); Mutation führt zu reduzierten NADPH-Spiegeln und zu verminderter Produktion von Superoxiden	mangelnde Fähigkeit von Granulozyten und Makrophagen, Bakterien und Zellen mit Hilfe von radikalen Sauerstoffmolekülen abtöten zu können; eitrige Enzündungen in praktisch allen Organen
Wart, Hypogammaglobulinemia, Infektion und Myelokathexis (WHIM-Syndrom) funktionsbeeinträchtigende Mutation des Genes für den Chemokin-Rezeptor CXCR4	Retention (Kathexis) von neutrophilen Granulozyten im Knochenmark; vermehrte bakterielle und virale Infektionen, besonders mit humanem Papilloma-Virus (Warzenreichtum); funktionseinschränkungen von Lymphozyten, Erniedrigung des Antikörperspiegels im Blut
familiäres Mittelmeerfieber (FMF) funktionsbeeinträchtigende Mutation des MEFV-Genes, welches für Pyrin (Marenostenin) codiert; Pyrin ist ein Suppressor der Aktivierung von Caspase 1, welche Prointerleukin-1beta durch Spaltung aktiviert; Überproduktion von IL-1 besonders in Makrophagen scheint zu den Entzündungen zu führen	fiebrige Entzündungen im Bereich des Magen-Darmes, der Gelenke, Körperhöhlen und der Haut
Familiäres autosomal-dominantes periodisches Fieber (TRAPS, TNF-Rezeptor-assoziiertes periodisches Syndrom) Mutation des Genes für den Tumor-Nekrose-Faktor-Rezeptor 1 (TNFR1); möglicherweise beeinträchtigt die Mutation die Abschilferung (*shedding*) des TNFR1	periodisch auftretendes hohes Fieber mit Schmerzen besonders in den Gelenken, Muskeln und im Bauch

Krankheit	Immundefekt/Symptome
Kälte-induziertes autoinflammatorisches Syndrom (CIAS), familiäres Kälte-assoziiertes autoinflammatorisches Syndrom (FACS), Muckle-Wells-Syndrom (MWS), chronisch-infantiles neurokutaneo-artikuläres Syndrom (CINCAS), neonatal beginnende multisystemische inflammatorische Erkrankung (NOMID) funktionsbeeinträchtigende Mutationen des Genes für Cryopyrin (Nukleotid-Bindedomaine- und Leucin-reiches Motiv-enthaltende Pyrindomäne, NLRP3); NLRP bindet an CARD-(Caspase-Rekruitmentdomääne-)haltige Proteine; neben ihrer Beteiligung an der Apoptose regulieren diese Proteine die proteolytische Aktivierung von Pro-IL-1beta und Pro-IL-18 besonders in Makrophagen	Entzündungen in unterschiedlichen Organen, im Besonderen in der Haut und in den Gelenken
pyogene Arthritis, Pyoderma gangrenosum und Akne-Syndrom (PAPA-Syndrom) funktionsbeeinträchtigende Mutationen im Gen für das CD2-bindende Protein (CDBP1), interagiert mit Prolin-Serin/Threonin-Phosphatasen zur Freisetzung von proinflammatorischen Zytokinen (z. B. IL-1 und TNFalpha)	eitrige Entzündungen besonders der Haut und der Gelenke

- Adhäsionsmoleküle für die Migration, Adhäsion, Diapedese,
- lysosomale Enzyme für die phagolysosomale Verdauung,
- Enzyme für die Bildung von radikalen Sauerstoffmolekülen,
- regulative Proteine für die Freisetzung von proinflammatorischen Zytokinen.

Die durch derartige Mutationen hervorgerufenen Immundefekte haben **Entzündungen** in unterschiedlichen Organen und leichte bis schwere **Infektionen** zur Folge.

Die funktionsbeeinträchtigenden Mutationen in Zellen der erworbenen Immunabwehr betreffen
- hauptsächlich die Proliferation, Entwicklung und Funktion
    - sowohl von T-Lymphozyten wie auch von B-Lymphozyten (kombinierte (schwere) B- und T-Lymphozyten-Immundefizienzen (SCID; siehe Tab. 6.9),
    - vorwiegend von T-Lymphozyten (siehe Tab. 6.10) oder
    - vorwiegend von B-Lymphozyten und damit die Antikörperproduktion (siehe Tab. 6.11) oder
- nebensächlich Begleitsymptome anderer komplexer Krankheitsbilder (siehe Tab. 6.12).

Die Immundefizienzen der erworbenen Immunabwehr haben schwere Infektionen durch pathogene Bakterien, Viren und Pilzen zur Folge, auch durch solche Infektionserreger, welche bei normaler Immunabwehr nicht infektiös sind (**opportunistische Infektionen**).

Die **therapeutischen Möglichkeiten** zur Behandlung primärer Immundefizienzen beinhalten

- bei intermittierenden oder chronischen Entzündungen
  - die Inhibition von proinflammatorischen Zytokinen (z. B. monoklonale Antikörper gegen TNF, IL-1-Rezeptor-Antagonist),
- bei einem Mangel an Antikörpern
  - die Infusion von polyklonalen Immunglobulin-Präparaten (siehe Kap. 7.1.2.1),
- bei einem Mangel an Zytokinen
  - die Substitution mit dem jeweiligen Zytokin (z. B. G-CSF, IL-2; siehe Kap. 7.1.3.2),
- bei Enzymdefekten (z. B. Mangel an Adenosindeaminase/ADA)
  - die Enzymsubstitution (z. B. ADA in Polyethylenglykol/PEG),
- bei Infektionen Antibiotika oder Virostatika,
- bei autoimmun- oder lymphoproliferativen Erkrankungen Immunsuppressiva (siehe Kap. 7.2),
- bei schweren, lebensbedrohlichen, mit Arzneimitteln nicht behandelbaren Immundefizienzen
  - die allogene Knochenmarktransplantation oder Stammzelltransplantationen.

Tab. 6.9: Schwere kombinierte (B- und T-Lymphozyten-)primäre Immundefizienzen (SCID).

Abnormalität	Immundefekt
ADA-(Adenosin-Deaminase-)Defizienz ADA spaltet Adenosin in Inosin; ADA-Defizienz führt zur Erhöhung von Deoxy-ATP, welches die Ribonukleotid-Diphosphat-Reduktase inhibiert, die wiederum Ribonukleotide reduziert zu Desoxyribonukleotiden; hierdurch Hemmung der DNA-Synthese; Deoxy-ATP induziert Anstieg von S-Adenosylhomocystein, welches toxisch ist für unreife Lymphozyten und deren Entwicklung hemmt	keine T-Lymphozyten und B-Lymphozyten
PNP-(Purin-Nukleosid-Phosphorylase-)Defizienz PNP spaltet vom Inosin die Ribose ab, sodass Hypoxanthin entsteht	
X-Chromosom-gekoppelte SCID funktionsbeeinträchtigende Mutation des Genes für die gamma-Kette (Teil der Rezeptoren für IL-2, IL-4, IL-7, IL-9, IL-15, IL-21)	keine funktionierenden T-Lymphozyten, B-Lymphozyten und natürlichen Killerzellen
JAK3-Defizienz funktionsbeeinträchtigende Mutation des Genes für die Janus-Kinase 3, welche die Signalübertragung von gamma-Kette-enthaltenden Rezeptoren (Rezeptoren für IL-2, IL-4, IL-7, IL-9, IL-15, IL-21) vermittelt	
DiGeorgeSyndrom Deletion am Chromosom 2	Hypoplasie oder Aplasie des Thymus, Mangel an T-Lymphozyten, fehlende Hilfe für B-Lymphozyten
Omenn-Syndrom funktionsbeeinträchtigende Mutation der Rekombination-aktivierenden Gene (RAG-1, RAG-2) für die Rekombinasen, welche die V(d)J-Rekombination steuern	mangelhafte Ausbildung der Diversität des T-Lymphozyten-Rezeptors (TCR), des B-Lymphozyten-Rezeptors (BCR) und des Antikörperspektrums

Abnormalität	Immundefekt
SCID vom Athabascan-Typ (SCIDA) Deletion des Genes DCLRE1C (*DNA cross-link repair 1C*) für die Endo- und Exonuklease (Artemis); Störung der V(D)J-Rekombination und der DNA-Reparaturen	
DNA-Ligase IV-Defizienz DNA-Ligase IV katalysiert im Komplex mit XRCC4 die letzte Stufe der nicht homologen Endverknüpfung von DNA-Doppelstrangbrüchen; ist zusätzlich notwendig für die V(D)J-Rekombination.	
Interleukin-7-Rezeptor-(alpha-Kette-)Defizienz gestörte Proliferation von pluripotenten hämatopoetischen Stammzellen, gestörte Entwicklung von B-Lymphozyten und T-Lymphozyten und behinderte V(d)J-Rekombination der alpha-Kette des TCR	mangelhafte Proliferation von B-Lymphozyten, T-Lymphozyten und natürlichen Killerzellen; Funktionsbeeinträchtigung von T-Lymphozyten
CD45-(Protein-Tyrosin-Phosphatase-)Defizienz gestörte Regulation der Signalübertragung (Src-Kinasen, JAK-Kinasen) des T-Lmphozyten-Rezeptors (TCR) und des B-Lymphozyten-Rezeptors (BCR)	Funktionsbeeinträchtigung von T-Lymphozyten und B-Lymphozyten
CD40- und/oder CD40-Ligand-(CD154-)Defizienz durch Fehlen des Kostimulators mangelhafte Ausbildung von immunologischen Synapsen zwischen Antigen-präsentierenden Zellen und T-Lymphozyten und zwischen B-Lymphozyten und T-Helfer(2)-Lymphozyten	mangelhafte Aktivierung und Funktion von T-Lymphozyten und B-Lymphozyten
CD3-Ketten-Defizienz oder ZAP-70-Defizienz gestörte Funktionsfähigkeit des T-Lymphozyten-Rezeptorkomplexes (TCR-Komplexes)	mangelhafte Aktivierbarkeit von T-Lymphozyten, unzureichende/ fehlende Hilfe für B-Lymphozyten, behinderter Isotypenwechsel, IgM normal bis erhöht, IgG und IgA erniedrigt
MHC-II-Defizienz mangelhafte Ausbildung von immunologischen Synapsen zwischen Antigen-präsentierenden Zellen und T-Lymphozyten und zwischen B-Lymphozyten und T-Helfer(2)-Lymphozyten	
Interferon-gamma-Rezeptor-(IFNGR1- oder IFNGR-2-)Defizienz funktionsbeeinträchtigende Mutation des Genes für einen der beiden IFNgamma-Rezeptoren, mangelhafte Aktivierung des zellulären JAK-STAT-Signalübertragungsweges	mangelhafte Aktivierung von Antigen-präsentierenden Zellen (dendritischen Zellen, Makrophagen), unzureichende Expression von MHC-I-Molekülen, fehlende Hemmung der Differenzierung zu T-Helfer(2)-Lymphozyten, mangelhafte Aktivierung von Makrophagen, Granulozyten und natürlichen Killerzellen
STAT1-(Signaltransduktor und Transkriptionsaktivatior 1-)Defizienz funktionsbeeinträchtigende Mutation des Genes für den Transkriptionsfaktor STAT1; STAT1 ist beteiligt an der Signalübertragung nach Aktivierung durch Typ I- oder Typ II-Interferone; nach Stimulierung mit gamma bildet STAT1 Homodimere oder Heterodimere mit STAT3, welche den Promoter GAS (Interferon-gamma-aktivierte Sequenz) aktivieren; nach Aktivierung durch IFNalpha oder IFNbeta bildet STAT1 ein Heterodimer mit STAT2, das an den Promoter ISRE (*interferon stimulated response element*, Interferon-stimuliertes Antwortelement) bindet; die Aktivierung beider Promotoren führt zur Expression von Interferon-stimulierten Genen (ISG)	

Tab. 6.10: Primäre Immundefizienzen, die besonders T-Lymphozyten betreffen.

Abnormalität	Immundefekt
Bare-Lymphozyten-Sydrom funktionsbeeinträchtigende Mutationen der Gene für TAP-1/-2 (Transporter-assoziiert mit der Antigen-Prozessierung); mangelhafte Präsentation von antigenen Peptiden auf MHC-I	unzureichende/fehlende Antigen-spezische Stimulierung von CD8(+)-zytotoxischen T-Lymphozyten
CD8-(Korezeptor-)Defizienz mangelhafte Ausbildung von immunologischen Synapsen zwischen Antigen-präsentierendem MHC-I und T-Lymphozyten	
chronische mukokutane Candidiasis (CMC) heterogene Gruppe, meist Mutation im Chromosom 2	Funktionsstörung von T-Lymphozyten, Pilzinfektionen
Griscelli-Syndrom Mutation des Genes für das Rab27A-Protein, welches den Transport von Vesikeln von den Mikrotubuli zu den Aktinfilamenten regelt	Beeinträchtigung der zytotoxischen Reaktion von T-Lymphozyten
hämophagozytische Lymphohistiozytose (HLH, hämophagozytisches Syndrom) Mutationen der Gene für Perforin und/oder Transportproteine (HPLH1, UNC13D oder STX11)	verminderte zytotoxische Aktivität und Apoptose, Akkumulation besonders von T-Lymphozyten
autoimmunes lymphoproliferatives Syndrom (ALPS) Mutationen der Gene für Komponenten der Apoptose (Fas, Fas-Ligand, Caspase 8, Caspase 10)	gestörte Apoptose (aktiv oder passiv) besonders von T-Lymphozyten, verlängerte Lymphozytenüberlebenszeit; Akkumulation von Lymphozyten, Splenomegalie und Hepatomegalie, Antikörper erhöht, Autoimmunerkrankungen
Autoimmune polyendokrine Syndrome (APS) Mutation des Genes für AIRE (autoimmuner Regulator auf dem Chromosom); AIRE ist ein Transkriptionsfaktor, welcher beteiligt ist an der Immuntoleranz durch die Expression von körpereigenen Antigenen (inklusive Antigene von endokrinen Organen) für die Antigen-Präsentation durch Thymusepithelzellen	Dysregulation von regulatorischen T-Lymphozyten, begleitet von Pilzinfektionen (Candidiasis).; autoimmune Reaktion gegen endokrine Drüsen (Parathyreoidea mit Hypokalzämie), Nebenniere (Addison-Erkrankung mit Hypoglykämie, Blutunterdruck) und Gonaden (Hypogonadismus und Sterilität) und Leber (chronisch aktive (autoimmune) Hepatitis)
X-chromosomales polyendokrinopathisches, Immundefizienz- und Diarrhö-Syndrom (XPED, IPEX) Mutation des Genes für FOXP3	gestörte Bildung von regulatorischen T-Lymphozyten, Autoimmunreaktionen gegen zahlreiche Organe mit Diabetes und Durchfall
IL-12- oder IL-23-Defizienz funktionsbeeinträchtigende Mutationen der Synthese von IL-12 oder IL-23 besonders in Makrophagen und dendritische Zellen	mangelhafte Differenzierung zu T-Helfer(1)-Lymphozyten und unzureichende Hilfe für zytotoxische T-Lymphozyten und mangelhafte T-Lymphozyten-abhängige Entzündungsreaktionen, mangelhafte Aktivierung von natürlichen Killerzellen

Tab. 6.11: Primäre B-Lymphozyten-Immundefizienzen und Antikörpermangel-Syndrome.

Abnormalität	Immundefekt
Bruton-Typ-Agammaglobulinämie (X-chromosomale Agammaglobulinämie) funktionsbeeinträchtigende Mutation des Genes für die Bruton-Tyrosin-Kinase (Btk), welche entscheidend ist für die Entwicklung von B-Lymphozyten	Störung in der Entwicklung von B-Lymphozyten, fehlende Antikörperproduktion, keine Lymphknoten tastbar, häufig Arthritiden
B-Zell-Linker-(BLNK-)Defizienz funktionsbeeinträchtigende Mutation des BLNK mit Inhibition der aktivierungsabhängigen Expression von Rezeptoren	
Ig-alpha-Defizienz des B-Lymphozyten-Rezeptors (BCR) funktionsbeeinträchtigende Mutation des Signal-übertragenden Proteins des BCR	
Defizienzen der L-Kette und/oder der μ-H-Kette funktionsbeeinträchtigende Mutation des Genes für die L-Kette des Antikörpers	mangelnde Bildung des BCR und von Antikörpern
Defizienzen der μ-H-Kette oder der α-H-Kette funktionsbeeinträchtigende Mutation der Gene für die Synthese der schweren Ketten von IgM bzw. IgA	mangelnde Bildung von IgM bzw. von IgA
allgemeine variable Immundefizienz funktionsbeeinträchtigende Mutation der Gene für ICOS (induzierbarer Kostimulator zur Aktivierung von T-Helfer-Lymphozyten); CD19 (Korezeptor des B-Lymphozyten-Rezeptors); TACI/BAFF-Rezeptor (Tumor-Nekrose-Faktor-Rezeptorsuperfamilie, Mitglied 13B bzw. 13C (TNFRSF13B/13C), Rezeptoren für TNF/BAFF), beteiligt an der Aktivierung der Transkriptionsfaktoren NFAT, AP1 und NFkappa-B	niedrige Zahl an B-Lymphozyten und Verminderung von IgG, IgA und/oder IgM
Hyper-IGM Syndrom Typ 2 (AID-Defizienz) funktionsbeeinträchtigende Mutation des Genes für die aktivierungs-induzierte Cytidin-Deaminase (AID)	normale Zahl an B-Lymphozyten, jedoch fehlender Isotypenwechsel (kein IgG und IgA) und mangelnde somatische Hypermutation, Hyperplasie der Lymphknoten
Hyper-IgM-Syndrom Typ 5 (UNG-Defizienz) funktionsbeeinträchtigende Mutation des Genes für die katalytische Domäne der Uracil-DNA-Glykosylase (Umwandlung des Zytosins in Uracil)	
Defizienzen von schweren Ketten, der L-Kette kappa, von IgG-Subklassen verschiedene funktionsbeeinträchtigende Mutationen der Gene für Immunglobulin-Ketten	normale Zahl an B-Lymphozyten, Funktionsstörungen der betroffenen Antikörper
Selektive IgA-Defizienz angeborener Mangel an IgA	verminderter Schutz der Schleimhäute; häufig Entwicklung von Autoantikörpern gegen IgA (Vorsicht bei Infusion von IgA-haltigen Immunglobulin-Präparationen)
transiente Hypogammaglobulinämie (THI) tritt bei Kindern auf	vorübergehender Mangel an IgM oder IgG oder IgA
Hyperimmunoglobulinämie D mit periodischem Fieber Mutation des Genes für Mevalonat-Kinase (Teil des HMG-CoA-Reduktase-Stoffwechsels); möglicherweise ist der Cholesterol-Stoffwechsel mit Geranylgeraniol und Farnesol beteiligt	Erhöhung des Blutspiegels von IgD und ggf. auch IgA; Fieberschübe, Gelenkschmerzen, Durchfälle und Hautentzündungen

Tab. 6.12: Durch Mutationen bedingte gemischte Krankheitsbilder mit Beinträchtigungen der Immunabwehr.

Krankheitsbild	Immundefekt
Wiskott-Aldrich-Syndrom (WAS) Mutation des Genes für das WAS-Protein auf dem X-Chromosom	Störung/Verminderung der Antikörper-produktion und der T-Lymphozyten-Funktion
Ataxia telangiectasia **(Boder-Sedgwick-Syndrom/Louis-Bar-Syndrom)** Mutationen von Genen auf dem Chromosom 11 für Proteine beteiligt an der DNA-Reparatur (hMre11, Nbs1h, Rad50)	erniedrigtes IgG, IgA, IgE
Hermansky-Pudlak-Syndrome (HPS) Mutation des Adapter-verwandten Proteinkomplexes 3, beta 1 (AP3B1); AP3B1 ist beteiligt an der Funktion von Lysosomen	Störung der Phagozytose und Antigen-Präsentation
Hyper-IgE-Syndrom (HIES, Job-Buckley-Syndrom, Job-Syndrom und Buckley-Syndrom) Mutationen des Genes für STAT3 (Defekte in der zellulären Signalübertragung)	verminderte Synthese von Interferon gamma, Störung der Chemotaxie von neutrophilen Granulozyten, Eosinophilie, stark erhöhtes IgE im Blut, Abzesse
Chediak-Higashi-Syndrom Mutation des lysosomalen Austausch-Regulatorgenes (LYST)	Störung der Bildung von Phagolysoso-men, der Exozytose durch Granulozyten, Makrophagen, dendritischen Zellen, der Bakterizidie durch lysosomale Enzyme und der Degranulation von zytotoxischen T-Lymphozyten

6.3.2 Erworbene (sekundäre) Immundefizienzen

Erworbene Immundefizienzen stellen den größten Teil der Immunschwächen dar. Ursachen können sein

- Fehl- und Mangelernährung (weltweit wohl die häufigste Ursache),
    - Proteinmangel beeinträchtigt alle Bereiche der Immunabwehr (von der zellulären Immunreaktion, über die Komplementaktivität und Phagozytose bis hin zur Bildung von Antikörpern und Zytokinen),
    - Mangel an Eisen-, Kupfer-, Zink-, Seleniumionen und an Vitamin A, C, E, B6 und Folsäure (Vitamin B9),
    - Fettsucht, Alkohol-Missbrauch, Drogen;
- Stoffwechselentgleisungen
    - z. B. beim Diabetes mellitus, bei Lebererkrankungen oder Krebserkrankungen;
- schwere Eiweißverluste
    - z. B. enteral, renal (Glomerulo und Tubulopathien) oder nach Verbrennungen;
- altersbedingte Immunschwäche der Neugeborenen (siehe Kap. 6.3.3) und im fortge-schrittenen Alter (siehe Kap. 6.3.4);
- Belastungen und Stress (siehe Kap. 6.4.3);

- Behandlungen mit immunsuppressiven Arzneimitteln wie
    - Glucocorticoiden (siehe Kap. 5.4.6.1),
    - antiproliferativ wirkenden Chemotherapeutika (siehe Kap. 7.2.1.1),
    - Immunsuppressiva, beispielsweise für die Verhinderung der Organabstoßung (siehe Kap. 7.2.1),
    - Antirheumatika, welche die Synthese von proinflammatorischen Zytokinen oder von Gewebehormonen (Leukotrienen, Prostaglandinen) hemmen;
- Bestrahlungen einschließlich der Radiotherapie,
- maligne Erkrankungen der Zellen der Immunabwehr,
    - Leukämien (akute myeloische oder lymphatische Leukämien, chronische myeloische oder lymphatische Leukämien),
    - Hodgkin-Lymphom,
    - Non-Hodgkin-Lymphome vom B-Lymphozyten-Typ,
    - (z. B. chronisch-lymphatische Leukämien, Haarzell-Leukämien, Marginalzonen-B-Zell-Lymphome, follikuläre Keimzentrumslymphome, Mantelzell-Lymphome, Plasmazytome/multiple Myelome, mediastinales B-Zell-Lymphom, Burkitt-Lymphom),
    - Non-Hodgkin-Lymphome vom T-Lymphozyten-Typ,
    - (Mycosis fungoides, chronische adulte T-Zell-Leukämie, T-Zell-Lymphome);
- Infektionen (siehe Kap. 6.5), im Besonderen virale Infektionen und intrazelluläre bakterielle Infektionen (siehe Kap. 3.4.3.7), wie beispielsweise
    - das akquirierte Immundefizienzsyndrom (AIDS) durch das humane Immundefizienzvirus (HIV),
    - das Kussfieber und das Burkitt-Lymphom durch das Eppstein-Barr-Virus (EBV),
    - T-Lymphozyten-Leukämien durch humane T-Zell-Leukämie-Viren wie z. B.
        - HTLV-1 (welches primär CD4(+)-T-Lymphozyten infiziert),
        - HTLV -2 (welches primär CD8(+)-T-Lymphozyten infiziert) oder
        - HTLV-3,
    - Immunschwächen nach Infektionen mit dem Zytomegalie-Virus (CMV) oder dem Masern-Virus,
    - intrazelluläre Infektionen von Makrophagen, beispielsweise mit Mycobakterien (siehe Kap. 3.5).

Auch bei sekundären Immundefizienzen sind Infektionen mit pathogenen und opportunistischen Infektionserregern die Regel. Primäres Ziel der Behandlung muss sein, die Ursachen der erworbenen Immundefizienz zu beseitigen. Zusätzlich kommen alle therapeutischen Möglichkeiten der primären Immundefizienz in Frage.

Weiterführende Literatur

Ameratunga R, Woon ST, Gillis D, Koopmans W, Steele R. New diagnostic criteria for common variable immune deficiency (CVID), which may assist with decisions to treat with intravenous or subcutaneous immunoglobulin. Clin Exp Immunol. 2013 Nov;174(2):203–11.

Badolato R. Defects of leukocyte migration in primary immunodeficiencies. Eur J Immunol. 2013 Jun;43(6):1436–40.

Dvorak CC, Cowan MJ, Logan BR, Notarangelo LD, Griffith LM, Puck JM, Kohn DB, Shearer WT, O'Reilly RJ, Fleisher TA, Pai SY, Hanson IC, Pulsipher MA, Fuleihan R, Filipovich A, Goldman F, Kapoor N, Small T, Smith A, Chan KW, Cuvelier G, Heimall J, Knutsen A, Loechelt B, Moore T, Buckley RH. The natural history of children with severe combined immunodeficiency: baseline features of the first fifty patients of the primary immune deficiency treatment consortium prospective study 6901. J Clin Immunol. 2013 Oct;33(7):1156–64.

Kelly BT, Tam JS, Verbsky JW, Routes JM. Screening for severe combined immunodeficiency in neonates. Clin Epidemiol. 2013 Sep 16;5:363–369.

Notarangelo L, Casanova JL, Conley ME, Chapel H, Fischer A, Puck J, Roifman C, Seger R, Geha RS. International Union of Immunological Societies Primary Immunodeficiency Diseases Classification Committee. Primary immunodeficiency diseases: an update from the International Union of Immunological Societies Primary Immunodeficiency Diseases Classification Committee Meeting in Budapest, 2005. J Allergy Clin Immunol. 2006, 117:883–96.

O' Gorman MR. Recent developments related to the laboratory diagnosis of primary immunodeficiency diseases. Curr Opin Pediatr, 2008, 20:688–697.

Rosen FS, Cooper MD, Wedgwood RJ. The primary immunodeficiencies. N Engl J Med. 1995, 333:431–40.

Sillevis Smitt JH, Kuijpers TW. Cutaneous manifestations of primary immunodeficiency. Curr Opin Pediatr. 2013 Aug;25(4):492–7.

Todoric K, Koontz JB, Mattox D, Tarrant TK. Autoimmunity in immunodeficiency. Curr Allergy Asthma Rep. 2013 Aug;13(4):361–70. DOI: 10.1007/s11882-013-0350-3.

Wong T, Yeung J, Hildebrand KJ, Junker AK, Turvey SE. Human primary immunodeficiencies causing defects in innate immunity. Curr Opin Allergy Clin Immunol. 2013 Dec;13(6):607–13.

6.3.2.1 Immunschwächen des Neugeborenen

Mit der Geburt verlässt das Kind den gegen äußere Einflüsse weitgehend geschützten Raum des Uterus der Mutter und ist unmehr allen möglichen Angriffen der Umwelt ausgesetzt. Zugleich ist das Neugeborene besonders empfänglich für Krankheitserreger, weil bei ihm

- die Immunabwehr noch nicht voll entwickelt ist und
- die immunsuppressive Wirkung besonders des Progesterons bis zum Ende der Schwangerschaft (siehe Kap. 6.1.3) wirksam war.
- Bakterielle Infektionen führen bei Neugeborenen leicht zu schweren Infektionen (siehe Tab. 6.13).

Folgende besonderen Immunschwächen weist das Neugeborene im Vergleich zum Erwachsenen auf (siehe Tab. 6.14):

- Die angeborene Immunabwehr ist noch nicht voll funktionsfähig:
  - Natürliche Schutzbarrieren wie die Magensäure sowie Pepsin und Trypsin im Magen und Dünndarm liegen in den ersten 4–6 Wochen noch nicht in ausreichender Höhe vor.
  - Granulozyten sind noch nicht in ausreichender Menge vorhanden und zudem noch nicht voll funktionsfähig.
  - Makrophagen sind nur schwer aktivierbar und produzieren vorwiegend antiinflammatorische Zytokine.
  - Dendritische Zellen synthetisieren vorwiegend antiinflammatorische Zytokine.

Tab. 6.13: Beispiele für Infektionserreger, die für Neugeborene besonders gefährlich werden können.

bevorzugte Organe	Viren	Bakterien	Pilze
Magen-Darm	Entero-Virus	Shigella	
	Rota-Virus	Escherichia coli	
		Salmonellen	
Haut/Bindegewebe	Varizella-Zoster (Windpocken, HHV-3)	Gruppe B-Streptokokken (GBS)	Candida albicans
		Staphylococcen	
obere Luftwege/ Lunge	respiratorisches Synzytial-Virus (RSV)	Hämophilus influenza Typ B (HiB)	
		Pneumococcen	
		Corynebacterium diptheriae	
		Bordetella pertussis (Keuchhysten)	
Nervensystem	Polio-Virus	Listeria monocytogenes	
	Herpes simplex-Virus (HHV-1)	Meningococcen (Neisseria meningitidis)	
	Zytomegalie-Virus (CMV/HHV-5)		
Immunsystem	humanes Immundefizienzvirus (HIV)		
Leber	Hepatitis B-Virus (HBV)		

- Die erworbene zelluläre Immunabwehr befindet sich erst im Aufbau:
  - Dendritische Zellen produzieren zu wenig proinflammatorische Zytokine (IL-2, IL-6, IL-12, TNFalpha, IFNgamma).
  - Die immunologische Synapse zwischen dendritischen Zellen und T-Lymphozyten ist beeinträchtigt durch mangelhafte Ausbildung des Kostimulators CD28/B7.
  - T-Lymphozyten und B-Lymphozyten sind noch weitgehend naiv.
  - Zytotoxische T-Lymphozyten werden nicht in ausreichendem Maße gebildet.
  - Die Differenzierung von T-Helfer-Lymphozyten erfolgt weitgehend in Richtung CD4(+)-T-Helfer(2)-Lymphozyten und weniger in Richtung CD4(+)-T-Helfer(1)-Lymphozyten.
- Die Bildung von Antikörpern ist noch nicht voll etabliert:
  - Die immunologische Synapse zwischen B-Lymphozyten und CD4(+)-T-Helfer(2)-Lymphozyten ist durch mangelnde Ausbildung des Kostimulators CD40/CD40-Linker unzureichend.
  - Der Wechsel der Isotypenklasse von IgM nach IgG, IgA und IgE ist beeinträchtigt.
  - die Selektion von hochaffinen Antikörpervarianten noch unzulänglich.
  - IgM-, IgG-, IgA- und IgE-Antikörper werden noch nicht in ausreichender Weise gebildet. So beträgt die Konzentration von IgM und IgA nur etwa 20 % (IgM) oder

Tab. 6.14: Immunschwächen des Neugeborenen.

	Schwächen/noch nicht ausreichend entwickelt	bereits ausreichend entwickelt
angeborene Immunabwehr		
Schleimhäute	Magensäure, Pepsin und Trypsin liegen noch nicht ausreichend vor	
Granulozyten	verminderte Entwicklung und Anzahl, verminderte Funktion (Chemotaxie, Phagozytose, Bildung von radikalem Sauerstoff, Bakterizidie)	
Makrophagen	verminderte Synthese von proinflammatorischen Zytokinen (IL-1, IL-6, TNFalpha; IFNgamma, IL-12), von Chemokinen und deren Rezeptoren; verminderte Expression von Rezeptoren für pathogene Strukturmuster (TLR); verminderte Aktivierbarkeit (z. B. durch IFNgamma)	Synthese von IL-10 und IL-16
natürliche Killerzellen	Mangel, nicht ausreichend gebildet	
erworbene Immunabwehr		
dendritische Zellen	verminderte Synthese von proinflammatorischen Zytokinen (IL-1, IL-6, TNFalpha; IFNgamma, IL-12),	Synthese von antiinflammatorischen Zytokinen (IL-4, IL-6, IL-10, IL-13),
T-Lymphozyten	Synapse zu dendritischen Zellen nicht voll funktionsfähig, weil der Kostimulator CD28 noch nicht ausreichend exprimiert wird, verminderte Proliferation nach Aktivierung, geringe Anzahl Antigen-spezifisch geprägter T-Lymphozyten	
T-Helfer-Lymphozyten	verminderte Differenzierung zu CD4(+)-T-Helfer(1)-Lymphozyten	Differenzierung zu CD4(+)-T-Helfer(2)-Lymphozyten
zytotoxische T-Lymphozyten	mangelnde Stimulierung durch T-Helfer(1)-Lymphozyten und proinflammatorische Zytokine, geringe Anzahl	
B-Lymphozyten/ Bildung von Antikörpern	Synapse zu CD4(+)-T-Helfer(2)-Lymphozyten nicht voll funktionsfähig, weil der Kostimulator CD40/CD40-Linker noch nicht ausreichend exprimiert wird, Isotypenwechsel eingeschränkt, sodass nur wenig IgG, IgA und IgE gebildet werden, Selektion hochaffiner Antikörper mangelhaft	Zahl an CD4(+)-T-Helfer(2)-Lymphozyten, Ausschüttung von IL-10
Schleimhäute	nur geringe Konzentration von sIgA	

noch weniger (IgA) des Normalwertes beim Erwachsenen. Dessen Normalwerte werden vom Kleinkind erst nach mehr als 1 Jahr erreicht.

-   Die Schleimhäute (Lunge, Magen-Darm, Harntrakt) des Neugeborenen sind durch den Mangel an IgA für Infektionserreger besonders empfänglich.

- Zur Behebung dieser Immunschwäche verfügt das Neugeborene über die Möglichkeit, einen sogenannten **Nestschutz passiv** von der Mutter zu erwerben. Dieser Netzschutz beinhaltet:
- Antikörper vom Isotyp IgG im Blut der Mutter, welche besonders in den letzten 3 Monaten der Schwangerschaft durch die Plazenta in den Blutkreislauf des Kindes eingedrungen sind.
  - Im Blut des Neugeborenen ist daher die IgG-Konzentration gleichhoch oder höher als bei der Mutter.
- Die Möglichkeit, nach der Geburt durch Aufnahme von Kolostrum und Muttermilch weiterhin große Mengen an Abwehrstoffen der Mutter aufzunehmen, im Besonderen
  - Lactoferrin, welches dreiwertige Fe-Ionen bindet und hierdurch das Wachstum von Bakterien, Viren und Pilzen hemmt, wie auch deren Bindung an Schleimhautepithelien des Neugeborenen inhibiert,
  - Lysozyme (Muraminidase), welche bakterizid wirken durch die Spaltung von Peptidoglykanen und fungizid durch die Spaltung von Chitodextrinen in den Zellwänden der Infektionserreger,
  - sekretorisches IgA, IgG, IgM und IgD,
  - Makrophagen und neutrophile Granulozyten,
  - T-Lymphozyten, besonders Gedächtnis CD4(+)-T-Helfer-Lymphozyten und zytotoxische T-Lymphozyten mit hoher Ausschüttung von Zytokinen (z. B. IL-2, IL-4, IL-7, IFNgamma).

Zusätzlich kann die Reifung der körpereigenen Immunabwehr des Neugeborenen durch Belastung beschleunigt werden. So verfügen Neugeborene in Regionen mit hoher Umweltbelastung (z. B. in Afrika) schneller über eine voll funktionsfähige Immunabwehr als Neugeborene in Regionen mit relativ niedriger Belastung (z. B. Mitteleuropa).

Auf die Reifung der Immunabwehr wirkt fördernd:
- Eine stimulierende Ernährung:
  - Muttermilch ist durch die in ihr enthaltenden Proteine und Zellen (Makrophagen, Granulozyten und Lymphozyten) immunstimulierend, besonders auch für die Antikörperbildung. Durch Muttermilch
    - entwickeln sich beim Neugeborenen Antikörper (einschließlich des proallergischen IgE; siehe Kap. 6.7.1) auch gegen Kuhmilchproteine (polyklonale Stimulation und Kreuzreaktionen),
    - erkranken Kinder von Allergikern weitaus weniger an allergischen Erkrankungen als nach Fütterung von Ersatzprodukten zur Muttermilch.
  - (Sogenannte) hypoallergene Ersatzprodukte (hydrolysiertes Kasein) oder Milchersatzstoffe aus Soyaeiweiß
    - bewirken naturgemäß zwar eine geringere Antikörperantwort auf Kuhmilchproteine und können sogar den Blutspiegel von proallergischem IgE gegen Kuhmilchproteine (siehe Kap. 6.7.1) verringern,
    - vermindern aber nicht sicher das Auftreten von allergischen Erkrankungen bei Kindern von Allergikern.

● Durch Impfungen (siehe Kap. 7.1.1.1) im Besonderen gegen solche Infektionskrankheiten, z. B. Keuchhusten (Infektion mit Bordetella pertussis), für welche Antikörper der Mutter keinen ausreichenden Schutz gewähren können. Impfstoffe ermöglichen, dass sich
  - das Neugeborene mit den Immungenen eines Infektionserregers auseinandersetzt, ohne die Infektion erleiden zu müssen,
  - mit gleichzeitiger Reifung der Immunabwehr Gedächtnislymphozyten entwickeln, die gegen eine nachfolgende Infektion schützen.
● Durch eine Einschränkung auf das unumgängliche Mindestmaß von Medikamenten, welche das Immunsystem gezielt oder durch ihre Nebenwirkungen beeinträchtigen. Beispiele hierfür sind
  - Glucocorticoide, welche drastisch die (noch unterentwickelte) Immunwehr hemmen (siehe Kap. 5.4.6.1),
  - Pyrazolone, welche die Funktion von neutrophilen Granulozyten inhibieren,
  - N-Acetylsalizylsäure, welche in Zellen der Immunabwehr hemmen,
    ■ die Cyclooxygenase und damit die Synthese von Prostaglandinen,
    ■ die Aktivierung durch Inhibition von Phosphokinasen der zellulären Signalübertragung (p38-MAP-Kinase, IKKbeta der NFkappaB, Erk, AP-1),
    ■ die Bildung von IL-12 und hierdurch die Differenzierung von CD4(+)-T-Helfer(1)-Lymphozyten und deren Ausschüttung von proinflammatorischen Zytokinen,
  - Indomethacin, welches in Zellen der Immunabwehr die Cyclooxygenase und damit die Synthese von Prostaglandinen inhibiert,
  - Vitamin D3 (1,25-dihydroxyvitamin D3), welches in höheren Dosen
    ■ hemmen kann die Synthese von proinflammatorischen Zytokinen (IL-1, IL-2, IL-12) und dadurch die Proliferation von T-Lymphozyten und B-Lymphozyten, die Differenzierung zu CD4(+)-T-Helfer(1)-Lymphozyten und die Entwicklung von zytotoxischen T-Lymphozyten inhibiert,
    ■ fördern kann die Bildung von antiinflammatorischen Zytokinen (IL-10), die Differenzierung zu CD4(+)-T-Helfer(2)-Lymphozyten und hierdurch die Antikörperbildung unterstützt, die Bildung des proallergischen IgE Isotyps jedoch hemmt.
● Durch Vermeidung der Exposition mit Genussmitteln, welche das Immunsystem beeinträchtigen.
  - Alkohol beeinflusst die zelluläre Signalübertragung und hemmt hierdurch die Funktion von
    ■ Granulozyten (Aktivierung, Wanderung, Phagozytose),
    ■ Makrophagen (Aktivierung, Wanderung Phagozytose, Synthese von Zytokinen),
    ■ dendritischen Zellen (Proliferation, Antigen-Präsentation, Synthese von Zytokinen),
    ■ B-Lymphozyten und T-Lymphozyten (Proliferation, Synthese von Zytokinen).
  - Tabakrauch/Nikotin schädigt das Immunsystem durch
    ■ Hemmung der Proliferation von Granulozyten, Makrophagen, dendritischen Zellen und Lymphozyten,

- Verminderung der Aktivierbarkeit von Makrophagen und dendritischen Zellen (Hemmung der Rezeptoren für pathogene Strukturmuster),
- Blockade der zytotoxischen Aktivität von natürlichen Killerzellen,
- Lähmung von T-Lymphozyten (Anergie),
- Inhibition der Synthese von Antikörpern (IgM, IgG).

Weiterführende Literatur

Amann R, Peskar BA. Anti-inflammatory effects of aspirin and sodium salicylate. Eur J Pharmacol, 2002, 447:1–9.

Bener A, Ehlayel MS, Alsowaidi S, Sabbah A. Role of breast feeding in primary prevention of asthma and allergic diseases in a traditional society. Eur Ann Allergy Clin Immunol 2007, 39:337–343.

Borzutzky A, Camargo CA Jr. Role of vitamin D in the pathogenesis and treatment of atopic dermatitis. Expert Rev Clin Immunol. 2013 Aug;9(8):751–60.

Cairo MS. Neonatal neutrophil host defense. Am J Dis Child, 1989, 143:40–46.

Ciardelli L, Garofoli F, Stronati M, Mazzuchelli I, Avanzini MA, Figar T, Gasparoni A, De Silvestri A, Sabatino G, Chirico G. Human colostrum T-Lymphocytes and their effector cytokines actively aid the development of the newborn immune system. Int J Immunopath Pharmacol 2008, 21:781–786.

Cuenca AG, Wynn JL, Moldawer LL, Levy O. Role of innate immunity in neonatal infection. Am J Perinatol. 2013 Feb;30(2):105–12.

Gantt S, Muller WJ. The immunologic basis for severe neonatal herpes disease and potential strategies for therapeutic intervention. Clin Dev Immunol. 2013, 2013:369172.

Ghazal P, Dickinson P, Smith CL. Early life response to infection. Curr Opin Infect Dis. 2013 Jun;26(3): 213–8.

Han P, Mcdonald T, Hodge G. Potential immaturity of the T-cell and antigen-presenting cell interaction in cord blood with particular emphasis on the CD40-CD40Ligand costimulatory pathway. Immunology 2004, 113:26–34.

Heine G, Niesner U, Chang HD, Steinmeyer A, Zügel U, ZUberbier T, Radbruch A, Worm M. 1,25-dihydroxyvitamin D(3) promotes IL10 production in Human B-cells. Eur J Immunol 2008, 38:2210–2218.

Kattan JD, Cocco RR, Järvinen KM. Milk and soy allergy. Pediatr Clin North Am. 2011 Apr;58(2):407–26.

Lee HH, Hoeman CM, Hardaway JC, Guloglu FB, Ellis JS, Jain R, Divekar R, Tartar DM, Haymaker CL, Zaghouani H. Delayed maturation of an IL-12-producing dendritic cell subset explains the early Th2 bias in neonatal immunity. J exp Med 2008, 205:2269–2280.

Lowe AJ, Hosking CS, Bennett CM, Allen KJ, Axelrad C, Carlin JB, Abramson MJ, Dharmage SC, Hill DJ. Effect of a partially hydrolyzed whey infant formula at weaning on risk of allergic disease in high-risk children: a randomized controlled trial. J Allergy Clin Immunol. 2011 Aug;128(2):360–365.

Malek A. Role of IgG antibodies in association with placental function and immunologic diseases in human pregnancy. Expert Rev Clin Immunol. 2013 Mar;9(3):235–49.

Marodi L. Innate cellular immune response in newborns. Clin Immunol 2006, 118:137–144.

Meisel H. Multifunctional peptides encrypted in milk proteins. Biofactors 2004, 21:55–6.

Nentwich I, Michkova E, Nevoral J, Urbanek R, Szepfalusi Z. Cows milk-specific and humoral immune responses and atopy skin symptoms in infants from atopic families fed partially or extensively hydrolysed infant formula. Allergy, 2001, 56:1144–1156.

Osborn DA, Sinn J. Formulas containing hydrolysed protein for prevention of allergy and food intolerance in infants. Cochrane Dadatbase Syst Rev 2006, 4:CD003664.

Pachlopnik Schmid JM, Kuehni CE, Strippoli MP, Roiha HL, Pavlovic R, Latzin P, Gallati S, Kraemer R, Dahinden C, Frey U. Maternal tobacco smoking and decreased leukocytes, including dendritic cells, in neonates. Pediatr Res 2007, 61:462–466.

Prescott SL. Effects of early cigarette smoke exposure on early immune development and respiratory disease. Pardiatr Respir Rev 2008, 9:3–9.

Solinas C, Corpino M, Maccioni R, Pelosi U. Cow's milk protein allergy. J Matern Fetal Neonatal Med. 2010 Oct;23 Suppl 3:76–9.

Strunk T, Jamieson SE, Burgner D. Genetic and epigenetic susceptibility to early life infection. Curr Opin Infect Dis. 2013 Jun;26(3):241–7.

Vandenplas Y, De Greef E, Devreker T, Hauser B. Soy infant formula: is it that bad? Acta Paediatr. 2011 Feb;100(2):162–6.

6.3.2.2 Alterung der Immunabwehr

Die Immunabwehr erreicht den Höhepunkt ihrer Leistungsfähigkeit zum Zeitpunkt der Pubertät. Nachfolgend findet eine graduelle Abnahme der Funktionen des Immunsystems statt (siehe Tab. 6.15). Im Alter von 60 bis 75 Jahren ist im Regelfall die Reaktionsfähigkeit der Immunabwehr derartig vermindert, dass diese Immunschwäche als einer der Gründe angesehen wird für die altersbedingte

- Zunahme von Infektionen und deren längere Dauer,
- Häufung von Tumorerkrankungen,
- Zunahme von Fehlentwicklungen wie Autoimmunerkrankungen und Allergien.

Der Alterungsprozess betrifft die angeborene Immunabwehr deutlich weniger als die erworbene Immunabwehr (siehe Tab. 6.15).

Bei der angeborenen Immunabwehr kommt es mit zunehmendem Alter im Regelfall zu

- einer Zunahme der Aktivität von Makrophagen,
- einer Abnahme der Funktion
  - von Granulozyten und
  - von natürlichen Killerzellen;
  - ausgenommen hiervon sind Menschen, die ein sehr hohes Alter (100-Jährige) erreichen.

Die erworbene Immunabwehr beginnt mit ihrem Alterungsprozess im Anschluss an die Pubertät.

- Der **Thymus** zeigt mit der Alterszunahme eine fortschreitende Größenabnahme (**Altersinvolution**). Diese wird
  - gefördert durch die Sexualsteroide (Testosteron, Östrogen, Progesteron) und durch die Glucocorticosteroide (Hydrocortison und Cortison) und
  - gehemmt durch Thyroxin.

Parallel zu der Altersinvolution des Thymus

- vermindern sich
  - die Anzahl und Funktionstüchtigkeit von dendritischen Zellen,
  - die Blutkonzentrationen von Thymosin-alpha1 und Thymopoietin,
  - die Anzahl naiver T-Lymphozyten, welche den Thymus verlassen;
- verrringert sich bei den T-Lymphozyten
  - die Streubreite der Antigenspezifitäten der TCR (Einschränkung des sogenannten T-Lymphozyten-Repertoire),

Tab. 6.15: Alterung der Immunabwehr.

	Abnahme	weder Abnahme noch Zunahme
angeborene Immunabwehr		
Granulozyten	Adhärenz, Chemotaxie, Phagozytose, Bildung von radikalen Sauerstoff-molekülen; Stimulierbarkeit durch Zytokine (GM-CSF)	bei gesunden „100-Jährigen"
Makrophagen		Chemotaxie, Phagozytose, Bildung von radikalen Sauerstoffmolekülen
natürliche Killerzellen	Zytotoxizität; Synthese von Zytokinen (IFNgamma)	bei gesunden „100-Jährigen"
erworbene Immunabwehr		
dendritische Zellen	Proliferation, Anzahl, Expression von Kostimulatoren	Antigen-Präsentation über MHC-II
Thymus	Größe, Blutkonzentrationen von Thymosin-alpha1 und Thymopoietin, Auswanderung von naiven T-Lymphozyten	
T-Lymphozyten	Proliferation, Anzahl; Synthese von IL-2, Aktivierbarkeit von/Signalübertragung durch den T-Lymphozyten-Rezeptor (TCR), Streubreite der Antigenspezifität der TCR, Expression des IL-2-Rezeptors	Synthese von IL-2 bei gesunden „100-Jährigen"
	Anzahl naiver T-Lymphozyten (CD4(+) wie auch CD8(+))	Anzahl Gedächtnis-T-Lymphozyten (CD4(+) wie auch CD8(+)); Anzahl von T-Lymphozyten ohne Expression des Kostimulators CD28 („gealterte T-Lymphozyten")
	Anzahl und Funktion von CD4(+)-T-Helfer(1)-Lymphozyten, Anzahl und Funktion von CD4(+)-T-Helfer(2)-Lymphozyten, Proliferation/Anzahl von CD8(+)-zytotoxi-schen T-Lymphozyten	Anzahl und Funktion von CD8(+)-, CD28(–)-, CD25(+)-regulatorischen T-Lymphozyten; Anzahl von CD8(+)-, CD28(–)-T-Lymphozyten, welche proin-flammatorische Zytokine synthetisieren (IL-2, IFNgamma, TNFalpha)
B-Lymphozyten	Proliferation, Anzahl, somatische Hyper-mutationen der Gene für die variable Domänen der Antikörper, Streubreite der Antikörperspezifitäten	

- die Aktivierbarkeit von/Signalübertragung durch den T-Lymphozyten-Rezeptor (TCR),
- die Synthese von Zytokinen (im Besonderen von IL-2),
- die Expression des IL-2-Rezeptors und damit die parakrine wie auch autokrine Stimulierbarkeit;

- sinkt die Anzahl und vermindert sich die Funktion von Effektor-T-Lymphozyten,
    - von CD4(+)-T-Helfer(1)-Lymphozyten,
    - von CD4(+)-T-Helfer(2)-Lymphozyten,
    - von CD8(+)-zytotoxischen T-Lymphozyten;
- vermehren sich
    - Gedächtnis-T-Lymphozyten, CD4(+) wie auch CD8(+),
    - T-Lymphozyten ohne Expression des Kostimulators CD28 (**gealterte T-Lymphozyten**),
    - regulatorischen T-Lymphozyten (Typ CD8(+), CD28(–), CD25(+)),
    - T-Lymphozyten vom Typ CD8(+), CD28(–),
        - welche als **chronisch stimuliert** angesehen werden,
        - da sie kontinuierlich proinflammatorische Zytokine ausschütten (z. B. IL-2, IFNgamma, TNFalpha);
- verringert sich bei B-Lymphozyten (auch wegen der mangelnde Hilfe durch CD4(+)-T-Helfer(2)-Lymphozyten)
    - die Aktivierbarkeit und Proliferation,
    - die somatische Hypermutationen der Gene für die variable Domänen der Antikörper und
    - die Streubreite der Antikörperspezifitäten (Einschränkung des sogenannten Antikörper-Repertoirs).

Anhaltspunkte bestehen, dass die altersbedingte Immunschwäche verstärkt wird durch eine Mangelernährung, im Besonderen den Mangel
- an Spurenelementen,
- an Zinkionen, Kupferionen oder Eisenionen.

Ähnlich wie bei der angeborenen Immunabwehr ist auch bei der erworbenen Immunabwehr das Ausmaß der Alterung bei gesunden „100-Jährigen" deutlich geringer als für den Durchschnitt der 60–75-Jährigen, sodass anzunehmen ist, dass die Geschwindigkeit und das Ausmaß der Alterung der Immunabwehr eine wesentlichen Beitrag leistet für die Lebenserwartung.

Weiterführende Literatur

Alonso-Fernandez P, Puerto M, Ribera JM, de la Fuente M. Neutrophils of centenarians show function levels similar to those of young adults. J Am Geriatr Soc 2008, 56:2244–2251.

Chinn IK, Blackburn CC, Manley NR, Sempowski GD. Changes in primary lymphoid organs with aging. Semin Immunol. 2012 Oct;24(5):309–20.

Chou JP, Effros RB. T cell replicative senescence in human aging. Curr Pharm Des. 2013, 19(9):1680–98.

Dixit VD. Impact of immune-metabolic interactions on age-related thymic demise and T cell senescence. Semin Immunol. 2012 Oct;24(5):321–30.

Franceschi C, Passeri M. The immune system in extreme longevity. Exp Gerontol. 2008, 43:61–65.

Grubeck-Loebenstein B. Non regulatory CD8+CD45RO+CD25+ T-lymphocytes may compensate for the loss of antigen-inexperienced CD8+ CD45RA+T-cells in old age. Biol Chem. 2008, 389:561–568.

Gui J, Mustachio LM, Su DM, Craig RW. Thymus Size and Age-related Thymic Involution: Early Programming, Sexual Dimorphism, Progenitors and Stroma. Aging Dis. 2012 Jun;3(3):280–90.

Herndler-Brandstetter D, Veel E, Laschober GT, Pfister G, Brunner S, Walcher S, Parson W, Lepperdinger G, Simone R, Zicca A, Saverino D. The frequency of regulatory CD3+CD8+CD28-CD25+ T-Lymphocytes in human blood increases with age. J Leukoc Biol. 2008, 84:1454–1461.

Howcroft TK, Campisi J, Louis GB, Smith MT, Wise B, Wyss-Coray T, Augustine AD, McElhaney JE, Kohanski R, Sierra F. The role of inflammation in age-related disease. Aging (Albany NY). 2013 Jan;5(1):84–93.

Lang PO, Govind S, Aspinall R. Reversing T cell immunosenescence: why, who, and how. Age (Dordr). 2013 Jun;35(3):609–20.

Larbi A, Fülöp T, Pawelec G. Immune receptor signalling, aging and autoimmunity. Adv Exp Med Biol. 2008, 640:312–324.

Mocchegiani E, Malavolta M. NK and NKT cell functions in immunosenescence. Aging Cell. 2004, 3:177–184.

Effros RB, Cai Z, Linton PJ. CD8Tcells and aging. Crit Rev Immunol. 2003:23:45–64.

Mocchegiani E, Costarelli L, Giacconi R, Piacenza F, Basso A, Malavolta M. Micronutrient (Zn, Cu, Fe)-gene interactions in ageing and inflammatory age-related diseases: implications for treatments. Ageing Res Rev. 2012 Apr;11(2):297–319.

Pae M, Meydani SN, Wu D. The role of nutrition in enhancing immunity in aging. Aging Dis. 2012 Feb;3(1):91–129.

Palmer DB. The Effect of Age on Thymic Function. Front Immunol. 2013 Oct 7;4:316.

Raynor J, Lages CS, Shehata H, Hildeman DA, Chougnet CA. Homeostasis and function of regulatory T cells in aging. Curr Opin Immunol. 2012 Aug;24(4):482–7.

Wong CP, Ho E. Zinc and its role in age-related inflammation and immune dysfunction. Mol Nutr Food Res. 2012 Jan;56(1):77–87.

6.4 Schlaf, Belastungen und Stress

6.4.1 Schlaf und Erholung

Ein erwachsener Mensch benötigt für sein Wohlbefinden im Durchschnitt ca. 7 h regelmäßigen Schlaf. Schlaf ist ein Stadium der äußeren Ruhe, aufgeteilt in einzelne Schlafphasen mit unterschiedlichen Charakteristika (siehe Tab. 6.16).

Das Schlafbedürfnis unterliegt einem täglichen Rhythmus (circadianer Rhythmus), welcher bestimmt wird von den Tag- und Nachtphasen, in denen unterschiedliche, das Wachsein oder den Schlaf fördernde Neurotransmitter, Hormone und Zytokine ausgeschüttet werden (siehe Tab. 6.16).

Der Schlaf hat für den Körper mehrere Funktionen. Zu ihnen gehören
- die Entwicklung und Funktionserhaltung des Gehirnes,
    - besonders in den REM- (*rapid eye movement*-)Schlafphasen;
- die Verarbeitung von Erinnerungen
    - in den NREM-(*non rapid eye movement*-)Schlafphasen (deklaratives Gedächtnis) und
    - in den REM-Schlafphasen (prozedurales Gedächtnis);
- das Wiederauffüllen der Energiereserven (anabole Funktion zur Regeneration) und der Abgleich zwischen den unterschiedlichen Körperfunktionen;

Tab. 6.16: Die wesentlichen Charakteristika der Schlafphasen.

	Wachzustand (unbelastet)	Schlafphasen	
		NREM (*non rapid eye movement*)	**REM** (*rapid eye movement*)
Augenbewegungen (Augenmuskulatur)	willkürlich	unwillkürlich, langsam	unwillkürlich, schnell
Gehirnaktivitäten	spontan	erniedrigt/langsam	erhöht/schnell
	desynchronisiert; vorherrschend alpha-Wellen (14–60 Hz), beta-Wellen (8–13 Hz)	synchronisiert; vorherrschend: theta-Wellen (4–7 Hz), delta-Wellen (< 4 Hz; *slow-wave sleep*, Tiefschlaf)	desynchronisiert; vorherrschend beta-Wellen (8–13 Hz)
Blut/Atemfrequenz/ Blutdruck	normal	erniedrigt	erhöht
Muskeltonus	willkürlich/tonisch	tonisch/nichtparalysiert	atonisch/paralysiert
			spontane Erektionen (Penis, Klitoris)
Neurotransmitter	vorwiegend Adrenalin, Noradrenalin (Sympathicus), Acetylcholin (Parasympathicus), Histamin, Orexin	vorwiegend Serotonin, gamma-Aminobuttersäure, Melatonin, Adenosin, vorrangig Acetylcholin (Parasympatikus)	Neurotransmitter auf ein Minimum abgesunken
Hormone		Wachstumshormon und Prolaktin erhöht, Glucocorticoide und Thyreotropin erniedrigt	
Verabeitungen von Erinnerungen	Aufnahme von Informationen	Speicherung im deklarativen Gedächtnis	Speicherung im prozeduralen Gedächtnis

● die Stärkung der Immunabwehr, im besonderen
  – der zellulären Immunabwehr durch
    ■ Vermehrung von Monozyten/Makrophagen, die verstärkte Synthese von proinflammatorischen Zytokinen (IL-1, IL-2, IL-12, IFNgamma, TNFalpha) und
    ■ Verminderung der Produktion von antinflammatorischen Zytokinen (im Besonderen IL-10),
    ■ Vermehrung und verstärkte Differenzierung von dendritischen Zellen, welche besonders IL-12 produzieren,

Tab. 6.17: Wechselbeziehung zwischen dem Schlaf und der Immunabwehr.

Wirkung des Schlafes auf die Immunabwehr	Schlafphasen		Wirkung der Zytokine auf den Schlaf
	NREM (*non rapid eye movement*)	**REM** (*rapid eye movement*)	
	IL-1, TNFalpha (geringe Konzentrationen)	IL-1, TNFalpha (höhere Konzentrationen)	Einleitung und Aufrechterhaltung
erhöhte Ausschüttung	proinflammatorische Zytokine (IL-1, IL-2, IL-12, IFNgamma, TNFalpha);		Verstärkung
	IL-7	IL-7	Verstärkung
verminderte Ausschüttung	IL-4, IL-6, IL-10, IFNalpha		Hemmung
Vermehrung bzw. erhöhte Differenzierung	Monozyten/Makrophagen, dendritische Zellen, CD4(+)-T-Helfer-Lymphozyten, besonders CD4(+)-T-Helfer(1)-Lymphozyten, zytotoxische CD8(+)-T-Lymphozyten, B-Lymphozyten		
Verstärkung	Wundheilung, Schutz gegen virale und bakterielle Infektionserreger, Schutz gegen Parasiten, Antikörperkonzentration		

- ■ verstärkte Differenzierung von CD4(+)-T-Helfer(0)-Lymphozyten zu CD4(+)-T-Helfer(1)-Lymphozyten,
- ■ verstärkte Prägung von zytotoxischen CD8(+)-T-Lymphozyten,
- – der Antikörpersynthese, besonders nach Erstkontakt mit einem Erreger (z. B. nach Verabreichung eines Impfstoffes),
- – der Erhöhung des Schutzes gegen Infektionserreger,
- – der Beschleunigung der Wundheilung.

Diese Stärkung der Immunabwehr während des Schlafes erfolgt im Wechselspiel zwischen
- ● der verstärkten Ausschüttung von Neurotransmittern, Neuropeptiden und Hormonen, welche
  - – den Schlaf einleiten und aufrechterhalten und
  - – zugleich Zellen der Immunabwehr zur Synthese von proinflammatorischen Zytokinen stimulieren (siehe Kap. 5.4);
- ● einer verminderten Freisetzung von Neurotransmittern und Hormonen, welche
  - – einerseits den Schlaf verhindern und
  - – andererseits Zellen der Immunabwehr hemmen (siehe Kap. 5.5, Tab. 6.17);
- ● der Ausschüttung von Zytokinen, welche den Schlaf fördern;

- einer Verminderung der Freisetzung von Zytokinen, welche den Schlaf hemmen (siehe Tab. 6.17).

Schlafentzug führt zu einer drastischen Beinträchtigung der zellulären und humoralen Immunabwehr. In Anbetracht der Bedeutung, welche besonders die Zytokine IL-1, IL-2 und TNFalpha für die Einleitung und Aufrechterhaltung des Schlafes besitzen, wird angenommen,

- dass die tägliche Stimulation des Immunsystems durch Antigene und Infektionserreger notwendig für einen gesunden Schlaf ist und
- andererseits der ausreichende Schlaf notwendig ist für die Erholung und Stärkung der Immunabwehr.

6.4.2 Körperliche Tätigkeiten

Bei körperlichen Tätigkeiten sind zu unterscheiden
- die relativ kurzen (< 1 h), maßvollen Belastungen,
- die längeren, zur deutlichen Sauerstoffarmut führenden Anstrengungen.

Maßvolle Belastungen bewirken (siehe Tab. 6.18) eine Stärkung der Immunabwehr durch Ausschüttung besonders von Katecholaminen (Adrenalin und Noradrenalin; siehe Kap. 5.4.1.1) und vom Wachstumshormon (siehe Kap. 5.4.5.2), wobei deren Wirkung gegenreguliert wird durch die Ausschüttung von Östrogenen (siehe Kap. 5.4.7.1) und besonders durch Testosteron (siehe Kap. 5.4.7.3). Diese Stärkung beinhaltet
- eine Umverteilung von neutrophilen Granulozyten aus den peripheren Speichern in das Blut und eine Zunahme ihrer Funktion (Phagozytose, Exozytose, antimikrobielle Aktivität),
- ein Anstieg der Zahl und der Funktion (Zytotoxizität) von natürlichen Killerzellen,
- ein Anstieg der Zahl von Makrophagen und eine Erhöhung der Freisetzung von proinflammatorischen Zytokinen,
- ein Anstieg der Zahl und der Funktion (Ausschüttung von Zytokinen) der T-Lymphozyten und der zytotoxischen CD8(+)-T-Lymphozyten,
- eine erhöhte Widerstandsfähigkeit gegen Infektionserreger.

Längere, schwere körperliche Belastungen führen (siehe Tab. 6.18) zu
- einer Schädigung der beanspruchten Muskelfasern mit Freisetzung der intrazellulären muskulären Creatin-Phospho-Kinase (CK-MM);
- einer akuten Entzündung am Ort der Muskelschädigung mit Freisetzung von im Blut nachweisbaren
  - Chemokinen (CXCL8, CCL3, CCL4) und proinflammatorischen Zytokinen wie IL-1, TNFalpha, besonders von IL-6,
  - hemmenden Rezeptoren, Antagonisten und antiinflammatorischen Zytokinen (wie z. B. TNF-R, IL-1Ra, IL-10),
  - und Akute-Phase-Proteinen (z. B. CRP/C-reaktives Protein und Transferrin);

Tab. 6.18: Einfluss von körperlicher Tätigkeit auf die Immunabwehr.

Funktionen	kurze, maßvolle körperliche Tätigkeiten		lange, extrem belastende körperliche Anstrengungen	
	Erhöhung	Verminderung	Erhöhung	Verminderung
Ausschüttung von Hormonen	Katecholamine, Wachstumshormon, Testosteron,	Insulin	Glucocorticosteroide, Wachstumshormon, beta-Endorphin	GRH, Testosteron, Östrogene
Ausschüttung von Immunmediatoren	IL-1, IFNgamma, TNFalpha (gering)		IL-1, IL-6, TNFalpha, IL-1Ra, TNF-R, IL-10, Chemokine CXCL8, CCL3, CCL4 (parallel zur Creatin-Phosphokinase)	
Akute-Phase-Proteine im Blut	(keine wesentlichen Veränderungen)		C-reaktives Protein	Transferrin
neutrophile Granulozyten	Anzahl im Blut (Reaktion besonders auf Anstieg des Wachstumshormons und der Katecholamine)		Anzahl im Blut (Reaktion besonders auf Anstieg des Wachstumshormons und der Glucocorticoide)	
	Komplement-Rezeptoren		Komplement-Rezeptoren	
		Adhäsionsmoleküle (L-Selektin)	Adhäsionsmoleküle (L-Selektin)	
	Funktion (Chemotaxie, Phagozytose, radikaler Sauerstoff, Exozytose, Zytotoxizität)			Funktion (Phagozytose, radikaler Sauerstoff)
natürliche Killerzellen	Anzahl im Blut (Reaktion besonders auf Anstieg der Katecholamine)			Anzahl im Blut
	Zytotoxizität (Reaktion besonders auf Anstieg der Katecholamine)	Zytotoxizität (Reaktion besonders auf Anstieg des Testosterons oder Östrogens)	Zytotoxizität (Reaktion auf Anstieg von beta-Endorphin)	Zytotoxizität
Monozyten/Makrophagen	Anzahl im Blut (Reaktion besonders auf Anstieg der Katecholamine), Ausschüttung von proinflammatorischen Zytokinen (Reaktion besonders auf Anstieg der Östrogene)	Ausschüttung von proinflammatorischen Zytokinen (Reaktion besonders auf Anstieg des Testosterons)	Ausschüttung von proinflammatorischen Zytokinen und Prostaglandinen (PGE2)	Anzahl im Blut (Reaktion besonders auf Anstieg der Glucocorticoide)

Funktionen	kurze, maßvolle körperliche Tätigkeiten		lange, extrem belastende körperliche Anstrengungen	
	Erhöhung	Verminderung	Erhöhung	Verminderung
T-Lymphozyten	Anzahl im Blut (Reaktion besonders auf Anstieg der Katecholamine)			Anzahl im Blut (Reaktion besonders auf Anstieg der Glucocorticoide)
	Ausschüttung von Zytokinen	Proliferation; Ausschüttung von IL-4, IL-5, IFNgamma (Reaktion besonders auf Anstieg des Testosterons oder Östrogens)	Apoptose (Reaktion besonders auf Anstieg der Glucocorticoide)	Rezeptoren für Glucocorticoide (Zunahme der Hormonresistenz)
		Aktivierbarkeit		Aktivierbarkeit
Gedächtnis-T-Lymphozyten	Anzahl im Blut (Reaktion besonders auf Anstieg der Katecholamine)			
CD8(+)-T-Lymphozyten	Anzahl im Blut (Reaktion besonders auf Anstieg der Katecholamine)			
CD4(+)-T-Lymphozyten		Anzahl im Blut		Anzahl im Blut
B-Lymphozyten/Antikörper	(keine Veränderung der Anzahl)		(leine Veränderung der Anzahl)	
	(keine Veränderung des Antikörper-Titers nach Impfung mit T-Lymphozyten-abhängigen Antigenen)		(keine Veränderung des Antikörper-Titers nach Impfung mit T-Lymphozyten-abhängigen Antigenen)	
				IgA-Konzentration im Speichel
Immunität (gegen Infektionserreger)	Pneumokokken			Poliomyelitis-Virus, Influenza-Virus
	Salmonellen		Penetration von LPS durch die Darmschleimhaut	Coxsackie-Viren (Herzmuskelentzündungen; Nekrosen)
				Corynebakterium pneumonia

- einer Verringerung der Produktion von Glutamin durch die Muskulatur, dem Absinken des Glutaminspiegels im Blut und einem Mangel an Glutamin als Energiequelle (neben Glucose) für die Zellen der Immunabwehr;
- einer Ausschüttung von Hormonen, im Besonderen Glucocorticoiden (siehe Kap. 5.4.6.1) und ggf. auch b-Endorphin (siehe Kap. 5.4.2.3) bei Verringerung der Freisetzung von Sexualsteroiden (Östrogenen, Testosteron; siehe Kap. 5.4.7) mit einer
  - Erhöhung der Anzahl der neutrophilen Granulozyten im Blut, jedoch bei gleichzeitiger Beeinträchtigung ihrer Funktion,
  - Verminderung der Anzahl und Funktion von natürlichen Killerzellen und Makrophagen,
  - Verminderung der Anzahl und Aktivierbarkeit von T-Lymphozyten und deren verstärkte Apoptose und einer
  - Verminderung der IgA Konzentration im Speichel und auf den Schleimhäuten;
- einer derartigen Beeinträchtigung der Immunabwehr, dass
  - Lipopolysaccharide (LPS) von Gram(–)-Bakterien vermehrt durch die Darmschleimhaut in das Blut übertreten und im Körper Makrophagen und Granulozyten aktivieren können,
  - die Widerstandsfähigkeit gegen bakterielle Infektionserreger vermindert ist,
  - und virale Infektionserreger (z. B. Poliomyelitis-Virus; Coxsackie-Virus; Influenza-Virus) sich besser replizieren und größere Organschäden verursachen können.

6.4.3 Stress

Stress beschreibt die durch tätsächliche oder vermeintliche äußere Anforderungen (**Stressfaktoren, Stressoren**) hervorgerufene, als unausweichlich angesehene, geistige und/oder körperliche Belastung (z. B. Infektionen, Verletzungen, Körperschäden, Ärger, Freude, Leistungsdruck, Ängste) eines Körpers.

Die Stressreaktion stellt das Vermögen dar, die Auswirkungen von Stressfaktoren zu bewältigen. Zu unterscheiden sind
- der Eustress,
  - bei welchem die Stressfaktoren als förderlich angesehen für das Erreichen eines angestrebten Zieles, Eustress stärkt die geistige und körperliche Leistungsfähigkeit;
- der Distress,
  - bei welchem die Stressfaktoren als hinderlich, verletzend, zerstörerisch und bedrohlich empfunden werden, es herrscht das Gefühl vor, dass diese Form von Stress andauert und nicht bewältigt werden kann, Ängste, Erkrankungen und Rückzugsverhalten (Depressionen) sind die Folge.

Der Körper beantwortet die Belastungen durch die Stressfaktoren im Regelfall mit einem grundsätzlich einheitlichen Anpassungsverhalten, dem GAS (*general adaptation syndrome*, allgemeines Adaptionssyndrom), welches aus 3 Phasen besteht:

Tab. 6.19: Wirkung der durch Stress ausgeschütteten Hormone auf die Immunabwehr.

im Stress ausgeschüttete Hormone	Wirkung auf die Immunabwehr	
	Förderung	**Hemmung**
Hypothalamus-Hypophyse-Nebennierenrinde		
CRH (*corticotropin-releasing hormone*, Corticotropin-auslösendes Hormon)	Entzündung (Makrophagen, Ausschüttung von proinflammatorischen Zytokinen), zelluläre Immunabwehr (Proliferation von T-Lymphozyten), Antikörperantwort (Proliferation von B-Lymphozyten), allergische Reaktion (Degranulation von Mastzellen, Ausschüttung von Histamin)	natürliche Killerzellen
ACTH (adrenocorticotropes Hormon)	allergischen Reaktion (Steigerung von IgE), Zytotoxizität (CD8(+)-T-Lymphozyten)	Entzündung (Zytotoxizität von Makrophagen), erworbene Immunabwehr (Antigen-Präsentation)
Glucocorticoide	IgE-vermittelte allergische Reaktion (Synthese von IgE)	Entzündung und angeborene Immunabwehr (Proliferation und Funktion von Makrophagen, Granulozyten, Mastzellen, natürlichen Killerzellen), erworbene Immunabwehr (Proliferation und Funktion von T-Lymphozyten und B-Lymphozyten), Wundheilung (Angiogenese)
sympathisches Nervensystem-Nebennierenmark		
Adrenalin, Noradrenalin	Antikörperbildung (Freisetzung von IL-10, IL-1Ra), allergische Reaktion (Degranulation von Mastzellen und Basophilen, Freisetzung von Histamin)	Entzündung (Synthese von proinflammatorischen Zytokinen), angeborene Immunabwehr (Granulozyten, Makrophagen, natürliche Killerzellen), erworbene zelluläre Immunabwehr (dendritische Zellen, CD4(+)-T-Helfer(1)-Lymphozyten, zytotoxische CD8(+)-T-Lymphzyten)

- die **Alarmphase,** in welcher blitzschnell aktiviert werden
  - die Achse „Hypothalamus-Hypophyse-Nebennierenrinde" mit der Freisetzung von Corticoliberin (CRH; siehe Kap. 5.4.4.1) ACTH (siehe Kap. 5.4.5.1) und Glucocorticoiden (siehe Kap. 5.4.6.1),
  - die Achse „sympathische Nervensystem-Nebennierenmark" mit der Freisetzung der Katecholamine (siehe Kap. 5.4.1.1) Adrenalin (vorwiegend aus dem Nebennierenmark) und Noradrenalin (vorwiegend von den sympathischen Nervenendigungen in den unterschiedlichen Organen) und
  - das Flucht- oder Kampfverhalten;
- die **Widerstandsphase,**
  - in welcher der Körper entweder die Stressfaktoren bewältigt oder sich ihnen anpasst;

- die **Endphase**, welche sein kann
  - eine **Erholungsphase** oder
  - eine **Erschöpfungsphase**, falls der Körper nur unzureichend die Stressfaktoren beherrschen kann und es zugleich zu chronisch anhaltenden oder immer wiederkehrenden Alarmphasen kommt, diese können bewirken
    - erhebliche Ungleichgewichte in den Gefühlsempfindungen und im Verhalten verbunden mit Schlafstörungen, verminderter Kreativität, Aktivismus, Geistesabwesenheit und Depressionen,
    - erhebliche Einschränkungen in der kognitiven Leistung (Vergesslichkeit, Misstrauen, Verwirrung, Vorurteile),
    - vegetativ-hormonelle Veränderungen (Sterilität, Impotenz, Schildrüsenüberfunktionen),
    - Organerkrankungen (Magen-Darmerkrankungen, Schleimhautgeschwüre, Stoffwechselentgleisungen wie Diabetes, Muskel- und Gelenkerkrankungen, Herz- und Kreislauferkrankungen, Schlaganfall, Herzinfarkt,
    - eine Schwächung der Immunabwehr (siehe Tab. 6.19).

Die durch Stress verursachte Schwächung der Immunabwehr macht sich besonders bemerkbar an
- der erhöhten Häufigkeit, Dauer und dem Schweregrad von Infektionserkrankungen;
- der mangelnden Wirksamkeit von Impfstoffen,
  - beispielsweise an einem geringen Antikörperspiegel nach einer Impfung mit einer Hepatitis-B-Virus-Vakzine oder Influenza-Virus-Vakzine;
- einer verzögerten Wundheilung;
- an vermehrt auftretenden Allergien und/oder Autoimmunerkrankungen.

Weiterführende Literatur

Chapman CR, Tuckett RP, Song CW. Pain and stress in a systems perspective: reciprocal neural, endocrine, and immune interactions. J Pain. 2008, 9:122–145.

Cláudio N, Dalet A, Gatti E, Pierre P. Mapping the crossroads of immune activation and cellular stress response pathways. EMBO J. 2013 May 2;32(9):1214–24.

Dhabhar FS. Psychological stress and immunoprotection versus immunopathology in the skin. Clin Dermatol. 2013 Jan–Feb;31(1):18–30.

Faraut B, Bayon V, Léger D. Neuroendocrine, immune and oxidative stress in shift workers. Sleep Med Rev. 2013 Apr 22. pii: S1087-0792(13)00005-1.

Frolkis A, Dieleman LA, Barkema H, Panaccione R, Ghosh S, Fedorak RN, Madsen K, Kaplan GG. Environment and the inflammatory bowel diseases. Can J Gastroenterol. 2013 Mar;27(3):e18–24.

Gruver AL, Sempowski GD. Cytokines, leptin, and stress-induced thymic atrophy. J Leukoc Biol. 2008, 84:915–923.

Gupta MA. Review of somatic symptoms in post-traumatic stress disorder. Int Rev Psychiatry. 2013 Feb;25(1):86–99.

Hackney AC, Koltun KJ. The immune system and overtraining in athletes: clinical implications. Acta Clin Croat. 2012 Dec;51(4):633–41.

Jin C, Flavell RA. Innate sensors of pathogen and stress: linking inflammation to obesity. J Allergy Clin Immunol. 2013 Aug;132(2):287–94.

Liezmann C, Stock D, Peters EM. Stress induced neuroendocrine-immune plasticity: A role for the spleen in peripheral inflammatory disease and inflammaging? Dermatoendocrinol. 2012 Jul 1;4(3):271–9.

Lange T, Perras B, Fehm HL, Born J. Sleep enhances the human antibody response to hepatitis A vaccination. Psycosom Med. 2003, 65:831–835.

Marshall L, Born J. Brain-Immune interactions in sleep. Int Rev Neurobiol. 2002, 52:93–131.

Neubauer O, Reichhold S, Nersesyan A, König D, Wagner KH, Exercise-induced DNA damage: is there a relationship with inflammatory responses? Exerc Immunol Rev. 2008, 14:51–72.

Nater UM, Skoluda N, Strahler J. Biomarkers of stress in behavioural medicine. Curr Opin Psychiatry. 2013 Sep;26(5):440–5.

Padgett DA, Glaser R. How stress influences the immune response. Trends in Immunol. 2003, 24:443–448.

Pedersen BK, Hoffman-Goetz L. Exercise and the immune system: Regulation, Integration and Adaptation. Physiol Rev. 2000, 80:1055–1081.

Perez VL, Saeed AM, Tan Y, Urbieta M, Cruz-Guilloty F. The eye: A window to the soul of the immune system. J Autoimmun. 2013 Sep;45:7–14.

Schuld A, Haack M, Hinze-Seich D, Mullington J, Pollmächer T. Experimental studies between sleep and the immune system in humans. Psychother Psychosom Med Psych. 2005, 55:29–35.

Suvisaari J, Mantere O. Inflammation theories in psychotic disorders: a critical review. Infect Disord Drug Targets. 2013 Feb;13(1):59–70.

Timmons BW, Cieslak T. Human natural killer cell subsets and acute exercise: a brief review. Exerc Immunol Rev. 2008, 14:8–23.

van Eden W, van Herwijnen M, Wagenaar J, van Kooten P, Broere F, van der Zee R. Stress proteins are used by the immune system for cognate interactions with anti-inflammatory regulatory T cells. FEBS Lett. 2013 Jun 27;587(13):1951–8.

von Dossow V, Sander M, MacGill M, Spies C. Perioperative cell-mediated immune response. Front Biosci. 2008, 13:3676–3684.

6.5 Abwehr von Infektionserregern

Der Körper schützt sich vor dem Eindringen von Infektionserregern durch eine mechanische und funktionelle Barriere, welche im Wesentlichen besteht aus

- den dichten Epithelien der Haut und Schleimhaut (siehe Kap. 2.1) und dem darunter liegendem Binde- und Stützgewebe (siehe Kap. 2.2),
- den Transportsystemen (Darmperistaltik, Flimmerepithelien; siehe Kap. 2.1) und den Spülsystemen (Tränen, Urin),
- der Bildung von Schleim (Mucus der Schleimhäute; siehe Kap. 2.1) zum Verpacken von Infektionserregern und
- der Bildung von antiinfektiven Abwehrstoffen (z. B. Defensine, Cathelicidine, Peroydasen, Lipasen, Ribonukleasen, Psoriasin; siehe Kap. 3.1) durch die Epithelien.

Wird diese Barriere von Infektionserregern durchbrochen, wird je nach Infektionserreger die angeborene und erworbene Immunabwehr in unterschiedlicher Weise und zu einem unterschiedlichen Grade aktiviert. Hierbei ist es das Ziel der Immunabwehr, die zu Lasten des Wirtes stattfindende Vermehrung des Infektionserregers zu hemmen und den Infektionserreger zu vernichten.

6.5.1 Bakterieninfektionen

Pathogene Bakterien verfügen über Virulenzfaktoren, mit deren Hilfe das Eindringen und die Vermehrung der Bakterien zum Schaden des Wirtes möglich sind. Die Virulenzfaktoren sind spezifisch für den jeweiligen Bakterienstamm. Zu den Virulenzfaktoren zählen

- Ausbildung von Kapseln, einer Schleimhülle oder eines Lipidmantels als Schutz;
- eigenständige Bewegungen zur Fortbewegung, ggf. unterstützt durch Organellen wie Geißeln/Flagellen;
- Fimbrien und Adhäsine, mit deren Hilfe Bakterien an Zelloberflächen oder an Bestandteilen der extrazellulären Matrix anhaften;
- hohe Vermehrungsraten extrazellulär oder intrazellulär unter aeroben, mikroaeroben oder anaeroben Bedingungen;
- der Austausch von genetischen Infomationen (z. B. Plasmide) zwischen Bakterien, beispielsweise
  - durch die Konjugation mit Hilfe von schlauchförmigen, chemotaktisch sich ausrichtenden Proteinfortsätzen, den sogenannten Fertilisations-Pili (F-Pili) oder
  - durch eine kontrollierte lokale Auflösung von Zellwänden;
- Sekretionssysteme, über welche bakterielle zytoplasmatische Proteine (Effektorproteine) direkt in das Zytoplasma der Wirtszelle injiziert werden können, beispielsweise
  - das Typ III-Sekretionssystem" (TTSS, T3SS) bestehend aus Strukturproteinen und Chaperonen mit dem Nadelkomplex (NC, Injektisom),
  - das Typ IV-Sekretionssystem (codiert durch cag PAI (*cag (cytotoxin-associated gene) pathogenicity island*, (Zytotoxin-assoziiertes Gen-) Pathogenitätsinsel)),
  - das Esx-1-Sekretionssystem (Esx-1);
- Enzyme, mit Hilfe derer Gewebebestandteile des Wirtes, Wirkstoffe, Zellwände und intrazelluläre Signal-übertragende Proteine aufgelöst oder zerstört werden können;
- Proteine, welche durch örtlich beschränkte Auflösung von Zellmembranen und Haftkomplexen die Ausbreitung des Bakteriums von einer Zelle zu direkt benachbarten Zelle ermöglichen;
- die Bildung von Toxinen, die zum Tod der Wirtzelle führen, den Wirt insgesamt beeinträchtigen oder schädigen und in ihm die Vermehrung des Bakteriums begünstigen.

Gegen Bakterien, welche in den Körper eingedrungen sind, verfügt der Körper über eine Reihe von immunologischen Waffen der angeborenen und der erworbenen Immunabwehr. Zu diesen gehören

- die Aktivierung des Komplementsystems, Gerinnungssystems und Kininsystems (siehe Kap. 3.2) ausgelöst durch Zellwandkomponenten der Bakterien oder indirekt über Gewebehormone, ausgeschüttet von aktivierten Zellen der Immunabwehr;
- das Erkennen von Bakterien mit Hilfe von Rezeptoren für pathogene molekulare Strukturmuster (siehe Kap. 3.4.4.1) und die hierdurch ausgelöste Aktivierung von
  - Mastzellen (siehe Kap. 3.4.1),
  - Antigen-präsentierende Zellen wie dendritische Zellen (siehe Kap. 4.5.2.3) und B-Lymphozyten (siehe Kap. 4.16.1),
  - Phagozyten wie Granulozyten, Monozyten und Makrophagen (siehe Kap. 3.4.3),

- Blutplättchen/Thrombozyten (siehe Kap. 3.4.2) und
- Endothelzellen der Blutgefäße (siehe Kap. 3.5.2);
- das Anlocken und die Aktivierung von Immunzellen durch
  - die Ausschüttung von Chemokinen, proinflammatorischen Zytokinen (z. B. IL-1, IL-2, IL-3, IL-6, IL-12, IFNgamma, TNFalpha) und Gewebehormonen (Histamin, Serotonin, Prostaglandinen, Leukotrienen; siehe Kap. 3.3.4),
  - durch die Freisetzung von Anaphylatoxinen bei der Komplementaktivierung (siehe Kap. 3.2.2),
  - durch Bildung und Ausschüttung von Leukotrienen;
- die Abtötung von Bakterien durch die angeborene Immunabwehr, z. B. mit Hilfe
  - der Bildung von radikalen Sauerstoffmolekülen (siehe Kap. 3.4.4.2),
  - der Phagozytose, der Bildung von Phagolysosomen und der Abtötung von Bakterien in Phagolysosomen besonders durch Granulozyten und Makrophagen (siehe Kap. 3.4.4),
  - der Ausschüttung von lysosomalen Enzymen zur Zerstörung der Bakterien und ihrer Produkte besonders durch Granulozyten, Mastzellen und Makrophagen (siehe Kap. 3.4.4.3),
  - der Bildung des zytolytischen Komplexes der Komplementaktivierung (C5b678(nx9); Membran-Angriffskomplex (MAC) zur Zytolyse (siehe Kap. 3.2.2);
- die Abtötung von Bakterien und die Neutralisation von Toxinen mit Hilfe der erworbenen Immunabwehr über
  - die verstärkte Differenzierung zu CD4(+)-T-Helfer(1)-Lymphozyten oder zu CD4(+)-T-Helfer(2)-Lymphozyten mit Hilfe von dendritischen Zellen, welche (nach Phagozytose von Bakterien und/oder von gestorbenen oder lebenden mit Bakterien infizierten Zellen) bakterielle Antigene über MHC-II- oder CD1-T-Lymphozyten präsentieren (siehe Kap. 4.5 und Kap. 4.16),
  - die Bildung von Antikörpern spezifisch gegen bakterielle Oberflächenantigene und bakterielle Toxine, wobei diese Antikörper
    - die Funktion der Adhäsionsmoleküle, Fimbrien und Flagellen (Geißeln) auf der Oberfläche der Bakterien hemmen und damit deren Adhäsion blockieren und deren Verbreitung über das Blut verhindern,
    - bakterielle Toxine binden und neutralisieren und bakterielle Enzyme hemmen,
    - Bakterien töten nach Aktivierung von Komplement durch Bildung des zytolytischen Komplexes (Membran-Angriffskomplex; MAC) auf der Außenmembran der Bakterien (Antikörper-abhängige, Komplement-mediierte Zytotoxizität/ADCMC; siehe Kap. 4.14.3.9),
    - als Opsonine wirken und (unterstützt durch Komplementfaktoren, im Besonderen C3b) die Phagozytose der Bakterien-Antikörper-Komplexe über Fc-Rezeptoren und Komplement-Rezeptoren und die Abtötung der in ihnen enthaltenen Bakterien durch Makrophagen und Granulozyten fördern (siehe Kap. 3.2.1),
    - über Fc-Rezeptoren natürliche Killerzellen, Makrophagen und Granulozyten aktivieren zur Zytolyse der Bakterien bzw. der mit Bakterien infizierten Zellen

durch Ausschüttung von Granzymen, Perforin und TNFalpha und TNFbeta (ADCC; siehe Kap. 4.14.3.9);
– die Ausschüttung von proinflammatorischen Zytokinen durch Antigen-spezifische CD4(+)-T-Helfe (1)-Lymphozyten, aktiviert von dendritische Zellen, welche über MHC-II- oder CD1-Bakterienantigene präsentieren (siehe Kap. 4.5.2),
  ◼ Aktivierung von Makrophagen, Granulozyten, natürlichen Killerzellen und Lymphozyten durch die proinflammatorischen Zytokine.

Durch diese Immunabwehr ist der Körper grundsätzlich in der Lage,
● eine Bakterieninfektion zu beherrschen und zur Ausheilung zu bringen;
● Gedächtnis-T-Lymphozyten (siehe Kap. 4.12) und Gedächtnis B-Lymphozyten (siehe Kap. 4.17) spezifisch für die Antigene des jeweiligen Bakterientyps zu entwickeln,
  – welche längerfristig, bisweilen lebenslang leben und Schutz bieten (sogenannte Immunität);
● auf eine Zweitinfektion mit dem gleichen Bakterium Dank der Gedächtnislymphozyten kurzfristig und verstärkt mit Abwehr zu reagieren.

Diese Fähigkeit der Immunabwehr macht man sich bei bakteriellen Impfstoffen zu Nutze (siehe Kap. 7.1.1.1).

Andererseits besitzen pathogene Bakterien die Fähigkeit, der Immunabwehr auszuweichen oder auf diese hemmend einzuwirken. Diese Fähigkeiten gehören zu den Virulenzfaktoren pathogener Bakterien. Virulenzfaktoren gelten als spezifisch für den jeweiligen Bakterienstamm. Zu diesen Fähigkeiten gehören
● die Ausbildung von Schutzschichten gegen Phagozytose und zytotoxische Mechanismen der Immunabwehr, wie z. B.
  – eine Glykokalyx (entweder als Schleimschicht oder als strukturierte dichte Kapsel oder als Lipidschicht),
  – Biofilme aus Polysacchariden oder Polypeptiden;
● Enzyme, welche in der Lage sind
  – aktivierte Komplementfaktoren zu zerstören und/oder die Fibrinolyse zu aktivieren,
  – die von neutrophilen Granulozyten aus DNA gebauten Netze zur Bindung und zur Abtötung von Bakterien mit Hilfe von Serinproteasen (sogenannte **NET, neutrophile extracelluläre Traps**) zu zerstören,
  – Effektorproteine der Immunabwehr (Antikörper, Komplementfaktoren, Zytokine, zytotoxische Proteine) zu proteolysieren,
● Proteine, welche
  – radikalen Sauerstoff inaktivieren,
  – an den Fc-Teil von Antikörpern (IgG, IgA) binden und hierdurch deren Effektorfunktionen blockieren,
  – nach Phagozytose die Fusion von Lysosomen mit dem Phagosom verhindern und das Auswandern und die Vermehrung des Bakteriums im Zytoplasma der befallenen Phagozyten ermöglichen;

Tab. 6.20: Aufbau der Zellwand von Bakterien.

Zellwandstrukturen		Funktion	Gram(+)-Bakterien	Gram(−)-Bakterien
Zytoplasmamembran	Phospholipide	Abgrenzung	++	++
Zellwand				
primäre Polymere	Schicht aus Peptidoglucan (Polysaccharide, alternierend N-Acetyl-D-Glucosamin und N-Acetyl-Muraminsäure) verknüpft durch D-Aminosäuren-haltige Peptide (beispielsweise L-Ala-gamma-D-Glu-L-Lys-D-Ala))	Stabilität (pathogenes Strukturmuster, PAMPs, *pathogen-associated molecular patterns*, pathogene molekulare Strukturmuster) für Rezeptoren (PRR, *pattern recognition receptors*, Rezeptoren für pathogene Strukturmuster) auf Leukozyten	++++	+
sekundäre Polymere	Polyphosphatpolymere (Glycerol-Teichonsäure, Ribitol-Teichonsäure und Lipo-Teichonsäure)	Verankerung des Peptidoglucans (PAMPs)	++++	−
S-Lage (*S-layer*)	einschichtiges Netzwerk von identischen Proteinen und Glykoproteinen, welche mit ihren Domänen (*surface layer homology domains*, Hüllprotein-Homologiedomänen) die Zellwandpolymere miteinander verbinden; bildet Poren aus	Stabilität, Adhäsion, Schutz vor Enzymen, pH, Phagozytose/Komplementaktivierung, Zytolyse; Bakteriophagen, wirkt wie ein Sieb	+++	+++
Außenmembran	Lipopolysaccharide (LPS) bestehend aus Lipid A (2 Moleküle Glucosaminophosphat verbunden mit Fettsäuren (Hydroxy-Myristin-Säure) als Bestandteil der Außenmembran), einem zentralen Polysaccharid (Glucosamine, Keto-deoxyoctulosonat und Heptose) und dem O-Antigen (O-gebundene Kohlenhydrat-Seitenketten)	Endotoxin; Bildung des Komplexes aus LPS, LPS-bindendem Protein (LBP) und dem LPS-/LBP-Rezeptor/CD14; Bindung an TLR4; Aktivierung von Granulozyten, Monozyten, Makrophagen, dendritischen Zellen, B-Lymphozyten, Thrombozyten und Endothelzellen; Ausschüttung von proinflammatorischen Zytokinen, Chemokinen, Gewebehormonen, Aktivierung des Komplement, Gerinnungs- und Kininsystems	−	++++
Glykokalyx				
Kapsel	dichte Polysaccharid oder Polypeptidschicht	Schutz gegen mechanische Einflüsse/gegen Phagozytose	+	+
Schleimschicht	lockere Polysaccharid oder Polypeptidschicht	Adhäsion, Schutz gegen Phagozytose, Bildung eines Biofilms	+	+

Zellwandstrukturen		Funktion	Gram(+)-Bakterien	Gram(−)-Bakterien
Geißeln (Flagellen, soweit vorhanden)	Proteine	Fortbewegung	+	+
Fimbrien (soweit vorhanden)	Proteine	Adhäsion	+	+
F-Pili	Proteine	Konjugation von Bakterien, Übertragung von Genen	+	+++

- Toxine, welche die Zellen der Immunabwehr durch Lähmung oder durch Übererregung hemmen, indem sie
  - die Funktion von Zellen hemmen oder diese in den kontrollierten Zelltod führen oder zytolysieren,
  - als Superantigene T-Lymphozyten nicht Antigen-spezifisch aktivieren (siehe Kap. 4.13).

Die **Zellwand eines Bakteriums** ist zentraler Bestandteil seiner Virulenz als auch seiner Angriffsfläche für die Immunabwehr

Mit der **Färbetechnik nach Gram** können strukturelle Unterschiede im Aufbau der Zellwände von Bakterien sichtbar gemacht werden (siehe Tab. 6.20). Gram(−)- sind von Gram(+)-Bakterien zu unterscheiden. Die Färbetechnik wird bei hitzefixierten Ausstrichen von Bakterien auf einem Objektträger angewandt und besteht grundsätzlich aus folgenden Stufen:
- Überschichten mit einer Lösung des Triphenylmethan-Farbstoffes Kristallviolett/Gentianaviolett im Gemisch mit Phenol, nachfolgend mit einer Lösung von Jodid (Jod-Kaliumjodid-Komplex nach Lugol).
  - Der entstandene wasserunlösliche Komplex aus Kristallviolett und Jodid färbt (blauviolett) Gram(+)- wie auch Gram(−)-Bakterien blau.
- Entfärben mit Alkohol (96 %) oder Azeton, in welchem der Kristallviolett-Jodid-Komplex löslich ist.
  - Gram(−)-Bakterien können entfärbt, d. h. der Kristallviolett-Jodid-Komplex kann herausgewaschen werden.
  - Gram(+)-Bakterien halten wegen ihrer dickeren Proteoglucanschicht den Kristallviolett-Jodid-Komplex, bleiben also gefärbt.
- Gegenfärbung (rot) der Gram(−)-Bakterien mit Safranin/Phenol oder basischem Fuchsin.

6.5.1.1 Pathogene Gram(+)-Bakterien

Die Zellwand von Gram(+)-Bakterien ist zusammengesetzt (siehe Tab. 6.20) aus
- einer **Phospholipidmembran,** welche das Zytoplasma abgrenzt,

- einem vielschichtigen Zellwandpolymer enthaltend
  - **Proteoglucane** (Polysaccharide (alternierend N-Acetyl-D-Glucosamin und N-Acetyl-Muraminsäure) verknüpft durch D-Aminosäuren-haltige Peptide (beispielsweise L-Ala-gamma-D-Glu-L-Lys-D-Ala)) und
  - **Polyphosphatpolymere** (Glycerol-Teichonsäure, Ribitol-Teichonsäure und Lipo-Teichonsäure) zur Verankerung der Peptidoglucane,
  - die **S-Lage** als einschichtige Schicht aus identischen Proteinen oder Glykoproteinen, welche die Proteoglucane und Teichonsäure miteinander verbinden und hierdurch
    - ▨ mechanisch stabilisieren,
    - ▨ andererseits Poren ausbilden und hierdurch wie ein Sieb wirken,
    - ▨ Schutz bieten vor pH-Veränderungen, Bakteriophagen, Phagozytose, Enzymen und Zytolyse durch Komplement,
    - ▨ Bindestrukturen darstellen und als Adhäsine wirken,
  - wobei die Zellwandpolymere die pathogenen molekularen Strukturmuster (**PAMPs**, *pathogen-associated molecular patterns*; siehe Kap. 3.4.4.1) darstellen, welche an die Rezeptoren (**PRR**) auf den Zellen, im Besonderen Phagozyten der Immunabwehr binden;
- eine **Glykokalyx** als äußerste Schicht, welche aus Polysacchariden oder Polypeptiden besteht und
  - entweder dicht als Kapsel organisiert ist, die als solche schützt,
  - oder locker als Schleimschicht, welche Adhäsion vermittelt und Bestandteil des Biofilms ist und
  - das Bakterium gegen die Immunabwehr schützt, indem sie die pathogenen molekularen Strukturmuster (PAMPs, *pathogen-associated molecular patterns*) der Zellwand (Proteoglucane, Teichonsäuren) abdeckt, damit deren Bindung an Rezeptoren (PRR) auf Phagozyten hemmt und hierdurch die Phagozytose inhibiert;
- äußere Organellen wie
  - Geißeln/Flagellen für die Fortbewegung und/oder
  - Fimbrien für die Adhäsion,
  - **F-(Fertilisations-)Pili** für Konjugation zweier Bakterien zur Übertragung von Genen von einem Bakterium auf das andere,
  - **ESX-1**, Membran-ständiges Sekretionssystem für den Transfer von bakteriellen zytoplasmatischen Wirkstoffen in das Zytoplasma der Wirtszelle (z. B. bei Listerien und Streptokokken; siehe Tab. 6.21).
  - **freies Proteoglucan** von abgetöteten Bakterien in der umgebenden Gewebeflüssigkeit und im Blutkreislauf;
- bindet an/aktiviert Rezeptoren für pathogene molekulare Strukturmuster (PRR, *pattern-recognition receptors*),
  - im besonderen an **TLR-2** (Toll-artiger Rezeptor 2) auf Zellen der Immunabwehr, im Besonderen dendritischen Zellen;
- setzt durch diese Aktivierung besonders IL-4 und IL-10 frei und stimuliert hierdurch bevorzugt
  - die Differenzierung von T-Helfer(2)-Lymphozyten, die Proliferation von B-Lymphozyten und die Synthese von Antikörpern (siehe Kap. 4.10 und 4.16).

Tab. 6.21: Beispiele für Gram(+)-Bakterien, die pathogen für den Menschen sind.

Gram(+)-Bakterien (Eigenschaft/Wachstum)	Antigene/Toxine/Besonderheiten	Erkrankungen durch Infektion (Impfmöglichkeiten)
Clostridium botulinum extrazellulär, obligat anaerob, Sporen-bildend; wachstumshemmend, niedriger pH-Wert, hohe Zuckerkonzentration, Sauerstoff); Infektion/Intoxikation durch Ernährung oder Wundinfektion	**BotulinumNeurotoxine (BoNT)** 6 Serotypen A-G; sind Metalloproteasen mit Affinität zu den cholinergen Synapsen, zerstören Komponenten der Neuroexozytose mit einer andauernden aber reversiblen Muskel-Paralyse	**Botulismus** Lähmung der Skelettmuskulatur und der Atemmuskulatur (Antikörper gegen BoNT verfügbar)
Clostridium tetani extrazellulär, obligat anaerob, Sporen-bildend; wachstumshemmend niedriger pH-Wert, hohe Zuckerkonzentration, Sauerstoff; Infektionen über Wunden/ Verletzungen	**Tetanospasmin** Heterodimer aus eine A-Kette und einer B-Kette; die A-Kette bindet an Disialoganglioside (GD2 und GD1b); die B-Kette ist eine Zink-abhängige Endopeptidase; dringt über Lymphgefäße in Blutgefäße und über die neuromuskuläre Synapsen in Axone und das ZNS; zerstört dort das Synaptobrevin; hierdurch wird die Freisetzung des Neurotransmitters GABA (gamma-Amino-buttersäure) gehemmt; GABA wiederum inhibiert die motorischen Reflexe	**Wundstarrkrampf** spastische Kontraktionen der Muskulatur (Agonisten wie auch Antagonisten) des gesamten Körpers (Vakzinen und Antikörper gegen Tetanospasmin verfügbar)
Clostridium perfringens extrazellulär, obligat anaerob, Sporen-bildend; wachstumshemmend, niedriger pH-Wert, hohe Zuckerkonzentration, Sauerstoff, Infektion über Wunden, Verletzungen	**alpha-Toxin** Zink-abhängige Metallophospholipase; C-terminale Domäne intergriert nach Bindung von Calciumionen in die Zellmembran; N-terminale Domäne hydrolysiert die Phospholipide der Zellmembran; entstehende Diacylglycerol aktiviert Zellen, hierdurch Auflösung von Haftkomplexen und Ödembildung	**Gasgangrän** im Wundbereich ausgedehnte Zellnekrose, Muskelnekrose und Hämolyse
Clostridium difficile extrazellulär, obligat anaerob, Sporen-bildend; kommensales Bakterium im Darm, welches nach Abtötung konkur-rierender Bakterien durch Antibiotika dominant und pathogen wird	**Enterotoxine A und B** *binary toxins*; töten Epithelzellen durch Bildung von Poren in der Zellmembran	**pseudomembranöse Colitis** Pseudomembranen durch Fibrin und abgestorbene Epithel-zellen, Fieber, Durchfall; hoch Antibiotika-resistent

Gram(+)-Bakterien (Eigenschaft/Wachstum)	Antigene/Toxine/Besonderheiten	Erkrankungen durch Infektion (Impfmöglichkeiten)
Enterococcus faecalis und faecum extrazellulär, fakultativ anaerob, meist nicht bekapselt; kommensale Bakterien im Darm, welche nach Abtötung konkurrierender Bakterien durch Antibiotika dominant und pathogen werden können; Krankenhausinfektionen (nosokomial)	**Pili-Proteine** Bildung von Biofilmen	**Endocarditis** Infektionen der harnableitenden Wege, weniger häufig Pneumonien, Arthritiden (hoch Antibiotika-resistent)
Listeria monocytogenes 13 Serotypen; begeißelt, intrazellulär, fakultativ anaerob; Infektionen oral (besonders durch Rohmilchkäse), Schmierinfektionen	**Adhäsine** Internaline, binden an E-Cadherin und lösen Aktinpolymerisationen aus, welche Zellaufnahme in einer Vakuole erleichtern, z. B. bei Darmepithelzellen **beta-Hämolysin, Catalase** Listeriolysin O ((LLO; Thiol-aktiviertes Cholesterol-abhängiges Poren-bildendes Toxin) und Phospholipase C (PLcB); zerstören die Zellmembran des Phagosomes ohne die Zelle zu zerstören; Listerien können hierdurch in das Zytoplasma eindringen und sich dort vermehren; durch Aktinpolymerisation und mit Hilfe von LLO und PLcB dringen Listerien in Nachbarzellen ein z. B. Darmepithelzellen; nach Phagozytose (Granulozyten, Monozyten und Makrophagen) sind sie unzugänglich für die Immunabweh; werden durch Leukozyten im Körper verteilt; spezialisiertes **Membran-ständiges Sekretionssystem (Esx-1)** für den Transfer von bakteriellen zytoplasmatischen Wirkstoffen in das Zytoplasma der Wirtzelle	**Listeriose** bei Personen mit Immunschwäche, Septikämien, Infektionen des Magen-Darmes, des ZNS, der Lunge, des Uterus (spontane Aborte) und des Embryos; eitrige Granulome und Meningitis/Meningoencephalitis bei Neugeborenen
Staphylococcus aureus bekapselt; fakultativ anaerob, extrazellulär; Wundinfektionen, Schmierinfektionen, Krankenhausinfektionen (nosokomial); orale Infektionen und Intoxikationen	**Catalase; Coagulase/Staphylothrombin** spaltet Fibrinogen in Fibrin; Hyaluronidase, spaltet Hyaluronsäure der extrazellulären Matrix, **Staphylococcen-Immunevasionsproteine** (SSL7, CHIPS, Efb, SCIN, Sbi, inhibieren Komplement; Sag, CHIPS, SSLs, Eap inhibieren Leukozyten)	Infektionen/Abzessbildungen in den verschiedenen Organen (z. B. Haut, Lunge, Gelenke, Knochen, Endokard, ZNS) Septikämien; toxisches Schock sndrom (verursacht durch das Toxin TSS-1), Durchfall und Erbrechen (bewirkt durch Enterotoxine A bis E, im Zuge von Lebensmittelvergiftungen), Häutungen der Haut wie nach Verbrühungen (SSSS, *staphylococcen scalded skin syndrom*, staphylogenes Syndrom der „verbrühten Haut"; verursacht durch exfoliative Toxine A, B)

Gram(+)-Bakterien (Eigenschaft/Wachstum)	Antigene/Toxine/Besonderheiten	Erkrankungen durch Infektion (Impfmöglichkeiten)
	Staphyloxanthin inaktiviert radikalen Sauerstoff, gebildet von Zellen der Immunabwehr; Protein A (gekoppelt an Peptidoglucan; bindet an das Fc-Teil von IgG-Antikörper und immobilisiert IgG und dessen Effektorfunktionen); **Superantigen-ähnliches Protein** (SSL7, bindet an das Fc-Teil von IgA und an C5, hemmt IgA und blockiert Komplementaktivierung)	
Gruppe A-Streptokokken (GAS); Streptococcus pyogenes bekapselt, fakultativ anaerob, extrazellulär; Infektionen oral, durch Inhalation, Schmierinfektionen, Wundinfektionen	**pyrogene Toxin-Superantigene** toxischer Schock-Syndrom (TSS-1); Enterotoxine A bis E; Exfoliative Toxine A, B (aktivieren T-Lymphozyten unabhängig von Antigen-Präsentation durch MHC-I oder MHC-II); **alpha-Toxine, beta-Toxine, delta-Toxine und Panton-Valentin-Leukozidin** (zerstören Zellmembranen) **Gruppe A-Antigen, Adhäsine, M-Protein, F-Protein, T-Antigene (Pili-Antigene); M-Protein** (ist hoch immunogen, inhibiert direkt die Aktivierung von Komplement, maskiert durch Bindung von Fibrinogen); **Streptolysin O und S** (beta-Hämolysine, hoch immunogen, S-O zytotoxisch, z. B. für Eryrthrozyten, Granulozyten, Thrombozyten; kardiotoxisch); **Streptokokken-pyogene Exotoxine (SpeA-D;** Superantigene, aktivieren T-Lymphozyten unabhängig von Antigen-Präsentation durch MHC-I oder MHC-II) **Proteine Sir22 and Arp4** binden an Fc-Teil von IgA und blockieren dessen Effektorfunktionen; Strepto-Kinase, (aktiviert Plasminogen zur Protease Plasmin (degradiert Fibrin und andere Proteine) **Hyaluronidase** spaltet die Hyaluronsäure der extrazellulären Matrix); Streptodornasen (DNAsen, vermindern die Bindung der Bakterien an den NETs (*neutrophil extracellular traps*, neutrophiläre extrazelluläre Fallen; DNA-Netze, welche an der bakteriziden neutrophilen Serinprotease gebunden sind); **C5a Peptidase** (zerstört das Anaphylatoxin C5a, welches chemotaktisch wirkt auf Granulozyten); **Streptokokken-Chemokinprotease** (Serinprotease, zerstört das Chemokin IL-8 (CXCL8), spezifisch für Granulozyten)	**Scharlach** Pharyngitis; Erysipelinfektionen der Haut; eitrige Entzündungen des Bindegewebes (Phlegmonen) und der Faszien; rheumatisches Fieber; Glomerulonephritis; Septikämie

Gram(+)-Bakterien (Eigenschaft/Wachstum)	Antigene/Toxine/Besonderheiten	Erkrankungen durch Infektion (Impfmöglichkeiten)
	ESX-1 spezialisiertes Membran-ständiges Sekretionssystem für den Transfer von bakteriellen zytoplasmatischen Wirkstoffen in die Zellen des Wirtes	
Gruppe B-Streptokokken (GBS); Streptococcus agalactiae bekapselt, fakultativ anaerob, extrazellulär; Kommensale im Darmtrakt, Besiedlung des Urogenitaltraktes; Infektion über Geschlechtsverkehr oder Schmierinfektionen, Infektion der Neugeborenen über die Plazenta oder durch Kontakt	**Gruppe B-Antigen, R-Protein-Antigene; Kapsel-Polysacharid Antigen** (resistent gegen Phagozytose); **alpha-C-Protein (ACP**, bindet an Glykosaminoglykane (GAG) der Epithelzellen, ermöglicht Penetration von GBS durch Epithelzellschichten); **Lipoteichonsäure** (ermöglicht Penetration durch die Blut-Hirn-Schranke); **beta-Hämolysin/Zytolysin** (Zytolyse von Erythrozyten und Leukozyten); **beta-Protein** (bindet an Fc-Teil von IgA und blockiert dessen Effektorfunktionen, bindet den löslichen Komplementinhibitor-Faktor H zur Blockade der Komplement-abhängigen Lyse); **C5a-Peptidase** (zerstört das Anaphylatoxin C5a, welches chemotaktisch wirkt auf Granulozyten); Hyaluronidase (spaltet die Hyaluronsäure der extrazellulären Matrix); Carbohydrat-Exotoxin CM101	Meningitis, aber auch Pneumonie, Osteomyelitis und Septikämie bei Neugeborenen oder Personen mit Immunschwäche; Urogenitalinfektionen bei Frauen/Schwangeren
Streptococcus pneumoniae bekapselt, fakultativ anaerob, extrazellulär; Infektionen durch Inhalation, oral, Schmierinfektionen, über Verletzungen	**Polysaccharid-Kapsel** (Resistenz gegen Komplement-abhängige Zytolyse und Zytolyse in Phagolysosomen); **Adhäsine für Epithelzellen (Oberflächenproteine PsPA und PsPC**, Cholin-bindendes Protein); **beta-Galactosidasen (SpGH 101**, ermöglicht Eindringen in Epithelschichten durch Abspaltung von Galactosyl-beta-1,3-N-Acetyl-D-Galactosamin von Serin bzw. Threonin der Glykoproteine der Wirtszelle); **Pneumolysin** (bindet an Cholesterol, oligomerisiert und bildet zytolytische Poren, aktiviert Komplement für Komplement-abhängige Zytolyse, bindet an den Fc-Teil von IgG); **Autolysin (LytA, N-Acetylmuramoyl-l-Alanineamidase**, bindet an Cholin, degradiert Proteoglucane und ermöglicht DNA-Austausch); **Neuraminidase** (Abspaltung von Neuraminsäure von Glykoproteinen der Wirtszelle, Verringerung der negativen Ladung der Zellen und damit der Abstoßung); **Hyaluronidase** (Spaltung der Hyaluronsäure der extrazellulären Matrix); IgA1-Protease (Inaktivierung von IgA durch Spaltung)	Pneumonien und Meningitiden, aber auch Sinusitis, Osteomyelitis, Arthritis, Endocarditis, Peritonitis, Pericarditis und Abzessbildungen besonders bei Neugeborenen, Kindern und Personen mit Immunschwäche (Vakzinen verfügbar)

Gram(+)-Bakterien (Eigenschaft/Wachstum)	Antigene/Toxine/Besonderheiten	Erkrankungen durch Infektion (Impfmöglichkeiten)
Bacillus anthracis bekapselt, aerob, extrazellulär, Sporen-bildend; Inhalation, orale Aufnahme oder Wundinfektion	**Polyglutamyl-Kapsel** (schützt vor Phagozytose); **Exotoxin**, besteht aus 3 Komponenten: **Letalfaktor (LF)**, Zink-abhängige Metalloprotease, welche Mitogen-aktivierten Proteinkinase-Kinasen (MAPKK) inaktiviert; **Ödemfaktor (EF**, eine Calciumionen und Calmodulin-abhängige Adenylatcyclase, welche cAMP erhöht und damit den Wasseraustritt aus der Zelle); **protektives Antigen (PA)**, ein Protein für die Adhäsion an die Wirtszelle und nach Spaltung durch zelluläre Proteasen für die Porenbildung, PA wird im Komplex mit LF oder EF von der Wirtszelle pinozytiert, EF und LF können nach Bildung der Pore ins Zytosol eindringen, dort bewirkt EF Ödeme und LF den Zelltod	**Milzbrand** Nekrosen und Abzesse, Lungenmilzbrand, Darmmilzbrand, Hautmilzbrand, Milzbrandsepsis

Bakterien, ähnlich den Gram(+)-Bakterien
(Zellwand enthält eine Lipidschicht, jedoch keine Außenmembran)

Mycobacterium tuberculosis aerob, Zellwand reich an Lipiden, unbeweglich, intrazellulär; Zellverdopplungszeit ca. 15–20 d; Infektionen durch Inhalation, oral oder über Verletzungen	**lipophile Zellwand** (säurefest) enthaltend Arabinogalactan und Trehalose-dimycolat (TDM, Cord-Faktor, bietet Resistenz gegen zytotoxische Mechanismen der Immunabwehr, aktiviert Makrophagen, induziert Ausschüttung von proinflammatorischen Zytokinen (besonders von TNFalpha und IL-6) und Aktivierung der Komplementkaskade (Bildung von C5a) und hierdurch die Entwicklung von Granulomen; **phenolische Glykolipide (PGL-tb**, hemmen Entwicklung von CD4(+)-T-Helfer (1)-Lymphozyten); **Erp** (**Adhäsin** für die Bindung an Wirtszellen); **alpha-, methoxy- und keto-Mykolsäuren** (blockieren das EEA1 (*early endosomal autoantigen 1*, frühes endosomales Autoantigen 1) und damit die Fusion zwischen Phagosom und Lysosom); **UREC** (verhindert den Abfall des pH-Wertes im Phagosom) **MCE4** Transportsystem für die Aufnahme von Cholesterol, besonders in Mangelssituationen; **Esx-1** (Membran-ständiges Sekretionssystem für den Transfer von bakteriellen zyto-plasmatischen Wirkstoffen in das Zytoplasma der Wirtzelle); **TBsmr** (kleine Membran-ständige Transportkanäle (*multidrug transporter*))	**Tuberkulose** Fieber, Gewichtsabnahme, Schwitzneigung, Lymphknotenschwellung (Granulome); primäre Tuberkulose nach Erstinfektion/Primärkomplex (Entzündung des primären Infektionsherdes, der drainierenden Lymphgefäße und der regionalen Lymphknoten), kann ausheilen oder subklinisch bestehen bleiben; postprimäre Tuberkulose (als Reinfektion oder als Superinfektion), primär infiziertes Organ meist Lunge, seltener Darm oder Haut, Ausbreitung kanalikulär, hämatogen und/oder lymphogen (Vakzine BCG/Bacillus Calmette-Guérin verfügbar)

Gram(+)-Bakterien (Eigenschaft/Wachstum)	Antigene/Toxine/Besonderheiten	Erkrankungen durch Infektion (Impfmöglichkeiten)
Mycobakterium leprae aerob, Zellwand reich an Lipiden, unbeweglich, intrazellulär, Zellverdopplungrate > 20 d; Infektion durch Inhalation (infizierte Nasensekrete) oder durch Wunden	**lipophile Zellwand** (säurefest) enthaltend Arabinogalactan und Trehalosedimycolat (TDM, Cord-Faktor, bieten Resistenz gegen zytotoxische Mechanismen der Immunabwehr) und phenolische Glykolipide (PGL-tb, hemmen Entwicklung von CD4(+)-T-Helfer(1)-Lymphozyten); **MCE-1A** (Invasionsprotein für das Eindringen in die (Nasen-)Schleimhaut, **alpha-, methoxy- und keto-Mykolsäuren** (blockieren das EEA1, *early endosomal auto-antigen 1*, frühes endosomales Autoantigen 1) und damit die Fusion zwischen Phagosom und Lysosom) **alpha-Dystroglykan** bindet an Laminin-2 der Schwann'schen Zellen, vermittelt Invasion, nachfolgend Neuropathie durch Atrophie der Axone und Demyelinisierung	**Lepra** Phagozytose durch Makrophagen (Art der Aktivierung des Immunsystems entscheidet die Art der Erkrankung), Nervenlepra, tuberkuloide (stark entzündliche, bakterienarme) selbstabheilende Granulome, rund um und mit Zerstörung der peripheren Nerven, in den Schleimhäuten besonders der oberen Luftwege und der Haut, Stimulation vorwiegend von CD4(+)-T-Helfer(1)-Lymphozyten, proinflammatorischen Zytokinen und zytotoxischen CD8(+)-T-Lymphozyten; lepromatöse Lepra mit geringer entzündlicher Reaktion, starker bakterieller Infiltration (Knotenlepra) und Geschwüren, Zwischenstadien häufig, Stimulation vorwiegend von CD4(+)-T-Helfer(2)-Lymphozyten, antinflammatorischen Zytokinen, regulatorischen T-Lymphozyten, B-Lymphozyten und Antikörpern; nur ein kleiner Anteil der Bevölkerung ist empfänglich für die Infektion (abhängig von Mangel- oder Fehlernährung, Infektionsdosis, Immunschwäche, Infektionen mit Parasiten)

Bakterien ohne Proteoglucane, hervorgegangen aus Gram(+)-Bakterien

Gram(+)-Bakterien	Antigene/Toxine/Besonderheiten	Erkrankungen durch Infektion
Mycoplasma pneumoniae, Mycoplasma genitalium, Ureaplasma urealytikum intra- und extrazellulär, aerob, fakultativ anaerob; Infektion über Inhalation (Tröpfchen), Schmierinfektion	Zellwand wird aufgebaut durch die Aufnahme des Cholesterols vom Wirt (Fettsäuren, Aminosäuren und Vorstufen von Nukleinsäuren werden vom Wirt übernommen; parasitäre Lebensweise); **Adhäsine (P1, P30, HMW1, HMW2, HMW3, HMW4, HMW5, P90 und P65**; lokalisiert auf der Adhäsionsorganelle, haben Affinität zu Epithelzellen des Respirationstraktes, ermöglichen extrazelluläre Ansiedlung zwischen den Zilien); **Elongationsfaktor TU; Dehydrogenase, E1beta** (Membran-ständig, binden an Fibronectin); Invasion der Epithelzelle durch Membranfusion; H2O2 und radikaler Sauerstoff (gebildet mit Hilfe von gebundenem Lactoferrin und/oder mit Hilfe von Flavin), bewirken Zytotoxizität auf Epithelzellen); Phagozytose von Mykoplasmen durch Makrophagen bewirkt Ausschüttung großer Mengen von Zytokinen, besonders von proinflammatorischen Zytokinen; Mykoplasmen aktivieren Mastzellen zur Degranulation von Gewebehormonen	Atypische Pneumonie, Pharyngitis, Bronchitis und Lungenentzündung, Mittelohrentzündung, Meningitis; Mycoplasma genitalium: Urethritis; Ureaplasma urealytikum: Pneumonie bei Neugeborenen

Mycobakterien scheinen dagegen besonders an den TLR-8 auf Makrophagen zu binden.

Ein beträchtlicher Teil der Gram(+)-Bakterien sind für den Menschen hochpathogen (siehe Tab. 6.21).

6.5.1.2 Pathogene Gram(–)-Bakterien, Endotoxin (LPS) und CD14

Die Zellwand von Gram(–)-Bakterien zeichnet sich durch folgende Eigenschaften (im Unterschied zu Gram(+)-Bakterien) aus:

- Die **Proteoglucanschicht** ist nur **dünn** ausgebildet (daher die negative Gram-Färbung).
- Eine **Polymerschicht aus Polyphosphatpolymeren** (Glycerol-Teichonsäure, Ribitol-Teichonsäure und Lipo-Teichonsäure) **fehlt** weitgehend.
- Die **Außenmembran** besteht im Wesentlichen aus **Lipopolysacchariden (LPS)**, enthaltend
  - Lipid A
    - 2 Moleküle N-Acetyl-Glucosaminophosphat verbunden mit Fettsäuren (Capron-Laurin-, Myristin- und/oder Stearinsäure), wobei die Fettsäuren die Außenmembran strukturieren
    - von Bakterientyp zu Bakterientyp sind die Fettsäuren unterschiedlich;
  - einem zentralen Polysaccharid
    - stellt die Kernregion dar, welche im Wesentlichen aus 2-Keto-3-Desoxy-Octonat (KDO) sowie einer Heptose, Glucose, Galactose und N-Acetylglucosamin besteht,
    - kann bei unterschiedlichen Bakterienarten verschieden sein;
  - dem O-Antigen (O-gebundene Kohlenhydrat-Seitenkette),
    - ein an das zentrale Polysaccharid angeknüpfte periphere Polysaccharid, bestehend aus einem oder mehreren Hexosen (Rhamnose, Galactose, Glucose und/oder Mannose) sowie einem oder mehreren Didesoxyzuckern (Abequose, Colitose, Paratose oder Tyvelose), verbunden in 4- oder fünfteiligen, sich wiederholenden und sich verzweigenden Sequenzen,
    - ist je nach Bakterienstamm verschieden, kann sehr kurz aber auch lang sein und wird zur Identifizierung mit Hilfe von Antikörpern genutzt.
- Besondere **Sekretionssysteme**, über welche bakterielle zytoplasmatische Proteine (Effektorproteine) direkt in das Zytoplasma der Wirtszelle injiziert werden können, was die Virulenz des Bakteriums steigert. Zu diesen Sekretionssystemen gehören
  - das Typ III-Sekretionssystem (TTSS, T3SS) bestehend aus Strukturproteinen und Chaperonen mit dem Nadelkomplex (NC, Injektisom) oder
  - das Typ IV-Sekretionssystem, codiert durch *cag P pathogenicity island* (cag PAI, cag-Pathogenitätsinsel),
  - **LPS** gebunden in der bakteriellen Außenwand wie auch freigesetzt von toten Bakterien ist ein besonderer Virulenzfaktor durch die Aktivierung von Zellen der Immunabwehr und des Komplementsystems,

Dem **Schutz** vor freiem **LPS** dienen die
- Akute-Phase-Proteine; hierzu gehören
  - C-reaktives Protein, opsoniert das LPS für die Phagozytose,
  - alpha1-Antitrypsin und alpha-Antichymotrypsin, inhibieren freigesetzte (lysosomale) Enzyme
  - Caeruloplasmin, hemmt die Bildung von freien Sauerstoffradikalen,
  - saures alpha-1-Glykoprotein, induziert Bindung an Kollagen;
- Proteine mit hoher Affinität zu LPS; hierzu gehören
  - das LPS-bindende Protein (LBP) und
  - das (bakterizide) *permeability increasing protein* (BPI, bakterien-permeabilisierende Protein).

Die Elimination wie auch Wirkung von LPS verläuft vorwiegend über seine Bindung an Rezeptoren für pathogene molekulare Strukturmuster (PRR, *pattern-recognition receptors*; siehe Kap. 3.4.4.1). Diese erfolgt über folgende Stufen:
- LPS bindet an das im Blut befindliche LPS-bindende Protein (LBP, ein Akute-Phase-Protein),
  - Bildung von LPS-LPB-Komplexe.
- LPS-LBP-Komplexe sind in der Lage, mit hoher Affinität an den Zellmembran-ständigen LPS-Rezeptor (CD14) zu binden, wobei das LBP als Opsonin für das LPS wirkt,
  - Bildung von Zellmembran-ständigen LPS-LBP-CD14/LPS-Rezeptorkomplexe.
- Im LPS-LBP-CD14-/LPS-Rezeptorkomplex ist das LPS nunmehr fähig, mit ausreichender Affinität an Rezeptoren für pathogene molekulare Strukturmuster (PRR) zu binden:
  - an Toll-artige Rezeptoren, exprimiert hauptsächlich von Granulozyten, Monozyten, Makrophagen, dendritischen Zellen, B-Lymphozyten, Endothelzellen und Blutplättchen,
  - besonders an **TLR-4**; TLR-4 ist ein Dimer, welches extrazellulär mit dem Rezeptor-assoziierten Protein MD-2 einen Rezeptorkomplex bindet.; die Bindung des MD-2 steigert erheblich die Affinität zu LPS, die Aktivierung von TLR-4 führt über Aktivierung des Adapterproteins MYD88 und der Serin-Kinase IRAK wie auch über Aktivierung von MAK zur Aktivierung des Transkriptionsfaktors NFkappaB,
  - die Bindung und Aktivierung der TLR führt zur Phagozytose und damit Elimination von LPS bzw. von Gram(–)-Bakterien.
- Bei einem absoluten oder relativem Überangebot von LPS entsteht über die Aktivierung der TLR durch LPS-LBP-CD14-/LPS-Rezeptorkomplexe eine lokale Entzündung, welche sich bis zur systemischen Entzündung, dem sogenannten systemischen Immunreaktionssyndrom (SIRS) steigern kann (siehe Kap. 6.6) durch
  - die Freisetzung von proinflammatorischen Zytokinen (z. B. IL-1, IL-2, IL-3, IL-6, IL-12, IFNgamma, TNFalpha), Chemokinen (z. B. CXCL10) besonders durch Monozyten, Makrophagen und dendritische Zellen (sogenannter **Zytokinsturm**),
  - die Ausschüttung von lysosomalen Enzymen besonders durch Granulozyten,
  - die Freisetzung von Gewebemediatoren (Histamin, Serotonin, Prostaglandine, Leukotriene) besonders durch Mastzellen und Makrophagen,

Tab. 6.22: Beispiele für Gram(–)-Bakterien, die pathogen für den Menschen sind.

Gram(–)-Bakterien (Eigenschaft/ Wachstum)	Antigene/Toxine (zusätzlich zum LPS), Besonderheiten	Erkrankungen durch Infektion (Impfmöglichkeit)
Bordetella pertussis bekapselt, extrazellulär, aerob; Infektion aerogen/Inhalation	**filamentöses Hämagglutinin, Hämolysin** **Pertussis-Toxin**, besteht aus der A-Komponente (einer ADP-Ribosyltransferase) und 5 identischen B-Komponenten (welche an Epithelzellen binden), A-Komponente führt zur Erhöhung der Adenylcyclase und des cAMP mit erhöhtem Ausstrom von Chlorid- und Carbonationen und Wasser aus den Bronchialepithelzellen	**Keuchhusten** Pneumonie, Meningitis (Vakzinen verfügbar)
Borrelia burgdorferi beweglich, extrazellulär, aerob; Infektion über Zeckenbisse; Verletzungen	*outer surface protein A* OspA, äußeres Hüllprotein A; Glykolipide	**Borreliose** Fieber, Hautrötung, Arthritis, leichte bis schwere neurologische Symptome
Brucella abortis, melitensis unbekapselt; fakultativ intrazellulär, aerob; Infektionen meist über Rohmilchprodukte/ Blut von infizierten Tieren	**Oberflächenproteine (Omp3a, Omp3b)** **BvrS** (Virulenzfaktor) und **BvrR** (*DNA-binding response regulator*, DNS-bindender Autwortregulator), steuern Expression von LPS; beteiligt am Eindringen in Epithelzellen und Makrophagen, inhibieren die Lysosomfusion, steuern die intrazelluläre Keimvermehrung; DegP Serinprotease zerstört Antikörper und zytotoxische Substanzen der Immunabwehr	**Brucellose oder Malta-Fieber** Schwäche, Anorexie, chronische Infektionen, Abzesse, Orchitis
Campylobacter jejuni mit Geißel, extrazellulär, aerob; Infektion oral	**Toxin** führt zur Ausdehnung/Quellung von Zellen	**Darmentzündung** Durchfall (spontane Ausheilung)
Chlamydia pneumonia; psittaci, trachomatis beweglich, fakultativ aerob; Infektion aerogen/Hautkontakt/ Geschlechtsverkehr	**extrazelluläre elementare Körper (EB)**, die über TTSS Zellen infizieren; **retikuläre Körper (RB)**, intrazelluläre Vermehrung der und Ausschleusung über Sphingomyelin-Vesikel; Typ III Sekretionssystem zur Übertragung von bakteriellen zytoplasmatischen Effektorproteinen direkt in das Zytoplasma des Wirtes; Effektorproteine können Caspase 1 aktivieren und Apoptose induzieren	**Infektion der oberen Luftwege** Lungenentzündung, Konjunktivitis, Urethritis

Gram(–)-Bakterien (Eigenschaft/ Wachstum)	Antigene/Toxine (zusätzlich zum LPS), Besonderheiten	Erkrankungen durch Infektion (Impfmöglichkeit)
Escherichia coli (E.coli) extrazellulär, fakultativ anaerob; Infektion oral, aerogen, Schmierinfektion	**Fimbrienantigene** **Typ III-Sekretionssystem** zur Übertragung von bakteriellen zytoplasmatischen Effektorproteinen direkt in das Zytoplasma des Wirtes.	**gutartige Besiedlung des Darmes** bei pathogenen Stämmen Durchfall, Lungenentzündung, Urethritis, Meningitis
enterotoxogene E.coli (ETEC) extrazellulär, fakultativ anaerob; Infektion oral, aerogen, Schmierinfektion	**Fimbrienantigene** Fimbrien binden an Epithelzellen des Dünndarmes; verbleiben im Darm, ETEC sind nicht invasiv **LT-Enterotoxin** ähnlich in Struktur und Funktion dem Cholera-Toxin, bindet an Gangliosid GM1) **ST-Enterotoxin** bewirkt über Akkumulation von cGMP in der Darmepithelzelle Sekretion von Wasser/Elektrolyten in das Darmlumen)	**Durchfall/Reise-Diarrhoe** meist kein Fieber (ca. 200 Mio. Fälle pro Jahr; ca. 380.000 Tote meist bei Kindern und älteren Menschen)
enteropathogene E.coli (EPEC) extrazellulär, fakultativ anaerob; Infektion oral, aerogen, Schmierinfektion	**Adhäsin Intimin** bindet an Darmepithelzellen; EPEC sind gering invasiv; Toxine ähnlich dem Shiga-Toxin von Shigella; führen zum Zelltod	**Durchfall mit Fieber und Entzündungen**
Enteroinvasive E.coli (EIEC) extrazellulär, fakultativ anaerob; Infektion oral, aerogen, Schmierinfektion	**Adhäsine** EIEC sind hoch invasiv; mechanische Zerstörung von Darmepithelzellen; ansonsten keine Toxine	**Durchfall mit hohem Fieber und Entzündungen ähnlich einer Shigellose**
enterohämorrhagische E.coli (EHEC) Serotyp O157:H7; extrazellulär, fakultativ anaerob; Infektion oral, aerogen, Schmierinfektion	**Fimbrienantigene** binden an Epithelzellen des Dünndarmes; EHEC sind mäßig invasiv **Verotoxin** Shiga-Toxin von Shigella durch Bakteriophagen übertragen, inaktiviert ribosomale RNA und führt zum Zelltod, bewirkt starke Entzündungen **Subtilase Zytotoxin** SubAB, serine Protease, spaltet BiP/GRP78 (Hsp70-Chaperon) und induziert Apoptose)	**blutiger Durchfall** meist ohne Fieber **hämolytisch-uremisches Syndrom (HUS)** mit Nierenversagen
enteroaggregative E.coli (EAggEC) extrazellulär, fakultativ anaerob; Infektion oral, aerogen, Schmierinfektion	**Fimbrienantigene** binden an Epithelzellen des Dünndarmes; EAggEC sind nicht invasiv **Hämolysin und ST-Enterotoxin** siehe ETEC	**Durchfall** wie ETEC

Gram(–)-Bakterien (Eigenschaft/ Wachstum)	Antigene/Toxine (zusätzlich zum LPS), Besonderheiten	Erkrankungen durch Infektion (Impfmöglichkeit)
uropathogene E.coli (UPEC) extrazellulär, fakultativ anaerob; Infektion oral, aerogen, Schmierinfektion	**P-Fimbrienantigene** Pyelonephritis-assoziierte Pili, binden an die Galactose-D-Galactose des P-Blutgruppenantigens auf uroepithelialen Zellen, Erythrozyten, Endothelzellen **alpha-Hämolysine und beta-Hämolysine** zytotoxisch besonders für uroepitheliale Zellen; UPEC können der Immunabwehr entgehen durch intrazelluläres Wachstum und durch Bildung von Biofilmen mit Hilfe von K-Antigen-Polysacchariden	**eitrige Entzündungen der Harnwege** Pyelonephritis, Zystitis, Personen ohne P-Blutgruppen-antigen (ca. 1 %) sind resistent
Salmonella typhi, typhimurium et al. (~ 2.000 Serotypen) begeißelt, beweglich, intrazellulär, fakultativ anaerob; Infektion oral/Schmierinfektion	**Fimbrien-/Flagellenantigene** H-Antigene, Zellwand (O-)Antigene **Oberflächen-(*envelope-*)Antigene (z. B. Vi), Adhäsine** durchdringen das Darmepithel, werden in Peyer'schen Platten von Makrophagen phagozytiert, durchdringen das Phagosom, vermehren sich in Makrophagen, werden durch sie im Körper verteilt **DegP-Serinprotease** zerstört Antikörper und zytotoxische Substanzen der Immunabwehr **Enterotoxine** eines ähnlich dem LT-Enterotoxin von ETEC) **Typ III-Sekretionssystem** zur Übertragung von bakteriellen zytoplasmatischen Effektorproteinen direkt in das Zytoplasma des Wirtes	**Typhus/Salmonellose** Durchfall (schleimig bis blutig), Erbrechen, Fieber, Bauchschmerzen, Schwindel, Entzündungen in unterschiedlichen Organen inklusive Gelenke (gefährlich besonders für Kinder, ältere und/oder immungeschwächte Personen), Vakzinen verfügbar
Francisella tularensis (4 Subspezies) unbeweglich; fakultativ intrazellulär, aerob; Übertragung durch Zecke, andere saugende Insekten, wie auch oral, aerogen oder über Wunden; Nager und Wildtiere sind Reservoir	**Elongationsfaktor EF-Tu** Membran-ständig **Hitzeschockproteine** HSP60 (GroEL) HSP10 (GroES) **Lipoprotein** LpnA, TUL4; FT werden von Makrophagen phagozytiert, durchdringen das Phagosom, vermehren sich im Zytoplasma des Makrophagen, werden durch sie im Körper verteilt	**Tularemie** Fieber, Müdigkeit; Geschwüre am Ort der Infektion, Lymphknotenentzündung, Lungenentzündung und/oder Darmentzündung; Abszesse

Gram(–)-Bakterien (Eigenschaft/ Wachstum)	Antigene/Toxine (zusätzlich zum LPS), Besonderheiten	Erkrankungen durch Infektion (Impfmöglichkeit)
Haemophilus influenza (6 Serotypen A-F) aerob, fakultativ anaerob; unbekapselt und bekapselt (Typ B); aerogen/Inhalation/ Schmierinfektion	**Membranproteine (OMP), Polysaccharide der Kapsel RTX-Toxine** (Hämolysine; Integrin-beta2 (CD18 auf Leukozyten) bindende RTX-Toxine.)	**Typ B: Lungenentzündung, Meningitis, Gelenkentzündungen** Vakzinen gegen Typ B verfügbar **unbekapselte Serotypen: Otitis, Konjunktivitis, Sinusitis, Lungenentzündung**
Helicobacter pylori Helix-Form, beweglich, 4–5 Flagellen (mikroaerob); Infektion oral/Schmierinfektion	***outer membran proteins* (OMP, äußere Membranproteine) Porine, Adhäsine (BabA, SabA, OipA, AlpAB und HopZ); Eisen-Transportproteine und Flagelline (FlaA und FlaB)**; Adhäsin BabA (bindet an Lewis-b-Antigen der Magen-Epithelzellen, siedelt im Magenschleim eng an die Epithelzellen, niedriger pH-Wert des Schleimes wirkt positiv chemotaktisch **Urease** spaltet Harnstoff in Ammoniak, erhöht pH von 2 auf 6–7 **Oxidase, Katalase, Phospholipase, Ammoniak Typ IV-Sekretionssystem**, codiert durch cag P pathogenicity island (cag PAI); injiziert Peptidoglucan in die Epithelzellen; hierdurch Zerstörung; **Helicobacter pylori-vakuolierendes Toxin** zytotoxisch für Epithelzellen und Lymphozyten (Toxin bildet Kanäle in der Zellmembran)	**chronische Magenentzündung, peptische Magengeschwüre** Zwölffingerdarm-Entzündungen; Magenkarzinome; Lymphome im Magen-assoziierten lymphatischen Gewebe
Legionella pneumophilia (35 Serotypen) ohne Kapsel, begeißelt, beweglich; fakultativ intrazellulär; aerogene Infektion durch Inhalation (Reservoir sind Amöben)	***outer membrane proteins* (OMP, äußere Membranproteine)** Oxidase, Catalase **Ank-Proteine** verhindern Fusionen mit Lysosomen zu Phagolysosomen **Metalloprotease** 39 kDa; zytotoxisch für die Wirtszelle, werden von Makrophagen phagozytiert, durchbrechen das Phagosom, bilden eigene Vakuole und vermehren sich in ihr **Typ IV-Sekretionssysteme** zur Injektion in die Wirtszelle; TIVB; Icm/Dot und *cag P pathogenicity island* (cag PAI, cag-Pathogenitzitätsinsel); cag-PAI injiziert Peptidoglucan in die Epithelzellen; hierdurch Zerstörung	**Legionärserkrankung** Influenza-ähnliche Symptome (Fieber, Schüttelfrost, Husten) bis hin zur Lungenentzündung; bei schweren Infektionen auch Durchfall und neurologische Symptome; gefährlich für Personen mit Immunschwäche

Gram(–)-Bakterien (Eigenschaft/ Wachstum)	Antigene/Toxine (zusätzlich zum LPS), Besonderheiten	Erkrankungen durch Infektion (Impfmöglichkeit)
Leptospira interrogans beweglich, mit 2 Flagellen; extrazellulär; Infektion über Schleimhäute oder Wunden; Kontakt mit kontaminiertem Wasser (Urin von Tieren)	***outer membrane proteins* (OMP, äußere Membranproteine)** transmembran; Adhäsine mit Affinität zu extrazellulären Matrixproteinen (ECM); **Inhibitoren von Faktor H** der Komplementaktivierung **Peptidoglucane** LPS, gering endotoxisch, bindet an TLR2, weniger an TLR4, O-Antigen variabel	**Leptospirose (Weil'sche Erkrankung)** biphasisch; Influenza-ähnliche Symptome (Fieber, Schüttelfrost, Husten); Erbrechen, Durchfall, Lungenentzündung; Gefäß- entzündungen, disseminierte intravaskuäre Gerinnung, Herz- muskelentzündung, Gehirnhaut- entzündung/Uveitis; Hepatitis und Nierenentzündung
Neisseria meningitidis Serotypen A, B, C, W135, Y entsprechend Polysaccharid- Struktur; aerob; mit Kapsel; extrazellulär; Infektion über Schleimhäute/Inhalation/oral/ Schmierinfektion	***outer membrane proteins* (OMP, äußere Membranproteine)** 5 Porinklassen **Fimbrienantigene** Adhäsion an Epithelzellen des Nasenrachenraumes **Polysaccharid-Kapsel** behindert Phagozytose **Oxidasen** für die Versorgung mit Eisenionen an Vorhandensein von Tranferrin und Lactoferrin gebunden	**Hirnhautentzündung** Müdigkeit, Fieber, Kopfschmer- zen, Nackensteife, Koma und/ oder Sepsis besonders bei Kindern und bei Personen mit Immunschwäche (Vakzinen verfügbar)
Neisseria gonorrhoea aerob; mit Kapsel; extrazellulär; Infektion über Schleimhäute/ Geschlechtsverkehr/Geburt	**Fimbrienantigene (Flagelline, Piline)** Piline binden an urogenitales Epithel, behindern Phagozytose durch neutrophile Granulozyten ***outer membrane proteins* (OMP, äußere Membranproteine)** **Opazität-assoziierte Proteine, OPA- Proteine**; binden an urogenitales Epithel	**Gonorrhö,** eitrige Entzündung (Mikroabszes- se unter der Mukosa, erst granu- lozytär, dann lymphozytär/mono- zytär) der Geschlechtsorgane; Entzündungen von Harnröhre, Cervix, kleinem Becken, Prostata, Dickdarm, Hoden (bei Kindern Konjunktiva); über das Blut gestreut auch Arthritis, Endo- carditis und Meningitis
Pasteurella multocida unbeweglich, fakultativ anaerob; Infektionen vorzugsweise über Wunden (Reservoir Haus- und Stalltiere)	**Pasteurella multocida-Toxin (PMT)** hat mitogene Wirkung über Aktivie- rung der Phospholipase C, aktiviert die Rho-GTPase, welche über Hydrolyse von GTP Phagozytose unterstützt	**opportunistische Infektionen** be- sonders bei immungeschwächten Personen und meist von Tieren (Hunden, Katzen) ausgehend (Endokarditis, Osteomyelitis, Sinusitis, Meningitis, Hirn- abszesse, Lungenentzündungen)
Pseudomonas aeroginosa mit Kapsel, begeißelt, beweglich, extrazellulär, aerob oder fakul- tativ anaerob; Infektionen durch Inhalation, über Wundflächen, Schmierinfektionen der Schleimhäute	***outer membrane proteins* (OMP, äußere Membranproteine)** O-Antigene (homopolymere A und heteropolymere B), **Flagelline und Piline** Exopolysacchariden (lineare Kopoly- mere von beta-1,4-verbundener D-Mannuronsäure and L-Guluron- säure), behindern Phagozytose, bilden **Biofilme**	Infektion häufig in Kranken- häusern (nosokomial), beson- ders bei immungeschwächten Patienten

Gram(–)-Bakterien (Eigenschaft/ Wachstum)	Antigene/Toxine (zusätzlich zum LPS), Besonderheiten	Erkrankungen durch Infektion (Impfmöglichkeit)
	Catalase, Oxidase, Hämolysin Siderophor/Pyoverdin für die hoch-affine Aufnahme von Eisenionen **Pyocyanin-Toxin, Exotoxin A** inaktiviert den eukaryotic elonga-tion factor 2 (eukaryotischer Elonga-tionsfaktor 2) und führt damit zur Nekrose der Wirtszelle; Genexpres-sion ist reguliert über Zell-Zell-Kommunikation (*quorum sensing* über Produktion von Autoinduzie-rern **Typ III-Secretionssystem** zur Übertragung von bakteriellen zy-toplasmatischen Effektorproteinen direkt in das Zytoplasma des Wirtes	
Rickettsia rickettsii intrazellulär, Vermehrung im Zytoplasma und im Kern; Infektionen über Zeckenbiss	***outer membrane proteins* (OMP, äußere Membranproteine)** **OMPA** und **OMPB** sind Adhäsine für Bindung an und Invasion von Endo-thelzellen ; sind Zielstruktur für Antikörper, zytotoxische T-Lympho-zyten und natürliche Killerzellen; Nekrose von Endothelzellen der mittleren und kleinen Blutgefäße im gesamten Körper	**Rocky-Mountain-Fleckfieber (RMSF, *Rocky Mountain spotted fever*)** Fieber, Muskelschmerzen, Kopf-schmerzen, Erbrechen, Haut-ausschläge, Blutungen, Bauch-schmerzen, Gelenkschmerzen, Blutungen und Entzündungen in allen Organen
Shigella sonnei 4 Serogruppen A, B, C, D mit insgesamt 42 Serotypen; wesent-liche Überträger der Shigellose (Shigella sonnei, Shigella flex-neri und Shigella dysenteria); extrazellulär; fakultativ anaerob; Infektion über Geschlechts-verkehr oder über die Plazenta	**äußere Membranproteine** **Shigella-Enterotoxine (ShET-1, ShET-2), SD1**, zerstört infizierte Makrophagen durch Erhöhung der Zellpermeabilität **Shiga-Toxin** ähnelt dem Verotoxin of E.coli EHEC (O157:H7) inaktiviert ribosomale RNA und führt zum Zelltod) **IpaD-Protein, IpaB-Protein, IpaC-Protein** Invasionsproteine, IpaB bindet an Hyaluronsäure-Rezeptor CD44; IpaC formt Poren durch die basolaterale Zellmembran **VirA** Virulenzfaktor bewirkt die Polymeri-sation von zellulärem Aktin und er-möglicht Zell zu Zell-Verbreitung; In-fektion von M-Zellen des Dickdarmes durch Transzytose; von dort Verbrei-tung durch **Invasionsproteine IpAD, IpaB, IpaC**; werden mit Hilfe des **Typ III-Sekretionssystems (TTSS)** in late-ral gelegene Epithelzellen injiziert, Vermehrung in den Epithelzellen	**Shigellose** Fieber, Erbrechen, wässriger, nachfolgend blutig-schleimig-eitriger Durchfall (Nekrose von Epithelzellen im Dickdarm und Mastdarm) **hämolytisch urämisches Syndrom (HUS)** durch Befall von Endothelzellen, Arthritis

Gram(–)-Bakterien (Eigenschaft/ Wachstum)	Antigene/Toxine (zusätzlich zum LPS), Besonderheiten	Erkrankungen durch Infektion (Impfmöglichkeit)
Treponema pallidum beweglich, extrazellulär; Infektion über Geschlechtsverkehr, über Verletzungen/ Wunden oder über die Plazenta	***outer membrane proteins* (OMP, äußere Membranproteine) TPO 136** (bindet an Fibronectin), **TPO257, TPO453, TPO 751** (bindet an Laminin), **Tp92, TpN 44,5 (TmpA), TpN15, TpN17 und TpN47)** ***outer membrane lipoproteins* (äußere Membran-Lipoproteine)** Diacylglycerol-haltige Glykolipide (induzieren Immunantwort); dringt auf Grund seiner Beweglichkeit durch Epithelien ins Gewebe, durchdringt die Plazenta	**Syphilis** Primärstadium: Primärgeschwür (harter Schanker), Schwellung des regionalen Lymphknotens; Sekundärstadium: Schwellung aller Lymphknoten, Fieber, Hautausschläge, Kopf- und Gliederschmerzen; Tertiär- und Endstadium: Granulome in Haut und Organe, Aneurismen, Neurosyphilis
Vibrio cholerae beweglich, extrazellulär, begeißelt, mikroaerob; oral/Schmierinfektion (Zwischenwirt Ruderfußkrebse/Plankton; Chitinase für Invasion in Zwischenwirt); hohe Variabilität durch horizontale Übertragung von Virulenzgenen	**Flagelin** Kapsel-Polysaccharide, behindern Phagozytose und Zytotoxizität; **Exopolysaccharid-Rugose Chitinase, Zona occludens-Toxin (ZOT)** löst die Haftkomplexe zwischen den Epithelzellen auf **Protease Mucinase und ZOT** ermöglichen Eindringen in Epithelien des Magen-Darm-Traktes **Choleratoxin** hexameres Protein, welches die Adenylcyclae aktiviert und dadurch Epithelzellen zu vermehrter Ionen- und Wassersekretion anregt (hemmt die GTPase durch Kopplung von ADP-Ribose; blockiert damit die Dephosphorylierung von GTP zu GDP; hierdurch Daueraktivierung des G-Proteins und der Adenylcyclase; Überschuss von cAMP führt zu massivem Ausstrom von Chlorid- und Carbonationen und Wasser aus den Darmepithelzellen	**Cholera** vorwiegender Befall des Dünndarmes; extremer wässeriger Durchfall mit schnellem Austrocknen (Exsikkose) und hohem Elektrolyt-Verlust; Träger von Blutgruppe O sind hoch empfänglich, Träger von Blutgruppe AB weniger empfänglich (Vakzinen verfügbar)
Yersinia pestis mit Kapsel, extrazellulär; fakultativ anaerob; Infektionen durch Direktkontakt (Tröpfcheninfektion, Schmierinfektion) oder indirekt über infizierte Insekten (Flöhe); 4 Serotypen; größtes Reservoir sind Nagetiere	**Adhäsine Koagulase** (spaltet Fibrinogen in Fibrin); Pla (Plasminaktivator) **Proteine V und W (LcrV, F1)** wirken hemmend auf Makrophagen/Monozyten, im Besonderen auf die Phagozytose , werden durch Antikörper gehemmt **Yersinia outercoat proteins (Yops, äußere Yersinia-Hüllproteine)** YopA hemmt Serin/Tyrosin-Kinase; YopB/D induziert Zytolyse; YopO/ H/M aggregieren Thrombozyten; YopT/J induziert Apoptose und YopE zerstört Aktinfilamente **Typ III-Sekretionssystem** zur Injektion von YOPs, wobei YopB/D an dem TIISS beteiligt sind	**Lungenpest** durch Inhalation **Beulenpest** Verletzungen der Haut und Schwellungen der Lymphknoten, Sepsis; hohes Fieber, meist perakuter Verlauf

- die Aggregation und Aktivierung von Thrombozyten mit Aktivierung des Gerinnungs- und des Komplementsystems und der Freisetzung von Anaphylatoxinen,
- die Aktivierung von Gefäßendothelzellen, gefolgt von erhöhter Durchlässigkeit der Blutgefäße.

Pathogene Gram(–)-Bakterien sind Ursache einer großen Zahl von schweren Infektionserkrankungen (siehe Tab. 6.22).

Weiterführende Literatur

Bliska JB, Wang X, Viboud GI, Brodsky IE. Modulation of innate immune responses by Yersinia type III secretion system translocators and effectors. Cell Microbiol. 2013 Oct;15(10):1622–31.

Chichlowski M, Hale LP. Bacterial-mucosal interactions in inflammatory bowel disease: an alliance gone bad. Am J Physiol Gastrointest Liver Physiol. 2008, 295:1139–1149.

Gerlach RG, Hensel M. Protein secretion systems and adhesins: the molecular armory of Gram-negative pathogens. Int J Med Microbiol. 2007, 297:401–15.

Guzmán E, Romeu A, Garcia-Vallve S. Completely sequenced genomes of pathogenic bacteria: a review. Enferm Infecc Microbiol Clin. 2008, 26:88–98.

Hu FZ, Ehrlich GD. Population-level virulence factors amongst pathogenic bacteria: relation to infection outcome. Future Microbiol. 2008, 3:31–42.

Justice SS, Hunstad DA, Cegelski L, Hultgren SJ. Morphological plasticity as a bacterial survival strategy. Nat Rev Microbiol. 2008, 6:162–168.

Kozakiewicz L, Phuah J, Flynn J, Chan J. The role of B cells and humoral immunity in Mycobacterium tuberculosis infection. Adv Exp Med Biol. 2013, 783:225–50.

Lee EY, Choi DS, Kim KP, Gho YS. Proteomics in gram-negative bacterial outer membrane vesicles. Mass Spectrom Rev. 2008, 27:535–5.

Mandlik A, Swierczynski A, Das A, Ton-That H. Pili in Gram-positive bacteria: assembly, involvement in colonization and biofilm development. Trends Microbiol. 2008 Jan;16(1):33–40.

Shoaf-Sweeney KD, Hutkins RW. Adherence, anti-adherence, and oligosaccharides preventing pathogens from sticking to the host. Adv Food Nutr Res. 2009, 55:101–161.

Smith JC, Mailman T, MacDonald NE. How to get and get rid of gonorrhea. Adv Exp Med Biol. 2013, 764:219–39.

Urban CF, Lourido S, Zychlinsky A. How do microbes evade neutrophil killing? Cell Microbiol. 2006, 8:1687–1696.

Wei Q, Ma LZ. Biofilm Matrix and Its Regulation in Pseudomonas aeruginosa. Int J Mol Sci. 2013 Oct 18;14(10):20983–1005.

Wu HJ, Wang AH, Jennings MP. Discovery of virulence factors of pathogenic bacteria. Curr Opin Chem Biol. 2008, 12:93–101.

Young NM, Foote SJ, Wakarchuk WW. Review of phosphocholine substituents on bacterial pathogen glycans: synthesis, structures and interactions with host proteins. Mol Immunol. 2013 Dec;56(4):563–73.

6.5.2 Virusinfektionen

Für die Abwehr von Viren verfügt der Körper über eine Reihe von immunologischen Waffen. Zu diesen gehören

- die Phagozytose und Abtötung von Viruspartikeln (gebunden an Rezeptoren für pathogene molekulare Strukturmuster; siehe Kap. 3.4.4.1) direkt durch Makrophagen,
- die antiviral wirkenden Zytokine IFNalpha, -beta und -gamma (siehe Kap. 3.3.2.3),
  - Interferone werden verstärkt exprimiert nach Aktivierung besonders des Toll-artigen Rezeptors 3 (TLR-3, Mitglied der Rezeptoren für pathogene Strukturmuster; siehe Kap. 3.4.4.1) durch doppelsträngige (z. B. virale) RNA (dsRNA) und Aktivierung des Transkriptionsfaktors IRF 3,
  - Interferone bewirken autokrin wie auch parakrin (in den Nachbarzellen) über Bindung an den Interferon-Rezeptor,
    - eine Verminderung der Proteinsynthese, indem die Translation gehemmt wird (über Synthese und Aktivierung der Proteinkinase R (PKR,) der Phosphorylierung des eukaryotischen Translationsfaktors eIF2 und dessen Komplexbildung mit eIF2B),
    - durch die Inhibition der Translation eine Hemmung der Virusreplikation und der normalen Funktion von Ribosomen was zum Zelltod mit Elimination des Virus führt,
    - eine erhöhte Expression von MHC-I, sodass die Zelle bei gleichzeitiger Virusinfektion durch zytotoxische CD8(+)-T-Lymphozyten eliminiert werden kann,
    - eine erhöhte Expression des Transkriptionsfaktors p53, welcher in Virus-infizierten Zellen proapoptotisch wirkt;
- Virus-spezifische Antikörper, welche
  - von B-Lymphozyten/Plasmazellen produziert werden, wobei die Bildung Antigen-spezifisch unterstützt wird von CD4(+)-T-Helfer(2)-Lymphozyten,
    - CD4(+)-TH(2)-Lymphozyten werden zur Proliferation und Differenzierung aktiviert durch dendritische Zellen, die (nach Phagozytose von Viren und/oder gestorbenen oder lebenden Virus-infizierten Zellen) Virusantigene über MHC-II präsentieren (siehe Kap. 4.5.2 und 4.16),
  - die Bindung von Viren an Virus-Rezeptoren auf der Virus-empfänglichen Zelle blockieren, was die Infektion der Zelle verhindert,
  - als Opsonine und unterstützt durch Komplementfaktoren (im Besonderen C3b) die Phagozytose der Virus-Antikörper-Komplexe und die Abtötung der in ihnen enthaltenen Viren durch Makrophagen und Granulozyten fördern (siehe Kap. 3.2.1)
  - durch die Bildung von Virus-Antikörper-Immunkomplexen eine Verbreitung der Viren über das Blut vermindern;
- die Abtötung von Virus-infizierten Zellen durch
  - Virusprotein-spezifische Antikörper, welche an Virusantigene auf der Membran Virus-infizierter Zellen binden und
    - Komplement aktivieren, sodass sich der zytolytisch Komplex (Membranangriffskomplex) bildet zur Zytolyse der Virus-infizierten Zelle (Antikörper-abhängige, Komplement-mediierte Zytotoxizität, ADCMC/CMC; siehe Kap. 4.14.3.9),
    - Fc-Rezeptoren auf natürliche Killerzellen, Makrophagen und Granulozyten aktivieren zur Zytolyse der Virus-infizierten Zelle durch Ausschüttung von Granzymen, Perforin und TNFalpha und TNFbeta (ADCC; siehe Kap. 4.14.3.9);

- CD8(+)-zytotoxischen T-Lymphozyten spezifisch für das jeweilige Virusprotein (siehe Kap. 4.9); diese werden
  - zur Proliferation aktiviert durch dendritische Zellen, welche (nach Phagozytose von Viren und/oder gestorbenen oder lebenden Virus-infizierten Zellen) über MHC-I-Virusantigene präsentieren (siehe Kap. 4.5.1),
  - zur Zytotoxizität aktiviert durch Virusantigene (gebunden auf MHC-I und präsentiert von der Virus-infizierten Zelle), wobei die Zytotoxizität erfolgt durch Ausschüttung von Granzymen, Perforin, TNFalpha und TNFbeta (siehe Kap. 4.9.1.2)
- CD4(+)-T-Helfer(1)-Lymphozyten spezifisch für das jeweilige Virusprotein (siehe Kap. 4.10.1); diese werden
  - zur Proliferation und Differenzierung aktiviert entweder durch dendritische Zellen, welche (nach Phagozytose von Viren und/oder gestorbenen oder lebenden Virus-infizierten Zellen) über MHC-II-Virusantigene präsentieren (siehe Kap. 4.5.2), oder von Virus-infizierten nichtprofessionellen Antigen-präsentierenden Zellen (siehe Kap. 4.5.2.3),
  - zur Ausschüttung von proinflammatorischen Zytokinen aktiviert durch professionelles wie auch nicht professionelles Virusantigen auf MHC-II-präsentierende Zellen, die ausgeschütteten Zytokine aktivieren Makrophagen, Granulozyten, natürliche Killerzellen und Lymphozyten (siehe Kap. 4.10),
- natürliche Killerzellen, welche durch Virusantigene auf der Membran der infizierten Zelle aktiviert werden können,
  - falls diese Zelle kein MHC-I exprimiert, da dieses natürliche Killerzellen hemmt (siehe Kap. 3.6).

Durch diese Immunabwehr ist der Körper in der Regel in der Lage, eine Virusinfektion zu beherrschen und zur Ausheilung zubringen.

Durch die zeitgleich sich entwickelnden Gedächtnis-T-Lymphozyten (siehe Kap. 4.12) und Gedächtnis B-Lymphozyten (siehe Kap. 4.17.7) ist der Körper des Weiteren in der Lage,
- eine Zweitinfektion mit dem gleichen Virus abzuwehren und damit
- eine zeitlich befristete oder sogar lebenslange Immunität gegen das Virus zu entwickeln;
  - diese Fähigkeit der Immunabwehr macht man sich bei Virusimpfstoffen zu Nutze (siehe Kap. 7.1.1.1).

Ausnahmen von dieser Regel sind begründet in Virus-spezifischen Fähigkeiten und Methoden, der Immunabwehr auszuweichen oder auf diese hemmend einzuwirken.

Ausweichen können Viren der Immunabwehr (siehe Tab. 6.23), indem sie in der infizierten Zelle oder mit Hilfe der infizierten Zelle
- die Expression viraler Antigene modulieren:
  - latente Viren lassen ihre Nukleotidsequenzen zeitweise nicht von der infizierten Zelle transkribieren, sodass auch keine Virusantigene auf der Zellmembran expri-

Tab. 6.23: Beispiele für eine direkte Beeinflussung der Immunantwort durch Virusinfektionen.

Viren	Hemmung der Immunabwehr des infizierten Organismus durch das Virus bzw. dessen Expressionsprodukt	Wirkungen
Röteln-Virus (RV)	**Antikörpersynthese** Störung des Isotypwechsel in B-Lymphozyten des Fetus.	Toleranz des Fetus gegen virale Proteine
Pocken-Virus (PX)	**PX-203 Protein** inhibiert dieExpression von MHC-I auf der Zellmembran, dadurch mangelnde Stimulierung von zytotoxischen CD8(+)-T-Lymphozyten **PX-Homologe zu BCL2** antiapoptotische Wirkung auf infizierte Zelle **PX-Chemokin-Rezeptor-Homolog vCCL** inhibiert kompetitiv die Chemotaxie von Makrophagen **PX-Bindeproteine** Blockade von proinflammatorischen Zytokinen (IL-1, IL-18, TNFalpha, IFNgamma) und Chemokinen; Übernahme des Komplementinhibitors DAF/CD55; Resistenz der Virus-infizierten Zelle gegen Antikörper-abhängige, Komplement-mediierte Zytotoxizität (ADCMC)	Hemmung der angeborenen und erworbenen zellulären Immunabwehr, Hemmung der Antikörper-abhängigen Zytotoxizität (ADCMC und ADCC)
Herpes-Simplex-Virus (HSV-1, HSV-2)	latenter Virusstatus, keine Transkription von Virusantigenen in der Zelle; Ignoranz der Immunabwehr **HSV-ICP34 und IVP47** Blockade der Peptidtransportes durch den TAP-Kanal (Bindung von HSV-ICP34 an TAP) und damit der Beladung von MHC-I mit antigenen Peptiden und der Antigen-spezifischen Aktivierung von CD8(+)-T-Lymphozyten **HSV-ICP34.5** Inhibition der antiproliferativen Wirkung von IFN, indem der Initiierungsfaktor eIF2alpha durch HSV-ICP34.5 dephosphoryliert wird **HSV ICP4 und ICP27** Destabilisierung der mRNA durch HSV ICP4 und ICP27; Inhibition der Synthese von proinflammatorischen und antiinflammatorischen Zytokinen und Chemokinen **HSV-U21** Verminderung der MHC-Expression durch Endozytose und lysosomalen Abbau	Verminderung der Antigen-Präsentation, Hemmung der erworbenen zellulären Immunabwehr (zytotoxischen T-Lymphozyten) und der humoralen (Antikörpervermittelten) Immunabwehr
Masern-Virus (MV)	**MV-Glykoproteine** Bindung an Komplementmembrankofaktorprotein (CD46), SLAM (*signaling lymphocytic activation molecule*, signalgebendes lymphozytisches Aktivierungsmolekül) und Nectin4; Virus-Vermehrung zuerst in B-Lymphozyten, T-Lymphozyten und nachfolgend in Makrophagen, Hemmung der (IL-2-bedingten) Proliferation besonders von T-Lymphozyten, Zytolyse/Apoptose von Thymozyten; Blockade der Reifung von dendritischen Zellen **MV-induzierte inhibitorische Homologe** Synthese von inhibitorischen Homologen zu IL-12; hierdurch Inhibition der Synthese und Funktion von proinflammatorischem IL-12; Stimulierung der Differenzierung von CD4(+)-T-Helfer(2)-Lymphozyten	Störung der Reifung von T-Lymphozyten, Hemmung der zellulären Immunreaktionen, Verstärkung der Antikörperbildung

Viren	Hemmung der Immunabwehr des infizierten Organismus durch das Virus bzw. dessen Expressionsprodukt	Wirkungen
humanes Immundefizienzvirus (HIV)	**HIV-Hüllproteine** Bindung an den Korezeptor CD4 und an Chemokin-Rezeptoren (CCR5, CXCR4) auf T-Lymphozyten und dendritische Zellen/Monozyten/Makrophagen; Blockade der Funktion von CD4 auf nicht infizierten T-Lymphozyten durch lösliche HIV-Hüllproteine **HIV-Transaktivator (tat)** Aktivierung der Transkription von TGFbeta; Hemmung der Proliferation von T-Lymphozyten **HIV-Nef und VpU** Verminderung der Expression von MHC durch Destabilisierung und Endozytose **HIV-Zytotoxizität** Vermehrung in und Abtötung von CD4(+)-T-Lymphozyten und dendritischen Zellen/Monozyten/Makrophagen **HIV-Mutationen** treten gehäuft auf, hierdurch dauernder Wechsel des HIV-Antigenspektrums mit Unterlaufen der Zytolyse durch Virus-spezifische zytotoxische T-Lymphozyten	drastische Verminderung der erworbenen (zellulären und Antikörper-mediierten) Immunabwehr
Zytomegalie-Virus (CMV)	**CMV-Infektion** Virusvermehrung ist im Körper schneller als die Entwicklung der erworbenen Immunabwehr; Infektion von dendritischen Zellen, Makrophagen und natürlichen Killerzellen durch Bindung und Phagozytose von Virus-Antikörper-Immunkomplexen an Fc-Rezeptoren oder Komplement-Rezeptoren; Infektion von Endothelzellen, welche ihrerseits zytotoxische T-Lymphozyten stimulieren **CMV-Transaktivator IEI2** Aktivierung der Transkription des Genes für TGFbeta; Hemmung der Differenzierung zu CD4(+)-T-Helfer(1)-Lymphozyten und zu CD4(+)-T-Helfer(2)-Lymphozyten; hierdurch mangelhafte Entwicklung von zytotoxischen T-Lymphozyten und mangelhafte Bildung von Antikörpern (geringe Affinität, niedriger Titer) **CMV-US2,- 6, -10 und -11** Verminderung der Expression von MHC durch Retention im endoplasmatischem Retikulum und Degradation **CMV-US3** Verhinderung der Antigen-Präsentation durch Blockade des TAP **CMV-induzierte inhibitorische Homologe** Bildung von inhibitorischen Homologen von Chemokinen, MHC-I-Molekülen und zellulären G-Protein-gekoppelten Rezeptoren	Hoch-Dosis Toleranz, Hemmung der zellulären und der humoralen (Antikörper-mediierten) Immunabwehr, Antikörper und zytotoxische T-Lymphozyten spezifisch für Glykoprotein B (gB) und Phosphoprotein 65 (pp65) scheinen an einem Schutz wesentlich beteiligt zu sein; Abstoßung transplantierter Organe durch zytotoxische T-Lymphozyten gegen CMV-infizierte Endothelzellen

Viren	Hemmung der Immunabwehr des infizierten Organismus durch das Virus bzw. dessen Expressionsprodukt	Wirkungen
Epstein-Barr-Virus (EBV)	**EBV-Infektion** von B-Lymphozyten (seltener T-Lymphozyten), latent integriert in Gedächtnis-B-Lymphozyten; Abschilferung von viralen Membranantigenen und Bildung von Antigen-Antikörper-Immunkomplexen, welche durch Bindung an Fc-gamma-Rezeptoren die Antikörper-abhängige Zell-mediierte Zytotoxizität der natürlichen Killerzellen, Granulozyten und Makrophagen hemmen **EBV-nukleäre Antigene EBNA-2 und *late membrane protein* LMP-1 (spätes Membranprotein 1)** Transformation von Lymphozyten (vorwiegend B-Lymphozyten) zu unbegrenzt wachsenden Zell-Linien **EBV-nukleäres Antigen EBNA-1** Inhibition der Proteasomen und des Proteinabbaus **EBV-BILF1** Glykoprotein mit den Eigenschaften eines konstitutiv aktiven G-Protein-gekoppelten Rezeptors; BILF1 vermindert die Bildung von MHC-I, inhibiert die Erkennung durch CD8(+)-T-Lymphozyten und aktiviert Makrophagen zur Expression von TGFbeta **EBV-induzierte Homologe** Bildung von viralen Homologen des IL-10; Inhibition der Synthese von IFNgamma, hierdurch Hemmung der Differenzierung von CD4(+)-T-Helfer(1)-Lymphozyten	Verminderung der erworbenen (zellulären wie auch der Antikörper-mediierten) Immunabwehr, Reaktivierung des latenten Virus

miert werden und die Immunabwehr daher die Virus-infizierte Zelle nicht als verfremdet erkennt (z. B. Herpes-Simplex-Virus; Varicella-Virus),

– manche Viren zeigen gehäuft Mutationen der Gene ihrer (Kapsel-)Proteine, was zu einem dauernden Wechsel des Antigenspektrums führt, sodass die Immunabwehr unterlaufen wird,

– Viren lassen ihre Nukleotidsequenzen zwar von der infizierten Zelle transkribieren,

   ▪ ahmen jedoch ihr Antigenmuster den Zellantigenen nach (molekulares Mimikry) oder

   ▪ bevorzugen einen Infektionsort, welcher normalerweise für die Immunabwehr unzugänglich ist (z. B. das zentrale Nervensystem),

● große Mengen an Virusantigenen freisetzen, welche

– die Antigen-spezifischen Bindestellen von Antikörpern und B-Lymphozyten wie auch von T-Lymphozyten (T-Zell-Rezeptoren/TCR) in der Peripherie absättigen und damit neutralisieren (z. B. beim Hepatitis-B-Virus/HBV),

– nach Bindung an Antikörper als freie Immunkomplexe an Fc-Rezeptoren auf natürlichen Killerzellen, Makrophagen und Granulozyten binden und damit deren Antikörper-abhängige zelluläre Zytotoxizität (ADCC) kompetitiv hemmen (z. B. Hepatitis B-Virus/HBV; Eppstein-Barr-Virus/EBV);

- die Expression von MHC-I-Molekülen vermindern, sodass zytotoxische CD8(+)-T-Lymphozyten nicht aktiviert werden können; die Verminderung erfolgt
  - durch Retention von MHC-I im endoplasmatischen Retikulum,
  - durch beschleunigte Degradation der MHC-I,
  - durch Destabilisierung von MHC-I und/oder
  - durch verstärkte Endozytose von MHC-I;
- die Beladung von MHC-I mit antigenen Peptiden hemmen durch Blockade des Peptid-Transportes in den TAP (Transporter für die Antigen-Präsentation; siehe Kap. 4.5.1);
- virale antiapoptotisch wirkende Proteine exprimieren (z. B. BCL2, FLIP, SERPIN),
  - sodass die infizierte Zelle resistent ist gegen proapoptotisch wirkende Liganden (z. B. Fas-Ligand; siehe Kap. 3.3.8);
- die Bildung von inhibitorischen Homologen oder von Bindeproteinen von proinflammatorischen Zytokinen und Chemokinen (wie z. B. IL-1RA) stimulieren;
- die Differenzierung zu CD4(+)-T-Helfer(2)-Lymphozyten, die Aktivierung von B-Lymphozyten und die Antikörperproduktion stimulieren und
  - hierdurch eine verminderte Differenzierung zu CD4(+)-TH(1)-Lymphozyten und eine Schwächung der zellulären Immunreaktion bewirken;
- B-Lymphozyten, dendritische Zellen und Makrophagen infizieren
  - indem diese Virus-Antikörper-Immunkomplexe oder Zellfragmente nach Zytolyse der infizierten Zellen phagozytieren,
  - wodurch die Entwicklung von zytotoxischen T-Lymphozyten und die Bildung von Antikörpern (geringe Affinität, niedriger Titer) geschwächt wird;
- natürlichen Killerzellen (NK) gehemmt werden,
  - durch Infektion von NK über die Bindung von Virus-Antikörper-Immunkomplexen,
  - indem die Virus-infizierte Zelle (NK-hemmende) MHC-I-Homologe exprimiert.

Weiterführende Literatur

Chen MR. Epstein-barr virus, the immune system, and associated diseases. Front Microbiol. 2011 Jan 26;2:5.

Coughlin MM, Bellini WJ, Rota PA. Contribution of dendritic cells to measles virus induced immunosuppression. Rev Med Virol. 2013 Mar;23(2):126–38.

Egan KP, Wu S, Wigdahl B, Jennings SR. Immunological control of herpes simplex virus infections. J Neurovirol. 2013 Aug;19(4):328–45.

Fischer MA, Norbury CC. Initiation of primary anti-vaccinia virus immunity in vivo. Immunol Res. 2007, 37(2):113–33.

Forte E, Luftig MA. MDM2-dependent inhibition of p53 is required for EBV B-cell growth transformation and infected cell survival. J Virol. 2009, 14.

Harman AN, Kim M, Nasr N, Sandgren KJ, Cameron PU. Tissue dendritic cells as portals for HIV entry. Rev Med Virol. 2013 Sep;23(5):319–33.

Kennedy RB, Ovsyannikova IG, Jacobson RM, Poland GA. The immunology of smallpox vaccines. Curr Opin Immunol. 2009 Jun;21(3):314–20.

La Rosa C, Diamond DJ. The immune response to human CMV. Future Virol. 2012 Mar 1;7(3):279–293.

Loch S, Tampe R. Immunvasine – Tricks, wie Viren dem Immunsystem entkommen. Biospektrum 2005, 2:157–161.

Merlo A, Turrini R, Dolcetti R, Martorelli D, Muraro E, Comoli P, Rosato A. The interplay between Epstein-Barr virus and the immune system: a rationale for adoptive cell therapy of EBV-related disorders. Haematologica. 2010 Oct;95(10):1769–77.

Mogensen TH, Melchjorsen J, Malmgaard L, Casola A, Paludan S. Suppression of proinflammatory cytokine expression by herpes simplex virus type I. J of Virology, 2004, 78:5883–5890.

Mohamadzadeh M. Potential factors induced by filoviruses that lead to immune supression. Curr Mol Med. 2009, 9:174–185.

Moir S, Fauci AS. B cells in HIV infection and disease.,Nat Rev Immunol. 2009, 9:235–245.

Ressing ME, Horst D, Griffin BD, Tellam J, Zuo J, Khanna R, Rowe M, Wiertz EJ. Epstein-Barr virus evasion of CD8(+) and CD4(+) T cell immunity via concerted actions of multiple gene products. Semin Cancer Biol. 2008, 18:397–408.

Robinson TM, Boyer JD. HIV-1 vaccines and co-infection. Expert Opin Biol Ther. 2004, 4:1483–1492.

Smith GL. Vaccinia virus immune evasion. Immunol Lett. 1999, 65:55–62.

Vink C, Beisser PS, Bruggemann CA. Molecular mimicry by CMV. Function of CMV-encoded homologues of G-Protein-coupled receptors, MHC class I heavy chains and chemokines. Intervirology. 1999, 42:342–349.

Walker JD, Maier CL, Pober JS. CMV-infected human endothelial cells can stimulate allogeneic CD4+ memory T-cells by releasing antigenic exosomes. J Immunol. 2009, 182:1548–1559.

Witkowski W, Verhasselt B. Contributions of HIV-1 Nef to immune dysregulation in HIV-infected patients: a therapeutic target? Expert Opin Ther Targets. 2013 Nov;17(11):1345–56.

6.5.3 Pilzinfektionen

Pilzinfektionen haben erheblich an Bedeutung gewonnen, auch wegen der Zunahme von Patienten, deren Immunabwehr geschwächt ist, beispielsweise durch
- Infektionen mit Viren, welche das Immunsystem beeinträchtigen
    - z. B. HIV, CMV oder EBV (siehe Kap. 6.3.2);
- immunsuppressiv wirkende Therapien wie
    - Verabreichung hoher Dosen von Glucocorticoiden,
    - langfristige Behandlung mit Antibiotika,
    - immunsuppressive Behandlung nach Organverpflanzungen,
    - Chemotherapie zur Behandlung von Tumoren oder schwerwiegender Autoimmun-erkrankungen.

Die Entstehung einer Pilzinfektion (siehe Tab. 6.24) erfolgt meist
- durch zufällige Durchdringung der Haut oder Schleimhaut (Candida),
- durch Aktivierung einer bereits bestehenden latenten (stillen) Infektion,
- durch Inhalation (z. B. von Aspergillus, Cryptococcus coccidiodes) und Ansiedlung der Keime in der Lunge.

Die Abwehrmaßnahmen des Körpers gegen Pilzinfektionen umfassen
- die angeborene Immunabwehr; hierzu gehören im Besonderen
    - die mechanische Schutzbarriere der Haut und der Schleimhäute (siehe Kap. 2.1) und die von den Epithelien gebildeten Defensine (siehe Kap. 3.1),
    - die Granulozyten und Makrophagen, welche über Rezeptoren für pathogene Strukturmuster (z. B. Toll-artige Rezeptoren, TLR; siehe Kap. 3.4.4.1) Pilze phago-zytieren und vernichten;

Tab. 6.24: Beispiele für pathogene Pilze, ihre Virulenzfaktoren und Reaktionen der Immunabwehr.

pathogene Pilze (Wachstumsformen)	Faktoren pathogener Pilze, welche die Immunabwehr des Menschen beeinflussen	Abwehrmechanismen des Körpers
opportunistische Pilze		
Aspergillus fumigatus, Fusarium-Spezies, Zygomycota, filamentöses Wachstum; Infektion der Lunge durch Inhalation von einzelligen Gonidien; in der Lunge Wechsel der Wachstumsform, Bildung von verzweigten Hyphen	**Adhäsine** zur Bindung an Epithelzellen und an die extrazelluläre Matrix; Anpassung des Stoffwechsels an Körpertemperatur und an das intrazelluläre Wachstum; **Proteasen, Phospholipasen und Elastasen** zur Verhinderung der Phagozytose und zur Zerstörung von Immunmediatoren und von zytotoxischen Faktoren; **Katalase und Mannitol** zur Hemmung der Bildung von radikalem Sauerstoff; Aktivierung des Komplementsystems, Freisetzung von Anaphylatoxine; Aktivierung von dendritischen Zellen zur Bildung von IL-10 und TGFbeta; Stimulierung von regulatorischen T-Lymphozyten, CD4(+)-T-Helfer(2)-Lymphozyten und B-Lymphozyten; Inhibition von CD4(+)-T-Helfer(1)-Lymphozyten und zytotoxischen T-Lymphozyten und der Synthese von Proinflammatorischen Zytokinen; Blockade der Fusion von Phagosomen mit den Lysosomen nach Phagozytose **Bindung von Eisenionen** intrazelluläre Vermehrung, Verbreitung im Organismus durch wandernde, mit Pilzen infizierte Makrophagen	**Makrophagen** Phagozytose von Gonidien, zytotoxische Zerstörung von Hyphen **Granulozyten** Zytotoxizät durch radikalen Sauerstoff und lysosomale Enzyme **dendritische Zellen** Phagozytose und Antigen-Präsentation; Entwicklung von T-Helfer(1)-Lymphozyten und von zytotoxischen T-Lymphozyten **B-Lymphozyten** Aktivierung und Bildung besonders von IgM-Antikörpern **Antikörper** Inhibition der Adhärenz der Pilze, Neutralisation von Toxinen, Opsonierung für die Phagozytose, Aktivierung des Komplementsystems und Auslösung der Antikörper-abhängigen, Komplement-mediierten Zytotoxizität durch Makrophagen, Granulozyten und natürliche Killerzellen
Cryptococcus neoformans (Bildung von Kapseln aus sauren Mukopolysacchariden)		
Candida albicans (Wechsel der Wachstumsformen von Knospungen zu Pseudohyphen, Schläuchen und Hyphen)		
Dimorphe Pilze		
Coccidiodes immitis, Blastomyces dermatidis, Histoplasma capsulatum, Paracoccidiosis brasiliensis (Wechsel vom filamentösen Wachstum zu einzelligem Wachstum im Wirt)		

● die erworbene Immunabwehr mit

- dendritischen Zellen, welche Pilze phagozytieren, antigene Peptide oder Lipide präsentieren und hierdurch CD4(+)-T-Helfer(1)-Lymphozyten Antigen-spezifisch aktivieren, wodurch CD8(+)-zyotoxische T-Lymphozyten gerichtet gegen Zellen mit intrazellulär wachsenden Pilzen stimuliert werden,
- B-Lymphozyten, welche Pilze phagozytieren, antigene Peptide oder Lipide den CD4(+)-T-Helfer(2)-Lymphozyten präsentieren und hierdurch von diesen Antigen-spezifisch stimuliert werden bis hin zur Entwicklung von Plasmazellen, welche Antikörper gegen Pilzantigene produzieren, wobei die antimykotische Wirkung derartiger Antikörper aus folgenden Gründen fraglich ist:
    ▪ Antikörper hemmen zwar die Anhaftung von Pilzen, neutralisieren Pilztoxine, opsonieren Pilze für die Phagozytose und vermitteln die Antikörper-abhängige Komplement-mediierte Zytotoxizität (ADCMC/CMC; siehe Kap. 4.14.3.9) von natürlichen Killerzellen, Makrophagen und Granulozyten,

- im Allgemeinen scheinen jedoch Antikörper keine klinisch erkennbare Schutzwirkung gegen eine Pilzinfektion zu besitzen,
- Ansatzpunkte bestehen jedoch für einen Schutz durch einen hohen Titer an Antikörpern gegen definierte Antigene von Pilzen (Hitzeschockprotein 90; Mannan-Adhesin).

Gegen die Immunabwehr des Körpers haben pathogene Pilze Virulenzfaktoren entwickelt. Zu diesen gehören
- die Ausbildung von Strukturen zur Adhäsion an Zellen und an die extrazelluläre Matrix;
- die Produktion von Phospholipasen, Proteasen und Elastasen zur Zerstörung der Immunabwehr (Zytokine, Rezeptoren, Mediatoren) des Wirtes und zum Eindringen in das Wirtsgewebe;
- die Fähigkeit, die Form, Antigenstruktur und den Stoffwechsel den Wachstumsbedingungen im Körper anzupassen,
  - opportunistische Pilze zeigen je nach Infektionsort unterschiedliche Wachstumsformen
    - Knospungen, Hyphen und Schläuche (Candida),
    - verkapselte Kugeln (Cryptococcus neoformans),
    - verzweigte Hyphen (Aspergillus, Fusarium Zygomycota),
  - dimorphe Pilze (Coccidiodes, Blastomyces, Histoplasma, Pracoccidioides) weisen Temperatur-abhängig 2 Wachstumsformen auf
    - saprophytäre filamentöse Strukturen bei 25 Grad Celsius und
    - kugelige einzellige Strukturen bei 37 Grad Celsius;
- nach Phagozytose durch Makrophagen und Granulozyten deren Abwehrfunktionen zu beeinträchtigen durch
  - Verhinderung der Fusion von Phagosomen mit den Lysosomen,
  - Zerstörung des radikalen Sauerstoffs durch Katalase und Mannitol;
- die Fähigkeit, sich intrazellulär zu vermehren, besonders auch in Makrophagen und Granulozyten, und hierdurch
  - vor der Immunabwehr geschützt zu sein,
  - durch wandernde infizierte Makrophagen und Granulozyten im Körper verteilt zu werden;
- dendritische Zellen zur Bildung von IL-10 zu stimulieren, welches
  - die proinflammatorische Funktion, Makrophagen und Granulozyten inhibiert und
  - durch Stimulierung der Differenzierung von regulatorischen T-Lymphozyten die Entwicklung von CD4(+)-T-Helfer(1)-Lymphozyten und CD8(+)-zytotoxischen T-Lymphozyten und damit die zelluläre Zytotoxizität hemmt und damit
  - die Entwicklung von CD4(+)-T-Helfer(2)-Lymphozyten, von B-Lymphozyten und damit die Antikörperbildung fördert.

Systemische Pilzinfektionen sind hochpathogen mit einer Mortalität von über 50 %. Die derzeitige **Therapie**
- beschränkt sich auf die Gabe von Antimykotika und wo möglich, auf die Unterbrechung der immunsuppressiven Therapie,

- ist zumindest experimentell zu steigern durch die zusätzliche Verabreichung
  - von proinflammatorischen Zytokinen (IL-1, IL-2, TNFalpha, IFNgamma),
  - von Antikörpern gegen Hitzeschockprotein 90.

Ob zukünftig auch Vaccinen gegen Pilze prohylaktisch oder therapeutisch wirksam sein werden, ist derzeit nicht absehbar.

Weiterführende Literatur

de Pauw BE, Picazo JJ. Present situation in the treatment of invasive fungal infection. Int J Antimicrob Agents. 2008, 32 Suppl 2:167–171.

Garcia-Vidal C, Viasus D, Carratalà J. Pathogenesis of invasive fungal infections. Curr Opin Infect Dis. 2013 Jun;26(3):270–6.

Hamad M. Antifungal immunotherapy and immunomodulation: a double-hitter approach to deal with invasive fungal infections. Scand J Immunol. 2008, 67:533–543.

Ito JI. T cell immunity and vaccines against invasive fungal diseases. Immunol Invest. 2011;40(7–8):825–38.

Luo S, Skerka C, Kurzai O, Zipfel PF. Complement and innate immune evasion strategies of the human pathogenic fungus Candida albicans. Mol Immunol. 2013 Dec 15;56(3):161–9.

Roilides E, Simitsopoulou M, Katragkou A, Walsh TJ. Host immune response against Scedosporium species. Med Mycol. 2009, 47:433–440.

Romani L. Immunity to fungal infections. Nature Reviews Immunology, 2004, 4:11–23.

Romani L, Puccetti P. Immune regulation and tolerance to fungi in the lungs and skin. Chem Immunol Allergy. 2008, 94:124–137.

Schop J. Protective immunity against cryptococcus neoformans infection. Mcgill J Med. 2007, 10:35–43.

Iorizzo LJ 3rd, Jorizzo JL. The treatment and prognosis of dermatomyositis: an updated review. J Am Acad Dermatol. 2008, 59:99–112.

Shoham S, Levitz SM. The immune response to fungal infections. Br J Haematol. 2005 Jun;129(5):569–82.

Smeekens SP, van de Veerdonk FL, Kullberg BJ, Netea MG. Genetic susceptibility to Candida infections. EMBO Mol Med. 2013 Jun;5(6):805–13.

Sorgo AG, Heilmann CJ, Brul S, de Koster CG, Klis FM. Beyond the wall: Candida albicans secret(e)s to survive. FEMS Microbiol Lett. 2013 Jan;338(1):10–7.

Travassos LR, Rodrigues EG, Iwai LK, Taborda CP. Attempts at a peptide vaccine against paracoccidioidomycosis, adjuvant to chemotherapy. Mycopathologia. 2008, 165:341–352.

6.5.4 Parasiteninfektionen

Zahlreiche Parasiten sind in der Lage, den Menschen zu infizieren. Zu diesen Parasiten gehören

- Plasmodien (siehe Tab. 6.25),
- Egel (Trematoden; siehe Tab. 6.26),
- Rundwürmer (Nematoden; siehe Tab. 6.27) und
- Bandwürmer (Cestoden; siehe Tab. 6.28).

Tab. 6.25: Immunabwehr des Menschen gegen Protozoeninfektionen.

Protozoen, Krankheiten (Anzahl der Infizierten)	Faktoren des Erregers, welche die Immunabwehr des Menschen beeinflussen	Immunabwehr des Menschen
Plasmodien (vivax, falciparum, ovale, malariae, knowlesi); Malaria Übertragung der Sporozoiten durch Stechmücke (Anopheles), Infektion der Leberzelle, Wachstum zum Schizonten, Zerfall in Merozoiten, Befall von Erythozyten, Wachstum zu Schizonten, Zerfall im Merozoiten oder Makro- und Mikrogametozyten (> 2.000 Mio.)	große Variabilität des Antigenmusters; zerstörte Erythozyten + Parasiten stimulieren Makrophagen, dendritische Zellen und natürliche Killerzellen zur Phagozytose und Ausschüttung von proinflammatorischen Zytokinen	Immunabwehr durch Makrophagen, natürliche Killerzellen, CD4(+)-T-Helfer(1)-Lymphozyten, zytotoxische T-Lymphozyten, CD4(+)-T-Helfer(2)-Lymphozyten und B-Lymphozyten/Antikörper; klinische Anhaltspunkte, dass Antikörper die Schwere der Erkrankung vermindern können; hohe IL-1-, IL-6-, TNFalpha- und IFNgamma-Werte verschlimmern das klinische Bild (zerebrale Malaria bei Kindern)
Toxoplasma (gundii), Toxoplasmose orale Aufnahme von Oozysten (Kot, Harn und Körpersekrete von Katzen), Verbreitung im Menschen über das Blut, Vermehrung in Monozyten, Makrophagen, Lymphozyten, Endothelzellen, Mikrogliazellen; Bildung von intrazellulären Pseudozysten	bevorzugt werden ZNS, Uterus und der Foetus befallen; Aktivierung von Makrophagen und Mikrogliazellen zur Expression von IL-10 und TGF-alpha und damit Hemmung der zellulären Immunabwehr, Hemmung der Ausschüttung von IFNalpha und TNFalpha	Immunabwehr durch Makrophagen, dendritische Zellen und CD4(+)-T-Helfer(1)-Lymphozyten und CD8(+)-T-Lymphozyten; entscheidend sind TNFalpha und INFgamma (beide zytotoxisch für Erreger); Antikörper verhindern eine Zweitinfektion; Immunsuppression kann aus Zysten Erkrankung wiederaufleben lassen
Leishmania (tropica, donovani, braziliensis), Leishmaniose kutane, mukokutane und viszerale Form; Übertragung durch Sandmücken, Infektion von Granulozyten und Makrophagen, Vermehrung in Makrophagen (> 12 Mio.)	Phagozytose durch Granulozyten wird überlebt durch Inhibition der Bildung von radikalem Sauerstoff (durch Phosphatidylserin); apoptotische Granulozyten werden von Makrophagen und dendritischen Zellen phagozytiert, hierdurch Infektion; Vermehrung in Makrophagen/dendritischen Zellen bis diese platzen, danach erneut Aufnahme durch Phagozyten und Verbreitung durch deren Wanderung im Körper	falls durch die dendritische Zellen bevorzugt CD4(+)-T-Helfer(1)-Lymphozyten und zytotoxische T-Lymphozyten stimuliert werden, kann Leishmaniose ausheilen und führt zur langdauernden Immunität; falls durch die dendritischen Zellen bevorzugt CD4(+)-T-Helfer(2)-Lymphozyten und B-Lymphozyten stimuliert werden, verschlimmern die entstehenden Antikörper (Immunkomplexbildung) die Erkrankung
Trypanosoma (rhodesiense, gambiense), Schlafkrankheit hämolymphatisches Stadium und meningoencephalitisches Stadium; Übertragung durch Tsetse-Fliege (Glossina); Vermehrung des Erregers extrazellulär im Blut (> 6 Mio.)	hohe Antigenvariation (mehr als 1.000 Gene für VSG (*variable surface glycoproteins*, variable Hüllproteine); Bildung des TLTF (trypanosome-derived lymphocyte-triggering factor, Trypanosoma-stämmiger Lymphozytenaktivierungsfaktor); Aktivierung von Makrophagen zur Expression von Arginase, hierdurch Hemmung der Zytotoxizität durch Inhibition der Bildung von	Aktivierung von Makrophagen zur Synthese von TNFalpha, IFNalpha, -beta und -gamma und NO (wirken zytostatisch auf Trypanosomen); Aktivierung von dendritischen Zellen, Synthese besonders von IL-10; Stimulation von regulatorischen T-Lymphozyten; bevorzugte Differenzierung zu CD4(+)-T-Helfer(2)-Lymphozyten; Aktivierung

Protozoen, Krankheiten (Anzahl der Infizierten)	Faktoren des Erregers, welche die Immunabwehr des Menschen beeinflussen	Immunabwehr des Menschen
	(zytotoxischem) iNO; Hemmung der Synthese von IL-12 und damit der Differenzierung zu CD4(+)-T-Helfer(1)-Lymphozyten; direkte Stimulierung von CD8(+)-T-Lymphozyten zur Expression von IFNgamma, IFNgamma kann Wachstum von Trypanosomen stimulieren; polyklonale Aktivierung von B-Lymphozyten zur Antikörperproduktion (IgM), Bildung von Immunkomplexen mit Aktivierung des Komplement- und Gerinnungssystems; Bildung eines VSG (*variable surface glycoprotein*, variables Hüllprotein), welches das trypanosomolytische Apolipoprotein L-1 neutralisiert	von B-Lymphozyten; erhöhte Produktion von IgM und IgG und Antikörper-abhängige Komplement-mediierte Zytotoxizität durch natürliche Killerzellen, Makrophagen, Granulozyten; erhöhte Bildung von Immunkomplexen
Trypanosoma (cruzi), Chagas-Krankheit akute Phase: meist nur geringe Symptome; chronische Phase: Schädigung von Herzmuskel, Magen-Darm-Muskulatur, ZNS; Übertragung durch Raubwanzen, Vermehrung des Erregers in Makrophagen und Muskelzellen von Herz, Magen-Darm und Gliazellen (> 18 Mio.)	Schutz durch Vermehrung in Makrophagen (peripher, Kupfferzellen in der Leber, Milz) und in Muskelzellen (Herz, Magen-Darm); Freisetzung von Zytokinen, besonders IL-10, Stimulation von regulatorischen T-Lymphozyten, Hemmung von CD4(+)-T-Helfer-(1)-Lymphozyten und CD8(+)-zytotoxischen T-Lymphozyten; spezifische und polyklonale Stimulation von B-Lymphozyten, Bildung von Autoantikörpern; Adsorption/Expression von Antigenen des Wirtes, um dessen Immunabwehr zu unterlaufen	Zytotoxizität durch Makrophagen, neutrophile und eosinophile Granulozyten; Aktivierung von dendritischen Zellen; verstärkte Differenzierung von CD4(+)-T-Helfer(2)-Lymphozyten; Stimulierung von B-Lymphozyten; Bildung besonders von IgG-Antikörpern gegen Trypanosomen
Entamoeba (histolytika, dispar (gering pathogen)), Amöbenruhr Zysten werden oral aufgenommen, Minutaformen schlüpfen im Darm, teilen sich, wachsen zu Magnaformen (Trophozoiten) heran, die sich teilen und sich in das Dickdarmepithel einnisten und Zysten in den Darminhalt abgeben	Auscheidung von Poren-bildenden Proteinen (Amoebapores) und von Cysteinproteasen-, Arginase-, Lysin- und Glutaminsäure-reichen Proteinen, Gal-Lektin, Lipophosphopeptidoglykanen (LPPG) und Periredoxin; durch die Ausscheidungsprodukte werden Zellen (z. B. Darmepithel, Endothelzellen, Lymphozyten) in kurzer Zeit zerstört; hierdurch Darmgeschwüre (mit schweren Durchfällen) und über den Blutkreislauf Abzesse in Organen wie Leber, Lunge und Gehirn.	Phagozytose und Abtötung durch Makrophagen (aktiviert über Rezeptoren für pathogene Strukturen); Aktivierung von dendritischen Zellen; Differenzierung von T-Lymphozyten zu CD4(+)-T-Helfer(2)-Lymphozyten und Verstärkung der Aktivierung von B-Lymphozyten; Antikörper gegen Gal-Lektin und/oder LPPG scheinen Schutz zu vermitteln

Tab. 6.26: Immunabwehr des Menschen gegen Trematoden.

Helminthen/Trematoden, Krankheiten (Anzahl der Infizierten)	Faktoren des Erregers, welche die Immunabwehr des Menschen beeinflussen	Immunabwehr des Menschen
Schistosoma (mansoni, haematobium, japonicum), Pärchenegel, Schistosomiasis/Bilharziose Zerkarien penetrieren Haut und gelangen in das Venenssytem des Darmes, Urogenitaltraktes, der Leber und der Milz; dort Entwicklung zur Geschlechtsreife und Eiablage; ca. 50 % der Eier werden ausgeschieden (Kot, Urin) (> 300 Mio.)	antigenes Mosaik durch die verschiedenen Entwicklungsstadien (infektive Cercarien, wandernde Schistosomula, adulte Würmer Eier); im Blut befindliche Schistosomen scheiden massenhaft Eier aus; Eier lagern sich besonders in den venösen Kapillaren des Mesenteriums und der Leber ab; Kollagenasen aktivieren Endothelzellen; Verschluss der Gefäße, Funktionsstörungen der Organe (Hepatosplenomegalie)	Aktivierung von Makrophagen, dendritischen Zellen, CD4(+)-T-Helfer(2)-Lymphozyten und B-Lymphozyten; erhöhte Ausschüttung von IL-4, IL-5, IL-10, IL-13; erhöhte Produktion von IgE; Eosinophilie und Erhöhung des IgE geben wahrscheinlich partielle Immunität; Aktivierung von CD8(+)-zytotoxischen T-Lymphozyten; chronische produktive Entzündungen (Granulome) auf die Eiablagerungen und deren Antigene (SEA, *soluble egg antigen*, „lösliches Ei"-Antigen), granulomatöse Hypersensitivität
Clonorchis (sinensis), chinesischer Leberegel, Clonorchiose Aufnahme der Zerkarien durch rohes Fleisch von Süsswasserfischen; Wanderung durch die Bauchhöhle in die Leber; lebt extrazellulär in den Gallengängen (30 Mio.)	Freisetzung von Antigenen (exkretorisches sekretorisches Produkt (ESP); Cysteinprotease; Glutathion-Transferase); Cholangitis, Verschluss der Gallengänge; Gallengangsfibrose (bis hin zu Gallengangskarzinomen)	Stimulation von Makrophagen zur Synthese vorwiegend von IL-4, IL-5 und IL-10; bevorzugte Differenzierung von CD4(+)-T-Helfer(2)-Lymphozyten; erhöhte Produktion von IgE; Aktivierung und Vermehrung eosinophiler Granulozyten; eine nach Chemotherapie überstandene Erkrankung gibt keinen Schutz vor einer Zweitinfektion
Fasciolopsis (buski), Riesendarmegel, Fasciolopsiasis orale Aufnahme von Zerkarien durch rohe Wasserpflanzen, lebt im Dünndarm (10 Mio.)	Parasiten haften an das Schleimhautepithel des Dünndarmes, sind im Lumen des Darmes weitgehend geschützt vor Immunabwehr	lokale Entzündung, Ulzeration und Abzesse als Reaktion auf die Ansiedlung in der Dünndarmschleimhaut

Parasiten erzeugen chronische Erkrankungen, welche häufig zum Siechtum und, je nach Parasit, auch zum Tode führen können.

Die Immunabwehr des Menschen ist nur eingeschränkt gegen Parasiten wirksam.
- Der Kontakt der Parasiten mit der Immunabwehr des Menschen kann unterschiedlich intensiv sein, je nachdem ob
  - der Mensch Zwischenwirt oder Endwirt ist,
  - der Parasit durch den Körper wandert oder
  - der Parasit (wie beispielsweise beim Rinderbandwurm oder Schweinebandwurm) im Darmlumen verbleibt.
- Auch bei intensivem Kontakt mit der Immunabwehr ist diese bestenfalls in der Lage, die Vermehrung der Parasiten einzuschränken oder einen Abgang von Darmparasiten zu bewirken.

- Eine belastbare Immunität, welche nach Ausheilung einer Infektion (beispielsweise durch eine Chemotherapie) vollkommen schützt gegen eine Zweitinfektion, ist bei Parasiten des Menschen bislang nicht bekannt.
- Andererseits ist an den dramatischen Verschlimmerungen parasitärer Erkrankungen nach Gabe immunsuppressiver Arzneimittel (Glukokortikoide, Zytostatika, Immunsuppressiva) zu erkennen, welche kontrollierende Rolle die Immunabwehr auf das Wachstum von Parasiten ausübt.
  - Möglicherweise kann dies zur Zielsetzung bei der Entwicklung von Parasitenvakzinen und Immuntherapeutika werden.

Schutzmechanismen des Parasiten gegen die Immunabwehr des Menschen gelten als Ursache für die Immunresistenz von Parasiten. Zu diesen Schutzmechanismen gehören Besonderheiten, welche betreffen

- die Parasitenantigene:
  - das Antigenmuster ist breit und die Antigenvariabilität hoch, besonders auch zwischen den einzelnen Entwicklungsstadien,
  - Antigene des Wirtes können vom Parasit aufgenommen und zur Täuschung des Wirtes exprimiert werden,
  - Parasiten vermehren sich mit hoher Geschwindigkeit und produzieren massenhaft parasitärer Antigene, mit welcher der Wirt belastet und seine Immunabwehr gelähmt wird,
  - parasitäre exkretorische/sekretorische Antigene können immunmodulierende bis hin zu immunsuppressive Wirkung aufweisen;
- der Infektionsmodus und das Nutzen von Nischen, die weitgehend unzugänglich sind für die Immunabwehr,
  - die intrazelluläre Einnistung und die intrazelluläre Vermehrung, z. B. in Erythrozyten, Makrophagen, Leberzellen und Muskelzellen,
  - die dauerhafte Präsenz im Blut oder im Gastrointestinaltrakt;
- die Ausschüttung von immunmodulierenden und immunsuppressiven Sekretionsprodukten, welche
  - Makrophagen hemmen,
  - die erworbene zelluläre Immunabwehr hemmen durch
    - eine verminderte Synthese von proinflammatorischen Zytokinen,
    - eine verminderte Differenzierung zu bzw. Aktivierung von CD4(+)-T-Helfer(1)-Lymphozyten und CD8(+)-zytotoxischen Lymphozyten;
- die Förderung der Synthese solcher Antikörper, welche nur wenig oder keine zytotoxische Reaktionen auslösen, zu diesem parasitären Schutzmechanismus gehören:
  - Verstärkung der Synthese von antiinflammatorischen Zytokinen, im Besonderen von IL-4, IL-5 und IL-10,
  - eine vermehrte Differenzierung zu bzw. verstärkte Aktivierung von CD4(+)-T-Helfer(2)-Lymphozyten und B-Lymphozyten,
  - ein vermehrter Isotypwechsel nach IgG4, IgA und IgE und
  - eine deutlich erhöhte Synthese von IgE;
- die Verstärkung der Differenzierung zu regulatorischen T-Lymphozyten.

Das Spektrum der Modulation und Hemmung der Immunabwehr durch Parasiten ist von Gattung zu Gattung und auch innerhalb der Gattung von Spezies zu Spezies unterschiedlich (siehe Tab. 6.25 bis 6.28). Unterschiedlich sind auch die Schäden, welche Parasiten im Körper verursachen,

- direkt durch
  - ihren Bedarf an Nährstoffen,
  - ihre Wanderung durch die Organe, ihre Fraßaktivität und durch die Zerstörung von Zellen und Geweben,
  - die Bildung von Zysten und durch die Eiablage;
- indirekt durch
  - die Auslösung von Immunreaktionen. Da diese bei den meisten Parasiten weniger zellulär und zytotoxisch ist, wird der Wirt vor überschießenden akuten Entzündungsreaktionen weitgehend verschont. Jedoch können gerade auch die chronischen Entzündungen zum Siechtum führen.

Vorbeuge und Behandlung mit Chemotherapeutika sind die derzeitigen Methoden, um Parasiteninfektionen des Menschen zu beherrschen.

Die Vorbeuge besteht in der Vermeidung parasitärer Erkrankungen durch
- persönliche Hygiene-Maßnahmen:
  - regelmäßiges Händewaschen, ausreichende Körperreinigung,
  - Vermeidung von engen Kontakten mit Haustieren, Nutztieren und Wildtieren,
  - regelmäßige (ggf. monatliche) Entwurmung von Haustieren und Nutztieren mit Chemotherapeutika,
  - in verseuchten Gebieten Tragen von dichtem Schuhwerk und dichter Kleidung und Gebrauch von Moskitonetzen,
  - kein Schwimmen in Gewässern, in welche tierische oder menschliche Fäkalien eingeleitet sein könnten;
- Lebensmittelkontrolle:
  - eine lückenlose, wirkungsvolle Fleischkontrolle (Fleichbeschau) zur Aussonderung infizierten Fleisches,
  - kein Verspeisen von rohen Lebensmitteln tierischer Herkunft,
  - keine Düngung von für den menschlichen Verzehr vorgesehene Pflanzen mit frischem (nicht Hitze-behandelten) tierischen oder menschlichen Fäkalien,
  - ausreichendes Waschen oder Schälen von Feldfrüchten, Wildfrüchten, Salaten und Obst;
- öffentliche Hygiene-Maßnahmen:
  - eine lückenlose Abwasserreinigung, durch welche Wurmeier, Würmer und/oder deren Zwischenstadien abgetötet werden,
  - Vernichtung der Brutstätten von Zwischenwirten, wie Stechmücken und Schnecken,
  - regelmäßige Kontrolle (Stuhluntersuchungen, Blutuntersuchungen) besonders von Kindern in verseuchten Gebieten auf Befall mit Parasiten.

Tab. 6.27: Immunabwehr des Menschen gegen Nematoden.

Nematoden/Rundwürmer, Krankheiten (Anzahl der Infizierten)	Faktoren des Erregers, welche die Immunabwehr des Menschen beeinflussen	Immunabwehr des Menschen
Trichinella (spiralis), Trichinose orale Aufnahme von Zysten über rohes Fleisch; Einnistung des adulten Tieres in der Darmschleimhaut; neugeborene Larven wandern über Lymphe und Blut in die Skelettmuskulatur und bilden in Muskelzellen Zysten (11 Mio.)	im Dünndarmepithel Zerstörung von Epithelzellen; Ausscheidung von exkretorischen/sekretorischen Antigenen (ESA) einschließlich Glykanmolekülen (Tyvelose, Dideoxy-Arabinohexose); Eindringen neugeborener Larven in die Lymph- und Blutgefäße und von dort in die Skelettmuskelzellen, hierbei Ausscheidung von ESA und verdauten Muskelproteinen; Aktivierung des Zellzyklus der Muskelzelle (bis G2), Inhibition der Transskription, Bildung einer Zyste mit (als Reaktion des Wirtes) einer Kollagenkapsel	in das Darmepithel einwandernde Trichinenlarven können abgestoßen werden besonders durch Aktivierung von Darmepithelzellen, Ausschüttung von proinflammatorischen Zytokinen (IL-1) und Chemokinen (CXCL8/IL-8, CXCL5/ENA78) und antiparasitär wirkenden Resistinen (RELMbeta), Intelektinen und kleinen Prolin-reichen Proteinen; Aktivierung von Mastzellen und Ausschüttung von Proteasen; Aktivierung von dendritischen Zellen, von CD4(+)-T-Helfer(1)-Lymphozyten und besonders von CD4(+)-T-Helfer(2)-Lymphozyten, verstärkte Ausschüttung von IL-13; Aktivierung von B-Lymphozyten und Bildung von Antikörpern gegen ESA und Tyvelose; gegen Larven in der Muskulatur entwickeln sich eine moderate Entzündungsreaktion (eosinophile Granulozyten, Makrophagen, CD4(+)-T-Helfer (1)-Lymphozyten; CD8(+)-T-Lymphozyten); durch verstärkte IL-10-Synthese und durch unbekannte parasitäre Faktoren wird diese zunehmend gehemmt.
Ascaris (lumbricoides), Spulwurm, Ascaridose Infektion durch orale Aufnahme Larvenhaltiger Eier; Larven durchbohren Dünndarm, wandern über die Blutbahn unter Gewebezerstörung durch Leber und Lunge/Alveolen/Bronchien/Trachea/Pharynx in den Darm, dort Ausreifung und Eiproduktion (> 1.500 Mio.)	Ausscheidung von exkretorischen/sekretorischen Antigenen (ESA), Larven und reife Würmer bilden zahlreiche Ascaris-Allergene, z. B. ABA-1 (Fettsäure-bindendes Protein) und Asc-Tropomyosin, Asc-Tropomyosin reagiert Kreuz mit vielen anderen Antigenen; während der Infektion (besonders bei geringer Wurmlast) hohes Risiko der Auslösung von Allergien gegen beliebige Antigene, Urtikaria und bronchiales Asthma; nach der Infektion oder bei großer Wurmlast Möglichkeit der Hemmung allergischer Reaktionen gegen andere Antigene durch Blockade der Fc-Rezeptoren für IgE, durch hohe Konzentration an IgE und/oder durch Bildung von IgG4; Anpassung des Antigenspektrums der Larven durch Aufnahme von Antigenen des Wirtes (z. B. Blutgruppenantigene)	Aktivierung von dendritischen Zellen, erhöhte Ausschüttung von besonders IL-4 und IL-5 neben IL-6, IL-10 und IL-13; bevorzugte Differenzierung von CD4(+)-T-Helfer(2)-Lymphozyten; Stimulation von B-Lymphozyten (Ascarisantigenspezifisch wie auch polyklonal), verstärkter Isotypwechsel nach IgE, Bildung großer Mengen an IgE (sowohl gegen Ascarisantigene wie auch gegen andere Antigene gerichtet); bei hoher Wurmlast vermehrte Bildung von IgG4, kann Ascarisantigene neutralisieren; verstärkte Proliferation (besonders durch erhöhtes IL-4 und IL-5) von eosinophilen Granulozyten und Mastzellen

Nematoden/Rundwürmer, Krankheiten (Anzahl der Infizierten)	Faktoren des Erregers, welche die Immunabwehr des Menschen beeinflussen	Immunabwehr des Menschen
Toxocara canis (Hund), Ascaris suum (Schwein), Toxocariose durch Larva migrans Larven durchdringen menschliche Darmwand und irren im Körper herum, besonders in der Leber, Lunge und Gehirn, sterben im Gewebe ab; Herde verkalken (> 2.000 Mio.)	Ausscheidung von exkretorischen/sekretorischen Antigenen (ESA); Larven bilden zahlreiche Ascaris Allergene: ABA-1, Asc-Tropomyosin und APAS-3 stimulieren IgE Antwort, PAS-1 inhibiert die humorale und zelluläre Immunantwort; während der Infektion (besonders bei geringer Wurmlast) hohes Risiko der Auslösung von Allergien gegen beliebige, auch inhalierte Antigene, Urtikaria und bronchiales Asthma; nach der Infektion oder bei großer Wurmlast Möglichkeit der Hemmung allergischer Reaktionen gegen andere Antigene durch Blockade der Fc-Rezeptoren für IgE durch hohe Konzentration an IgE und/oder durch Bildung von IgG4	Aktivierung von dendritischen Zellen, erhöhte Ausschüttung von besonders IL-4, IL-5 neben IL-6, IL-10 und IL-13, bevorzugte Differenzierung von CD4(+)-T-Helfer(2)-Lymphozyten; Stimulation von B-Lymphozyten (Ascarisantigen-spezifisch wie auch polyklonal); verstärkter Isotypwechsel nach IgE, Bildung großer Mengen an IgE (sowohl gegen Ascarisantigene wie auch gegen andere Antigene gerichtet); bei hoher Wurmlast vermehrte Bildung von IgG4, kann Ascarisantigene neutralisieren; verstärkte Proliferation (besonders durch erhöhtes IL-4 und IL-5) von eosinophilen Granulozyten und Mastzellen
Trichuris (trichuria), Peitschenwurm, Trichurose Eier werden oral aufgenommen, Larven dringen zur Reifung in das Dünndarm-Epithel ein und wandern anschließend über das Darmlumen in den Dickdarm und bohren sich dort mit dem Vorderkörper in die Schleimhaut, Darmentzündungen, Durchfall, Anämie (~1.000 Mio., ca. 30 % Kinder)	Verletzung des Darmepithels mit Hypertrophie der Darmschleimhaut, Ausscheidung von exkretorischen/sekretorischen Antigenen (ESA) einschließlich Polysaccharidantigenen, des Weiteren des amphiphilen Poren-formenden Proteins (TT47, induziert Synzytien der Schleimhautepithelien wie auch Lecks der venösen Kapillaren)	verstärkte Infiltration der Darmschleimhaut mit eosinophilen Granulozyten und Mastzellen; verstärkte Histaminfreisetzung; Aktivierung von Makrophagen, Expression von Chemokinen (CCL2) und proinflammatorischen Zytokinen (besonders IL-12 und TNFalpha); Aktivierung von dendritischen Zellen, erhöhte Ausschüttung von besonders IL-4, IL-5, IL-13 bevorzugte Differenzierung von CD4(+)-T-Helfer(2)-Lymphozyten; Stimulation von B-Lymphozyten, verstärkter Isotypwechsel nach IgG1 und IgE (spezifisch für Trichurisantigene und TT47 (Inhibition der Funktion); Antikörper gegen ESA scheinen Schutz gegen Trichuris zu bewirken
Strongyloides (stercoralis), Zwergfadenwürmer, Strongyloidose Larven durchdringen Haut (Füße) oder Schleimhaut (Mund, Speiseröhre) und wandern über Blut, Lunge, Trachea und Kehlkopf in den Dünndarm, dort nisten sie sich in der Schleimhaut ein, reifen	Verletzungen der Haut (allergische Dermatitiden) und Schleimhäute (Bronchitis) der Lunge (Pneumonien) und des Darmepithels (Durchfall, Geschwüre); Ausscheidung von exkretorischen/sekretorischen Antigenen (ESA); Aktivierung von Komplement (alternativer Weg); Aktivierung der angeborenen und der erworbenen Immunabwehr	Chemotaxie und Aktivierung von eosinophilen und neutrophilen Granulozyten und Monozyten/Makrophagen; Abtötung von (durch Komplement C3) opsonierten Larven; Aktivierung von dendritischen Zellen, erhöhte Ausschüttung von besonders IL-4, IL-5, IL-13; bevorzugte Differenzierung von CD4(+)-T-Helfer(2)-Lymphozyten; Stimulation von B-Lymphozyten, Synthese von IgM und verstärkter Isotypwechsel

Nematoden/Rundwürmer, Krankheiten (Anzahl der Infizierten)	Faktoren des Erregers, welche die Immunabwehr des Menschen beeinflussen	Immunabwehr des Menschen
zur Geschlechtreife und sondern Eier ab, aus denen Larven schlüpfen, die in das Darmlumen wandern, über den Kot ausgeschieden werden und den Wirt (Endo- oder Exoinvasion) autoinfizieren können (> 100 Mio.)		nach IgG2, IgG4 und IgE (spezifisch für Strongyloidesantigene); Antikörper gegen Strongyloides bewirken Schutz, Schutz wird vermindert durch Stimulation von CD4(+)-T-Helfer(1)-Lymphozyten beispielsweise durch IL-12; Immunsuppression (Verabreichung von Glucocorticoiden, Zytostatika, Immunsuppressiva, Infektion mit HTLV oder HIV) kann die Krankheit erheblich verschlimmern (Hyperinfektionssyndrom, Lethalität 15–85 %)
Enterobius vermicularis, Madenwurm, Enterobiasis oder Oxyuriasis Eier werden oral aufgenommen, Larven schlüpfen im Dünndarm, heften sich an die Schleimhaut des Dickdarmes, entwickeln sich zur Geschlechtreife, wandern zum Rektum, sondern dort Eier ab und erzeugen Juckreiz in der Analregion (> 200 Mio.)	Juckreiz in der Analregion; Dickdarm und Blinddarmentzündungen; durch ektopische Wanderung (Blut und Lymphgefäße) Entzündungen besonders in den Urogenitalorganen; Ausscheidung von exkretorischen/sekretorischen Antigenen (ESA)	Chemotaxie und Aktivierung von eosinophilen Granulozyten; Aktivierung von dendritischen Zellen, erhöhte Ausschüttung von besonders IL-4, IL-5, IL-13; bevorzugte Differenzierung von CD4(+)-T-Helfer(2)-Lymphozyten; Stimulation von B-Lymphozyten, Synthese von IgM und verstärkter Isotypwechsel nach IgG1 und IgE (spezifisch für Enterobiusantigene)
Ancylostoma (duodenale), Necator (americanus), Hakenwürmer, Ankylostomiasis Larven werden oral aufgenommen oder dringen durch die Haut (Füße) oder Schleimhaut in den Körper, verbleiben entweder als hypobiotische Larven in Muskeln oder anderen Geweben oder wandern über Blut/Lunge/Bronchien/Kehlkopf in den Magen-Darm; an der Dünndarmschleimhaut saugen sich die Larven fest, fressen Schleimhaut und saugen Blut, reifen zu adulten Tieren und geben Eier in den Darminhalt ab (> 900 Mio.)	Durchfall, Darmentzündungen, Lungenentzündungen, Bronchitis, Blutarmut, Ödeme; Ausscheidung von exkretorischen/sekretorischen Antigenen (ESA; Proteasen, Lektine, Kohlenhydrate Lipide einschließlich des Na-Asp-2 (*necator americanus ancylostoma-secreted protein 2*, Necator americanus Ankylosomiasis-sekretiertes Protein 2); Expression von Hautantigenen; Hemmung von dendritischen Zellen und der Antigen-Präsentation; Hemmung der Proliferation von CD4(+)-T-Helfer(2)-Lymphozyten und von B-Lymphozyten	Proliferation und Aktivierung von eosinophilen Granulozyten besonders zur erhöhten Zytotoxizität; Aktivierung von Mastzellen, Degranulation; freigesetzte Proteasen zerstören das Hautkollagen von Hakenwürmern; Aktivierung von dendritischen Zellen, erhöhte Ausschüttung von besonders IL-4, IL-5, IL-13; bevorzugte Differenzierung von T-Lymphozyten zu CD4(+)-T-Helfer(2)-Lymphozyten; Stimulation von B-Lymphozyten, Synthese von IgM und verstärkter Isotypwechsel nach IgG1, IgG4 und IgE (spezifisch gegen Hakenwürmerantigene wie auch gegen andere Antigene); IgG4 neutralisiert Antigene, welche durch Bindung an IgE Allergien auslösen könnten; spezifische Antikörper schützen nicht oder nur gering gegen Reinfektion; es ist fraglich, ob sich in Menschen ein Immunschutz/Immunität gegen Hakenwürmer entwickelt (in Hunden ist ein solcher Schutz durch Impfung mit bestrahlten Hakenwürmern erzielbar)

Nematoden/Rundwürmer, Krankheiten (Anzahl der Infizierten)	Faktoren des Erregers, welche die Immunabwehr des Menschen beeinflussen	Immunabwehr des Menschen
Wucheria (bancrofti), Brugia (malayi), lymphatische Filariose; Loa (loa), Dracunculus (medinensis), Onchocerca (volvulus), subkutane Filariose Mikrofilarien (Larven) im Blut und in der Lymphe werden von Mücken übertragen, wachsen im Blut und in der Lymphe (lymphatische Filariose), in der Haut und in der Sklera des Auges (subkutane Filariose) oder in den Körperhöhlen (seröse Filariose) zu geschlechtsreifen Filarien heran und gebären Mikrofilarien, die von Mücken aufgenommen und übertragen werden (300 Mio.)	Ausscheidung von exkretorischen/sekretorischen Antigenen (ESA, antibakterielle Peptide; Agglutinine (Lektine), Proteasen, Phenoloxidasen und Oberflächenantigenen (Chitinasen, Eiantigene, Cystatin); Inhibition der Antigen-Präsentation durch dendritische Zellen; Inhibition der Synthese von proinflammatorischen Zytokinen (IL-1, IL-2, IL-12, IFNgamma und TNFalpha) wie auch von antiinflammatorischen Zytokinen (IL-4, IL-5, IL-10); Hemmung der Differenzierung von T-Lymphozyten zu CD4(+)-T-Helfer(1)-Lymphozyten; Induktion von Toleranz durch Stimulierung der Expression von TGFbeta und von CTLA4, ICOS, FoxP3 und der Entwicklung von regulatorischen T-Lymphozyten	Proliferation und Aktivierung von eosinophilen Granulozyten und Mastzellen; Aktivierung von dendritischen Zellen, relativ erhöhte Ausschüttung von besonders IL-4, IL-5, IL-10, IL-13; bevorzugte Differenzierung von T-Lymphozyten zu CD4(+)-T-Helfer(2)-Lymphozyten; Stimulation von B-Lymphozyten, Synthese von IgM und verstärkter Isotypwechsel zu IgE (spezifisch gegen Filarioseantigene wie auch gegen andere Antigene); klinische Anhaltspunkte, dass Stimulierung der Immunanwort zu einem teilweisen Schutz gegen Filarien führen kann

Tab. 6.28: Immunabwehr des Menschen gegen Bandwürmer.

Cestoden/Bandwürmer, Krankheiten (Anzahl der Infizierten)	Faktoren des Erregers, welche die Immunabwehr des Menschen beeinflussen	Immunabwehr des Menschen
Taenia (saginata), Rinderbandwurm; Taenia (solium), Schweinebandwurm Finnen werden vom Menschen mit rohem Fleisch aufgenommen und entwickeln sich im Darmlumen zum geschlechtsreifen Bandwurm, der Bandwurmglieder und Eier über den Darminhalt ausscheidet (> 50 Mio.)	lösliche Faktoren inhibieren die Antigen-Präsentation von dendritischen Zellen und blockieren die Synthese von Zytokinen (IL-2, IL-4, IL-8 und TNFalpha)	Aktivierung von dendritischen Zellen (Synthese von IL-4, IL-5, IL-10, IL-13) mit bevorzugter Differenzierung von CD4(+)-T-Helfer(2)-Lymphozyten und Aktivierung von B-Lymphozyten und Synthese von IgG, IgA und IgE; Antikörper fördern den Abgang des Bandwurmes aus dem Darm
Diphyllobotrium (latum), Fischbandwurm Finnen werden vom Menschen mit rohem Fischfleisch aufgenommen und entwickeln sich im Darmlumen zum geschlechtsreifen Bandwurm, der in Massen Eier über den Darminhalt ausscheidet (> 10 Mio.)	Anämie durch Vitamin B12-Mangel	Aktivierung von dendritischen Zellen (Synthese von IL-4, IL-5, IL-10, IL-13) mit bevorzugter Differenzierung von CD4(+)-T-Helfer(2)-Lymphozyten und Aktivierung von B-Lymphozyten und Synthese von IgG, IgA und IgE; Antikörper fördern den Abgang des Bandwurmes aus dem Darm
Hymenolepis (nana), Zwergbandwurm Oral aufgenommene Eier schlüpfen im Dünndarm zu Zystizerkoiden, welche sich in der Darmschleimhaut einnisten und als geschlechtsreife Würmern im Dünndarmlumen Eier ausscheiden (5 Mio.)	Zerstörung von Darmzotten durch die Zystizerkoiden; Antigene des Wurmes inhibieren die Proliferation von Lymphozyten und deren Synthese von Zytokinen (IL-2)	Aktivierung von dendritischen Zellen (Synthese von IL-4, IL-5, IL-10, IL-13) mit bevorzugter Differenzierung von CD4(+)-T-Helfer(2)-Lymphozyten und Aktivierung von B-Lymphozyten und Synthese von IgG, IgA und IgE; Antikörper fördern den Abgang des Bandwurmes aus dem Darm; Immunsuppression (z. B. Gabe von Glucocorticoiden) fördert Entwicklung von geschlechtsreifen Bandwürmern
Echinococcus (hydatidosus, cysticus, Endwirt meist Hund), Echinococcus (multilocularis, alveolaris, Endwirt meist Fuchs, Fuchsbandwurm), Echinokokkose Eier werden vom Menschen oral aufgenommen, im Darm schlüpfen die Onkosphären, welche in den Blutkreislauf eindringen und in allen Organen, besonders in Leber, Lunge große Zysten mit nach innen gerichteten Knospungen von Tochterwürmern (Echinococcus hydatidosus, cysticus) bzw. kleine Zysten mit nach außen gerichteten Knospungen von Tochterwürmern und zahlreiche Tochterblasen (Echinococcus multilocularis) bilden (> 10 Mio.)	Veränderung des Antigenmusters; neutrale Glykosphingolipide blockieren Aktivierung von Lymphozyten und deren Synthese von Zytokinen (IL-2); Aktivierung von dendritischen Zellen (Synthese von IL-4, IL-5, IL-10, IL-13) mit Differenzierung von CD4(+)-T-Helfer(2)-Lymphozyten und Aktivierung von B-Lymphozyten und Synthese von IgG und IgE; Antikörper fördern Entwicklung von Zysten	Aktivierung von Makrophagen mit erhöhter Synthese von proinflammatorischen Zytokinen (IFNgamma, IL-12) und NO führt zur Abtötung von Onkosphären und deren Verkalkung; Aktivierung von dendritischen Zellen, verstärkte Differenzierung zu CD4(+)-T-Helfer (1)-Lymphozyten und von CD8(+)-zytotoxischen T-Lymphozyten (assoziiert mit partiellem Schutz); Anhaltspunkte, dass IgG2a Komplement-mediierte Zytotoxizität gegen Onkosphären vermittelt; Immunsuppression (z. B. Gabe von Glucocorticoiden; Prostaglandinen PGE2) fördert Entwicklung von Zysten

Weiterführende Literatur

Arruda LK, Santos AB. Immunologic responses to common antigens in helminthic infections and allergic diseases. Curr Opin Allergy Clin Immunol. 2005, 5:5–402.

Babu S, Blauvelt CP, Kumaraswami V, Nutman TB. Regulators networks induced by live parasites impair both Th1 and Th2 pathways in patent lymphatic filariasis: implications for parasite persistence. J Immunol. 2006, 176:3248–3256.

Bhattacharya P, Ali N. Involvement and interactions of different immune cells and their cytokines in human visceral leishmaniasis. Rev Soc Bras Med Trop. 2013 Mar–Apr;46(2):128–34.

Bruschi F. The Immune respons to the parasitic nematode trichinella and the ways to escape it. Current Drug Targets. 2002, 2:269–280.

Deckert-Schlüter M. Toxoplasmosis: a model infection for studying systemic and intracerebral immune reactions. Verh Dtsch Ges Pathol. 1998, 82:9–22.

Diogo CM, Mendonca MC, Savino W, Katz N, Tendler M. Immunoreactivity of a cytokeratin-related polypeptide from adult Schistosoma mansoni. Int J Parasit. 1994, 24:727.

Fried B, Graczyk TK, Tarnang L. Food-borne intestinal trematodiases in Humans. Parasitol Res, 2004, 93:159–170.

Halonen SK, Weiss LM. Toxoplasmosis. Handb Clin Neurol. 2013, 114:125–45.

King CL. Transmission intensity and human immune responses to lymphatic filariasis, Parasite Immunol. 2001, 23:363–371.

King EM, Kim HT Dang NT, Michael E, Drake L, Needham C, Haque R, Bundy DA, Webster JP. Immunoepidemiology of Ascaris lumbricoides infection in a high transmission community. Parasite Immunol. 2005, 27:89–96.

Loukas A, Prociv P. Immune reponses in Hookworm infections. Clinical Microbiology Reviews. 2001, 14:689–703.

Kling JC, Körner H. Different regulatory mechanisms in protozoan parasitic infections. Int J Parasitol. 2013 May;43(6):417–25.

Lejeune M, Rybicka JM, Chadee K. Recent discoveries in the pathogenesis and immune response toward Entamoeba histolytika. Future Microbiol. 2009, 4:105–118.

Lopez R, Demick KP, Mansfield JM, Paulnock DM. TypeI IFNs play a role in early resistance, but subsequent susceptibility, to the African trypanosomes. J Immunol. 2008, 181:4908–4917.

Manning L, Davis TM. The mechanistic, diagnostic and prognostic utility of biomarkers in severe malaria. Biomark Med. 2013 Jun;7(3):363–80.

McSorley HJ, Maizels RM. Helminth infections and host immune regulation. Clin Microbiol Rev. 2012 Oct;25(4):585–608.

Ménard R, Tavares J, Cockburn I, Markus M, Zavala F, Amino R. Looking under the skin: the first steps in malarial infection and immunity. Nat Rev Microbiol. 2013 Oct;11(10):701–12.

Pays E, Vanhollebeke B. Mutual self-defence: the trypanolytic factor story. Microbes Infect. 2008, 10:985–989.

Ponce de Leon P, Valverde J. P-System epitopes in ascaris lumbricoides. Rev Inst Med trop S.Paulo. 2002, 44:115–116.

Scholzen A, Sauerwein RW. How malaria modulates memory: activation and dysregulation of B cells in Plasmodium infection. Trends Parasitol. 2013 May;29(5):252–62.

Segarra-Newnham M. Manifestation, diagnosis, and treatment of strongyloides stercoralis infection. Ann Pharmacother. 2007, 41:1992–2001.

6.6 Systemisches Immunreaktionssyndrom und Sepsis

Das systemische immunreaktive Syndrom (SIRS, *systemic inflammatory response syndrome*) stellt eine systemische, das heißt den gesamten Körper in Mitleidenschaft ziehende Aktivierung der Immunabwehr dar.

Auslösende Ursachen eines SIRS können sein

- Infektionen durch Bakterien, Viren, Pilze oder Protozoen (siehe Tab. 6.30),
- Verletzungen, Operationen, großflächige Wunden, Blutungen, ggf. gefolgt von Infektionen,
- Verbrennungen, ggf. gefolgt von Infektionen,
- Kreislaufversagen durch Schock, Herzinfarkte, Embolien (z. B. in der Lunge), Aneurysmen, ggf. mit Ischämien und Reperfusionen,
  - welche eine Translokation von Bakterien im Körper und eine systemische Freisetzung von Endotoxinen und Exotoxinen bewirken können,
- Insuffizienz der Nebennieren mit
  - verminderter Auschüttung von (immunsupprimierenden) Glucocorticoiden (siehe Kap. 5.4.6.1) oder mit
  - Freisetzung der (die zelluläre Immunreaktion dämpfenden) Katecholamine Adrenalin/Noradrenalin (siehe Kap. 5.4.1.1),
- akute Pankreatitis mit der Freisetzung von Proteasen.

Klinisch wird ein SIRS und eine Sepsis diagnostiziert anhand einer Reihe von physiologischen Parametern (siehe Tab. 6.29).

Gemeinsam ist den auslösenden Ursachen, dass sie zuerst lokal, danach systemisch direkt oder indirekt Zellen der Immunabwehr (Granulozyten, Makrophagen, Lymphozyten), Thrombozyten und Endothelzellen gemäß folgendem Ablauf aktivieren (siehe Tab. 6.31):

- Ausgangspunkt ist eine örtlich auf eine Geweberegion und/oder Organ begrenzte
  - Ausschüttung von proinflammatorischen Zytokinen und
  - intravaskuläre und/oder extravaskuläre Entzündungsreaktion
- Es folgt eine Ausweitung der Entzündungsreaktion auf den gesamten Körper durch
  - Verbreitung der auslösenden Ursachen,
  - autokrine und parakrine Aktivierung der Zellen des Immunsystems und
  - eine systemische Aktivierung des Komplementsystems, des Gerinnungssystems und des Kininsystems,
  - Freisetzung von Anaphylatoxinen und die Ausschüttung von Gewebehormonen (Prostaglandine, Leukotriene, Histamin, Serotonin),
  - Hochschaukeln der Aktivierung, bis sie nicht mehr kontrollierbar wird (Zytokin-Sturm).
- Die Endphase ist eine systemische Aktivierung der Endothelzellen, sodass
  - die Dichte der Blutgefäße nicht mehr gewährleistet ist,
  - Blutplasma in das Interstitium strömt,
  - eine disseminierte intravaskuläre Gerinnung (DIC) eintritt,
  - die Organe in ihrer Funktion versagen (**Multiorganversagen**),
    - im Besonderen der Nieren, Leber und Lunge und
  - der Kreislauf zusammenbricht (septischer Schock).

Ein kompensatorisches antiinflammatorisches Reaktionssyndrom (CARS, *compensatory anti-inflammatory response syndrome*) kann die Endphase oder das Überleben begleiten.

Tab. 6.29: Klinische Parameter zur Diagnose des SIRS und der Sepsis.

diagnostische Parameter/Symptome		SIRS	Sepsis	schwere Sepsis	septischer Schock
Körpertemperatur	> 38,4 °C oder < 36,5 °C	X	X	X	X
Herzfrequenz	> 90/min	X	X	X	X
Atemfrequenz	> 20/min	X	X	X	X
Hyperventilation; pCO2	< 32 mmHg	X	X	X	X
Leukozytose	> 12.000/µl	(X)	X	X	X
Leukopenie	< 3.800/µl				
unreife Leukozytenformen	> 10 %				
Nachweis des Infektionserregers			X	X	X
Laktat-Spiegel im Blut erhöht	> 1,5-fach			X	X
Sauerstoffmangel; PaO2	< 75 mmHg			X	X
Blutunterdruck (systolisch)	< 90 mmHg			X	X
Blutunterdruck therapierbar mit Blutersatz				X	X
Blutunterdruck nicht therapierbar mit Blutersatz				(X)	X
Thrombozytenabfall	< 100.000/cmm			(X)	X
Oligurie (Urinausscheidung)	< 0,5 ml/kg KGW/Std			(X)	X
Insuffizienz der Nebennierenrinde					X
Hirnfunktionsschädigung (Desorientiertheit, Delirium)					X
Häufigkeit des septischen Schocks					ca. 40 %
Sterberaten in % (4,2 Tote auf 100.000 Einwohner)		ca. 10 %	ca. 15 %	ca. 20 %	ca. 45 %
		ca. 13 %		ca. 33 % der Patienten	

Die **Sepsis** ist häufigste Form des SIRS. Eine Sepsis wird verursacht durch bakterielle, seltener durch eine Virus-, Pilz- oder Parasiteninfektion. Mit zunehmendem Organversagen entwickelt sich aus der Sepsis die schwere Sepsis, die bei Kreislaufversagen in den septischen Schock mündet.

Tab. 6.30: Bakterien und Pilze als Ursache und Organe, von welchen eine Sepsis häufig ausgeht.

Sepsiserreger	lokale Infektionen als Ursprung einer Sepsis					Auftreten im Krankenhaus
	Lunge	Darm/ Bauchhöhle	Niere/ Harntrakt	Haut/ Bindegewebe	ZNS	
Häufigkeit	++++	+++	++	+	+	+++
Staphylococcus aureus				X		X
weitere Staphylokokken-Stämme				X	X	X
Streptococcus pyogenes				X		
Streptococcus pneumoniae	X				X	
Streptococcus agalactiae	X			X		
Clostridium-Stämme				X		
Pseudomonas aeruginosa				X	X	X
Haemophilus influenzae	X				X	
Legionella	X					
Chlamydia pneumoniae	X					
Escherichia coli-Stämme		X	X		X	X
Bacteroides fragilis		X				
Klebsiella			X		X	X
Enterobacter			X			
Proteus vulgaris			X			
Enterococcus faecium			X			X
Neisseria meningitidis					X	
Listeria monocytogenes					X	
Weitere aerobe Gram(–)-Bakterien	X	X	X	X		X
Candida albicans		X				X

Die ursprünglichen Infektionen, von welchen eine Sepsis ausgeht

- betreffen im Wesentlichen
    - die Lunge, den Darm und die Bauchhöhle, die Niere und den Harntrakt,
    - (etwas weniger häufig) Haut/Bindegewebe und das zentrale Nervensystem (ZNS);
- sind bakteriologisch im Blut meist nicht zu bestimmen,
    - nur bei etwa 30–50 % der von einer Sepsis betroffenen Patienten sind die Infektionserreger im Blut diagnostizierbar,
    - ein Nachweis der Infekionserreger im Blut (im Besonderen Pseudomonas aeroginosa, Enterococcus faecium oder Candida albicans) ist jedoch mit einer erhöhten Mortalität verbunden.

Tab. 6.31: Entwicklung der Sepsis.

Abfolge der Entwicklung einer Sepsis	Gram(+)-Bakterien	Gram(–)-Bakterien	Pilze
Toxine, gebildet vom Infektionserreger	Exotoxine (z. B. Enterotoxine von Stapylococcus aureus (E–A, B, C1–3, D, E); Superantigene (TSST, *toxic shock syndrome toxin*, toxischer Schock-Syndrom-Toxin; Streptococcen pyrogen-Exotoxin A/SpeA); Hämolysine, Peptidoglykane, lipotechoische Säure	Endotoxine (Lipopolysaccharide, LPS); Formyl-Peptide; Exotoxine, Proteasen	Substanzen der Zellwand
Bindung von Superantigenen an MHC-Moleküle und Bindung an und Aktivierung des T-Zell-Rezeptors (TCR; siehe Kap. 4.13)	Antigen-präsentierende Zellen; T-Lymphozyten		
Bindung an und Aktivierung von Rezeptoren für pathogene molekulare Strukturmuster (siehe Kap. 3.4.4.1) und Aktivierung von Zellen der angeborenen Immunabwehr (siehe Kap. 3.4)	Monozyten, Makrophagen, dendritische Zellen, Granulozyten, Mastzellen (T-Lymphozyten und B-Lymphozyten)		
Freisetzung von proinflammatorischen Zytokinen und Chemokinen (siehe Kap. 3.3.2)	IL-1, IL-2, IL-4, IL-6, IL-12, TNFalpha, IFNgamma; CXCL1, CXCL8, CXCL9, CCL2, CCL3, CCL4, CCL5, CCL7, CCL8, CCL13, CCL19, CCL20		
Freisetzung von proinflammatorischen Gewebehormonen und Enzymen (siehe Kap. 3.3.4 und 3.4)	radikale Sauerstoffmoleküle, lysosomale Enzyme (Proteasen, Lipasen, Glykosidasen), Prostaglandine (PGE2, PGI2) und Leukotriene (LTB4, LTC4), Histamin, Serotonin		
Körper-weite Verteilung der Zytokine, Chemokine, Gewebehormone und Enzyme (Zytokin-Sturm)	systemische autokrine, parakrine und endokrine Aktivierung von Makrophagen, Granulozyten, Lymphozyten; Entwicklung des „systemischen Reaktionssyndroms (SIRS)"		
Aktivierung des Kininsystems (siehe Kap. 3.2.4)	Aktivierung des Hagemann-Faktors (Faktor XII); Bildung von Bradykinin und Lysbradykinin; Blutdrucksenkung, erhöhte Kontraktion der glatten Muskulatur (Lunge, Darm)		
Aktivierung des Komplementsystems (siehe Kap. 3.2.2)	Aktivierung des Hagemann-Faktors (Faktor XII); Bildung von Anaphylatoxinen (C3a, C5a, C4a), Opsoninen (C1q, C3b) und lytischen Komplexen (C5a678 (9nx); Lyse von Bakterien und weitere Freisetzung von Toxinen und Superantigenen		

Abfolge der Entwicklung einer Sepsis	Gram(+)-Bakterien	Gram(–)-Bakterien	Pilze
Aktivierung des Gerinnungssystems (siehe Kap. 3.2.3),	Freisetzung des TF; Aktivierung des Hagemann-Faktors (Faktor XII); Bildung von Thrombin, Fibrin, Plasmin; Verschluss der Blutgefäße durch mikrovaskuläre Thromben		
Aktivierung von Thrombozyten, Aggregation (siehe Kap. 3.4.2)	Vergrößerung der mikrovaskulären Thromben; Ausschüttung von lysosomalen Enzymen, radikalem Sauerstoff, Gewebehormonen (Serotonin), Chemokinen, Histamin-freisetzenden Substanzen, Wachstumsfaktoren (PDGF, *platelet-derived growth factor*, Blutplättchen-Wachstumsfaktor; PAF; *platetet-activating factor*, Plättchen-aktivierender Faktor; TGFbeta), Blutgerinnungsfaktoren (Fibrinogen, Thrombospondin, beta-Thromboglobulin, Von-Willebrand-Faktor), Prostaglandinen, Leukotrienen		
Aktivierung von Endothelzellen (siehe Kap. 3.7.2)	Auflösung der Haftkomplexe zwischen den Endothelzellen; Austritt von Blutplasma ins Gewebe, Blutdrucksenkung; Öffnung der Blut-Hirn-Schranke, Hirnfunktionsschäden; Freisetzung von Gerinnungsfaktoren (TF, Thrombomodulin, Plasminogenaktivatoren (uPA/tPA); Plasminogenaktivatorinhibitoren (PAI), Plättchen-aktivierendem Faktor (PAF, *platelet-activating factor*), Zytokinen (IL-1a-lpha, IL-6, G-CSF, M-CSF, GM-CSF), Chemokinen (CXCL8, CCL2), Gewebehormonen (Endothelin, Prostaglandinen, Leukotrienen), Wachstumsfaktoren (FGF, *fibroblast growth factor*, Fibroblasten-Wachstumsfaktor; PDGF, *platelet derived growth factor*, Blutplättchen-Wachstumsfaktor)		
Körper-weites Aufschaukeln der Aktivierung aller Systeme und Komponenten	**Sepsis**: disseminierte intravaskuläre Gerinnung; **schwere Sepsis**: Sepsis + multiples Organversagen (MODS, multiples Organdysfunktionssyndrom); **septischer Schock**: Sepsis + Kreislaufversagen		

Die Sepsisfälle weisen eine deutliche Zunahme auf:
- Innerhalb der letzten 20 Jahre haben sich die Fälle fast verdoppelt.
    - Gram(–)-Keime verursachen etwa 50 % aller Sepsisfälle,
    - besonders Neugeborene, Kinder und ältere Personen sind betroffen.
- Die Ursachen sind vielgestaltig (siehe Tab. 6.32) und liegen in einer Zunahme
    - der älteren Bevölkerung,
    - der Intensivbetreuung von Frühgeburten,
    - der Verabreichung von immunsuppressiv wirkenden Medikamenten,
    - der unsachgemäßen Auswahl und Verabreichung von Antibiotika mit einer Zunahme
        - der Anwendung von Breitspektrum-Antibiotika, der Auswahl von Antibiotika mit ungeeignetem Wirkungsspektrum, der Wahl einer zu geringen Dosis und/oder zu kurzen Dauer,
        - von Infektionserregern mit primärer Resistenz (die ausgewählten Antibiotika haben eine vorab bestehende Wirkungslücke gegen den Infektionserreger),
        - von Infektionserregern mit sekundärer (erworbener) Resistenz gegen Antibiotika, wobei die ausgewählten Antibiotika ihre Wirkung auf den Infektionserreger dadurch verloren haben, dass dieser durch horizontalen Gentransfer oder

Tab. 6.32: Vorbelastungen des Patienten als Ursachen der Zunahme von Sepsisfällen.

Vorbelastungen der Patienten	Neugeborene	Kinder	Erwachsene	ältere Menschen
altersbedingte Immunschwäche	++	+		+++
Immunschwäche bei Diabetes		(+)	(+)	+++
Chemotherapie/Radiotherapie für die Behandlung von Tumoren		+	(+)	+++
Immunsuppressiva für die Behandlung von Autoimmunerkrankungen		(+)	+	++
Immunsuppressiva für die Verhinderung von Organabstoßungen		(+)	(+)	+
Immunsuppression durch häufige Behandlungen von Entzündungen mit Corticosteroiden	+	++	++	++++
unsachgemäße Verabreichung von Antibiotika mit der Entwicklung von resistenten Mikroorganismen	++	+	++	++++
Belastung der Immunabwehr durch operative Eingriffe		+	+	+++
Risiko von Infektionen bei Verwendung von (kontaminierten) Kathedern (intravenös, intravesikal) und Sonden	+	+	+	+++
Risiko von Infektionen bei Implantationen von Prothesen		(+)	(+)	+++
Infektionen von Immunzellen durch Viren	(+)	(+)	+	(+)

durch Mutationen unter dem Selektionsdruck der Antibiotika einen Mechanismus zur Hemmung der antibiotischen Wirkung erworben oder entwickelt hat (siehe Tab. 6.33),
- der Erkrankungen, welche das Immunsystem beeinträchtigen (z. B. Diabetes),
- der invasiven Behandlungsverfahren einschließlich der Implantationen von Prothesen,
- der Infektion mit immunsuppressiv wirkenden Viren (siehe Kap. 6.5.2).

Die Mortalität der Sepsis liegt bei etwa 35 % der Patienten. Eine Therapie ist um so erfolgreicher, je früher die Behandlung beginnt und je weniger die Organe bereits geschädigt sind.

Die **Therapie** des SIRS und der Sepsis beinhaltet
- sofortige Stabilisierung des Kreislaufes und der Sauerstoffzufuhr,
    - Infusion von Blutersatzmitteln; Adrenalin, Noradrenalin,
    - Freihalten der Luftwege, Beatmung;

Tab. 6.33: Beispiele für sekundäre Resistenzmechanismen von Bakterien.

Resistenzmechanismen von Bakterien	Beispiele für Resistenzen	unwirksam gewordene Antibiotika
Überexpression eines Proteins, welches durch die Bindung eines Antibiotikums blockiert wird	Penicillin-bindende Proteine (PBP) für die Synthese von Murein	beta-Lactam-Antibiotika
alternatives, nicht durch ein Antibiotikum blockierbares Protein, welches die gleiche Funktion besitzt wie das durch das Antibiotikum blockierbare	alternative Penicillin-bindende Proteine (PBP) für die Synthese von Murein	beta-Lactam-Antibiotika
	PBP2a von Methicillin-resistenten Staphylococcus aureus (MRSA); *community-acquired* MRSA (CA-MRSA, ambulant erworbenes MRSA)	Methicillin
	Oxacillin resistente Staphylococcus aureus/ORSA	Oxacillin
Synthese von Proteinen, welche die Bindestruktur des Antibiotikums zur Anheftung an das Bakterium zerstören	beta-Lactamasen zur Spaltung der beta-Lactame des Bakteriums (mit denen es an PBP bindet)	beta-Lactam-Antibiotika
	ESBL *(extended-spectrum beta-lactamases*, beta-Lactamasen mit erweitertem Spektum) von Escherichia coli	Penicilline, Cephalosporine
Mutationen der Strukturen des Bakteriums, an denen Antibiotika binden	Mutationen des Penicillin-bindenden Proteins (PBP) in Streptococcus pyogenes,	Penicillin, beta-Lactam-Antibiotika
	Mutationen des Genes für Murein; Synthese von D-Alanin-beta-Lactam statt von D-Alanin-D-Alanin-beta-Lactam; Vancomycin-resistente Staphylococcus aureus (VRSA) und Enterococcus faecum (VRE)	Vancomycin
	erhöhte Expression von DNA-Polymerasen in Escherichia coli	Ciprofloxacin
	Linezolid-resistente Staphylococcus aureus (LRSA) und Enterococcus faecum (LRE)	Oxazolidone, Linezolid
posttranskriptionale Modifikationen der Strukturen des Bakteriums, an denen Bakterien binden	Modifikation des ribosomalen Proteins S12	Streptomycin
Veränderungen der Zellwand des Bakteriums, sodass Antibiotika nicht mehr eindringen können	Mykobakterien	Isoniazid, Rifampin
Überexpression von Membrantransportern, mit Hilfe derer Bakterien Antibiotika ausschleusen können	Überexpression des RNCD (*resistance-nodulation-cell division*, RND-Transporter) in Escherichia Coli; MRAB (*Pseudomonas aeruginosa multidrug-resistance*, Pseudomonas aeruginosa Mulitwirkstoff-Resistenz)	verschiedene Antibiotika

Resistenzmechanismen von Bakterien	Beispiele für Resistenzen	unwirksam gewordene Antibiotika
Umgehung des vom Antibiotikum blockierten Stoffwechselweges	Paraaminobenzoesäure (PABA; Ausgangsstoff für die Synthese von Folsäure und Nukleinsäuren; Bindepartner für Sulfonamide) oder Trihydrofolat wird von Staphylococcus aureus durch Alternativen ersetzt	Trimethoprim

- Verabreichung der bestmöglichen Antibiotika,
  - möglichst keine, welche durch Zerstörung von Infektionserregern in großen Mengen Toxine (z. B. LPS) freisetzen,
- chirurgische/medikamentöse Bereinigung des Infektionsherdes, von welchem das SIRS/die Sepsis ausging;
- Inhibition der Entzündung verursacht durch die Freisetzung von Zytokinen, Chemokinen und Gewebehormonen,
- Auflösung der Mikrothomben
  - Fibrinolyse durch Plaminogenaktivatoren,
- Unterbrechung der Gerinnungskaskade und der Bildung von Thrombin,
  - Protein C, Antithrombin III, Inaktivierung des Plasminogenaktivatorinhibitors.

Weiterführende Literatur

Adib-Conquy M, Cavaillon JM. Compensatory anti-inflammatory response syndrome. Thromb Haemost. 2009, 101:36–47.

Albrich WC, Monnet DL, Harbarth S. Antibiotic selection pressure and resistance in Streptococcus pneumoniae and Streptococcus pyogenes. Emerging Infect. Dis. 2004, 10:514–7.

Arias CA, Murray, BE. Antibiotic-Resistant Bugs in the 21st Century — A Clinical Super-Challenge. New Engl J of Medicine. 2009, 360:439–443.

Backes Y, van der Sluijs KF, Mackie DP, Tacke F, Koch A, Tenhunen JJ, Schultz MJ. Usefulness of suPAR as a biological marker in patients with systemic inflammation or infection: a systematic review. Intensive Care Med. 2012 Sep;38(9):1418–28.

Boyle-Vavra S, Daum RS. Community-acquired methicillin-resistant Staphylococcus aureus: the role of Panton-Valentine leukocidin. Lab Invest. 2007, 87:3–9.

Castellheim A, Brekke OL, Espevik T, Harboe M, Mollnes TE. Innate immune responses to danger signals in systemic inflammatory response syndrome and sepsis. Scand J Immunol. 2009, 69:479–491.

Cinel I, Opal SM. Molecular biology of inflammation and sepsis: a primer. Crit Care Med. 2009, 37:291–304.

Gentile LF, Cuenca AG, Efron PA, Ang D, Bihorac A, McKinley BA, Moldawer LL, Moore FA. Persistent inflammation and immunosuppression: a common syndrome and new horizon for surgical intensive care. J Trauma Acute Care Surg. 2012 Jun;72(6):1491–501.

Kumar V, Sharma A. Innate immunity in sepsis pathogenesis and its modulation: new immunomodulatory targets revealed. J Chemother. 2008, 20:672–683.

Maree CL, Daum RS, Boyle-Vavra S, Matayoshi K, Miller LG. Community-associated methicillin-resistant Staphylococcus aureus isolates causing healthcare-associated infections. Emerging Infect Dis. 2007, 13:236–42.

Marik PE, Flemmer M. The immune response to surgery and trauma: Implications for treatment. J Trauma Acute Care Surg. 2012 Oct;73(4):801–8.

Shubin NJ, Monaghan SF, Ayala A. Anti-inflammatory mechanisms of sepsis. Contrib Microbiol. 2011, 17:108–24.

Soulsby EJ. Resistance to antimicrobials in humans and animals. BMJ. 2005, 331:1219–20.

Witte W, Cuny C, Klare I, Nübel U, Strommenger B, Werner G. Emergence and spread of antibiotic-resistant Gram-positive bacterial pathogens. Int. J. Med. Microbiol. 2008, 298:365–377.

6.7 Allergische Reaktionen

Unter Allergien werden im Allgemeinen überschießende Reaktionen der Immunabwehr gegen (mehr oder weniger definierte) Substanzen (sogenannte Allergene) verstanden, welche von der Mehrheit der Menschen toleriert werden.

Eine allergische Reaktion kann unterschiedliche Formen einnehmen (siehe Tab. 6.34).

- **Typ I**: allergische Reaktion vom Soforttyp,
  - wird vermittelt durch das **Immunglobulin IgE** und ausgelöst durch Kontakt mit Allergenen (Typ I der allergischen Reaktion im eigentlichen Sinne),
  - kann induziert oder verstärkt werden durch Neuropeptide, Neuromediatoren und Hormone
  - falls ausgelöst durch Histamin-liberierende Faktoren (z. B. Chemokine, Anaphylatoxine, *major basic proteins*, Toxine) stellt die Reaktion eine Pseudoallergie dar.
- **Typ II**: allergische Reaktion gegen Zell-gebundene Antigene,
  - wird vermittelt durch Antikörper vom **Isotyp IgM oder IgG**, gerichtet gegen
    - ▪ Fremsubstanzen, welche an körpereigene Zellen (z. B. Erythrozyten) haften,
    - ▪ körpereigene Antigene auf unterschiedliche Zellen (Autoimmunantikörper).
- **Typ III**: allergische Reaktion, verursacht durch Immunkomplexe,
  - gebildet aus Antikörpern und löslichen körpereigenen oder körperfremden Antigenen.
- **Typ IV**: allergische Reaktion vom verzögerten (Spät-)Typ,
  - wird ausgelöst durch aktivierte Allergen-spezifische T-Lymphozyten, wobei unterschieden werden Reaktionen von
    - ▪ Makrophagen, aktiviert durch proinflammatorische Zytokine, ausgeschüttet von aktivierten Allergen-spezifischen CD4(+)-T-Helfer(1)-Lymphozyten,
    - ▪ zytotoxische CD8(+)-T-Lymphozyten, aktiviert von Körperzellen, welche das Allergen über MHC-I präsentieren,
    - ▪ eosinophile Granulozyten, aktiviert durch Zytokine (IL-4, IL-5), ausgeschüttet von aktivierten Allergen-spezifischen CD4(+)-T-Helfer(2)-Lymphozyten.
- **Typ V**: allergische Reaktionen, welche direkt Zellrezeptoren beeinflussen,
  - Autoantikörper, welche Rezeptoren stimulieren,
    - ▪ z. B. den Rezeptor für das Thyreoidea-stimulierende Hormon (TSH) mit Ausschüttung von Schilddrüsenhormon und Schilddrüsenüberfunktion (siehe Kap. 6.8.3)
  - Autoantikörper, welche Rezeptoren blockieren,
    - ▪ z. B. den Acetylcholin-Rezeptor bei der Myasthenia gravis (siehe Kap. 6.8.5).

Tab. 6.34: Unterschiedliche Typen der allergischen Reaktion.

allergische Reaktionen	beteiligte Antikörper/ Lymphozyten	beteiligte Antigene	Mechanismen	Krankheitserscheinungen
Typ I	IgE (im geringen Maße auch IgG1 und IgG3)	lösliche Antigene	Aktivierung von Mastzellen, basophilen Granulozyten, eosinophilen Granulozyten	allergische Rhinitis (Heuschnupfen), Konjunktivitis, Asthma, Dermatitis, Magen-Darm-Störungen (Erbrechen, Durchfall), anaphylaktischer Schock
	Pseudo-Allergien (Auslöser: Neuropeptide, Neuromediatoren und Hormone oder Histamin-liberierende Faktoren)		Aktivierung von Mastzellen, basophilen Granulozyten, eosinophilen Granulozyten	allergische Rhinitis, Konjunktivitis, Asthma, Dermatitis, Magen-Darm-Störungen (Erbrechen, Durchfall), anaphylaktischer Schock
Typ II	IgG (IgG1, IgG2 und besonders IgG3), IgM	Zellgebundene Antigene	Aktivierung von Komplement, Aktivierung der Antikörper-abhängigen Komplement-mediierten Zytotoxizität (ADCMC/CMC) oder der Antikörper-abhängigenen zellulären Zytotoxizität (ADCC)	Unverträglichkeiten von allogenen Blutzellen, Hämolyse von Erythrozyten durch Antikörper spezifisch für an sie gebundene Arzneimittel (z. B. Penicillin)
Typ III	IgG (IgG1, IgG2 und besonders IgG3)	lösliche Antigene	Aktivierung von Komplement, Thrombozyten, natürlichen Killerzellen, Makrophagen, Granulozyten durch Immunkomplexe	Serumkrankheit, Gefäßentzündungen, Nierenentzündungen
Typ IV	CD4(+)-T-Helfer(1)-Lymphozyten	lösliche Antigene	Aktivierung von Makrophagen	Tuberkulinreaktion, Kontaktdermatitis
	CD4(+)-T-Helfer(2)-Lymphozyten	lösliche Antigene	Aktivierung von eosinophilen Granulozyten	chronisches Asthma, chronische allergische Rhinitis
	zytotoxische T-Lymphozyten (CTL)	Zellassoziierte Antigene	Zytotoxizität durch T-Lymphozyten	Kontaktdermatitis
Typ V	IgG, IgM, IgA	Zellmembranständige Rezeptoren	Aktivierung oder Blockade von Rezeptoren durch Antikörper	Zellüberfunktionen (z. B. Schilddrüse), Hemmung von Funktionen (z. B. Acetylcholin-Rezeptor bei der Myasthenia gravis)

Häufig treten allergische Reaktionen auf

- als Mischformen der unterschiedlichen Reaktionstypen (z. B. bei der Kontaktdermatitis) oder
- in Nachfolge von einem anderen allergischen Reaktionstyp (z. B. eine allergische Reaktion vom Typ I wird abgelöst von einer allergischen Reaktion vom Typ IV).

Allen durch Allergene verursachten allergischen Reaktionen ist gemeinsam, dass

- durch **Erstkontakt** mit dem Allergen
  - die Immunabwehr für eine allergische Reaktion sensibilisiert wird, wobei bestimmend sind für den Typ der allergischen Reaktion
    - die Art des Allergens und dessen Eintrittspforte für den Körper,
    - die Art und das Ausmaß der Aktivierung von Antigen-präsentierenden Zellen und das Spektrum von Zytokinen, welches hierbei im Körper induziert wird oder welches gleichzeitig mit dem Erstkontakt des Allergens im Körper vorherrscht;
- erst beim **Zweitkontakt** die allergische Reaktion eintritt.

6.7.1 Typ I: allergische Reaktionen vom Soforttyp und Pseudoallergien

6.7.1.1 Akute Phase (Einfluss der Mastzellen und basophilen Granulozyten)

Allergischen Reaktionen vom Soforttyp sind gemeinsam, dass sie durch Degranulation von Mastzellen und basophilen Granulozyten entstehen. Dieser Degranulation liegen folgende auslösende oder unterstützende Mechanismen zugrunde:

- **IgE-vermittelte Aktivierung** (Typ I-Allergie im eigentlichen Sinne):
  - Durch ein Allergen (siehe Tab. 6.35) oder durch andere Ursachen gleichzeitig mit der Immunisierung durch ein Allergen werden von Immunzellen Zytokine (im Besonderen IL-4, IL-13) ausgeschüttet, welche in B-Lymphozyten einen Isotypenwechsel (Isotyp-Switch) bevorzugt nach IgE veranlassen (siehe Kap. 4.17.5.3), sodass IgE gegen das Allergen gebildet werden.
  - Dieses IgE bindet als freies Monomer mit seinem Fc-Teil an den hochaffinen Rezeptor für den Fc-Teil des IgE (FcIgE-RI), welcher besonders von Mastzellen und Makrophagen exprimiert wird (siehe Kap. 4.14.3.2). Die hohe Glykosylierung der alpha-Kette des FcIgE-RI verhindert die Aggregation des Rezeptor-gebundenen IgE. Rezeptor-gebundenes IgE hat eine deutlich verringerte Abbaurate (Halbwertszeit ca. 3 Wochen) als im Blut befindliches IgE (Halbwertszeit ca. 2–3 d).
  - Bei einer nachfolgenden Exposition des Allergens bindet dieses an die variablen Domänen des Rezeptor-gebundenen IgE. Hierdurch werden die IgE-Moleküle über das Allergen miteinander vernetzt. Die Vernetzung führt zur Aggregation und damit zur Aktivierung der FcIgE-RI und zur Degranulierung von Mastzellen und basophilen Granulozyten (siehe Kap. 3.4.1 und 3.4.3.1).
- **Aktivierung durch Chemokine:**
  - Mastzellen und basophile Granulozyten verfügen über Rezeptoren für eine Reihe von Chemokinen (z. B. CXCL1, CXCL5, CXCL7, CXCL8, CXCL14 CX3CL1, CCL2, CCL3,

Tab. 6.35: Beispiele für Allergene, welche allergische Reaktionen vom Typ I auslösen können.

Art der Exposition/ Aufnahme des Allergens	Beispiele für Allergene	Verstärkung der allergenen Wirkung durch
Insektenstiche	Gifte: besonders Melittin von Bienen, Wespen, Hornissen, Hummeln	
inhalierte Allergene	tierische Substanzen: Hausstaubmilben, Haustiere (Haare, Federn, Epithelien, Kotproteine)	Bronchitis (Lockerung der Haftkomplexe zwischen den Epithelzellen, bessere Zugänglichkeit der dendritischen Zellen)
	pflanzliche Substanzen: Pilzsporen (Aspergillus, Alternaria, Cladosporum), Pollen von Gräsern (Knäuelgras, Lieschgras, Weizen, Gerste, Roggen), Pollen von Kräutern (Beifuß, Spitzwegerich), Pollen von Bäumen und Sträuchern (Birke, Erle, Hasel, Apfel, Kirsche)	
oral aufgenommene Allergene	Lebensmittel: Obst (Erdbeere, Apfel, Birne, Kirsche, Orange, Kiwi), Gemüse (Fenchel, Sellerie), Nüsse (Erdnuss, Haselnuss, Walnuss), Fischproteine (Dorsch, Lachs, Forelle, Thunfisch), Proteine von Krebstieren und Muscheln, Milchproteine (alpha-Lactalbumin, beta-Lactoglobulin, Kasein), Eier (Ovalbumin), Zusatzstoffe, Stabilisatoren, Gewürze (Capsaicin), Geschmacksverstärker (Glutamat)	Enteritis (verstärkte Transzytose durch M-Zellen, Lockerung der Haftkomplexe zwischen den Epithelzellen, verbesserter Kontakt zu dendritischen Zellen)
äußerlich aufgetragene Allergene	Kosmetika; Arzneimittel und Hilfsstoffe für die Arzneimittelzubereitung	erhöhtes Eindringvermögen in die Kutis und Subkutis, verbesserter Kontakt mit dendritischen Zellen
injizierte Allergene	Arzneimittel und Hilfsstoffe für die Arzneimittelzubereitung	Bindung an körpereigene Proteine; Kreuzreakion mit vorhandenen Antikörpern; Aktivierung von Komplement

CCL4, CCL5 und CCL11), welche diese zur Chemotaxie stimulieren (siehe Kap. 3.3.6).

- Darüber hinaus sind einige Chemokine in der Lage, als Histamin-liberierende Faktoren (HLF) die IgE-vermittelte Degranulation in Mastzellen und basophilen Granulozyten zu verstärken und möglicherweise auch eigenständig auszulösen (siehe Tab. 6.36).

● **Aktivierung durch Neuromediatoren, Neuropeptide und Hormone**, ausgeschüttet in den Blutkreislauf oder von Nervenendigungen:

- Mastzellen und Gewebebasophile verfügen über Rezeptoren für Neurotransmitter und Neuropeptide und können durch diese direkt zur Degranulierung stimuliert werden (psychogene Auslösung, beim Stress (adrenerg) oder beim Schwitzen (cholinerg); siehe Kap. 5.4).
- Zusätzlich können Neuromediatoren und Neuropeptide die Synthese von solchen Zytokinen (besonders IL-4, IL-13) stimulieren, welche in B-Lymphozyten den Isoty-

Tab. 6.36: Chemokine, welche Mastzellen und basophile Granulozyten zur Degranulierung aktivieren können.

Chemokine, welche allergische Reaktionen auslösen können	wichtigster Bildungsort der Chemokine	Chemokin-Rezeptoren auf Mastzellen/ basophilen Granulozyten
CATP-III (*connective tissue-activating peptide*, verbindendes Gewebe-aktivierendes Peptid)	Makrophagen, Granulozyten, Thrombozyten, T-Lymphozyten	CXCR2
CXCL7 (Neutrophile-aktivierendes Peptid, NAP-II, Spaltprodukt von CATP-III)	Makrophagen, Granulozyten, Thrombozyten, T-Lymphozyten	CXCR2
CCL4 (*platelet factor 4*, Plättchenfaktor 4)	Thrombozyten	CCR5
CCL2 (MCAF, Monozyten-chemotaktischer und -aktivierender Faktor)	Monozyten, Makrophagen, Lymphozyten, Keratinozyten	CCR2
CCL3 (Makrophagen-inflammatorischer Faktor, MIP1alpha)	Monozyten, T-Lymphozyten, Mastzellen	CCR3, CCR5
CCL5 (RANTES, *regulated upon activation, normal T-cell expressed and secreted*, nach Aktivierung reguliert, gewöhnlich T-Zellen-exprimiert und -sekretiert)	T-Lymphozyten	CCR1, CCR3, CCR5

penwechsel nach IgE steuern, wodurch die allergische Reaktion vom Soforttyp verstärkt wird (siehe Kap. 4.17.5.3, Tab. 6.37).
- Glucocorticoide stimulieren die Expression des CD40-Liganden und damit die Aktivierung von B-Lymphozyten durch die immunologische Synapse mit CD4(+)-T-Helfer(2)-Lymphozyten, was (nach Abklingen der akuten antientzündlichen Wirkung von Glucocorticoiden) den verstärkten Isotypenwechsel nach IgE, eine erhöhte Produktion von IgE und eine Verstärkung der allergischen Reaktion zur Folge hat (siehe Kap. 5.4.6.1).
- **Aktivierung durch die Anaphylatoxine C3a, C4a und C5a:**
  - Im Rahmen der Aktivierung der Komplementkaskade (beispielsweise durch Immunkomplexe; siehe Kap. 4.14.3.4) entstehen die Spaltprodukte C3a, C4a und C5a, welche über Aktivierung des C3a-Rezeptors (für C3a und C4a) bzw. des C5a-Rezeptors (CD88) Mastzellen lokal oder systemisch degranulieren und hierdurch allergische Reaktionen bis hin zum anaphylaktischen Schock auslösen können (siehe Kap. 3.2.2).
- **Aktivierung durch basisches Protein (MBP, *major basic protein*):**
  - MBP (siehe Kap. 3.4.3.1) bindet an Heparansulfate-Proteoglykane der Zellmembran, aktiviert und degranuliert hierdurch Mastzellen und basophile Granulozyten.

Tab. 6.37: Neuropeptide, Neuromediatoren und Hormone, welche Mastzellen und basophile Granulozyten degranulieren und/oder die IgE-Synthese verstärken.

Neurotransmitter, Neuropeptide und Hormone	Degranulation von Mastzellen und basophilen Granulozyten	Verstärkung der IgE Synthese durch Erhöhung der Expression von		
		IL-4	IL-10, IL-13	Kostimulatoren
Katecholamine (Adrenalin)	+ (über alpha-adrenerge Rezeptoren)		+	
Acetylcholin	+	+	+	
Tachykinin	+			
CGRP			+	
VIP		+	+	
ANP	+	+	+	
Oxytocin	+			
Corticoliberin	+			
ACTH	+	+		
Glukocorticoide		+		CD40-Ligand

Allergene, welche die allergische Reaktion vom Typ I auslösen,

- stellen im Regelfall wasserlösliche Proteine und Glykoproteine mit einem Molekulargewicht in der Größenordnung von 5–100 kDa dar;
- sind nach Auflösung im Sekret der Schleimhäute in der Lage, bereits in äußerst geringer Dosis (im µg-Bereich)
  - zu sensibilisieren, d. h. die Bildung von Allergen-spezifischen IgE-Antikörpern auszulösen und
  - bei Sensibilisierten eine Degranulation der Mastzellen und basophilen Granulozyten zu bewirken.

Die Einteilung der Allergene erfolgt

- entsprechend der biologischen Taxonomie ihres Ursprungs mit Kürzeln (Gattung, Art und fortlaufende Nummer ihrer Entdeckung), beispielsweise
  - Phl p 1 (von Phleum pratense; Lieschgras),
  - Bet v 1 (von Betula vulgaris; Birke),
  - Der p 1 (von Dermatophagoides pteronyssinus, Hausstaubmilbe);
- entsprechend ihrer klinischen Bedeutung in folgende Gruppen:
  - **Hauptallergene:** Antigene eines Ursprungs, gegen welche > 50 % aller Patienten, die allergisch sind, spezifische IgE-Antikörper besitzen
    - z. B. weisen etwa 95 % der Allergiker gegen Birkenpollen IgE-Antikörper gegen Bet v 1 auf,
  - **Nebenallergene:** Antigene eines Ursprungs, gegen welche > 50 % aller Patienten die allergisch sind, spezifische IgE-Antikörper besitzen

■ z. B. weisen < 50 % der Allergiker gegen Birkenpollen IgE-Antikörper gegen Bet v 2 auf,
- **Panallergene**: Antigene, deren Homologe in vielen, auch nicht verwandten Spezies vorkommen und deshalb oft zu Kreuzreaktionen führen, Beispiel hierfür sind
  ■ das Aktin-bindende Profilin, welches Kreuzreaktion aufweist mit einer Vielzahl von Pollenantigenen, z. B. von Birken (Bet v 2) und Gräsern,
  ■ das Pollenantigen Bet v 1 von Birken, welches kreuzreagiert mit Pollenantigenen von Apfel, Pfirsich, Haselnuss, Kirsche und Sellerie,
  ■ das Beifuß-Allergen, welches kreuzreagiert mit Sellerie und Gewürzantigenen,
- **Arzneimittel-Allergene**, soweit sie
  ■ eigenständig oder als Haptene (im Komplex mit körpereigenen Proteinen) die Bildung von spezifischen IgE-Antikörpern hervorrufen und IgE-Antikörper auf Mastzellen und basophilen Granulozyten quervernetzen können (z. B. neuromuskuläre Blocker wie Succinylcholin, Atracurium und Vecuronium, Penicilline, Salizylate).

Die Degranulation von Mastzellen und basophilen Granulozyten kann über die Aktivierung von Membran-Rezeptoren oder auch unabhängig von solch einer Aktivierung erfolgen.

Bei einer Aktivierung über Membran-Rezeptoren werden in den Mastzellen/basophilen Granulozyten unterschiedliche zelluläre Signalübertragungswege angestoßen:
- Vernetzung von Rezeptor-gebundenem IgE durch Allergene:
  - Die hierdurch ausgelöste Aggregation der FcIgE-RI führt zur Phosphorylierung von deren ITAMs (Immunrezeptor-Tyrosin-basierte Aktivierungsmotive). An diese aktivierte ITAMs binden Syk-Kinasen, welche wiederum durch Rezeptor-assoziierte Src-Kinasen (Lyn, Fyn) aktiviert worden sind (siehe Kap. 3.3.1.2 und 3.3.3).
  - Aktivierte Syk-Kinasen aktivieren ihrerseits die Phospholipase C (PLC), welche Phosphatidylinositol(4,5)bisphosphate (PIP2) spaltet mit Bildung von Inositol-Triphosphat (IP3) und Diacylglycerol (DAG), wobei DAG die Proteinkinase C (PKC) und IP3 die Freisetzung von Calciumionen aus den intrazellzlären Speichern stimuliert (siehe Kap. 3.3.3).
- Aktivierung von G-Protein-gekoppelten Rezeptoren durch Chemokine, Neuropeptide, Neurotransmitter und Anaphylatoxine:
  - Folge ist die Aktivierung von Phospholipase C (PLC) und die Spaltung von Phosphatidylinositol(4,5)bisphosphate (PIP2) mit Bildung von Inositol-Triphosphat (IP3) und Diacylglycerol (DAG), wobei DAG die Proteinkinase C (PKC) und IP3 die Freisetzung von Calciumionen aus den intrazellzlären Speichern stimuliert (siehe Kap. 3.3.1.2).

Die Hemmung der Rezeptor-vermittelten Aktivierung von Mastzellen und basophilen Granulozyten erfolgt über die Aktivierung inhibierender Rezeptoren. Zu diesen zählen
- der Fc-Rezeptor FcIgG-RIIB (siehe Kap. 4.15.3.1),
- die Leukozyten-Immunglobulin-ähnlichen Rezeptoren (LILR; siehe Kap. 4.15.3.2)
  - Mitglied 3, Subfamilie B (LILRB3/PIRB/Gp49B1/CD85A),

- Mitglied 4, Subfamilie B (LILRB4/CD85K)
- Mitglied 3 , Subfamilie A (LILRA3/CD85E),
- der Mox2-Rezeptor (CD200R1) und das CD300-Antigen (CD330A),
- wobei diese Rezeptoren Immunrezeptor-Tyrosin-basierte inhibitorische Motive (ITIMs, siehe; siehe KapitelKap. 3.3.1.1) enthalten, welche Tyrosin-Phosphatasen (SHP1 und SHP2) binden und aktivieren und hierdurch, besonders bei gleichzeitiger Stimulierung des FcIgE-RI, die durch diesen eingeleitete Signalübertragung und damit die Degranulation blockieren.

Eine Rezeptor-unabhängige Degranulierung von Mastzellen und basophilen Granulozyten kann alternativ oder zusätzlich erfolgen
- durch physikalische Reize besonders bei einem hoch reaktiven Gefäßsystem,
- z. B. durch Druck, Wärme, Kälte, schnelle Temperaturwechsel, Licht, Röntgenstrahlen,
- durch Toxine und Proteine von Infektionserregern (siehe Kap. 6.5.1), z. B.
  - durch die (die pseudomembranöse Colitis auslösenden) Toxine A und B von Clostridium difficile (aktivieren Mitogen-aktivierte Proteinkinasen, MAPK),
  - durch Streptolysin O von Streptococcus pyogenes (bewirkt durch Zytolyse der Mastzellen deren Degranulierung),
  - durch Endotoxine (Lipopolysaccharid, LPS) von Gram(–)-Bakterien,
    - Endotoxine stellen PAMPs (*pathogen- associated molecular patterns*, pathogene molekulare Strukturmuster dar, welche Rezeptoren für pathogene molekulare Strukturmuster (PRRs, *pathogen recognition receptors*) aktivieren (siehe Kap. 3.4.4.1),
  - durch Flagellenproteine (aktivieren den Flagellin-Rezeptor),
  - durch Gifte von Bienen, Wespen, Hornissen, Hummeln;
- durch Inhaltsstoffe von Lebensmitteln, wie beispielsweise durch
  - Gewürze (Capsaicin) und Geschmacksverstärker (z. B. Glutamat);
- durch Arzneimittel,
  - soweit sie Mastzellen und basophile Granulozyten durch direkte Membraneinwirkung degranulieren, hierzu gehören z. B.
    - Morphin, Codein, ACTH, Schmerzmittel (Salizylate),
  - wenn sie Komplement aktivieren und hierdurch (Mastzellen und basophile Granulozyten degranulierende) Anaphylatoxine (C3a, C4a und C5a) entstehen,
    - direkt durch den Wirkstoff im Arzneimittel (z. B. Jod-haltige Kontrastmittel)
    - direkt durch eine Komponente der Arzneimittelzubereitung (z. B. galenische Hilfsmittel für Arzneimittelzubereitungen wie Liposomen, amphophile Lipiden oder amphophile Polymere)
    - indirekt durch Immunkomplexe gebildet vom Arzneimittel mit dem gegen dieses gerichteten Antikörpern (z. B. Plasmaexpander Dextran oder Xenogene, vom Pferd, Kaninchen oder der Maus stammende Immunglobulinpräparate oder Penicillin (ggf. als Hapten gebunden an ein körpereigenes Trägerprotein).

Tab. 6.38: Wesentliche Unterschiede im klinischen Verlauf der allergischen Reaktion vom Soforttyp.

IgE-vermittelte allergische Reaktionen (Typ I-Allergien)	allergische Reaktionen unabhängig von IgE (Pseudoallergien)
entstehen nach wiederholter Exposition mit dem Allergen und weisen Allergen-spezifische IgE-Antikörper auf	entstehen bereits nach dem ersten Kontakt mit der Allergie-auslösenden Substanz
verstärken sich bei wiederholter Gabe des Allergen	bleiben nach wiederholter Gabe der Allergie-auslösenden Substanz konstant oder vermindern sich
bleiben bei Anwesenheit des Allergens bestehen	können sich erschöpfen

Pseudoallergien stellen Allergie-ähnliche Reaktionen vom Soforttyp dar,
- welche **nicht** durch IgE vermittelt sind, aber
- die klinische Symptome wie die IgE-vermittelte allergische Reaktion Typ I aufweisen,
  - häufig treten jedoch Mischformen mit IgE-vermittelten Allergien auf,
  - wobei eine Unterscheidung zwischen beiden Allergien vom Soforttyp schwierig ist; als Hilfe dienen der Nachweis des spezifischen IgE und die Kontrolle des klinischen Verlaufes (siehe Tab. 6.38).

Lebensmittelintoleranzen sind von den allergischen Reaktionen vom Soforttyp insoweit abzugrenzen, als sie weniger durch die Degranulation von Mastzellen und basophilen Granulozyten verursacht sind als durch unverträgliche Inhaltsstoffe in den Lebensmittel, so z. B.
- durch Histamin, z. B. in Fischprodukten oder Weinen,
- durch Mangel an Laktase zum Abbau der Laktose und hierdurch bedingter bakterieller Fehlbesiedlung des Darmes (Milch-Unverträglichkeit),
- durch Intoleranz gegen Fruktose (Obst-Unverträglichkeit).

Die Degranulation von Mastzellen und basophilen Granulozyten
- führt zur Freisetzung einer komplexen Vielfalt von Wirkstoffen (siehe Tab. 6.39),
- löst die allergische Reaktion vom Soforttyp aus, deren Verlauf je nach Ausdehnung harmlos bis lebensbedrohlich sein kann (siehe Tab. 6.40):
  - lokal auf Regionen einzelner Organe beschränkt,
  - systemisch den gesamten Körper in Mitleidenschaft ziehend, jedoch kontrolliert,
  - unkontrolliert, sich selbstverstärkend bis hin zum anaphylaktische Schock.

Tab. 6.39: Die wesentlichen Wirkstoffe, welche bei Aktivierung und Degranulierung von Mastzellen und basophilen Granulozyten frei werden.

Art der Freisetzung	basophile Granulozyten	Mastzellen	Wirkungen
Degranulierung			
biogene Amine	Histamin	Histamin	Erweiterung der Blutgefäße; Bronchospasmus (siehe Kap. 3.3.4.3)
		Serotonin	Verengung (Lunge, Niere) bzw. Erweiterung (Skelettmuskulatur) der Blutgefäße; Erhöhung Darmperistaltik (siehe Kap. 3.3.4.4)
		Dopamin	Steigerung der Kontraktilität der Herzmuskulatur
Enzyme	neutrale Proteasen, saure Hydrolasen (Chymase, Tryptase), Cathepsine, Peroxidase,	neutrale Proteasen, saure Hydrolasen (Chymase, Tryptase), Cathepsine, Peroxidase	Aktivierung der Komplement- und der Gerinnungskaskade, des Kininsystems und der Fibrinolyse (siehe Kap. 3.2); Aktivierung von Proenzymen (Zymogenen; siehe Kap. 3.3.6.2), Auflösung der extrazellulären Matrix (siehe Kap. 2.2 und 3.3.6.2); Inaktivierung von Peroxiden, Bildung von radikalem Sauerstoff (siehe Kap. 3.4.4.2)
	Elastase		Spaltung von Elastin (siehe Kap. 3.3.6.2)
	Carboxypeptidase B	Carboxypeptidase B	Inaktivierung der Anaphylatoxine C3a, C4a, C5a durch Abspaltung von Arginin (siehe Kap. 3.2.2)
	beta-Glucuronidase,		Verminderung der Oberflächenladung von Zellen durch Abspaltung von Neuraminsäure
	Lysophospholipase (Charcot-Leyden-Kristallprotein)		Bindung von IgE
Polysaccharide	Chondroitin-Sulfat	Chondroitin-Sulfat	durch negative Ladung Bindung/Regulation der Wirkung positiv geladener Proteine
		Heparin	Gerinnungshemmung (durch Bindung/ Aktivierung von Antithrombin III; siehe Kap. 3.2.2)
Peptid	*major basic protein*	*major basic protein*	bindet an Heparansulfate-Proteoglykane, ist direkt zytotoxisch für Epithelzellen, induziert Bronchospasmen (siehe Kap. 3.4.4.2), degranuliert Mastzellen und basophile Granulozyten, aktiviert Granulozyten und Makrophagen (siehe Kap. 3.3.4.2)
Ausschüttung			
Leukotriene	Leukotriene LTC4, LTD4, LTE4	Leukotriene LTC4, LTD4, LTE4	induzieren eine langsame, langanhaltende Kontraktion der glatten Muskulatur (SRS-A, *slow-reacting substance of anaphylaxis*, langsam reagierende Anaphylaxie-Substanze); Bronchokonstruktion; Erhöhung der Gefäßpermeabilität (siehe Kap. 3.3.4.2)

Art der Freisetzung	basophile Granulozyten	Mastzellen	Wirkungen
Prostaglandine		Prostaglandin D2	Bronchokonstruktion (siehe Kap. 3.3.4.1)
weitere Lipide		PAF (*platelet-activating factor*, Plättchen-aktivierender Faktor)	Bronchokonstruktion, Thrombozyten-Aggregation und -Degranulation, Blutdrucksenkung (siehe Kap. 3.4.2)
Zytokine	IL-4, IL-13	IL-4, IL-13	Isotypwechsel nach IgE in B-Lymphozyten (siehe Kap. 4.17.5.3)
		IL-3, IL-4	Proliferation von Mastzellen und basophilen Granulozyten (siehe Kap. 3.4.1 und 3.4.3.1)
		IL-3, IL-5	Proliferation von eosinophilen Granulozyten (siehe Kap. 3.4.3.1)
		IL-3, IL-6, IL-16, GM-CSF, TNF	proinflammatorische Wirkung (siehe Kap. 3.3.2.1)
		IL-10	antiinflammatorische Wirkung, Stimulation der Antikörperantwort (siehe Kap. 3.3.2.1)
Chemokine		CXCL8 (IL-8), CCL2 (MCAF/MCP1), CCL3 (MIP1alpha), XL1 (Lymphotactin)	Chemotaxie von Granulozyten, Makrophagen und Lymphozyten (siehe Kap. 3.3.2.2)
Wachstumsfaktoren		VEGF (*vascular endothelial growth factor*, vaskulärer endothelialer Wachstumsfaktor), NGF (*nerve growth factor*, Nerven-Wachstumsfaktor)	Aktivierung von Endothelzellen, Auflösung der Haftkomplexe (siehe Kap. 3.7.2)

Tab. 6.40: Die wesentlichen Symptome und Schweregrade (I bis IV) der allergischen Reaktion vom Soforttyp.

beteiligte Organe	Symptome	Schweregrade			
Nase und Nasen-Nebenhöhlen	Rötung und Schwellung der Schleimhaut; verstärkte Sekretion (allergische Rhinitis, allergische Sinusitis)	0 bis I			
Ohren	Verminderung der Hörfähigkeit; Druckgefühle bis hin zu Schmerzen (bedingt durch verengte oder verschlossene Eustach'sche Röhren)	0 bis I			
Augen	Rötung, Schwellung und Juckreiz der Bindehaut; verstärkter Tränenfluss	0 bis I			
Haut	lokale Rötungen, teigig sich anfühlende Schwellungen (Ödeme), Juckreiz, Nesselsucht (Urtikaria), Ekzeme	0 bis I			

beteiligte Organe	Symptome	Schweregrade			
	Systemische Rötungen, teigig sich anfühlende Schwellungen (Ödeme), Juckreiz, Nesselsucht (Urtikaria), Ekzeme	I	II		
Allgemeinbefinden	Schwindel, Kopfschmerzen, Angst	I	II	III	
	Bewusstlosigkeit, Koma			III	IV
obere Luftwege, Luftröhre, Bronchien	Rötung, Schwellung, verstärkte Schleimsekretion, Nießen, Husten (allergische Bronchitis)	I	II		
	Bronchospasmus (Angioödeme), Larynxödem, Atemnot		II	III	
Mund, Magen und Darm	Jucken, Schwellungen im Rachenraum und der Zunge, ggf. Bläschenbildung	I			
	Druckschmerzen, Blähungen	I			
	Übelkeit, Erbrechen, Durchfall		II	III	
anaphylaktischer Schock	Gefäßerweiterung, Blutdruckabfall, Erhöhung der Herzschlagfrequenz (Tachykardie), Verlust an intravasaler Flüssigkeit, Zentralisation des Blutkreislaufes, Sauerstoffarmut in den Geweben, Mikroembolien; spiralartige Verstärkung der Symptome bis hin zum Atem- und Kreislaufstillstand			III	IV

6.7.1.2 Chronische Phase (Einfluss der eosinophilen Granulozyten)

Die chronische Phase der allergischen Reaktion wird eingeleitet durch die Einwanderung von eosinophilen Granulozyten in das akute Entzündungsgebiet, im Besonderen Lunge (Bronchien, Alveolen) und Haut. Sie werden angelockt durch chemotaktisch wirkende Substanzen, ausgeschüttet von Mastzellen und basophilen Granulozyten wie auch von sekundär aktivierten Gewebezellen, im Besonderen Epithelzellen, Fibroblasten und Endothelzellen.

Die Chemotaxie von eosinophilen Granulozyten lösen im Wesentlichen aus
- Chemokine welche vorwiegend an den Chemokin-Rezeptor CCR3 binden,
    - wie CCL5, CCL7, CCL11/Eotaxin-1, CCL 13, CCL15, CCL24/Eotaxin-2, CCL26/Eotaxin-3, CCL13 und CCL15,
- Zytokine, im Besonderen IL-3, IL-5 und GM-CSF,
- eosinophile chemotaktische Faktoren der Anaphylaxie/ECF-A,
    - im Wesentlichen die Tetrapeptide Ala-Gly-Ser-Glu und Val-Gly-Ser-Glu,
- Leukotriene im Besonderen LTB4,
- Histamin, welches über H4-Rezeptoren nicht nur Mastzellen, sondern auch eosinophile Granulozyten anlockt.

Die Aktivierung von eosinophilen Granulozyten im Entzündungsgebiet erfolgt maßgeblich
- durch Zytokine (vorwiegend IL-3, IL-4, IL-5, GM-CSF), ausgeschüttet von
    - aktivierten Mastzellen und basophilen Granulozyten (siehe Tab. 6.39),

- von durch diese Zytokine aktivierten CD4-T-Helfer(2)-Lymphozyten, welche damit die Entwicklung von IgE-Antikörpern in B-Lymphozyten fördern wie auch zur weiteren Aktivierung von eosinophilen Granulozyten beitragen,
- von durch diese Zytokine wiederum aktivierten
  - ◼ eosinophilen Granulozyten (siehe Tab. 6.41),
  - ◼ Mastzellen, B-Lymphozyten, T-Lymphozyten sowie Epithelzellen und Endothelzellen;
- durch die vermehrte Expression von Rezeptoren
  - für Zytokine, im Besonderen für IL-3 und IL-5,
  - für IgE, und zwar den hochaffinen Rezeptor (FcIgE-RI wie auch den niedrigaffinen Rezeptor FcIgE-RII/CD23),
  - für Histamin/H4-Rezeptor,

Im Zuge der autokrinen und parakrinen Verstärkung der Aktivierung von eosinophilen Granulozyten werden von diesen vermehrt exprimiert
- Wachstumsfaktoren wie TGFbeta, VEGF und PDGF für
  - die Blutgefäßneubildung, Vermehrung des Bindegewebes und für die Wundheilung,
  - für die Hemmung der Proliferation und Funktion von T-Lymphozyten (TGFbeta);
- zytotoxische kationische Proteine (siehe Tab. 6.42), welche
  - Mastzellen und basophile Granulozyten aktivieren und degranulieren (im Besonderen MBP, *major basic protein*),
  - zytotoxisch sind für Bronchialepithelzellen (MBP, *major basic protein*; ECP, eosinophiles cationisches Protein) oder toxische Substanzen für Bronchialepithelzellen generieren (EPO, eosinophile Peroxidase),
  - dendritische Zellen aktivieren und die Differenzierung der Immunabwehr hin zur Bildung von IgG1 stimulieren (EDN, *eosinophil-derived neurotoxin*, Eosinophil-stämmiges Neurotoxin);
- radikale Sauerstoffmoleküle, welche zytotoxisch sind, besonders auch für Bronchialepithelzellen;
- Lipide des Arachidonsäurestoffwechsels, wie
  - Leukotriene, im Besonderen LTC4, LTD4 und LTE4, welche als SRS-A (*slow-reacting substances of anaphylaxis*, langsam reagierende Anaphylaxie-Substanzen) glatte Muskelzellen der Bronchien langsam und anhaltend zur Kontraktion bringen,
  - Prostaglandine, im Besonderen PGE2, welches Gefäße erweitert und Makrophagen und Lymphozyten hemmt;
- Enzyme, welche die Gewebemediatoren, ausgeschüttet von Mastzellen und basophilen Granulozyten, zerstören, hierzu zählen
  - **Histaminase** (zum Abbau des Histamins),
  - **Arylsulfatase** (zum Abbau der Leukotriene SRS-A (*slow-reacting substances of anaphylaxis*, langsam reagierende Anaphylaxie-Substanzen) im besonderen LTC4),
  - **Phospholipase D** (zum Abbau des PAF, *platelet-activating factor*, Plättchen-aktivierender Faktor));

Tab. 6.41: Zytokine und Wachstumsfaktoren, synthetisiert von eosinophilen Granulozyten in der chronischen Phase der allergischen Reaktion.

Zytokine/Wachstumsfaktoren	Zielzellen	Wirkungen
IL-3, IL-4, IL-9, GM-CSF	eosinophile Granulozyten	Vermehrung, Aktivierung und Degranulierung; Expression von Rezeptoren für IL-3, IL-5 und GM-CSF (autokrine Stimulation)
IL-3, IL-4	Mastzellen	Vermehrung, Expression von IgE-Rezeptoren (FcIgE-RI)
IL-4, IL-5, IL-6, IL-13	B-Lymphozyten	Vermehrung; Isotypwechsel nach IgE
GM-CSF	neutrophile Granulozyten	Aktivierung und Vermehrung
IL-2, IL-12, IFNgamma	CD4-T-Helfer(1)-Lymphozyten	Differenzierung und Vermehrung
IL-2, IL-4, IL-10	CD4-T-Helfer(2)-Lymphozyten	Differenzierung und Vermehrung
IL-1, IL-4, IFNgamma	Endothelzellen	Aktivierung, Auflösung der Haftkomplexe, Austritt von Blutplasma aus den Gefäßen (Ödeme)
IL-6	Fibroblasten	Proliferation
TGFbeta 1 bis 3 (*tumor growth factors* 1–3, Tumor-Wachstumsfaktoren 1–3)	Fibroblasten, Osteoblasten, Chondroblasten	Proliferation und Differenzierung, Bildung von extrazellulärer Matrix; Förderung der Wundheilung
	Epithelzellen, Endothelzellen	Inhibition der Proliferation, Differenzierung, Förderung der Wundheilung
	T-Lymphozyten	Inhibition der Proliferation und der Expression von Zytokinen und Zytokin-Rezeptoren
	B-Lymphozyten	Inhibition der Proliferation, Stimulation des Isotypwechsels nach IgA
	Monozyten/Makrophagen	Inhibition der Proliferation und der Bildung von radikalen Sauerstoffmolekülen, Stimulation von Phagozytose und Zytokinsynthese
VEGF A bis D (*vascular endothelial growth factors A-D*, vaskuläre endotheliale Wachstumsfaktoren A-D)	Endothelzellen	Proliferation (Auflösung der Haftkomplexe, Austritt von Blutplasma ins Gewebe), Gefäßneubildung (Blut- und Lymphgefäße, VEGF-C)
	Monozyten/Makrophagen	Chemotaxie
PDGF A bis C und AB (*platelet derived growth factors A-C, AB*; Blutplättchen-Wachstumsfaktor A-C, AB)	Endothelzellen, Fibroblasten, Chondroblasten, andere mesenchymale Zellen	Proliferation, Bildung von extrazellulärer Matrix

Tab. 6.42: Basische Proteine, ausgeschüttet von eosinophilen Granulozyten in der chronischen Phase der allergischen Reaktion.

basische Proteine	Zielzellen	Wirkungen
MBP (*major basic protein*)	Mastzellen, basophile Granulozyten	Degranulierung, Histaminfreisetzung
	neutrophile Granulozyten, Makrophagen	Aktivierung
	Epithelzellen (Bronchien, Haut), glatte Muskelzellen, Parasiten	Zytotoxizität, Bronchospasmus
ECP (eosinophiles kationisches Protein, Ribonuklease der Superfamilie RNASe A)	Epithelzellen (Bronchien, Haut), andere Zellen, Parasiten	Zytotoxizität
EPO (eosinophile Peroxidase)	Epithelzellen (Bronchien), Pneumozyten, Parasiten	Zytotoxizität (durch Bildung von Hyperchlorsäure und Hyperbromsäure aus Wasserstoffperoxid und Chlorid bzw. Bromidionen)
EDN (*eosinophil-derived neurotoxin*, Eosinophil-stämmiges Neurotoxin, Ribonuklease)	dendritische Zellen;	Aktivierung (über TLR2)
	CD4(+)-T-Helfer(2)-Lymphozyten	Differenzierung und Proliferation (durch Stimulierung der Ausschüttung von IL-5, IL-6, IL-10, IL-13)
	B-Lymphozyten	Isotypenwechsel vorwiegend nach IgG1

● weitere lysosomale Enzyme, besonders solche, welche die extrazelluläre Matrix zerstören wie beispielsweise Elastase.

Mit diesen Wirkstoffen bewirken die eosinophilen Granulozyten eine zelluläre Entzündung (siehe Tab. 6.40) in Nachfolge der akuten allergische Reaktion.

Die zellulären Entzündung geht einher mit
● Verminderung der lokalen Konzentration und Wirkung des Histamins, Serotonins, der SRS-A und des PAF,
● einer verstärkten zellulären Infiltration
  – durch eosinophile Granulozyten wie auch dendritischen Zellen, Makrophagen und T-Lymphozyten,
● einer gesteigerten Sekretion der Schleimhaut,
● einer erhöhten Empfindlichkeit, verstärkten Kontraktion und Hyperplasie der glatten Muskulatur,
● einer Zerstörung der Epithelzellen und
● einer Zunahme des Bindegewebes und Verdickung der Schleimhaut.

6.7.1.3 Beeinflussung durch endogene und exogene Faktoren

Wichtigster **endogener Faktor** für die Entwicklung einer allergischen Reaktion vom Soforttyp ist ein **genetischer Hintergrund** (siehe Tab. 6.43), welcher die Neigung zu allergi-

Tab. 6.43: Beispiele für Genloci, welche zur Entwicklung einer Allergie vom Soforttyp beitragen.

Chromosom	proallergische Expressionsprodukte
5q	Zytokine IL-3, IL-4, IL-5, IL-9, IL-13, GM-CSF; Rezeptor für IL-4 (IL-4Ralpha)
	adrenerger beta-Rezeptor
6p	HLA-Antigene
11q	Polymorphismus der beta-Kette des Fc-Rezeptors für IgE (FcIgE-RIbeta)

schen Reaktionen bestimmt. So haben Kinder, bei denen ein oder beide Elternteile Allergiker sind, ein erheblich größeres Risiko, an einer Allergie zu erkranken.

Zu den weiteren endogenen Faktoren, welche ineinandergreifend die Entstehung und den Verlauf einer allergischen Reaktion vom Soforttyp steuern, gehören

- das zentrale Nervensystem und das autonome Nervensystem, welche
  - die Ausschüttung von die Allergie vom Soforttyp fördernden wie auch hemmenden Neuromediatoren, Neuropeptiden und Hormonen regeln,
  - allergische Reaktionen vom Soforttyp auslösen können (psychogene Auslösung allergischer Reaktionen),
  - die akuten Symptome der allergischen Reaktion zu hemmen in der Lage sind (z. B. durch Ausschüttung von Glucocorticoiden);
- die angeborene Immunabwehr mit Mastzellen, basophilen Granulozyten, eosinophilen Granulozyten, Makrophagen und natürlichen Killerzellen, wobei entscheidend sind
  - das Ausmaß der Aktivierung dieser Zellen durch das Allergen,
  - der Einfluss ihrer Aktivierung durch andere Antigene und Immunstimulatoren gleichzeitig mit der Allergenexposition,
  - das Spektrum der von diesen Zellen produzierten Immunmediatoren (z. B. Zytokine, Chemokine, Wachstumsfaktoren), Gewebehormone (z. B. Histamin, Serotonin, Leukotriene, Prostaglandine) und Rezeptoren für Zytokine und für IgE;
- die erworbene Immunabwehr mit dendritischen Zellen, B-Lymphozyten und T-Lymphozyten, wobei auch hier entscheidend sind
  - das Ausmaß und die Art der Aktivierung dieser Zellen durch das Allergen,
  - der Einfluss der Aktivierung durch andere Antigene und Immunstimulatoren gleichzeitig mit der Allergenexposition,
  - die Präsentation der Allergene bzw. der antigenen Peptide der Allergene durch die dendritischen Zellen und B-Lymphozyten,
  - die Affinität, mit welcher die T-Zell-Rezeptoren von Allergen-spezifischen T-Lymphozyten an das Allergen binden und
  - die Stärke der Bindung der immunologischen Synapsen zwischen dendritischen Zellen und den T-Lymphozyten bzw. zwischen den B-Lymphozyten und den CD4(+)-T-Helfer(2)-Lymphozyten;
- die Zytokine, welche gleichzeitig oder im Zuge der Entwicklung der Immunreaktion gegen ein Allergen gebildet werden und (parakrin, teilweise auch autokrin) fördernd oder hemmend (siehe Tab. 6.44) einwirken auf

– die Differenzierung von T-Lymphozyten,
  ◼ die Anzahl und Aktivität von regulatorischen T-Lymphozyten,
  ◼ die Anzahl und Aktivität von CD4(+)-T-Helfer(2)-Lymphozyten,
– die Aktivierung von B-Lymphozyten durch CD4(+)-T-Helfer(2)-Lymphozyten,
  ◼ das Ausmaß der Expression von Kostimulatoren im Vergleich zu Koinhibitoren in der immunologischen Synapse,
  ◼ die somatische Hypermutation der Gene für die variablen Domänen der Antikörper und auf die Affinität der schlussendlich gebildeten Antikörper gegen das Allergen,
  ◼ den Isotypwechsel von IgM nach IgE,
– die Aktivierung und Proliferation von Mastzellen und basophilen Granulozyten,
  ◼ die Expression von Rezeptoren für Interleukine (im Besonderen für IL-3, IL-4),
  ◼ die Expression des hochaffinen Rezeptors für den Fc-Teil des IgE (FcIgE-RI),
  ◼ die Expression des gering affinen Rezeptors für den Fc-Teil des IgE (FcIgE-RII),
– die Proliferation und Funktion von eosinophilen Granulozyten
  ◼ die Expression von Rezeptoren für Interleukine (im Besonderen für IL-5, IL-3 und GM-CSF),
  ◼ die Ausschüttung von basischen Peptiden, Leukotrienen und Prostaglandinen und von Enzymen (im Besonderen Histaminase, Arylsulfatase und Phospholipase C),
  ◼ die Sekretion von Zytokinen (z. B. IL-1, IL-3, IL-5, IL-6, GM-CSF, TGFbeta);
● die Chemokine, welche Mastzellen und basophile Granulozyten zum Ort des Allergens locken;
● die aktivierenden und hemmenden Faktoren des Komplement-, Gerinnungs- und Kininsystems.

Tab. 6.44: Zytokine, die die allergische Reaktion vom Soforttyp fördern (+) oder hemmen (–).

Zytokine (Quelle)	Wirkung auf die Allergie		Zielzellen und Mechanismus der Wirkung
IL-3 (T-Lymphozyten, Mastzellen, eosinophile Granulozyten)	+		Mastzellen (Stimulation der Proliferation), B-Lymphozyten (Stimulation der Proliferation), eosinophile Granulozyten (Aktivierung)
IL-4 (T-Lymphozyten, Mastzellen, basophile und eosinophile Granulozyten, Stromazellen Knochenmark)	+		B-Lymphozyten (Stimulation der Proliferation, des Isotypwechsels nach IgE und der Expression des FcIgE-RII/CD23), CD4(+)-T-Helfer(2)-Lymphozyten (Stimulation der Differenzierung und Proliferation), Makrophagen (Hemmung der Expression proinflammatorischer Zytokine und der Bildung radikaler Sauerstoffmoleküle), Mastzellen und basophile Granulozyten (Stimulation der Proliferation, Expression von Rezeptoren für IgE (FcIgE-RI), Makrophagen (Stimulation der Proliferation)

Zytokine (Quelle)	Wirkung auf die Allergie		Zielzellen und Mechanismus der Wirkung
IL-5 (T-Lymphozyten, Mastzellen, basophile und eosinophile Granulozyten)	+		eosinophilen Granulozyten (Stimulation der Proliferation und Differenzierung)
		–	B-Lymphozyten (Stimulation des Isotypwechsels nach IgA)
IL-6 (T-Lymphozyten, B-Lymphozyten, Monozyten, Endothelzellen, Fibroblasten)	+		B-Lymphozyten (Stimulation der Proliferation und Differenzierung), CD4(+)-T-Helfer(2)-Lymphozyten (Stimulation der Proliferation und Differenzierung)
IL-9 (T-Lymphozyten)	+		Mastzellen (Stimulation der Proliferation, in Kooperation mit SCF), T-Lymphozyten (Stimulation der Proliferation)
IL-10 (dendritische Zellen, Makrophagen, T-Lymphozyten)	+		B-Lymphozyten (Stimulation der Proliferation), Mastzellen (Stimulation der Proliferation), CD4(+)-T-Helfer(1)-Lymphozyten (Hemmung der Differenzierung und Proliferation)
IL-12 (dendritische Zellen, Makrophagen, B-Lymphozyten)		–	CD4(+)-T-Helfer(1)-Lymphozyten (Stimulation der Differenzierung und Proliferation), natürliche Killerzellen (Aktivierung)
IL-13 (T-Lymphozyten, Mastzellen, basophile und eosinophile Granulozyten, natürliche Killerzellen)	+		B-Lymphozyten (Stimulation des Isotypwechsels nach IgE, Expression des FcIgE-RII/CD23, Differenzierung zu Plasmazellen), Makrophagen (Hemmung der Ausschüttung von proinflammatorischen Zytokinen), glatte Muskelzellen (Aktivierung), Bronchialepithelzellen (Aktivierung)
IL-14 (T-Lymphozyten, B-Lymphozyten)		–	B-Lymphozyten (Hemmung der Immunglobulinsynthese)
IL-16 (eosinophile Granulozyten, Mastzellen, T-Lymphozyten)	+		eosinophile Granulozyten (Stimulation der Chemotaxie), T-Lymphozyten (Stimulation der Chemotaxie)
IL-17 (T-Lymphozyten)		–	T-Helfer(17)-Lymphozyten (Stimulation der Synthese von proinflammatorischen Zytokinen), Fibroblasten (Stimulation der Synthese von IL-6 und IL-8)
IL-18 (Makrophagen, Keratinozyten)	+		T-Lymphozyten (Stimulation der Ausschüttung von IL-4, IL-10, IL-13; Expression des Kostimulators CD40-Ligand), B-Lymphozyten (Stimulation der Isotypwechsel nach IgE)
		–	T-Lymphozyten (Stimulation der Ausschüttung von IFNgamma), natürliche Killerzellen (Stimulation der Ausschüttung von IFNgamma)
IL-19 (Monozyten, Makrophagen)		–	Monozyten/Makrophagen (Stimulation der Synthese von TNFalpha)

Zytokine (Quelle)	Wirkung auf die Allergie	Zielzellen und Mechanismus der Wirkung
IL-21 (T-Lymphozyten)	+	B-Lymphozyten (Stimulation der Proliferation)
	–	B-Lymphozyten (Hemmung des Isotypwechsels nach IgE), natürliche Killerzellen (Aktivierung)
IL-23 (dendritische Zellen)	–	T-Lymphozyten (Stimulation der Synthese von IL-17 und IFNgamma)
IL-25 (T-Lymphozyten, Mastzellen, Stromazellen Knochenmark)	+	T-Lymphozyten (Stimulation der Differenzierung zu CD4(+)-T-Helfer(2)-Lymphozyten)
IL-27 (Monozyten, Makrophagen, dendritische Zellen)	–	T-Lymphozyten (induziert die Expression des Rezeptors für IL-12 und stimuliert damit die Differenzierung zu CD4(+)-T-Helfer(1)-Lymphozyten)
TNFalpha (Monozyten/Makrophagen, dendritische Zellen, B-Lymphozyten, T-Lymphozyten, Fibroblasten)	–	Makrophagen (Stimulation der Synthese von proinflammatorischen Zytokinen), T-Lymphozyten (Stimulation der Synthese von proinflammatorischen Zytokinen inklusive IFNgamma)
IFNalpha (Lymphozyten, Monozyten, Makrophagen)	–	B-Lymphozyten (Hemmung des durch IL-4 induzierten Isotypenwechsels nach IgE)
IFNgamma (T-Lymphozyten, natürliche Killerzellen)	–	T-Lymphozyten (Hemmung der Differenzierung zu CD4(+)-T-Helfer(2)-Lymphozyten, Stimulation der Proliferation von CD4(+)-T-Helfer(1)-Lymphozyten), B-Lymphozyten (Hemmung des durch IL-4 induzierten Isotypenwechsels nach IgE),
TGFbeta (Vielzahl von Zellen)	–	Stimulierung der Zelldifferenzierung, B-Lymphozyten (Hemmung des durch IL-4 induzierten Isotypwechsels nach IgE)
GIF Glykosylierungsinhibitionsfaktor (T-Lymphozyten)	–	Hemmung der Bildung von IL-4
GEF Glykosylierung-steigernder Faktor (T-Lymphozyten)	+	Förderung der Bildung von IL-4

Der Isotypenwechsel von IgM nach IgE in B-Lymphozyten stellt eine entscheidende Stufe für die komplexe Entwicklung der Typ I-allergischen Reaktion vom Soforttyp dar. Dieser Isotypenwechsel wird beeinflusst durch die Aktivierung von B-Lymphozyten. Einflussgrößen sind

- das Ausmaß, mit welchem
  - dendritische Zellen und B-Lymphozyten bei der Phagozytose des Allergens stimuliert werden zur Synthese besonders von IL-4 und IL-13,
  - T-Lymphozyten differenzieren zu Allergen-spezifischen CD4(+)-T-Helfer(2)-Lymphozyten oder zu regulatorischen T-Lymphozyten unter dem Einfluss der dendritischen Zellen;

Tab. 6.45: Struktur der immunologischen Synapse, welche den Isotypenwechsel von IgM nach IgE in B-Lymphozyten fördert.

Förderung des Isotypenwechsels nach IgE durch		immunologische Synapse zwischen den Lymphozyten		
		T-Helfer(2)-Lymphozyt		**B-Lymphozyt**
geringe oder sehr hohe Affinität von	Allergen-spezifische Rezeptoren	**TCR/T-Zell-Rezeptor**	<>	**BCR/B-Zell-Rezeptor**
	Korezeptoren	CD4	<>	MHC-II
hohe Expression von	Kostimulatoren	**CD40-Liganden/CD154**	<>	**CD40**
		Glucocorticoide (steigern Expression von CD40L)		Epstein-Barr-Virus (EBV) (LMP, 1 *late membrane protein 1*, spätes Membranprotein 1, simuliert CD40L)
		BAFF (*B-cell-activating factor*, B-Zellen-aktivierender Faktor)	<>	BCMA (*B-cell maturation antigen*, B-Zellen-Reifungsfaktor)
		April (*A proliferation inducing ligand*, A-proliferationsinduzierter Ligand)	<>	
		ICOS	<>	ICOS-Ligand
		CD28	<>	**B7.1/CD80; B7.2/CD86**
niedrige Expression von	Koinhibitoren	CTLA4	<>	
hohe Expression von	Adhäsionsmoleküle	CD2	<>	LFA -3/CD58
		LFA-1/CD11a/18	<>	ICAM-1/CD54
		VLA-4/VCAM-Rezeptor/CD49d	<>	VCAM/CD106

- die Stärke der Aktivierung von Allergen-spezifischen B-Lymphozyten durch Allergen-spezifische CD4(+)-T-Helfer(2)-Lymphozyten im Zuge der Bildung von immunologischen Synapsen (siehe Kap. 4.16.2), wobei entscheidend sind (siehe Tab. 6.45),
  - eine hohe Affinität des T-Zell-Rezeptors (TCR) und des B-Zell-Rezeptors (BCR) zum Allergen,
  - eine hohe Expression von Kostimulatoren, im Besonderen von CD40 und CD40-Ligand (siehe Kap. 4.15.2),
  - eine geringe Expression von Koinhibitoren, im Besonderen von CTLA4 (siehe Kap. 4.15.3),
  - eine hohe Expression besonders von IL-4 und IL-13 durch die T-Helfer(2)-Lymphozyten und von Rezeptoren für IL-4 und IL-13 auf B-Lymphozyten (siehe Tab. 6.46),
  - eine niedrige Expression besonders von IL-12, IL-14, IL-17 und IL-21 (siehe Tab. 6.46).

Tab. 6.46: Regulierung der allergischen Reaktion durch IgE und seine Rezeptoren in B-Lymphozyten.

IgE-Rezeptoren	Förderung	Hemmung (oder ohne Wirkung)
FcIgE-RI (hochaffin)	Expression von FcIgE-RI erhöht durch die IgE und nach Kreuzvernetzung mit Allergien	
FcIgE-RII (CD23; niedrig affin Trimer)	Expression von CD23 erhöht durch IL-4, durch IgE oder durch Kreuzvernetzung von FcIgE-RI+IgE mit Allergen;	Kreuzvernetzung von CD23 mit Allergen bewirkt in B-Lymphozyten Hemmung des Isotyp-Wechsels nach IgE
s FcIgE-RII (sCD23/soluble CD23)	trimeres sCD23 bindet an und aktiviert CD21, induziert Proliferation und Differenzierung zu Plasmazellen und erhöht IgE-Synthese	monomeres sCD23 bindet an freies IgE (Blockade der Bindung an FcIgE-RI) und an CD21 (Blockade der Aktivierung)

Tab. 6.47: Antigen-Konzentration, Applikationsweg und Antigen-Präsentation beeinflussen allergische Reaktionen vom Soforttyp.

Art der Verabreichung allergener Antigene		antiallergische Wirkung	proallergische Wirkung
Antigenkonzentration	gering		vermehrte Stimulierung von CD4(+)-T-Helfer(2)-Lymphozyten
	mittel	vermehrte Stimulierung von CD4(+)-T-Helfer(1)-Lymphozyten	
	hoch	bei oraler Aufnahme: Elimination/ Anergie von Allergen-spezifischen T-Lymphozyten	erhöhte Stimulierung von CD4(+)-T-Helfer(2)-Lymphozyten
Antigen-Verabreichung	Inhalation		Stimulierung von CD4(+)-T-Helfer(2)-Lymphozyten
	oral	Toleranz (Stimulierung von regulatorischen T-Lymphozyten)	
	intravenös	Toleranz (Stimulierung von regulatorischen T-Lymphozyten)	
Antigen-Präsentation	sehr schwaches Signal		vorwiegend Stimulierung von CD4(+)-T-Helfer(2)-Lymphozyten
	mittleres Signal	vermehrte Stimulierung von CD4(+)-T-Helfer(1)-Lymphozyten	
	sehr starkes Signal		erhöhte Stimulierung von CD4(+)-T-Helfer(2)-Lymphozyten

Exogene Faktoren für Auslösung, Stärke und Aufrechterhaltung der allergischen Reaktion vom Soforttyp stellen dar

- die Art des Allergens,
    - seine Immunogenität,
    - seine Fähigkeit zur **Kreuzvernetzung** von Rezeptor-gebundenen IgE-Molekülen und, je nach Rezeptor (siehe Tab. 6.46),
        - ◼ zur Degranulation von Mastzellen und basophilen Granulozyten oder
        - ◼ zur Inhibition der allergischen Reaktion;
- die **Dosis des Allergens,** der **Ort seiner Exposition** (bzw. der Applikationsweg) und seiner Präsentation (siehe Tab. 6.47);
- **die Wirkung von immunstimulierenden Substanzen,** welche gleichzeitig mit dem Allergen den Körper einwirken, im Besonderen auf die Bildung von IgE Einfluss nehmen (siehe Tab. 6.48), die Mechanismen dieser Einflussnahme beinhalten
    - die Aktivierung von Zellen des angeborenen und erworbenen Immunsystems, im Besonderen von dendritischen Zellen, B-Lymphozyten und T-Lymphozyten,
        - ◼ wobei entscheidend zu sein scheint, in welchem Verhältnis CD4(+)-T-Helfer(1)-Lymphozyten, CD4(+)-T-Helfer(2)-Lymphozyten und natürliche wie auch induzierte **regulatorische T-Lymphozyten** (siehe Kap. 4.11) sich entwickeln und aktiviert werden,
    - das Ausmaß der Synthese und Ausschüttung von proinflammatorischen Zytokinen, im Besonderen von IL-12, IL-23, IL-27, IL-1, IFNalpha, IFNgamma und TNFbeta,

Tab. 6.48: Beispiele für die Einflussnahme von exogenen Faktoren auf die Entwicklung der allergischen Reaktion vom Soforttyp.

exogene Substanzen		antiallergische Wirkung	proallergische Wirkung
Bakterien	CpG	verstärkte Bildung von IL-12 (vermehrte Differenzierung von CD4(+)-T-Helfer(1)-Lymphozyten und/oder von regulatorischen T-Lymphozyten)	
	LPS		
	andere Zellwand-bestandteile		
Hausstaubmilben	Protease (Derp I)		Spaltung des FcIgE-RII; Bildung von soluble FcIgE-RII; Monomer blockiert; Trimer stimuliert CD21 und IgE Synthese. Auflösung der Haftkomplexe zwischen den Epithelzellen; erhöhte direkte Zugänglichkeit für Makrophagen und dendritische Zellen
Parasitenantigene		verstärkte Bildung von IL-4 und IL-5, erhöhte Bildung von IgE gegen Antigene, welche keine Allergene darstellen; hierdurch werden antiallergische IgE vom IgE-Rezeptor verdrängt (kompetitive Hemmung)	verstärkte Bildung von IL-4 und IL-5, erhöhte Bildung von IgE gegen gleichzeitig einwirkende Allergene

- ▧ differenzieren sich vermehrt CD4(+)-T-Helfer(1)-Lymphozyten, wird die zelluläre Immunreaktion gestärkt und zwangsläufig die Antikörperantwort und damit die IgE-vermittelte allergische Reaktion vermindert,
- das Ausmaß der Synthese und Ausschüttung von **antiinflammatorischen Zytokinen** (z. B. Il-4, IL-5, IL-6, IL-9, IL-10, IL-13), kommt es zu einer vermehrten Differenzierung von CD4(+)-T-Helfer(2)-Lymphozyten und zu einer Stärkung der Bildung von Antikörpern, so kann diese in 2 Richtungen verlaufen:
  - ▧ **dominieren** besonders **IL-4 und IL-13**, induzieren diese den Isotyp Wechsel nach IgE, die vermehrte Bildung von IgE führt zu einer **Verstärkung** der allergischen Reaktion vom Soforttyp,
  - ▧ **herrschen IL-5, IL-6, TGFbeta und IFNgamma** vor, kommt es zu einem Isotypwechsel bevorzugt nach IgG1, IgA1, IgG2 oder IgG4 und zu einer **Verminderung** der allergischen Reaktion vom Soforttyp, zum einen, weil einige dieser Antikörper Allergene binden können, damit stehen diese Allergene nicht mehr für eine Vernetzung von IgE zur Verfügung, zum anderen, weil weniger IgE gebildet wird wegen des verminderten Isotypenwechsel nach IgE.

Tab. 6.49: Muster an Zytokinen, welche proallergisch wirken.

proallergische Zytokin-Zusammensetzung	Zytokine und Zytokin-Rezeptoren, exprimiert von			
	weiteren Zellen (siehe Tab. 6.41)	**T-Helfer(2)-Lymphozyten**		**B-Lymphozyten**
hohe Expression von	IL-3	IL-3	<>	IL-3-Rezeptor
	IL-4	**IL-4**	<>	**IL-4 -Rezeptor**
	IL-6	IL-6-Rezeptor	<>	
	IL-10	IL-10	<>	IL-10-Rezeptor
	IL-13	**IL-13**	<>	**IL-13-Rezeptor**
	IL-16	IL-16-Rezeptor	<>	
	IL-18	IL-18-Rezeptor	<>	IL-18-Rezeptor
	IL-25	IL-25/IL-25-Rezeptor		
		GEF		
niedrige Expression von	**IL-12**	**IL-12-Rezeptor**	<>	**IL-12**
		IL-14	<>	IL-14-Rezeptor
		IL-17/IL-17-Rezeptor		
		IL-21	<>	IL-21-Rezeptor
	IL-23	IL-23-Rezeptor	<>	
	IL-27	IL-27 Rezeptor		
	TGFbeta	**TGFbeta**	<>	**TGFbeta-Rezeptor**
	IFNalpha/IFNgamma	**IFNalpha-Rezeptor/ IFNgamma-Rezeptor**	<>	**IFNalpha-Rezeptor/ IFNgamma-Rezeptor**
		GIF		

Endogene und exogene Faktoren bestimmen das Ausmaß der „**proallergischen Zusammensetzung**" der Zytokine im Körper (siehe Tab. 6.49) zum Zeitpunkt der Allergen-Exposition. Eine proallergische Zusammensetzung kann die Entwicklung einer Allergie fördern durch

- eine erhöhte Proliferation von Mastzellen und basophilen Granulozyten (siehe Kap. 3.4.1),
- eine verstärkte Expression des hochaffinen Rezeptors für IgE (FcIgE-RI; siehe Kap. 4.14.3.2),
- eine erhöhte Synthese von IgE (siehe Tab. 6.44) und
- eine verstärkte Proliferation und Aktivierung von eosinophilen Granulozyten (siehe Tab. 6.41).

Tab. 6.50: Korrelation des Schutzes vor allergischen Reaktionen vom Soforttyp mit der Belastung durch exogene Reize.

erhöhtes Risiko einer Allergie Typ I	vermindertes Risiko einer Allergie Typ I
häufige Antibiotika-Verabreichung	häufige bakterielle Infektionen (Stimulation von CD4(+)-T-Helfer(1)-Lymphozyten und von regulativen T-Lymphozyten besonders durch CpG oder durch das LPS von Gram(−)-Bakterien)
parasitäre Infektionen erst als Jugendlicher/im Erwachsenenalter (späte und/oder sporadische Parasiteninfektionen induzieren die Entwicklung von IgE-Antikörpern gegen gleichzeitig einwirkende Allergene)	parasitäre Infektionen in früher Kindheit (Parasiten induzieren hohe Titer von IgE gegen eine breite Vielfalt von Antigenen, diese IgE-Antikörper können kompetitiv Allergen-spezifische IgE-Antikörper inhibieren)
Schädigung des Bronchialepithels (z. B. durch aktives oder passives Tabak-Rauchen, Schwefeloxide, Feinstäube, Virusinfektionen)	Impfungen mit bakteriellen und viralen Vakzinen, z. B. HAV-Vakzine (Stimulation von CD4(+)-T-Helfer(2)-Lymphozyten mit bevorzugtem Isotypenwechsel nach IgG)
Einzelkinder (geringere Keimbelastung)	Kinder mit mehreren Geschwistern (höhere Keimbelastung)
übertriebene Hygiene (mangelnde Stimulation von CD4(+)-T-Helfer(1)-Lymphozyten und von regulativen T-Lymphozyten durch bakterielle Antigene)	früher Besuch von Kinderkrippen und Kindergärten (höhere Keimbelastung, Stimulation von CD4(+)-T-Helfer (1)-Lymphozyten und von regulativen T-Lymphozyten durch bakterielle Antigene)
später und seltener Kontakt zu Tieren	früher regelmäßiger Kontakt zu Haus- und/oder Nutztieren im Besonderen zu Kühen (Stimulation von CD4(+)-T-Helfer(2)-Lymphozyten und von regulativen T-Lymphozyten, wahrscheinlich durch bakterielle Antigene)
bei Kindern, deren Mütter während der Schwangerschaft überdurchschnittlich proallergische Zytokine (IL-4, IL-13) ausgeschüttet hatten, bei gleichzeitiger Verminderung des plazentaren IFNgamma	bei Kindern, deren Mütter während der Schwangerschaft intensiven und dauerhaften Kontakt zu Stalltieren und/oder Haustieren und/oder Heu hatten

In Kenntnis der bedeutenden Wirkung von exogenen Faktoren auf die Entstehung einer allergischen Reaktion vom Soforttyp wurden Faktoren der Umwelt wie auch der Lebensführung definiert, welche im frühkindlichen und kindlichen Leben bereits proallergisch oder antiallergisch wirken können (siehe Tab. 6.50).

Ausschlaggebender Faktor scheint hierbei die Infektionsbelastung eines Kindes zu sein, welche

- die Entwicklung von CD4(+)-T-Helfer(1)-Lymphozyten und von regulativen T-Lymphozyten stimuliert und hierdurch
- die Differenzierung von CD4(+)-T-Helfer(2)-Lymphozyten und die Proliferation von B-Lymphozyten hemmt.

In Anbetracht dieser Erfahrungen bei der Entwicklung einer allergischen Reaktion vom Soforttyp wurde die Hygienehypothese entwickelt (siehe Tab. 6.51). Sie besagt, dass

- exogene Faktoren entscheidend beteiligt sind an der Entwicklung und Aufrechterhaltung einer allergischen Reaktion vom Soforttyp,
    - sie wirken hemmend, wenn sie die Entwicklung von CD4(+)-T-Helfer(1)-Lymphozyten und von natürlichen und induzierten regulatorischen T-Lymphozyten stimulieren,
    - sie wirken fördernd, wenn sie die Entwicklung und Aktivität von CD4(+)-T-Helfer(2)-Lymphozyten stimulieren zu Lasten der CD4(+)-T-Helfer(1)-Lymphozyten und der natürlichen und induzierten regulatorischen T-Lymphozyten;
- ein hohes Risiko der Entwicklung einer allergischen Reaktion vom Soforttyp besteht,
    - wenn die exogenen Faktoren nicht in ausreichender Weise die Zahl und/oder die Aktivität von regulatorischen T-Lymphozyten stimulieren können, um die Aktivität von CD4(+)-T-Helfer (2)-Lymphozyten einzuschränken.

Tab. 6.51: Risiko einer allergischen Reaktion vom Soforttyp in Abhängigkeit von der Aktivität regulatorischer T-Lymphozyten (Hygiene-Hypothese).

Parameter	Messwert des Parameters			
CD4(+)-T-Helfer(1)-Lymphozyten (TH1)	hoch	niedrig	mittel	hoch
CD4(+)-T-Helfer(2)-Lymphozyten (TH2)	hoch	hoch	hoch	hoch
regulatorische T-Lymphozyten (Treg; natürlich und induziert)	hoch	hoch	mittel	niedrig
Wirkung	TH2 werden inhibiert durch Treg	TH2 werden inhibiert durch Treg	TH2 werden nur teilweise inhibiert durch Treg	TH2 können nicht ausreichend durch Treg inhibiert werden
Risiko einer allergischen Reaktion vom Soforttyp	**(+)/+ (gering)**	**(+)/+ (gering)**	**++ (mittel)**	**+++/++++ (hoch)**

6.7.1.4 Der allergische Formenkreis und dessen Behandlung

Die allergischen Reaktionen vom Soforttyp (vermittelt durch IgE) umfassen die Krankheitsbilder atopische Dermatitis, Nahrungsmittelallergie, allergische Rhinitis und Asthma bronchiale, welche als atopischer Formenkreis zusammengefasst werden (siehe Tab. 6.52).

Tab. 6.52: Krankheitsbilder des atopischen Formenkreises.

Krankheitsbilder (Häufigkeit)	lokale Symptome	Ursache/Pathophysiologie/Provokationsfaktoren
allergische Dermatitis/ Neurodermitis (gehäuftes Auftreten zwischen 0,5–5 Jahre; 5–20 % der Kinder, 1–3 % der Erwachsenen)	rote schuppende, manchmal auch nässende Ekzeme mit starkem Juckreiz	Allergien (gegen Nahrungsmittel bei Kindern, gegen Inhalationsantigene bei Erwachsenen), Störung der Barrierefunktion der Haut (Verminderung des Filaggrin, welches Verhornung steuert), Störung des Fettsäurestoffwechsels auf der Haut, Besiedlung mit Bakterien (Staphylococcus aureus) oder Pilzen, Provokation durch Alhohol, UV-Licht
Nahrungsmittelallergie Typ I (gehäuftes Auftreten 0,5–2 Jahre und bei Jugendlichen und Erwachsenen; 2–10 % der Bevölkerung)	Jucken, Bläschenbildung, Schwellungen im Rachenraum und der Zunge; Übelkeit, Erbrechen und Durchfall (zusätzlich auch atopische Ekzeme, allergische Rhinitis)	bei Kleinkindern Allergien gegen Milch, Eier, Fleisch, Fisch, Nüsse oder Soja; bei Jugendlichen und Erwachsenen Allergien gegen Nahrungsmittelbestandteile (häufig gegen Erdnüsse), meist jedoch Kreuzallergien gegen Inhalationsallergene (z. B. Pollen)
allergische Rhinitis/ Konjunktivitis (> 6–7 Jahre; 5–20 % der Bevölkerung)	Juckreiz (Niesanfälle, Heuschnupfen), Hypersekretion und Entzündung der Nasenschleimhaut mit Verstopfung der oberen Luftwege und Bindehautentzündung (in Zuge einer chronischen Entzündung zusätzlich auch Asthma bronchiale und/oder Sinusitis)	Sensibilisierung meist durch aerogene Allergene; saisonale (z. B. Pollen) oder andauernde (z. B. Hausstaubmilbe) Allergenexposition und Erkankung; auf der Grundlage der Allergie entwickelt sich eine Überempfindlichkeit der Nase gegenüber unspezifischen (nichtallergenen) Reizen (Tabakrauch, Duftstoffe, Feinstäube), diese können für sich alleine allergische Symptome auslösen; Beeinträchtigung der Lebensqualität (Schlafstörungen, Tagesmüdigkeit, Herabsetzung der Lernfähigkeit)
allergisches Asthma bronchiale (Kinder von 3–7 Jahren etwa 7–10 %, Erwachsene zwischen ca. 2 % in Griechenland und ca. 18 % in Schottland; Kinder von Asthma-erkrankten Eltern haben ein Erkrankungsrisiko von etwa 80 %)	Hustenreiz durch vermehrte Schleimbildung und Ödeme in den Bronchien als Folge einer chronischen, produktiven Entzündung; Verengung der Bronchien, Abflussstörungen des Bronchialsekretes; anfallsweise Verkrampfungen der Bronchialmuskulatur und Luftnot	von einer Sensibilisierung durch aerogene Allergene ausgehende chronische Entzündung der Luftwege (Alveolen, Bronchien) mit eosinophiler Infiltration, Vermehrung des Bindegewebes, der glatten Muskulatur und der Becherzellen; unterstützende Faktoren: erhöhte Produktion von Stickstoffmonoxid (NO, inhibiert Signal-übertragende Kinasen vorwiegend in CD4(+)-T-Helfer(1)-Lymphozyten); hohe lokale Konzentration von GM-CSF (Proliferation und Reifung von dendritischen Zellen); hohe Dichte an dendritischen Zellen; hohe Freisetzung von Wachstumsfaktoren (PDGF, FGF, TGFbeta, IGF-1) durch Bronchialepithelzellen; auf der Grundlage der alllergischen Reaktion entwickelt sich eine hohe Überempfindlichkeit nicht nur gegenüber Allergenen, sondern auch gegen unspezifische (nicht allergene) Reize (Tabakrauch, Feinstaub, Weichmacher, Lösungsmittel, Histamin, Kaltluft), durch welche Asthmaanfälle ausgelöst werden können

Übergänge zwischen den Krankheitsbildern sind möglich und werden als „allergischer Marsch" mit „Etagenwechsel" bezeichnet. Beispielsweise kann
- sich gleichzeitig mit der atopischen Dermatitis eine allergische Rhinitis entwickeln,
- eine allergische Rhinitis und Konjunktivitis von einem bronchialen Asthma abgelöst werden (Etagenwechsel),
- eine Allergie gegen ein bestimmtes Nahrungsmittel verschwinden und gefolgt sein von einer allergischen Rhinitis gegen ein Pollenallergen,
- sich eine allergische Reaktion gegen ein definiertes Allergen ausweiten zu einer Reaktion gegen eine Vielzahl unterschiedlicher Allergene.

Eine Behandlung der Krankheiten des atopischen Formenkreises ist grundsätzlich möglich durch
- eine Allergenkarenz,
  - Ausschluss der Exposition mit dem krankmachenden Allergen,
- eine Immuntherapie,
  - welche eine Diagnostik des auslösenden Allergens voraussetzt,
- eine Pharmakotherapie.

Immundiagnostik und Immuntherapie

Nicht nur für die Allergenkarenz, sondern auch für die spezifische Immuntherapie ist die Kenntnis des Allergens notwendig. Mehrere diagnostische Verfahren stehen hierfür zur Verfügung (siehe Tab. 6.53). Neben der Messung des Gesamt-IgE im Blut stellen der Prick-Test und der Intrakutantest die wohl einfachste und aussagefähigste Methode dar, um eine Sensibilisierung gegen ein Allergen nachzuweisen.

Tab. 6.53: In vitro und in vivo diagnostische Verfahren zur Diagnose einer allergischen Sensibilisierung durch ein Allergen.

	Methode	Messparameter (Aussagemöglichkeit)
In-vitro-Test		
PRIST/RIST	Nachweis der Konzentration von IgE im Blut mit Hilfe des PRIST (*paper radioimmunosorbent test*, Papier-Radioimmunosorbent-Test)	Konzentration von IgE (mg/L) im Blut (bei erhöhtem IgE-Blutspiegel liegt wahrscheinlich eine Disposition zur Allergie vor)
RAST	Nachweis Allergen-spezifischer Antikörper im Blut mit Hilfe des Radio-Allergo-Sorbent-Test (RAST)	Konzentration eines Allergen-spezifischen IgE-Antikörpers im Blut (bei Nachweis von Allergen-spezifischem IgE ist eine Allergie gegen das Allergen wahrscheinlich, jedoch korreliert der IgE-Titer nicht mit dem Schweregrad der Allergie)
EIA	Nachweis Allergen-spezifischer Antikörper im Blut mit Hilfe des Enzym-Immunoassays (EIA)	
FEIA	Nachweis Allergen-spezifischer Antikörper im Blut mit Hilfe des Fluoreszens-Enzym-Immunoassays (FEIA)	
Tryptase-Test	Nachweis von Tryptase im Blut	aktivierte Mastzellen setzen relativ selektiv/spezifisch große Mengen an Tryptase frei

	Methode	Messparameter (Aussagemöglichkeit)
In-vivo-Test		
Prick-Test	flüssige Allergenextrakte werden meist an der Innenseite der Unterarme in die Epithelschicht eingebracht (durch Einritzen oder Stechen/Pricken); die Kontrolle erfolgt durch parallele Verabreichung von physiologischer Lösung.	Qaddelbildung und Rötung am Ort der Applikation (einfacher und schnell durchzuführender qualitativer und (bei Titration des Allergenextraktes) semiquantitativer Nachweis für eine Sensibilisierung gegen ein Allergen; beim Intrakutantest sind systemische allergische Reaktionen möglich)
Intrakutan-Test	flüssige Allergenextrakte werden intradermal injiziert (ca. 50 µl); die Kontrolle erfolgt durch parallele Verabreichung von physiologischer Lösung	
Epikutan-Test	Teststreifen, welche das Allergen oder eine Kontrollsubstanz in einem Speicher (Flies, Schwamm, Kammer) enthalten, werden auf eine gesund erscheinende Haut aufgeklebt und nach 48 h wieder entfernt	Entzündungserscheinungen am Ort der Applikation (spezifischer Nachweis für Allergene, welche eine atopische Dermatitis auslösen können oder für Kontaktallergene)
nasaler Provokationstest	durch nasale Verabreichung eines Allergens wird eine allergische Rhinitis provoziert, die Kontrolle erfolgt durch vorlaufende, gleichzeitige (anderes Nasenloch) oder nachfolgende Verabreichung eines Scheinallergens (Placebo)	Messung der Veränderung der nasalen Luftdurchgängigkeit (durch Rhinomanometrie), des Niesreizes, der Sekretion und möglicher Fernsymptome, Bestätigung durch Wiederholung.
spezifische inhalative Provokation	durch Inhalation eines Allergens Auslösung eines Asthma-Anfalles	Messung der ausgeblasenen Menge an Luft mit Hilfe eines Spirometers (*peak flow*-(Atemstromstärke-)Messung); Bronchospasmolyse-Test (Reversibilität der bronchialen Obstruktion nach Gabe eines beta2-Sympathomimetikums).
oraler Provokationstest	orale Gabe eines Allergens; Auslösung einer oralen allergischen Reaktion	

Die spezifische Immuntherapie (SIT) des atopischen Formenkreises (siehe Tab. 6.54) hat zum Ziel

- die Verminderung der Sensibilisierung (**Hyposensibilisierung**) eines Patienten gegen ein als krankmachend erkanntes Allergen,
- den Stopp der weiteren Synthese von IgE-Antikörpern gegen das krankmachende Allergen.

Hierzu muss die proallergische Immunabwehr des Patienten in eine antiallergische Reaktionsform überführt werden. In Kenntnis der Komponenten beteiligt an der allergischen Reaktion vom Soforttyp (siehe Kap. 6.7.1.3) beinhaltet dieses

- eine Aktivierung von Zellen des angeborenen und erworbenen Immunsystems, im Besonderen von dendritische Zellen, B-Lymphozyten und T-Lymphozyten in einer Form,
  - dass vermehrt IL-10 gebildet wird, was zur Folge hat, dass
    - vermehrt regulatorische T-Lymphozyten stimuliert werden und

Tab. 6.54: Immuntherapie der allergischen Reaktionen des atopischen Formenkreises mit biologischen Wirkstoffen.

	Methode	Wirkmechanismus
Antigen-spezifisch aktiv		
SIT (spezifische Immuntherapie)	wöchentliche subkutane Injektion einer maximal tolerablen Dosis einer Zubereitung des krankmachenden Allergens über einen Zeitraum von etwa 3 Jahre	Stimulierung der Immunabwehr vom proallergischen Status zum antiallergischen Status
SLIT (spezifische sublinguale Immuntherapie)	tägliche orale (sublinguale) Einnahme einer Zubereitung des krankmachendenden Allergens	
Antigen-unspezifisch passiv		
Anti-IgE-Antikörper	Injektion eines Antikörpers (z. B. humanisierte monoklonaler Antikörper Omalizumab), gerichtet gegen die (an den FcIgE-Rezeptor bindende) konstante Domäne des IgE	Blockade der Bindung von IgE an den Fc-Rezeptor (FcIgE-RI) auf Mastzellen und basophilen Granulozyten
IFNgamma	Applikation der maximal tolerablen Dosis (klinische Wirkung noch nicht ausreichend belegt)	Verminderung des Isotypenwechsels nach IgE durch Hemmung von CD4(+)-T-Helfer(2)-Lymphozyten

- ◼ die Expression von hochaffinen Rezeptoren für IgE (FcIgE-RI) auf Mastzellen und basophilen Granulozyten vermindert wird,
  - – dass sich vermehrt Allergen-spezifische CD4(+)-T-Helfer(1)-Lymphozyten entwickeln und proinflammatorische Zytokine, im Besonderen von IL-12, IL-1, IFNalpha, IFNgamma und TNFb-eta ausgeschüttet werden,
  - – dass die zelluläre Immunreaktion gestärkt wird zu Lasten der CD4(+)-T-Helfer(2)-Lymphozyten, der Antikörperantwort und damit der IgE-vermittelten allergischen Reaktion;
- ● eine Verminderung des Isotypenwechsels Allergen-spezifischer Antikörper nach IgE
  - – durch Hemmung der Synthese von IL-4 und IL-13,
- ● ein Isotypenwechsel Allergen-spezifischer Antikörper bevorzugt nach IgA1 oder IgG4
  - – z. B. durch vermehrte Ausschüttung von IL-5, IL-6, IL-10, TGFbeta und IFNgamma,
  - – um das Allergen durch IgA1 und IgG4 kompetitiv zum IgE zu binden, derart kompetitiv gebundenes Allergen steht nicht mehr für eine Vernetzung von IgE auf Mastzellen und basophilen Granulozyten zur Verfügung,
  - – um durch IgA1 und IgG4 die Aktivierung des Komplementsystems und hierdurch (durch die entstehenden Anaphylatoxine) bedingte allergische Reaktionen zu vermindern.

Die SIT erfolgt vorzugsweise in einem Zeitraum, in welchem eine Exposition mit dem Allergen gering oder weitgehend auszuschließen ist (bei Pollenallergikern beispielsweise im Herbst und im Winter).

Die SIT beinhaltet
- eine Zubereitung des krankheitsauslösenden Allergens
    - in seiner nativen Form (derzeit gängiges Präparat für die Desensibilisierung),
    - als Allergoid (z. B. Glutaraldehyd-modifizierte Pollenextrakte),
    - als gentechnisch oder synthetisch hergestelltes Produkt (gewährleistet definierte „reine" Proteine oder Peptide und eine bessere Standardisierbarkeit),
    - als Konjugat, beispielsweise mit immunostimulierenden Phosphorothioat-Oligo-deoxyribonukleotid Sequenzen, sogenannte immunostimulatorische DNA (in der Entwicklung);
- und die zumindest wöchentliche subkutane Verabreichung des krankheitsauslösenden Allergens in ansteigender Dosis bis zu einer maximal verträglichen Dosis und nachfolgend über etwa 3 Jahre die subkutane Verabreichung dieser maximal verträglichen Dosis.

Durch Zugabe von Substanzen zum Allergen, welche CD4(+)-T-Helfer(1)-Lymphozyten und regulatorische Lymphozyten stimulieren (siehe Kap. 6.7.1.3) kann der Erfolg von SIT verbessert werden. Zu diesen Substanzen gehören
- Aluminiumhydroxid (AL(OH)3,
    - derzeit in Europa im Gebrauch befindliche Beifügung;
- Monophosphoryl-Lipid A (MLP).
    - LPS-Anteil, welcher besonders den Toll-artigen Rezeptor 4 (TLR4) als Rezeptor für pathogene Strukturen stimuliert (MLP ist in Entwicklung);
- Oligodesoxynukleotide, welche direkte Abfolgen von Zytosin und Guanosin (CpG-Motive) enthalten und den Toll-artigen Rezeptor9 (TLR9) stimulieren (CpG ist in Entwicklung).

Die spezifische sublinguale Immuntherapie (SLIT) stellt eine sublinguale oder buccal zu verabreichende Form des Allergens in Form von Lösungen, Tabletten oder Schmelztabletten dar.
- Die Applikation erfolgt täglich.
- In Anbetracht der nur geringgradigen Resorption von Peptiden in der Mundschleimhaut ist eine 50–100-fach höhere Dosis als bei der subkutanen Verabreichung anzuwenden.

Auch Honig dürfte sich für die sublinguale Desensibilierung bei der Pollenallergie eignen. Voraussetzungen hierfür sind jedoch
- die tägliche Einnahme von naturbelassenem (nicht erhitztem und nicht gefiltertem) Honig aus der jeweiligen Pollenflugsaison:
    - grundsätzlich enthält Honig in beträchtlicher Menge eine Vielzahl von Pollenproteinen,
        - der Anteil an Pollen im Honig liegt zwischen 0,1 % und 0,5 % (g/g),
    - für die SLIT muss der Honig jedoch in ausreichender Menge solche Pollen enthalten, gegen welche der jeweilige Patient allergisch ist;

- eine ausreichende Resorption der Pollenproteine,
    - die täglich eingenommene Honigportion sollte groß genug sein (etwa 2 gut gefüllte Teelöffel) und für eine längere Zeit (etwa 2–3 min) sublingual im Mund gehalten werden;
- weitere aussagefähige klinische Studien für die antiallergische Wirkung von Honig;
    - kontrollierte Studien, z. B. durchgeführt mit Birkenhonig bei Birkenpollen-Allergikern, belegen die antiallergische Wirksamkeit,
    - jedoch liegen auch Studien vor, welche die Wirkung der oralen Einnahme von Honig (ohne Angabe der ggf. angereicherten Pollenart) bei der Allergie Typ I nicht bestätigen konnten,
        - wahrscheinlich ist dies als Hinweis auf die Notwendigkeit der Pollenspezifität auch bei der „Honig-Therapie" zu werten.

Der Erfolg der spezifischen Immuntherapie einer Allergie des atopischen Formenkreises liegt in einem Bereich zwischen 50 % und 90 % und ist besonders bei Allergien gegen Insektengifte, Pollen, Hausstaub/Milben und Tierhaare nachzuweisen.

Eine nicht Allergen-spezifische Immuntherapie von allergischen Reaktionen des atopischen Formenkreises ist möglich. Diese wirkt jedoch im Regelfall nur vorübergehend. Zu dieser Immuntherapie zählen biologische wie auch synthetische Wirkstoffe wie

- monoklonale Antikörper, die gerichtet sind gegen die konstanten Domänen der H-Ketten des IgE,
    - welche die Bindung des IgE an Fc-Rezeptoren auf Mastzellen und basophilen Granulozyten blockieren,
    - z. B. der humanisierte monoklonale Antikörper (siehe Kap. 7.1.2.2) spezifisch für die Domäne CH3 der schweren Kette des IgE (Omalizumab),
    - Omalizumab dient zur Therapie des schweren allergischen Asthma bronchiale;
- Glucocorticoide,
    - welche die akute allergische Reaktion wie auch die Entzündung hemmen (siehe Kap. 5.4.6.1),
    - die jedoch nachfolgend durch erhöhte Expression des Kostimulators CD40-Ligand zu einer verstärkten Bildung von IgE führen können;
- Immunsuppressiva/Immunophilin/Cyclophilininhibitoren,
    - welche die Aktivierung des T-Lymphozyten-Rezeptors und damit die Zytokinsynthese durch T-Lymphozyten blockieren;
- modifizierte antisense Oligonukleotide (in Entwicklung), welche
    - z. B. durch Bindung an die spezifische mRNA die Translation der beta Subeinheit (beta(c)) der Rezeptoren für IL-3, IL-5, GM-CSF und des Chemokin-Rezeptors CCR3 blockieren (z. B. TPI ASM8) und hierdurch besonders eosinophile Granulozyten blockieren;
- sogenannte Probiotika, d. h. lebensfähige nicht humanpathogene Mikroorganismen, welche oral eingenommen werden;
    - hierzu gehören Milchsäurebakterien (Lactobacillen) und Bifidobakterien,

- Grundgedanke ist, dass Probiotika die Entwicklung tolerogener T-Lymphozyten zu Lasten der Antikörperreaktion stärken und damit im Besonderen Lebensmittelallergien vermindern könnte,
- ein ausreichender klinischer Beleg der antiallergischen Wirksamkeit steht jedoch noch aus.

Pharmakotherapie

Die Pharmakotherapie dient vorwiegend der **Behandlung der Symptome** der allergischen Reaktionen. In Anbetracht der unterschiedlichen, an der allergischen Reaktion beteiligten Mediatoren kommen unterschiedliche Arzneimittel zum Einsatz (siehe Tab. 6.55),

- deren Anwendung ist nicht Allergen-spezifisch und
- hat keine kausale Wirkung,
   - d. h. nach Absetzen der Pharmakotherapie können Allergene erneut eine allergische Reaktion auslösen.

Diese kann nach Gabe von Glucocorticoiden sogar erhöht sein, da Glucocorticoide die Expression des Kostimulators CD40-Ligand und damit den Isotypenwechsel nach IgE verstärken (siehe Kap. 5.4.6.1).

Tab. 6.55: Beispiele zur Pharmakotherapie von allergischen Reaktionen des atopischen Formenkreises.

Pharmaka zur Behandlung des allergischen Formenkreises	Wirkmechanismen	allergische Rhinitis/ Konjunktivitis	atopische Dermatitis	Nahrungsmittelallergie	allergisches Asthma
H1-Rezeptorblocker (oral, intranasal)	Hemmung der Bindung von Histamin (siehe Kap. 3.3.4.3) an den H1-Rezeptor (Wirkung nach weniger als 1 h); 1. Generation (ZNS-gängig, sedativ); 2. Generation (nicht ZNS-gängig, nicht sedativ)	+++	+	++	(+)
Cromone (Cromoglycinsäure, lokal, intranasal)	Hemmung der Degranulation von Mastzellen (Wirkung nach mehreren Stunden bis Tagen)	+++		+	+
Glucocorticoide (lokal, intranasal, inhalativ, oral; siehe Kap. 5.4.6.1)	Hemmung der Entzündungsmediatoren/Synthese von proinflammatorischen Zytokinen (Wirkung nach etwa 6 h)	+++	+++	+++	+++

Pharmaka zur Behandlung des allergischen Formenkreises	Wirkmechanismen	allergische Rhinitis/ Konjunktivitis	atopische Dermatitis	Nahrungs- mittel- allergie	aller- gisches Asthma
Antileukotriene	5-Lipooxygenase-Inhibi- toren, Leukotrien-(LTD4-)- Rezeptor-Antagonisten; hemmen Synthese bzw. Wir- kung von LTD4 auf die Che- motaxie von Granulozyten (neutrophil, eosinophil)				++
Sympatho- mimetika (intranasal, Inhalation)	alpha-Sympathomimetika, aktivieren alpha-Adreno- zeptoren, bewirken Vaso- konstriktion	+++			(+)
	beta-Sympathomimetika, aktivieren beta2-Rezepto- ren, bewirken Broncho- spasmolyse				+++
Theophyllin	Phosphodiesterase II-Inhibi- toren; bewirken cAMP-Erhö- hung und Abnahme des Bronchospasmus				+++
Immun- suppressiva (siehe Kap. 7.2)	Immunophilin/Cyclo- philininhibitoren, hemmen die Aktivierung des T-Lymphozyten-Rezeptors und der Zytokinsynthese		+++		

Weiterführende Literatur

Abramson J, Xu R, Pecht I. An unusual inhibitory receptor–the mast cell function-associated antigen (MAFA). Mol Immunol. 2002, 38:1307–1313.

Ackerman SJ, Corrette SE, Rosenberg HF, Bennett JC, Mastrianni DM, Nicholson-Weller A, Weller PF, Chin DT, Tenen DG. Molecular cloning and characterization of human eosinophil Charcot-Leyden crystal protein (lysophospholipase): similarities to IgE binding proteins and the S-type animal lectin superfamily. J Immun. 1993, 150:456–468.

Al-Waili NS. Topical application of natural honey, beeswax and olive oil mixture for atopic dermatitis or psoriasis: partially controlled, single-blinded study. Complement Ther Med. 2003 Dec;11(4):226–34.

Bousquet J, Demoly P, Michel FB. Specific immunotherapy in rhinitis and asthma. Ann Allergy Asthma Immunol. 2001, 87:38–42.

Bousquet J. Sublingual immunotherapy: from proven prevention to putative rapid relief of allergic symptoms. Allergy. 2005, 60:1–3.

Castellazzi AM, Valsecchi C, Caimmi S, Licari A, Marseglia A, Leoni MC, Caimmi D, Miraglia del Giudice M, Leonardi S, La Rosa M, Marseglia GL. Probiotics and food allergy. Ital J Pediatr. 2013 Jul 29;39–47.

Creticos PS, Lichtenstein LM. Progress in the development of new methods of immunotherapy: potential application of immunostimulatory DNA-conjugated to allergens for treatment of allergic respiratory conditions. Arb Paul Ehrlich Inst Bundesamt Sera Impfstoffe Frankf A M. 2003, (94):304–12.

Eigenmann PA. Mechanisms of food allergy. Pediatr Allergy Immunol. 2009, 20:5–11.

Gauvreau GM, Pageau R, Séguin R, Carballo D, Gauthier J, D'Anjou H, Campbell H, Watson R, Mistry M, Parry-Billings M, Killian K, Renzi PM. Dose-response effects of TPI ASM8 in asthmatics after allergen. Allergy. 2011 Sep;66(9):1242–8.

Holgate ST, Djukanović R, Casale T, Bousquet J. Anti-immunoglobulin E treatment with omalizumab in allergic diseases: an update on anti-inflammatory activity and clinical efficacy. Clin Exp Allergy. 2005, 35:408–416.

Jacobsen L, Niggemann B, Dreborg S, Ferdousi HA, Halken S, Høst A, Koivikko A, Norberg LA, Valovirta E, Wahn U, Möller C (The PAT investigator group), Specific immunotherapy has long-term preventive effect of seasonal and perennial asthma: 10-year follow-up on the PAT study. Allergy. 2007, 62:943–948.

Kawakami T, Galli, SJ. Regulation of Mastcell and basophil function and survival by IgE. Nature Reviews Immunology. 2002, 2:773–786.

Kim HJ, Kim HY, Lee SY, Seo JH, Lee E, Hong SJ. Clinical efficacy and mechanism of probiotics in allergic diseases. Korean J Pediatr. 2013 Sep;56(9):369–376.

Kuljanac I. Mechanisms of drug hypersensitivity reactions and the skin. Recent Pat Inflamm Allergy Drug Discov. 2008, 2:64–71.

Möller C, Dreborg S, Ferdousi HA, Halken S, Høst A, Jacobsen L, Koivikko A, Koller DY, Niggemann B, Norberg LA, Urbanek R, Valovirta E, Wahn U. Pollen immunotherapy reduces the development of asthma in children with seasonal rhinoconjunctivitis (the PAT-study). J Allergy Clin Immunol. 2002, 109:251–256.

Nelson HS. Sublingual immunotherapy: the U. S. experience. Curr Opin Allergy Clin Immunol. 2013 Dec;13(6):663–8.

Nouri-Aria KT. Recent progress in allergen immunotherapy. Iran J Immunol. 2008 Mar;5(1):1–24.

Thamboo A, Thamboo A, Philpott C, Javer A, Clark A. Single-blind study of manuka honey in allergic fungal rhinosinusitis. J Otolaryngol Head Neck Surg. 2011 Jun;40(3):238–43.

Oddy WH. The long-term effects of breastfeeding on asthma and atopic disease. Adv Exp Med Biol. 2009, 639:237–251.

Pajno GB. Prevention of new sensitizations in asthmatic children monosensitized to house dust mite by specific immunotherapy. A six-year follow-up study. Clinical and Experimental Allergy. 2001, 31:1392–1397.

Passalacqua G, Bousquet PJ, Carlsen KH, Kemp J, Lockey RF, Niggemann B, Pawankar R, Price D, Bousquet J. ARIA update: I – Systematic review of complementary and alternative medicine for rhinitis and asthma. J Allergy Clin Immunol. 2006, 117:1054–1062.

Peters RL, Gurrin LC, Dharmage SC, Koplin JJ, Allen KJ. The natural history of IgE-mediated food allergy: can skin prick tests and serum-specific IgE predict the resolution of food allergy? Int J Environ Res Public Health. 2013 Oct 15;10(10):5039–61.

Rajan TV, Tennen H, Lindquist RL, Cohen L, Clive J. Effect of ingestion of honey on symptoms of rhinoconjunctivitis. Ann Allergy Asthma Immunol. 2002 Feb;88(2):198–203.

Reddy A, Fried B. Atopic disorders and parasitic infections. Adv Parasitol. 2008, 66:149–191.

Saarinen K, Jantunen J, Haahtela T. Birch pollen honey for birch pollen allergy – a randomized controlled pilot study. Int Arch Allergy Immunol. 2011, 155(2):160–6.

Szebeni J. Complement activation-related pseudoallergy: A new class of drug-induced acute immune toxicity. Toxicology. 2005, 216:106–121.

Wang J, Sampson HA. Oral and sublingual immunotherapy for food allergy. Asian Pac J Allergy Immunol. 2013 Sep;31(3):198–209.

Wegmann M. Th2 cells as targets for therapeutic intervention in allergic bronchial asthma. Expert Rev Mol Diagn. 2009, 9:85–100.

Wilson DR, Lima MT, Durham SR. Sublingual immunotherapy for allergic rhinitis: systematic review and meta-analysis Allergy. 2005, 60:4–12.

ZampellE, Tiligada E. The role of histamine H(4) receptor in immune and inflammatory disorders. Br J Pharmacol. 2009, PMID: 19309354.

6.7.2 Typ II: Antikörper-vermittelte allergische Reaktionen gegen Zell-gebundene Antigene

6.7.2.1 Übersicht

Antikörper können je nach Isotyp (siehe Kap. 4.14, Tab. 6.56) in unterschiedlicher Weise zytotoxisch auf Zellen einwirken und zwar

- durch Opsonierung für die Phagozytose durch Makrophagen und Granulozyten,
- durch Auslösung einer Antikörper-abhängigen
    - Zell-vermittelten Zytotoxizität (ADCC),
    - Komplement-vermittelten Zytotoxizität (ADCMC).

Der Typ II der allergischen Reaktionen stellt Erkrankungen dar, welche durch direkt oder indirekt zytotoxisch wirkende Antikörper entstehen können. Als Ursachen sind zu unterscheiden

- zytotoxische Reaktionen durch Antikörper gegen körpereigene Zellen, beispielsweise
    - gegen Erythrozyten bei autoimmunhämolytischen Anämien (siehe Kap. 6.8.7) oder
    - gegen Zellmembrankomponenten bei Autoimmunerkrankungen (z. B. Pemphigus vulgaris, bullöses Pemphigoid, Myasthenia gravis, Goodpasture-Syndrom; siehe Kap. 6.8);
- zytotoxische Reaktionen durch Antikörper gegen allogene Zellen,
    - nach Bluttransfusionen, sogenannte Alloimmunhämolysen z. B. bei Unverträglichkeiten zwischen den Blutgruppen A, B, O (siehe Kap. 6.2) oder
    - bei Unverträglichkeiten in den Blutgruppen zwischen Mutter und Kind, z. B. bei Rhesus-Faktoren, Kell-Celano-, Duffy-, Kidd- oder MNS-Antigenen, (siehe Kap. 6.2);
- zytotoxische Reaktionen gegen körpereigene Zellen durch Antikörper gegen xenogene Substanzen, welche an der Membran dieser Zellen direkt oder indirekt gebunden sind, die Zellen stellen somit die an der spezifischen Immunreaktion unbeteiligten, aber leidtragenden Partner dar (sogenannte *innocent bystander reaction*),

Tab. 6.56: Effektorfunktionen von Antikörpern, durch welche allergische Reaktionen vom Typ II ausgelöst werden können.

Mechanismen	IgM	IgD	IgG1	IgG2	IgG3	IgG4	IgA	IgE
Bindung an Fc-Rezeptoren auf Mastzellen			+		+			+++
Opsonierung zur Phagozytose	+		+++		++	+	+	
Auslösung einer Antikörper-abhängigen Zell-vermittelten Zytotoxizität (ADCC)			++		++			
Auslösung einer Antikörper-abhängigen Komplement-vermittelten Zytotoxizität (ADCMC)	+++		++	+	+++		+	

- bei der Autoimmunhämolyse vom Penicillin-Typ bindet der Wirkstoff (z. B. das Penicillin) als Hapten fest an Oberflächenproteine auf Erythrozyten, hierdurch wird der Wirkstoff immunogen, Antikörper gegen den Wirkstoff binden an das Zellmembran-gebundene Medikament und aktivieren das Komplementsystem, wodurch es durch die unmittelbare Nachbarschaft von Erythrozyten zu deren Zytolyse kommt,
- bei der Autoimmunhämolyse vom Stibophen-Typ bindet der Wirkstoff (z. B. das Stibophen) als Hapten an Plasmaproteine und wird hierdurch immunogen, Antikörper gegen den Wirkstoff bilden mit dem Wirkstoff-Plasmaproteinkomplex Immunkomplexe, welche an Erythrozyten oder auch an Thrombozyten binden und über die Komplementaktivierung zu deren Zytolyse führen.

6.7.2.2 Autoimmunhämolytische Anämien

Von besonderer Bedeutung sind die Autoimmunhämolytischen Anämien (AIHA; siehe Tab. 6.57). Sie werden verursacht

- durch „**komplette**" Antikörper (im Regelfall vom IgM-Isotyp), welche direkt eine sichtbare Agglutination von Erythrozyten bewirken können oder
- durch „**inkomplette**" Antikörper (meist vom IgG-Isotyp), welche erst nach Zugabe eine Antikörpers gegen diese imkompletten Antikörper (Anti-IgG, Anti-IgM, Coombs-Serum) zur Agglutination von Erythrozyten führen.

Antikörper gebunden an der Erythrozytenmembran können

- **intravaskulär** Komplement aktivieren, die Bildung des zytolytischen Komplexes (C5b,6,7,8C9xn; siehe Kap. 3.2.2) induzieren und dadurch die Zytolyse von Erythrozyten die Freisetzung von Hämoglobin (Hämolyse) verursachen, das freigewordene Hämoglobin
  - wird vom Haptoglobin des Blutplasmas gebunden, ist dessen Bindekapazität erschöpft, liegt freies Hämoglobin im Blut vor, das in zweierlei Hinsicht schädigt:
    - freies Hämoglobin wird über die Niere ausgeschieden (Hämoglobinurie), in den Nierentubuli fällt jedoch das Hämoglobin unter saurem Milieu aus und schädigt hierdurch die Nierentubuli,
    - freies Hämoglobin aktiviert die Gerinnungskaskade und führt hierdurch zur disseminierten intravaskulären Gerinnung (DIC) mit Mikrothromben in allen großen Organen (siehe Kap. 6.2);
- **extravaskulär** die Phagozytose über Fc-Rezeptoren und Komplement-Rezeptoren in den Makrophagen des retikuloendothelialen Systems stimulieren,
  - extravaskuläre Hämolysen sind mit weitaus weniger Nebenwirkungen verbunden als die intravaskulären Hämolysen.

In etwa 50 % der Fälle ist die auslösende Ursache der AIHA unbekannt (idiopathische Hämolyse).

In den übrigen Fällen

- liegen Kreuzreaktionen vor von Antikörpern gegen Infektionserreger (Bakterien oder Viren) mit Membrankomponenten der körpereigenen Erythrozyten,

Tab. 6.57: Beispiele für autoimmunhämolytische Anämien (AIHA).

Typ der autoimmunhämolytischen Anämie (AIHA)	Isotyp des Antikörpers	Auftreten	Symptome
vom Wärmetyp (Antikörper binden an Erythrozyten; Reaktion bei 37 °C)	IgG (seltener IgA, IgM)	Frauen > Männer; Erwachsene > Kinder; nach Infektionen, bei Autoimmunerkrankungen oder Leukämien	Hämoglobulinurie und Anämie; Leistungsschwäche, Tachykardie; Ikterus; krampfartige Bauchschmerzen, Erbrechen, Durchfall; Fieber und Schüttelfrost; Mikrothromben, bei massiver Hämolyse Nierenversagen und Schock
vom Kältetyp (Antikörper binden an Erythrozyten; Reaktion bei < 37 °C, wahrscheinlich bedingt durch Veränderung des Kohlenhydratgehalts des Antikörpers)	IgM	nach Infektionen (Mycoplasma, EBV/infektiöse Mononukleose, Röteln-Virus); Lymphome; Plasmazytome	
paroxysmale Kältehämoglobinurie (vom Donath-Landsteiner-Typ; Antikörper binden an Erythrozyten; Reaktion bei < 37 °C)	IgG (seltener IgM)	Kinder > Erwachsene; meist nach Virusinfektionen	
durch Medikamente induziert (Antikörper sind gerichtet gegen den pharmazeutischen Wirkstoff; Reaktion bei 37 °C)	IgG (selten IgM)	vom Penicillin-Typ (ausgelöst durch Wirkstoffe wie beispielsweise Penicilline, Cephalosporine und das Sedativum Cabromal, Wirkstoffe binden als Hapten an Proteine der Erythrozytenmembran)	
	IgM (selten IgG)	vom Stibophen-Typ (ausgelöst beispielsweise durch Wirkstoffe wie Stibophen, Phenacetin, Chinin, Chinidin, Paraminosalizylsäure, Sulfonamide, Amidopyrine, Rifampicin, Chlorpromazin, Diclofenac, Cyanidol und Nomifensin; Wirkstoffe binden als Haptene an Plasmaproteine, erst die Immunkomplexe mit Antikörpern binden an Erythrozyten)	
durch Medikamente induziert (Wirkstoff induziert Autoantikörper)	IgG (selten IgM)	vom alpha-Methyldopa-Typ (alpha-Methyldopa beeinflusst die Regulation der Immunabwehr und führt zum Anstieg von Autoantikörpern einschließlich Anti-Erythrozyten-Antikörpern)	

- sind im Zuge einer Autoimmunerkrankung (z. B. Kollagenosen), einer Leukämie oder eines Lymphomes oder eines Medikamentes die Autoantikörper gegen Erythrozyten erhöht oder
- sind die Antikörper gerichtet gegen xenogene Substanzen (im Besonderen pharmazeutische Wirkstoffe), welche
  - direkt als Haptene an Proteine der Erythrozytenmembran binden (AIHA vom Penicillin-Typ) oder
  - als Haptene sich an ein Plasmaprotein binden und mit dem Antikörper einen Immunkomplex bilden, der wiederum an Erythrozyten anhaftet (AIHA von Stibophentyp).

In den meisten Fällen ist trotz der Schwere der Erkrankung der Verlauf gutartig.

Die Therapie beinhaltet
- Vermeidung des auslösenden Agens (Wärme, Kälte, Medikamente),
- Transfusionen von Blut/Erythrozytenkonzentraten,
- Infusionen von größeren Mengen von polyvalenten Immunglobulin-Präparaten (siehe Kap. 7.1.2.1),
  - um durch die Erhöhung des Immunglobulin-Stoffwechsels auch die Autoantikörper verstärkt abzubauen und
  - um die Produktion körpereigener Antikörper und damit auch der Autoantikörper zu drosseln;
- Immunsuppression der Bildung von Antikörpern und der Phagozytose
  - durch Gabe von Corticosteroiden, Zytostatika (z. B. Cyclophosphamid, Azathioprin) oder durch immunsuppressive monoklonale Antikörper (z. B. Rituximab; siehe Kap. 7.2).

6.7.2.3 Autoimmunthrombozytopenische Purpura

Von weiterer Bedeutung sind die Antikörper-vermittelten Thrombozytopenien. Es wird unterschieden zwischen Erkrankungen, bedingt durch
- Autoantikörper gegen Thrombozyten, meist gerichtet gegen den Fibrinogen-Rezeptor (Adhäsionsmolekülkomplex GpIIb + GpIIa/CD61 + CD41; siehe Kap. 3.3.5 und 3.4.2) oder gegen den Rezeptor für den Von-Willebrand-Faktor (GpIb/CD42b),
  - diese Autoantikörper können lokalisiert auf/gebunden an Thrombozyten nachgewiesen werden.
  - die Bildung dieser Autoantikörper kann ausgelöst werden durch
    - bakterielle oder virale Infektionen (kreuzreaktive Antikörper),
    - Infusionen von allogenen Blutzellen bzw. Thrombozyten,
    - im Gefolge der Störung der Regulation der Immunabwehr durch pharmazeutische Substanzen (z. B. alpha-Methyldopa),
    - im Zuge einer anderen Autoimmunerkrankung (z. B. einer Kollagenose, wie beispielsweise bei einem systemischen Lupus erythematodes/SLE),

Tab. 6.58: Beispiele für immunthrombozytopenische Purpura (ITP).

Typ der immunthrombozytopenische Purpura (ITP)	Isotyp des beteiligten Antikörpers	Auftreten	Symptome
akut (Autoantikörper gegen den Fibrinogen-Rezeptor (GpIIb/GpIIIa) oder gegen den Rezeptor für den Von-Willebrand-Faktor (GpIb))	IgG	Kinder > Erwachsene; meist nach Infektionen, bei Autoimmunerkrankungen oder Leukämien; häufig Spontanheilungen	erhöhte Blutungsneigung, kleine punktförmige Blutungen in der Haut (Petechien), besonders in den Beinen; bei schweren Erkrankungen Blutungen im Magen-Darm-Trakt und im Gehirn.
chronisch (Autoantikörper gegen den Fibrinogen-Rezeptor (GpIIb/GpIIIa) oder gegen den Rezeptor für den Von-Willebrand-Faktor (GpIb))	IgG	Erwachsene> Kinder; nach Infektionen, bei Autoimmunerkrankungen oder nach Infusionen von allogenen Blutzellen/Thrombozytenkonzentraten	
durch Medikamente induziert (Antikörper sind gerichtet gegen den pharmazeutischen Wirkstoff)	IgG (selten IgM)	vom Penicillin-Typ (ausgelöst durch Wirkstoffe wie beispielsweise Penicilline, Cephalosporine und das Sedativum Cabromal; Wirkstoffe binden als Hapten an Proteine der Thrombozytenmembran)	
	IgM (selten IgG)	vom Stibophen-Typ (ausgelöst beispielsweise durch Wirkstoffe wie Stibophen, Phenacetin, Chinin, Chinidin, Paraminosalizylsäure, Sulfonamide, Amidopyrine, Rifampicin, Chlorpromazin, Diclofenac, Cyanidol und Nomifensin; Wirkstoffe binden als Haptene an Plasmaproteine, erst die Immunkomplexe mit Antikörpern binden an Thrombozyten)	
durch Medikamente induziert (Wirkstoff induziert Autoantikörper)	IgG (selten IgM)	vom alpha-Methyldopa-Typ (alpha-Methyldopa beeinflusst die Regulation der Immunabwehr und führt zum Anstieg von Autoantikörpern einschließlich Anti-Thrombozyten-Antikörpern)	

- die Autoantikörper verursachen
    - die **akute ITP** vor allem bei Kindern im Gefolge von Infektionen (Spontanheilungen sind häufig) und
    - die **chronische ITP (Morbus Werlhof)** vor allem bei Erwachsenen (mehrheitlich bei Frauen), die chronische Erkrankung ist schwierig zu therapieren;
- Aggregationen von Thrombozyten, induziert durch die Bindung von Immunkomplexen an die Fc-Rezeptoren auf Thrombozyten mit nachfolgender Zytolyse oder Phagozytose durch Makrophagen;

- xenogene Substanzen (z. B. pharmazeutische Wirkstoffe), welche als Haptene an Oberflächenproteine auf Thrombozyten oder an Plasmaproteine binden und hierdurch zum Immunogen werden, Antikörper gegen diese Haptene
  - binden an das Hapten auf der Thrombozytenmembran und aktivieren das Komplementsystem, wodurch es durch die direkte Nachbarschaft von Thrombozyten zu deren Aggregation und Zytolyse kommt oder
  - bilden Immunkomplexe mit dem Hapten-Plasmaproteinkomplex, diese Immunkomplexe binden an die Fc-Rezeptoren der Thrombozyten und führen zu deren Aggregation, Phagozytose und Lyse.

Das klinische Bild wird bestimmt durch den Thrombozytenmangel in Folge des erhöhten Abbaus an Blutplättchen. Bei Werten von Thrombozyten unter 30.000 pro µl Blut (Normalwert 150.000–300.000 pro µl) treten auf
- eine erhöhte Blutungsneigung,
- kleine punktförmige Blutungen in der Haut (Petechien), besonders in den Beinen,
- bei schweren Thrombopenien Blutungen im Magen-Darm-Trakt und im Gehirn.

Die Therapie der ITP beinhaltet
- Vermeidung des auslösenden Agens (z. B. Medikamente) oder die Ausheilung einer evtl. bestehenden Grunderkrankung (z. B. einer Virusinfektion wie HCV durch Interferon);
- Transfusionen von Blut/Thrombozytenkonzentraten (wobei diese jedoch die Bildung von Autoantikörpern stimulieren können);
- Infusionen von größeren Mengen von polyvalenten Immunglobulin-Präparaten (siehe Kap. 4.19 und 7.1.2.1),
  - um durch die Erhöhung des Immunglobulin-Stoffwechsels auch die Autoantikörper verstärkt abzubauen,
  - um bestehende Immunkomplexe in den Antikörperüberschuss zu verschieben und hierdurch aufzulösen,
  - um die Produktion körpereigener Antikörper und damit auch der Autoantikörper zu drosseln;
- Steigerung der Thrombozytopoese durch die Gabe von Peptiden, welche den Rezeptor für Thrombopoietin (Wachstumsfaktor für Thrombozyten) stimulieren (Romiplostim und Eltrombipag);
- Immunsuppression der Antikörperbildung und der Phagozytose durch Gabe von Corticosteroiden, Zytostatika (z. B. Cyclophosphamid, Azathioprin) oder durch immunsuppressive monoklonale Antikörper (z. B. Rituximab; siehe Kap. 7.2),
- Entfernung der Milz (Splenektomie) als Ort des Thrombozytenabbaus.

Weiterführende Literatur

Bussel JB. Therapeutic approaches to secondary immune thrombocytopenic purpura. Semin Hematol. 2009, 46:44–58.
Corvaglia L, Legnani E, Galletti S, Arcuri S, Aceti A, Faldella G. Intravenous immunoglobulin to treat neonatal alloimmune haemolytic disease. J Matern Fetal Neonatal Med. 2012 Dec;25(12):2782–5.
Garratty G. Immune hemolytic anemia caused by drugs. Expert Opin Drug Saf. 2012 Jul;11(4):635–42.

Jaime-Pérez JC, Rodríguez-Martínez M, Gómez-de-León A, Tarín-Arzaga L, Gómez-Almaguer D. Current approaches for the treatment of autoimmune hemolytic anemia. Arch Immunol Ther Exp (Warsz). 2013 Oct;61(5):385–95.

Lazarus AH, Semple JW, Cines DB. Innate and adaptive immunity in immune thrombocytopenia. Semin Hematol. 2013 Jan;50 Suppl 1:S68–70.

Palaniappan G, Jennings W. Idiopathic thrombocytopenic purpura. Mo Med. 2009, 106:69–73.

Palla AR, Khimani F, Craig MD. Warm Autoimmune Hemolytic Anemia with a Direct Antiglobulin Test Positive for C3 and Negative for IgG: A Case Study and Analytical Literature Review of Incidence and Severity. Clin Med Insights Case Rep. 2013 Apr 2;6:57–60.

Sève P, Philippe P, Dufour JF, Broussolle C, Michel M. Autoimmune hemolytic anemia: classification and therapeutic approaches. Expert Rev Hematol. 2008 Dec;1(2):189–204.

Stasi R, Evangelista ML, Amadori S. Novel thrombopoietic agents: a review of their use in idiopathic thrombocytopenic purpura, Drugs. 2008, 68:901–912.

Swiecicki PL, Hegerova LT, Gertz MA. Cold agglutinin disease. Blood. 2013 Aug 15;122(7):1114–21.

Zantek ND, Koepsell SA, Tharp DR Jr, Cohn CS. The direct antiglobulin test: a critical step in the evaluation of hemolysis. Am J Hematol. 2012 Jul;87(7):707–9.

6.7.2.4 Autoimmunneutropenien

Autoantikörper gegen Antigene auf Granulozyten (siehe Tab. 6.59) können zu Granulozytopenien führen. Der Nachweis von Anti-Granulozyten-Antikörpern gebunden an Granulozyten erfolgt mikroskopisch mit Hilfe eines Fluoreszens-markierten Antikörpers gegen menschliches IgG.

Autoimmunneutropenien sind zu unterscheiden in

- primäre Erkrankungen (ohne eine bereits bestehende Grunderkrankung) und
- sekundäre Erkrankungen (als Folge einer Grunderkrankung).

Die neonatale Immunneutropenie

- kommt bei 1 von 2.000 Geburten vor und ist bei ca. 20 % der betroffenen Neugeborenen verbunden mit schwerwiegenden Infektionen;
    - im Regelfall bildet sich innerhalb von etwa 2–3 Monaten die Granulozytopenie wieder zurück;
- hat ihre Ursache in den Antikörpern **der Mutter**, welche auf das Neugeborene übergetreten sind, wobei diese Antikörper von der Mutter entwickelt worden sind
    - gegen Granulozytenantigene des Fetus (Alloantikörper),
    - im Zuge einer bestehenden Autoimmunerkrankung (autoimmunhämolytische Anämie, immunthrombozytopenische Purpura, rheumatische Polyarthritis, andere Kollagenosen) oder
    - im Verlaufe einer Virusinfektion (z. B. Epstein-Barr-Virus (EBV)) durch polyklonale Stimulation der Antikörperbildung.

Die jugendliche Immunneutropenie bei Kindern im Alter von 5–15 Jahren

- kommt am häufigsten vor,
- zeigt spontane Heilungen, aber auch lebenslange Erkrankungen sind möglich.

Tab. 6.59: Antigene auf Granulozyten bei Autoimmunneutropenien.

Epitope für Autoantikörper	Lokalisation der Epitope auf Zellmembranantigenen der Granulozyten	Vorkommen (ca. % der Fälle)	klinische Bedeutung der Anti-Granulozyten-Antikörper
HNA-1a (NA-1)	Fc-Rezeptor für IgG (FcIgG-RIIIb/CD16b)	55–60	neonatale Immunneutropenie (NIN), Immunneutropenie bei Kindern und Erwachsenen
HNA-1b (NA2)		85–95	
HNA-1c (SH)		~ 5	seltenere Formen der Immunoneutropenie
HNA-2a (NB1)	neutrophiles Glykoprotein NB1 (CD177)	~ 95	
HNA-3a (5b)	Glykoprotein 70–95	~ 95	gehäuft bei transfusionsbedingter Lungeninsuffizienz (TRALI)
HNA-4a (Mart)	CD11 b (Integrin, bildet zusammen mit CD18 den Komplement-Rezeptor CR3 für C3bi)	~ 99	gering
HNA-5a (Ond)	Leukozytenfunktionsantigen 1 (LFA-1/CD11a)	90–95	

Die Immunneutropenie bei Erwachsenen
- ist deutliche seltener (Häufigkeit: 1 Fall auf 100.000 Personen) als bei Kindern und Jugendlichen.

Als Ursachen der Immunneutropenie kommen in Frage
- Infektionserkrankungen, im Besonderen Viruserkrankungen (z. B. EBV-Infektionen) mit polyklonaler Stimulation der Antikörperbildung,
- bereits bestehende Autoimmunerkrankungen anderer Art (autoimmunhämolytische Anämie, immunthrombozytopenische Purpura, rheumatische Polyarthritis, andere Kollagenosen),
- Leukämien und Lymphome,
- Arzneimittel als Haptene auf Granulozyten (z. B. beta-Lactam-Antibiotika, Analgetika, Malariamittel, Thyreostatika).

Das klinische Bild sind
- geringe bis schwere sich wiederholende Infekte,
  - Mittelohrentzündung, Lungenentzündung, Hirnhautentzündung;
- immunreaktive Syndrome/Sepsis
  - tritt bei etwa 5 % der Patienten auf.

Behandelt werden die Patienten mit Antibiotika und Wachstumsfaktoren für Granulozyten (G-CSF).

Nach einer Bluttransfusion kann im Empfänger eine transfusionsbedingte Lungen-insuffizienz (TRALI) entstehen. Als Ursachen werden angenommen

- agglutinierte und aktivierte Granulozyten in der Blutspende
  - meist durch Anti-Granulozyten-Antikörper im Spenderblut,
  - seltener durch Anti-Granulozyten-Antikörper im Empfänger;
- das „Hängenbleiben" der Granulozyten-agglutinate im Kapillarbett der Lunge, dort
  - werden die Endothelzellen durch radikale Sauerstoffmoleküle, lysosomale Enzyme und Zytokine geschädigt und
  - kommt es zur Auflösung der Haftkomplexe und zum Austritt von Blutplasma in das Interstitium, besonders bei Patienten, welche durch Operation oder Erkrankung bereits vorgeschädigt sind.

Weiterführende Literatur

Akhtari M, Curtis B, Waller EK. Autoimmune neutropenia in adults. Autoimmun Rev. 2009 Sep;9(1):62–6.

Bux J. Granulocyte Immunology. Wien Klin Wochenschr. 2001, 113:799–805.

Bux J. Transfusion-related acute lung injury: a neglected but life-threatening transfusion reaction. Infusion therapy and Transfusion Medicine. 2002, 29:271–279.

Del Vecchio A, Christensen RD. Neonatal neutropenia: what diagnostic evaluation is needed and when is treatment recommended? Early Hum Dev. 2012 May;88 Suppl 2:S19–24.

Kissel K, Santoso S, Hofmann C, Stroncek D, Bux J. Molecular basis of the neutrophil glycoprotein NB1 (CD177) involved in the pathogenesis of immune neutropenias and transfusion reactions. Europ J Immun. 2001, 31:1301–1309.

Moritz E, Norcia AM, Cardone JD, Kuwano ST, Chiba AK, Yamamoto M, Bordin JO. Human neutrophil alloantigens systems. An Acad Bras Cienc. 2009 Sep;81(3):559–69.

Muschter S, Berthold T, Greinacher A. Developments in the definition and clinical impact of human neutrophil antigens. Curr Opin Hematol. 2011 Nov;18(6):452–60.

Taaning E, Jensen L, Varming K. Simultaneous occurrence of foetal and neonatal alloimmune thrombocytopenia and neonatal neutropenia due to maternal neutrophilic autoantibodies: a case study and review of the literature. Acta Paediatr. 2012 Sep;101(9):896–9.

Yokoyama T, Tokuhisa Y, Toga A, Fujiki T, Sakakibara Y, Mase S, Araki R, Nishimura R, Wada T, Fuseda T, Kato E, Yachie A. Agranulocytosis after infectious mononucleosis. J Clin Virol. 2013 Mar;56(3):271–3.

6.7.3 Typ III: allergische Reaktionen durch Immunkomplexe

6.7.3.1 Mechanismen

Durch die Produktion von Antikörpern ist es der erworbenen Immunabwehr möglich, Infektionen abzuwehren, Infektionserreger zu töten, Toxine zu neutralisieren und Fremdstoffe aus dem Körper zu entfernen.

Lösliche Antigene, aber auch antigene Mikropartikel, beispielsweise Membranbestandteile nach Apoptose oder Zytolyse von Zellen, werden durch spezifische Antikörper unter Bildung von Antigen-Antikörper-Komplexen (Immunkomplexe) vernetzt. Diese Immunkomplexe können von Phagozyten aufgenommen und beseitigt werden.

Das Ausmaß der Beseitigung von derartigen Antigenen aus dem Blutkreislauf ergibt sich aus der Summe mehrerer Mechanismen. Zu diesen gehören

- eine bestmögliche Vernetzung der Antigene durch
  - eine Steigerung der Affinität der Antigen-spezifischen Antikörper (siehe Kap. 4.14.3.4 und 4.17.4),
  - eine hohe Antikörperproduktion, sodass ein equivalentes Verhältnis entstehen kann zwischen Antigen und Antikörper (siehe Kap. 4.14.3.4),
  - die Bildung von Autoantikörpern (Rheumafaktoren; siehe Kap. 4.14.3.6), gerichtet gegen den Fc-Teil der Antigen-spezifischen Antikörper; diese Autoantikörper führen zu einer zusätzlichen Vernetzung der Immunkomplexe;
- eine bestmögliche Opsonierung der Antigene zur Phagozytose durch den Isotypenwechsel nach solchen Immunglobulinklassen der Antigen-spezifischen Antikörper, welche
  - mit hoher Affinität an Fc-Rezeptoren auf Makrophagen und Granulozyten binden (im Besonderen IgG1 und IgG3; siehe Kap. 4.14.3.2) und
  - die Komplementkaskade aktivieren (im Besonderen IgM, IgG1 und IgG3) und über Komplementspaltprodukte an Komplement-Rezeptoren auf Makrophagen und Granulozyten binden (siehe Kap. 4.14.3.7);
- eine optimale Rekrutierung und Aktivierung von Granulozyten und Makrophagen zur Phagozytose (siehe Kap. 4.14.3.8) und damit Elimination der Immunkomplexe,
  - direkt über deren Fc-Rezeptoren und Komplement-Rezeptoren,
  - indirekt über die Fc-Rezeptor-vermittelte Aktivierung besonders von Mastzellen (siehe Kap. 3.4.1) und Blutplättchen (siehe Kap. 3.4.2) zur Ausschüttung von pro-inflammatorischen Wirkstoffen und
  - durch Freisetzung von Anaphylatoxinen (C4a, C3a und C5a; siehe Kap. 3.2.2) aus der Aktivierung der Komplementkaskade, zugleich wird auch die Gerinnungskaskade (siehe Kap. 3.2.3) und das Kininsystem (siehe Kap. 3.2.4) aktiviert.

Der Phagozytoseprozess wird begleitet von einem Entzündungsprozess (siehe Kap. 3.5) durch

- die Aktivierung von Granulozyten und Makrophagen mit der Ausschüttung bzw. Freisetzung von
  - Immunmediatoren (Interleukine, Chemokine und Interferone; siehe Kap. 3.3.2),
  - Gewebehormonen (z. B. Prostaglandine, Leukotriene, Histamin und Serotonin; siehe Kap. 3.3.4),
  - lysosomalen Enzymen (siehe Kap. 3.4.4.3) und
  - radikalen Sauerstoff- und Stickstoffmoleküle (siehe Kap. 3.4.4.2);
- die Aktivierung von Mastzellen und Blutplättchen mit Freisetzung der jeweiligen Wirkstoffe (siehe Kap. 3.4.1 und 3.4.2) und durch
- die Aktivierung des Komplement-, Gerinnungs- und Kininsystems (siehe Kap. 3.2.2 bis 3.2.4).

Eine Verringerung der Entzündungserscheinungen als Begleitsymptom bei der Elimination von Immunkomplexen erfolgt

- sobald keine hochvernetzten Immunkomplexe mehr im Körper vorhanden sind und/oder

- sich lösliche Immunkomplexe gebildet haben (siehe Kap. 4.14.3.4) und zwar
  - entweder im hohen Antikörperüberschuss durch eine erhebliche Zunahme der Antigen-spezifischen Antikörper im Vergleich zum Antigen
  - oder im hohen Antigenüberschuss durch ein Übermaß der Bildung von Antigenen oder durch eine Hemmung der Synthese von Antigen-spezifischen Antikörpern,
  - durch die Bindung von Komplementfaktoren, im Besonderen C1q, an das Fc-Teil der beteiligten Antikörper.

Andererseits bleiben die durch Immunkomplexe ausgelösten Entzündungserscheinungen solange bestehen, wie hochvernetzte Immunkomplexe im Körper vorliegen. Dieses kann mehrere Ursachen haben:

- eine unzureichende Vernetzung des Antigens wegen Mängel des Antigen-spezifischen Antikörpers,
  - weil dessen Affinität zu niedrig ist, oder
  - weil dessen Synthese so gering ist, sodass ein ausreichend hoher Überschuss an Antikörper zur Bildung löslicher Immunkomplexe im hohen Antikörperüberschuss nicht erreicht werden kann;
- eine bleibend hohe Produktion von Antigenen und eine hohe Synthese von Antigen-spezifischen Antikörpern, sodass fortwährend hochvernetzte Immunkomplexe gebildet werden, aber ein extremer Antikörperüberschuss nicht eintritt;
- eine dauerhafte Überlastung der Phagozytosekapazität der Granulozyten und Makrophagen.

Die Größe der Immunkomplexe beeinflusst die Form der durch sie verursachten Erkrankung:

- **Große Immunkomplexe,** besonders jene mit dem größten Vernetzungsgrad im Äquivalenzpunkt von Antigen und Antikörper, verbleiben meist am Ort ihrer Entstehung und führen dort zur Entzündung (**Arthus-Reaktion**). Beispiele hierfür sind
  - die **exogen-allergische Alveolitis**, hervorgerufen durch IgG-Antikörper gegen (inhalierte)
    - Pilze (Aktinomyceten) im Heu (Farmerlunge),
    - tierische Proteine bei der Vogelhaltung (Vogelzüchterlunge),
    - Schimmelpilze auf der Käserinde (Käsewäscherlunge),
    - Schimmelpilze auf Weintrauben (Weinhauerlunge),
    - Pilze (Aspergillus) in Kompostierungsanlagen (Kompostlunge),
    - Pilze (Aktinomyceten) in Klimaanlagen (Klimaanlagenlunge),
    - Isocyanate im Polyurethanschaum (Chemiearbeiterlunge);
  - die **rheumatische Arthritis,** soweit sich am oder im Gelenk Immunkomplexe bilden aus
    - dem körpereigenen IgG und
    - den bei der rheumatischen Arthritis in dauerhaft hohen Konzentrationen vorliegenden Antikörpern gegen den Fc-Teil von IgG (den sogenannten Rheumafaktoren), welche meist vom IgM-Isotyp, aber auch vom IgG-Isotyp sind.
- **Kleinere Immunkomplexe,** solche gebildet im geringen Antigen- oder Antikörperüberschuss, verteilen sich über die Blutbahn im Körper, reichern sich an Filtrations-

stellen (z. B. den Glomeruli in den Nieren, den serösen Häuten, Gelenken, Arteriolen, Kapillaren) an und induzieren dort Entzündungen. Beispiele hierfür sind
– Glomerulonephritiden, ausgelöst durch
  - ◼ Streptokokkeninfektionen (post-Streptokokken-Glomerulonephritis),
  - ◼ Plasmodiuminfektionen (Malaria-Nepritis),
  - ◼ Autoimmunreaktionen (Glomerulonephitiden beim systemischen Lupus erythematodes, ausgelöst durch Zellkernantigen-haltige Immunkomplexe);
– Gefäßentzündungen
  - ◼ während oder nach einer Infektion, beispielsweise mit Salmonellen, Mykobakterien, Spirochäten, Hepatitis-B-Viren (HBV), Hepatitis C-Viren (HCV), Epstein-Barr-Viren (EBV), humanen Immundefizienzviren (HIV), Influenza-Viren, Pilzen (z. B. Aspergillen) oder Parasiten (z. B. Leishmanien, Filarien),
  - ◼ verursacht durch Immunkomplexe aus Körperantigenen und Autoantikörpern wie beispielsweise beim systemischen Lupus erythematodes, (Gefäßentzündungen, ausgelöst durch Zellkernantigen-haltige Immunkomplexe),
  - ◼ verursacht durch Antikörper gegen pharmazeutische Wirkstoffe (die als Haptene an Plasmaproteine binden und dadurch zu Immunogenen werden können). Im Gefolge dieser Gefäßentzündungen entstehen geringgradige Hauteffloreszenzen (**Erythema exsudativum multiforme/EEM**) besonders an den distalen Extremitäten (beispielsweise nach Einnahme von Antibiotika, Isoniazid, Gold, D-Penicillinamin, Kaliumjodid, Busulfan, Sulfonamide) bis schwere großflächiger EEM mit Ablösung der Haut (**toxische epidermale Nekrolyse/TEN**) beispielsweise nach Einahme von Allopurinol, Carbamazepin, Pyrazolone, Sulfonamide, Trimethoprim, Penicilline.

6.7.3.2 Gefäßentzündungen durch Immunkomplexe

Durch Immunkomplexe bedingte Gefäßentzündungen zeigen unterschiedliche Krankheitsbilder (siehe Tab. 6.60), welche sich mit solchen, hervorgerufen durch Autoantikörper gegen Granulozyten oder Endothelzellen oder durch zelluläre Infiltrationen (siehe Kap. 6.7.2 und 6.8) überlappen.

Bei Gefäßentzündungen, vorrangig verursacht durch Immunkomplexe, sind zu unterscheiden:
- **Schönlein-Henoch-Vaskulitis,**
  - – induziert durch IgA-Immunkomplexe mit unbekannten Antigen(en),
- **leukoklastische Vaskulitis,**
  - – induziert durch bakterielle Toxine und Immunkomplexe besonders nach Infektionen mit Streptokokken, Staphylokokken und Meningokokken,
- **Kryoglobulinämien,**
  - – verursacht durch Immunglobuline, welche bedingt durch Veränderungen im Kohlenhydratgehalt bei Temperaturen < 37 °C ausfallen
  - – **Typ I:** verusacht durch monoklonales IgM
    - ◼ bei Myelomen, Lymphomen und Morbus Waldenström,
  - – **Typ II:** verursacht durch Immunkomplexe aus monoklonalem IgM (seltener IgG und IgA) spezifisch für F(ab)2 des IgG und polyklonalem IgG

■ bei Hepatitis, Autoimmunerkrankungen (Kollagenosen) oder Myelomen und Lymphomen,
- **Typ III**: verursacht durch Immunkomplexe aus polyklonalem IgM, spezifisch für F(ab)2 oder Fc und polyklonalem IgG oder IgA
    ■ bei Infektionen und Autoimmunerkrankungen, seltener bei lymphoproliferativen Erkrankungen;
- **klassische Panartheriitis nodosa**,
    - assoziiert mit Infektionen, besonders Hepatitis-B-Virus oder Hepatitis-C-Virus,
    - in Folge der Bildung von Immunkomplexen aus Körperantigenen und Autoantikörpern bei Autoimmunerkrankungen
        ■ z. B. beim systemischen Lupus erythematodes und der rheumatoiden Arthritis;
- **Churg-Strauss-Syndrom**,
    - welches wahrscheinlich ausgeht von IgE-Immunkomplexen gegen inhalative Antigene und
    - welches zugleich assoziiert ist mit Autoantikörpern gegen Myeloperoxidase der Granulozyten (p-ANCA), hohe IgE Blutspiegel und einer Vermehrung der eosinophilen Granulozyten;
- **Erythema exsudativum multiforme (EEM)**,
    - welches seine Ursache hat in Antikörpern gegen pharmazeutische Wirkstoffe, die als Haptene an Plasmaproteine binden und dadurch zu Immunogenen werden, die entstandenen Immunkomplexe
        ■ bewirken durch multiple Gefäßentzündungen Hauteffloreszensen besonders an den distalen Extremitäten (z. B. nach Einnahme von Antibiotika, Isoniazid, Gold, D-Penicillinamin, Kaliumjodid, Busulfan, Sulfonamide) oder
        ■ induzieren schwere großflächige EEM mit Ablösung der Haut (toxische epidermale Nekrolyse/TEN) z. B. nach Einahme von Allopurinol, Carbamazepin, Pyrazolone, Sulfonamide, Trimethoprim, Penicilline.

6.7.3.3 Gefäßentzündungen durch Antikörper gegen Granulozyten oder Endothelzellen

Gefäßentzündungen durch Immunkomplexe können überlagert oder vergesellschaftet sein von Gefäßentzündungen durch Autoantikörper gegen Granulozytenantigene (ANCA, antineutrophile zytoplasmatische Antikörper), welche Granulozyten aktivieren zur Adhäsion, Degranulation und Zytotoxizität gegen Endothelzellen. Diese durch Autoantikörper bewirkten Gefäßentzündungen könnten auch den Autoimmunerkrankungen vom allergischen Typ II zugeordnet werden (siehe Kap. 6.7.2).

Zu diesen autoallergischen Gefäßentzündungen gehören (siehe Tab. 6.60)
- die Wegener'sche Granulomatose,
    - assoziiert mit ANCA gegen die Serinprotease Protease 3 (PR3-ANCA),
- die mikroskopische Polyangitis,
    - assoziiert mit perinukleären ANCA gegen Myeloperoxidase (p-ANCA),
- das Churg-Strauss-Syndrom,
    - assoziiert mit perinukleären ANCA gegen Myeloperoxidase (p-ANCA),

Tab. 6.60: Vorwiegend immunologisch bedingte Gefäßentzündungen.

vorrangige Ursache	Krankheiten	Antigen (Antikörper/Zellen bzw. Immunkomplexe)	vorherrschendes klinisches Bild
Immunkomplexe	Panarteriitis nodosa	Virusantigene (Antikörper gegen HBV, HCV, andere)	nekrotisierende Vaskulitis besonders der viszeralen Arterien, Magen-Darm-Geschwüre, Myalgien, Arthralgien, Koronarinsuffiziens, Polyneuropathien
	Schönlein-Henoch	unbekannt (IgA-Immunkomplexe)	tritt gehäuft nach Infektionen auf, Blutungen (Petechien) umfassen Haut und können auch in allen anderen Organen (Niere, Magen-Darm, Lunge, Gehirn) auftreten
	leukozytoklastische Vaskulitis	meist bakterielle Antigene/Toxine (nach Infektionen mit Streptokokken, Meningokokken, Staphylokokken)	Blutungen, Nekrosen und papulöse Effloreszenzen besonders in der Haut der unteren Extremitäten durch ausgeprägte entzündliche Zerstörungen der postkapillären Venolen und Infiltrationen von neutrophilen Granulozyten
	Kryoglobulinämien	Immunglobuline (IgG-IgM-Immunkomplexe)	Durchblutungsstörungen an den Akren (Fingern, Zehen etc.) mit Zyanosen und Nekrosen (Raynaud-Phänomen); punkt- bis fleckförmige Blutungen an den Extremitäten; Arthralgien, Polyneuropathien, Glomerlonephritiden
	klassische Arteriitis	Autoantigene oder Antigene von Infektionserregern	Myalgien, Arthralgien, Neuropathien, ggf. Glomerulonephritiden
Autoantikörper	Wegener-Granulomatose	Serinprotease P3 von Granulozyten (Antikörper P3-ANCA)	generalisierte nekrotisierende Vaskulitis kleiner und mittlerer Gefäße, besonders der oberen und unteren Luftwege und der Niere; Myalgien, Myositis, Arthralgien, Polyneuropathien; ohne Behandlung oft tödlich
	Churg-Strauss-Syndrom	Myeloperoxidase von Granulozyten (Antikörper p-ANCA; zusätzlich IgE-Immunkomplexe, hohe Konzentrationen eosinophiler Granulozyten)	Ausgangspunkt ist meist eine Erkrankung des allergischen Formenkreises; uusätzlich Karditis, interstitielle Nephritis, Myalgien, Arthralgien, Hautblutungen, Hautnekrosen, Polyneuropathien; vorherrschend sind eosinophile Granulozyten; Todesursache ist häufig eine Kardiomyopathie

vorrangige Ursache	Krankheiten	Antigen (Antikörper/Zellen bzw. Immunkomplexe)	vorherrschendes klinisches Bild
	mikroskopische Polyangitis	Myeloperoxidase von Granulozyten (Antikörper p-ANCA)	vorherrschend ist eine Glomerulonephritis, gefolgt von pulmonaler Vaskulitis und Lungenfibrose und Hautblutungen
	Kawasaki-Syndrom	Endothelzellen (Antikörper AECA)	Fieber, Exanthem an Händen und Füßen, Myokarditis (50 %), Perikarditis, Aneurysmabildung der Herzkranzgefäße und anderer Arterien
Riesenzellen	Arteriitis temporalis	(vorherrschend T-Lymphozyten)	produktive Entzündung vorwiegend der Kopfarterien, Risiko der Erblindung durch Verschluss der Retinalarterie
	Takayasu-Syndrom	(vorherrschend T-Lymphozyten)	produktive Entzündung der thorakalen Arterie und ihrer Verzweigungen bis zum Verschluss bzw. Aneurysma (überwiegend bei Frauen)

Tab. 6.61: Bevorzugte Lokalisationen der immunologisch bedingten Gefäßentzündungen.

	Arterien					Kapillare	Venen	
	Aorta	groß	mittel	klein	Arteriole		Venole	Vene
Immunkomplexe								
Panarteriitis nodosa		X	X	X				
Schönlein-Henoch				X	X	X	X	
leukozytoklastische Vaskulitis						X	X	
Kryoglobulinämien				X	X	X	X	
klassische Arteriitis				X	X	X	X	
Autoantikörper								
Wegener-Granulomatose		X	X	X	X	X	X	X
Churg-Strauss-Syndrom		X	X	X	X	X	X	X
mikroskopische Polyangitis		X	X	X	X	X	X	
Kawasaki-Syndrom	X	X	X	X				
Riesenzellen								
Arteriitis temporalis		X	X					
Takayasu-Syndrom	X	X						

- das Kawasaki-Syndrom,
  - induziert durch Autoantikörper gegen Endothelzellen (AECA),
- zelluläre Infiltrationen mit Riesenzellen (granulomatöse Vaskulitis oder Riesenzell-arteriitis)
  - vorherrschend bewirkt durch T-Lymphozyten bei der
  - Takayasu-Arteriitis,
    - Entzündungen besonders der thorakalen Aorta, vorwiegend bei Frauen,
  - Arteriitis temporalis,
    - Entzündungen besonders der Kopfarteriien,
- Antikörper gegen Antigene von Infektionserreger, exprimiert von infizierten Endothel-zellen,
  - z. B. bei Infektionen mit Zytomegalie-Virus (CMV), Rickettsien oder Spirochäten.

Die durch Immunkomplexe und/oder durch Autoantikörper verursachten Gefäßentzündungen haben je nach Erkrankungsart ein typisches Verteilungsbild (siehe Tab. 6.61).

6.7.3.4 Therapeutische Maßnahmen

Die kausale Behandlung der allergischen Reaktionen vom Typ III beinhaltet

- Vermeidung des auslösenden Agens (z. B. Medikamente);
- Ausheilung einer evtl. bestehenden Grunderkrankung,
  - z. B. Bakterieninfektion durch Antibiotika oder einer Virusinfektion wie HCV durch Interferon;
- Infusionen von großen Mengen von polyvalenten Immunglobulin-Präparaten (siehe Kap. 4.19 und 7.2.1) mit den Zielen,
  - durch die Erhöhung des Immunglobulin-Stoffwechsels auch die Autoantikörper verstärkt abzubauen,
  - die bestehenden Immunkomplexe durch Antikörper (spezifisch gerichtet gegen das meist unbekannte Antigen im Immunkomplex und vermutet im Immunglobu-lin-Präparat) in den Antikörperüberschuss zu verschieben und damit aufzulösen,
  - die Produktion der körpereigenen Antikörper und damit auch der Autoantikörper durch Rückkopplung zu drosseln;
- Hemmung der Entzündungsreaktionen durch Gabe von Corticosteroiden (siehe Kap. 5.4.6.1);
- Immunsuppression der Antikörperbildung durch Zytostatika oder durch immunsup-pressive monoklonale Antikörper (z. B. Rituximab; siehe Kap. 7.2);
- physikalische Verminderung der Immunkomplexe durch
  - Austausch des Blutplasmas,
  - extrakorporale Filtration des Blutplasmas.

Weiterführende Literatur

Boilard E, Blanco P, Nigrovic PA. Platelets: active players in the pathogenesis of arthritis and SLE. Nat Rev Rheumatol. 2012 Sep;8(9):534–42.

Cacoub P, Sène D, Saadoun D. Cryoglobulinemia. Rev Med Interne. 2008, 29:200–208.

Cacoub P, Saadoun D. Hepatitis C virus infection induced vasculitis. Clin Rev Allergy Immunol. 2008, 35:30–39.

Dye JR, Ullal AJ, Pisetsky DS. The role of microparticles in the pathogenesis of rheumatoid arthritis and systemic lupus erythematosus. Scand J Immunol. 2013 Aug;78(2):140–8. DOI: 10.1111/sji.12068.

Kaplan AA.Therapeutic plasma exchange: a technical and operational review. J Clin Apher. 2013 Feb;28(1):3–10.

Lamprecht P, Till A, Steinmann J, Aries PM, Gross WL. Current state of biologicals in the management of systemic vasculitis. Ann N Y Acad Sci. 2007, 1110:261–270.

Morales JM, Kamar N, Rostaing L. Hepatitis C and renal disease: epidemiology, diagnosis, pathogenesis and therapy. Contrib Nephrol. 2012, 176:10–23.

Mouthon L. Causes and mechanisms of systemic vasculitides. Rev Prat. 2008, 58:487–491.

Naicker S, Fabian J, Naidoo S, Wadee S, Paget G, Goetsch S. Infection and glomerulonephritis. Semin Immunopathol. 2007, 29:397–414.

Pezzutto A, Ulrichs T, Burmester GR. Taschenatlas der Immunologie, Vaskulitiden. Thieme Verlag 2007, 209–213.

Sunderkötter C, de Groot K. Therapy of vasculitides and vasculopathies. Hautarzt. 2008, 59:382–93.

Sunderkötter C. Vasculitis of small blood vessels – some riddles about IgA and about the complexity of transmigration. Exp Dermatol. 2009, 18:91–96.

Takada S, Shimizu T, Hadano Y, Matsumoto K, Kataoka Y, Arima Y, Inoue T, Sorano S. Cryoglobulinemia (review). Mol Med Rep. 2012 Jul;6(1):3–8.

Toong C, Adelstein S, Phan TG. Clearing the complexity: immune complexes and their treatment in lupus nephritis. Int J Nephrol Renovasc Dis. 2011, 4:17–28.

Turesson C, Matteson EL. Vasculitis in rheumatoid arthritis. Curr Opin Rheumatol. 2009, 21:35–40.

Turesson C. Extra-articular rheumatoid arthritis. Curr Opin Rheumatol. 2013 May;25(3):360–6.

Weissmann G. Rheumatoid arthritis and systemic lupus erythematosus as immune complex diseases. Bull NYU Hosp Jt Dis. 2009;67(3):251–3.

6.7.4 Typ IV: allergische Reaktionen vom verzögerten Typ

Die Entwicklung der allergischen Reaktion vom verzögerten Typ ist wie jede andere erworbene immunologische Reaktion zu unterteilen

- in die **Sensibilisierungsphase**, bei welcher das allergene Immunogen erstmals in den Körper eindringt, von dendritischen Zellen aufgenommen und nach deren Wanderung in den regionalen Lymphknoten dort durch Bildung einer immunologischen Synapse den naiven T-Lymphozyten präsentiert wird (siehe Kap. 4.8), wobei die Art der Präsentation, die Kostimulation und das Spektrum der Zytokine die weitere Prägung der T-Lymphozyten bestimmen (siehe Kap. 4.9 und 4.10) in
  - Allergen-spezifische CD4(+)-T-Helfer(1)-Lymphozyten,
  - Allergen-spezifische CD4(+)-T-Helfer(2)-Lymphozyten oder in
  - Allergen-spezifische CD8(+)-zytotoxische T-Lymphozyten;
- in die **Effektorphase**, bei welcher bei Zweitexposition des Allergens, aufgenommen beispielsweise von professionellen oder nicht professionellen Antigen-präsentierenden Zellen (siehe Kap. 4.5), Allergen-spezische T-Lymphozyten an den Ort der Zweitexposition gelockt und dort aktiviert werden, ihre Effektorfunktionen auszuüben.

Die Besonderheit der allergischen Reaktion vom verzögerten Typ ist der Zeitbedarf von ca. 48 h, welche ihre Effektorphase benötigt. In dieser Zeit entwickelt sich die

- **Typ IVa**-Reaktionen:
  - Allergen-spezifische CD4(+)-T-Helfer(1)-Lymphozyten sammeln sich am Ort der Zweitexposition des Allergens, werden dort durch Allergen-präsentierende Zellen aktiviert und schütten Chemokine und proinflammatorischen Zytokine aus, mit denen Makrophagen angelockt und aktiviert werden (siehe Kap. 4.10);
- **Typ IVb**-Reaktionen:
  - Allergen-spezifische CD4(+)-TH(2) sind vorwiegend am Ort der Entzündung zu finden;
- **Typ IVc**-Reaktionen:
  - Allergen-spezifische zytotoxische CD8(+)-T-Lymphozyten werden angelockt und durch Allergen-präsentierende Zellen aktiviert (siehe Kap. 4.9) und/oder
- **TypIVd**-Reaktionen:
  - durch aktivierte T-Lymphozyten werden neutrophile Granulozyten angelockt und bestimmen das Entzündungsbild oder
  - es entwickelt sich aus einer allergischen Reaktion vom Soforttyp eine chronische zytotoxische wie auch produktive Phase der Entzündung durch die Ansammlung und Aktivierung von eosinophilen Granulozyten (siehe Kap. 6.7.1.2).

Die **therapeutischen Möglichkeiten** sind ähnlich denjenigen der Allergie vom Typ I (siehe Kap. 6.7.1.3). Die Desensibilisierung durch Applikation steigender Mengen des Allergens hat sich auch bei der Allergie vom verzögerten Typ als wirksam erwiesen.

6.7.4.1 Durch CD4(+)-T-Helfer(1)-Lymphozyten und Makrophagen
Tuberkulinreaktion und Kontaktdermatitis

Typische Beispiele einer von CD4(+)-T-Helfer(1)-Lymphozyten und Makrophagen dominierten allergischen Reaktion vom Typ IV sind

- die **Tuberkulinreaktion**, eine umschriebene, harte, gerötete, entzündliche Verdickung der Haut,
  - welche durch intradermale Injektion von antigenem Material (Tuberkulin) von Tuberkelbakterien (Mycobacterium tuberculosis) bei solchen Testpersonen hervorgerufen wird, welche eine Infektion mit Tuberkelbakterien oder eine Impfung mit BCG hinter sich haben,
  - die 48 h nach der intradermalen Injektion von Tuberkulin ihre maximale Ausdehnung hat und
  - welche charakterisiert ist durch Anhäufungen von CD4(+)-T-Helfer(1)-Lymphozyten und von Makrophagen;
- die **Kontaktdermatitis**, eine umschriebene gerötete, schuppende wie auch nässende entzündliche Verdickung der Haut, bei welcher
  - bei einem **Erstkontakt** kleinmolekulare exogene Substanzen
    - Epithelzellen der Haut aktivieren zur Ausschüttung von Chemokinen und proinflammatorischen Zytokinen (im Besonderen IL-1 und TNFalpha) und hierdurch eine geringe bis starke Entzündung auslösen (akute oder kumulative toxische Dermatitis), im Zuge derer sich dendritische Zellen vor Ort anreichern,

- als Haptene an körpereigene Proteine binden und hierdurch ein für den Körper immunogenes Allergen bilden, welches von den dendritischen Zellen der Haut aufgenommen wird,
- dendritische Zellen das Allergen zum regionalen Lymphknoten transportieren und es dort im Rahmen der Bildung einer immunologischen Synapse solchen naiven T-Lymphozyten präsentieren, welche mit ihrem T-Lymphozyten-Rezeptor die exogene Substanz gekoppelt an das Protein erkennen können,
- unter dem Einfluss der Aktivierung durch das Allergen die dendritischen Zellen Zytokine produzieren (im besonderen IL-12, IL-23, IL-27, IFNgamma, TNFalpha), welche die Differenzierung der Allergen-spezifischen naiven T-Lymphozyten
  - zu CD4(+)-T-Helfer(1)-Lymphozyten stimulieren und
  - zu CD4(+)-T-Helfer(2)-Lymphozyten hemmen,
- bei einem **Zweitkontakt** nach der Sensibilisierung die exogene Substanz
  - erneut Epithelzellen der Haut aktiviert zur Ausschüttung von Chemokinen und proinflammatorischen Zytokinen (im Besonderen IL-1 und TNFalpha) und hierdurch eine geringe bis starke Entzündung auslöst, im Zuge derer sich dendritische Zellen und T-Lymphozyten vor Ort anreichern,
  - als Hapten an körpereigene Proteine bindet und hierdurch ein für den Körper immunogenes Allergen bildet, welches von den (professionell Antigen-präsentierenden) dendritischen Zellen und von aktivierten (nicht professionell Antigen-präsentierenden) Epithelzellen der Haut aufgenommen und T-Lymphozyten präsentiert wird und
  - über die Bildung einer immunologischen Synapse Allergen-spezifische CD4(+)-T-Helfer(1)-Lymphozyten stimuliert werden zur Ausschüttung von Chemokinen und proinflammatorischen Zytokinen (im Besonderen IL-1, IFNgamma, GM-CSF und TNFalpha), welche Makrophagen anlocken und aktivieren, welche ihrerseits wiederum proinflammatorische Zytokine und Gewebehormone aktivieren, sodass
  - eine durch CD4(+)-T-Helfer(1)-Lymphozyten und Makrophagen geprägte Entzündung entsteht.

Die Therapie besteht im Wesentlichen in
- der Vermeidung des Kontaktes mit Substanzen, welche eine allergische Reaktion vom verzögerten Typ auslösen können (siehe Tab. 6.62). hierfür ist der Nachweis des Allergens durch einen Pflastertest (Epikutantest; siehe Tab. 6.53) notwendig, wobei die Ablesung der Hautreaktion nach 48 h und nach 96 h erfolgen sollte,
- der Verabreichung von Glucocorticoiden zur Entzündungshemmung (siehe Kap. 5.4.6.1)

Eine Allergen-spezifische Therapie durch Desensibilierung hat bislang keinen eindeutigen Erfolg erbracht.

Fotoallergene, fotoallergische Dermatitis wie auch fototoxische Substanzen
Fotoallergische Reaktionen benötigen 2 Komponenten:
- eine fotoallergisch wirkende Substanz, welche in solche Gewebe des Körpers eindringen kann, die für Licht zugänglich sind und

Tab. 6.62: Beispiele für Substanzen, welche eine allergische Reaktion vom verzögerten Typ auslösen können.

auslösende Substanzen		Anwendungsbereich
Metallionen	Gold	Schmuck
	Nickel	Schmuck, Gebrauchsgegenstände wie Brillen, Knöpfe, Klammern, Schnallen
	Quecksilber	Desinfektionsmittel, Impfstoffe
	Chrom	Gerbemittel für Leder, Farben
	Kobalt	Medizinprodukte, Farben und Farbauflagen, Haarfärbemittel, Schweißhemmer
Färbemittel	para-Phenylendiamin	Haarfärbemittel
Antibiotika	Neomycin	Arzneimittel, Kosmetika, Deodorantien, Seifen, Tierfutter
	Bacitracin	Arzneimittel
Duftstoffe	Perubalsam	Parfüme, Hautlotionen, Seifen, Kosmetika
	Fragance-Mischung	Lebensmittel, Insektizide, Antiseptika, Seifen, Parfüme, Zahnpasta
Konservierungsmittel	Formaldehyd	Arzneimittel, Papierprodukte, Holzprodukte, Farben, Reinigungsmittel, Kosmetika
	Quaternium 15	Kosmetika (Bräunungsmittel, Haarwaschmittel, Nagellack, Sonnenschutzmittel), Industrieprodukte (Polituren, Farben, Wachse)
Harze	Kolophonium (Fichte, Tanne, Kiefer)	Geigenharz, Klebestoff für Heftpflaster, Kaugummi, Bindemittel für Farbpigmente, Retsina-Weine, Sägemehle
	Latex	Gummihandschuhe
	Epoxidharze	Kunststoffe
	Phenolharze	
Steroide		Arzneimittel

- UV Strahlung, welche in diesem Gewebe ein **Photom** an das **Chromophor** der fotoallergisch wirkenden Substanz bindet.
  - Vorwiegend sind UV-A Strahlen, seltener UV-B-Strahlen die Auslöser.
  - Durch die UV-Strahlen entsteht aus der fotoallergischen Substanz (als Prohapten) ein Hapten, welches sich mit einem körpereigenen Protein zu einem immunogenen Allergen verbindet, oder
  - die (direkt als Hapten wirkenden) fotoallergisch wirkende Substanz verbindet sich unter der Einwirkung der UV-Strahlung mit einem körpereigenen Protein zu einem immunogenen Allergen.

Tab. 6.63: Beispiele für pharmazeutische Wirkstoffe, die fotoallergisch wirken können.

pharmazeutische Wirkstoffe	Anwendung	
Sulfonamide, Sulfanilamid	antibakterielle Chemotherapeutika	systemisch; äußerlich
Tiaprofensäure	Antiphlogistikum, Antirheumatikum	systemisch
Carprofen	Antiphlogistikum, Analgeticum, Antirheumatikum	systemisch
Chlorpromazin (Phenothiazinderivat)	Neuroleptikum	systemisch
Promethazin (Phenothiazin-derivat)	Antihistaminikum, Antiallergikum, Sedativum	systemisch
Chinidin	Antiarrhythmikum (Vorhofflattern)	systemisch
Hydrochlorothiazid	Diuretikum	systemisch
Ketoprofen	Antiphlogistikum, Antirheumatikum	systemisch, äußerlich

Tab. 6.64: Beispiele für Substanzen, die in Kosmetika fotoallergisch wirken können.

Substanzklassen		Anwendung
antimikrobielle Stoffe	halogenierte Salizylanilide (Tetrachlorsalizylanilid, Tribromsalizylanilid)	Kosmetika und Seifen (wegen hoher photoallergischer Wirkung weitgehend vermieden)
	Hexachlorophen	Kosmetika, Wundsalben
	Bithionol	Kosmetika
Duftstoffe	Moschus-Ambrette	Kosmetika, Lebensmittel, Süßigkeiten
	Methylcumarin (Kokosnussaroma)	Kosmetika, Lebensmittel, Süßigkeiten
Lichtschutzsubstanzen	Paraaminobenzoesäureester	Kosmetika, Lacken, Farben, Textilien, Plastik
	3-(4-Methylbenzyliden)-Campher	Kosmetika
	p-Methoxyzimtsäure-Isoamylester	Kosmetika
	2-Phenylbenzimidazol-5-Sulfonsäure	Kosmetika

Bei einer Erstexposition sensibilisiert das aus der fotoallergisch wirkenden Substanz entstandene immunogene Allergen die Immunabwehr in gleicher Weise, wie bei der Kontaktdermatitis beschrieben (siehe Kap. 6.7.4.1.1).

Bei einer Zweitexposition verursacht das durch die UV-Strahlung entstandene immunogene Allergen eine allergische Dermatitis ähnlich der Kontaktdermatitis, jedoch begrenzt auf die Hautflächen, welche dem UV Licht ausgesetzt sind.

Für die Behandlung der fotoallergischen Dermatitis gelten die gleichen Regeln wie für die Kontaktdermatitis (siehe Kap. 6.7.4.1.1).
Fotoallergisch wirkende Substanzen können Arzneimittel darstellen (siehe Tab. 6.63), sind Bestandteile von Kosmetika (siehe Tab. 6.64) und auch in Lebensmitteln enthalten.

Fototoxische Reaktionen unterscheiden sich von fotoallergischen Reaktionen in folgender Hinsicht:
- Sie finden ohne primäre Beteiligung der Immunabwehr statt.
- Sie werden ausgelöst durch fototoxischen Substanzen,
  - welche auf oder in der Haut durch UV-Strahlung direkt zu Zelltoxinen aktiviert werden.

Zu den fototoxischen Substanzen gehören
- pflanzliche Inhaltsstoffe,
  - z. B. Furokumarine im Riesen-Bärenklau, in Gräsern, Schierling,
- Inhaltsstoffe vom Teer,
  - polyzyklische Kohlenwasserstoffe, Anthrazen, Fluoranthren,
- Farben,
  - Thiazide, Methylenblau, Toluidinblau, Eosin, Bengalrot, Akridin,
- eine Reihe von pharmazeutischen Wirkstoffen,
  - z. B. Psoralene, Phenothiazine, Tetracycline, Chinolone, nichtsteroidale Antiphlogistika wie Benoxaprofen, Furosemid, Fibrate und Phytopharma wie Johanniskraut.

6.7.4.2 Durch zytotoxische CD8(+)-T-Lymphozyten oder durch eosinophile Granulozyten

Die allergische Reaktion durch zytotoxische T-Lymphozyten besteht wie jede andere erworbene Immunreaktion auch aus einer Sensibilisierungsphase und einer Effektorphase.

In der Sensibilisierungsphase werden naive zytotoxische CD8(+)-T-Lymphozyten durch dendritische Zellen aktiviert, welche nach Aufnahme und Verdau des Allergens dieses auf MHC-I oder CD1 präsentieren und mit den naiven T-Lymphozyten eine funktionsfähige immunologischen Synapse bilden (siehe Kap. 4.8)

Im Zuge dieser Aktivierung differenzieren sich aus den naiven zytotoxischen CD8(+)-T-Lymphozyten (CTL) Gedächtnis-CTL wie auch reife Effektor-CTL.

Dieser Entwicklungsprozess wird unterstützt durch Zytokine, ausgeschüttet von
- den dendritischen Zellen, im Besonderen IL-12, IL-23, IL-27
- den CD4(+)-T-Helfer(1)-Lymphozyten, im Besonderen IFNgamma, GM-CSF, TNFalpha.

In der Effektorphase greifen reife CTL (Effektor-CTL) nach einer spezifischen Aktivierung Zielzellen an. Voraussetzung für diese Aktivierung ist, dass sich zwischen dem reifen zytotoxischen T-Lymphozyt und der zu tötenden Zielzelle eine die zytotoxische Reaktion auslösende immunologische Synapse bildet (siehe Kap. 4.9.1). Bestandteile dieser Synapse sind

- der T-Zell-Rezeptorkomplex (TCR + CD3 + Zeta) des CTL, welcher auf der Zielzelle erkennt,
    - sowohl ein antigenes Peptid des Allergens wie auch das dieses Peptid präsentierende Molekül MHC-I
    - oder ein antigenes Lipid wie auch das dieses Lipid präsentierende CD1;
- der Korezeptor
    - CD8 des CTL, welcher an das MHC-I oder an das CD1 der Zielzelle bindet,
    - CD4 des CTL (deutlich seltener im Vorkommen), welcher an das MHC-II oder das CD1 der Zielzelle bindet;
- Adhäsionmoleküle des CTL (beispielsweise LFA), die sich verbinden mit Ahäsionsmolekülen (ICAM) auf der Zielzelle.

Zielzellen für allergische Reaktionen durch zytotoxische CD8(+)-T-Lymphozyten sind körpereigene Zellen, welche

- infiziert sind beispielsweise mit Viren und antigene Peptide dieser Infektionserreger auf MHC-I oder CD1 präsentieren, die zytotoxischen Reaktionen Virus-spezifischer CTL führen beispielsweise
    - zu den charakteristischen Exantheme auf der Haut nach Infektionen mit Rötel-Virus oder Masern-Virus,
    - zum Absterben von Leberzellen mit Einschränkung der Leberfunktion bei Infektionen mit dem Hepatitis-B-Virus;
- Transplantationsantigene von einem anderen Menschen (allogen) oder Tier (xenogen) aufgenommen haben und auf MHC-Molekülen präsentieren;
- durch physikalische (Bestrahlung) oder chemische (Toxine) Einwirkungen verfremdete Proteine aufweisen und deren Peptide auf MHC-Molekülen präsentieren;
- nach dem Zusammenbruch von physikalischen oder funktionellen Schranken zugänglich werden für dendritische Zellen, welche dann dort die erworbene Immunreaktion gegen diese vorher geschützten Zellen anstoßen, derartige Schranken werden gebildet
    - durch eng über Haftkomplexe miteinander verbundene dichte Zellschichten, welche beispielsweise das Hirn (Blut-Hirn-Schranke), das Augeninnere und die Hoden abschirmen,
    - durch Zellschichten, welche immunsupprimierende Zytokine (z. B. TGFbeta) und/ oder Apoptose induzierende Oberflächenmoleküle (z. B. Fas-Ligand) exprimieren.

Nach der Antigen-spezifischen Aktivierung einer reifen CTL werden von ihr

- immunstimulierende Wirkstoffe (z. B. TNFalpha, TNFbeta, IFNgamma) abgegeben, welche die angeborene wie auch der erworbene Immunreaktion und damit die Entzündung vor Ort verstärken (Kap. 4.9.3) und
- zytotoxisch wirkende Wirkstoffe (Perforine, Granulolysin, Granzyme, Lysosomale Enzyme, Fas-Ligand, TNFalpha, TNFbeta; siehe Kap. 4.9.3) zur Abtötung der Zielzelle exprimiert.

Gegen diese zytototoxischen Wirkstoffe schützen sich die CTL wie auch ihre Partnerzellen, beispielsweise dendritische Zellen, durch die Bildung von Inhibitoren (siehe Kap. 4.9.3).

Nach einer zytotoxischen Reaktion
- sterben nicht nur die Zielzellen, sondern auch ein Großteil der angreifenden zytotoxischen (Effektor-)T-Lymphozyten;
- überlebt nur ein kleiner Teil der Effektor-CTL auch bei Abwesenheit des Antigens dadurch,
    - dass das umgebende Zytokin-Milieu sie innerhalb von wenigen Tagen in Gedächtnis-CTL differenzieren lässt, welche sich in zentrale Gedächtniszellen (TCM, *T-central memory*) umwandeln können, die weiterhin teilungsfähig sind und helfen, den Vorrat an Gedächtsnis-CTL eines Körpers aufrecht zu erhalten (siehe Kap. 4.12).

Die allergische Reaktion durch eosinophile Granulozyten ist Bestandteil der späten bzw. chronischen Phase der allergischen Reaktion vom Soforttyp (Typ I; siehe Kap. 6.7.1.2).
- Sie stellt sich etwa 2–3 d nach Beginn der akuten Phase ein und wird daher auch als eine allergische Reaktion vom verzögerten Typ (Typ IV) eingestuft.
- Da eosinophile Granulozyten die Art dieser Entzündung wesentlich prägen, wird sie auch benannt als allergische eosinophile Reaktion vom Typ IV.

Weiterführende Literatur

Alase A, Wittmann M. Therapeutic strategies in allergic contact dermatitis. Recent Pat Inflamm Allergy Drug Discov. 2012 Sep;6(3):210–21.

Brasch J. Contact allergy in children. Hautarzt. 2009, 60:194–6, 198–9.

Elkeeb D, Elkeeb L, Maibach H. Photosensitivity: a current biological overview. Cutan Ocul Toxicol. 2012 Dec;31(4):263–72.

Farnam K, Chang C, Teuber S, Gershwin ME. Nonallergic drug hypersensitivity reactions. Int Arch Allergy Immunol. 2012, 159(4):327–45.

Fyhrquist-Vanni N, Alenius H, Lauerma A. Contact dermatitis. Dermatol Clin. 2007, 25:613–623.

Hammonds LM, Hall VC, Yiannias JA. Allergic contact dermatitis in 136 children patch tested between 2000 and 2006. Int J Dermatol. 2009, 48:271–274.

Kimber I, Maxwell G, Gilmour N, Dearman RJ, Friedmann PS, Martin SF. Allergic contact dermatitis: a commentary on the relationship between T lymphocytes and skin sensitising potency. Toxicology. 2012 Jan 27;291(1–3):18–24.

Mailhol C, Lauwers-Cances V, Rancé F, Paul C, Giordano-Labadie F. Prevalence and risk factors for allergic contact dermatitis to topical treatment in atopic dermatitis: a study in 641 children. Allergy. 2009, 64:801–806.

Malinauskiene L, Bruze M, Ryberg K, Zimerson E, Isaksson M. Contact allergy from disperse dyes in textiles: a review. Contact Dermatitis. 2013 Feb;68(2):65–75.

Mayorga C, Sanz ML, Gamboa P, Garcia-Aviles MC, Fernandez J, Torres MJ, Spanish Society of Allergy and Clinical Immunology; Immunology and Drug Allergy Committee. In vitro methods for diagnosing nonimmediate hypersensitivity reactions to drugs. J Investig Allergol Clin Immunol. 2013, 23(4):213–25.

Neumann NJ, Hölzle E, Plewig G, Schwarz T, Panizzon RG, Breit R, Ruzicka T, Lehmann P. Photopatch testing: the 12-year experience of the German, Austrian, and Swiss photopatch test group. J Am Acad Dermatol. 2000, 42:183–192.

Neumann NJ, Hölzle E, Lehmann P. Guidelines for phototoxic and photoallergic reactions. J Dtsch Dermatol Ges. 2004, 2:710–716.

Nicolas JF, Testud F, Vocanson M. Sensitisation versus tolerance in contact eczema. Ann Dermatol Venereol. 2008, 135:733–736.

Pot LM, Scheitza SM, Coenraads PJ, Blömeke B. Penetration and haptenation of p-phenylenediamine. Contact Dermatitis. 2013 Apr;68(4):193–207.

Santoro FA, Lim HW. Update on photodermatoses. Semin Cutan Med Surg. 2011 Dec;30(4):229–38.

Scherer K, Brockow K, Aberer W, Gooi JH, Demoly P, Romano A, Schnyder B, Whitaker P, Cernadas JS, Bircher AJ, ENDA, the European Network on Drug Allergy and the EAACI Drug Allergy Interest Group. Desensitization in delayed drug hypersensitivity reactions – an EAACI position paper of the Drug Allergy Interest Group. Allergy. 2013 Jul;68(7):844–52.

Simonsen AB, Deleuran M, Johansen JD, Sommerlund M. Contact allergy and allergic contact dermatitis in children -a review of current data. Contact Dermatitis. 2011 Nov;65(5):254–65.

Spiewak R. Contact dermatitis in atopic individuals. Curr Opin Allergy Clin Immunol. 2012 Oct;12(5):491–7.

Swinnen I, Goossens A. An update on airborne contact dermatitis: 2007–2011. Contact Dermatitis. 2013 Apr;68(4):232–8.

Uzzaman A, Cho SH. Chapter 28:Classification of hypersensitivity reactions. Allergy Asthma Proc. 2012 May–Jun;33 Suppl 1:S96–9.

6.7.5 Allergische Reaktionen gegen Arzneimittel

Gegen Arzneimittel treten allergische Reaktionen sowohl vom Typ I als auch vom Typ II, II und IV auf (siehe Kap. 6.7.1 bis 6.7.4). Für einen schnellen Überblick sind Beispiele tabellarisch zusammengefasst (siehe Tab. 6.65).

Tab. 6.65: Allergische Reaktionen vom Typ I, II, III und IV, die gegen Arzneimittel auftreten können.

Typ der allergische Reaktion	Mechanismen der allergischen Reaktion	pharmazeutische Wirkstoffe, die als Allergene wirken können	Symptome
Typ I	**allergische Reaktion** pharmazeutische Wirkstoffe induzieren spezifisch gegen sie gerichtete IgE-Antikörper, deren Vernetzung auf Mastzellen und basophilen Granulozyten durch den pharmazeutischen Wirkstoff zur Allergie führt	Salizylate, Schmerzmittel, Farbstoffe; Penicillin und Penicillinderivate; neuromuskuläre Blocker wie Succinylcholin, Atracurium und Vecuronium	von Urtikaria bis zum allergischen Schock
	pseudoallergische Reaktion pharmazeutische Wirkstoffe aktivieren und degranulieren direkt Mastzellen und basophile Granulozyten	Salizylate, Morphin, Codein, ACTH	
	pseudoallergische Reaktion pharmazeutische Wirkstoffe aktivieren direkt Komplement; freigesetzte Anaphylatoxine (C3a, C4a, C5a) aktivieren und degranulieren Mastzellen und basophile Granulozyten	Jod-haltige Kontrastmittel, galenische Hilfsmittel für Arzneimittelzubereitungen wie Liposomen, amphophile Lipide oder amphophile Polymere	

Typ der allergische Reaktion	Mechanismen der allergischen Reaktion	pharmazeutische Wirkstoffe, die als Allergene wirken können	Symptome
Typ II	**zytotoxische Antikörper** spezifisch für pharmazeutischen Wirkstoff, dieser ist gebunden an Zellen	Ampicillin; Cephalosporine	Hautreaktionen (makulopapulöse Arznei-exantheme); autoimmune hämolytische Anämie (AIHA); immunthrombozytopenische Purpura (ITP)
	vom Penicillin-Typ ausgelöst durch pharmazeutische Wirkstoffe, welche als Haptene an Proteine der Erythrozytenmembran oder der Thrombozytenmembran binden	Penicilline, Cephalosporine, Sedativum Cabromal	
	vom Stibophen-Typ ausgelöst durch Wirkstoffe, die als Haptene an Plasmaproteine binden; Antikörper gegen diese gebundenen Haptene bilden Immunkomplexe, die an Erythrozyten oder an Thrombozyten binden	Stibophen, Phenacetin, Chinin, Chinidin, Paraminosalizylsäure, Sulfonamide, Amidopyrine, Rifampicin, Chlorpromazin, Diclofenac, Cyanidol und Nomifensin	
Typ III	pharmazeutischer Wirkstoff (Hapten) bindet an ein Plasmaprotein, wird hierdurch zum Immunogen und löst die Synthese von spezifischen Antikörpern aus, welche mit dem Immunogen Immunkomplexe bilden	Antibiotika, Isoniazid, Gold; D-Penicillinamin, Penicilline, Kaliumjodid; Busulfan; Sulfonamide	multiple Gefäßentzündungen mit Hauteffloreszenzen (Erythema exsudativum multiforme, EEM) besonders an den distalen Extremitäten
		Allopurinol, Carbamazepin, Pyrazolone, Sulfonamide, Trimethoprim, Penicilline	schwere großflächige EEM mit Ablösung der Haut (toxische epidermale Nekrolyse, TEN)
	pharmazeutische Wirkstoffe induzieren direkt Antikörper und bilden mit diesen Immunkomplexe	Plasmaexpander Dextran, xenogene Immunglobuline (vom Pferd, Kaninchen oder der Maus stammend)	Serumkrankheit (Vaskulitis, Glomerlonephritis) bis hin zum Schock
Typ IV	zelluläre Reaktionen gegen pharmazeutische Wirkstoffe, besonders, wenn sie zuerst lokal und nachfolgend systemisch verabreicht worden sind	Antibiotika (Penicilline, Tetracycline)	generalisiertes Kontaktekzem, vorwiegend auf der Gesäßfläche

Weiterführende Literatur

Ariza A, Fernández TD, Mayorga C, Blanca M, Torres MJ. Prediction of hypersensitivity to antibiotics: what factors need to be considered? Expert Rev Clin Immunol. 2013 Dec;9(12):1279–88.

Chiriac AM, Demoly P. Multiple drug hypersensitivity syndrome. Curr Opin Allergy Clin Immunol. 2013 Aug;13(4):323–9.

Gober MD, Gaspari AA. Allergic contact dermatitis. Curr Dir Autoimmun. 2008, 10:1–26.

Mayorga C, Sanz ML, Gamboa P, Garcia-Aviles MC, Fernandez J, Torres MJ, Spanish Society of Allergy and Clinical Immunology, Immunology and Drug Allergy Committee. In vitro methods for diagnosing nonimmediate hypersensitivity reactions to drugs. J Investig Allergol Clin Immunol. 2013, 23(4):213–25.

Gómez E, Ariza A, Blanca-López N, Torres MJ. Nonimmediate hypersensitivity reactions to iodinated contrast media. Curr Opin Allergy Clin Immunol. 2013 Aug;13(4):345–53.

Mockenhaupt M. Severe drug-induced skin reactions: clinical pattern, diagnostics and therapy. J Dtsch Dermatol Ges. 2009, 7:142–160.

Paquet P, Delvenne P, Pierard GE. Drug interactions with normal and TEN epidermal keratinocytes. Curr Drug Saf. 2012 Nov 1;7(5):352–6.

Ramasamy SN, Korb-Wells CS, Kannangara DR, Smith MW, Wang N, Roberts DM, Graham GG, Williams KM, Day RO. Allopurinol hypersensitivity: a systematic review of all published cases, 1950–2012. Drug Saf. 2013 Oct;36(10):953–80.

Ruggiero A, Triarico S, Trombatore G, Battista A, Dell'acqua F, Rizzari C, Riccardi R. Incidence, clinical features and management of hypersensitivity reactions to chemotherapeutic drugs in children with cancer. Eur J Clin Pharmacol. 2013 Oct;69(10):1739–46.

Shakouri AA, Bahna SL. Hypersensitivity to antihistamines. Allergy Asthma Proc. 2013 Nov;34(6):488–96.

Shiohara T, Kano Y. A complex interaction between drug allergy and viral infection. Clin Rev Allergy Immunol. 2007, 33:124–133.

Sicherer SH, Leung DY. Advances in allergic skin disease, anaphylaxis, and hypersensitivity reactions to foods, drugs, and insects. J Allergy Clin Immunol. 2006, 118:170–177.

Traynor K. FDA, researchers focus on genetics of drug hypersensitivity. Am J Health Syst Pharm. 2009, 66:790–791.

Uetrecht J. Immune-mediated adverse drug reactions. Chem Res Toxicol. 2009, 22:24–34.

White AA, Stevenson DD, Woessner KM, Simon RA. Approach to patients with aspirin hypersensitivity and acute cardiovascular emergencies. Allergy Asthma Proc. 2013 Mar–Apr;34(2):138–42.

Wick JY. Drug-induced rash: nuisance or threat? Consult Pharm. 2013 Mar;28(3):160–6.

6.8 Autoimmunerkrankungen

6.8.1 Häufigkeit, endogene und exogene Einflussfaktoren

In den industrialisierten Ländern leiden etwa 5 % bis 8 % der Menschen an Autoimmunerkrankungen, mit zunehmender Tendenz (siehe Tab. 6.66).

- Frauen sind im Durchschnitt häufiger betroffen als Männer.
- Mindestens 15 Autoimmunerkrankungen sind klinisch eigenständig.
- Bei etwa 80 weiteren Erkrankungen stellen Autoimmunreaktionen Begleiterkrankungen dar, welche jedoch das gesamte Krankheitsbild maßgeblich beeinflussen.

Autoimmunerkrankungen treten familiär und auch bei einzelnen Personen gehäuft auf. Als Ursachen gelten

- eine genetische Disposition als wohl häufigste Ursache (siehe Tab. 6.67);
- inaktivierende Mutationen (monogenetische Defekte) in seltenen Fällen, wie z. B.
    - autoimmune Polyendokrinopathie-Syndrome (APS-1, IPEX; siehe Kap. 6.8.3);
- exogene Faktoren
    - als weitgehend alleinige Ursache, wobei genetische Dispositionen beeinflussen, ob eine Autoimmunerkrankung ausbricht; Beispiele hierfür sind
        - die Akute disseminierte Encephalomyelitis nach Impfung mit Tollwut-Virus-Impfstoffen, gewonnen aus dem Gehirn infizierter Tiere,

Tab. 6.66: Beispiele für die Häufigkeit von Autoimmunerkrankungen.

Autoimmunerkrankungen	geschätzte Prävalenz (Erkrankte in % der Bevölkerung)	Verhältnis Frauen zu Männern
Psoriasis/Schuppenflechte	2,2	1:1
Sjögren	2,0	5:1
Vitiligo	0,5 bis 2,0	1:1
Hyperthyreoditis Typ Basedow	1,2	10:1
sytemischer Lupus erythematodes	1,1	9:1
rheumatoide Arthritis	1,0	3:1
Hypothyreoditis Typ Hashimoto	0,8	20:1
Zöliakie	0,01 bis 0,3	2:1
Diabetes mellitus Typ I	0,2	1:1
Crohn'sche Erkrankung	0,2	1:1
Multiple Sklerose	0,015	2:1

Tab. 6.67: Beispiele genetischer Risikofaktoren für Autoimmunerkrankungen.

Chromosom und Gen	Assoziation mit Autoimmunerkrankung
Chromosom X	
Mutation des Transkriptionsregulators Forkhead-Box-Protein 3 (FoxP3)	X-linked-(IPEX-)Syndrom (Immunodysregulation, Polyendokrinopathie und Enteropathie)
Chromosom 6	
HLA A 11	sympathische Ophthalmie (beidseitige granulomätöse Uveitis)
HLA A29	idiopathische (*birdshot*) Chorioretinopathie
HLA B 8	autoimmune Hepatitis
	Dermatomyositis
HLA B27	ankylosierende Spondylitis, Morbus Bechterew
	reaktive Arthritis/Reiter-Syndrom
	Spondylarthropathie
	Psoriasis-Arthritis
	idiopathische vordere Uveitis
HLA B35	subakute Thyreoditis
HLA B51	Vaskulitis vom Typ Kawasaki
HLA B52	Morbus Behcet (systemische Vaskulitis kleiner Gefäße)
HLA Cw6	Schuppenflechte (Psoriasis)
HLA DQ2 und DQ8	autoimmunes Polyendokrinopathie-Syndrom Typ 2 (*Schmidt's syndrom*)
	Zöliakie
HLA DR1	Morbus Crohn

Chromosom und Gen	Assoziation mit Autoimmunerkrankung
HLA DR2	Multiple Sklerose
	Lupus erythematodes
	Colitis ulcerosa
	Diabetes mellitus
HLA DR3	Lupus erythematodes
	Myasthenis gravis
	Diabetes mellitus Typ I
	Hyperthyreose Typ Basedow
	Zöliakie
	autoimmune Hepatitis
	Dermatomyositis
HLA DR4	rheumatoide Arthritis
	Diabetes mellitus Typ I
	Pemphigus vulgaris
	autoimmune Hepatitis
HLA DR5	Hypothyreose Typ Hashimoto
	Diabetes mellitus
	Myasthenia gravis
HLA DRw6	Pemphigus vulgaris
HLA DRw8	juvenile chronische Arthritis
HLA DRw10	rheumatoide Arthritis
Chromosom 8	Alopecia areata (kreisrunder Haarausfall)
Chromosom 16 Mutation des Genes für NOD 2 (*nucleotide-binding oligomerization domain-containing 2*, Nukleotid-bindende Oligomerisationsdomäne 2)	Crohn'sche Krankheit (*inflammatoric bowel disease*); NOD2 ist ein intrazellulärer Rezeptor für pathogene Strukturen (PRR, *pattern recognition receptor*, Rezeptor für pathogene Strukturmuster), an welchen Muramyldipeptide (MDP) von Bakterien spezifisch binden
Chromosom 17	
Mutationen des Genes für NALP1	Vitiligo; NALP1 ist ein intrazellulärer Rezeptor für pathogene Strukturen (PRR), NALP1 ist hochexprimiert in dendritischen Zellen und T-Lymphozyten und beteiligt an der Expression von Caspase 1 und Caspase 5, welche IL-1beta aktivieren
Chromosom 19	
ITPKC (Inositol-1,4,5-Trisphosphat3-Kinase C)	Vaskulitis vom Typ Kawasaki
Chromosom 21	
Mutation des Autoimmunregulators (AIRE; (Transkriptionsaktivator für die Expression einer Reihe von Autoantigenen im Thymus)	autoimmunes Polyendokrinopathie-Syndrom Typ 1 (APS-1; mit Hypoparathyreodismus, primärem adrenokortikalem Versagen und chronischer mukokutaner Candidiasis)

- ■ rheumatisches Fieber, ausgelöst durch Infektionen des Rachenraumes mit beta-hämolysierenden Streptokokken Gruppe A,
- ■ Morbus Whipple, ausgelöst durch eine Infektion mit Tropheryma whipplei,
- als zusätzliche Ursache:
  - ■ Studien an eineiigen Zwillingen belegen, dass auch bei einer genetischen Disposition exogene Faktoren für die Entstehung einer Autoimmunerkrankung notwendig sind.

Zu diesen exogenen Faktoren werden Einflüsse gezählt, welche in der Lage sind
- körpereigene Antigene strukturell zu verändern und dadurch zu verfremden
  - physikochemische Schäden (z. B. Veränderung von Proteinstrukturen durch Bestrahlung),
  - Infektionen (z. B. Expression von Virus-assoziierten Antigenen, Veränderungen von Proteinstrukturen durch bakterielle Enzyme, Bindung von bakteriellen Toxinen an körpereigene Proteine),
  - Bindung von xenobiotischen Substanzen an körpereigene Proteine (z. B. Pharmazeutika oder Chemikalien),
  - Substanzen, welche zu Dedifferenzierungen führen (z. B. zu Mutationen, epigenetischen Beeinflussungen von Expressionen, Veränderungen der Glykosylierung von Proteinen);
- anatomische Schranken (Blut-Hirn-Schranke, Blut-Nerven-Schranke, Augenlinse, Hoden) für die Immunabwehr durchgängig werden zu lassen;
- Kreuzreaktionen von T-Lymphozyten und/oder Antikörpern mit körpereigenen Antigenen zu stimulieren z. B. durch Immunogene, deren Antigenmuster körpereigenen Antigenen gleicht, wie z. B. bei der Kreuzreaktion von Antikörpern gegen Streptococcen mit dem Cardiolipin;
- die Aufrechterhaltung der Toleranz gegen körpereigene Antigene zu beeinträchtigen, z. B.
  - immunstimulierende oder immunsuppressive neurogene Faktoren,
  - immunstimulierende Infektionen.

Die Entwicklung einer Autoimmunerkrankung scheint in einem direkten Zusammenhang zu stehen mit dem Versagen des Körpers bei dem Aufbau und/oder der Aufrechterhaltung einer Toleranz gegen körpereigene Antigene (siehe Kap. 6.1). Das Ergebnis ist, dass die Immunabwehr nicht in ausreichendem Maße in der Lage ist, fremde Strukturen von körpereigenen Zellen und Strukturen zu unterscheiden.

Zur Abwehr der Vielzahl von Fremdstoffen verfügt die erworbene Immunabwehr über eine Vielfalt an Spezifitäten ihrer Antigen-spezifischen Bindestrukturen, den T-Lymphozyten-Rezeptoren (TCR; siehe Kap. 4.6.1.1), den B-Lymphozyten-Rezeptoren (BCR; siehe Kap. 4.15.1) und den Antikörpern.

Diese Vielfalt wird durch die somatischen Rekombinationen und Hypermutationen der DNA codierend für die CDRs (*complementarity determining regions*, hochvariabe Regionen) in den variablen Domänen der TCR und der BCR gewährleistet. Da diese nach dem

Tab. 6.68: Beispiele für Substanzen, welche Autoimmunreaktionen auslösen können.

	Schwermetalle	Pharmazeutika	Industriechemikalien	Lebensmittelzusatzstoffe
systemischer Lupus erythematodes			Hydrazine	Tartrazine, alpha-alpha-Sprossen
autoimmune hämolytische Anämie		Penicilline, Penicillinamin, alpha-Methyldopa		
Sklerodermie			Vinylchlorid, Siliziumstäube	verdorbenes Rapsöl
Myasthenia gravis		Penicillinamin		
Pemphigus vulgaris		Penicillinamin, Pyrithioxin, alpha-Mercaptopropionylglycin, Captopril		
Immunkomplex-Nephritis	Gold, Kadmium, Quecksilber			
autoimmune Schildrüsenerkrankungen		Lithium, Penicillamin, Amiodaron	polybromierte und polachlorierte Biphenyle	
autoimmune Hepatitiden		alpha-Methyldopa, Oxyphenisatin, Halothan		

Zufallsprinzip erfolgen (siehe Kap. 4.3), entstehen hierdurch zwangsläufig auch Bindestellen für körpereigene Strukturen und damit autoreaktive Lymphozyten.

Autoreaktive Lymphozyten, deren TCR bzw. BCR

- mit **geringer Affinität** an Autoantigene binden, sind bei jeder Normalperson zu finden und verursachen wahrscheinlich keine Erkrankungen, sondern scheinen durch die fortwährende geringgradige Stimulation, welche von den körpereigenen Antigenen ausgeht, sogar eher förderlich für die fortlaufende Einsatzbereitschaft der Immunabwehr zu sein;
  - Normalseren enthalten in niedriger Konzentration IgM-Antikörper, gerichtet gegen körpereigene Antigene (z. B. Actin, Tubulin, Thyreoglobulin, Myoglobulin, Zytochrom C, basisches Myelin, DNA, IgG),
  - normale „Autoantikörper" haben eine beträchtliche Polyreaktivität (z. B. binden Anti-DNA-Antikörper an Proteine des Zytoskeletts, an Phospholipide und an Bakterien; Anti-IgG-Antikörper binden an Dinitrophenyl-gekoppelte DNA, an Nukleosome und an Bromelain modifizierte Erythrozyten);
- mit **hoher Affinität** an Autoantigene binden, sind direkt beteiligt an der Entwicklung der unterschiedlichen Autoimmunerkrankungen,

– Autoantikörper von Autoimmunerkrankten sind meist vom IgG-Isotyp, binden mit hoher Affinität an das Autoantigen und sind wenig kreuzreaktiv.

Um den Körper zu schützen, hat die Immunabwehr Mechanismen zur Vernichtung bzw. zur Verhinderung von hochaffin autoreaktiven Lymphozyten entwickelt. Zu diesen Mechanismen gehören (siehe Tab. 6.69):

- die zentrale klonale Deletion von stark autoreaktiven T-Lymphozyten im Thymus und von stark autoreaktiven B-Lymphozyten im Knochenmark (Theorie von F. M. Burnet und P. B. Medawar),
- die periphere klonale Deletion von stark autoreaktiven T-Lymphozyten oder B-Lymphozyten, welche der zentralen Deletion im Thymus bzw. im Knochenmark entschlüpft sind,
- die mangelnde Stimulierung autoreaktiver Lymphozyten (klonale Ignoranz) in der Peripherie auf Grund einer Unzugänglichkeit des Antigens (sogenannte sequestrierte Antigene),
- die Lähmung (klonale Anergie) von autoreaktiven T-Lymphozyten und B-Lymphozyten in der Peripherie durch unvollständiger Aktivierung oder durch Koinhibitoren (Theorie von G. Nossal),
- die Inhibition von autoreaktiven T-Lymphozyten und B-Lymphozyten durch regulatorische T-Lymphozyten und regulative Antikörper (Theorie von N. K. Jerne).

Es darf als gesichert angenommen werden, dass bei Autoimmunerkrankungen einer oder mehrere der Kontrollmechanismen zur Verhinderung autoreaktiver Lymphozyten (siehe Tab. 6.69) versagt hat, da bei diesen Erkrankungen

- im Regelfall in größerer Menge/mit hohem Titer und hoher Affinität T-Lymphozyten und/oder Antikörper gerichtet gegen körpereigene Zellen oder Gewebebestandteile nachweisbar sind;
- das Krankheitsbild bestimmt wird durch die Art des beteiligten körpereigenen Antigens, durch die Spezifität der beteiligten autoimmunen T-Lymphozyten und Antikörper und durch den Typ der autoimmunen (allergischen) Entzündungsreaktion (siehe Kap. 6.7), demgemäß kann auch die Autoimmunreaktion eingeteilt werden in
  - Typ I: IgE-vermittelte allergische Reaktionen vom Soforttyp (siehe Kap. 6.7.1),
  - Typ II: Antikörper-vermittelte zytotoxische Reaktionen (siehe Kap. 6.7.2),
  - Typ III: Immunkomplexreaktionen (siehe Kap. 6.7.3),
  - Typ IV: verzögerte Zell-mediierte Entzündungsreaktionen (siehe Kap. 6.7.4),
  - Typ V: Antikörper-vermittelte Beeinflussung der Funktion von Zell-Rezeptoren.

Es muss des Weiteren berücksichtigt werden, dass bei Autoimmunerkrankungen

- Mischformen zwischen den einzelnen Typen der Entzündungsreaktionen möglich sind,
- bei ein und demselben Patienten das klinische Bild sich wandeln kann, indem
  - der Typ der allergischen Entzündungsreaktion wechselt,
  - Krankheitsschübe von Remissionen abgelöst werden,

Tab. 6.69: Möglichkeiten der Verhinderung autoreaktiver Lymphozyten durch die Immunabwehr.

Wirkung	Mechanismus
zentrale negative Selektion für	Apoptose autoreaktiver Lymphozyten
Präthymozyten im Thymus	wenn T-Lymphozyten-Rezeptoren (TCR) mit hoher Affinität an MHC-Moleküle auf Thymusepithelzellen binden (siehe Kap. 4.7)
	wenn TCR mit hoher Affinität an Autoantigene (präsentiert von dendritischen Zellen im Thymus) binden (siehe Kap. 4.7)
virginelle (naive) B-Lymphozyten im Knochenmark und im peripheren Kreislauf (außerhalb der Lymphknoten)	wenn B-Zell-Rezeptor (BCR) mit hoher Affinität an Autoantigene (präsentiert von Stromazellen und dendritischen Zellen) binden; alternativ werden sie stimuliert zur Rezeptor-Edition oder Rezeptormodulation (siehe Kap. 4.17.1)
zentrale positive Selektion	Differenzierung von autoreaktiven Lymphozyten zu regulatorischen T-Lymphozyten
Präthymozyten im Thymus	wenn TCR mit einer hohen Affinität an Autoantigene (präsentiert von dendritischen Zellen im Thymus) binden, die aber zu gering ist, um eine Apoptose auszulösen, doch hoch genug, dass sich autoreaktive CD4(+)-CD25(+)-FoxP3(+)-regulatorische T-Lymphozyten entwickeln (siehe Kap. 4.11)
periphere Deletionen	Apoptose von autoreaktiven Lymphozyten
T-Lymphozyten	wenn deren Apoptose-Rezeptor Fas aktiviert wird durch Fas-Ligand, beispielsweise exprimiert auf Gewebezellen (siehe Kap. 3.3.8)
	wenn der T-Lymphozyten-Rezeptor (TCR) mit hoher Affinität an körpereigene Antigene bindet, ohne dass eine adequate Kostimulation durch Bildung einer immunologischen Synapse stattfindet (siehe Kap. 4.8)
follikuläre B-Lymphozyten	wenn im Lymphknoten autoreaktive Zentrozyten/B-Lymphozyten keine ausreichende Hilfe von autoreaktiven CD4(+)-TH2-Lymphozyten erhalten können (siehe Kap. 6.1.2.2)
	wenn außerhalb des lymphatischen Gewebes oder im Blut durch ein Überangebot an Autoantigenen die Expression des B-Lymphozyten-Rezeptors (BCR) autoreaktiver B-Lymphozyten gehemmt und zugleich die Expression des Apoptose-Rezeptors Fas stimuliert wird und dieser durch Fas-Liganden (beispielsweise exprimiert von aktivierten, autoreaktive T-Lymphozyten) aktiviert wird
klonale Ignoranz	mangelnde Stimulierung autoreaktiver Lymphozyten
T-Lymphozyten	wenn autoreaktive T-Lymphozyten (welche den Thymus verlassen konnten, weil ihre Antigene nicht oder zu gering im Thymus präsentiert wurden) in der Peripherie ihre spezifischen Autoantigene ignorieren, das heißt nicht von ihnen stimuliert werden können, weil diese Autoantigene sequestriert (d. h. anatomisch oder fuktionell getrennt) von der Immunabwehr sind (beispielsweise die Autoantigene im ZNS, in den peripheren Nerven, in der Kornea, Linse und im Glaskörper des Auges, im Hodengewebe und im Knorpelgewebe); erst wenn durch Verletzungen oder Entzündungen die Barrieren fallen, können autoreaktive Lymphozyten in diese Gewebe eindringen und von spezifischen Antigenen dieser Gewebe aktiviert werden oder diese Autoantigene von dendritischen Zellen oder von körpereigenen Zielzellen in zu geringer Menge präsentiert werden

Wirkung	Mechanismus
B-Lymphozyten	wenn autoreaktive B-Lymphozyten, welche der Deletion im Knochenmark entgangen sind, nicht aktiviert werden, weil im Lymphknoten die jeweiligen Autoantigene (z. B. vom ZNS, von periphere Nerven, vom Auge, Hodengewebe, Knorpelgewebe) nicht in ausreichender Menge von den follikulären dendritischen Zellen präsentiert werden und/oder die autoreaktiven B-Lymphozyten keine ausreichende Hilfe durch autoreaktive CD4(+)-T-Helfer(2)-Lymphozyten erhalten
klonale Anergie	Hemmung von autoreaktiven Lymphozyten
T-Lymphozyten	wenn deren Aktivierung durch die immunologische Synapse wegen mangelnder Kostimulation unzureichend ist (z. B. bei fehlender Expression von B7.1/CD80 oder B7.2/CD86 oder von Adhäsionsproteinen seitens der das Autoantigen-präsentierenden Zelle; siehe Kap. 4.8.1)
	wenn deren Proliferation gehemmt wird durch Expression und Aktivierung des Koinhibitors CTLA4 (siehe Kap. 4.6.3.1.2)
	wenn die Entwicklung von autoreaktiven CD4(+)-T-Helfer(1)-Lymphozyten durch IL-10 (produziert beispielsweise von B-Lymphozyten oder von regulatorischen T-Lymphozyten) gehemmt wird
B-Lymphozyten	wenn deren Stimulierung wegen des Mangels an Autoantigen-spezifischen CD4(+)-T-Helfer(2)-Lymphozyten unzureichend ist (siehe Kap. 4.16)
	wenn deren Proliferation durch Aktivierung von Koinhibitoren (z. B. Fc-gamma-Rezeptor-IIB) gehemmt wird (siehe Kap. 4.15.3)
regulatorische T-Lymphozyten	regulatorische T-Lymphozyten hemmen durch IL-10 und TGFbeta die Entwicklung von (auto-)reaktiven CD4(+)-T-Helfer(1)-Lymphozyten und durch TGFbeta die Entwicklung von autoreaktiven CD4(+)-T-Helfer(2) und CD4(+)-T-Helfer(17)-Lymphozyten (siehe Kap. 4. 11)
regulatorische Antikörper	Antikörper gegen den Idiotyp von autoreaktiven TCR auf T-Lymphozyten oder von autoreaktiven BCR auf B-Lymphozyten blockieren autoreaktive Lymphozyten (siehe Kap. 4.14.3.5)

- neue Organe angegriffen und/oder neue körpereigene Antigene als fremd erkannt werden,
- zusätzliche Krankheitsbilder entstehen können.

Autoimmunerkrankungen können somit einem fortlaufenden oder auch schubweisen Veränderungsprozess unterworfen sein. Dennoch stehen bei den meisten Autoimmunerkrankungen charakteristische Leitsymptome in den jeweils betroffenen Organen im Vordergrund.

6.8.2 Autoimmunerkrankungen – vorwiegend des Nervensystems

Autoimmunreaktionen gegen das zentrale oder periphere Nervensystem (siehe Tab. 6.70)
haben zur Voraussetzung, dass die Blut-Hirn-Schranke oder die Blut-Nerven-Schranke
durchbrochen wird, sodass die Immunabwehr ggf. unter Mithilfe der Mikrogliazellen Substanzen des Nervensystems als fremd erkennen kann.

Als Antigene für Autoimmunreaktionen gegen das Nervensystem gelten vorrangig
- das Myelin-basische Protein (MBP),
  - welches eine wesentliche Komponente der Nervenscheiden darstellt (siehe Kap.
    5.1.3);
- das Proteolipidprotein (PLP) und
- das Myelin-Oligodendrozyten-Glykoprotein (MOG oder OMG).

Tab. 6.70: Beispiele von Autoimmunerkrankungen des Nervensystems.

Erkrankung	beteiligte Autoantigene	Typ der Immunreaktion	klinische Charakteristika
akute disseminierte Encephalomyelitis (ADEM) nach Immunisierung mit Tollwutvakzinen, herstellt aus infiziertem tierischem Hirn; kann auch ca. 2–3 Wochen nach einer viralen oder bakteriellen Infektion auftreten	Myelin-basisches Protein (MBP)	II und IV	(abgesehen von Tollwutimpfungen) vorwiegend bei Kindern, ähnelt dem akuten Schub einer Multiplen Sklerose; herdförmige demyelinisierende Entzündungen im Gehirn und Rückenmark; Entzündung des Sehnervs ist charakteristisch; gutartige bis lethale Verläufe; als Auslöser für eine ADM stehen in Verdacht Infektionen durch Viren (z. B. Influenza, Masern, Mumps, Röteln, Varicella zoster, Epstein-Barr-Virus, Zytomegalie-Virus, Herpes-SimplexVirus, Hepatitis-A-Virus und Coxsackie-Virus) und Infektionen mit Bakterien (z. B. Mycoplasma pneumoniae, Borrelia burgdorferi, Leptospiren und beta-hämolytische Streptococcen)
Guillain-Barre-Syndrom (GBS) möglicherweise ausgelöst durch Infektionen mit Viren (z. B. Epstein-Barr-Virus, Zytomegalie-Virus, Varizella-Zoster-Virus) oder mit Bakterien (z. B. Campylobacter jejuni)	Ganglioside, Myelin, Zellmembran der Axone	II und IV	akute Entzündungen der aus dem Rückenmark hervorgehenden Nervenwurzeln (Radikulitis) und der peripheren Nerven mit Lähmungserscheinungen, beginnen an den Beinen, können sich bis zum Stammhirn (Atemlähmung) ausbreiten; kinisch ausgeprägt als Polyneuropathie (betroffen sind Schwann'schen Zellen und Myelin), als motoraxonale Neuropathie (betroffen sind motorische Axone) und als motorsensorische axonale Neuropathie (betroffen sind motorisch-sensorische Axone)

Erkrankung	beteiligte Autoantigene	Typ der Immunreaktion	klinische Charakteristika
Multiple Sklerose Ursache ist unbekannt; folgende Hypothesen liegen vor: Infektionen (z. B. Epstein-Barr-Virus, Chlamydien, Spirochaeten, Rickettsien-Streptokokken) seien auslösend, Infektionen im Kindesalter seien schützend (Hygiene), Rauchen kann das Risiko deutlich erhöhen (Umwelt), Sonnenexposition vermindert das Risiko (Vitamin D; Nordhalbkugel: Norden hohes Risiko, Süden geringes Risiko)	Myelin-basisches Protein (MBP), Myelin-Oligodendrozyten-Glykoprotein (MOG); spezielle Antikörper und T-Lymphozyten im Blut nicht beweisend, jedoch im Liquor bei > 50 % der Patienten Lymphozyten und bei ca. 90 % der Patienten Antikörper	IV und II	Frauen sind etwa doppelt so häufig betroffen wie Männer; herdförmige, mit Verlust von Markscheiden und Axonen (Entmarkung) einhergehende Entzündungen im ZNS mit unterschiedlich ausgeprägter reaktiver Vermehrung der Gliazellen (Gliose); die Lage der Entzündungsherde bestimmt das klinische Bild der neurologischen Störung und des Ausfalls; klinische Erkrankung erfolgt meist in Schüben (mit Remissionsphasen zwischen den Schüben) und mündet in die sekundär progrediente Form; besonders bei älteren Menschen tritt auch die primär progrediente Form auf, welche ohne Schübe und Remissionen sich schleichend entwickelt; meist langfristiger klinischer Verlauf; maligne Form der Multiplen Sklerose (Marburg-Variante) ist selten und tritt meist bei Jugendlichen auf; kann bereits in Monaten bis wenigen Jahren zum Tode führen

Bei Erkrankungen des Nervensystems spielen diese Antigen eine unterschiedliche Rolle, z. B.

- die **akute disseminierte Encephalomyelitis (ADEM)**, auch perivenöse Encephalitis oder Hurst-Encephalitis genannt,
    - ist klinisch charakterisiert durch neurologische Symptome (Kopfschmerzen, Erbrechen, epileptische Anfälle, Nackensteifigkeit, Gangstörungen, inkomplette oder halbseitige Lähmungen, Sprachstörungen, beidseitige Sehstörungen) in meist milder und ausheilbarer bis zur seltenen schwersten und tödlichen Form,
    - kann auftreten
        - nach Verabreichung eines Tollwutimpfstoffes, gewonnen aus dem Gehirn infizierter Tiere,
        - ca. 2–3 Wochen nach Virusinfektionen, besonders bei Kindern,
    - zeichnet sich aus durch einen hohen Anteil an MBP-spezifischen und aktivierten T-Lymphozyten, welche offensichtlich die Blut-Hirn-Schranke öffnen und durchdringen können;
- die **Multiple Sklerose**, welche der ADEM ähnelt, jedoch meist schubweise verläuft,
    - kann vermutlich durch Virusinfektionen ausgelöst werden, wobei T-Lymphozyten gerichtet gegen MBP möglicherweise eine wesentliche Rolle spielen,
    - deutliche Unterschiede im Anteil der T-Lymphozyten, spezifisch gegen MBP, PLP oder OMG konnten zwischen Gesunden und Erkrankten bislang jedoch nicht nachgewiesen werden.

6.8.3 Autoimmunerkrankungen – vorwiegend endokriner Organe

Die Nebennierenrinde und die Schildrüse sind diejenigen von den tropen Hormonen der Adenohypophyse gesteuerten endokrinen Organe, gegen welche sich bevorzugt Autoimmunreaktionen entwickeln (siehe Tab. 6.71).

Die Ursachen dieser Autoimmunerkrankungen sind weitgehend unbekannt. Ausnahmen sind

- das **autoimmune Polyendocrinopathie-Syndrom IPEX** (*immune dysregulation, polyendocrinopathy, enteropathy, X linked syndrome*, Immundysfunktion-, Polyendokrinopathie- und Enteropathie-kreuzvernetztes Syndrom), charakterisiert durch
  - eine inaktivierende Mutation des Genes für den Transkriptionsregulators Forkhead-Box-Protein 3 (FOXP3),
  - einen Mangel an funktionsfähigen regulatorischen T-Lymphozyten (T(reg); siehe Kap. 4.11)
- das autoimmune Polyendocrinopathie Syndrom Typ 1 (APS-1, Whitaker-Syndrom), gekennzeichnet durch
  - eine inaktivierende Mutation des Autoimmunregulators AIRE, (Transkriptionsaktivator für körpereigene Antigene),
  - eine fehlende Expression einiger körpereigenen Antigene im Thymus,
  - mangelhafte klonale Selektion von autoreaktiven T-Lymphozyten.

Tab. 6.71: Beispiele von Autoimmunerkrankungen endokriner Organe.

Erkrankung	beteiligte Autoantigene	Typ der Immunreaktion	klinische Charakteristika
Addison'sche Krankheit	Nebennierenrinden-Zellantigen (CYP21)	II	Insuffizienz der Nebennierenrinde; Mangel an Glucocorticoiden (Schwächegefühl, Abmagerung, erhöhtes ACTH und MSH im Blut; Braunverfärbung der Haut; ohne Behandlung tödlich)
autoimmunes Polyendocrinopathie-Syndrom Typ 1 (APS-1, Whitaker-Syndrom)	Parathyroid-Zellantigen (Kalziumsensor), Nebennierenrinden-Zellantigene (Steroidtransferasen CYP17, CYP11 und CYP21), Gonadenantigene (P450-aktivierendes Enzym/p450scc; 17alpha-OH-Transferase), mikrosomale Antigene, intrinsischer Faktor (*intrinsic factor*)	IV und II	vorwiegend bei Kindern; fehlende Expression einiger körpereigener Antigene im Thymus (Mutation des Autoimmunregulators AIRE, Transkriptionsaktivator für körpereigene Antigene), mangelhafte klonale Selektion von autoreaktiven T-Lymphozyten und Immunsuppression; Hypoparathyreodismus, primäres Versagen der Nebennierenrinde und chronische mukokutane Candidiasis; zum Teil Hypogonadismus; chronische Hepatitis; perniziöse Anämie
autoimmunes Polyendocrinopathie-Syndrom Typ 2 (APS-2, Schmidts Syndrom)	Thyreoglobulin und thyreoidale Peroxydase; Nebennierenrinden-Zellantigen (CYP21/21-Hydroxylase für Progesteron); beta-Zellen der Pankreas-Inseln	II und IV	häufigste Form von APS; vorwiegend (ca. 70 %) bei Frauen; Hypothyreodismus, primäres Versagen der Nebennierenrinde, Diabetes mellitus Typ I

Erkrankung	beteiligte Autoantigene	Typ der Immunreaktion	klinische Charakteristika
autoimmunes Polyendocrinopathie Syndrom (IPEX, Immundysfunktion-, Polyendokrinopathie- und Enteropathie-kreuzvernetztes Syndrom)	zahlreiche Autoantigene	I, II und IV	männliche Kinder; durch Mutation des Genes für den Transkriptionsregulator Forkhead- Box-Protein 3 (FoxP3) Funktionsverlust der regulatorischen T-Lymphozyten; Diabetes mellitus Typ I, Durchfall, Lebensmittelallergien, Ekzeme, Schwellung der Lymphknoten; hohe IgE-Spiegel im Blut, Infektionen; tödlich
Hyperthyreoditis Typ Basedow möglicherweise auslösend Virusinfektionen, Stress, Toxine (z. B. Tabakrauchen)	Rezeptor für Thyreoideastimulierendes Hormon (TSH)	V	Frauen etwa 10-mal häufiger betroffen als Männer; Schildrüsenüberfunktion durch Aktivierung der TSH-Rezeptoren auf den Follikelepithelzellen (Autoantikörper wirkt als Thyreoidea-stimulierendes Immunglobulin/TSI). Steigerung der Iodaufnahme in die Schilddrüse und der Synthese der Schilddrüsenhormone Triiodthyronin (T3) und Thyroxin (T4); Struma, erhöhte Stoffwechselaktivität, Exophthalmus durch retroorbitale Anreicherung von Mucopolysacchariden
Hypothyreoditis Typ Hashimoto möglicherweise auslösend Virusinfektionen (z. B. Epstein-Barr-Virus, Herpes-Viren) oder Toxine (Überdosis Jod)	Thyreoglobulin, thyreoidale Peroxidase	IV und II	Autoantikörper (Thyreoidea-Stimulationblockierendes Immunglobulin (TSBI) und TSH-Bindung-inhibierende Immunglobuline) bewirken Vergrößerung oder Verkleinerung der Schilddrüse mit Zerstörung des Schilddrüsengewebes; verringerte Stoffwechselaktivität, Ödeme, Gewichtzunahme, Müdigkeit, Antriebslosigkeit, Konzentrations- und Gedächtnisstörungen.

6.8.4 Autoimmunerkrankungen – vorwiegend der Haut

Die Haut ist ein bevorzugtes Organ für Autoimmunreaktionen (siehe Tab. 6.72), nicht nur für solche, welche relativ Haut-spezifisch sind (z. B. Alopecia, Pemphigus und Vitiligo), sondern auch für systemische Autoimmunerkrankungen, bei welchen die Haut maßgeblich beteiligt ist (z. B. Dermatomyositis, systemischer Lupus erythematodes, Psoriasis, Sklerodermie, Sjögren'sches Syndrom, Morbus Behcet).

Zwar sind die Autoantigene, gegen welche sich die Autoimmunreaktion richtet, weitgehend bekannt, die eigentlichen Ursachen der Erkrankungen jedoch unklar.

Tab. 6.72: Beispiele von Autoimmunerkrankungen der Haut.

Erkrankung	beteiligte Autoantigene	Typ der Immunreaktion	klinische Charakteristika
Alopecia areata	Epithelzellen der Haarfollikel	IV (lokal)	kreisrunder Haarausfall
Dermatomyositis möglicherweise ausgelöst durch Cocksackie-Viren; häufig assoziiert mit Tumoren (Ovarien, Mamma, Lunge, Magen-Darm)	Muskelzellantigene; Aminoacyl-tRNA-Synthetase für Histidin (Jo-1); nukleäre Antigene	IV (II; systemisch)	Frauen etwa doppelt so häufig betroffen wie Männer; vorwiegend lymphozytäre Vaskulitis mit Muskelschwäche, besonders der Arme und der Oberschenkel, Gelenkschmerzen, Geschwüre, Darmentzündungen bis hin zu Perforationen, Haut mit schuppenden Ekzemen, ödematösen Rötungen (besonders im Gesicht und anderen Lichtexponierten Stellen), Atrophien (besonders an den Streckseiten der Fingergelenke) und Papeln (besonders an den Knöcheln); häufig gleichzeitig mit anderen Autoimmunerkrankungen (z. B. Lupus erythematodes, Vaskulitis oder Skleroderma)
Morbus Behcet assoziiert mit HLA B52; möglicherweise induziert durch Virusinfektion	Antigen unbekannt	IV (?; systemisch)	aphthöse Geschwüre in der Mundschleimhaut und an den Genitalien, knotige häufig auch infizierte (Pyodermie) Erytheme der Haut; zusätzlich Konjunktivitis, Keratitis, Iritis und Uveitis; Ursache sind Entzündungen kleiner Gefäße, Vaskulitis kann auch in der Hirnhaut und der Lunge auftreten, Gelenkentzündungen an den unteren Extremitäten sind selten; Behandlung ist schwierig.
Pemphigus kann ausgelöst werden durch UV-Strahlung, Medikamente (Diuretika, Penicillin, ACE-Hemmer nichtsteroidale Antirheumatika, lokal angewandtes Fluorouracil) oder durch Virusinfektionen; häufig vergesellschaftet mit Non-Hodgkin-Lymphomen, Sarkomen, Thymomen (paraneoplastischer Pemphigus)	**Pemphigus vulgaris** Desmoglein 3 (transmembranöses Zelladhäsionsprotein der Epidermis aus der Cadherinfamilie; bindet an Desmoplakin); Plakoglobin	II (lokal)	Störung der Zelladhäsion und Auflösung des Zellverbandes und/oder Apoptose in den unteren Schichten der Epidermis; Blasenbildung (besonders bei mechanischer Belastung) auf Schleimhäuten (Mundhöhle) und der verhornten Haut; Abheilung aus der Mitte der Erosionen heraus; je nach Schweregrad beträchtlicher Verlust an Eiweiß und Elektrolyten, Gefahr der Infektionen; schmerzhaft

Erkrankung	beteiligte Autoantigene	Typ der Immunreaktion	klinische Charakteristika
	Pemphigus bullosus Hemidesmosomantigen 1/ Bullöse-Pemphigoid-Antigen 1 (BP 230); Hemidesmosomantigen 1/ Bullöse-Pemphigoid-Antigen 2 (BP 180)	II (lokal)	Auflösung der Verankerungsproteine (Hemidesmosomantigene) zwischen Epidermis und Basalmembran durch Komplementaktivierung und durch leukozytäre Proteasen; Bildung straffer Blasen; tritt besonders an den Beugeseiten der Extremitäten auf; Abheilung aus der Mitte der Erosionen heraus; Gefahr der Infektionen
	Pemphigus foliaceus Desmoglein 1 (transmembranöses Zelladhäsionsprotein der Epidermis aus der Cadherinfamilie)	II (lokal)	Auflösung des Zellverbandes und Blasenbildung in den oberen Schichten der Epidermis (Stratum spinosum) durch Komplementaktivierung und durch leukozytäre Proteasen; Schleimhäute sind im Regelfall nicht betroffen; Blasen platzen leicht und verschorfen; Abheilung aus der Mitte der Erosionen heraus; Gefahr der Infektionen
	Dermatitis herpetiformis Duhring epidermale Transglutaminase (TGM3); Retikulin, Endomysium	II (lokal/systemisch)	durch IgA-Antikörperreaktion treten unter der Basalmembran Blasen und Hautknötchen auf, besonders an den Beugeseiten der Ellbogen; starker Juckreiz; Erkrankung assoziiert mit der Zoeliakie; Erkrankungsschübe werden provoziert durch Gluten
	Epidermolysis bullosa acquisita Kollagen Typ VII,	II (lokal)	tritt vorwiegend bei älteren Menschen auf; durch Antikörperreaktion löst sich die Verbindung zwischen Basalmembran und Lederhaut auf; es entstehen pralle Blasen, meist an den Streckseiten der Gelenke; Haut ist sehr verletzlich; Abheilung meist unter Narbenbildung
Psoriasis/Schuppen-flechte (Psoriasis arthritis) kann ausgelöst werden durch Stress, Alkoholgenuss, Medikamente (Lithiumsalze, Anti-Malariamittel, Tetracycline, beta-Blocker, Folsäure), Fettsucht, mechanische Belastungen oder Infektionen (besonders Streptokokken)	Keratinozyten	IV (lokal und systemisch)	Zytokine von aktivierten T-Helfer(1)-Lymphozyten sind wahrscheinlich der Grund für die gesteigerte Proliferation von Keratinozyten; die Verhornung verläuft entweder parakeratotisch ab unter Verlust des Stratum granulosum oder hyperkeratotisch; es bildet sich eine grob-lamellöse, weiße Schuppung auf einem silbrigen Häutchen über einem kräftigen Erythem; bei Entfernung des Häutchens entstehen

Erkrankung	beteiligte Autoantigene	Typ der Immunreaktion	klinische Charakteristika
			punktförmige Blutungen (Auspitz-Phänomen); durch Einwanderung von neutrophilen Granulozyten können sich sterile Mikroabszesse (Psoriasis pustulosa) unter der Hornschicht entwickeln; Psoriasis vulgaris oder Psoriasis erythroderma sind besonders an der Kopfhaut, den Beugeflächen der Gelenke, der Analregion und den Handinnenflächen zu finden; Psoriasisveränderungen an den Finger- und Fußnägeln beinhalten weiße Verfärbungen, Streifen, Verdickungen und Ablösungen; Gelenkentzündungen (Psoriasis arthritis) treten bevorzugt an den End- und Mittelgelenken der Finger auf; bei der iuvenilen Psoriasisarthritis kann zusätzlich noch eine Iridozyklitis auftreten
Sklerodermie; zirkumskripte Form oder systemische Form begrenzt (CREST; Calcinose, Raynaud-Syndrom, Ösophagus-Hypomotilität Sclerodactylie und Teleangiectasie) oder diffus verteilt	nukleäre Antigene (Antikörper gegen nukleoläre Antigene); DNA-Topoisomerase (Scl70); Zentromerantigene; Rezeptor für PDGF (*platelet derived growth factor*, Blutplättchen-Wachstumsfaktor); Fc-Teil von IgG	V, IV und II (lokal und systemisch)	Frauen ca. 3-mal häufiger betroffen als Männer; Fibrose des Bindegewebes, besonders der Gefäße; entweder beschränkt auf die Haut und Unterhaut (zirkumskripte Sklerodermie/Morphea) oder alle wesentlichen Organe umfassend als systemische Sklerodermie mit begrenzter (CREST) oder diffus verteilter Verlaufsform; neben Haut und Gefäßen sind besonders betroffen Lunge, Brustfell, Herz und Herzbeutel, Speiseröhre, Niere, Dünndarm; wahrscheinlich stimulieren Autoantikörper gegen den PDGF-Rezeptor Fibroblasten; im Gefolge Anreicherung von CD4(+)-T-Lymphozyten, die über Zytokine (IL-1, IFNgamma) Endothelzellen und weitere Fibroblasten zur Proliferation aktivieren; erstes Zeichen ist das Raynaud-Syndrom: Leichenfinger, Leichenhände, blasse Nase oder Ohren durch anfallsartige Konstriktionen der Arteriolen (Fehlaktivierung des Sympathicus), gefolgt von Hypoxie und Blaufärbung der betroffenen Areale, dann Rotfärbung durch vermehrte Durchblutung; Nachfolgend durch Intimaverdickungen, Gefäßverschlüsse und Verdickungen des Bindegewebes, Verhärtung, Atrophien und Motilitätsstörungen; Ödeme der Finger und Zehen

Erkrankung	beteiligte Autoantigene	Typ der Immunreaktion	klinische Charakteristika
			mit Nekrosen und Versteifung (Krallhand) und Verschmälerung (Madonnenfinger); im Gesicht Versteifung der Mimik (Maskengesicht, Tabaksbeutel-Mund) und Gefäßerweiterungen; durch Infarkte und Fibrosen erhebliche Organschäden
Sjögren'sches Syndrom	Ribonukleoproteine Ro (SSA) und La (SSB); Fc-Teil von IgG	III und IV (systemisch)	Frauen 5-mal häufiger betroffen als Männer; chronische Entzündung der Haut und Schleimhautdrüsen (besonders der Speicheldrüsen und Tränendrüsen) mit Versiegen der Sekretion; im Gefolge Bindehautentzündungen (Keratokonjunktivitis sicca), trockene Nasenschleimhäute (Rhinitis sicca), Mundtrockenheit (Xerostomie) und Vaginaltrockenheit; häufig vergesellschaftet mit anderen Autoimmunerkrankungen (z. B. rheumatoide Arthritis, Lupus erythematodes, primär-sklerosierende Cholangitis, Morbus Bechterew, Autoimmunthyreoditis, Raynaud-Syndrom)
systemischer Lupus erythematodes (SLE) möglicherweise ausgelöst durch Zellzerstörungen (z. B. durch UV-Licht, Viren)	doppelsträngige DNA, Ribonukleoprotein Sm, Phospholipide (Cardiolipin); Fc-Teil von IgG	III und IV (systemisch)	Frauen häufiger (ca. 90 %) betroffen als Männer; Makrophagensystem ist meist insuffizient, dadurch unvollständige Elimination apoptotischen Zellmaterials mit Induktion von Autoantikörpern gegen Zellkernbestandteile und Bildung von Immunkomplexen, welche lokal oder systemisch Gefäßentzündungen bewirken; Schmetterlingserythem im Gesicht, Hyperkeratosen mit Verdickung der Basalmembran, Geschwüre in den Schleimhäuten, Fotosensibilität, Gelenkentzündungen, Serositis (Entzündungen des Brustfells, des Herzbeutels und des Bauchfells), Glomerulonephritiden, Keratitis, Skleritis und Uveitis; Beeinträchtigung des ZNS
Vitiligo/Leukoderma/Weißfleckenkrankheit lokale Apoptose der Melanozyten, möglicherweise durch erhöhte radikale Sauerstoffspezies, erhöhtes TNFalpha und assoziiert mit Mutationen des NALP1-(NACHT, LRR and PYD-Domänen-enthaltendes Protein 1-) Genes; bindet und aktiviert Caspasen	Melanozyten	IV (lokal)	flächige, unregelmäßig sich ausbreitende Depigmentierung der Haut durch Absterben oder Funktionseinschränkung der Melanozyten; die nicht segmentale Vitiligo betrifft besonders Unterarme, Handgelenke, Hände, Finger, Ellbogen, Füße und Genitalien, die segmentale Vitiligo besonders die Rückenpartie bereits im Kindesalter.

6.8.5 Autoimmunerkrankungen – vorwiegend der Gelenke und der Muskulatur

Autoimmunerkrankungen des Bewegungsapparates, d. h. der Gelenke (siehe Tab. 6.73) und der Muskulatur (siehe Tab. 6.74) sind gegen sehr unterschiedliche Autoantigene gerichtet. Einige Erkrankungem beschränken sich auf das Muskelgewebe (Myasthenia gravis, Einschlusskörperchen-Myositis), die meisten stellen jedoch systemische Erkrankungen dar, welche mehrere Organe in Mitleidenschaft ziehen.

Nur beim rheumatischen Fieber ist die Ursache der Erkrankungen bekannt. Doch auch hier bleibt unklar, warum eine Streptokokkeninfektion der Tonsillen und des Rachenraumes nur bei einem relativ kleinen Teil der Patienten ein rheumatisches Fieber auslöst.

Tab. 6.73: Beispiele von Autoimmunerkrankungen vorwiegend der Gelenke und des Bindegewebes.

Erkrankung	beteiligte Autoantigene	Typ der Immunreaktion	klinische Charakteristika
ankylosierende Spondylitis/ Morbus Bechterew assoziiert mit HLAB27; möglicherweise ausgelöst durch Bakterieninfektion (Klebsiella pneumoniae)	wahrscheinlich Aggrecan (Proteoglykan im Knorpel); möglicherweise Kreuzreaktion mit Klebsiella pneumonia-Antigenen	IV (lokal und systemisch)	chronisch entzündliche rheumatische Erkrankung mit Verkalkungen (Bambusrohrform) der Wirbelsäulengelenke (vorwiegend Lenden- und Brustwirbelsäule und Kreuz-Darmbeingelenke); zusätzlich Entzündungen der Regenbogenhaut des Auges
Gicht	Urat-Kristalle	Granulozyten (lokal und systemisch)	erhöhte Zufuhr von Purinen und verminderter Uratausscheidung führt zur Ablagerung von Natrium-Urat-Kristallen in den Gelenken, im Knorpel und im Bindegewebe, Einwanderung und Aktivierung von Phagozyten, besonders von Granulozyten; Exozytose lysosomaler Enzyme im Zuge einer frustrierten Phagozytose; hierdurch Entzündung
oligoartikuläre juvenile chronische Arthritis weniger als 5 Gelenke sind betroffen	**frühkindlicher Typ I (EOPA, *early onset pauciarticular arthritis*)** nukleäre Antigene (Rheumafaktor negativ)	IV (lokal und systemisch)	Mädchen etwa 5-mal häufiger betroffen als Jungen; mäßige Entzündungen in den betroffenen Gelenken, kann jedoch zu Deformationen und Fehlstellungen z. B. der Gliedmaßen führen; chronische Iridozyklitis kann zum Katarakt und Glaukom mit Einschränkung der Sehschärfe oder zur Schrumpfung des Augapfels und Erblindung führen
assoziiert mit HLA B27	**Spätform Typ II (LOPA, *late onset pauciarticular arthritis*)** Antigen unbekannt	IV (lokal und systemisch)	Jungen etwa 5-mal häufiger betroffen als Mädchen; besonders befallen sind Hüftgelenke und Kreuzbeingelenk, Ansatzstellen der Sehnen können betroffen sein (Enthesitis, z. B. der Achillessehne, an der Kniescheibe, am Schienbein, an den Streck- und Beugeseiten der Füße und Hände und am Beckenkamm bzw.

Erkrankung	beteiligte Autoantigene	Typ der Immunreaktion	klinische Charakteristika
			Steißbein), häufig auch vordere Aderhautentzündung (Uveitis) des Auges mit Schmerzen, Rötung oder Lichtscheu
polyartikuläre juvenile chronische Arthritis mehr als 5 Gelenke sind betroffen; möglicherweise ausgelöst durch bakterielle oder virale Infektionen	lokale Form, Rheumafaktor negativ; Antigen unbekannt	IV (lokal)	tritt in früher Kindheit etwa 4-mal häufiger bei Mädchen als bei Jungen auf; befallen sind besonders die Kiefergelenke, Finger-, Hand- und Zehengelenke, Arthritiden treten häufig symmetrisch auf, führen zu unregelmäßigem Wachstum, Wachstumsfugenschluss, Gelenkkontrakturen und Fehlstellungen
	systemische Form, Rheumafaktor negativ Morbus Still, Antigen unbekannt	IV (systemisch)	tritt in früher Kindheit (ab dem zweiten Lebensjahr) etwas häufiger bei Jungen auf als bei Mädchen; dramatischer Verlauf mit Fieber, Leukozytose mit unreifen Zellen (Linksverschiebung) im Blut, symmetrisch auftretenden Arthritiden mit beträchtlichen Gelenkschwellungen, Exanthemen, Polyserositis (Brustfell, Herzbeutel, Bauchfell), Vergrößerung der Lymphknoten und der Milz (Adenopathien); bei längerer Dauer beträchtliche Gelenkverformungen
	Rheumafaktor positiv, Fc-Teil von IgG, nukleäre Antigene	III und IV (systemisch)	tritt ab ca. 10 Jahren etwa 5-mal häufiger bei Mädchen als bei Jungen auf; Krankheit ähnelt der rheumatoiden Arthritis der Erwachsenen einschließlich der Rheumaknoten und der Organbeteiligungen durch Gefäßentzündungen
Polychondritis	unbekannt	IV (lokal und systemisch)	Schubweise auftretende deformierende Entzündung aller Knorpelgewebe (Ohren, Nase, Trachea, Gelenkknorpel), verbunden mit systemischer Polyarthritis und Vaskulitis (einschließlich der Aorta) und Endocarditis; häufig Entzündungen des Auges (Episkleritis, Skleritis, Uveitis) und des ZNS (Encephalitis)
reaktive Arthritis/ Reiter-Krankheit assoziiert mit HLA-B27; wahrscheinlich ausgelöst durch Infektion des Darmes (z. B. Salmonellen, Shigellen, Yersinien, Campylobacter, Clostridien und Mykoplasmen) oder der Harnwege (z. B. Clamydien)	Antigene von Salmonellen, Shigellen, Yersinien, Campylobacter, Clostridien, Mykoplasmen oder Clamydien; wahrscheinlich Kreuzreaktion der bakteriellen Antigene mit HLAB27	IV und II (lokal und systemisch)	Männer etwa 20-mal häufiger betroffen als Frauen (mit HLA-B27); im Gefolge einer bakteriellen Infektion der Harnwege oder des Darmes entstehen Entzündungen weniger Gelenke (Oligoarthritis) hauptsächlich der Beine (Kniegelenk, Sprunggelenk), der Finger, der Wirbelsäule und des Kreuzbeines, häufig auch der Sehnenansätze (z. B. der Achillessehne); zugleich tritt eine seröse oder eitrige Entzündung der Augenbindehaut auf, welche zur Iridozyklitis führen

Erkrankung	beteiligte Autoantigene	Typ der Immunreaktion	klinische Charakteristika
			kann; zusätzlich können sterile Pusteln auf Handflächen und Fußsohlen vorkommen und Psoriasis-ähnliche Hautveränderungen (besonders an den Gelenken) und Geschwüre in der Mundschleimhaut und auf der Eichel und Vorhaut
rheumatoide Arthritis assoziiert mit HLADR4; möglicherweise ausgelöst durch bakterielle oder virale Infektionen und begleitet von einer proliferativen Entartung der Synovialzellen; induziert durch Aktivierung von T-Lymphozyten, welche synoviale Makrophagen aktivieren, die proinflammatorische Zytokine (IL-1 und TNF-alpha) ausschütten mit Aktivierung von Osteoklasten und Chondrozyten und Ausschüttung von Wachstumsfaktoren (z. B. FGF und GM-CSF); hierdurch entsteht ein Aktivierungskreislauf mit Proliferation der Synovialzellen wie auch Zerstörung der lokalen Knorpel- und Knochenstruktur	**chronische Polyarthritis** Fc-Teil von IgG (Rheumafaktor positiv), Citrullin in citrullinierten Peptiden oder Proteinen (NO-Synthase spaltet Arginin in das Nebenprodukt Citrullin zur Bildung von NO), Knorpelantigene, auslösendes Agens/ Antigen wahrscheinlich noch unbekannt	IV und III (systemisch)	vorwiegend sind Frauen betroffen (3-mal mehr als Männer); schleichend (mit Morgensteifigkeit) an den kleinen peripheren Gelenken beginnende Synovitis, im Zuge derer sich Kapselverdickungen entwickeln mit Verbreiterung, Tumor-ähnlicher Proliferation der Synoviazellen, zottiger Auftreibung, starker Vaskularisation und zellulärer Infiltration von Leukozyten; im Entzündungsgewebe Makrophagen, dendritische Zellen, Fibroblasten, CD8(+)-zytotoxischen T-Lymphozyten, CD4(+)-T-Helfer(1)- und -(2)-Lymphozyten; Gedächtnis-T-Lymphozyten, B-Lymphozyten, Plasmazellen, im Gelenkspalt vorwiegend Granulozyten, welche als Pannusgewebe Gelenkknorpel und benachbarten Knochen überdecken und zerstören durch Freisetzung einer Vielzahl von lysosomalen Enzymen (Proteasen, Glykosidasen, Lipasen), wobei die Synoviazellen an diesem Prozess in entscheidendem Maße beteiligt sind; hierdurch entstehen an den Fingern/Händen und Zehen (Endgelenke meist ausgespart) funktionseinschränkende irreversible Gelenkdeformationen durch Abbau der Knochensubstanz an den Ansatzstellen der Gelenkkapsel, Entzündungen der Sehnenscheiden, Luxation der Beuge- und Strecksehnen, bindegewebige und knöcherne Überbrückung der Gelenkkörper und zusätzlich bindegewebige (Rheuma-)Knoten in der Haut, besonders auch an den Streckseiten der Gelenke; die Entzündungen können sich ausdehnen auf zentral gelegene Gelenke und auf die Wirbelsäule (besonders auf die Halswirbelsäule); durch Aktivierung von T-Lymphozyten, Makrophagen, Osteoklasten und Chondrozyten und unterstützt durch Rheumafaktor-IgG-Immunkomplexe werden lokal Wachstumsfaktoren wie auch Proteasen freigesetzt, welche in den unterschiedlichen Geweben und Organen (Haut, Sehnen, Arterien, Brustfell, Herzbeutel, Lunge und besonders die Sklera der Augen) zu produktiven Entzündungen wie auch zu Nekrosen führen

Erkrankung	beteiligte Autoantigene	Typ der Immunreaktion	klinische Charakteristika
	Felty-Syndrom Leukozyten	II (III und IV; systemisch)	Auftreten bei lang bestehender rheumatoider Arthritis; Schwellung der Milz (Splenomegalie durch erhöhte Elimination von Leukozyten), Gefäßentzündungen und einer mit Autoantikörpern vergesellschafteten Leukopenie; hierdurch bedingt häufige und schwere Infektionen besonders der Lunge und der Haut
	Caplan-Syndrom	III und IV; zusätzlich aktivierte Makrophagen (systemisch)	Kombination einer chronischen Polyarthritis mit einer Steinstaublunge (Silikose)
rheumatisches Fieber ausgelöst durch Infektionen des Rachenraumes mit beta-hämolysierenden Streptokokken Gruppe A	Proteine des kardialen Sarkolemm und Myosins, Kollagen Typ IV	II und III	Streptokokkenantigene induzieren Antikörper, welche mit Herzmuskeln, mit Kollagen der Gelenke und mit Antigenen des Gehirns kreureagieren; es resultieren am Herzen Enzündungen der Muskeln (Myokarditis), der Innenhaut (Endocarditis), der Herzklappen und des Herzbeutels (Pericarditis), Arthritiden (Jaccoud-Arthritis) der großen Gelenke mit Rheumaknoten auf den Streckseiten, rosaroten kreisrunden Flecken auf der Haut (Erythema anulare) und zentralnervösen Störungen (Sydenham-Chorea)

Tab. 6.74: Beispiele von Autoimmunerkrankungen der Muskulatur.

Erkrankung	beteiligte Autoantigene	Typ der Immunreaktion	klinische Charakteristika
Anti-Synthetase-Syndrom (ASS)	Aminoacyl-tRNA-Synthetasen (Ligasen für Histidin (Jo-1), seltener für Threonin (PL-7), Alanin (PL12), Isoleucin (OJ) oder Glycin (EJ))	II (systemisch)	progressive Schwäche, Degeneration und Fibrose der Skelettmuskulatur; zusätzlich bei einem Teil der Patienten interstitielle Lungenentzündung, deformierende Arthritis und Fieber; häufig Raynaud-Syndrom (erst Leichenfinger, Leichenhände, blasse Nase oder Ohren durch anfallsartige Konstriktionen der Arteriolen (Fehlaktivierung des Sympathicus), dann Hypoxie und Blaufärbung der betroffenen Areale, nachfolgend Rotfärbung durch vermehrte Durchblutung); Tod meistens durch die Lungenentzündung

Erkrankung	beteiligte Autoantigene	Typ der Immunreaktion	klinische Charakteristika
Einschlusskörperchen-Myositis (IBM, *inclusion body myositis*) möglicherweise ausgelöst durch Infektionen mit Retroviren	degenerierte Proteine (Amyloid-beta, phosphoryliertes tau-Protein)	IV (lokal und systemisch)	tritt meist bei älteren Menschen auf; progressiv sich entwickelnde Schwäche der Muskulatur, besonders der unteren Extremitäten, durch lymphozytäre Entzündung (CD8(+)-zytotoxische T-Lymphozyten) wahrscheinlich ausgelöst durch erhöhte Expression von MHC-I durch Muskelzellen (präsentieren degenerierte Proteine); zugleich Phagozytose von untergegangenen Muskelzellen durch Makrophagen, welche degenerierte Muskelproteine CD4(+)-T-Helfer(1)-Lymphozyten präsentieren; Immunsuppression ist weitgehend unwirksam
Lambert-Eaton-Syndrom (LES) assoziiert mit dem kleinzelligen Bronchialkarzinom (Tumorantigene induzieren kreuzreaktive Antikörper)	Kalzium-Kanäle in der präsynaptischen Membran des Acetylcholin-Rezeptors der Muskelzelle	V (lokal und systemisch)	Männer etwa 3-mal häufiger betroffen als Frauen; ähnelt der Myasthenia gravis; Autoantikörper verhindern die Freisetzung von Acetylcholin in den Synapsenspalt, Hemmung wird durch Serienreizung aufgehoben, danach jedoch schnelle Ermüdungserscheinungen; Lähmung besonders der Schultergürtel und Beckenmuskulatur, zusätzlich Miktionsstörungen und Mundtrockenheit
Myasthenia gravis (MG)	nikotinischer Acetylcholin-Rezeptor der Muskelzelle; Muskelspezifische (Tyrosin-)Kinase (MuSK, Teil des Agrin-Rezeptors in der motorischen Endplatte, dessen Aktivierung zur Clusterbildung von Acetylcholin-Rezeptoren führt)	V (lokal)	bei Frauen häufiger als beim Mann; Autoantikörper (Anti-AChR und/oder Anti-MuSK) binden an die motorische Endplatte der quergestreiften Muskulatur und blockieren die Weiterleitung des Aktionspotenzials auf die Muskelzelle; schlaffe Muskellähmung kann lokal (Augenlider, Augenmuskeln) beschränkt oder in unterschiedlichem Maße generalisiert sein (Kopf und Halsmuskeln, Muskeln der Gliedmaßen, Atemmuskulatur) und tageszeitlich schwanken mit Verstärkungen meist am Abend

Erkrankung	beteiligte Autoantigene	Typ der Immunreaktion	klinische Charakteristika
Polymyositis möglicherweise ausgelöst durch Borreliose oder Toxoplasmose	Muskelantigene, Aminoacyl-tRNA-Synthetase (Ligase) für Histidin (Jo-1), nukleäre Antigene, Fc-Teil von IgG	IV (lokal und systemisch)	Schwäche der Skelettmuskulatur (besonders der Schultern, Oberarme und Oberschenkel); häufig auch Schluckbeschwerden und verdickte Haut der Finger und Hände; vorwiegend durch lymphozytäre progressive Entzündung (CD8(+)-zytotoxische T-Lymphozyten); wahrscheinlich ausgelöst durch erhöhte Expression von MHC-I durch die Muskelzellen, welche Muskelantigene präsentieren; zugleich Phagozytose von untergegangenen Muskelzellen durch Makrophagen, welche Muskelantigene CD4(+)-T-Helfer(1)-Lymphozyten präsentieren

6.8.6 Autoimmunerkrankungen – vorwiegend von Leber, Pankreas, Niere und Lunge, Magen und Darm

Auch die Autoimmunerkrankungen der inneren Organe sind gegen sehr unterschiedliche Autoantigene gerichtet (siehe Tab. 6.75). Einige Erkrankungen beschränken sich auf eine definierte Zelle (z. B. beta-Zellen der Pankreasinseln beim Diabetes mellitus Typ I) oder eine definierte Struktur (z. B. vermindert glykosyliertes IgA), die meisten stellen jedoch durch das breite Vorkommen der jeweiligen Autoantigene systemische Erkrankungen dar, welche mehrere Organe in Mitleidenschaft ziehen.

Nur bei der Zöliakie ist die Ursache der Erkrankung bekannt. Doch auch hier bleibt unklar, warum Gluten nur bei einem kleinen Teil der Menschen eine allergische Autoimmunreaktion auslöst.

Tab. 6.75: Beispiele von Autoimmunerkrankungen der Leber, des Pankreas, der Lunge, Niere und des Magen und Darmes.

Erkrankung	beteiligte Autoantigene	Typ der Immunreaktion	klinische Charakteristika
Leber			
autoimmune Hepatitiden Auslöser häufig Infektionen (Hepatitis-Viren, besonders HCV, Salmonellen) und Intoxikationen	**Typ I** nukleäre Antigene (ANA) + F-Aktin glatter Muskelzellen (SMA)	IV und II (ggf. auch III; lokal und systemisch)	häufigste Form, Frauen deutlich mehr betroffen als Männer (5:1); meist vergesellschaftet mit anderen Autoimmunerkrankungen; Müdigkeit; vergrößerte, druckempfindliche Leber; erhöhte Transaminasen, in etwa 50 % entwickelt sich eine Leberzhirrose
	Typ II p450 Bestandteil der Leberzell-Mikrosomen (LKM) + SMA	IV und II (ggf. auch III; lokal)	vorwiegend bei jungen Mädchen; bei ca. 80 % schnelle Entwicklung zur Leberzhirrose
	Typ III lösliches Leberzellantigen (Zytokeratin, SLA) + SMA	IV und II (ggf. auch III)	klinischer Verlauf etwa wie bei Typ I
	primäre biliäre Zirrhose Mitochondrienantigene + ANA + SMA	IV und II (ggf. auch III; lokal und systemisch)	meist (ca. 80 %) bei Frauen; beginnt mit einer Entzündung der Gallengänge und endet ggf. über eine Fettleber in eine Leberzhirrose; Juckreiz; häufig vergesellschaftet mit anderen Autoimmunerkrankungen
	primär sklerosierende Cholangitis Myeloperoxidase + ANA + SMA	IV und II (ggf. auch III; lokal und systemisch)	meist (ca. 70 %) bei Männern; häufig assoziiert mit Colitis ulcerosa, endet in Leberzhirrose
Pankreasinseln			
Diabetes mellitus Typ I möglicherweise ausgelöst durch Viren (Coxsackie-B-Viren, Röteln-Viren, Echo-Viren, Zytomegalie-Viren, Herpesviren) oder durch Toxine (z. B. Bafilomycine von Streptomyceten)	Glutamatdecarboxylase (GAD65, GAD67); Insulin; Tyrosinphosphatase IA-2/ICA512; Inselzelloberflächenantigene (ICA)	II und IV (lokal)	tritt vermehrt bei Kindern und Jugendlichen auf; Immunreaktion zerstört die beta-Zellen der Pankreasinseln; hierdurch ergibt sich die Notwendigkeit der lebenslangen regelmäßigen Verabreichung von Insulin, Kreuzreaktionen bestehen beispielsweise zwischen der GAD65 und dem Coxsackie-B-Virus, dem 38 kDa-ICA und dem Zytomegalie-Virus und dem 52 kDa-ICA und dem Rötel-Virus und machen eine Beteiligung von Virusinfektionen an der Erkrankung wahrscheinlich

Erkrankung	beteiligte Autoantigene	Typ der Immunreaktion	klinische Charakteristika
Lunge und Niere			
idiopathische Lungenfibrose assoziiert mit Infektionen	unbekannt, vermutlich Immunkomplexe	IV bzw. Granulozyten (lokal)	aktivierte alveoläre Makrophagen produzieren proinflammatorische Zytokine (im Besonderen IL-8), Leukotriene und Wachstumsfaktoren (z. B. TGFbeta, PDGF, FGF) mit Einwanderung von Granulozyten (granulozytäre Alveolitis), Zerstörung wie auch Proliferation von Pneumozyten und Fibrosierung
Sarkoidose ausgelöst vermutlich durch Fremstoffe (z. B. inhalierte Antigene oder auch Tattoo-Farbstoffe)	unbekannt	IV und Makrophagen (lokal und systemisch)	Entstehungsort bevorzugt Lunge (aber auch andere Organe, z. B.Haut); aktivierte alveoläre Makrophagen produzieren proinflammatorische Zytokine (z. B. IL-1, TNFalpha, IFNgamma), aktivieren CD4(+)-T-Helfer(1)-Lymphozyten (lymphozytäre Alveolitis), welche Chemokine (z. B. MCP) und proinflammatorische Zytokine (GM-CSF, M-CSF) ausschütten; Einwanderung und Proliferation von Makrophagen, wandeln sich um zu Epitheloidzellen und Riesenzellen, bilden Granulome; zusätzlich Aktivierung von B-Lymphozyten mit Hypergammaglobulinämie; Ausbreitung in andere Organe (Granulome in Leber, Milz, Speicheldrüse, Herz, subkutanes Fettgewebe (Erythema nodosum)), Arthritis, Uveitis und Meningitis
Goodpasture-Syndrom möglicherweise ausgelöst durch Virusinfektionen, Toxine (organische Lösungsmittel)	alpha-3-Kette des Kollagen Typ IV (Basalmembran)	II (lokal und systemisch)	Männer etwa doppelt so häufig betroffen wie Frauen; fortschreitende Glomerulonephritis und Lungenblutungen (Hämoptyse) durch Antikörper gegen Basalmembran, welche Entzündungen induzieren
IgA Nephropathie nach Infektionen besonders der Lunge und des Magen-Darmes	vermindert glykosiliertes IgA1 (N-Acetylgalactosamin und N-Acetylneuraminsäure)	III (lokal und systemisch)	Männer häufiger betroffen als Frauen; Glomerulonephritis mit Hämaturie und Proteinurie durch IgA1-IgG-Immunkomplexe, die besonders Komplement und neutrophile Granulozyten aktivieren; erhöhtes Kreatinin in Blut; in einem Teil der Fälle Bluthochdruck; Uveitis

Erkrankung	beteiligte Autoantigene	Typ der Immunreaktion	klinische Charakteristika
membranöse Glomerulonephritis Heymanns Nephritis	Antigene der Podozyten, filtrierte Antigene	II und III (lokal)	Antikörper durchdringen das Endothel und die Basalmembran in den Glomerula und binden an die viszeralen Epithelzellen (Podozyten) oder dort liegende, filtrierte Antigene; Aktivierung von Komplement führt zur Schädigung der Endothelzellen, der Basalmembran und der Podozyten in den Glomerula
membranoproliferative Glomerulonephritis (MPNG)	**Typ I** Autoantigene oder Infektionsantigene	III (lokal)	subendotheliale Ablagerung präformierter Immunkomplexe, Aktivierung von Komplement; Proliferation der Zellen des Glomerulum (Endothelzellen und Podozyten) und der umgebenden Mesangialen Zellen; Begleiterscheinung durch Immunkomplexe gebildet im Verlaufe von Kollagenosen oder nach Infektionen
	Typ II C3bBb (C3-Konvertase), Faktor H	II (lokal)	Autoantikörper (C3-nephritischer Faktor) stabilisiert die C3-Konvertase, wodurch Komplement ständig aktiviert wird; Proliferation der Zellen des Glomerulum (Endothelzellen und Podozyten) und der umgebenden mesangialen Zellen; Basalmemembran verdickt sich durch Einlagerung von mesangialer Matrix zwischen Endothelzellen und Basalmembran
tubulointerstitielle Nephritis ausgelöst durch Virusinfektionen, Arzneimittel (beta-Lactam-Antibiotika, Cephalosporine, Aminoglykoside, H2-Antagonisten, Schmerzmittel), bei Autoimmunerkrankungen (Sarkoidose) oder spontan	Antigen des Infektionserregers, pharmazeutischer Wirkstoff	IV und I (lokal und systemisch)	Entzündung der Nierentubuli und des angrenzenden interstitiellen Gewebes; Oligurie und Niereninsuffizienz durch Infiltration und Aktivierung von T-Lymphozyten, B-Lymphozyten, neutrophilen und eosinophilen Granulozyten in die Niere; häufig Bildung von Granulomen; zum Teil erhöhtes IgE im Blut; zum Teil Uveitis (bei Absetzen der Arzneimittelbehandlung vollkommene Ausheilung)

Erkrankung	beteiligte Autoantigene	Typ der Immunreaktion	klinische Charakteristika
Magen und Darm			
Crohn'sche Krankheit (IBD, *inflammatoric bowel disease*) assoziiert mit Mutationen des Genes für NOD 2 (*nucleotide-binding oligomerization domain containing 2*, eine Nukleotid-bindende Oligomerisationsdomäne enthaltend 2); intrazellulärer Rezeptor für pathogene Strukturmuster (PRR; pattern recognition receptor), Liganden sind Muramyldipeptide (MDP) von Bakterien; Verminderung der Expression von beta-Defensinen durch Panethzellen der Dünndarmschleimhaut bzw. des Dickdarmepithels; Auslöser möglicherweise Tabaktoxine, Konsum großer Mengen raffinierten Zuckers	Antigene der Darmbakterien (möglicherweise vorrangig Muramyldipeptide (MDP))	IV und II (lokal und systemisch)	alle Darmwandschichten in Mitleidenschaft ziehende, segmental begrenzte, granulomatöse, ulzerierende, Abzess-bildende, penetrierende und Fistel-bildende Entzündung; kann jeden Teil des Magen-Darm-Traktes betreffen, am häufigsten jedoch das Ileum (ca. 30 %), das Ileum wie auch den Dickdarm (ca. 50 %) oder nur den Dickdarm (ca. 20 %); häufiger Stuhlgang von flüssigem, teils auch blutigem Kot; durch die Entzündung Stenosen (Gartenschlauchphänomen) und Verdickungen (Pflastersteinbild), durch die Penetrationen Verwachsungen und Fistelbildungen von Darm zu Darm, von Darm zu Blase oder Darm zu Bauchdecke oder Haut in der Analgegend, Gefahr des Ileus; in den Entzündungsgebieten Anreicherung von CD4(+)-T-Helfer-(1)-Lymphozyten, der proinflammatorischen Zytokine IL-12, TNFalpha IFNgamma und IgG2; Erkrankung führt zu Wachstumsverzögerung und Abmagerung; zusätzlich können andere Organe entzündet sein, z. B. die Augen (Uveitis, Episcleritis), die Gelenke der Gliedmaßen und der Wirbelsäule (seronegative Spondyloarthropathie), die Sehnenansätze (Enthesitis), die Haut mit der Unterhaut (Erythema nodosum), zum Teil auch mit eitrigen Geschwüren (pyoderma ulcerosum); Aktivierung des Gerinnungssystems kann zu Thrombosen führen
Morbus Whipple ausgelöst durch Infektion mit Tropheryma whipplei	Tropheryma whipplei	Makrophagen (systemisch)	Bakterien werden in der Dünndarmschleimhaut von Makrophagen phagozytiert und überleben in den Phagosomen, Makrophagen schwellen an, sammeln sich in den Lymphgefäßen und Lymphknoten und verstopfen die Lymphbahnen; durch Abflussstörungen der Lymphbahnen Behinderung der Resorption (Fettstuhl, Durchfall), Atrophie der Darmschleimhaut; Malabsorption, Gewichtsverlust, Gelenkentzündungen, Uveitis

Erkrankung	beteiligte Autoantigene	Typ der Immunreaktion	klinische Charakteristika
perniciöse Anämie/ autoimmune atrophische Gastritis	parietale Zellen, intrinsischer Faktor	II (lokal)	intrinsischer Faktor (gebildet von den Parietalzellen der Magenschleimhaut) bindet Vitamin B12, sodass es im Ileum resorbiert werden kann; Autoantikörper gegen den intrinsischen Faktor führen zur mangelnden Resorption von Vitamin B12 und zur megaloblastischen Anämie (makrozytäre normochrome Anämie), begleitet von hypersegmentierten Granulozyten und Neuropathien
ulzerative Colitis (IBD, *idiopathic inflammatory bowel disease*)	möglicherweise Antigene der Darmbakterien, Granulozytenantigene (ANCA)	II (lokal und systemisch)	auf die Schleimhaut (Mukosa und Submukosa) beschränkte chronisch rezidivierende, ulzerierende Entzündung des Mastdarmes (blutig schleimiger Durchfall), welche sich aufsteigend in den Dickdarm ausbreitet; durch die Vernarbungen kommt es zur Verarmung an Becherzellen und zur Abflachung der Schleimhaut, Regenerationen führen zur Bildung von Pseudopolypen; in den Entzündungsgebieten sind vermehrt CD4(+)-T-Helfer(2)-Lymphozyten und IL-5 zu finden; Assoziation mit anderen Autoimmunerkrankungen (z. B. ankylierende Spondylitis, Arthritis, IgA-Nephritis, primär sklerosierende Colangitis, Uveitis und Iridozyklitis); Risiko eines Kolonkarzinoms
Zöliakie	Klebereiweiß (Gluten), im Besonderen Gliadine (Alkohol-lösliche „Prolamin"-Fraktion) und Glutenine (im Alkalischen löslich) enthalten hohe Mengen an Prolin und Glutamin; Gewebe-Transglutaminase (TGM2), Reticulin, Endomysium	II und IV (lokal und systemisch)	Unverträglichkeit von Getreideeiweiß (Gluten) mit Blähungen, Übelkeit, Bauchschmerzen, Appetitlosigkeit, chronischem Durchfall und Wachstumsstörung; Risiko zur Entwicklung von Autoantikörpern gegen Inselzellen des Pankreas; Gliadine und Glutenine binden über das Glutamin an HLA-DQ2; Bindung wird verstärkt, wenn Glutamin durch Transglutaminase in Glutaminsäure überführt wird; Komplex aktiviert CD4(+)-T-Helfer(2)-Lymphozyten wie auch CD4(+)-T-Helfer(1)-Lymphozyten (Ausschüttung von proinflammatorischen Zytokinen (IL-2, IL-6, TNFalpha, IFNgamma); Bildung von Antikörpern gegen Gliadine und Glutenine wie auch von Autoantikörpern (besonders gegen Gewebe-Transglutaminase); Entzündungsreaktionen führen zum Untergang von Darmepithelzellen; Zöliakie ist assoziiert mit Dermatitis herpetiformis Duhring (siehe Tab. 6.68)

6.8.7 Autoimmunerkrankungen – vorwiegend durch Antikörper gegen Bestandteile des Blutes

Autoantikörper gegen Bestandteile des Blutes haben eine spezifische und damit eingeschränkte Wirkung entweder

● durch Aktivierung der Blutgerinnung,
  – z. B. beim Antiphospholipid-Antikörper-Syndrom oder
● durch die Zytolyse, Aggregation, Aktivierung und Elimination von Blutzellen,
  – autoimmune hämolytische Anämie, Autoimmunneutropenien, idiopathische thrombozytopenische Purpura (siehe Tab. 6.76; Kap. 6.7.2)

Tab. 6.76: Beispiele von Autoimmunreaktionen gegen Bestandteile des Blutes.

Erkrankung	beteiligte Autoantigene	Typ der Immunreaktion	klinische Charakteristika
Antiphospholipid-Antikörper-Syndrom (APS)	Phospholipide (Cardiolipin), beta-2-Glykoprotein (Phospholipid-bindendes Protein)	III (systemisch)	tritt vorwiegend bei Frauen auf; Aktivierung der Blutgerinnung mit arteriellen und venösen Verschlusserkrankungen (Niereninfarkte, Herzinfarkte, Schlaganfälle, Lungenembolien, Thrombosen) und Thrombozytopenien; Hautblutungen und Geschwüre; Häufung von Fehlgeburten
autoimmune hämolytische Anämie (AIHA) häufig nach Infektionen	Erythrozytenantigene	II (systemisch)	Hämolysen vom Kältetyp (durch IgM-Antikörper) oder vom Wärmetyp (durch IgG-Antikörper); geringgradig bis lebensbedrohlich (siehe Kap. 6.7.2.2)
Autoimmunneutropenien (AIN)	neutrophile Granulozytenantigene (HNA1a, -1b, -1c, -2a, -3a, -4a, -5a)	II (systemisch)	Immunneutropenien bei Neugeborenen, Kindern und Erwachsenen; transfusionsbedingte Lungeninsuffizienz (TRALI) bei Antikörpern gegen HNA-3a (siehe Kap. 6.7.2.4).
idiopathische thrombozytopenische Purpura (ITP) meist nach Infektionen oder Leukämien oder nach Infusionen mit allogenen Thrombozyten	Fibrinogen-Rezeptor GpIIb/IIIa; Rezeptor für den Von-Willebrand-Faktor (GpIb)	II und V (systemisch)	akute ITP bei Kindern, chronische ITP bei Erwachsenen; erhöhte Blutungsneigung; kleine punktförmige Blutungen in der Haut (Petechien), besonders in den Beinen; Spontanheilungen; bei schweren Erkrankungen Blutungen im Magen-Darm-Trakt und im Gehirn (siehe Kap. 6.7.2.3)

6.8.8 Autoimmunerkrankungen – vorwiegend der Blutgefäße und des Herzens

Eine Reihe von Gefäßentzündungen ist weniger durch Immunkomplexe (siehe Kap. 6.7.3.2), sondern wahrscheinlich

- durch Autoantikörper gegen Granulozyten, gegen Endothelzellen oder gegen Myosin oder
- durch allergische Entzündungsreaktionen vom Typ IV verursacht (siehe Tab. 6.77).

Die Auslöser der Bildung dieser Autoantikörper sind nur bei wenigen Erkrankungen (Myokarditis und Post-Kardiotomie-Syndrom) bekannt. Soweit die Autoimmunerkrankungen die peripheren Gefäße betreffen, lösen sie systemische, zum Teil schwerwiegende Erkrankungen aus.

Tab. 6.77: Beispiele für Autoimmunreaktionen gegen bzw. Erkrankungen der Blutgefäße und des Herzens.

Erkrankung	beteiligte Autoantigene	Typ der Immunreaktion	klinische Charakteristika
Arteriitis temporalis Riesenzellarteriitis; Häufung bei HLA-DR4, Auslöser möglicherweise Infektion mit Clamydia pneumoniae	unbekannt	IV (lokal und systemisch)	meist bei älteren Personen, besonders Frauen; produktive Entzündung (vorherrschend T-Lymphozyten) vorwiegend der Kopfarterien, Symptome Kopfschmerzen, Kauschmerzen (besonders bei Frauen), Muskelschmerzen (Polymyalgia rheumatika), anteriore ischämische Optikusneuropathie; Risiko der Erblindung durch Verschluss der Retinalarterie
Arteriosklerose Risikofaktoren sind erniedrigte HD-Lipoproteine, erhöhte LD-Lipoproteine, Fettsucht, Diabetes, Bluthochdruck, Bewegungsarmut, Tabakrauch; möglicherweise sind Infektionen mit Chlamydia pneumoniae oder Viren beteiligt	oxidierte *high density* Lipoproteine (LDL, Lipoproteine hoher Dichte); Chlamydia pneumonia-Antigene, Herpesantigene	II, II und IV; Makrophagen (systemisch)	Ablagerung von durch Endothelzellen oxidierten LDL subendothelial in den (möglicherweise durch bakterielle Toxine, Viren oder Immunkomplexe vorgeschädigten) arteriellen Gefäßwänden; durch Aktivierung der Endothelzellen Ausschüttung von Zytokinen und Wachstumsfaktoren, Einwanderung und Aktivierung von Makrophagen und T-Lymphozyten in die Intima; Phagozytose der oxidierten LDL durch Makrophagen (Bildung von Schaumzellen); Adhäsion und Aktivierung von Thrombozyten; Aktivierung, Proliferation und Einwanderung von glatten Muskelzellen und Fibroblasten aus der benachbarten Media in die betroffene Intimaregion; Bildung der atheromatösen Plaques (Makrophagen/Schaumzellen, Cholesterol/oxidiertes LDL, glatte Muskelzellen), Bildung einer fibrotischen Kapsel mit inneren Nekrosen und Verkalkungen; Stenosierung der Arterie, Risiko der mechanischen Ausdehnung (Aneurisma) und Ruptur

Erkrankung	beteiligte Autoantigene	Typ der Immunreaktion	klinische Charakteristika
Churg-Strauss-Syndrom	Myeloperoxidase von Granulozyten (Antikörper p-ANCA)	II (systemisch)	Ausgangspunkt ist meist eine Erkrankung des allergischen Formenkreises; hohe Konzentrationen von IgE und IgE-Immunkomplexen; zusätzlich zur Vaskulitis karditis, interstitielle Nephritis, Myalgien, Arthralgien, Hautblutungen, Hautnekrosen, Polyneuropathien; vorherrschend sind eosinophile Granulozyten, Todesursache ist häufig eine Kardiomyopathie
infantile Polyarteriitis (Kawasaki-Syndrom) möglicherweise ausgelöst durch Infektionen	Endothelzellen (Antikörper AECA)	II (systemisch)	generalisierte Vaskulitis, Fieber, Exanthem an Händen und Füßen, Myokarditis (50 %), Perikarditis, Aneurysmabildung der Herzkranzgefäße und anderer Arterien
mikroskopische Polyangitis	Myeloperoxidase von Granulozyten (Antikörper p-ANCA)	II (systemisch)	vorherrschend ist eine progressive Glomerulonephritis, gefolgt von pulmonaler Vaskulitis mit alveolärer Hämorrhagie (Blut im Sputum) und Lungenfibrose; Haut mit subkutanen Knötchen, Erythemen, Nekrosen und Blutungen
Myocarditis ausgelöst durch Infektionen z. B. Coxsackie-Viren, Trypanosoma cruzi,	Myosin	II und IV (lokal)	infizierte Herzmuskelzellen präsentieren Antigene des Infektionserregers und induzieren Entwicklung von zytotoxischen T-Lymphozyten; freigesetzte Herzmuskelantigene aus abgetöteten Herzmuskelzellen stimulieren über Antigen-präsentierende Zellen die Bildung von zytotoxischen Antikörpern, die mit Myozyten kreuzreagieren
Polyarteriitis nodosa assoziiert mit Infektionen, besonders Hepatitis-B-Virus und Hepatitis-C-Virus	unbekannt (möglicherweise Infektionsantigen)	II und IV (systemisch)	nekrotisierende granulozytäre Vaskulitis (perlschnurartig angeordnete Knötchen) der Arterien besonders der inneren Organe, der Unterarme und der Waden; Thrombosierung und Infarzierung der betroffenen Gewebe, Herz (Endomyokarditis, Koronarinsuffizienz), Magen-Darm-Kanal (Übelkeit, Erbrechen, Blutungen, Durchfälle), Nervensystem (Polyneuritis, Meningitis, Schlaganfall), eher selten Glomerulonephritis; schwere Allgemeinsymptome
Post-Perikardiotomie-Syndrom (Dressler-Syndrom) ausgelöst durch Schäden (Herzinfarkt, Operation) am Herzen	Myosin	II (lokal und systemisch)	Bildung von Antikörper gegen Myosin, freigesetzt von geschädigten Herzmuskelzellen; erzeugen Fieber, Pericarditis und Pleuritis.

Erkrankung	beteiligte Autoantigene	Typ der Immunreaktion	klinische Charakteristika
Raynaud-Syndrom assoziiert mit anderen Autoimmunerkrankungen, ausgelöst durch Toxine (Schwermetalle, Ergotamin, Vinylchlorid, Zytostatika)	glatte Muskelzellen der Gefäße (Arteriolen)	II, III, IV (lokal)	durch anfallsartige Konstriktionen der Arteriolen (Fehlaktivierung des Sympathicus) Leichenfinger, Leichenhände, blasse Nase oder Ohren, gefolgt von Hypoxie und Blaufärbung der betroffenen Areale, dann Rotfärbung durch vermehrte Durchblutung; Symptom z. B. bei Sklerodermie, Sjögren-Syndrom, Anti-Synthetase-Syndrom (ASS), systemischer Lupus erythematodes, Multiple Sklerose, Arteriosklerose und Kryoglobulinen
Takayasu-Syndrom		IV (lokal)	überwiegend bei Frauen; produktive Entzündung (vorherrschend T-Lymphozyten) der thorakalen Arterie und ihrer Verzweigungen bis zum Verschluss bzw. Aneurysma
Wegener-Granulomatose	Serinprotease P3 von Granulozyten (Antikörper P3-ANCA)	II (systemisch)	Schleimhautgeschwüre durch generalisierte nekrotisierende Vaskulitis kleiner und mittlerer Gefäße, besonders der oberen und unteren Luftwege; Granulome; Glomerlulonephritis; Myalgien, Myositis, Arthralgien, Polyneuropathien; Entzündungen des Auges (Skleritis und Episkleritis); ohne Behandlung oft tödlich

6.8.9 Kollagenosen

Unter Kollagenosen wird eine uneinheitliche Gruppe von systemischen Autoimmunerkrankungen verstanden, welche vorwiegend das Bindegewebe und die Blutgefäße betreffen und daher nicht nur das klinisch besonders auffällig veränderte Organ, sondern im Prinzip jedes andere Organ in Mitleidenschaft ziehen können. Zu den Kollagenosen werden gezählt

- der systemische Lupus erythematodes (siehe Kap. 6.8.4),
- die Dermatomyositis und Polymyositis (siehe Kap. 6.8.5),
- das Sjögren-Syndrom (siehe Kap. 6.8.4),
- die Sklerodermie einschließlich des CREST-Syndroms (siehe Kap. 6.8.4),
- das Antiphospholipid-Syndrom (siehe Kap. 6.8.7) und
- die Mischkollagenosen (SHARP-Syndrom), welche mehr oder weniger die Symptome aller anderen Kollagenosen aufweisen und charakterisiert sind durch Antikörper gegen die Spliceosomen (U1-RNP).

Mit den Kollagenosen eng verwandt sind weitere Autoimmunerkrankungen wie
- die verschiedenen Formen der durch Autoantikörper verursachten Vaskulitiden (siehe Kap. 6.7.3.2 und 6.8.8),
- die rheumatoide Arthritis (siehe Kap. 6.8.5) und
- die ankylosierende Spondylitis (Morbus Bechterew; siehe Kap. 6.8.5).

Eine Unterscheidung der Kollagenosen erfolgt auf der Grundlage des jeweiligen klinischen Bildes wie auch des Spektrums an Autoantikörpern gegen Antigene des Zellkernes (nukleäre Antigene (NA); siehe Tab. 6.78).

Der Nachweis hoher Titer von Rheumafaktoren

- des IgM-Isotyps
    - ist technisch einfach (z. B. Agglutination von IgG beschichteten Latexpartikeln),
    - stellt ein häufiges, aber nicht zwingendes diagnostisches Kriterium dar für die rheumatoide Arthritis, das Sjögren-Syndrom, den systemischen Lupus erythematodes und die Sklerodermie;

Tab. 6.78: Unterscheidung der Kollagenosen auf der Grundlage von Autoantikörpern gegen nukleäre Antigene.

im Blut nachweisbare Autoantikörper gegen	SLE	Misch-kollage-nosen	Sklero-dermie	Sjögren-Syndrom	rheuma-toide Arthritis	primäre Vaskuliti-den	Anti-phospho-lipid-Syndrom	Myositis
Zellkern (NA)	++	++	++	++	(+)	(+)	(+)	(+)
doppelstrangige DNA (dsDNA)	++	–	–	–	–	–	–	–
Sm (Cor-Proteine von sn-Ribonukleo-proteinen, snRNP)	+	–	–	–	–	–	–	–
Histone	++	–	–	–	–	–	–	–
U1 RNP (sn-Ribo-nukleoprotein; Spliceosom)	(+)	++	(+)	–	–	–	–	(+)
SS-A (Ro-Ribonukleo-protein)	+	(+)	(+)	++	(+)	–	–	–
SS-B (La-Ribonukleo-protein)	+	(+)	(+)	++	(+)	–	–	–
ribosomales Protein	+	–	–	–	–	–	–	–
Scl 70 (Typ 1-Topo-isomerase)	–	–	++	–	–	–	–	–
zentromere Proteine	–	–	++	–	–	–	–	–
PCNA (*proliferating cell nuclear antigen*, Ringklemmenprotein)	(+)	–	–	–	–	–	–	–
Jo-1 (Histidin-tRNA-Ligase)	–	–	–	–	–	–	–	++
Cardiolipin (Diphos-phatidylglycerin)	++	(+)	(+)	(+)	(+)	–	++	–
Fc von IgG (Rheuma-faktoren)	++	(+)	++	+++	+++	(+)	–	(+)

● des **IgG-Isotyps** oder (selten) des IgA- und IgE-Isotyps
  – ist technisch nur schwer möglich, da in den Immunkomplexen die Antigen-Binde-
    stellen weitgehend abgesättigt sind.

Die Spezifität dieser Rheumafaktoren betrifft im Wesentlichen das Fc-Teil von IgG und
zwar
● die CH2-Domäne von IgG1 und IgG2a,
● die CH2-CH3-Interdomänenregion von IgG-1, IgG-2 und IgG-4,
● die Kohlenhydrat-bindende Region von IgG-3,
● die CH3-Domäne (His 435; Tyr 436) von IgG3 und
● die CH3-Domäne von IgG2a und IgG3.

Die von den Rheumafaktoren mit den körpereigenen Immunglobulinen gebildeten Immunkomplexe sind wesentlich beteiligt
● an den Immunkomplexerkrankungen,
  – allergische Entzündungsreaktionen vom Typ III (siehe Kap. 6.7.3) der Kollageno-
    sen, im Besonderen der rheumatischen Arthritis (siehe Kap. 6.8.5)
● den Vaskulitiden in den unterschiedlichen Organen,
  – im Besonderen in der Haut (Entzündungen, Rheumaknoten), in der Lunge (Pleuri-
    tis), am Herzen (Perikarditis und Myokarditis) und am Auge (Episkleritis, Skleritis,
    Uveitis; siehe Kap. 6.8.8),
● wobei unklar ist, ob die Rheumafaktoren eine der **Ursachen** oder eher nur ein **Begleit-
  phänomen** der Kollagenosen (im Besonderen der rheumatoiden Arthritis) darstellen,
  – Fälle von rheumatoider Arthritis ohne nachweisbaren Rheumafaktor (sogenannte
    seronegative RA) sprechen eher für ein Begleitphänomen.

Auch bei **Normalpersonen** sind B-Lymphozyten mit einer Antikörper-Spezifität gegen das
Fc-Teil von IgG zu finden und Rheumafaktoren im Blut nachzuweisen, besonders in der
Erholungsphase nach Infektionen. Unklar ist jedoch, warum bei Kollagenosen diese B-
Lymphozyten derart zur Proliferation stimuliert werden, dass letztendlich die hohen weit-
gehend dauerhaften Titer an Rheumafaktoren im Blut resultieren.

Möglicherweise scheinen B-Lymphozyten in Kooperation mit T-Helfer-Lymphozyten an
der Entwicklung der Kollagenosen entscheidend beteiligt zu sein, da die gezielte Hemmung und Vernichtung von B-Lymphozyten (z. B. durch die Verabreichung von monoklonalen Antikörpern gegen B-Lymphozyten wie Rituximab, Anti-CD20; siehe Kap. 7.1.2.2) in
Kombination mit Immunsuppressiva eine deutliche therapeutische Wirkung auf die rheumatoide Arthritis aufweist.

6.8.10 Entzündungen des Auges bei Autoimmunerkrankungen

Entzündungen des Auges stellen ein Symptom zahlreicher systemisch wirkender Autoimmunerkrankungen dar (siehe Tab. 6.79). Zum anderen können sich eigenständige, lokale
Autoimmunerkrankungen des Auges entwickeln.

Bei systemischen Autoimmunerkrankungen sind besonders diejenigen Teile des Auges betroffen, welche eine hohe Gefäßversorgung aufweisen (Uvea und Retina; siehe Tab. 6.79). Derartige Entzündungen entstehen

- durch Ablagerung von Immunkomplexen,
- durch Autoantikörper gegen Strukturen der Gefäße im Auge oder
- durch Antikörper gegen Infektionserreger, wenn diese mit Antigenen der Gewebe im Auge kreuzreagieren.

Tab. 6.79: Augenerkrankungen im Gefolge von systemischen Autoimmunerkrankungen.

	Strukturen des Auges						Uvea (Maulbeertraube)		
	Konjunktiva (Bindehaut)	Sklera (Lederhaut)	Kornea (Hornhaut)	Lens (Linse)	Corpus vitrium (Glaskörper)	Retina (Netzhaut)	Iris	Ziliarkörper	Aderhaut
Vaskularisierung	++	(+)	–	–	–	+++	++	+++	++++
Entzündungen bei Allergie Typ I									
	+++	(+)							
Entzündungen bei Autoimmunerkrankungen									
ankylosierende Spondylitis							++	+	+
Crohn'sche Erkrankung		++					++	+	+
IgA-Glomerulonephritis							+	+	+
juvenile rheumatoide Arthritis	+	+					++	+	+
Morbus Behcet		+					++	++	++
Morbus Whipple							+	+	
Multiple Sklerose					+	+	+	+	
Panarteriitis nodosa		+					+	+	+
Psoriasis							+	+	+

| | Strukturen des Auges | | | | | | Uvea (Maulbeertraube) | | |
	Konjunktiva (Bindehaut)	Sklera (Lederhaut)	Kornea (Hornhaut)	Lens (Linse)	Corpus vitrium (Glaskörper)	Retina (Netzhaut)	Iris	Ziliarkörper	Aderhaut
reaktive Arthritis/Reiter-Krankheit	++	+					+	+	
rheumatoide Arthritis	+	++	++				+		
Sarkoidose					+	+	++	+	
Sjögren-Syndrom	++	++	++						
Sklerodermie									
systemischer Lupus erythematodes	+	+	+				+		
tubulointerstitielle Nephritis							+	+	+
ulzerierende Colitis							++	+	+
Wegener-Granulomatose		+	++						

Entzündungen in den vaskularisierten Bereichen eines Auges durch Infektionen (siehe Tab. 6.80) oder durch Verletzungen

- können die nicht vaskularisierten, von der Immunabwehr bislang abgetrennten Bereiche (Kornea, Linse, Glaskörper) in Mitleidenschaft ziehen,
- sind verbunden mit der Gefahr, dass
  - (sequestrierte) Antigene in der Kornea, der Linse und dem Glaskörper nunmehr für die Immunabwehr zugänglich werden und sich gegen diese eine Autoimmunreaktion gegen das Auge entwickelt (siehe Tab. 6.81),
  - die (systemische) Autoimmunerkrankung auch das gesunde Auge in Mitleidenschaft zieht (sympathische Ophthalmie; siehe Tab. 6.81).

Tab. 6.80: Beispiele für Erkrankungen des Auges durch Infektionserreger.

Viren		Bakterien		Pilze		Parasiten	
Varizella-Zoster-Virus	retinale Nekrose	**Mycobacterium tuberculosis**	Chorioretinitis	**Histoplasma capsulatum**	Chorioretinitis	**Toxoplasma**	Vitritis, Iridozyklitis, Chorioretinitis
Herpes-Simplex-Virus I und II	retinale Nekrose	**Mycobacterium leprae**	Chorioretinitis	**Candida albicans**	Chorioretinitis	**Toxocara canis**	Chorioretinitis
Zytomegalie-Virus	Retinitis, Pan-Uveitis	**Treponema pallidum**	Chorioretinitis, Pan-Uveitis	**Cryptococcus neoformans**	Chorioditis	**Pneumocystis jirovecii**	Chorioretinitis
Röteln-Virus	retinale Nekrose	**Borrelia Burgdorferi**	Episkleritis, Keratitis, Chorioretinitis, Pan-Uveitis				
Epstein-Barr-Virus	Chorioretinitis, Vitritis	**Yersinia**	Uveitis				

Tab. 6.81: Autoimmunerkrankungen des Auges.

Erkrankung	beteiligte Autoantigene	Typ der Immunreaktion	klinische Charakteristika
idiopathische vordere Uveitis	Antigene des Ziliarkörpers	II und IV (lokal)	Iritis (Entzündung der Iris/Regenbogenhaut mit Schwellung, Verfärbung und Verengung der Pupille (Reizmiose), Zyklitis (Entzündung des Ziliarkörpers) und Iridozyklitis (Mischform von Iritis und Zyklitis), ggf. mit Verklebung der Iris mit der Vorderwand der Linse und Trübung des Glaskörpers
	Heterochromiezyklitis Fuchs Antigene des Ziliarkörpers (kreuzreagierende Antikörper)	II (lokal)	geringgradige Iridozyklitis
idiopathische intermediäre Uveitis	Antigene des Glaskörpers	IV (lokal)	Vitritis (Entzündung des Glaskörpers), der Entzündung der Pars plana des Ziliarkörpers und/oder des vorderen Abschnitts der Netzhaut (periphere Retinitis); Einwanderung von T-Lymphozyten in den Glaskörper und Aggregation zu

Erkrankung	beteiligte Autoantigene	Typ der Immunreaktion	klinische Charakteristika
			„Schneebällen"; Bildung von Kapillaren (HEV, *high endothelial venules*); Präsentation von Autoantigenen über MHC-II auf aktivierten Endothelzellen; Aktivierung von CD4(+)-T-Helfer(1)-Lymphozyten; Entzündung des Glaskörpers, des Ziliarkörpers (Pars plana) und des vorderen Abschnittes der Netzhaut
idiopathische hintere Uveitis (Uveitis posterior)	**Birdshot-Chorioretinopathie** retinale Peptide	IV (lokal)	granulomatöse intra- und subretinale Entzündung
	Vogt-Koyanagi-Harada-Syndrom Autoantigene (Melanin) präsentiert von aktivierten MHC-II-exprimierenden Pigmentepitelzellen der Retina	IV (lokal und systemisch)	Chorioretinitis mit beidseitig auftretender Hyperämie und Schwellung der hinteren Chorioidea durch CD4(+)-T-Helfer(1)-Lymphozyten; subretinale Flüssigkeitsansammlung, nachfolgend Iritis und Iridozyklitis; kann vergesellschaftet sein mit ZNS-Symptomen (Kopfschmerzen, Hörverlust, Tinnitus, Schwindel) und Depigmentierung der Haut (Vitiligo) durch Autoimmunreaktion gegen Melanozyten
Linsen-assoziierte (phakogene) Uveitis ausgelöst durch traumatische Eröffnung der Linsenkapsel	Antigene der Linse	II, III und IV	meist einseitige, granulomätöse Iridizyklitis, Vitritis und Uveitis nach Verletzungen (traumatisch oder postoperativ) der Linsenkapsel, wobei Linsenantigene frei werden, im Glaskörperraum verbleiben und dort zu Entzündungsreaktionen durch Immunkomplexe mit Autoantikörpern oder durch T-Lymphozyten führen
sympathische Ophthalmie ausgelöst durch tiefgehende Augenverletzung, seltener durch OP	Antigene der Retina-Epithelzellen und der Glia-(Müller-)Zellen der Netzhaut	IV (systemisch)	Aktivierung von T-Lymphozyten gegen Autoantigene des Auges; Bildung von Granulomen (Dahlen-Fuchs-Knötchen aus Makrophagen und Retina-Pigmentepithelzellen) in der Uvea des verletzten, nachfolgend auch des unverletzten Auges; Gefahr der Erblindung an beiden Augen (wird reduziert durch Entfernung des verletzen Auges)

6.8.11 Therapiemöglichkeiten

Für die Behandlung einer Autoimmunerkrankung bestehen verschiedene Möglichkeiten, deren Einsatz sich nach dem Schweregrad der Erkrankung und den Nebenwirkungen der gewählten Therapeutika richtet:

- Vermeidung des auslösenden Agens (z. B. Medikamente; Nahrungsmittel), soweit dieses bekannt ist;
- Ausheilung einer evtl. bestehenden Grunderkrankung (z. B. Bakterieninfektion durch Antibiotika oder einer Virusinfektion wie z. B. HCV durch Interferon);
- bei Antikörper-vermittelten Autoimmunerkrankungen (Typ I, II und III)
  - Infusionen von großen Mengen von polyvalenten Immunglobulin-Präparaten (siehe Kap. 4.19 und 7.2.1), um
    - durch die Erhöhung des Immunglobulin-Stoffwechsels auch die Autoantikörper verstärkt abzubauen,
    - bestehende Immunkomplexe in den Antikörperüberschuss zu verschieben und hierdurch aufzulösen,
    - die Produktion körpereigener Antikörper und damit auch der Autoantikörper zu drosseln,
  - Immunsuppression der Antikörperbildung durch Hemmung der Proliferation von B-Lymphozyten durch Zytostatika, Corticosteroide und/oder durch spezifisch auf B-Lymphozyten immunsuppressiv wirkende monoklonale Antikörper (z. B. Rituximab; siehe Kap. 7.2),
  - physikalische Verminderung der Immunkomplexe durch Austausch des Blutplasmas und/oder durch extrakorporale Filtration des Blutplasmas;
- Hemmung der Entzündungsreaktionen durch
  - Corticosteroide oder
  - nichtsteroidale antiinflammatorische Substanzen (NSAID)
  - antientzündlich wirkende monoklonale Antikörper wie z. B. Anti-alpha4-Integrin-Antikörper (z. B. Natalizumab);
- bei Zell-vermittelten Autoimmunerkrankungen (Typ IV)
  - Hemmung der proinflammatorischen Zytokine durch
    - monoklonale Anti-TNF-Antikörper (z. B. Infliximab und Adalimumab),
    - lösliche TNFalpha-Rezeptoren (z. B. Etanercept) oder durch
    - IL-1-Rezeptor-Antagonisten (z. B. Anakira),
  - Hemmung der T-Lymphozyten durch
    - Corticosteroide,
    - monoklonale Antikörper gegen den CD3-Komplex (z. B. Muromonab) oder gegen den IL-2-Rezeptor (z. B. Basiliximab oder Daclizumab) oder gegen alpha4-Integrin (Natalizumab),
    - Immunsuppressiva, welche durch Bindung an Calcineurin die Synthese von IL-2 und von TNFalpha (z. B. Ciclosporin oder Tacrolimus) oder die Signalübertragung im T-Lymphozyten (z. B. Sirolimus) hemmen.
- Hemmung der Zell-Proliferation einschließlich derjenigen von T-Lymphozyten und B-Lymphozyten durch

- Zytostatika (z. B. Alkylantien wie Cyclophosphamid) und/oder
- Antimetaboliten (z. B. Azathioprin (Purin-Analogon), Methotrexat (Folsäure-Analogon) oder Mykophenolatmofetil (inhibiert die Inosin-Monophosphat-Dehydrogenase und damit der Synthese von Guanosinnukleotide).

Zusätzlich werden je nach Autoimmunerkrankungen spezifische chirurgische Maßnahmen durchgeführt, um Ursache oder Wirkung der Autoimmunerkrankung zu vermindern, wie beispielsweise

- die Thymektomie bei der Myasthenia gravis,
- die Thyreoidektomie bei Hyperthyreoidose Morbus Basedow,
- die Splenektomie bei der idiopathischen thrombozytopenischen Purpura,
- die Synovektomie bei der rheumatischen Arthritis,
- die Enukleierung des betroffenen Auges bei der sympathischen Ophthalmie.

Weiterführende Literatur

Baumgartner M, Feldmann R, Breier F, Steiner A. Sarcoidal granulomas in a cosmetic tattoo in association with pulmonary sarcoidosis. J Dtsch Dermatol Ges. 2010 Nov;8(11):900–2.

Cacciapaglia F, Spadaccio C, Chello M, Gigante A, Coccia R, Afeltra A, Amoroso A. Apoptotic molecular mechanisms implicated in autoimmune diseases. Eur Rev Med Pharmacol Sci. 2009, 13:23–40.

Camara-Lemarroy CR, Salas-Alanis JC. The role of tumor necrosis factor-α in the pathogenesis of vitiligo. Am J Clin Dermatol. 2013 Oct;14(5):343–50.

Croft M. The role of TNF superfamily members in T-cell function and diseases. Nat Rev Immunol. 2009, 9:271–285.

Daridon C, Burmester GR, Dörner T. Anticytokine therapy impacting on B cells in autoimmune diseases. Curr Opin Rheumatol. 2009, 21:205–210.

Elong Ngono A, Pettré S, Salou M, Bahbouhi B, Soulillou JP, Brouard S, Laplaud DA. Frequency of circulating autoreactive T cells committed to myelin determinants in relapsing-remitting multiple sclerosis patients. Clin Immunol. 2012 Aug;144(2):117–26.

Farmer-Boatwright MK, Roubey RA. Venous thrombosis in the antiphospholipid syndrome. Arterioscler Thromb Vasc Biol. 2009, 29:321–325.

Fillatreau S, Sweenie CH, McGeachy MJ, Gray D, Anderton SM. B-cells regulate autoimmunity by provison of IL-10. Nature Immunol. 2002, 3:944–950.

Hulin C, Hachulla E, Michon-Pasturel U, Hatron PY, Masy E, Gillot JM, Caron C, Arvieux J, Flipo RM, Devulder B. Prevalence of antiphospholipid antibodies in Horton's disease and in polymyalgia rheumatica. Rev Med Interne. 1999 Aug;20(8):659–63.

Jacobson DL, Gange SJ, Rose NR, Graham NMH. Epidemiology and estimated population burden of selected autoimmune disease in the United States. Clin Immunol Immunopathol. 1997, 84:223–243.

Klauer T, Zettl UK. Compliance, adherence, and the treatment of multiple sclerosis. J Neurol. 2008, 255 Suppl 6:87–92.

Kluger N. Sarcoidosis on tattoos: a review of the literature from 1939 to 2011. Sarcoidosis Vasc Diffuse Lung Dis. 2013 Aug 1;30(2):86–102.

Laddha NC, Dwivedi M, Mansuri MS, Gani AR, Ansarullah M, Ramachandran AV, Dalai S, Begum R. Vitiligo: interplay between oxidative stress and immune system. Exp Dermatol. 2013 Apr;22(4):245–50.

Liston A, Lesage S, Wilson J, Peltonen L, Goodnow CC. Aire regulates negative selection of organspecific T cells. Nature Immunol. 2003, 4:350–354.

Loo EW, Krantz MJ, Agrawal B. High dose antigen treatment with a peptide epitope of myelin basic protein modulates T cells in multiple sclerosis patients. Cell Immunol. 2012 Nov;280(1):10–5.

Magee MJ, Mack MJ. Surgical approaches to the thymus in patients with myasthenia gravis. Thorac Surg Clin. 2009, 19:83–89.

Malhotra N, Dytoc M. The pathogenesis of vitiligo. J Cutan Med Surg. 2013 May–Jun;17(3):153–72.

Mellanby RJ, Thomas DC, Lamb J. Role of regulatory T-cells in autoimmunity. Clin Sci (Lond). 2009, 116:639–649.

Miyara M, Wing K, Sakaguchi S. Therapeutic approaches to allergy and autoimmunity based on FoxP3+ regulatory T-cell activation and expansion. J Allergy Clin Immunol. 2009, 123:749–755.

Münz C, Lünemann JD, Getts MT, Miller SD. Antiviral immune responses: triggers of or triggered by autoimmunity? Nat Rev Immunol. 2009, 9:246–258.

Pezetto A, Ulrichs T, Burmester GR. Taschenatlas der Immunologie, Klinik. Thieme Verlag. 2007, 115–267.

Regner M, Lambert PH. Atoimmunity through infection or immunization? Nature Immunol. 2002, 3:338–340.

Whitacre CC. Sex differences in atoimmune diseases. Nature Immunol. 2001, 2:777–780.

Rose NR. Mechanisms of autoimmunity. Semin Liver Dis. 2002, 22:387–394.

Rutella S, De Cristofaro R, Ferraccioli G. Function and dysfunction of dendritic cells in autoimmune rheumatic diseases. Hum Immunol. 2009, 70:360–373.

Schoettler N, Brahn E. Angiogenesis inhibitors for the treatment of chronic autoimmune inflammatory arthritis. Curr Opin Investig Drugs. 2009, 10:425–433.

Sokka T, Mäkinen H. Drug management of early rheumatoid arthritis – 2008. Best Pract Res Clin Rheumatol. 2009, 23:93–102.

Teufel A, Galle PR, Kanzler S. Update on autoimmune hepatitis. World J Gastroenterol. 2009, 15:1035–1041.

Wildin RS, Smyk-Pearson S, Filipovich AH. Clinical and molecular features of the immunodysregulation, polyendocrinopathy, enteropathy, X linked (IPEX) syndrome. Journal of Medical Genetics. 2002, 39:537–545.

6.9 Abwehr von Tumoren

6.9.1 Tumorerkrankungen als Ergebnis mangelhafter Immunabwehr

Die auf dem Grundgedanken von **P. Ehrlich** nachfolgend von **M. F. Burnet** (1957) und **L. Thomas** (1959) entwickelte Hypothese der *immune surveillance* (Immun-Überwachung) besagt, dass entartete Zellen von der eigenen Immunabwehr fortlaufend erkannt und vernichtet werden. Voraussetzung für diese Immunüberwachung ist die Existenz von Tumorantigenen.

Tumorantigene werden unterteilt nach Ursprung und Funktion (siehe Kap. 6.9.2). Für die *immune surveillance* (Immun-Überwachung) sind dabei von Bedeutung

● Tumor-spezifische Antigene **(TSA)**, die nur von Tumorzellen, jedoch nicht von Normalzellen exprimiert werden und

● Tumor-assoziierte Antigene **(TAA)**, welche nicht nur auf Tumorzellen, sondern auch auf Normalzellen anzutreffen sind, jedoch in Bezug auf die Mengen, welche exprimiert werden und in Hinblick auf die Zugänglichkeit für die Immunabwehr eine hohe Tumorselektivität aufweisen.

Entsprechend der *immune surveillance*-Hypothese sollte die Vernichtung der Tumorzellen erfolgen durch

- Makrophagen (3.4.3.2) die in Tumoren gehäuft zu finden sind als
  - Tumor-infiltrierende Makrophagen (**TIM**s);
- natürliche Killerzellen (**NK-Zellen**; siehe Kap. 3.6);
- zytotoxische T-Lymphozyten (**CTL**s; siehe Kap. 4.9), die ebenso wie Makrophagen in Tumoren gehäuft im Tumor auftreten als
  - Tumor-infiltrierende Lymphozyten (**TIL**s);
- die Antikörper-vermittelte Zell-mediierte Zytotoxizität (**ADCC**; siehe Kap. 4.14.3.9),
  - an welcher Makrophagen, natürliche Killerzellen und Granulozyten maßgeblich beteiligt sind.

Gemäß der Hypothese der *immune surveillance* (Immun-Überwachung) entstehen erst dann Tumore, wenn das Erkennen und/oder die Abwehr durch die Immunabwehr versagt haben. Die Gründe für dieses Versagen können bei der Immunabwehr oder bei den Eigenschaften des jeweiligen Tumors liegen. Eine Tumorerkrankung stellt demnach das Ergebnis einer primären oder sekundären Insuffizienz der Immunabwehr gegen den Tumor dar.

Diese Insuffiziens kann aus heutiger Sicht folgende Ursachen haben:
- **Zentrale Toleranz** der Lymphozyten (siehe Kap. 6.1.1),
  - falls der Tumor ein Tumor-spezifisches Antigen (TSA) und oder ein Tumor-assoziiertes Antigen ausbildet:
    - T-Lymphozyten, welche mit hoher Affinität an das TSA und/oder das TAA binden, sind im Thymus durch die negative Selektion (ausgelöst durch TSA- bzw. TAA-präsentierende medulläre Thymusepithelzellen und eingewanderte dendritische Zellen) deletiert worden.
    - T-Lymphozyten, welche im Thymus mit großer Affinität an TSA und/oder TAA binden, wobei diese Affinität jedoch nicht stark genug war, um eine Apoptose des T-Lymphozyten zu bewirken, haben sich zu natürlichen regulatorischen T-Lymphozyten entwickelt, welche die Immunreaktion gegen den Tumor/das TSA bzw. TAA hemmen.
    - B-Lymphozyten, welche an TSA und/oder TAA binden, sind im Knochenmark durch die negative Selektion (ausgelöst durch TSA und oder TAA auf den Stromazellen) deletiert worden.
- **Ignoranz** Tumorantigen-spezifischer Lymphozyten (siehe Kap. 6.1.2.1):
  - Das Tumorantigen (TSA oder TAA) des Tumors ist unzugänglich für die Zellen (dendritische Zellen, B-Lymphozyten und T-Lymphozyten) der Immunabwehr, beispielsweise durch
    - intrazelluläre Expression,
    - Maskierung,
    - Sequestrierung (ähnlich wie Autoantigene in der Kornea, im Glaskörper oder im Hoden) oder durch
    - eine mangelhafte Gefäßversorgung, fehlende Lymphdränage und einen vaskulären Überdruck im Tumor.
  - Das Tumorantigen (TSA oder TAA) liegt in einer derart geringen Menge im Tumor vor, dass TSA- oder TAA-spezifische T-Lymphozyten nicht stimuliert werden kön-

nen oder Antikörper-vermittelte zytotoxische Reaktionen (ADCMC, ADCC) nicht stattfinden können, beispielsweise dadurch, dass die Tumorzelle durch epigenetische Einflüsse

- ▣ die Expression des Tumorantigens herunterreguliert,
- ▣ ein modifiziertes Tumorantigen exprimiert oder zu einem anderen Tumoranti-gen (TSA oder TAA) wechselt.

– Die Tumorzellen verändern die Präsentation von Tumorantigenen auf MHC-I-Mo-lekülen, sodass Tumorantigen-spezifische zytotoxische Lymphozyten ins Leere laufen, d. h. nicht angreifen können, beispielsweise durch

- ▣ Verminderung der Expression von MHC-I-Molekülen,
- ▣ Expression von funktionell defekten MHC-I-Molekülen,
- ▣ Expression von MHC-Ib (HLA-G; siehe Kap. 6.2.3.1).

● **Anergie** Tumorantigen-spezifischer Lymphozyten (siehe Kap. 6.1.2.1 und 6.1.2.2):

– Das Tumorantigen wird von Tumorzellen auf MHC-I und/oder MHC-II präsentiert. Wegen fehlender Kostimulation durch die Tumorzelle wird jedoch in TSA- (oder TAA-)spezifischen T-Lymphozyten (CD4(+)-T-Helfer-Lymphozyten, CD8(+)-zytoto-xische T-Lymphozyten, Gedächtnis-T-Lymphozyten) eine Anergie ausgelöst.

– Durch die Anergie ensteht ein Mangel an funktionsfähigen

- ▣ Tumorantigen-spezifischen zytotoxischen T-Lymphozyten,
- ▣ CD4(+)-T-Helfer(1)-Lymphozyten für Entwicklung von Tumorantigen-spezifi-schen zytotoxische T-Lymphozyten und
- ▣ CD4(+)-T-Helfer(2)-Lymphozyten für die Entwicklung von Tumorantigen-spe-zifischen B-Lymphozyten und Antikörpern.

● **Periphere Deletionen** Tumorantigen-spezifischer Lymphozyten (siehe Kap. 6.1.2.1):

– Das Tumorantigen wird von Tumorzellen auf MHC-I und/oder MHC-II präsentiert. Wegen fehlender Kostimulation durch die Tumorzelle wird in T-Lymphozyten (CD4(+)-T-Helfer-Lymphozyten, CD8(+)-zytotoxische T-Lymphozyten, Gedächtnis-T-Lymphozyten), welche mit hoher Affinität an das Tumorantigen binden, eine Apoptose ausgelöst.

– Das Tumorantigen wird in Lymphknoten von follikulären dendritischen Zellen den Tumorantigen-spezifischen B-Lymphozyten präsentiert. Es fehlen jedoch Tu-morantigen-spezifische CD4(+)-T-Helfer(2)-Lymphozyten, sodass die Proliferation und somatische Hypermutation bei den B-Lymphozyten beeinträchtigt ist. Es re-sultieren Antikörper im B-Lymphozyten-Rezeptor mit einer derart geringen Affini-tät zu dem Tumorantigen, dass die B-Lymphozyten wegen mangelnder Stimula-tion durch Apoptose deletiert werden.

– Tumorzellen exprimieren verstärkt Liganden (z. B. Fas-Ligand) für die Todesrezep-toren auf den Zellen der Immunabwehr, sodass diese nach Kontaktnahme in die Apoptose geführt werden.

● **Induktion von Treg** (regulatorischen Tumorantigen-spezifischen T-Lymphozyten; siehe Kap. 4.11 und 6.1.2.3):

– Wegen mangelnder Aktivierung in der Umgebung des Tumors können dendriti-sche Zellen nicht ausreifen; in den dränierenden Lymphknoten induzieren unreife dendritische Zellen bei den (mit ihnen in einer immunologischen Synapse verbundenen) Tumoantigen-spezifischen T-Lymphozyten die Differenzierung zu regulatorischen T-Lymphozyten. Diese hemmen durch die Ausschüttung von TGFbeta und IL-10 die T-Lymphozyten und alle anderen Zellen der Immunabwehr.

– Tumorzellen schütten TGFbeta aus. TGFbeta fördert die Differenzierung zu regulatorischen T-Lymphozyten.

● **Expression proteolytischer Enzyme** durch den Tumor, welche antitumorale Antikörper und Wirkstoffe zerstören:

– Bildung und Ausschüttung von proteolytischen Enzymen (im Besondern Serinproteasen, Cathepsinproteasen und Matrix-Metalloproteasen) kann in der Tumorzelle im Vergleich zur entsprechenden Normalzelle um ein Vielfaches erhöht sein. Diese Enzyme zerstören Antikörper, Zytokine, Chemokine und zytotoxische Proteine im Umfeld der Tumorzelle.

● **Neutralisation** von Tumorantigen-spezifischen Antikörpern und Rezeptoren:

– Tumorantigene, abgeschilfert von Tumorzellen oder freigesetzt von abgestorbenen Tumorzellen verteilen sich (ggf. nach Zerkleinerung zu Peptiden und Haptenen durch die vom Tumor ausgeschütteten Proteasen) im Gewebe rund um den Tumor und im Blut. Dort neutralisieren sie

  ▧ Tumorantigen-spezifische Antikörper,

  ▧ Tumorantigen-spezifische T-Lymphozyten-Rezeptoren (TCR) und

  ▧ Tumorantigen-spezifische B-Lymphozyten-Rezeptoren (BCR).

● **Ausschüttung von immunsuppressiven Wirkstoffen** durch den Tumor, wie beispielsweise

– TGFbeta (*tumor growth factor beta*, Tumor-Wachstumsfaktor beta; siehe Kap. 4.11.3), welches bewirkt

  ▧ Hemmung der T-Lymphozyten (z. B. Inhibition der Proliferation, der Expression von Zytokinen und des Rezeptors für IL-2, Inhibition der Entwicklung von zytotoxischen T-Lymphozyten),

  ▧ Förderung der Prägung von regulatorischen T-Lymphozyten,

  ▧ Hemmung der B-Lymphozyten (z. B. Inhibition der Proliferation, Förderung der Apoptose),

  ▧ Hemmung von dendritischen Zellen und Makrophagen (z. B. Hemmung der Antigen-Präsentation und der Sauerstoffradikalbildung),

  ▧ Förderung der Synthese von TGFbeta in Makrophagen,

– IL-10 (Interleukin-10; siehe Kap. 4.11.2), welches verursacht

  ▧ Hemmung der Präsentation von Antigen durch dendritische Zellen und Makrophagen,

  ▧ Inhibition der Helferfunktionen von T-Lymphozyten, besonders von CD4(+)-T-Helfer(1)-Lymphozyten und

  ▧ Hemmung der proinflammatorischen Aktivität von Makrophagen,

– VEGF (*vascular endothelial growth factor*, vaskulärer endothelialer Wachstumsfaktor; siehe Kap. 3.3.2.6 und 3.7.2) welches

  ▧ die Blutversorgung des Tumors durch Angiogenese fördert,

  ▧ chemotaktisch auf T-Lymphozyten wirkt,

  ▧ in T-Lymphozyten die Synthese von IL-10 erhöht und von IFNgamma vermindert und hierdurch die Helferfunktionen von T-Lymphozyten, besonders von

CD4(+)-T-Helfer(1)-Lymphozyten und die proinflammatorischen Aktivität von
Makrophagen hemmt und

- ■ die Proliferation und Differenzierung von dendritischen Zellen hemmt,
- Prostaglandine (PGE2; siehe Kap. 3.3.4.1), welche
  - ■ die Funktionen von Makrophagen und Lymphozyten hemmen,
  - ■ die Wirkung der proinflammatorischen Zytokine (z. B. IL-1, IL-2, IFNgamma, TNFalpha) hemmen und
  - ■ autokrin und parakrin die Expression von aktivierenden Liganden (z. B. Fas-Ligand) auf Tumorzellen für Todesrezeptoren auf Zellen der Immunabwehr fördern,
- Indolamin-2,3-dioxygenase (IDO), welche
  - ■ besonders in T-Lymphozyten Tryptophan zu dem zytotoxischen Kynurenin metabolisiert und hierdurch T-Lymphozyten abtötet.

6.9.2 Tumor-spezifische und tumor-assoziierte Antigene

Durch experimentelle Untersuchungen am Versuchstier und durch immunologische und
molekularbiologische Untersuchungen an Blutseren, Blutzellen und Tumorzellen von Tumorpatienten (siehe Tab. 6.82) konnten zahlreiche Tumorantigene nachgewiesen und charakterisiert werden.

Tab. 6.82: Nachweismethoden von Tumorantigenen.

beim Versuchstier

Immunisierung		Belastung	Auswertung		
Verabreichung von abgetöteten Tumorzellen/von Tumorantigenen eines zu prüfen-den Tumors	Wartezeit (1–4 Wochen)	Verabreichung einer Anzahl von lebenden Tu-morzellen des zu prüfenden Tumors, welche bei nicht immu-nisierten Tieren zu einem Tumor heranwachsen	Tumor-wachstum ja oder nein; Aus-maß des Tumor-wachstums; Überlebens-zeit des Tieres	Antikörper gegen Tumorantigene	zytotoxische T-Lympho-zyten gegen Tumorzellen
Transplantation eines zu prüfen-den Tumors	Entfernung des Tumors nach 2–8 Wochen				

beim Menschen

Maßnahmen, wenn das Tumorantigen unbekannt ist			Auswertung	
Isolierung von menschlichen Tumorzellen	Isolierung von Blutserum und Blutlymphozyten/ von zytotoxischen T-Lymphozyten vom Tumor-spender		Nachweis von Anti-körpern gegen Tumor-antigene auf den eigenen Tumorzellen	Nachweis von zytotoxi-schen T-Lymphozyten gegen eigene Tumor-zellen

beim Menschen

Maßnahmen, wenn das Tumorantigen unbekannt ist			Auswertung	
	Immunisierung von Mäusen mit Tumorzellen	Isolierung der Maus-Lymphozyten (aus der Milz); Herstellung von Hybridzellen von Maus-Lymphozyten und Maus-B-Lymphomzellen; Vereinzelung und Vermehrung der Hybridomaklone	Prüfung der einzelnen Hybridomaklone auf spezifische Bindung der von ihnen exprimierten Antikörper an humane Tumorzellen/ Tumorantigene; Vermehrung ausgewählter Hybridoma-Klone	
Isolierung von menschlichen Tumorzellen	Antikörperbibliotheken (exprimiert z. B. mit Hilfe der Phagentechnik)		Prüfung der Antikörperbibliothek auf spezifische Bindung an humane Tumorzellen/ Tumorantigene; Isolierung der DNA von bindenden Peptiden	
Isolierung von menschlichen Tumorzellen; Isolierung der DNA aus den Tumorzellen; Herstellung einer cDNA-Biliothek	Isolierung von Blutserum, Isolierung von zytotoxischen T-Lymphozyten vom Tumorspender; Auswahl von Tumorzellen/ Testzellen mit MHC-I des Tumorspenders	Transfektion der cDNA Fragmente in Testzellen; Präsentation der Peptide, codiert von cDNA-Fragmenten, auf MHC-I der Testzellen		Nachweis von zytotoxischen T-Lymphozyten gegen humane Tumorzellen/Testzellen; Identifizierung des Peptids, welches auf MHC-I von zytotoxischen T-Lymphozyten erkannt wird

Maßnahmen, wenn das Tumorantigen einer Gruppe zugeordnet werden kann, (z. B. virales Antigen, Onkogen, Suppressorgen, Rezeptor für Wachstumsfaktor)			Auswertung	
Synthese von überlappenden Peptiden (8–10 Aminosäuren lang) von dem humanen Tumorantigen	Isolierung von Blutserum, von zytotoxischen T-Lymphozyten und von Tumorzellen von einem Patienten; Isolierung von Testzellen mit MHC-I des Patienten	Beladung von MHC-I auf Tumorzellen oder Testzellen mit synthetisierten Peptiden	Nachweis von Antikörper im Blut gegen Peptide; Isolierung der am besten bindenden Peptide	Nachweis von zytotoxischen T-Lymphozyten gegen Peptid-beladene Tumorzellen oder Testzellen; Isolierung der am besten zytotoxische Reaktionen auslösenden Peptide

Ursprung und Entstehungsprozesse der unterschiedlichen Tumorantigene beinhalten

- **somatische oder Keimbahn-Mutationen** (Punktmutationen, Deletionen, somatische Rekombinationen, Amplifikationen oder Translokationen) von Genen, die durch diese Mutation
  - an der Onkogenese maßgeblich beteiligt sind, entweder durch einen Funktionsgewinn (erhöhte Aktivität oder Stabilität) von Protoonkogenen oder durch einen Funktionsverlust von Tumorsuppressorgenen und welche exprimieren
    - ▨ Rezeptoren für Wachstumsfaktoren (siehe Tab. 6.83 und 6.84),
    - ▨ Proteine der zellulären Signalübertragung, der Regulation des Stoffwechsels, der Geneexpression oder der Zellteilung (siehe Tab. 6.84);
  - neue Genprodukte exprimieren, die jedoch nicht oder nur im eingeschränkten Maße an dem Prozess der Tumorentwicklung beteiligt sind (siehe Tab. 6.84);
- **posttranslationale Modifikationen bei der Glykosylierung,**
  - sodass neue Glykosylierungsmuster auf Zellmembran-ständigen Differenzierungsantigenen wie Glykoproteinen und Glykolipiden auftreten (siehe Tab. 6.85),
  - oder sich im Tumorvorstufen von Glykolipiden anreichern (siehe Tab. 6.86);
- **somatische Hypermutation** hypervariabler Regionen von Antigen-bindenden Molekülen,
  - sodass z. B. B-Zell-Lymphome eine von Klon zu Klon unterschiedliche, für den jeweiligen Klon jedoch spezifische und einheitliche variable Domäne ihre Membran-Immunglobuline aufweisen;
- **onkogene DNA- oder RNA-Viren** (siehe Tab. 6.87);
- **embryonale Proteine**, welche
  - normalerweise nur während der Ontogenese nachweisbar sind (siehe Tab. 6.88);
- **Differenzierungsantigene**, welche
  - normalerweise auf allen Zellen gleichen Ursprungs und Entwicklungsstadiums nachweisbar sind oder
  - von den Tumorzellen atypisch synthetisiert werden d. h. abweichend von dem Differenzierungsmuster des zugehörigen normalen Zelltyps,
  - von den Tumorzellen ektopisch produziert werden, das heißt, an einem anderem Ort als normalerweise (z. B. Enzyme und Hormone; siehe Tab. 6.89);
- **Spurenproteine**, welche
  - von Normalzellen nur in sehr geringen Mengen produziert werden,
  - dagegen von Tumorzellen in größeren Mengen auf ihrer Zellembran exprimiert werden.

Tab. 6.83: Beispiele für aktivierende Mutationen (Onkogene) von Protoonkogenen, kodierend für Wachstumsfaktoren und Wachstumsfaktor-Rezeptoren.

Protoonkogene	Onkogene			
	Gen- oder Segment-mutationen	Amplifikationen	Translationen	Tumoren, vorwiegend
Wachstumsfaktoren				
PDGF/beta-Kette	c-Sis (22q13.3)			Gliome, Meningiome
			t(17;22) (PDGFB-COL1A1)	Fibrosarkome
FGF-3		Int-3 (11q13)		Mamma-, Lungen-(Plattenepithel)-Karzinome
FGF-4		hst (11q13)		Magen-, Brust-, Hoden- und Plattenepithelkarzinome; Kaposisarkom
FGF-5		(4q21)		Nierenkarzinome
Wachstumsfaktor-Rezeptor-Tyrosin-Kinasen				
CSF-1 Rezeptor	FMS (5q33.2-q33.3)			Sarkome, Hodgkin-Lymphome, Leukämien (AML), Histiozytose
FGF-Rezeptor 1	(8p11–23-p11.22)			Glioblastoma
			t (8; 22) (BCR-FGFR1)	Leukämie (AML, CML)
FGF-Rezeptor 2	10q26.13			Magenkarzinom; Endometriumkarzinom
FGF-Rezeptor 3			t (4; 14) (FGFR3-MMSET)	Myelom
	4p16.3			Blasen-, Cervix-, kolorektale Karzinome, Seminome
FGF-Rezeptor 4	5q35.2			Mamma- und Kolonkarzinome
EGF-Rezeptor, Heregulin-Rezeptor 1	c-ERbB1 (7q11.2)			Lungenkarzinome (NSCLC, Adenokarzinome), Blasen-, Plattenkarzinome; Glioblastome

Protoonkogene	Onkogene			Tumoren, vorwiegend
	Gen- oder Segment-mutationen	Amplifikationen	Translationen	
Heregulin-Rezeptor 2, Her2/neu		c-ErbB2 (17q12)		Mamma-, Magen-, Ovar-, Lungen-(Adeno-)Karzinome; Glioblastome
Heregulin-Rezeptor 3, Her3		c-ErbB3 (12q13.2)		Mamma-, Prostata-, Blasenkarzinome
Heregulin-Rezeptor 4, Her4		c-ErbB4 (2q34)		Melanom
NTRK-1/TRKA	(1q23.1)		t(10;1) RET/TRKA	Schildrüsenkarzinom
NTRK-3/TRKC		15q35.3		Medulloblastoma
			t(12;15) ETV6/TRKC	kongenitales Fibrosarkom
PDGF-Rezeptor, beta-Kette			t(5;14) PDGFB/TRIP11	akute myeloische Leukämie
	5q32			Myelofibromatose
VEGF-Rezeptor 1 (FLT1)		13q12.2-q12.3		anaplastische und follikuläre Schilddrüsenkarzinome
VEGF-Rezeptor 2 (KDR)	4q12			Hämangiome
VEGF-Rezeptor 3 (FLT4)	5q35.3			Hämangiome
HGF-Rezeptor (MET)		7q31		Schilddrüsen- und Magenkarzinome
	7q31			papilläres Nierenzellkarzinom, kindliches Leberkarzinom
SCF-Rezeptor (KIT)	4q12			akute myeloische Leukämie, Mastzell-Leukämie; gastrointestinale Stromatumore, Keimzelltumore
RET	10q11.21	10q11.21		multiple endokrine Neoplasie Typ II
	10q11.21			Schilddrüsenkarzinome; Pheochromozytome
			T(10;1) RET/PTC1	Schilddrüsenkarzinome

Tab. 6.84: Beispiele für Tumorantigene, entstanden durch Mutationen und nachgewiesen und charakterisiert mit Hilfe der jeweils körpereigenen zytotoxischen T-Lymphozyten und Antikörper.

Tumorantigen (Chromosom)	Funktion	Wirkung der Mutation	Fusionsprotein	Tumoren
Membran-Rezeptoren				
FLT3-ITD (Chr. 13)	Stammzellen-Rezeptor-Tyrosin-Phospokinase	aktivierend		akute myeloische Leukämie
ETV6-PDGFRB (Chr. 12;5)	Transkriptionsfaktor (Etv1) + PDGF-Rezeptor		t(5;12)	myeloische und lymphatische Leukämien
TGFbetaR2 (Chr. 3)	bildet mit dem TGFbeta-R1 einen heteromeren Komplex für TGF	inaktivierend		Ösphagus-, Kolon-, Rektumkarzinome
Zytoskelettproteine/ECM				
alpha-Actinin 4 (Chr. 19)	Protein des Zytoskeletts der Spektrinfamilie	aktivierend		Lungen-, Ovarkarzinome
beta-Catenin (Chr. 3)	Cadherin-assoziiertes Protein, verankert das Aktinzytoskelett	aktivierend		Melanom, Kolonkarzinom
FN1 (Chr. 2)	Fibronectin	inaktivierend		Melanom
PTPRK (Chr. 6)	Protein-Tyrosin-Phospatase-Rezeptor Typ kappa (assoziiert mit beta-Catenin)	inaktivierend		Melanom
zelluläre Signalübertragung				
BCR-ABL (Chr. 9;22)	Serin/Threonin-Proteinkinase, aktiviert GTPase für p21rac	aktivierend	t(9;22)	akute myeloische Leukämie
B-Raf (Chr. 7)	Serin/Threonin-Proteinkinase, reguliert den MAPKInase/ERK Signalübertragungsweg	aktivierend		Melanom, Schildrüsen-, Lungen-(NSCLC,SCLC-), Kolon- und Rektum-, Ovar-, Mammakarzinome
K-Ras (Chr. 12)	GDP/GTP-bindendes Protein	aktivierend		Magen-Darm-, Pankreas-, Lungen-, Mamma-, Schilddrüsenkarzinome, AML
N-Ras (Chr. 1)	GDP/GTP-bindendes Protein	aktivierend		Myelom, Plasmazytom, Kolon-, Rektum-, Schilddrüsenkarzinome
Stoffwechsel				
COA-1 (Chr. 4)	Palmitoyl-Koenzym-A-Synthase	aktivierend		Kolon-, Rektumkarzinome
MART2 (Chr. 1)	GTP-bindende Acyltransferase	inaktivierend		Melanom, Teratokarzinom
ME1 (Chr. 6)	NADP-abhängige Malatdehydrogenase	aktivierend		Lungenkarzinome (NSCLC)

Tumorantigen (Chromosom)	Funktion	Wirkung der Mutation	Fusions-protein	Tumoren
OS-1 (Chr. 12)	beteiligt am intrazellulärem Abbau von Proteinen	Amplifikation		Osteosarkom, Melanom
Apoptose				
Caspase 5 (Chr. 11)	Apoptose-induzierende Cystein-Peptidase	inaktivierend		Magen-, Darmkarzinome,
Caspase 8 (Chr. 2)	Apoptose-induzierende Cystein-Peptidase	inaktivierend		Neuroblastom, Leberkarzinom
Genexpression				
Dek-Can (Chr. 6; 9)	Nukleoporin (Can) + DNA-Bindeprotein (DEK)	aktivierend	t(6;9)	myeloische Leukämie
P53 (Chr. 17)	Transkriptionsfaktor; hemmt den Zellzyklus, induziert Apoptose	inaktivierend		Leber-, Kolon-, Lungen-, Mamma-, Kopf- und Hals-, Harnblasen-, Hautkarzinome, ZNS-Tumore, Leukämien, Sarkome
ETV6-AML1 (Chr. 12; 21)	Transkriptionsfaktoren (ETV6; AML1)	aktivierend	t(12;21)	lymphatische Leukämien
PML-RARalpha (Chr. 5;17)	posttranslationale Modifikation von Proteinen (PML) + Retinolsäure-Rezeptor	aktivierend	t(15;17)	Promyelozyten-Leukämie
SYT-SSX1 (Chr. 18; X)	Transskriptionsaktivator (SYT) + Korepressor (SSX1)	aktivierend	T(X;18)	Sarkome
Elongationsfaktor 2 (Chr. 19)	Polypeptidyl-tRNA-Translokase (ribosomale Proteinsynthese)	aktivierend		Lungenkarzinome (NSCLC)
Zellzykluskontrolle				
Cdc27 (Chr.17)	beteiligt an der Mitose (Anaphase) des Zellzyklus	aktivierend		Melanom
CDK4 (Chr.12)	Cyclin-abhängige Proteinkinase, beteiligt an der Progression des Zellzyklus durch die G1-Phase	aktivierend		Melanom
CDKN2A (Chr. 9)	CDK4-Inhibitor p16/INK4	inaktivierend		Melanom, Ösphagus-, Magen-, Pankreas-, Harnblasenkarzinome

Tab. 6.85: Beispiele für Tumorantigene, welche posttranslational durch aberrante Glykosylierung von Glykolipiden oder Glykopeptiden entstanden sind.

Glykolipid/Glykopeptid	Vorkommen bei Tumoren	
Epitop	**individualspezifisch**	**Gruppen-spezifisch**
Fucosyl-alpha1-Ceramid	Kolonkarzinome	
Fucosyl-Lactosaminolipid	Kolonkarzinome	
Fucosyl-alphaGalactosyl-GM1	Kolon-, Magen-, Pankreaskarzinome	
Fucosyl GM1 mit 2 Fettsäuren		Lungenkarzinome (SCLC)
Fucosyl GM1		Lungen-Karzinome (SCLC)
Di-Fucosylgangliosid	Magen-, Kolon-, Lungen-, Mamma-, Nierenzell-karzinome	
Blutgruppe A-Antigen in Patienten mit Blutgruppe B oder O	Magen-, Kolon-, Leberzellkarzinome	
Blutgruppe P1 in Patienten mit Blutgruppe pp	Magenkarzinome	
O-acetyliertes GD3-Disialogangliosid		Melanom

Tab. 6.86: Beispiele für Tumorantigene, die auf Grund der Anreicherung von Vorläufersubstanzen nach Blockade von Glykosylierungsschritten entstanden sind.

angereicherte Vorläufersubstanzen (Tumor-assoziierte Antigene)	Blockade in der Synthese von	Tumor
LacCer (Galbeta1–4Glc-cer)	GM3	Hirntumore
LacCer	GlobotriasylCer (Gb3), Globosid (Gb4), Forssmann (GT1b)	Kolonkarzinome
GD3	GD1a, GD1b, GT1b	Hirntumore, Melanome, T-Zell-Leukämien
GD2		Hirntumore
Gg3 (asialo GM2)		Hodgkin-Lymphom
Galbeta1–4GlcNac-beta1–6	Blutgruppenantigene A, B, O	Lungenkarzinome
T-Antigen	Blutruppe M, N	Brust-, Kolon-, Magen-, Harnblasenkarzinome

Tab. 6.87: Beispiele für Virus-induzierte Tumoren des Menschen.

Tumorviren		Infektions-erkrankungen	Ursächlich beteiligt an Tumoren		
			Typ	Zelltransformation	Häufig-keit (% aller Tumore)
DNA-Viren					
Polyo-ma-Viren	**JC-Virus**	Infektionen der Lunge, Niere, des ZNS; progressive multifokale Leuk-Enzephalopathie (PML)	Astrozytome; Medulloblastome	virales T-Antigen inhi-biert die Zellzyklus-regulatorproteine p53 und pRb	< 0,1
	BK-Virus	Infektionen der Niere	Prostatakarzinom (?)		< 0,1
	Merkel-Virus	Infektionen der Lunge und der Haut	Hautkrebs (Merkel-Karzinom) bevor-zugt bei immunsup-primierten Personen		< 0,1
Papova-Viren	**humane Papil-lomviren (HPV, > 100 Typen)**	Infektionen von Epi-thelzellen der Haut und der Schleim-haut; Bildung von Warzen (intra-epitheliale Neo-plasien)	Karzinome der Cer-vix, Vulva, Vagina, Uterus, Anus, Mund-höhle, Schlund-kopf, Ösophagus, Penis (Hochrisiko-stämme HPV 16, 18, 31, 33, 35, 39, 45, 51, 52, 56, 58, 59, 66, evtl. 68, 73, 82)	Inhibition von Zellzyk-lusregulatorproteinen durch virales E6 (Inhibi-tion des Suppressors p53 und des proapopto-tisch wirkenden Bax), virales E7 (aktiviert den Transkriptionsfaktor E2F durch Bindung an den Suppressor pRb)	5–10
Herpes-Viren	**humanes Her-pes-Virus 8 (HHSV-8), Kaposi-Sarkom-Herpes-Virus (KSHV)**	Infektionen von Epithelzellen, Endothelzellen und Lymphozyten	Kaposi-Sarkom; primäre Effusions-lymphome (Pleura, Herzbeutel, Bauch-höhle); Lymph-knoten-Hyperplasie (Morbus Castleman) bevorzugt bei immunsuppri-mierten Personen	Mutationen durch Integ-ration in zelluläre DNA; Expression von Virus-proteinen mit Homolo-gie zu IL-6, Cyclin D1, BCL-2	~ 1,5
	Epstein-Barr-Virus (EBV), humanes Herpes-Virus 4 (HHV-4)	Infektionen von Epithelzellen der Nasen- und Mund-schleimhaut und von B-Lympho-zyten, Mono-nukleose (Pfeiffer'sches Drüsenfieber)	Burkitt-Lymphom; Hodgkin-Lymphom (?); Nasopharynx-Karzinom, B-Lym-phozyten-Lympho-me (bevorzugt bei immunsupprimier-ten Personen); kreuzvernetzte lymphoproliferative Erkrankung (Duncan-Syndrom)	Mutationen durch Integ-ration in zelluläre DNA von B-Lymphozyten (Aktivierung von c-myc); virales LMP aktiviert antiapoptotisch wirken-des BCL-2; Expression von Virusprotein mit Homologie zu IL-10; Inhibition der Expres-sion von MHC-I	~ 1,0

Tumorviren		Infektions-erkrankungen	Ursächlich beteiligt an Tumoren		
			Typ	Zelltransformation	Häufig-keit (% aller Tumore)
Hepa-DNA-Viren	**Hepatitis-B-Virus (HBV)**	infektiöse Hepatitis B; Leberzhirrose	Leberkarzinom	Virales HBx inaktiviert den Suppressor p53	~ 2–3,5
RNA-Viren					
delta-Retro-viren	**humanes T-lymphotropes Virus 1 (HTLV-1)**	Infektion der Haut; dendritische Zellen; CD4 (+)-T-Helfer(1)-Lymphozyten; Aktivierung von T-Helfer-(1)-Lymphozyten zu Lasten von T-Helfer-(2)-Lymphozyten; Antikörper-Mangel; HTLV-1-assoziierte (immun-mediierte) Myelo pathie/tropische spastische Para-parese	T-Lymphozyten-Leukämie	Mutationen durch Intregation von Virusgenen einschließlich Virus-Onkogenen in die Wirts-DNA; Aktivierung der Expression von IL-2; IL-2-Rezeptor und GM-CSF durch das virale Genprodukt „tax"	~ 0.02
	humanes T-lymphotropes Virus 2 (HTLV-2)	Infektion von CD8(+)-T-Lymphozyten, HTLV-2-assoziierte (immun-mediierte) Myelo-pathie/tropische spastische Para-parese	T-Lymphozyten-Leukämie		~ 0,01
Flavi-Viren	**Hepatitis-C-Virus (HCV)**	infektiöse Hepatitis C; Leberzhirrose	Leberkarzinom	Mutationen durch Intregation von Virusgenen einschließlich von Virus-Onkogenen in die Wirts-DNA	~ 1,5

Nach ihrer Funktion und Ausschließlichkeit des Auftretens können unterteilt werden in

● **Tumor-spezifischen Antigene (TSA;** siehe Tab. 6.88), welche zu finden sind
  – **individual-spezifisch** nur in dem Tumor eines Patienten oder
  – **Tumorgruppen-spezifisch** in einer Gruppe von histologisch ähnlichen Tumoren und bei mehreren Patienten,
  – nicht jedoch im Normalgewebe;
● **Tumor-assoziierten Antigene (TAA;** siehe Tab. 6.89),
  – welche zwar anzutreffen sind nicht nur bei einem oder mehreren Tumortypen, sondern auch in verschiedenen Normalgeweben,

Tab. 6.88: Tumor-spezifische Antigene, zugeordnet nach Ursprung und Vorkommen.

Tumor-spezifische Antigene (TSA; Tumor-spezifische Antigene besitzen Epitope, welche definitionsgemäß nur auf Tumoren und nicht auf Normalzellen anzutreffen sind)	Vorkommen	
	einzigartig (Tumor, Patient)	Gruppe gleicher Tumoren
durch somatische oder Keimbahn-Mutationen entstanden neue Epitope auf Rezeptoren und Proteinen der zellulären Signalübertragung, des Stoffwechsels, der Genexpression und der Zellzykluskontrolle (siehe Tab. 6.83 und 6.84), soweit deren Expression beschränkt ist auf die Tumorzellen	++	+++
durch posttranslationale Modifikationen entstanden neue Glykosylierungsmuster auf Glykolipiden oder Glykoproteinen durch Vergrößerung der Kohlenhydrat-Seitenketten (z. B. der GlcNac-mannosyl-Struktur gebunden an Asparagin) oder durch Veränderungen der Dichte der Kohlenhydrate (z. B. der O-Glykoside bei Mucinen; siehe Tab. 6.85)	+++	+
durch somatische Hypermutation entstanden klonal ausgeprägte Idiotypen (CDRs der variablen Domänen) der Oberflächenimmunglobuline von B-Zell-Lymphomen	+++	
von onkogenen Viren codiert virale Antigene (meist transformierende Genprodukte) in Virus-induzierten Tumoren (siehe Tab. 6.87)		+++

- die jedoch eine **funktionelle Tumorspezifität** dadurch gewinnen können, dass sie im Normalgewebe für die Immunabwehr nicht oder nur schwer zugänglich sind, durch das Tumorwachstum aber für Immunzellen erreichbar werden, beispielsweise
  - **sequestrierte Antigene** in immungeschützten Geweben wie Hoden, Auge, ZNS, Knorpel,
  - *shared specific* **(funktionell spezifische) Tumorantigene (SST)** auf Tumorzellen (siehe Tab. 6.90), mehr als 400 SST sind mittlerweile bekannt,
  - Antigene, welche von normalen Epithelien in den Magen-Darm, in den Urin oder an die Körperoberfläche exkretiert werden, vom zugehörigen Tumor auf Grund seines infiltrativen Wachstums in das Gewebe und in das Blut sekretiert werden (z. B. Milchproteine beim Mammakarzinom, Enzyme oder Hormone beim Pankreaskarzinom, Prostata-spezifisches Antigen beim Prostatakarzinom),
- die eine **Tumorselektivität** dadurch gewinnen, dass sie von Tumorzellen deutlich stärker exprimiert werden als von Normalzellen.

Tab. 6.89: Tumor-assoziierten Antigene, gegliedert nach Ursprung und Vorkommen.

Tumor-assoziierte Antigene (TAA; Tumorantigene, welche nicht nur im Tumor sondern auch im Normalgewebe anzutreffen sind)	Tumorspezifität	
	funktional-spezifisch	tumor-selektiv
durch somatische oder Keimbahn-Mutationen entstanden neue Epitope auf Rezeptoren und Proteinen der zellulären Signalüber-tragung, des Stoffwechsels, der Genexpression und der Kontrolle des Zellzykluses (siehe Tab. 6.83 und 6.84), soweit diese im geringen Maße auch in Normalzellen exprimiert werden		++
durch posttranslationale Modifikation im Tumor entstanden Anreicherung von Vorstufen von Glykolipiden auf Grund eines Synthese-blocks (siehe Tab. 6.86)	++	+
durch Expression von embryonalen Proteinen entstanden welche normalerweise nur während der Ontogenese nachweisbar sind	++	++
durch Expression von Differenzierungsantigenen entstanden welche normalerweise auf allen Zellen gleichen Ursprungs und Entwick-lungsstadiums nachweisbar sind; von den Tumorzellen abnormal d. h. unabhängig von den normalerweise dieses Differenzierungsantigen bildenden Zellen synthetisiert werden oder von den Tumorzellen ektopisch, das heißt, an einem anderem Ort als normalerweise produziert werden (z. B. Enzyme und Hormone; siehe Tab. 6.91)	++	+ ++ ++
Antigene, welche von der Normalzelle weitgehend exokrin sekretiert werden vom Tumor durch das infiltrative Wachstum jedoch endokrin	+++	
durch eine Überexpression von normalerweise nur in geringen Mengen produzierten Proteinen im Tumor entstanden (siehe Tab.234)		++

Tab. 6.90: Auswahl von funktionell spezifischen Tumorantigenen (*shared specific tumor antigens*), nachgewiesen und charakterisiert mit Hilfe von körpereigenen zytotoxischen T-Lymphozyten und/oder Antikörpern.

Tumorantigene (Chromosom)	Funktion	Normalgewebe	Tumoren
BAGE-1	unbekannt	Hoden	Melanome, Harnblasen-, Mamma-, Kopf- und Hals-, Lungen-(NSCLC-)Karzinome
GAGE-1 bis 13 (Chr. X)	unbekannt	Hoden	Sarkome, Melanome, Lungen-(NSCLC-), Kopf- und Hals-, Harnblasenkarzinome
GnTV	mannoside Acetylgluco-saminyltransferase	Hoden	Melanome, Sarkome, Leberzell-, Harnblasenkarzinome

Tumorantigene (Chromosom)	Funktion	Normalgewebe	Tumoren
KK-LC-1, Kita-Kyushu lung cancer antigen 1 (Kita-Kyushu-Lungenkrebsantigen 1; Chr. X)	unbekannt	Hoden	Lungenkarzinome
KM-HN-1 (Chr. 4)	Kernprotein, exprimiert während er Mitose	Hoden	Ösophagus, weitere Tumoren
LAGE-1 (Chr. X)	Membranprotein	Hoden, Uterus, Plazenta	Melanome; Lungen-(NSCLC-), Prostata-, Harnblasen-, Kopf- und Halskarzinome
MAGE A1 bis A12; MAGE C2 (Chr. X)	unbekannt, möglicherweise assoziiert mit der embryonalen Entwicklung	Hoden	Melanome, Magen-, Leberzellkarzinome
MART-1, -2 (melanoma antigen recognized by T-cells, von T-Zellen erkanntes Melanomantigen; Chr. 9; 1)	Beteiligt an der Regulierung der Melaninsynthese	Melanozyte, Retinazellen	Melanome
Mucin K/CD227/polymorphes epitheliales Mucin (Chr. 1)	alpha-Kette Adhäsionsprotein; beta-Kette Membran-gebundenes, glykosyliertes Phosphoprotein, moduliert Signalübertragung (ERK, src) und inhibiert p53	embryonales Dickdarmepithel, Epithel des Urogenitaltraktes	Ovar-, Lungen-, Harnblasen-, Ösophagus-Karzinome
NY-ESO1/LAGE-2 (Chr. X)	unbekannt, zytoplasmatisches Protein	Hoden (Spermatogonien), Ovar, Myometrium	Melanome, Sarkome Prostata-, Mamma-, Lungen-, Speiseröhren-, Harnblasen-, Kopf- und Halskarzinome
SAGE (Chr. X)	unbekannt	Hoden (Spermatogonien), Plazenta	Sarkome, Harnblasen-, Lungen-, Kopf- und Halskarzinome
Sp-17 (Chr. 11)	Oberflächenprotein der Spermien; vermittelt Bindung an Zona pelluzida der Eizelle	Hoden (Spermatogonien, Spermien)	Hodentumore, Myelome, Ovar-, Kopf- und Halskarzinome
SSX-2; SSX-4 (Chr. X), Translokation (X; 18)	Transkriptionsrepressor	Hoden, Schilddrüse	Sarkome (Rhabdomyosarkome, Fibrosarkome, synoviale Sarkome), Hodentumore, Melanome

Tumorantigene (Chromosom)	Funktion	Normalgewebe	Tumoren
TAG-1; TAG-2			
TRAG-3 (Chr. X)	*drug resistance-related protein* (Wirkstoff-Resistenz-verwandtes Protein)	Niere	Melanome, Prostata-, Mammakarzinome, (Überexpression nach Zytostatikabehandlung)
TYRP2-INT2 (*tyrosinase-related protein*, Tyrosinase-verwandtes Protein; Chr. 13)	Dopachromtautomerase (beteiligt an der Regulierung der Eumelanin und Phaeomelanin-Spiegel)	Melanozyten	Melanome, Gliome
XAGE-1b (Chr. 11)		Hoden	Mamma-, Prostata-, Lungen- (NSCLC- und SCLC-)Karzinome, Sarkome

Nach dem Vorkommen werden des Weiteren unterschieden

- die **sekretierten** Tumorantigene, nachweisbar im umliegenden Gewebe und im Blut, z. B.
  - Enzyme, Inhibitoren, Bindeproteine, extrazelluläre Komponenten der Bindewebe oder
  - Sekretionsprodukte der Haut und Schleimhäute;
- die **Zellmembran-ständigen** Tumorantigene, z. B.
  - Zellmembran-Rezeptoren und Differenzierungsantigene;
- die **intrazellulären** Tumorantigene, z. B.
  - Moleküle der zellulären Signalübertragung und des Stoffwechsels oder
  - Regulatorproteine der Genexpression und der Zellteilung.

Tab. 6.91: Beispiele für Tumor-assoziierte Antigene, überexprimiert und/oder ektopisch exprimiert in Tumoren.

embryonale onkofetale Antigene	hohe Konzentrationen im Blut durch Synthese in Tumoren von
carcinoembryonales Antigen (CEA)	Magen-Darm, Lunge, Mamma, Ovar, Niere, Hoden, Schilddrüse
nicht spezifisch kreuzreagierende Antigene (NCA-95, NCA-55, NCA-160)	Darm (Kolon)
alpha-Fetoprotein (AFP)	Leber, Hoden
beta-onkofetales Antigen	Kolon, Melanome, Endometrium
fetales Sulphoglykoproteinantigen	Magen,
Isoferritin	Leber, Kolon, Lunge, Brust

embryonale onkofetale Antigene	**hohe Konzentrationen im Blut durch Synthese in Tumoren von**
carcinoplazentale alkalische Phosphatase	Leber, Pankreas
beta-S-Fetoprotein	Kolon, Mamma
Schwangerschaft-assoziierte Antigene	
beta1-Glykoprotein (SP1)	Magen-Darm, Lunge, Harnwege, Mamma, Chorion
alpha 2-Glykoprotein (SP3)	
Hormone	
humanes Choriongonadotropin (HCG)	Chorion, Lunge, Mamma, Ovar, Hoden, Leber, Pankreas, Magen-Darm
humanes Plazenta-Laktogen (HPL)	
ACTH, FSH, STH, TSH	Hypophyse, Lunge (kleinzelliges Karzinom, SCLC), Magen (STH)
Gastrin	Pankreas, Ovar
Calcitonin	Schilddrüse, Uterus, Prostata, Harnblase, Mamma, Lunge
Erythropoietin	Niere, Uterus
parathyreoides Hormon	Parathyreoidea, Mamma, Niere, Lunge, Leber, Parotis, Hoden
Gastrin-auslösendes Peptid	Lunge
Enzyme	
Prostata-spezifisches Antigen (PSA)	Prostata
Histaminase	Ovar, Schilddrüse
L-Dopa-Decarboxylase	Lunge
Hexokinase	Mamma, Lunge
Leucin-Aminopeptidase	Uterus, Leukämien
Fucosyl-Transferase	Lunge, Magen-Darm
Galactosyl-Transferase	Schilddrüse
beta-Glucuronidase	Niere, Prostata, Ovar, Uterus
terminale Deoxynukleotidyl-Transferase	Leukämien (ALL, CLL)
Milchproteine	
kappa-Kasein, Lactoferrin, alpha-Lactalbumin	Mamma, Lunge

Für die Tumordiagnostik wie auch für die Tumortherapie sind Tumorantigene notwendig, welche in einer Gruppe von gleichartigen Tumoren möglichst **einheitlich** und möglichst **ausschließlich** exprimiert werden. Derartige Tumorantigene

- sind bei Tumoren, induziert durch onkogene Viren zu finden
- stellen bei anderen Tumoren jedoch ein eher seltenes Ereignis dar.

Es bleibt abzuwarten, ob in der zunehmenden Zahl von neu identifizierten Tumor-assoziierten Antigenen mit funktioneller Tumorspezifität, im Besonderen bei den *shared specfic tumor antigens* (funktionell spezifische Tumorantigene) oder den durch Mutationen entstandenen Tumorantigenen besonders geeignete Tumorantigene aufgefunden werden können.

Die bisherigen diagnostischen und therapeutischen Erfolge mit monoklonalen Antikörpern, die gerichtet sind gegen ausgewählte Tumor-assoziierte Antigene weisen darauf hin, dass eine funktionale Spezifität wie auch eine Tumorselektivität dieser Antigene bereits für den klinischen Einsatz von monoklonalen Antikörpern nutzbar ist.

6.9.3 Tumorimmundiagnostik

Die Tumorimmundiagnostik hat mehrere Zielsetzungen:
- Verbesserung des Nachweises von Tumoren im Patienten (Tumor-Screening),
  - früherer Zeitpunkt, einfacheres Verfahren, höhere Genauigkeit;
- Verlaufskontrolle des Tumorpatienten,
  - Kontrolle des Tumorwachstums und des Aufkommens von Metastasen, Früherkennung von Rezidiven;
- Charakterisierung des Tumors,
  - Beurteilung seines Wachstumsverhaltens und seiner Malignität;
- Auswahl der Tumoren für spezifische Tumortherapieverfahren und Abschätzung ihrer Erfolgswahrscheinlichkeit.

Zur Anwendung kommen
- Untersuchung des Blutes bzw. des Blutserums auf Tumorantigene,
  - Nachweis eines Tumorantigens meist mit Hilfe eines monoklonalen Antikörpers und Bestimmung der Konzentration des Tumorantigens über die klinische Beobachtungszeit hinweg;
- intravenöse Gaben eines gegen ein Tumorantigen gerichteten monoklonalen Antikörpers, markiert mit einem Radionuklid,
  - zum in vivo Nachweis der Lage und Größe von Tumoren und ihrer Metastasen mit Hilfe szintigraphischer Verfahren,
  - z. B. können mit einem 99m-Technetium markierte monoklonale Antikörper gegen CEA (Arcitumomab) kolorektale Karzinome immunszintigraphisch erfasst werden;
- immunologische Untersuchungen an isolierten Tumorzellen oder an Feinschnitten von Tumorgewebe mit Hilfe von spezifischen, meist monoklonalen Antikörpern gegen ein Tumorantigen (meist in Kombination mit molekularbiologischen Methoden) zum Nachweis
  - des Differenzierungsstadiums des Tumors,
  - von überexprimierten oder mutierten Proteinen (z. B. Enzyme, Hormone, Wachstumsfaktoren, Rezeptoren)

- ■ zur Einstufung der Malignität des Tumors und
- ■ zur Auswahl eines spezifischen Therapieverfahrens (z. B. Blockade des Rezeptors durch monoklonale Antikörper oder durch kleinmolekulare Inhibitoren der Rezeptorproteinkinasen).

Die Aussagefähigkeit der Tumorimmundiagnostik ist hierbei abhängig von
- der absoluten Höhe der Expression des Tumorantigens in den Tumorzellen, ggf. (bei TAA) im Vergleich zur Expression in Normalzellen,
- der Anzahl und der Art der Normalgewebe, in denen das TAA exprimiert wird und
- der Verteilung des Tumorantigens im Tumorgewebe, im Normalgewebe und im Blut.

Wie jedes andere diagnostische Verfahren wird auch die Immundiagnostik von Tumorantigenen im Blut bzw. Blutserum beurteilt nach seiner
- **Sensitivität**, das heißt nach der Sicherheit, mit welcher ein Tumorpatient erkannt werden kann,
  - wobei die Sensitivität berechnet wird als Quotient aus der Zahl der richtig positiven Befunde bei Kranken, dividiert durch die Summe der falsch negativen und richtig positiven Patienten;
- **Spezifität**, das heißt nach der Sicherheit, mit welcher nicht Kranke ausgeschlossen werden,
  - wobei die Spezifität berechnet wird als Quotient aus der Zahl der richtig negativen Befunde, dividiert durch die Summe aus richtig negativen und falsch positiven Befunden.

Bislang haben die diagnostischen Verfahren zum Nachweis von Tumorantigenen im Blut oder Blutserum noch nicht die Sensitivität und die Spezifität erbracht, die notwendig wäre, um mit einer ausreichenden Sicherheit Tumorpatienten in einer Populationen ausfindig machen (screenen) zu können. Die Gründe liegen weitgehend in dem Mangel an geeigneten Tumorantigenen (sogenannte Tumormarker) welche von dem jeweiligen Tumor, gleich welche Größe er hat, immer und unabhängig von anderen Belastungen des Patienten in deutlich größerer und messbarer Menge als vom (meist entzündeten) Normalgewebe in das Blut abgegeben werden (siehe Tab. 6.92).

Somit werden die tumorimmundiagnostischen Verfahren vorzugsweise verwendet:
- bei Personen mit erhöhtem Risiko,
- für die Absicherung von Verdachtsfällen,
- für Verlaufkontrollen des Tumorwachstums und für die Früherkennung eines Tumorrezidivs und
- für die Tumorcharakterisierung.

Tab. 6.92: Die gebräuchlichsten Tumorantigene/Tumormarker für die Tumordiagnostik.

Tumorantigen/ Tumormarker zur Tumordiagnostik	Vorkommen	erhöhte Werte im Blut bei	
		Tumoren der Gewebe/ Organe	Nicht-Tumoren
AFP (alpha-Fetoprotein)	Blut	Leber, Hoden, Ovar	Schwangerschaft (diaplazentar vom Fetus), Leberzhirrose, Leberdystrophie, embryonale Missbildungen
CA 125 (Kohlenhydrat-Epitop auf Glykoprotein)	Zellmembran, Blut	Ovar, Uterus, Cervix, Pankreas, Darm, Gallenwege, Leber, Lunge	Schwangerschaft, Menstruation, Entzündungen (Leber, Pankreas, Gallenwege, Gebärmutter)
CA 15–3 (Kohlenhydrat-Epitop auf Glykoprotein)	Blut	Mamma, Ovar, Lunge, Uterus (Endometrium), Harnblase, Magen-Darm	Entzündungen (Leber, Pankreas, Magen-Darm, Lunge, Mamma)
CA 19–9 (Kohlenhydrat-Epitop auf Glykoprotein)	Blut	Pankreas, Magen-Darm, Leber, Gallenwege	Entzündungen (Pankreas, Magen-Darm, Gallensteine)
CA 27.29 (Kohlenhydrat-Epitop auf Glykoprotein)	Blut	Mamma, Magen-Darm, Pankreas, Leber, Lunge, Ovar, Prostata	Ovarzysten, Entzündungen (Leber, Niere, Mamma)
CA 72–4 (TAG/Tumor-assoziiertes Muzin-ähnliches Glykoprotein, MW100 kDa)	Blut	Ovar, Uterus, Cervix, Mamma, Ösophagus, Magen-Darm, Gallenwege, Pankreas	Entzündungen (Leber, Pankreas, Magen-Darm, Uterus, Lunge), Ovarzysten
CEA (Glykoprotein, carcinoembryonales Antigen)	Zellmembran, Blut	Ösphagus, Magen, Dickdarm, Pankreas, Lunge, Mamma, Schilddrüse	Entzündungen (Leber, Pankreas, Magen, Darm, Lunge), alkoholbedingte Leberzhirrose, Konsum von Tabakrauch
HCG (humanes Choriongonadotropin)	Blut	Hoden, Ovar	Blasenmole, Schwangerschaft, Entzündungen (Leber, Darm), Hypogonadismus
monoklonale Immunglobuline	Blut, Urin (Bence-Jones-Proteine)	Myelome, IgM-Plasmazytom (Waldenström)	Amyloidose
NSE (Neuron-spezifische Enolase)	Nervenzellen (zentral und peripher), Blut (von neuroendokrinen Zellen z. B. im Magen-Darm-Trakt)	Nervenzellen (Neuroblastom), Lunge (SCLC), Hoden	Entzündungen (Lunge), Hämolyse, Thrombozytolyse
PAP (Prostata-spezifische saure Phosphatase)	Blut	Prostata (Metastasen), Myelom, Lunge, Sarkome (Osteosarkom)	Entzündungen (Prostata, Leber), Osteoporosis, Hyperparathyroidismus, Prostata-Hypertrophie

Tumorantigen/ Tumormarker zur Tumordiagnostik	Vorkommen	erhöhte Werte im Blut bei	
		Tumoren der Gewebe/ Organe	**Nicht-Tumoren**
PSA (Prostata-spezifisches Antigen)	Sperma, Blut	Prostata	körperliche Anstrengung, Druck auf Verletzungen, Entzündungen der Prostata, Prostata-Hypertrophie
SCC (Plattenepithel-karzinomantigen)	Zellmembran	Haut (Epidermis), Cervix, Hals-Nasen-Ohren, Öso-phagus, Lunge, Rektum	Nierenversagen, Entzündun-gen (Haut, Leber, Pankreas, Lunge)

Andererseits stellt die immunzytologische, immunhistologische und immunszintigraphi-sche Charakterisierung von Tumoren eine wertvolle Ergänzung der Tumordiagnostik dar.

Dieses wird besonders deutlich bei der Charakterisierung der unterschiedlichen Leu-kämien und Lymphome mit Hilfe von Differenzierungsmarkern, ergänzt um molekularbio-logische Untersuchungen von Mutationen (siehe Tab. 6.93).

Tab. 6.93: Charakterisierung von Leukämien mit Hilfe des immunzytologischen Nachweises von Differenzierungsantigenen (t = Translokationen, d = Deletionen, p = Punkt, i = Inversionen).

Leukämien	Differenzierungsmarker zur Diagnostik und Einstufung der Leukämie	Mutationen
akute myeloische Leukämien (AML)		
M0: undifferenziert	c-Kit/CD117	
M1: myeloisch ohne Ausreifung	Myeloperoxidase/MPO, Aminopeptidase-N/ CD13	d(7), d(5)
M2: myeloisch mit Ausreifung	MPO	t(8; 21), d(11); d(7), d(5)
M3: Promyelozyten-Leukämie	MPO, LPS-Rezeptor/CD14, Lacto-N-Fucopenta-tose/LewisX/CD15, My9/CD33	t(15;17), t(11:17)
M4: myelomonozytär	MPO, Aminopeptidase-N/CD13, My9/CD33, Fc-gammaRI/CD64	t(8; 21), t(9;11), t(11;19); d(16), i(16), d(11),
M5: monozytär	Aminopeptidase-N/CD13, Lacto-N-Fucopenta-tose/LewisX/CD15, My9/CD33, Fc-gammaRI/ CD64	t(9;11), t(11;19), d(7), d(5), d(11)
M6: Erythroleukämie	Glykophorin A	
M7: megakaryozytär	Integrin beta2/gpIIIa/CD61	
akute lymphatische Leukämien (ALL)		
undifferenziert	terminale Desoxyribonukleotidyl-Transferase/ TDT	

Leukämien	Differenzierungsmarker zur Diagnostik und Einstufung der Leukämie	Mutationen
Pro-T-ALL	TDT	p(11)
Prä-T-ALL	TDT, Fc-myR/CD7	
T-ALL	TDT, Fc-myR/CD7, Schafserythrozyten-Rezeptor/CD2, CD3-Komplex des TCR,	t(11;14); t(1; 14)
Pro-B-ALL	BCR-assoziiertes Protein BgP95/CD19	
Prä-B-ALL	BCR-assoziiertes Protein BgP95/CD19	t(1;19)
B-ALL	BCR-assoziiertes Protein BgP95/CD19, B-Lymphozyten-Oberfächenantigen/CD20, sIgM	t(8;14), t(2;8), t(8;22)
myeloide/lymphoide (gemischte) Leukämie		t(4;11), t(1;11), t(6,11), t(9;11), t(10;11), t(19:11)

Lymphome und chronische Leukämien

Hodgkin-Lymphom	TNF-Rezeptor-Analog/CD30, Lacto-N-Fucopentatose/LewisX/CD15, IL-2-Rezeptor-alpha/CD25, Transferrin-Rezeptor/CD71	p(X), p(2), t(2;8)
T-lymphoblastisches Lymphom (T-LBL)	Fc-myR/CD7, CD3 Komplex des TCR	i(14), t(10;14), t(7;10)
chronisch lymphatische Leukämie (T-CLL)	Fc-myR/CD7, CD3 Komplex des TCR, Schafserythrozyten-Rezeptor/CD2, T-Zell-Oberflächen-Glykoprotein/CD5	i(14)
anaplastisches großzelliges Lymphom (ALCL)	TNF-Rezeptor-Analog/CD30	
peripheres T-Zell-Lymphom (PTCL)	CD4-T-Lymphozyten-Korezeptor	i(14); t(14;14)
chronisch myeloische Leukämie (CML)	Protease-3/PR3, WT-1, Adhäsionsmolekül Rhamm/CD168, immunogene Proteine CML66, CML28	t(9;22) BCR-Abl
chronisch lymphatische Leukämie (CLL)	T-Zell-Oberflächen-Glykoprotein/CD5, BCR-assoziiertes Protein BgP95/CD19, B-Lymphozyten-Oberfächenantigen/CD20, Fc-epsilonRII/CD23, sIgM, sIgD	d(13), t(8;14;12); t(1;14), t(11;14)
Follikelzentrumslymphom	BCR-assoziiertes Protein BgP95/CD19, B-Lymphozyten-Oberfächenantigen/CD20, BCR-assoziiertes Protein BgP135/CD22, sIgM, sIgG, sIgA	p(17), t(1–14), t(14; 18), t(8;14); t(3;14), t(3;22)
Mantelzell-Lymphom	BCR-assoziiertes Protein BgP95/CD19, B-Lymphozyten-Oberfächenantigen/CD20, T-Zell-Oberflächen-Glykoprotein/CD5, sIgM	
diffuses großzelliges Lymphom	BCR-assoziiertes Protein BgP95/CD19), B-Lymphozyten-Oberfächenantigen/CD20, BCR-assoziiertes Protein BgP135/CD22	

6.9.4 Tumorimmuntherapie

6.9.4.1 Hintergrund

Eine Reihe von klinischen Befunden kann als Bestätigung der *immune surveillance*-Hypothese (Immun-Überwachung) ausgelegt werden:

- Tumoren, welche durch onkogene Viren (siehe Tab. 6.87) verursacht werden (das sind etwa 14 % aller Tumoren weltweit) entstehen zu einem beträchtlicher Teil erst dann, wenn die Immunabwehr des Patienten geschwächt worden ist,
  - durch Immunsuppressiva (z. B. im Rahmen einer Organtransplantation),
  - durch eine Infektion mit immunsupprimierenden Viren (z. B. Infektion mit humanen Immundefizienzviren HIV-1 oder HIV-2) oder
  - durch Toxine aus fehlerhafter oder mangelhafter Ernährung (z. B. durch Toxine in verschimmelten Nahrungsmitteln) und Hygiene.
- Impfungen mit viralen Antigenen schützen nicht nur vor einer Infektion mit dem jeweiligen Virus, sondern vermindern auch das Risiko einer Tumorerkrankung durch diese Viren.
  - Schutzimpfung gegen eine Hepatitis-B-Virusinfektion vermindert das Risiko der Entstehung von Leberkrebs.
  - Schutzimpfungen gegen Tumor-induzierende Stämme von humanen Papillomviren vermindern das Risiko der Entstehung von Cervixkarzinomen.
- Langfristige immunsuppressive Behandlungen können Tumoren entstehen lassen.
- Chronische Infektionen und Entzündungen können zu Tumoren führen,
  - z. B. entstehen Magenkarzinome im Zuge einer chronischen Infektion mit Helicobacter pylori (siehe Kap. 6.5.1).

Bei zahlreichen Tumorpatienten konnten gegen den eigenen Tumor gerichtete spezifische Antikörper und spezifische zytotoxische T-Lymphozyten nachgewiesen werden. Mit deren Hilfe wurden mit molekularbiologischen Methoden (siehe Tab. 6.82) die jeweiligen Tumorantigene nachgewiesen und charakterisiert. Diese sind im Wesentlichen zuzuordnen

- Antigene codiert von onkogenen Viren (siehe Tab. 6.87),
- Tumorantigene, welche durch Mutationen entstanden sind (siehe Tab. 6.83 und 6.84),
- Tumorantigene, welche Genprodukte darstellen, welche anzutreffen sind
  - normalerweise nicht im gesunden Gewebe,
  - nur während der Ontogenese oder
  - in solchen Geweben, welche vor der Immunabwehr geschützt sind (z. B. Hodengewebe, Auge; siehe Tab. 6.89).

Da im Regelfall trotz des Nachweises einer solchen antitumoralen Immunantwort das Tumorwachstum ungehindert voranschreitet, muss geschlossen werden, dass bei Tumorpatienten

- entweder die Tumoren resistent sind gegen die Immunabwehr oder
- die Zellen der Immunabwehr die Tumoren nicht ausreichend erkennen oder angreifen können.

Seit mehr als 100 Jahren wird beim Menschen versucht, das Tumorwachstum durch eine Immuntherapie zu beeinflussen. Im Zeitraum von 1895 bis etwa 1970 wurden zahlreiche Präparate (siehe Tab. 6.94) mit unterschiedlichen Wirkungsmechanismen in vielen klinischen Studien an praktisch allen Arten von Tumoren und Leukämien geprüft. Zur Anwendung kamen

- die **Antigen-spezifische Immunisierung**,
  - passiv mit Antiseren von mit menschlichem Tumormaterial immunisierten Tieren oder mit Blutserum von Tumorpatienten,
  - aktiv mit Tumorzellen und Tumorzellpräparationen,
  - adoptiv mit Leukozyten, Lymphozyten und hieraus hergestellten DNA-Präparaten von Tumorpatienten oder von mit Tumormaterial immunisierten gesunden Spendern;
- die **nicht Antigen-spezifische Immunisierung**,
  - aktiv mit lebenden oder toten Bakterien, Bakterienbestandteilen oder synthetischen Produkten,
  - adoptiv mit Leukozyten oder Lymphozyten von gesunden Spendern;
- die **nicht Antigen-spezifische intratumorale Immunisierung**,
  - aktiv mit lebenden oder toten Bakterien oder Bakterienextrakten, Viren oder Kontaktallergenen.

Tab. 6.94: Beispiele von Präparaten und Zubereitungen, welche im Zeitraum von 1895 bis etwa 1970: klinisch an Tumorpatienten geprüft wurden.

Präparate zur Immunisierung von Tumorpatienten	Ursprung/Ausgangsmaterial der Präparate	Art des Materials/Herstellverfahren
Antigen-spezifisch, passiv		
Antiseren	Hunde, Ziegen, Schafe, Esel und Pferde	Blut von Tieren nach Immunisierung mit menschlichem Tumormaterial
	Mensch (allogen)	Blut von Tumorpatienten, bei denen die Regression eines Tumors ähnlichen Typs beobachtet worden war
		Blut von Gesunden mit Antikörpern (Isoantikörper) gegen die Lymphozyten des Tumorpatienten
		Blut von Spendern nach Immunisierung mit Tumorzellen
Antigen-spezifisch, aktiv, systemisch		
Tumorpräparationen	autologe Tumoren	Tumorzellpräparationen
	autologe und allogene Tumoren	Tumorzellbrei
		Tumorgewebsfragmente
		Tumorzellbrei vermischt mit Adjuvans (CFA, komplettes Freund'sches Adjuvans oder Bordetella pertussis-Impfstoff)
		bestrahlte Tumorzellen

Präparate zur Immunisierung von Tumorpatienten	Ursprung/Ausgangsmaterial der Präparate	Art des Materials/Herstellverfahren
modifizierte Tumorzellen	autologe Tumorzellen	Tumorzellen, behandelt mit Phenol oder Neuraminidase
		Tumorzellen, an welche chemisch Kaninchenantikörper gekoppelt wurden
Antigen-spezifisch, adoptiv		
Lymphozyten	allogen	Blut von Spendern, immunisiert mit Tumoren; isolierte Leukozyten, Lymphozyten und deren DNA
Leukozyten	allogen	
Nukleinsäure	allogene Lymphozyten	
nicht Antigen-spezifisch, aktiv		
Bakterien, lebend	Streptokokken	Infektionsmaterial
	bovines Mycobacterium (BCG, Bakterium Calmette-Guérin)	Kulturstamm
Bakterien, tot	Streptokokken	Kulurstamm, mit Penicillin behandelt
	Corynebacterium	Kulturstamm, mit Formalin behandelt
Bakterienextrakte	Serratia marcescens	Toxine, isoliert von Kulturextrakten
	BCG (Bakterium Calmette-Guérin)	Methanol-extrahiertes Residuum (MER, *methanol-extracted residue*)
	BCG (Bakterium Calmette-Guérin)	Mycolsäure-Arabinogalactan-Mycopeptid (*cell wall skeleton substance*, Zytoskelett-Substanz)
	Nocardia rubra	*cell wall skeleton substance*, Zytoskelett-Substanz
	Pseudomonas aeruginosa	Lipopolysaccharid (LPS) aus Kulturstamm
Syntheseprodukte	Tiloron	basischer Äther von Fluorenon
	Bestatin	Oligopeptid; Inhibitor von Aminoeptidase
	Azimexon	2-Cyan-Azividin-Derivat
	Levamisole	Tetramisole (Antihelmetikum)
nicht Antigen-spezifisch, intratumoral		
Bakterien, lebend	BCG (Bakterium Calmette-Guérin)	Kulturstamm
Viren, lebend	Vaccinia	Kulturstamm
Syntheseprodukt	DNCB (Dinitrochlorobenzen)	Kontaktallergen
nicht Antigen-spezifisch, adoptiv		
Leukozyten	allogen	Blutleukozyten eines gesunden Spenders
Lymphozyten	allogen	Milzzellen eines gesunden Spenders
		Blutlymphozyten eines gesunden Spenders
		Knochenmarkzellen eines gesunden Spenders

Die Ergebnisse dieser klinischen Studien waren jedoch wenig überzeugend. Die meisten Präparate erwiesen sich an Tumorpatienten therapeutisch als unwirksam. Wenn Tumorregressionen beobachtet werden konnten, war es schwer oder unmöglich gewesen, diese Befunde in einer Wiederholungsstudie zu reproduzieren.

Von den immunbiologischen Präparaten der ersten Generation zeigte sich jedoch als eindeutig und reproduzierbar wirksam das bovine Mycobakterium Calmette-Guérin (BCG), intravesikal verabreicht zur Verhinderung von Rezidiven von oberflächlichen Karzinomen des Harnblasenepithels (siehe Kap. 6.9.4.4).

Mit der weiteren Entwicklung von molekularbiologischen Techniken zur Identifikation von Proteinen und zu deren gezielten Herstellung mit Hilfe der Rekombination isolierter Gene ist es möglich gewesen, die Forschung auf dem Gebiet der Tumorimmuntherapie auf eine neue Grundlage zu stellen. Diese ermöglichte

- Tumorantigene auf der Basis der Immunreaktion des jeweiligen Tumorpatienten zu identifizieren und zu charakterisieren,
- das Wechselspiel zwischen Zellen der Immunabwehr (dendritische Zellen, Makrophagen, Lymphozyten) und Tumorzellen zu analysieren und die beteiligten Zellarten in größeren Mengen in der Zellkultur zu züchten,
- Zytokine wie Interleukine, Interferone und Wachstumsfaktoren und ihre Rezeptoren zu charakterisieren und in großen Mengen herzustellen,
- monoklonale Antikörper gegen Tumorantigene praktisch beliebig herzustellen.

Mit diesem neuen Erfahrungswissen entstanden die Immuntherapeutika der zweiten Generation, welche in zahlreichen klinischen Studien auf ihre Wirksamkeit am Tumorpatienten geprüft worden sind.

6.9.4.2 Monoklonale Antikörper

Anhand der Ergebnisse der ersten klinischen Studien mit monoklonalen Antikörpern konnten Kriterien festgelegt werden, deren Erfüllung ausschlaggebend ist für eine erfolgreiche Verwendung von monoklonalen Antikörpern zur in vivo Tumordiagnostik (nach Markierung der Antikörper mit Radionukliden zur Lokalisation der Tumoranreicherung mit Hilfe szintigraphischer Methoden) wie auch zur Tumortherapie (siehe Tab. 6.95).

Zu diesen Kriterien gehören
- der monoklonale Antikörper,
    - muss sich im Tumor erheblich stärker anreichern können als im Normalgewebe,
    - muss möglichst an **alle** Tumorzellen binden;
    - muss im Tumor seine primären (siehe Kap. 4.14.2) und seine sekundären Funktionen (siehe Kap. 4.14.3) ausüben können, welche umfassen
        - stabile Bindung an das Tumorantigen und
        - längerfristige Inhibition der Funktion des Tumorantigens (z. B. Inhibition eines Wachstumsfaktor-Rezeptors),
        - Aktivierung von Komplement und/oder

Tab. 6.95: Kriterien für eine erfolgreiche klinische Anwendung von monoklonalen Antikörpern gerichtet gegen Tumorantigene.

Parameter für eine erfolgreiche klinische Anwendung eines monoklonalen Antikörpers gegen ein Tumorantigen	gefordert		
	hoch	niedrig	fehlend/gering
Tumorantigen (TA)			
absolute Zahl der TA-Moleküle auf der Tumorzelle	++		
Zugänglichkeit der Epitope auf dem TA für Antikörper	++		
Anzahl der Tumorzellen, die das TA exprimieren	++		
Homogenität der Verteilung der TA-exprimierenden Tumorzellen im Tumor	++		
Schlüsselrolle des TA für das Wachstum des Tumors	++	+	
Variabilität der Expression des TA über die Zeit hinweg		+	++
Abschilferung des TA von den Tumorzellen		+	++
Konzentration des TA im Normalgewebe und im Blut		+	++
Tumor			
Größe		+	++
Bindewebe und zentrale Nekrosen		+	++
erhöhter Innendruck im Tumor		+	++
Vaskularisierung	++	+	
Zugänglichkeit jeder einzelnen Tumorzelle für den monoklonalen Antikörper	++		
monoklonaler Antikörper			
Tumorspezifität und Avidität	++		
Wirksamkeit/Effektorfunktionen	++		
Verweilzeit im Körper	++	+	
Diffusionsfähigkeit	++	+	
Immunogenität		+	++

- ■ Auslösung einer Antikörper-abhängigen zellulären Zytotoxizität (ADCC) und/oder Phagozytose durch Bindung an Fc-Rezeptoren und Komplement-Rezeptoren von Makrophagen, natürlichen Killerzellen und Granulozyten;
- ● Faktoren sind auszuschließen oder zu minimieren, welche im Patienten die Tumoranreicherung und die antitumoralen Funktionen des monoklonalen Antikörpers beeinträchtigen, zu diesen Faktoren zählen
  - die Neutralisation des Antikörpers im Blut oder Normalgewebe durch dort befindliches Tumorantigen,
    - ■ je mehr Tumorantigen sich im Blut befindet, umso geringer ist die Anreicherung des Antikörpers im Tumor,

- die vorzeitige Elimination des Antikörpers
  - durch ein aktiviertes retikuloendotheliale System,
  - durch dessen Immunogenität (z. B. bei xenogenen/murinen Antikörpern), welche zur Neutralisation mit Bildung von Immunkomplexen durch die Antikörperreaktion im Patienten führt,
- die mangelhafte Zugänglichkeit der Tumorzellen für den monoklonalen Antikörper, verursacht durch
  - die reine Größe des Tumors und die damit verbundene Zunahme an Bindewebe und an nekrotischen Bereichen,
  - die chaotische Gefäßneubildung im Tumor (Tumorangiogenese) und die hierdurch bedingte Bildung von Gefäß-Kurzschlüssen, Sinusoiden und endothelzellfreien Hohlräumen,
  - einen erhöhten Innendruck im Tumor durch die Kompression der abführenden Kapillaren und Lymphgefäße, sodass Antikörper nur noch durch Diffusionskräfte, jedoch nicht mehr über eine Konvektion in das Tumorgewebe eindringen können.

Allein schon die mangelhafte Zugänglichkeit von Tumorzellen in einem Tumorknoten lässt für die Tumortherapie nur dann einen Erfolg erwarten, wenn

- bei Verwendung von monoklonalen Antikörpern gegen Tumorantigene
  - die **Tumormasse bereits entfernt worden ist**, mit konventionellen (chirurgischen, radiotherapeutischen und/oder chemotherapeutischen) Verfahren
  - nur noch **einzelne gestreute Tumorzellen oder Leukämiezellen** besonders im Bereich der Blut- und Lymphgefäße abzutöten sind,
    - welche Ausgangspunkt von Rezidiven oder Metastasen sein können und
    - bei vielen Tumorarten meist resistent sind gegen eine Chemotherapie oder Radiotherapie, oder
  - nur **gut durchblutete kleine (gff. chirurgisch nicht zugängliche) Tumoren** zur Regression zu bringen sind;
- die **Hemmung der Tumorangiogenese** Zielsetzung der Therapie ist,
  - z. B. durch monoklonale Antikörper gegen angiogenetische Wachstumsfaktoren wie VEGF (vascular endothelial growth factor, vaskulärer endothelialer Wachstumsfaktor) oder gegen die zugehörigen Rezeptoren,
  - um durch die Blockade der Gefäßneubildung im Tumor das Tumorwachstum indirekt zu beeinträchtigen;
- monoklonale Antikörper gegen geeignete Tumorantigene als **Ziel-spezifische Träger** für **Zelltoxine** eingesetzt werden, welche
  - sich in ihrer Wirkung nicht auf die Zielzelle des monoklonalen Antikörpers beschränken (siehe Tab. 6.96),
    - wie z. B. die Radionuklide 90Ytrium oder 131Jod.
  - extrem zelltoxisch sind
    - wie z. B. die Toxine Calicheamicinan oder Mersantin.

Tab. 6.96: In klinischer Anwendung befindliche monoklonale Antikörper zur Tumor-spezifischen Therapie von Tumoren.

monoklonaler Antikörper	Struktur/Eigenschaft	Spezifität/Tumorantigen	therapeutische Anwendung
Leukämien/Lymphome			
Alemtuzumab	humanisiert	Antigen gp21–28/ CD52/CAMPATH auf B-Lymphozyten und T-Lymphozyten	chronische B-Lympho-zyten-Leukämie (CLL)
Brentuximab vedotin	chimär, gekoppelt an Monomethylauristatin E	Antigen CD30 auf T-Lym-phozyten, B-Lymphozyten, natürlichen Killerzellen; Reed-Sternberg-Zellen	Hodgkin-Lymphome; anaplastische große T-Zell-Lymphome (sALCL)
Epratuzumab	humanisiert	Sialinsäure-bindendes Immunglobulin-ähnliches Lektin 2 (SIGLEC-2, CD22) auf B-Lymphozyten	Non-Hodgkin-Lymphome und akute lymphati-schen Leukämie (ALL)
Galiximab	chimär	Kostimulator CD80	Non-Hodgkin-Lymphome
Gemtuzumab	humanisiert	CD33 Antigen auf myeloi-schen Leukämiezellen	Rezidive einer akuten myeloischen Leukämie (AML)
Gemtuzumab/Ozogamicin	humanisiert, gekop-pelt an Calicheamici-nan	CD33 Antigen auf myeloi-schen Leukämiezellen	Rezidive einer akuten myeloischen Leukämie, AML (Immuntoxin-Therapie)
Zanolimumab	human	Korezeptor CD4 auf T-Lymphozyten	T-Zell-Lymphome
Ibritumomab	murin	Phosphoprotein Bp35/ CD20 auf B-Lymphozyten	Non-Hodgkin-Lymphome
Ibritumomab-Tiuxetan	murin, radioaktiv markiert mit 90Yttrium	Phosphoprotein Bp35/ CD20 auf B-Lymphozyten	Non-Hodgkin-Lym-phome, resistent gegen Ibritumomab (Immunradiotherapie)
Lumiliximab	chimär (Mensch, Affe)	niedrigaffiner IgE-Rezep-tor Fc-epsilonRII/CD23 (Bindung und Inhibition)	chronische lympha-tische Leukämie (in klinischer Prüfung)
Rituximab	chimär	Phosphoprotein Bp35/ CD20 auf B-Lymphozyten	Non-Hodgkin-Lym-phome, CLL (chroni-sche lymphatische Leukämie)
Tositumomab	murin, radioaktiv markiert mit 131J	Phosphoprotein Bp35/ CD20 auf B-Lymphozyten	Non-Hodgkin-Lym-phome (Immun-radiotherapie)

monoklonaler Antikörper	Struktur/Eigenschaft	Spezifität/Tumorantigen	therapeutische Anwendung
solide Tumore			
Ipilimumab	human	CTLA4 (Blockade des inhibierenden Rezeptors auf T-Lymphozyten)	Melanome (metastasierend)
Trastuzumab	humanisiert	HER2/neu/erbB2-Rezeptor (Bindung und Inhibition)	Mammakarzinome, welche das Antigen HER2/neu überexprimieren
Pertuzumab	humanisiert	HER2/neu/erbB2-Rezeptor (Bindung und Inhibition der Dimerisierung)	Mammakarzinome und Ovarialkarzinome, welche das Antigen HER2/neu überexprimieren
Nimotuzumab	humanisiert	Rezeptor für EGF (*epithelial growth factor*, epidermaler Wachstumsfaktor; Bindung und Inhibition)	metastasierende kolorektale Karzinome, welche den EGF-Rezeptor exprimieren
Panitumumab	human	Rezeptor für EGF (*epithelial growth factor*, epidermaler Wachstumsfaktor; Bindung und Inhibition)	metastasierende kolorektale Karzinome, welche den EGF-Rezeptor exprimieren
Cetuximab	chimär	Rezeptor für EGF (*epithelial growth factor*, epidermaler Wachstumsfaktor; Bindung und Inhibition)	Kolonkarzinome und Plattenepithelkarzinome des Kopf-Hals-Bereiches, welche den EGF-Rezeptor exprimieren
Matuzumab	humanisiert	Rezeptor für EGF (*epithelial growth factor*, epidermaler Wachstumsfaktor; Bindung und Inhibition)	Magenkarzinome, Kolonkarzinome, Lungenkarzinome (NSCLC), welche den EGF-Rezeptor exprimieren (klinische Prüfung eingestellt)
Bevacizumab	humanisiert	VEGF (*vascular endothelial growth factor*, vaskulärer endothelialer Wachstumsfaktor; Bindung und Neutralisation)	metastasierendes Kolon- und Rektumkarzinom, Brustkrebs, Bronchialkarzinom (NSCLC) in Kombination mit Zytostatika oder beim Nierenkarzinom in Kombination mit Interferon alpha2a
Oregovomab	murin	Kohlenhydrat-Epitop auf Glykoprotein CA125	Ovarialkarzinom
Catumaxomab	Ratte-Maus-Hybrid-IgG2; bispezifisch	Ep-CAM (Tumorzelle) und CD3 (T-Lymphozyten)	Ascites, induziert durch Ep-CAM-positive Tumoren

monoklonaler Antikörper	Struktur/Eigenschaft	Spezifität/Tumorantigen	therapeutische Anwendung
Cantuzumab	humanisiert, gekoppelt an Mersantin	MucinAntigen Muc-1 (CanAg-Ca125)	Magenkarzinom, Kolonkarzinome, Pankreaskarzinom, Lungenkarzinom (NSCLC; Immuntoxin-Therapie; in klinischer Prüfung)
Labetuzumab	humanisiert	carcinoembryonales Antigen CEA	Kolonkarzinom, Pankreaskarzinom, Lungenkarzinom (NSCLC)
Denosumab	human	RANKL auf Osteoklasten (Inhibition der Aktivierung)	Hemmung des Knochenabbaus durch Osteoklasten, z. B. aktiviert durch Knochenmetastasen

Eine stattliche Anzahl von monoklonalen Antikörpern sind bereits für die klinische Anwendung zugelassen (siehe Tab. 6.96). Zum größten Teil sind sie mit molekularbiologischen Methoden humanisiert worden oder völlig humane Antikörper (siehe Kap. 7.1.2), um eine Antikörperreaktion im Empfänger gegen das ursprüngliche murine Protein zu vermeiden.

Murine monoklonale Antikörper werden vorzugsweise bei solchen Indikationen verwendet, bei denen die Elimination von B-Lymphozyten das Ziel der Verabreichung ist, somit durch den monoklonalen Antikörper die Synthese von Antikörpern gegen das murine Protein inhibiert wird.

Eine besondere Anwendung für monoklonale Antikörper ist die Reinigung von Stammzellzubereitungen aus dem Knochenmark von Tumorpatienten oder Leukämiepatienten (sogenanntes *purging*) im Zuge einer autologen Knochenmarktransplantation.

Durch Absorptionen an Träger-gebundene monoklonale Antikörper gegen das relevante Tumorantigen oder durch zytotoxische Reaktionen mit Hilfe dieser Antikörper werden eventuell in der Stammzellzubereitung vorhandene Tumorzellen entfernt, sodass eine autologe Stammzelltransplantation ohne großes Risiko einer gleichzeitigen Übertragung von Tumorzellen erfolgen kann.

6.9.4.3 Zytokine

Eine Reihe von Zytokinen ist klinisch auf antitumorale Wirksamkeit geprüft worden. Bislang konnte eine ausreichende, reproduzierbare Wirksamkeit nur belegt werden für (siehe Tab. 6.97):

- das **IL-2**, dessen Anwendung jedoch begrenzt wird durch die erheblichen, nach Absetzen des Präparates reversiblen Nebenwirkungen verursacht durch Aktivierung der Endothelzellen mit Austritt von Blutplasma in das Interstitium (*capillary leak syndrom*, Kapillarleck-Syndrom), Ödeme und Schock.
- die **Interferone**.

Tab. 6.97: In klinischer Anwendung befindliche Zytokine für die Antigen-unspezifische Stimulierung der Immunabwehr zur Therapie von Tumoren.

Zytokine	therapeutische Anwendung bei Tumoren
Interleukin (IL)2	Nierenzellkarzinom, Melanom
IFNalpha con 1	chronische Hepatitis-C-Virusinfektion und damit Prophylaxe des HCV-induzierten Leberkarzinoms
Interferon alpha2a	chronische Hepatitis-B-Virusinfektion und chronische Hepatitis-C-Virusinfektion und damit Prophylaxe des HBV- oder HCV-induzierten Leberkarzinoms; Haarzell-Leukämie, chronische myeloische Leukämie, T-Zell-Lymphom, follikuläres Non-Hodgkin-Lymphom; Kaposi-Sarkom, Nierenzellkarzinom, Melanom, Papilloma-Virus-induzierte Genitalwarzen
Interferon alpha-2b	chronische Hepatitis-B-Virusinfektion und chronische Hepatitis-C-Virusinfektion und damit Prophylaxe des HBV- oder HCV-induzierten Leberkarzinoms; Haarzell-Leukämie, chronische myeloische Leukämie, Myelome, Lymphome, Melanome; karzinoide Papilloma-Virus-induzierte Genitalwarzen
Interferon beta	Nasopharynxkarzinom

Es ist bisher ungeklärt,

- auf welche Weise IL-2 und die Interferone antitumoral wirken,
- warum diese Wirkung nur einen kleinen Teil der großen Anzahl von unterschiedlichenTumoren betrifft und bei diesen dann auch nur einen geringen Anteil (ca. 20 %) der Tumorpatienten,
- warum für die anderen Zytokine kein ausreichender Nachweis einer antitumoralen Wirksamkeit erbracht werden konnte.

Nähere Informationen über die Gründe würden helfen, Tumorpatienten gezielt für eine Therapie mit Zytokinen auszusuchen und damit auch deren Erfolgsrate in der Tumortherapie zu verbessern.

Bei der Behandlung von Tumorpatienten mit Zytostatika werden hämatopietische Wachstumsfaktoren (siehe Kap. 3.3.2.6 und 7.1.3.2) eingesetzt zur Behebung der Folgen der Chemotherapie-bedingten Knochenmarkstoxizität:

- **Epo (Erythropoietin)**
  - stimuliert die Bildung roter Blutkörperchen bei einer Anämie nach einer Chemotherapie oder bedingt durch den Tumor (Tumoranämie),
  - erhöht die Ansprechrate von hypoxischen Tumoren auf eine Chemotherapie.
- **G-CSF (Granulozytenkolonie-stimulierender Faktor)**
  - stimuliert die Neubildung von Granulozyten und behebt hierdurch die Neutropenie und die Gefahr einer Infektion nach einer Chemotherapie,
  - erhöht die Ausschwemmung von hämatopoetischen Stammzellen aus dem Knochenmark.

- **GM-CSF (Granulozyten-Makrophagenkolonie-stimulierender Faktor)**
  - stimuliert die Produktion von neutrophilen, eosinophilen und basophilen Granulozyten und von Monozyten,
  - kann eine Leukopenie nach einer Chemotherapie beheben,
  - kann die Proliferation von Leukozyten nach Knochenmarktransplantationen und die Immunantwort zur Behandlung von Pilzinfektionen stimulieren.

6.9.4.4 Impfstoffe und Vakzinen

Die klinischen Zielsetzungen für Tumorvakzinen sind
- die **Prophylaxe** einer Tumorentstehung und/oder eines Tumorrezidivs,
- die **Therapie** einer bestehenden Tumorerkrankung.

Derzeit sind nur wenige Vakzinen für die Tumorprophylaxe klinisch verfügbar. Zu ihnen gehören
- **bovines Mycobakterium BCG** (attenuiert von Calmette und Guérin für die Lebendschutzimpfung gegen Tuberkulose; siehe Kap. 7.1.1.1),
  - für die nicht Antigen-spezifische Stimulierung der Immunwehr zur Verhinderung eines Rezidivs des oberflächlichen Harnblasenkarzinoms,
    - die intravesikale Verabreichung von BCG verhindert bei etwa 60–70 % der Patienten eine Tumorrezidivierung,
  - der Wirkmechanismus des BCG ist unklar, vermutet wird eine Aktivierung der Makrophagen und natürlichen Killerzellen, welche verbliebene Karzinomzellen abtöten,
  - es ist des Weiteren unklar, warum für BCG nur beim Harnblasenkarzinom, nicht jedoch bei den zahlreichen anderen geprüften Tumorarten eine reproduzierbare antitumorale Wirkung nachgewiesen werden konnte;
- **Hepatitis-B-Virus-(HBV-)Impfstoffe** (siehe Kap. 7.1.1.1)
  - für die Antigen-spezifische Stimulierung der Immunabwehr zum Schutz gegen HBV-Infektionen,
  - der Impfschutz gegen HBV verhindert zugleich die Entwicklung von Leberzellkarzinomen in Folge chronischer HBV-Infektionen entsprechend den weltweiten klinischen, auch statistisch belegten Erfahrungen;
- **humanes Papilloma-Virus/HPV-Impfstoffe**,
  - Infektionen mit HPV der Stämme 16, 18, 31, 33, 35, 39, 45, 51, 52, 56, 58, 59, 66 oder 66, desweiteren ggf. auch 68, 73, 82, werden als hohes Risiko angesehen für die Entwicklung von HPV-assoziierten malignen Tumoren (Karzinome der Vulva, Scheide, Cervix, des Penis, des Analbereiches und der Mundhöhle),
    - in 95 % der Cervixkarzinome können Hochrisiko-HPV-Stämme nachgewiesen werden, davon HPV 16 bei ca. 50 %, HPV 18 bei ca. 20 % der Cervixkarzinome,
    - Hochrisiko-HPV-Stämme wirken dadurch kanzerogen, dass sie durch das virale E6 und E7 (siehe Kap. 6.5.2 und 7.1.1.1) die Apoptose der infizierten Zellen verhindern,

- Impfungen mit HPV-Impfstoffen (HPV 16 und 18 oder HPV 6, 11, 16, 18) vor und oder während der Pubertät können vor HPV-induzierten Tumoren schützen,
  - bisherige statistische Untersuchungen zeigen einen deutlichen Rückgang (ca. 70 %) der cervicalen intraepithelialen Neoplasien bei jugendlichen Mädchen bereits 3 Jahre nach Einführung der Schutzimpfung,
  - ob die Impfung gegen onkogene Stämme des HPV auch therapeutisch wirkt bei HPV-Infizierten (ohne oder mit HPV-assoziierten Tumoren) ist fraglich.

Vakzinen zur Therapie von etablierten Tumoren haben bislang nicht das erhoffte Ergebnis erbracht. Daher wird weiterhin versucht, mit neuen Forschungsansätzen die erhofften Möglichkeiten der Tumortherapie mit Vakzinen zu erschließen (siehe Kap. 6.9.4.1).

Die aktuellen Forschungsansätze umfassen
- Tumorzellen
  - in Kombination mit neuen Adjuvanzien oder
  - transfiziert mit Genen, welche für immunstimulierende Zytokine codieren;
- gereinigte Tumorantigene mit zumindest funktioneller Tumorspezifität (im Besonderen die *shared specific tumor antigens* (funktionell spezifische Tumorantigene); siehe Kap. 6.9.2, Tab. 6.90)
  - fusioniert mit immunstimulierenden Proteinen und/oder
  - in Kombination mit neuen Adjuvanzien;
- dendritische Zellen des Tumorpatienten
  - ex vivo beladen mit Tumorantigenen vom Tumor oder ähnlich dem Tumor des Patienten,
  - fusioniert mit allogenen Tumorzellen vom gleichen Typ wie der Tumor des Patienten und/oder
  - transfiziert mit Genen, welche für immunstimulierende Zytokine codieren;
- DNA oder RNA codierend für ein Tumorantigen,
  - „nackt", ggf. in Mischung mit Substanzen, welche die Aufnahme der DNA in Zellen am Injektionsort verstärken,
  - zusammen mit einem Gen, codierend für ein proinflammatorisches Zytokin, eingefügt in einen viralen Vektor.

Die meisten dieser Forschungsansätze erbrachten bislang enttäuschende Ergebnisse. Doch einige wenige neue Tumor-Vakzinen wurden auf Grund erfolgreicher klinischer Studien für die klinische Anwendung in der Tumortherapie zugelassen (siehe Tab. 6.98). Zu diesen neuen Tumorvakzinen gehören
- **dendritische Zellen des Patienten**, beladen mit einem Fusionsprotein PAP (Prostata-spezifische saure Phosphatase) + GM-CSF zur Patienten-spezifischen Therapie des Androgen-unabhängigen metastasierenden Prostata-Karzinoms;
- **monoklonale Antikörper** mit dem Idiotyp der B-Lymphomzelle des Patienten konjugiert mit KLH (*keyhole limpet hemocyanin*, Schlitzschnecken-Hämocyanin) zur Patienten-spezifischen Therapie des B-Lymphozyten-Lymphoms.

Tab. 6.98: In klinischer Anwendung und in klinischer Prüfung befindliche Tumorvakzinen.

Art der Tumorvakzine	Anwendung	Stand der Entwicklung
nicht Antigen-spezifisch		
BCG (Lebendimpfstoff; bovines Mycobakterium Calmette-Guérine)	Prophylaxe von Rezidiven des oberfächlichen Harnblasenkarzinoms durch intravesikale Verabreichung	zugelassen für die klinische Anwendung
Antigen-spezifisch		
Hepatitis-B-Virus-Vakzinen (HBS-Antigene S1 S2)	Prophylaxe der HBV-Hepatitis; Prophylaxe des HBV-assoziierten Leberkarzinoms	zugelassen für die klinische Anwendung
humanes Papillom-Virus-Vakzinen (HPV 6, 11, 16, 18; HPV 16, 18)	Prophylaxe des HPV-(HPV 16-, 18-)assoziierten Cervixkarzinoms und der HPV-(HPV 6-, 11-)assoziierten Genitalwarzen	zugelassen für die klinische Anwendung
dendritische Zellen des Patienten, beladen mit einem Fusionsprotein PAP (Prostata-spezifische saure Phosphatase) + GM-CSF	Therapie des metastasierenden, hormonresistenten Prostatakarzinom im asymptomatischen oder geringsymptomatischen Stadium	zugelassen für die klinische Anwendung (FDA/USA)
monoklonaler Antikörper (konjugiert mit KLH/mit dem Idiotyp der B-Lymphomzelle des Patienten)	Therapie fortgeschrittener Stadien des B-Lymphozyten-Lymphoms	Orphan-Arzneimittel-Status (FDA/USA)
inaktivierte oder abgetötete Tumorzellen (zahlreiche methodische Variationen) in Kombination mit Adjuvanzien (verschiedene Präparate)	Therapie von verschiedenen Tumoren, meist in den fortgeschrittenen Stadien III oder IV, z. B. des Melanoms, Kolonkarzinom, Nierenkarzinoms, Mammakarzinoms, Ovarkarzinom und des Sarkoms	in klinischer Prüfung
Tumorzellen, transfiziert mit Genen für proinflammatorische Zytokine und/oder für den Kostimulator (B7)		
Tumorzell-Lysate (verschiedene methodische Variationen) in Kombination mit Adjuvanzien (verschiedene Präparate)		
Tumorantigen (z. B. Muc1) in Liposomen		
Tumorantigen (z. B. Her2/neu) mit Zytokin (z. B. GM-CSF) oder Adjuvanzien (verschiedene Präparate)		
Tumorantigen (z. B. MAGEA3) konjugiert mit bakteriellem Protein (z. B. Haemophilus influenzae-Protein D) und kombiniert mit Adjuvans		
Hefezellen, transduziert zur Expression des Tumorantigens		
dendritische Zellen vom Patienten, beladen mit seinen Tumorantigenen		
dendritische Zellen des Patienten, transfiziert mit Genen für proinflammatorisches Zytokin und beladen mit seinen Tumorantigenen		

Art der Tumorvakzine	Anwendung	Stand der Entwicklung
dendritische Zellen, transfiziert mit Genen, codierend für Tumorantigene des Patienten		
dendritische Zellen, fusioniert mit Tumorzellen des Patienten		
DNA, codierend für Tumorantigen des Patienten oder kreuzreagierend		
DNA, codierend für Tumorantigen, integriert in einen viralen Vektor		
RNA, codierend für Tumorantigen des Patienten oder kreuzreagierend		
virale Vektoren, codierend für ein Tumorantigen des Patienten oder kreuzreagierend, ohne oder mit einem Zytokin		
onkolytische Viren (z. B. modifiziertes HSV1) mit Gen für ein Zytokin (z. B. GM-CSF)		

Auch wenn diese Erfolge im Vergleich zum bisherigen Forschungsaufwand klein sein mögen, sie weisen in die Richtung der zukünftigen Forschungsarbeiten und begründen die Hoffnung auf weitere und zunehmende Erfolge mit therapeutischen Tumorvakzinen.

Weiterführende Literatur

Amin A, White RL Jr. High-dose interleukin-2: is it still indicated for melanoma and RCC in an era of targeted therapies? Oncology (Williston Park). 2013 Jul;27(7):680–91.

Apostolopoulos V, Peptide-based vaccines for cancer: are we choosing the right peptides? Expert Rev Vaccines. 2009, 8:259–260.

Bennaceur K, Chapman JA, Touraine JL, Portoukalian J. Immunosuppressive networks in the tumour environment and their effect in dendritic cells. Biochim Biophys Acta. 2009, 1795:16–24.

Bignone PA, Banham AH. FOXP3+ regulatory T cells as biomarkers in human malignancies. Expert Opin Biol Ther. 2008, 8:1897–1920.

Brasseur F, Boon T. Tumor-specific shared antigenic peptides recognized by human T cells. Immunol Rev. 2002, 188:51–64.

Bronte V, Mocellin S. Suppressive influences in the immune response to cancer. J Immunother. 2009, 32:1–11.

Burch PA, Croghan GA, Gastineau DA, Jones LA, Kaur JS, Kylstra JW, Richardson RL, Valone FH, Vuk-Pavlović S. Immunotherapy (APC8015, Provenge) targeting prostatic acid phosphatase can induce durable remission of metastatic androgen-independent prostate cancer: a Phase 2 trial. Prostate. 2004 Aug 1;60(3):197–204.

Chang MH. Cancer prevention by vaccination against hepatitis B. Recent Results Cancer Res. 2009, 181:85–94.

Chaput N, Conforti R, Viaud S, Spatz A, Zitvogel L. The Janus face of dendritic cells in cancer. Oncogene. 2008, 27:5920–5931.

Chen X, Chang CH, Goldenberg DM. Novel strategies for improved cancer vaccines. Expert Rev Vaccines. 2009, 8:567–576.

Copier J, Dalgleish AG, Britten CM, Finke LH, Gaudernack G, Gnjatic S, Kallen K, Kiessling R, Schuessler-Lenz M, Singh H, Talmadge J, Zwierzina H, Håkansson L. Improving the efficacy of cancer immunotherapy. Eur J Cancer. 2009, 45:1424–1431.

de Cerio AL, Inogés S. Future of idiotypic vaccination for B-cell lymphoma. Expert Rev Vaccines. 2009, 8:43–50.

Deckert PM. Current constructs and targets in clinical development for antibody-based cancer therapy. Curr Drug Targets. 2009, 10:158–175.

Dougan M, Dranoff G. Immune therapy for cancer. Annu Rev Immunol. 2009, 27:83–117.

EMA/European Medicines Agency. http://www.ema.europa.eu/ema/index.jsp?curl=pages/medicines/landing/epar_search.jsp&mid=WC0b01ac058001d124 (abgerufen am 24. 02. 2014).

FDA/Federal Drug Agency-USA. http://www.fda.gov/BiologicsBloodVaccines/default.htm (abgerufen am 24. 02. 2014).

Frumento G, Piazza T, Di Carlo E, Ferrini S. Targeting tumor-related immunosuppression for cancer immunotherapy. Endocr Metab Immune Disord Drug Targets. 2006, 6(3):233–7.

Gong J, Koido S, Calderwood SK. Cell fusion: from hybridoma to dendritic cell-based vaccine. Expert Rev Vaccines. 2008, 7:1055–1068.

Guo C, Manjili MH, Subjeck JR, Sarkar D, Fisher PB, Wang XY. Therapeutic cancer vaccines: past, present, and future. Adv Cancer Res. 2013, 119:421–75.

http://www.aerzteblatt.de/nachrichten/46311/Frueher-Rueckgang-der-Zervixlaesionen-durch-HPV-Impfung (abgerufen am 24. 02. 2014).

Jeurissen S, Makar A. Epidemiological and economic impact of human papillomavirus vaccines. Int J Gynecol Cancer. 2009, 19:761–771.

Kalos M, June CH. Adoptive T cell transfer for cancer immunotherapy in the era of synthetic biology. Immunity. 2013 Jul 25;39(1):49–60.

Kozłowska A, Mackiewicz J, Mackiewicz A. Therapeutic gene modified cell based cancer vaccines. Gene. 2013 Aug 10;525(2):200–7.

PEI/Paul Ehrlich Insitute-Germany. http://www.pei.de/DE/arzneimittel/immunglobuline-monoklonale-antikoerper/monoklonale-antikoerper/monoklonale-antikoerper-node.html (abgerufen am 24. 02. 2014).

Leopardo D, Cecere SC, Di Napoli M, Cavaliere C, Pisano C, Striano S, Marra L, Menna L, Claudio L, Perdonà S, Setola S, Berretta M, Franco R, Tambaro R, Pignata S, Facchini G. Intravesical chemo-immunotherapy in non muscle invasive bladder cancer. Eur Rev Med Pharmacol Sci. 2013 Aug;17(16):2145–58.

Liao W, Lin JX, Leonard WJ. Interleukin-2 at the crossroads of effector responses, tolerance, and immunotherapy. Immunity. 2013 Jan 24;38(1):13–25.

Menez-Jamet J, Kosmatopoulos K. Development of optimized cryptic peptides for immunotherapy. IDrugs. 2009, 12:98–102.

Morse MA, Hall JR, Plate JM. Countering tumor-induced immunosuppression during immunotherapy for pancreatic cancer. Expert Opin Biol Ther. 2009, 9:331–339.

O'Callaghan G, Kelly J, Shanahan F, Houston A. Prostaglandin E2 stimulates Fas ligand expression via the EP1 receptor in colon cancer cells. Br J Cancer. 2008, 99:502–512.

Palucka K, Banchereau J. Dendritic-cell-based therapeutic cancer vaccines. Immunity. 2013 Jul 25;39(1):38–48.

Parmiani G, De Filippo A, Novellino L, Castelli C. Unique human tumor antigens: immunobiology and use in clinical trials. J Immunol. 2007, 178:1975–9.

Perkins GL, Slater ED, Sanders GK, Prichard JG. Serum tumor markers. Am Fam Physician. 2003, 68:1075–82.

Prendergast GC. Immune escape as a fundamental trait of cancer: focus on IDO. Oncogene. 2008, 27:3889–3900.

Rogers LJ, Eva LJ, Luesley DM. Vaccines against cervical cancer. Curr Opin Oncol. 2008, 20:570–574.

Ross JS, Slodkowska EA, Symmans WF, Pusztai L, Ravdin PM, Hortobagyi GN. The HER-2 receptor and breast cancer: ten years of targeted anti-HER-2 therapy and personalized medicine. Oncologist. 2009, 14:320–368.

Ruter J, Barnett BG, Kryczek I, Brumlik MJ, Daniel BJ, Coukos G, Zou W, Curiel TJ. Altering regulatory T cell function in cancer immunotherapy: a novel means to boost the efficacy of cancer vaccines. Front Biosci. 2009, 14:1761–1770.

Sedlacek HH. Tumorimmunologie und Tumortherapie. Contributions to Oncology. 1987, 25:1–8.

Sedlacek HH, Schulz G, Steinsträsser A, Kuhlmann L, Schwarz A, Seidel L, Seemann G, Kraemer HP, Bosslet K. Monoclonal Antibodies in Tumor Therapy. Contributions to Oncology. 1988, 32:1–19.

Sedlacek HH. Pharmacological aspects oftargeting cancer gene therapy to endothelial cells. Critical Rev in Oncology/Hematology. 2001, 37:169–215.

Shin JY, Yoon IH, Kim JS, Kim B, Park CG. Vascular endothelial growth factor-induced chemotaxis and IL-10 from T cells. Cell Immunol. 2009, 256(1–2):72–8.

Sliwkowski MX, Mellman I. Antibody therapeutics in cancer. Science. 2013 Sep 13;341(6151):1192–8.

Talug C, Brown ET, Zaslau S, Kandzari SJ. Use of Bacillus Calmette-Guerin in superficial bladder cancer: a review. W V Med J. 2009, 105:17–19.

van der Bruggen P, Zhang Y, Chaux P, Stroobant V, Panichelli C, Schultz ES, Chapiro J, Van den Eynde BJ, Vigneron N, Stroobant V, Van den Eynde BJ, van der Bruggen P. Database of T cell-defined human tumor antigens: the 2013 update. Cancer Immun. 2013 Jul 15;13:15.

Waldhauer I, Steinle A. NK cells and cancer immunosurveillance. Oncogene. 2008, 27:5932–5943.

Weiner LM, Dhodapkar MV, Ferrone S. Monoclonal antibodies for cancer immunotherapy. Lancet. 2009, 373:1033–1040.

Zikich D, Schachter J, Besser MJ. Immunotherapy for the management of advanced melanoma: the next steps. Am J Clin Dermatol. 2013 Aug;14(4):261–72.

zur Hausen H. Papillomaviruses in the causation of human cancers -a brief historical account. Virology. 2009, 384:260–265.

6.10 Transplantationen von Geweben und Organen

6.10.1 Abstoßungsreaktionen

Auf einen Empfänger verpflanzte Zellen, Gewebe oder Organe werden Transplantate genannt. Zu unterscheiden sind

- **autologe Transplantate,** bei denen Spender und Empfänger identisch sind,
    - die Immunabwehr des Empfängers toleriert das Transplantat als körpereigenes Gewebe (z. B. Transpantationen von Hautlappen, Knochenmarkentnahmen, Knochenteilen, Blutgefäßen, Knorpelzellen; Infusionen von Eigenblut),
    - wird jedoch das Transplantat nach Entnahme in seiner Struktur beispielsweise durch Behandlung mit Enzymen, Chemikalien oder durch Infektionen (im Besondern mit Viren) verändert, besteht durch diese Verfremdung die Gefahr der Abstoßung durch den Empfänger;
- **syngene Transplantate,** bei welchem der Spender genetisch identisch ist mit dem Empfänger (z. B. Transplantationen bei eineiigen Zwillingen),
    - die Immunabwehr des Empfängers toleriert das Transplantat in ähnlicher Weise wie ein autologes Transplantat;
- **allogene Transplantate,** bei welchem der Spender genetisch unterschiedlich ist zum Empfänger, beide aber der gleichen Spezies zugehören;
    - diese Transplantate werden im Regelfall abgestoßen,
    - toleriert werden allogene Transplantate, wenn
        - die Transplantation in ein Gewebe erfolgt, welches derart abgeschlossen ist (sequestrierte Gewebe), dass es keine Blutgefäße aufweist und daher von der

Immunabwehr nicht überwacht wird, zu diesen Geweben gehört die Hornhaut des Auges, das Knorpelgewebe und das Hodengewebe, sobald jedoch durch eine Verletzung oder Infektion eine Einsprossung von Blutgefäßen in das sequestrierte Gewebe erfolgt, wird das Transplantat von der Immunabwehr erkannt und abgestoßen,

- ◼ die Peptidstruktur aller Gewebeantigene auf den Zellen des Transplantates und auf den Zellen des Empfängers derart übereinstimmen, dass keine zytotoxischen Reaktionen der Immunabwehr des Empfängers ausgelöst werden, solche Kombinationen kommen sehr selten vor, auch wenn Geschwister die gleichen MHC-I- und MHC-II-Moleküle aufweisen (das statistische Vorkommen derartiger Identitäten liegt bei 1 : 4), führen Unterschiede auf Grund der Polymorphismen sogenannter Minor-Histocompatibilitätsgene zur Abstoßung von Transplantaten zwischen derartigen Geschwistern,
- ◼ die zytotoxischen Reaktionen der Immunabwehr des Empfängers in ausreichendem Maße durch Medikamente (vorzugsweise Immunsuppressiva) unterdrückt werden können;
- ● **xenogene Transplantate,** bei welchem der Spender einer anderen Spezies zugehört als der Empfänger (z. B. Affenleber oder Schweineniere auf Menschen),
  - – diese Transplantate werden im Regelfall **sofort/hyperakut** abgestoßen,
  - – wesentlich bei dieser Abstoßung ist die Aktivierung der Komplement- und Gerinnungskaskade durch präformierte, Komplement-aktivierende Antikörper, gerichtet gegen (beim Menschen nicht vorkommende) Zuckerstrukturen (vorwiegend Galaktosyl-alpha-1,3-Galaktosyl-Rest) auf Glykoproteinen und Glykolipiden der Spenderzellen, erste Kontaktzelle für diese Antikörper sind die (tierischen) Endothelzellen der Blutgefäße des Transplantates,
  - – eine Verhinderung der hyperakuten Abstoßung ist möglich durch
    - ◼ Entfernung der präformierten Antikörper mit Hilfe der Plasmapherese und der Unterdrückung ihrer Nachsynthese durch Immunsuppressiva,
    - ◼ Hemmung der Komplementkaskade (beispielsweise mit dem löslichen Komplement-Rezeptor CR2, welcher den Komplementfaktor C3 verbraucht (siehe Kap. 3.2.2) und/oder
    - ◼ eine derartige genetische Manipulation des Spendertieres (im Versuchsstadium), dass die Zellen des von ihm stammenden Transplantates nicht mehr die xenogenen Antigene exprimiert, an welche die Antikörper des Empfängers binden,
  - – seltener werden diese Transplantate nur verzögert abgestoßen
    - ◼ durch Makrophagen und natürliche Killerzellen des Empfängers, die durch Xenoproteine aktiviert werden und mit ihren präinflammatorischen Zytokinen die (tierischen) Endothelzellen aktivieren wie auch
    - ◼ durch T-Lymphozyten, die zur Zytotoxizität stimuliert werden ähnlich den allospezifischen Lymphozyten bei allogenen Transpantaten.
  - – diese Transplantate beinhalten das Risiko der Übertragung und/oder (durch Rekombinationen) der Entstehung von humanpathogenen Viren.

Autologe und allogene Transplantationen stellen klinische Standardverfahren dar.

Die bei allogener Organtransplantation auftretenden Abstoßungsreaktionen können zweiseitig erfolgen
- von der Immunabwehr des Empfängers:
  - Empfänger gegen Transplantat (HvG, *host-versus-graft reaction*);
- von den im Transplantat befindlichen Zellen der Immunabwehr des Spenders:
  - Transplantat gegen Empfänger (GvH, *graft-versus-host reaction*).

Die Abstoßungsreaktionen sind verursacht durch Unterschiede in den antigenen Merkmalen. Zu diesen Merkmalen gehören
- die Blutgruppenantigene, im Besonderen A, B, O;
- Gewebsantigene, die codiert werden von Genen der Haupthistokompatibilitätskomplexe (MHC) wie
  - HLA-DR-Proteine (MHC-II) und
  - HLA-A-, -B-, -C-Proteine (MHC-I);
- Gewebsantigene, die codiert werden von Minor-Histokompatitibilitätsgenen, welche
  - zur Veränderungen der HLA-DR-Proteine oder HLA-A-, -B-, -C-Proteine führen oder
  - zusätzliche Antigene darstellen, exprimiert im Zuge einer polymorphen Genexpression (z. B. von Geschlechtschromosomen oder im hämatopoetischen Gewebe (z. B. Minor-Histokompatibilitätsantigene HA-1, HA-2, HB-1, BLL2A1);
- als fremd erkannte weitere Antigene, z. B.
  - nicht polymorphe allogene Zellmembranantigene oder
  - xenogene Proteine.

Wesentliche Ursache der Abstoßungsreaktion von allogenen Transplantaten sind
- die allogenen MHC-I- und MHC-II-Moleküle auf den Zellen des Transplantates,
  - ggf. zusätzlich allogene Peptide codiert von Minor-Histokompatibilitätsgenen;
- allospezifische T-Lymphozyten und B-Lymphozyten im Empfänger,
  - welche die allogenen MHC-I- und MHC-II-Moleküle erkennen können.

Allospezifische T-Lymphozyten (CD4(+)-T-Lymphozyten und CD8(+)-T-Lymphozyten)
- liegen in einer Häufigkeit bis zu 10 % der T-Lymphozyten beim Menschen vor;
- entstehen im Thymus auf Grund der Polymorphie und der somatischen Rekombination der Gene für die variablen Domänen des T-Zell-Rezeptors (siehe Kap. 4.3);
- überleben den Selektionsprozess im Thymus (siehe Kap. 4.7), weil sie dort
  - durch Bindung an autologe MHC-Moleküle **positiv selektiert** werden, aber
  - **keine negative Selektion erfahren**, da Thymuszellen zwar körpereigene Antigene, aber keine allogene MHC-Peptide präsentieren;
- binden somit (kreuzreaktiv) sowohl an autologe wie auch an allogene MHC-Moleküle und gering an körpereigene, jedoch stark an allogene Antigene,

allospezifische B-Lymphozyten,
- entstehen auf Grund der Polymorphie und der somatischen Rekombination der Gene für die hypervariablen Regionen ihrer Antikörper (siehe Kap. 4.3);

- exprimieren Antikörper, gerichtet gegen allogene MHC-I- oder allogene MHC-II-Epi-
tope;
- überleben als virginelle B-Lymphozyten die negative Selektion im Knochenmark,
  - weil von den dortigen Stromazellen zwar körpereigene Antigene, aber keine allogene Antigene (wie z. B. allogenes MHC-I oder MHC-II) exprimiert werden.

Insgesamt ist jedoch die Abstoßung eines allogenen Transplantates ein komplexer Vorgang, welcher folgende zytotoxischen Reaktionen der Immunabwehr des Empfängers gegen die als fremd erkannten antigenen Merkmale der Zellen des Transplantates umfasst:

- **Allogen-spezifische CD8(+)-zytotoxische T-Lymphozyten** (siehe Kap. 4.9),
  - welche in den (die Region der Transplantation drainierenden) Lymphknoten zur
Proliferation stimuliert werden von dendritischen Zellen des Spenders, ausgewan-
dert aus dem Transplantat, welche ihrerseits präsentieren
    - allogenes MHC-I mit oder ohne gebundenem antigenen Peptid und/oder
    - allogenes CD1 mit oder ohne gebundenem antigenen Lipid,
    - allogene Antigene, exprimiert von Minor-Histocompatitibilitätsgenen im Zuge
polymorpher Genexpressionen,
  - welche Hilfe erhalten durch allospezifische CD4(+)-T-Helfer(1)-Lymphozyten des
Empfängers, die stimuliert werden durch allogene dendritische Zellen aus dem
Transplantat, die antigene Peptide auf (allogenem) MHC-II präsentieren und
  - die zur Zytotoxizität stimuliert werden von den Parenchymzellen des Transplantates, welche die allogenen MHC-I-Moleküle oder allogene Antigene codiert von Mi-
nor-Histocompatibilitätsgenen exprimieren;
- **CD8(+)-zytotoxische T-Lymphozyten** (siehe Kap. 4.9),
  - welche zur Proliferation stimuliert werden von körpereigenen dendritischen Zellen oder Makrophagen, welche Zellen oder Zellfragmente des Transplantates phagozytiert haben und über Kreuzpräsentation auf MHC-I präsentieren,
  - die Hilfe erhalten durch körpereigene CD4(+)-T-Helfer(1)-Lymphozyten, welche
stimuliert worden sind durch körpereigene dendritische Zellen, die nach Phagozytose von Zellen und Zellfragmenten des Transplantates antigene Peptide des
Transplantates auf MHC-II präsentieren,
  - welche zur Zytotoxizität stimuliert werden besonders von Endothelzellen der Blutgefäße in der Nachbarschaft des Transplantates, welche allogene Peptide des
Transplantates aufgenommen haben und (über Kreuzpräsentation) auf MHC-I präsentieren;
- **Antikörper-vermittelte zytotoxische Reaktionen** (siehe Kap. 4.14.3.9) wie
  - die Antikörper-vermittelte Komplement-mediierte Zytotoxizität (**ADCMC/CMC**)
und
  - die Antikörper-vermittelte zelluläre Zytotoxizität (**ADCC**), ausgeführt im Besonderen von Makrophagen, Granulozyten und natürlichen Killerzellen;
- die **Zytotoxizität aktivierter natürlicher Killerzellen** (siehe Kap. 3.6),
  - besonders gegen Zellen, welche durch das von ihnen exprimierte (allogene) MHC-
I natürliche Killerzellen nicht hemmen können;

- **aktivierte Makrophagen** (siehe Kap. 3.4.3.2),
  - welche durch Bildung von radikalen Sauerstoffmolekülen und Ausschüttung von proinflammatorischen Zytokinen wie IL-1 und TNFalpha/-beta Endothelzellen aktivieren und Entzündungen in den Gefäßen verursachen,
  - deren Auslösung von Entzündungsreaktionen verstärkt wird durch proinflammatorische Zytokine, ausgeschüttet von
    - allospezifischen CD4(+)-T-Helfer(1)-Lymphozyten, welche in den regionalen Lymphknoten stimuliert worden sind durch eingewanderte dendritische Zellen aus dem Transplantat,
    - CD4(+)-T-Helfer(1)-Lymphozyten, welche in den regionalen Lymphknoten stimuliert worden sind durch körpereigene dendritische Zellen, die nach Phagozytose von Zellen und Zellfragmenten des Transplantates antigene Peptide des Transplantates auf MHC-II präsentieren.

Eine Abstoßungsreaktion kann erfolgen
- **hyperakut** (d. h. innerhalb von etwa 3 Tagen nach der Transplantation),
  - Ursache ist im Regelfall eine zum Zeitpunkt der Transplantation bereits bestehende Prägung der Immunabwehr des Empfängers gegen antigene Merkmale des Transplantates, beispielsweise wenn
    - beim Empfänger Antikörper gegen Blutgruppenantigene (z. B. A oder B) vorliegen und das Transplantat diese Blutgruppenantigene trägt (da die Blutgruppenantigene nicht nur von Erythrozyten, sondern auch von Endothelzellen und anderen Zellen exprimiert werden),
    - der Empfänger durch vorherige Bluttransfusionen Antikörper gegen MHC-Moleküle (meist gegen MHC-I, d. h. gegen HLA-A, -B oder -C) besitzt und die MHC-Moleküle auf den Zellen des Transplantates mit diesen Antikörpern kreuzreagieren,
  - erfolgt meist durch einen akuten Verschluss der Blutgefäße des Transplantates nach Aktivierung der Endothelzellen im Transplantat durch
    - eine Antikörper-vermittelte Komplement-mediierte Zytotoxizität (ADCMC/CMC; siehe Kap. 4.14.3.9) mit Aktivierung der Gerinnung und
    - eine Antikörper-vermittelte zelluläre Zytotoxizität (ADCC; siehe Kap. 4.14.3.9) von Makrophagen, Granulozyten und natürlichen Killerzellen,
  - ist durch Immunsuppressiva kaum zu beeinflussen,
  - kann weitgehend vermieden werden durch eine Prüfung (Kreuzprobe) des Empfängerserums mit Zellen des Spenders vor der Organtransplantation und
  - ist nur im begrenzten Umfang zu verhindern durch Entfernung der Antikörper aus dem Serum des Empfängers (z. B. durch Plasmapherese);
- **akut** (d. h. in der zweiten bis dritten Woche nach der Transplantation), diese
  - wird vorwiegend durch (allospezifische) CD8(+)-zytotoxische T-Lymphozyten des Empfängers verursacht,
  - wird verstärkt durch (allospezifische) CD4(+)-T-Helfer(1)-Lymphozyten des Empfängers,
  - ist durch Immunsuppressiva zu vermindern,
  - kann sich in Schüben wiederholen (sogenannte Abstoßungskrisen);

- **chronisch** (d. h. innerhalb von Monaten und Jahren), diese
    - wird verursacht durch produktive Entzündungen in den Wänden der Blutgefäße, welche das Transplantat versorgen, diese Entzündungen können schlussendlich zu einem Gefäßverschluss und damit zum Absterben des Transplantates führen,
    - wird bewirkt von Makrophagen und Granulozyten (aktiviert besonders durch die proinflammatorischen Zytokine, ausgeschüttet von aktivierten allospezifischen CD4(+)-T-Helfer (1)-Lymphozyten des Empfängers), welche ihrerseits proinflammatorische Zytokine und Mediatoren (IL-1, IL-6, IL-12, TNFalpha, IFNgamma, Prostaglandine, Leukotriene, radikale Sauerstoffmoleküle, lysosomale Enzyme) ausschütten,
    - ist durch Immunsuppressiva nur gering zu beeinflussen.

6.10.2 Transplantation von hämatopoetischen Stammzellen

Hämatopoetische Stammzellen
- sind besonders zu finden
    - im Nabelblut des Neugeborenen und in der Plazenta,
    - im roten Knochenmark und im peripheren Blut;
- sind charakterisiert durch **CD34,** ein Sialomucin-ähnliches Adhesionsmolekül der Zellmembran, an welches das L-Selektin LAM-1 (CD62L) bindet.

Die Gewinnung hämatopoetischer Stammzellen aus Blut- oder Gewebeproben erfolgt
- durch Isolierung der Leukozyten mit Hilfe der Zytopherese,
- ggf. nach Vorbehandlung erwachsener Spender mit hämatopoetischen Wachstumsfaktoren (z. B. G-CSF, GM-CSF mit oder ohne Erythropoietin), um die Ausbeute zu verbessern.

Die Transplantation von hämatopoetischen Stammzellen dient zur Behandlung
- der Knochenmarkzerstörung durch eine (ohne Stammzelltransplantation lethale) Hochdosis-Chemotherapie (und ggf. Radiotherapie), welche durchgeführt wird um
    - möglichst alle Leukämiezellen, Lymphomzellen oder Karzinomzellen in einem Patienten zu vernichten (Stadium der kompletten Remission),
    - die Immunabwehr zu zerstören, falls diese eine lebensbedrohliche, Pharmakotherapie-resistente Autoimmunerkrankung verursacht hat;
- bei der fortgeschrittenen therapieresistenten Panmyelopathie (Knochenmarkinsuffizienz).

In Abhängigkeit von der jeweiligen Erkrankung (und der Verfügbarkeit gesunder Stammzellen) wird sie durchgeführt
- mit **autologen Stammzellen** (autologe Knochenmarktransplantation):
    - bei Leukämie- oder Krebs-Patienten ist hierzu eine Reinigung (*purging*) der Stammzellpräparation von kontamierenden Tumorzellen notwendig,

- diese Reinigung erfolgt durch Immunadsorption der Stammzellsuspension an Träger, an deren Oberfläche beim ersten Durchlauf Antikörper gegen CD34 und beim zweiten Durchlauf Antikörper gegen die Tumorzellen gebunden sind;
- mit **allogenen Stammzellen** (allogene Knochenmarktransplantation) geeigneter Spender:
  - eine weitgehende Identität der MHC-I- und MHC-II-Antigene zwischen Spender und Empfänger wird angestrebt.

Zum Wiederaufbau der Blutbildung ist die Transplantation von etwa 2 Millionen Stammzellen je Kilogramm Körpergewicht notwendig. Der Zeitbedarf für diesen Wiederaufbau beträgt im Regelfall zwischen 3 und 4 Wochen.

Der Erfolg einer Transplantation von allogenen hämatopoetischen Stammzellen kann gefährdet werden durch
- eine Transplant-gegen-Wirt-Reaktion (GVHD, *graft-versus-host disease*),
  - bei welcher allospezifische T-Lymphozyten des Spenders im Transplantat wahrscheinlich durch Antigen-präsentierende Zellen des Empfängers (z. B. aktivierte Makrophagen, aktivierte Endothelzellen) stimuliert werden zur Auschüttung von präinflammatorischen Zytokinen (allospezifische CD4(+)-Helfer(1)-T-Lymphozyten) und zur Zytotoxizität (allospezifische CD8(+)-zytotoxische T-Lymphozyten) gegen Zellen des Empfängers,
  - welche einhergeht mit Exanthemen der Haut, Austrocknung der Schleimhäute, Durchfall, Leberentzündung und Muskelentzündung und
  - die therapierbar ist durch Immunsuppressiva;
- eine mangelhafte Transplantat-gegen-Leukämiezellen-Reaktion (GVL, *graft-versus-leukemia effect*),
  - bei der die im Transplantat enthaltenen Allogen-spezifischen T-Lymphozyten nicht in der Lage sind, so wie eigentlich erwünscht, alle diejenigen Leukämiezellen oder Krebszellen abzutöten, welche im Patienten die Chemotherapie bzw. Radiotherapie überlebt haben,
  - die häufig gegeben ist, wenn zur Vermeidung einer GVHD die T-Lymphozyten im allogenen Transplantat entfernt werden,
  - deren Risiko vermindert werden kann durch eine der Knochenmarktransplantation nachfolgende Transplantation von T-Lymphozyten des Knochenmarkspenders.

Weiterführende Literatur

Arfons LM, Tomblyn M, Rocha V, Lazarus HM. Second hematopoietic stem cell transplantation in myeloid malignancies. Curr Opin Hematol. 2009, 16:112–123.

Auletta JJ, Cooke KR. Bone marrow transplantation: new approaches to immunosuppression and management of acute graft-versus-host disease. Curr Opin Pediatr. 2009, 21:30–38.

Barocci S, Valente U, Fontana I, Tagliamacco A, Santori G, Mossa M, Ferrari E, Trovatello G, Centore C, Lorenzi S, Rolla D, Nocera A. Long-term outcome on kidney retransplantation: a review of 100 cases from a single center. Transplant Proc. 2009, 41:1156–1158.

Baum CE, Mierzejewska B, Schroder PM, Khattar M, Stepkowski S. Optimizing the use of regulatory T cells in allotransplantation: recent advances and future perspectives. Expert Rev Clin Immunol. 2013 Dec;9(12):1303–14.

Cadili A, Kneteman N. The role of macrophages in xenograft rejection. Transplant Proc. 2008, 40:3289–3293.

Ekser B, Cooper DK. Update: cardiac xenotransplantation. Curr Opin Organ Transplant. 2008, 13:531–535.

Gratwohl A, Baldomero H, Passweg J. Hematopoietic stem cell transplantation activity in Europe. Curr Opin Hematol. 2013 Nov;20(6):485–93.

Kim IK, Bedi DS, Denecke C, Ge X, Tullius SG. Impact of innate and adaptive immunity on rejection and tolerance. Transplantation. 2008, 86:889–894.

Millán O, Urtasun N, Brunet M. Biomarkers of the immunomodulatory effect of immunosuppressive drugs in transplant recipients. Transplant Rev. 2009, 23:120–128.

Poncelet AJ, Denis D, Gianello P. Cellular xenotransplantation., Curr Opin Organ Transplant. 2009, 14:168–174.

Riella LV, Sayegh MH. T-cell co-stimulatory blockade in transplantation: two steps forward one step back! Expert Opin Biol Ther. 2013 Nov;13(11):1557–68.

Sacks S, Lee Q, Wong W, Zhou W. The role of complement in regulating the alloresponse. Curr Opin Organ Transplant. 2009, 14:10–5.

Sadaka B, Alloway RR, Woodle ES. Management of antibody-mediated rejection in transplantation. Surg Clin North Am. 2013 Dec;93(6):1451–66.

Slatter MA, Gennery AR. Advances in hematopoietic stem cell transplantation for primary immunodeficiency. Expert Rev Clin Immunol. 2013 Oct;9(10):991–9.

Tallacchini M, Beloucif S. Regulatory issues in xenotransplantation: recent developments. Curr Opin Organ Transplant. 2009, 14:180–185.

Velardi E, Dudakov JA, van den Brink MR. Clinical strategies to enhance thymic recovery after allogeneic hematopoietic stem cell transplantation. Immunol Lett. 2013 Sep–Oct;155(1–2):31–5.

Young ME, Potter V, Kulasekararaj AG, Mufti GJ, Marsh JC. Haematopoietic stem cell transplantation for acquired aplastic anaemia. Curr Opin Hematol. 2013 Nov;20(6):515–20.

Zang DY, Deeg HJ. Allogeneic hematopoietic cell transplantation for patients with myelofibrosis. Curr Opin Hematol. 2009, 16:140–146.

7 Arzneimittel und Zubereitungen zur Beeinflussung der Immunabwehr

7.1 Modulation der Immunabwehr

Unter Modulation kann eine Stimulierung wie auch eine Regulierung der Immunabwehr verstanden werden.

Eine Modulation kann in unterschiedlicher Weise erfolgen (siehe Tab. 7.1):
- **aktiv,** das heißt, die Immunabwehr des Empfängers wird zur Reaktion gereizt und zwar
  - **Antigen-spezifisch** durch Verabreichung eines Immunogens, gegen welches die Immunabwehr des Empfängers eine spezifische Immunantwort (z. B. Antikörper, T-Helfer(1)-Lymphozyten, zytotoxische T-Lymphozyten) entwickeln soll,
  - **nicht Antigen-spezifisch** (unspezifisch) durch Verabreichung einer Substanz oder durch Verfahren, welche die Zellen der Immunabwehr (unabhängig von einem bestimmten Immunogen) aktivieren und damit stärken soll;
- **passiv,** das heißt, die Immunabwehr wird ergänzt um einen ihrer Bestandteile,
  - **Antigen-spezifisch** durch Verabreichung von Antikörpern oder von Lymphozyten,
  - **nicht Antigen-spezifisch** durch Verabreichung von Komplement, Opsoninen, Immunmediatoren oder von Zellen der angeborenen Immunabwehr.

Tab. 7.1: Möglichkeiten der Modulation der Immunabwehr beim Menschen.

	Antigen-spezifisch	Antigen-unspezifisch
aktiv	Impfungen mit Bestandteilen eines Infektionserregers (z. B. Totimpfstoffe im Gemisch mit Adjuvanzien); durch Infektionen mit abgeschwächten Infektionserregern (z. B. Lebendimpfstoffe)	Reiztherapie, physikalisch (Wärme, Kälte, Massagen), Wechsel des Klimas (Reizklima); psychisch und/oder physisch (kognitiv, durch Bewegungsprogramme (autogenes Training), durch gezielt gesetzte Schmerzen (z. B. Akkupunktur)
		Immunstimulanzien, bakterielle oder pflanzliche Inhaltsstoffe, unerwünscht als Nebenwirkung von Arzneimitteln
passiv	polyklonale Immunglobulinpräparationen aus dem Blut von menschlichen Spendern	Immunmediatoren/Zytokine
	Hyperimmunglobuline aus dem Blut ausgewählter menschlicher Spender, immunisierter Tiere	Komplement/Opsonine/frisches Blutplasma
	monoklonale Antikörper aus Zellkulturen	Leukozyten (Granulozyten, Makrophagen, natürliche Killerzellen)
	Lymphozyten (meist körpereigen und in der Zellkultur vermehrt)	Thrombozyten

7.1.1 Aktive Antigen-spezifische Stimulierung/Schutzimpfungen

Unter einer aktiven Impfung wird verstanden,
- die Verabreichung einer nicht krankmachenden Form oder eines Teils (Impfstoff) eines Krankheitserregers mit dem Ziel,
- die Immunabwehr zu zwingen, aktiv zytotoxische T-Lymphozyten und/oder Antikörper und Gedächtnis-B-Lymphozyten und Gedächtnis-T-Lymphozyten gegen einen Krankheitserreger zu entwickeln, um hierdurch
- möglichst vollkommen, mit hoher Belastbarkeit und möglichst lange geschützt zu sein gegen eine Infektion durch den Krankheitserreger.

Das Ausmaß, mit welchem ein Impfstoff in der Lage ist, diesen Schutz zu leisten, ist abhängig
- von der Pathophysiologie des jeweiligen Krankheitserregers, d. h. von den Antworten auf die Fragen
  - gibt es nach einer überstandenen Infektion eine Immunität, d. h. einen Immunschutz gegen eine zweite Infektion durch diesen Krankheitserreger und ist dieser Immunschutz
    - zeitlich befristet oder währt er ein Leben lang,
    - vollkommen oder partiell (d. h. er kann eine Zweitinfektion bestenfalls nur abschwächen),
    - bei fast allen oder nur bei einen Teil der Infizierten zu finden,
    - durch Antikörper und/oder durch T-Lymphozyten vermittelt,
  - sind ein Antigen oder sind mehrere Antigene des Krankheitserregers Ursache der Immunität,
  - ist der Krankheitserreger in der Lage (und wenn ja, wie schnell)
    - die Expression seine Antigene quantitativ oder qualitativ zu verändern;
- von der Eignung der Antigene eines Krankheitserregers für einen Impfstoff d. h. von
  - der Immunogenität des Antigens, d. h. seinem Vermögen, Antikörper und/oder zytotoxische T-Lymphozyten zu erzeugen,
  - der Verfügbarkeit und Stabilität des Antigens.

Immunogene sind mehr oder weniger in jedem Krankheitserreger zu finden. Wie beschrieben (siehe Kap. 4.2) setzen sich Immunogene funktionell aus 2 Komponenten zusammen:
- **Das Hapten,**
  - welches die Antigen-Spezifität des Schutzes bestimmt, jedoch eigenständig keine Immunantwort auslösen kann und
- **der Träger (Carrier),**
  - welcher das Ausmaß des Schutzes bestimmt,
    - direkt durch die Aktivierung von Antigen-präsentierenden Zellen (APC) wie dendritischen Zellen, B-Lymphozyten, Makrophagen und Endothelzellen (siehe Kap. 4.5.2),

- ◼ indirekt durch die Stärke der (von APC vermittelten) Antigen-spezifischen Stimulierung von zytotoxischen und Helfer-T-Lymphozyten;
  - – der jedoch alleine für sich keinen Einfluss hat auf die Antigenspezifität der Immunantwort.
- **Hapten und Träger** können
  - – von Natur aus als ein Molekül vorliegen,
  - – als Fusionsprotein (mit Hilfe der Rekombination von Genen) oder als chemisch synthetisiertes Konjugat hergestellt worden sein.

Adjuvantien dienen der Wirkungsverstärkung eines Immunogens, im Besonderen des Carriers. Sie können
- mit dem Carrier bzw. dem Hapten kovalent verbunden sein,
  - – z. B. in Form von Konjugat-Impfstoffen;
- das Immunogen adsorbiert haben,
  - – z. B. Adsorbatimpfstoffe mit $Al(OH)_3$ oder $ALPO_4$ als adsorbierendes Adjuvans;
- dem Immunogen beigemischt sein oder
- das Immunogen in einer partikulären Formulierung eingeschlossen haben,
  - – z. B. in Form von Virosomen oder OMV (*outer membrane vesicles*, äußere Menbranvesikel).

Die Kunst der Impfstoffherstellung besteht nun darin, die für einen Schutz gegen einen Infektionserreger am besten geeigneten
- naturgegebenen Immunogene zu erkennen und zu isolieren; dieses kann erfolgen indem
  - – der Infektionserreger in einer nicht infektiösen und damit apathogenen Form (lebend oder tot) als Impfstoff verwendet wird,
  - – für den Impfschutz relevante Antigene oder Haptene vom Infektionserreger isoliert werden,
  - – isolierte Haptene mit einem Träger konjugiert werden;
- künstlichen Immunogene zu produzieren durch
  - – die Herstellung von Haptenen über rekombinante gentechnologische Verfahren oder durch biotechnische Synthesen,
  - – die Auswahl eines bestmöglich geeigneten synthetischen Trägers,
  - – eine zweckdienliche Kombination von Hapten und Träger, durch kovalente Verknüpfung oder durch Expression als Fusionsprotein;
- Immunogene mit einem bestmöglichen Adjuvans zu kombinieren als Mischung, durch Adsorption oder in partikulären Formulierungen mit Hilfe galenischer Verfahren.

Für die eigentliche Impfung (d. h. für die Verbreichung eines Impfstoffes) ist maßgeblich
- die Gesundheit des Impflings,
- die Infektionsbiologie bzw. Pathophysiologie des jeweiligen Krankheitserregers,

- die Immunogenität des Impfstoffes und die Art und Dauer der Immunität,
- das Impfprogramm/Impfschema (zugeschnitten auf den jeweiligen Impfstoff und den Impfling) mit
  - der Impfdosis und dem Injektionsort,
  - der Zahl der Impfwiederholungen und dem zeitliche Abstand zwischen den Impfungen.

7.1.1.1 Impfstoffe gegen Viren und Bakterien

Die Wirkung eines Lebendimpfstoffes gegen eine tödliche Virusinfektion ist seit den Impfversuchen von Edward Jenner bekannt. Dieser konnte im Jahre 1796 zeigen, dass Menschen nach einer künstlichen Infektion mit den für Menschen weitgehend harmlosen Kuhpocken geschützt waren gegen eine Infektion mit den tödlichen echten Pocken.

Heute sind zu unterscheiden (siehe Tab. 7.2):
- **Lebendimpfstoffe**, die noch vermehrungsfähige, aber in ihrer Pathogenität (Virulenz) für den Menschen abgeschwächte (attenuierte) Infektionserreger darstellen, wobei diese Abschwächung durch zahlreiche Passagen in der Zellkultur unter erzwingenden Bedingungen erreicht wird, diese Lebendimpfstoffe sind in der Lage
  - **sowohl Antikörper als auch zytotoxische T-Lymphozyten** gegen den Infektionserreger zu induzieren und damit gerade gegen Viren einen breiten Schutz zu bewirken,
  - sich in sehr seltenen Fällen graduell rückzuentwickeln und hierdurch eine leichte Erkrankung auszulösen, in Anbetracht dieses Risikos wird von der Verbreichung von Lebendimpfstoffen ab 3 Monate vor einer Schwangerschaft und während der gesamten Schwangerschaft abgeraten;
- **Totimpfstoffe**, welche **bevorzugt eine Antikörperreaktion** induzieren, zu den Totimpfstoffen zählen
  - inaktivierte (abgetötete) Infektionserreger, wobei die Inaktivierung durch unterschiedliche Behandlungen erfolgt, z. B. durch Denaturierung mit Formaldehyd, beta-Propiolacton und/oder Psoralen,
  - Toxoide, das sind die krankmachenden Stoffwechselprodukte (Toxine) von Infektionsrerregern, die entgiftet wurden durch Denaturierung (z. B. durch Behandlung mit Formaldehyd), wobei die Antigene des Toxins erhalten bleiben,
  - Spaltimpfstoffe, welche darstellen isolierte antigene Bestandteile von Infektionserregern, hergestellt durch Zerstörung beispielsweise der Virusoberfläche mit Detergenzien oder organischen Lösungsmitteln,
  - Konjugatimpfstoffe, von gering antigenen Bestandteilen (z. B. Polysaccharide oder Peptide) eines Infektionserregers mit einem Träger (z. B. einem Protein), durch chemische Konjugation oder biotechnologisch als Fusionsprotein hergestellt,
  - mit rekombinanter Gentechnologie hergestellte weitgehend naturidentische oder (in Bezug auf Antigenität) optimierte Antigene.

Tab. 7.2: Auswahl der wichtigsten Impfstoffe für den Menschen.

Impfstoffe gegen	Lebendimpfstoffe	Totimpfstoffe; Ganzkeime	isolierte Komponenten	Konjugat-impfstoffe	rekombinante DNA-Impfstoffe
Viren	**Influenza-Virus** Stammauswahl durch WHO je nach Infektionslage	**FSME-Virus**	**Influenza-Virus-Oberflächenantigene**, einschließlich **Neuraminidase** und **Hämagglutinin** (N/H); Stammauswahl durch WHO je nach Infektionslage		**Hepatitis-B-Virus** (HBS-Antigene, S1, S2)
	Masern-Virus (Stamm Schwarz)	**Japanisches Encephalitis-Virus** (Stamm 14–2)			
	Mumps-V (Stamm RIT4385)	**Hepatitis-A-Virus** (Stamm HM-175)			**humane Papillomviren 6, 11, 16, 18** (jeweils L1-Protein)
	Röteln-Virus (Stamm Wistar RA27/3)	**Tollwut-Virus** (Stamm Flury LEP)			
	Poliomyelitis-Virus (Sabin; RIT-Multi oder S)	**Poliomyelitis-Virus** (Typ 1/Mahoney; Typ 2/MEF1; Typ 3/Saukett)			
	Gelbfieber-Virus (Stamm 17 D-204)				
	Varizellen-Virus (Stamm Oka/Merck)				
	Herpes-Zoster-Virus (Stamm Oka/Merck)				
	Rota-Virus (Stamm RIX 4414)				
	Pocken-Virus (Vaccinia Ankara, modifiziert)				
Bakterien	**BCG/Bakterium Calmette-Guérin** (Stamm RIVM)		**Meningokokken-A, -C, -W135, -Y, Polysaccharide**	**Meningokokken-A-, -C-, -W135-, -Y-Polysaccharide-Diphtherieprotein-CMR197-Konjugate**	**Meningokokken-B** (NHBA/ Neisseria-Heparinbindendes Antigen +

Impfstoffe gegen	Lebendimpfstoffe	Totimpfstoffe; Ganzkeime	isolierte Komponenten	Konjugatimpfstoffe	rekombinante DNA-Impfstoffe
	Salmonella typhi (Stamm Ty 21a)	**Salmonella typhi** (Stamm Ty 21a)	**Meningokokken-B OMV** (*outer membrane vesicles*, äußere Membranvesikel)	**Meningokokken-C11-Oligosacharid-Diphtherieprotein-CMR197-Konjugat**	**NadH/ Neisseria-Adhäsin A + fHbp/Faktor H-Bindeprotein** in OMV
			Salmonella, Typ 2 Vi-Kapselpolysaccharid;	Meningokokken-C-Oligosacharid-Tetanustoxoid-Konjugat	
		Vibrio cholera (Stamm O1-Inaba, Stamm O1-Ogawa)	**Pneumokokken-Polysaccharide** (23 verschiedene Serotypen)	**Pneumokokken-Oligosacharid-** (7 Serotypen-) **Diphtherieprotein-CMR197-Konjugate**	**Vibio cholera-Toxin B Subeinheit**
				Pneumokokken-Oligosacharid- (8 Serotypen-) **Hämophilus influenzae-Protein D-Konjugate** oder **Serotyp 18C-Tetanustoxoid-Konjugat** oder **Serotyp 19F-Diphtherieprotein-CMR197-Konjugate**	
		Bordetella pertussis	**Bordetella pertussis** (Pertussis-Toxoid, filamentöses Hämagglutinin, Perfactin-Kapselprotein)	**Hämophilus influenzae B-Kapselpolysaccharid** (Polyribosylribitolphosphat-) **Tetanustoxoid-Konjugat**	
			Milzbrand (PA/protektives Antigen) Antiköper verhindern Komplexbildung mit LF (Lethal-Faktor) und EF (Edema-Faktor)	**Borrelioseantigen-Pneumokokkenkonjugat**	

Impfstoffe gegen	Lebendimpfstoffe	Totimpfstoffe; Ganzkeime	isolierte Komponenten	Konjugat-impfstoffe	rekombinan-te DNA-Impfstoffe
Toxine			Diphtherie-Toxoid	Diphtherie-Toxoid-Pneumokokken-konjugat	
			Tetanus-Toxoid		
			Bordetella pertussis-Toxoid		

Als Wirkverstärker werden den in diesen Totimpfstoffen enthaltenen Immunogenen Adjuvanzien zugesetzt. Ziel ist eine Verbesserung des Impfschutzes durch eine Erhöhung und Verlängerung der Aktivierung von professionellen (dendritischen Zellen, B-Lymphozyten) und von nichtprofessionellen Antigen-präsentierenden Zellen (z. B. Makrophagen, Endothelzellen)

Zu diesen Adjuvanzien gehören Öl-Emulsionen, mineralische Gele, bakterielle Produkte, Detergenzien, Liposomen und Zytokine (siehe Tab. 7.3).

Tab. 7.3: Beispiele für Impfstoff-Adjuvanzien.

Name	Bestandteile	Wirksamkeit	Klinischer Einsatz
CFA (komplettes Freund'sches Adjuvans)	abgetötete Tuberkelbakterien (Mycobacterium tuberkulosis) emulgiert in Paraffinöl + Arlacel A (als Emulgator)	steigert Aktivierung von Makrophagen; nicht abbaubar	nur präklinisch/ experimentell (sehr starke lokale Entzündungsreaktionen)
IFA (inkomplettes Freund'sches Adjuvans)	Paraffinöl + Arlacel A (als Emulgator)	Depotwirkung	nur präklinisch/ experimentell (Zweitinjektion nach CFA + Immunogen)
OM-174	Triacyl-Lipid A	steigert Aktivierung von Makrophagen und T-Lymphozyten (über TLR)	in klinischer Prüfung
Detox	MPL (De-O-acetyliertes Monophosphoryl-Lipid A) + Zellwandsubstanzen von Mycobacterium phlei	Aktivierung von T-Lymphozyten	in klinischer Prüfung
AL(OH)3	Aluminiumhydroxid, sowohl im sauren als auch im basischen löslich; an AL(OH)3 adsorbierte Immunogene ergeben „Adsorbat-Impfstoffe"	steigert Aktivierung von Makrophagen zur Stimulierung von T-Helfer(2)-Lymphozyten und der Antikörperantwort	im Markt für Diphtherietoxin, Tetanustoxin, Bordetella pertussis, FSME-Virus, Hepatitis-B-Virus, Hepatitis-A-Virus, Papillom-Virus 6, 11, 16, 18, Meninogokokken

Name	Bestandteile	Wirksamkeit	Klinischer Einsatz
ALPO4	Aluminiumphosphat; an ALPO4 adsorbierte Immunogene ergeben „Adsorbat-Impfstoffe"		
MF59	Öl/Wasser-Emulsion aus Squalen, Tween 80 (Oberflächenaktives Polysorbat 80) und Sorbitantrioleat	beschleunigte Aufnahme des Immunogens in den Lymphknoten	Influenza-Virus
Polysorbat	Polysorbat 80	beschleunigte Aufnahme des Immunogens in den Lymphknoten	Influenza-Virus
Polygelin	Kolloid aus hydrolysierter Gelatine	Stabilisierung der Immunogene im Impfstoff	Tollwut-Virus, BCG
PLG	Polylactid-co-Glykolipid	steigert Entwicklung von zytotoxischen T-Lymphozyten	in klinischer Prüfung
AGP	synthetisches acyliertes Monosaccharid	steigert Aktivierung von T-Lymphozyten	experimentell
QS21	Saponin, Extrakt aus Quillaria saponaria	Steigerung der Aktivierung zytotoxischer T-Lymphozyten (über TLR)	in ASO2
MPL	De-O-Acetyliertes Monophosphoryl-Lipid A	steigert Aktivierung von Helfer T-Lymphozyten	in ASO2, ASO4 und Detox
ASO4	Monophosphoryl-Lipid (MPL) + Aluminiumsalz	steigert Aktivierung zytotoxischer T-Lymphozyten (über TLR)	Hepatitis-B-Virus, Papillom-Virus 16, 18
ASO2	Monophosphoryl-Lipid (MPL) + QS21 (Saponin, Extrakt aus Quillaria saponaria)	steigert Aktivierung zytotoxischer T-Lymphozyten (über TLR)	bislang nur experimentell
ISCOMS	Komplexe aus Saponin (QS21), Phosphatidylcholin und Cholesterol	steigern Aktivierung von T-Lymphozyten	in klinischer Prüfung
Montanide ISA-51	Emulsionen Mineralöl + Mannid-Monooleat + Wasser	steigert Aktivierung von B-Lymphozyten und T-Lymphozyten	in klinischer Prüfung
Montanide ISA 720	Emulsionen organisches Öl + Mannid-Monooleat + Wasser	steigert Aktivierung von B-Lymphozyten und T-Lymphozyten	in klinischer Prüfung

Name	Bestandteile	Wirksamkeit	Klinischer Einsatz
Virosomen	Hämagglutinin von Influenzaviren, Phospholipide,	Steigern Aktivierung von Aktivierung von Makrophagen	Hepatitis-A-Virus
Zytokine	GM-CSF + IL-12 + TNFalpha	steigern Aktivierung von T-Helfer(1)-Lymphozyten und zytotoxischen T-Lymphozyten (CTL)	präklinische Entwicklung für Virus-Vakzinen
synthetische Oligodeoxynukleotide	nicht methylierte CpG-(Cytosin-phosphat-Guanosin-)Motive	steigern Aktivierung von dendritischen Zellen über Bindung an TLR9; Differenzierung von T-Helfer(1)-Lymphozyten und zytotoxischen T-Lymphozyten (CTL)	präklinische Entwicklung für virale, bakterielle und parasitäre Vakzinen

Die Qualität eines Impfstoffes ist abhängig von dem Herstellverfahren, d. h.

- der Auswahl des Stammes des Infektionserregers, der Auswahl der Antigene bzw. der Gene für die Antigene des Infektionserregers;
- der Art der Vermehrung des Antigens
  - durch Zucht des Infektionserregers
    - in Kulturbrühen
    - in Hühnereiern (Grippeimpfstoff) oder
    - in humanen oder tierischen Zellkulturen;
  - durch Übertragung (Transfektion) des Genes für das Antigen in Bakterien (E.coli) oder Hefen oder Säugerzellen und Zucht dieser Organismen im Fermenter;
- der Reinigungsmethode für das Antigen;
- der chemischen Modifikation des Antigen;,
- der Beimengung von Adjuvanzien und Stabilisatoren.

In Anbetracht der Komplexität des Herstellverfahrens kann ein Impfstoff gleichen Typs Unterschiede aufweisen, wenn er von unterschiedlichen Herstellern stammt. Daher muss Hersteller-spezifisch für jeden Impfstoff

- das Herstellverfahren in allen Einzelheiten festgelegt sein,
- eine klinische Prüfung auf Wirksamkeit und Abwesenheit von Nebenwirkungen vorliegen
- ein Impfschema entwickelt werden, dessen Einhaltung eine wesentliche Voraussetzung für einen bestmöglichen Impfschutz darstellt.

Um einerseits einen Schutz gegen eine Vielzahl von Infektionserregern zu erreichen und andererseits die Anzahl der Injektionen auf ein erträgliches Minimum zu beschränken, werden zahlreiche Kombinationen von Impfstoffen im Markt angeboten.

Tab. 7.4: Beispiele für eine Infektionsprophylaxe durch Impfstoffe.

Impfstoffe/ Kombinationen	Alter in Monaten					Alter in Jahren				
	1	2	3	4	11–14	1–2	5–6	9–17	> 18	> 60
DTaP (Diphtherie, Tetanus, azelluläre Petussis)		1.	2.	3.	4.					
TD (Tetanus, Diphtherie)						Auffrischung	Auffrischung		Auffrischung alle > 5 Jahre	
aP (azelluläre (Komponenten-)Pertussis)								Auffrischung		
Hib (Hämophilus influenza b)		1.	2.	3.	4.	Auffrischung bei Gefährdung				
iPV (inaktivierter Polio)		1.	2.	3.	4.			Auffrischung	Auffrischung bei Gefährdung	
HB (Hepatitis B)	(?)	1.	2.	3.	4.	Auffrischung bei Gefährdung				
HA (Hepatitis A)						bei Gefährdung				
MMR (Mumps, Masern, Röteln)				1.		2.	Auffrischung bei Gefährdung			
Varizellen						1.	Auffrischung bei Gefährdung			
Influenza								jährlich bei Gefährdung	jährlich	
Pneumokokken		bei Gefährdung							alle 6 Jahre	
Cholera						bei Gefährdung				
FSME (Frühsommer-Meningoenzephalitis)						bei Gefährdung				
Gelbfieber						bei Gefährdung alle 10 Jahre				
Meningokokken		bei Gefährdung (Typ C)				bei Gefährdung (Typ A, C, W, Y)				
Tollwut		bei Gefährdung/nach Exposition								
Typhus										
übrige		bei Gefährdung/nach Exposition								

Diese Kombinationen können beinhalten (siehe auch Tab. 7.2):

- mehrere Immunogene eines Infektionserregers, z. B. Impfstoffe gegen
  - Bordetella pertussis, enthaltend (azellulärer Impfstoff)

- ◾ Pertussis-Toxoid, filamentöses Hämagglutinin und Pertactin, jeweils adsorbiert an AL(OH)3,
- – Meningokokken-B , enthaltend
  - ◾ NHBA (Neisseria-Heparin-bindendes Antigen), NadH (Neisseria-Adhäsin A) und fHbp (Faktor H-Bindeprotein) in OMV (*outer membrane vesicles*, äußere Membranvesikel);
- ● die Immunogene mehrerer Infektionserreger, z. B. Impfstoffe gegen
  - – Poliomyelitis-Virus, enthaltend inaktivierte Poliomyelitis-Viren der Stämme
    - ◾ Typ1 (Mahoney), Typ2 (MET1) und Typ2 (Saukett),
  - – DTaPiPV, enthaltend
    - ◾ Diphtherie-Toxoid, Tetanus-Toxoid,
    - ◾ Bordetella pertussis-Immunogene (Pertussis-Toxoid, filamentöses Hämagglutinin und Pertactin) und
    - ◾ inaktivierte Poliomyelitis-Viren der Stämme Typ1 (Mahoney), Typ2 (MET1) und Typ2 (Saukett),
  - – MMR, enthaltend attenuierte lebende
    - ◾ Masern-Viren (Stamm Schwarz), Mumps-Viren (Stamm RIT4385) und Röteln-Viren (Stamm Wistar RA27/3).

Die bisherige Erfahrung lehrt, dass Impfstoffe die wohl beste Methode zur Vermeidung zahlreicher schwerer, auch tödlicher Infektionserkrankungen ist. Daher wurden Empfehlungen für die unterschiedlichen verfügbaren Impfungen ausgearbeitet (siehe Tab. 7.4).

Weiterführende Literatur

Altindis E. Antibacterial vaccine research in 21st century: from inoculation to genomics approaches. Curr Top Med Chem. 2013, 13(20):2638–46.

Bae K, Choi J, Jang Y, Ahn S, Hur B. Innovative vaccine production technologies: the evolution and value of vaccine production technologies. Arch Pharm Res. 2009, 32:465–480.

Berzofsky JA, Ahlers JD, Belyakow IM. Strategies for Designing and optimising new generation vaccines. Nature Reviews Immunology. 2001, 1: 209–219.

Demirjian A, Levy O. Safety and efficacy of neonatal vaccination. Eur J Immunol. 2009, 39:36–46.

Joosten SA, Ottenhoff TH. Human CD4 and CD8 regulatory T cells in infectious diseases and vaccination. Hum Immunol. 2008, 69:760–770.

Gardner AB, Lee SK, Woods EC, Acharya AP. Biomaterials-Based Modulation of the Immune System. Biomed Res Int. 2013, 2013:732182.

Gruslin A, Steben M, Halperin S, Money DM, Yudin MH, Boucher M, Cormier B, Ogilvie G, Paquet C, Steenbeek A, Van Eyk N, van Schalkwyk J, Wong T. Immunization in pregnancy. J Obstet Gynaecol Can. 2008, 30:1149–1154.

Klinman DM. Immunotherapeutic uses of CpG Oligodeoxynucleotides. Nature Reviews Immunology. 2004, 4:249–258.

Mestecky J, Nguyen H, Czerkinsky C, Kiyono H. Oral immunization: an update. Curr Opin Gastroenterol. 2008, 24:713–719.

Nagy G, Emody L, Pál T. Strategies for the development of vaccines conferring broad-spectrum protection. Int J Med Microbiol. 2008, 298:379–395.

Ohtake S, Arakawa T. Recombinant therapeutic protein vaccines. Protein Pept Lett. 2013 Dec;20(12):1324–44.

PEI/Paul Ehrlich Institute. http://www.pei.de/DE/arzneimittel/impfstoff-impfstoffe-fuer-den-menschen/
informationen-zu-impfstoffen-impfungen-impfen.html (abgerufen am 24. 02. 2014).
Robert Koch Institut. Empfehlungen der Ständigen Impfkommission (STIKO) am Robert Koch Institut. 2005,
30:257–272. Guideline on adjuvants in vaccines for human use – www.ema.europa.eu/pdfs/human/
vwp/13471604en.pdf (abgerufen am 24. 02. 2014).
Thomas S, Luxon BA. Vaccines based on structure-based design provide protection against infectious
diseases. Expert Rev Vaccines. 2013 Nov;12(11):1301–11.

7.1.1.2 Impfstoffe gegen Pilze und Parasiten

Bislang sind die zahlreichen Bemühungen, Impfstoffe gegen Pilze oder Parasiten zu entwickeln, noch nicht aus dem Versuchsstadium herausgekommen.

Im Tierversuch haben Impfstoffe, welche unterschiedliche Immunogene von Pilzen enthielten (z. B. Adhäsionsproteine, Zuckerstrukturen der Zellmembran oder Ribosomen) in Kombination mit Adjuvanzien zwar gegen eine systemische Pilzerkrankung geschützt, jedoch liegen noch keine ausreichenden Belege vor, dass diese Vakzinen auch beim Menschen in einem befriedigenden Maße wirksam sind.

Gleichermaßen konnten bei Parasiten hoffnungsvolle tierexperimentelle Ergebnisse mit Impfstoffen noch nicht beim Menschen in einer Weise bestätigt werden, dass ein Impfstoff gegen eine parasitäre Erkrankung für die Anwendung beim Menschen zugelassen worden wäre.

Sowohl bei den Pilzen wie auch bei Parasiten liegt die Ursache der mangelhaften klinischen Wirkssamkeit von Impfstoffen in dem Vermögen dieser Infektionserreger, sich der Immunabwehr zu entziehen, wobei sich die Mechanismen dieser Immunresistenz von Pilzen und Parasiten grundsätzlich ähneln. Sie umfassen

- die Maskierung ihrer Oberflächen, z. B.
    - durch Mannan-bindende Proteine oder durch Absorption von Proteinen des Wirtes wie Fibrinogen, Fibrin;
- den Wandel ihrer Wuchsformen und Strukturen im Zuge der Infektion, z. B.
    - Hyphen, Kapseln und Filamente bei Pilzen,
    - unterschiedliche Entwicklungsstadien bei Parasiten;
- die Veränderung des Proteinmusters ihrer Zellmembran, ihres Phänotyps und ihres Antigenmusters;
- die Anpassung des eigenen Stoffwechsels an unterschiedliche Lebensräume (extrazellulär und intrazellulär);
- die Ausschüttung von hydrolytischen Enzymen (z. B. Proteasen, Phospholipasen, Lipasen, Elastasen)
    - zur Erleichterung des Eindringens ins Gewebe und
    - zur Spaltung und Inaktivierung von zytotoxischen Proteinen der Immunabwehr wie z. B. Antikörper, Komplementfaktoren, Perforin und proinflammatorische Zytokine wie z. B. TNFalpha, Interferone;
- die Modulation der Immunabwehr des Wirtes
    - durch Abschilferung (*shedding*) großer Mengen an Antigen, welche
        - Antigenbindestrukturen (Antikörper, T-Lymphozyten-Rezeptoren/TCR) neutralisieren,
        - Hochdosis-Toleranz induzieren,

- durch Stimulierung (z. B. von Makrophagen) zur Produktion von Prostaglandin D2/PGD2, welches u. a. dendritische Zellen inhibiert,
- durch Stimulierung zur Produktion antiinflammatorischer Zytokine (z. B. IL-10, TGFbeta), welche inhibieren
  - ▨ die Aktivierung von zytotoxischen Makrophagen,
  - ▨ die Differenzierung von (proinflammatorischen) CD4(+)-T-Helfer(1)-Lymphozyten,
  - ▨ die Aktivierung von zytotoxischen CD8(+)-Lymphozyten (CTL),
  - ▨ die Expression von proinflammatorischen Zytokinen, im Besonderen IFNalpha, -beta und -gamma und damit von MHC-I und MHC-II;
- das Eindringen in Zellen des Wirtes, sodass sie für die Immunabwehr unerreichbar sind.

Weiterführende Literatur

Ato M, Stäger S, Engwerda CR, Kaye PM. Defective CCR7 expression on dendritic cells contributes to the development of visceral leishmaniasis. Nature Immunology. 2002, 3:1185–1191.

Cassone A, Casadevall A. Recent progress in vaccines against fungal diseases. Curr Opin Microbiol. 2012 Aug;15(4):427–33.

Cole GT, Hurtgen BJ, Hung CY. Progress Toward a Human Vaccine Against Coccidioidomycosis. Curr Fungal Infect Rep. 2012 Dec 1;6(4):235–244.

Ibrahim AS, Spellberg BJ, Avanesian V, Fu Y, Edwards JE Jr. The Anti-Candida Vaccine Based on the Recombinant N-Terminal Domain of Als1p Is Broadly Active against Disseminated Candidiasis. Infect Immun. 2006, 74:3039–3041.

Johnson MA, Bundle DR. Designing a new antifungal glycoconjugate vaccine. Chem Soc Rev. 2013 May 21;42(10):4327–44.

Khan SM, Janse CJ, Kappe SH, Mikolajczak SA. Genetic engineering of attenuated malaria parasites for vaccination. Curr Opin Biotechnol. 2012 Dec;23(6):908–16.

LeibundGut-Landmann S, Wüthrich M, Hohl TM.Immunity to fungi. Curr Opin Immunol. 2012 Aug;24(4):449–58.

Mitchell GF. Towards molecular vaccines against parasites. Parasite Immunology. 2007, 6: 493–498.

Naglik JR, Challacombe SJ, Hube B. Candida albicans Secreted Aspartyl Proteinases in Virulence and Pathogenesis. Microbiology and Molecular Biology Reviews. September 2003, 67:400–428.

Pearse EJ, MacDonald AS. The Immunobiology of Schistosomiasis. Nature Reviews Immunology. 2002, 2:499–511.

Romani L. Immunity to fungal Infections. Nature Reviews Immunology. 2004, 4:11–23.

Roy RM, Klein BS. Dendritic cells in antifungal immunity and vaccine design. Cell Host Microbe. 2012 May 17;11(5):436–46.

Saville SP, Lazzell AL, Chaturvedi AK, Monteagudo C, Lopez-Ribot JL. Efficacy of a Genetically Engineered Candida albicans tet-NRG1 Strain as an Experimental Live Attenuated Vaccine against Hematogenously Disseminated Candidiasis. CVI. 2009, 16:430–432.

Sinnis P, Zavala F. The skin: where malaria infection and the host immune response begin. Semin Immunopathol. 2012 Nov;34(6):787–92.

Stevenson MM, Riley EM. Innate Immunity to Malaria. Nature Reviews Immunology. 2004,4: 169–180.

Tran TM, Samal B, Kirkness E, Crompton PD.Systems immunology of human malaria. Trends Parasitol. 2012 Jun;28(6):248–57.

Wheeler RT, Kombe D, Agarwala SD, Fink GR. Dynamic, Morphotype-Specific Candida albicans β-Glucan Exposure during Infection and Drug Treatment. PloS Pathog. 2008, 4, e1000227.

7.1.2 Passive Antigen-spezifische Stimulierung und Modulierung

7.1.2.1 Polyklonale Antikörper aus dem Blut und deren Spaltprodukte

Polyklonale Antikörper sind das Produkt der zahlreichen unterschiedlichen B-Lymphozyten und Plasmazellen eines jeden Körpers. Sie werden aus dem Blutplasma von Menschen oder Tieren durch Methoden der Eiweißfällung (Aussalzung mit Ammoniumsulfat, Fällung mit Äthanol) gewonnen. Derartige Antiköperpräparate, auch Immunglobulinpräparate genannt, sind vorwiegend vom Isotyp IgG oder sie stellen Konzentrate anderer Isotypen (z. B. IgA, IgM) dar (siehe Tab. 7.5). Zu unterscheiden sind

- **humane Polyimmunoglobuline**, welche das Spektrum der Antikörperspezifitäten enthalten, die in einer großen Population von Menschen statistisch verteilt auftreten und zubereitet sind für die
  - intramuskuläre (i.m.) oder subkutane (s.c.) Injektion oder
  - intravenöse (i.v.) Injektion;
- **humane Hyperimmunglobuline**, welche auf Grund der Auswahl von menschlichen Spendern einen hohen Titer gegen ein ausgesuchtes Antigen aufweisen (siehe Tab. 7.5) bedingt durch
  - eine ehemalige und ausgeheilte Infektion mit einem das Antigen exprimierenden Infektionserreger,
  - eine routinemäßige Impfung mit einem das Antigen enthaltenden Impfstoff oder
  - das Umfeld des Spenders, was zur Exposition mit dem jeweiligen Antigen geführt hat;

Tab. 7.5: Beispiele für Immunglobulinpräparate aus dem Blut des Menschen (* = im Markt (D)).

Präparate	Substitution/ Immunmodulation	gezielt antibakteriell/ antitoxisch	gezielt antiviral
polyklonale Antikörper	i.m. Immunglobuline*		
	i.v. Immunglobuline*		
Konzentrate	IgA-Konzentrate		
	IgM-Konzentrate		
Hyperimmunglobuline	Anti-Rho(D)-Ig*	Anti-Tetanus-Ig*	Anti-Varizellen-Ig*
		Anti-Pertussis-Ig	Anti-Vaccinia-Ig
		Anti-Diphtherie-Ig	Anti-Mumps-Ig
			Anti-Röteln-Ig
			Anti-Masern-Ig
			Anti-Hepatitis-BV-Ig*
			Anti-Tollwut-Ig*
			Anti-FSME-Ig
			Anti-CMV-Ig*

Tab. 7.6: Beispiele für Hyperimmunglobuline vom Tier (Pferd, Kaninchen).

immunsuppressiv	antibakteriell/ antitoxisch	antiviral	Antikörper gegen Gifte von Schlangen (Antivenine) mit Vorkommen in
Anti-T-Lymphozyten-Ig*	Anti-Tetanus-Ig	Anti-Tollwut-Ig	Europa
	Anti-Gasödem-Ig		Nordafrika und/oder Zentralafrika
	Anti-Diphtherie-Ig		Asien (inklusive Indien, Thailand)
	Anti-Botulismus-Ig		Nordamerika und/oder Südamerika

*) im Markt (D)

- **tierische Hyperimmunglobuline**, welche auf Grund einer gezielten Impfung (z. B. von Pferden oder Kaninchen) hohe Titer gegen ein Impfantigen enthalten (siehe Tab. 7.6).

Aus dem Blut gewonnene Immunglobulinpräparate stellen wirkungsvolle, gezielt wirkende Arzneimittel dar. Diese können aber auch Nebenwirkungen verursachen. Durch eine Reihe von Kontrollmaßnahmen und Verfahren werden die Ursachen für Nebenwirkungen weitgehend vermieden.

- **Humanpathogene Viren** können weitgehend ausgeschlossen werden durch
  - wiederholte klinische wie auch labortechnische Untersuchung der Spender auf humanpathogene Viren (im Besonderen HIV, HBV, HCV, HAV, Parvo-Virus B19) mit Hilfe von Nukleinsäure-Amplifikationstechniken (NAT) wie beispielsweise der PCR (*polymerase chain reaction*, Polymerase-Kettenreaktion);
    - ▨ Blutspenden, welche positiv sind oder von Spendern stammen, welche innerhalb einer festgesetzten Inkubationszeit nach der Blutspende positiv geworden sind, werden verworfen und vernichtet;
  - physikochemische Abreicherungsverfahren bei der Isolierung der Immunglobuline durch
    - ▨ Nanofiltration mit Porengröße < 15 nm,
    - ▨ Kationenaustauschchromatographie, bei welcher die Immunglobuline an der positiv geladenen Säule haften bleiben und die Begleitstoffe in Lösung verbleiben und ausgewaschen werden;
  - Inaktivierung von möglicherweise in der Immunglobulin-haltigen Präparation noch verbliebene Viren durch
    - ▨ Erhitzung und/oder
    - ▨ Detergenzien (z. B. Triton X-100, Tri-n-Butylphosphat), welche die Lipidhülle von behüllten Viren (HCV, HBV, HCV) auflösen.
- **Immunglobulinaggregate** können im Zuge der Isolierung von Immunglobulinen entstehen und bewirken ähnlich wie Immunkomplexe (siehe Kap. 4.14.3.4) Entzündungen durch Aktivierung der Komplementkaskade, des Kininsystems, des Gerinnungssystems und (über Fc-Rezeptoren) der Granulozyten, Makrophagen und natürlichen Killerzellen.

- Die **Entstehung von Immunglobulinaggregaten** kann technisch zu einem beträchtliche Teil verhindert werden
    - durch enzymatische Behandlung (Anverdau) der Immunglobulinpräparation, z. B. mit Pepsin oder Plasmin;
    - durch Stabilisierung und/oder chemische Modifizierung der Immunglobulinmoleküle, z. B. durch beta-Propiolacton, Säure-(pH-4-)Behandlung, Polyethylenglykol-Hydroxyethylstärke-(PEG-/HES-) oder S-Sulfonierung;
    - durch proteolytische Spaltung der Immunglobuline, z. B. in F(ab)2-Fragmente (z. B. mit Hilfe von Pepsin), welche weder den klassischen Weg der Komplementaktivierung einleiten noch an Fc-Rezeptoren binden können;
    - durch Reinigungsschritte mit Hilfe chromatographischer Verfahren:
        - Kationen-Austausch-Chromatographie (die Begleitstoffe binden an die positive geladene Säule und die Immunglobuline bleiben in Lösung) oder
        - Anionen-Austausch-Chromatographie (Immunglobuline binden an die negativ geladene Säule und die Begleitstoffe bleiben in Lösung und werden ausgewaschen);
- **Vasoaktive Wirkstoffe** können als Verunreinigungen starke Nebenwirkungen verursachen.
    - Zu den vasoaktiven Stoffen zählen die Anaphylatoxine C3a, C5a und C4a des Komplementsystems, Prekallikreinaktivator, Prekallikrein, Kinin und Kallikrein des Kininsystems und proteolytische Enzyme, welche das Gerinnungssystem, das Komplementsystem und das Kininsystem aktivieren können (wie z. B. aktivierter FXII oder aktivierter FXI).
    - Diese werden deutlich vermindert durch
        - Reinigungsschritte auf der Grundlage der Kationen-Austausch-Chromatographie oder der Anionen-Austausch-Chromatographie,
        - Fällung der Verunreinigungen, im Besonderen von Prekallikrein, Kinin und Kallikrein durch Zugabe von Oktansäureacetat und nachfolgender chromatographischer Reinigung der Immunglobuline.
- **IgA** kann Ursache von Nebenwirkungen sein.
    - Daher wird der Gehalt an IgA auf ein Minimum vermindert, um bei Personen, welche einen IgA-Mangel auf Grund von Anti-IgA-Antikörpern haben, Unverträglichkeitsreaktionen bis hin zum anaphylaktischen Schock zu vermeiden.
- **Immunogene tierischer Immunglobuline:**
    - Antikörper gegen das tierische Immunglobulin (die sich im Menschen nach Erstinjektion entwickeln) bilden bei einer Zweitinjektion mit dem tierischen Immunglobulin Immunkomplexe, welche zu einer Entzündungserkrankung (sogenannte Serumkrankheit) bis hin zum Schock führen können.
    - Wenn statt des intakten tierischen Immunglobulins dessen Fab oder F(ab)2-Fragmente injiziert werden, sind die tierischen Immunglobuline besser verträglich (sogenannte Fermoseren).

Polyklonale Immunglobulinpräparationen haben ein breites Anwendungsfeld in der Prophylaxe und Therapie unterschiedlicher Erkrankungen (siehe Tab. 7.7). Polyklonale Immunglobulinpräparationen dienen

Tab. 7.7: Beispiele für die klinische Verwendung von polyklonalen Immunglobulinpräparaten.

Verabreichung zur	Beispiele/Behandlung von
Substitution	
Infusion von Antikörpern bis deren Normalwert im Blut erreicht ist vermindert die erhöhte Anfälligkeit für Infektionen	angeborene und erworbene Agammaglobulinämien (siehe Kap. 6.3)
	angeborene und erworbene Hypogammaglobulinämien (siehe Kap. 6.3)
Immunmodulation	
Gabe einer polyvalenten Immunglobulinpräparation kann bewirken durch Bindung von Antikörpern in der polyklonalen Immunglobulinpräparation an Antigene in den Immunkomplexen Verminderung des Vernetzungsgrades von Immunkomplexen und damit deren Fähigkeit zur Aktivierung von Fc-Rezeptoren; Blockade von Fc-Rezeptoren auf Zellen der Immunabwehr; Hemmung der Antigen-Präsentation durch dendritische Zellen; Verminderung der Bildung von Autoantikörpern durch Bildung von Komplexen von Antiidiotyp-Antikörpern in der Immunglobulinpräparation mit den endogenen Autoantikörpern (negative Rückkopplung); Aktivierung von regulatorischen T-Helfer-Lymphozyten; Erhöhung der Abbaurate der endogenen Antikörper	Thrombozytopenien (idiopathische Immunkomplex-bedingte thrombozytopenische Purpura; siehe Kap. 6.7.2.3)
	epileptische Anfälle als Begleiterscheinung einer entzündlichen Erkrankung (symptomatisches Lennox-Gastaut-Syndrom; siehe Kap. 6.8.2)
	Gefäßentzündungen und rheumatoide Entzündungen (siehe Kap. 6.8.5 und 6.8.8)
	Entzündung der Nervenwurzeln (Radikulitis) und der peripheren Nerven durch Autoantikörper gegen Myelin und Schwann'sche Zellen (Guillain-Barre-Strohl-Syndrom; chronisch entzündliche demyelinisierende Polyneuropathie (CIDP); siehe Kap. 6.8.2)
	Entzündungsreaktion besonders der Haut, Schleimhaut und der Lymphknoten, vergesellschaftet mit Autoantikörpern gegen Endothelzellen (Kawasaki-Syndrom; siehe Kap. 6.8.3 und 6.8.8)
	Lähmung der Erregungsübertragung in den Synapsen zwischen motorischen Nerven und quergestreiften Muskelfasern durch Antikörper gegen den Acetylcholin-Rezeptor (Myasthenia gravis; siehe Kap. 6.8.5)

- zur **Substitution bei Immunglobulinmangelerscheinungen**, welche einhergehen mit erhöhter Anfälligkeit für Infektionen (siehe Kap. 6.3), zu diesen gehören
  - die angeborenen (primären) Agammaglobulinämien oder Hypogammaglobulinämien,
  - die erworbenen (sekundären) Agammaglobulinämien oder Hypogammaglobulinämien wie z. B.
    - bei Kindern mit intrauterin erworbener Infektion mit HIV (angeborenes AIDS);
    - bei AIDS-Erkrankten,
    - nach immunsuppressiver Behandlung (Zytostatika, Immunsuppresiva);

- zur begleitenden **Therapie schwerste bakterieller Infektionen** bis hin **zur Sepsis;**
- zur **Immunmodulation** von Erkrankungen, welche durch **Immunkomplexe** bedingt oder mit ihnen assoziiert sind (siehe Kap. 4.14.3.4 und 6.7.3),
  - wobei angenommen wird, dass
    - Antikörper in der polyklonalen Immunglobulinpräparation an Antigene in den Immunkomplexen spezifisch binden und durch den hierdurch entstehenden Antikörperüberschuss der Vernetzungsgrad der Immunkomplexe vermindert wird, die Immunkomplexe somit aufgelöst werden und/oder
    - Antikörper in der polyklonalen Immunglobulinpräparation die Fc-Rezeptoren auf Zellen der Immunabwehr, im Besonderen auf Makrophagen, dendritischen Zellen und auch auf Thrombozyten blockieren,
  - zu den mit Immunkomplexen vergesellschafteten Erkrankungen gehören (siehe Kap. 6.7.3)
    - Thrombozytopenien mit Blutungen (idiopathische thrombozytopenische Purpura,
    - Gefäßentzündungen und rheumatoide Entzündungen,
    - epileptische Anfälle als Begleiterscheinung einer entzündlichen Erkrankung (symptomatisches Lennox-Gastaut-Syndrom);
- zur **Immunmodulation** von Erkrankungen, welche charakterisiert sind durch **Antikörper gegen körpereigenes Gewebe** (siehe Kap. 6.7.2 und 6.8),
  - durch die Gabe von polyvalenten Antikörpern wird auch die Bildung der Autoantikörper zurückgedrängt über (siehe Kap. 4.19)
    - eine negative Rückkopplung durch Komplexe aus Antiidiotypantikörpern/Autoantikörpern,
    - Erhöhung der Abbaurate der Immunglobuline und/oder
    - Stimulation von regulatorischen T-Lymphozyten,
  - zu diesen Autoimmunerkrankungen gehören
    - Entzündungen der aus dem Rückenmark hervorgehenden Nervenwurzeln (Radikulitis) und der peripheren Nerven mit Einbezug der Markscheiden mit Autoantikörpern gegen Myelin und Schwann'sche Zellen (Guillain-Barre-Strohl-Syndrom; chronisch entzündliche demyelinisierende Polyneuropathie (CIDP); siehe Kap. 6.8.2),
    - bei Kleinkindern auftretende fiebrige Entzündungsreaktion besonders der Haut, Schleimhaut und der Lymphknoten, vergesellschaftet mit Autoantikörpern gegen Endothelzellen (Kawasaki-Syndrom; siehe Kap. 6.8.4 und 6.8.8),
    - akute Schübe der Lähmung der Erregungsübertragung in den Synapsen zwischen motorischen Nerven und quergestreiften Muskelfasern durch Antikörper gegen den Acetylcholin-Rezeptor (Myasthenia gravis; siehe Kap. 6.8.5).

Hyperimmunglobulin-Präparate dienen mit ihren vermehrt enthaltenen Antikörpern, die gegen ein bestimmtes Antigen gerichtet sind (siehe Tab. 7.8)
- der Antigen-spezifischen Prophylaxe, auch wenn (z. B. bei einer Infektionserkrankung) die Exposition bereits stattgefunden hat,

Tab. 7.8: Beispiele für die Verwendung von Hyperimmunglobulinpräparaten.

Verwendung von Hyperimmunglobulinen (siehe Tab. 7.5)	Beispiele
Prophylaxe z. B. mit Anti-D, Anti-Lymphozyten, Anti-Virus	Verhinderung der Immunisierung durch Rhesusfaktorantigen (RhoD)
	Verhinderung der Organabstoßung
	sofortiger Schutz vor Infektionen (z. B. Masern-Virus, CMV, Varizellen)
Postexpositionelle Prophylaxe (PEP), z. B. mit Anti-HBV, Anti-Tetanus, Anti-Tollwut, Anti-Schlangengift	nach Exposition/Infektion Verhinderung des Ausbruchs einer Erkrankung durch gleichzeitige, jedoch getrennte Injektion von Hyperimmunglobulin und Impfstoff, z. B. bei Hepatitis-B-Virus, Tetanus (Clostridium tetani), Tollwut-Virus
	Prophylaxe nach Biss einer Giftschlange
Therapie, z. B. mit Anti-Gasödem, Anti-Tetanus, Anti-Botulismus, Anti-Schlangengift	Behandlung von Infektionserkrankungen (z. B. Tetanus, Gasödem (Clostridium perfringens), Botulismus (Clostridium botulinum))
	Behandlung einer Erkrankung durch Biss einer Giftschlange

- der Antigen-spezifischen Therapie von Erkrankungen, verusacht durch das Antigen oder den Träger des Antigens.

Intakte Immunglobuline (IgG) und deren Spaltprodukte F(ab)2 und Fab unterscheiden sich in der Körperverteilung und Abbaurate (Pharmakokinetik) wie auch im Wirkungsspektrum (Pharmakodynamik) durch die vorhandenen oder fehlenenden Fc-Teil-vermittelten Effektorfunktionen.

So sind **intakte Immunglobuline** besser geeignet für (siehe Tab. 7.9)
- die Prophylaxe,
  - da intakte Immunglobuline eine längere Blutverweilzeit haben;
- die Therapie von Erkrankungen vergesellschaftet mit Autoantikörpern,
  - eine Erhöhung der Immunglobulinkonzentration im Blut führt gemäß Massenwirkungsgesetz zu einer verstärkten Bindung von Immunglobulinen an Fc-Rezeptoren und verstärkt damit den Abbau von Immunglobulinen einschließlich von Autoantikörpern;
- die Therapie bakterieller Infektionen,
  - verstärkte Opsonierung zur Phagozytose von Bakterien über Fc-Rezeptoren, verstärkte Zytotoxizität über Antikörper-abhängige, Komplement-mediierte Zytotoxizität;
- die Stimulierung der endogenen Antikörperantwort
  - über Aktivierung der Fc-Rezeptoren.

Tab. 7.9: Unterschiede in der biologischen Wirkung von intravenös verabreichtem intakten IgG und seinen Spaltprodukten.

Parameter	IgG	F(ab)2	Fab
natürliches Vorkommen im Körper	++	+ (durch Cathepsin D)	+ (durch Elastase, Plasmin)
Wirksamkeit			
Verweilzeit im Blut (Absinken auf 50 % des Maximalwertes nach Infusion)	18 d	2 d	< 1 d
Ausscheidung über die Niere	–	+	++
Diffusion in das Gewebe	+/–	+	++
Stimulation der Abbaurate von endogenem IgG (über Bindung an Fc-Rezeptoren)	++	–	–
Stimulation der endogenen Antikörperbildung über Fc-Rezeptoren	++	–	–
Hemmung der endogenen Antikörperbildung über inhibierende Fc-Rezeptoren	++	–	–
Antigenmaskierung	++	++	++
Neutralisation von Toxinen	++	++	++
Neutralisation von Viren	++	++	+
Neutralisation von Bakterien	++	++	+
Auflösung von Immunkomplexen durch Verschiebung in den Antikörperüberschuss	++	++	++
Auflösung von Immunkomplexen durch Hemmung der Vernetzung	–	+	++
Aktivierung von Komplement (klassischer Weg)	++	–	–
Aktivierung von Komplement (alternativer Weg)	++	+	–
Stimulation der Phagozytose und Exozytose über Fc-Rezeptoren	++	–	–
Stimulation der Phagozytose und Exozytose über C3b-Rezeptoren	++	+	–
Aktivierung, Agggregation und Degranulation von Thrombozyten	++	–	–

Antigen-bindende Spaltprodukte von Immunglobulinen, besonders die F(ab)2-Fragmente, dürften den intakten Immunglobulinen überlegen sei bei der Therapie von akuten lebensbedrohlichen Infektionen, bei denen die Freisetzung von Entzündungsmediatoren und Toxinen das Krankheitsbild bestimmt, weil die Spaltprodukte

- eine größere Diffusionsfähigkeit und Nierengängigkeit aufweisen;
- vermindert Entzündungsreaktionen auslösen,
  - fehlende Aktivierung von Thrombozyten,
  - verminderte Aktivierung von Komplement (klassischer Weg),
  - fehlende Bindung und Aktivierung von Fc-Rezeptoren;
- die Abbaurate endogener Immunglobuline nicht oder kaum erhöhen;
- die Vernetzung von Immunkomplexen hemmen.

Weiterführende Literatur

Cursiefen S, Mäurer M. Einsatz von Immunglobulinen bei neurologischen Krankheitsbildern. Der Nervenarzt. 2008, 79:67–76.

Eymard B. Antibodies in myasthenia gravis. Rev Neurol (Paris). 2009, 165:137–143.

Guillevin L, Pagnoux C, Guilpain P, Bienvenu B, Martinez V, Mouthon L. Indications for biotherapy in systemic vasculitides. Clin Rev Allergy Immunol. 2007 Feb;32(1):85–96.

Hjelm F, Carlson F, Getahun A, Heyman B. Antibody-mediated regulation of the immune response. Scand J Immunol. 2006, 64:177–184.

Kieseier BC, Meyer Zu Hörste G, Lehmann HC, Gold R, Hartung HP. Intravenous immunoglobulins in the treatment of immune neuropathies. Curr Opin Neurol. 2008, 21:555–562.

Kreymann KG, de Heer G, Nierhaus A, Kluge S. Use of polyclonal immunoglobulins as adjunctive therapy for sepsis or septic shock. Crit Care Med. 2007 Dec;35(12):2677–85.

Kumpel BM. Lessons learnt from many years of experience using anti-D in humans for prevention of RhD immunization and haemolytic disease of the fetus and newborn. Clin Exp Immunol, 2008, 154:1–5.

Larsson PH. Purification of antibodies. Methods Mol Med. 2008, 138:197–207.

Lavonas EJ. Antivenoms for snakebite: design, function, and controversies. Curr Pharm Biotechnol. 2012 Aug;13(10):1980–6.

Raanani P, Gafter-Gvili A, Paul M, Ben-Bassat I, Leibovici L, Shpilberg O. Immunoglobulin prophylaxis in chronic lymphocytic leukemia and multiple myeloma: systematic review and meta-analysis. Leuk Lymphoma. 2009 May;50(5):764–72.

Schleinitz N, Jean E, Benarous L, Mazodier K, Figarella-Branger D, Bernit E, Veit V, Kaplanski G, Harle JR. Subcutaneous immunoglobulin administration: an alternative to intravenous infusion as adjuvant treatment for dermatomyositis? Clin Rheumatol. 2008, 27:1067–1068.

Schwartz SA. Intravenous immunoglobulin treatment of immunodeficiency disorders. Pediatr Clin North Am. 2000 Dec;47(6):1355–69.

Sedlacek HH. Pathophysiological aspects of immune complex diseases. Part I. Interaction with plasma enzyme systems, cell membranes and the immune response. Klin Wschr. 1980, 58:543–550. Part II. Phagocytosis, exocytosis and pathogenic depositions. Ki. Wschr. 1980, 58:593–605.

Sedlacek HH, Gronski P, Hofstaetter T, Kanzy EJ, Schorlemmer HU, Seiler FR. The biological properties in Immunoglobulin G and its split products F(ab)2 and Fab. Klin.Wschr. 1983, 61:723–736.

Stangel M, Hartung HP, Gold R, Kieseier BC. The significance of intravenous immunoglobulin in treatment of immune-mediated polyneuropathiesNervenarzt. 2009 Jun;80(6):678–87.

Stiehm ER, Keller MA, Vyas GN. Preparation and use of therapeutic antibodies primarily of human origin. Biologicals. 2008, 36:363–374.

Vanwolleghem T, Bukh J, Meuleman P, Desombere I, Meunier JC, Alter H, Purcell RH, Leroux-Roels G. Polyclonal immunoglobulins from a chronic hepatitis C virus patient protect human liver-chimeric mice from infection with a homologous hepatitis C virus strain. Hepatology. 2008, 47:1846–1855.

7.1.2.2 Monoklonale Antikörper, rekombinante Antikörper und Fusionsproteine
Herstellungsverfahren

Ein monoklonaler Antikörper entstammt definitionsgemäß einem ausgewählten B-Lymphozyten. Von diesem B-Lymphozyten und dem aus ihm durch Teilung entwickelten Klon werden Antikörper produziert, welche

- eine einheitliche Spezifität aufweisen, d. h. die Antikörper eines Zellklons
  - weisen alle die gleichen hochvariablen Regionen (CDR, *complementarity determining regions*) auf,
  - binden alle mit ihren variablen Domänen an die gleichen Epitope;
- den gleichen Isotyp, d. h. die gleichen konstanten Domänen aufweisen,
  - es sei denn, im Zellklon hat ein Wechsel des Isotyps stattgefunden.

Die **ursprüngliche Methode** zur gezielten Herstellung von monoklonalen Antikörpern beinhaltet mehrere unterschiedliche Schritte:

- Lymphozyten aus der Milz (in der Zellkultur nur begrenzt lebensfähig) einer mit einem gewünschten Antigen immunisierten Maus werden fusioniert mit unbegrenzt lebensfähigen Zellen eines B-Lymphoms der Maus (Myelomzelle).
- Aus den so entstandenen unbegrenzt lebensfähigen Hybridomzellen wird diejenige Zelle selektioniert, die einen geeigneten Antikörper gegen das ausgewählte Antigen exprimiert.
- Die ausgewählte Hybridomzelle wird vermehrt, sodass eine monoklonale Zellkultur entsteht, welche einen monoklonalen Antikörper mit der gewünschten einheitlichen Spezifität gegen das gewünschte Antigen produziert.

Nach diesem Prinzip sind zahlreiche murine monoklonale Antikörper mit den unterschiedlichsten Spezifitäten für technische, analytische und diagnostische und klinische Fragestellungen hergestellt worden. Mit ähnlicher Methodik wurde auch die Herstellung humaner monoklonaler Antikörper versucht.

Insgesamt ergaben sich folgende **grundlegende Probleme**:

- Das Verfahren zur Herstellung eines murinen Hybridoms, welches den gewünschten Antikörper produziert, erwies sich als relativ aufwendig.
- Die Vermehrung der Hybridomzellen zur Produktion der murinen monoklonalen Antikörper erfolgte anfangs in der Bauchhöhle von Mäusen, in denen hierdurch eine Bauchwassersucht entstand. Aus dem Bauchwasser der Mäuse wurde der monoklonale Antikörper isoliert.
  - Dieses aufwendige Verfahren war nicht nur in seiner Kapazität äußerst begrenzt, sondern stand auch dem Tierschutzgedanken entgegen.
- Die Verabreichung von murinen Antikörpern bewirkte im Menschen eine Antikörperreaktion, durch welche diese neutralisiert und damit wirkungslos gemacht wurden und andererseits Immunkomplexerkrankungen verursachten.

Tab. 7.10: Komponenten bei der rekombinanten Antikörpertechnologie (*antibody engineering*).

Art des Antikörper-konstruktes (Anzahl der L und H Ketten)	leichte Kette (L)			schwere Kette (H)		
	variable Domäne (VL)		konstante Domäne	variable Domäne (VH)		konstante Domänen
	CDR1, -2, -3	framework	CL	CDR1, -2, -3	framework	CH1, -2, -3 (-4)
murin 2 × (L + H)	murin	murin	murin	murin	murin	murin
chimär 2 × (L + H)	murin	murin	human	murin	murin	human
chimär F(ab)2 (2 x)	murin	murin	human	murin	murin	human (CH1 + Gelenkregion)
chimär F(ab) (1 ×)	murin	murin	human	murin	murin	human (CH1)
humanisiert 2 × (L + H)	murin	human	human	murin	human	human
humanisiert FV (1 ×)	murin	human		murin	human	
human 2 × (L + H)	human oder synthetisch	human	human	human oder synthetisch	human	human
human FV (1 ×)	human oder synthetisch	human		human oder synthetisch	human	

- Menschliche Lymphomzellen zur Herstellung von humanen Hybridomzellen erwiesen sich aus unterschiedlichen Gründen als ungeeignet. Zu diesen gehörten die Bildung ungewünschter (zelleigener) Immunglobuline, die mangelnde Überlebensfähigkeit in der Zellkultur, die kaum lösbare Virusproblematik.
- Ethische Vorbehalte begrenzen die Immunisierung von Menschen zur Gewinnung von Lymphozyten mit der gewünschten Antikörperspezifität auf wenige Antigene (meist nur Impfstoffantigene).

Zur Lösung dieser Probleme ist das ***antibody engineering*** (**Antikörper-Engineering, Antikörpertechnologie**) mit Hilfe der rekombinanten DNA-Technologie entwickelt worden (siehe Tab. 7.10). Mit Hilfe der rekombinanten Antikörpertechnologie können hergestellt werden (siehe Tab. 7.10 und 7.11):

- murine monoklonale Antikörper;
- Hybride aus murinen und humanen Antikörperteilen,
  - „chimäre" Antikörper, deren variable Domänen (VL, VH) murin sind,
  - „humanisierte" Antikörper, deren hypervariable Regionen in den variablen Domänen murin sind;
- völlig humane Antikörper mit praktisch jeder gewünschten Spezifität in Form von
  - intakten Antikörpern, monospezifisch oder bispezifisch,
  - Antikörperfragmente F(ab)2, Fab oder Fv,

Tab. 7.11: Antikörperkonstrukte, herstellbar mit der rekombinanten Antikörpertechnologie (*antibody engineering*).

Antikörperkonstrukte		Vorteile	Nachteile
chimärer Antikörper	murin: VL, VH; human: CL, CH-Domänen (jeweils 2 ×)	Verminderung der Immunogenität, Wählbarkeit der Effektorfunktion (CH von IgG1 oder von IgG4)	noch Immunogen, Neutralisation durch Antikörper gegen murinen Anteil (Immunkomplexbildung); Spezifität abhängig vom murinen Anteil
humanisierter Antikörper	murin: CDR1, -2, -3 human: VL, VH (*framework*) + CL, CH-Domänen (jeweils 2 x)	kaum immunogen; freie Wahl der Effektor funktionen (CH von IgG1 oder von IgG4)	Spezifität abhängig vom murinen Anteil
humaner Antikörper	human/synthetisch: CDR1, -2, -3 human: VL, VH (*framework*) + CL, CH-Domänen (jewels 2 ×)	kaum immunogen, keine Abhängigkeit von murinen Antikörpern, freie Wahl der Spezifität, freie Wahl der Effektorfunktionen (CH von IgG1 oder von IgG4)	
F(ab)2 (human)	VL-CL, VH-CH1 + Hingeregion (2 ×)	Vernetzung des Antigens (Immunkomplexbildung), verminderte Nebenwirkungen, kurze Blutverweilzeit	nur eingeschränkte Effektorfunktionen; verkürzte Blutverweilzeit
Fab (human)	VL-CL VH-CH1 (1 ×)	keine Vernetzung des Antigens (Immunkomplexbildung), schnelle Ausscheidung von gebundenen Antigenen, kurze Blutverweilzeit, Expression in E.coli möglich	keine Fc-Effektorfunktionen
FV (human)	VL + VH (1 ×)	keine Vernetzung des Antigens (Immunkomplexbildung), schnelle Ausscheidung von gebundenen Antigenen, kurze Blutverweilzeit, Expression in E.coli möglich	instabile Dimerisierung VL + VH, keine Fc-Effektorfunktionen
scFV (*single-chain FV*, Einzelketten-FV)	VL-Linker-VH (1 ×)	stabiles Molekül, keine Vernetzung des Antigens (Immunkomplexbildung), schnelle Ausscheidung von gebundenen Antigenen, kurze Blutverweilzeit, Expression in E.coli möglich	keine Fc-Effektorfunktionen
Diabodies (Spezifität a + b)	VL(a)-Linker-VH(b), VH(a)-Linker-VL(b)	stabile Einzelmoleküle, Vernetzung zweier Antigene, Erhöhung der Bindestärke für ein Antigen (wenn a = b), kurze Blutverweilzeit	keine Fc-Effektorfunktionen, kein stabiles Dimer

Antikörperkonstrukte		Vorteile	Nachteile
bispezifische Konjugate (Spezifität a + b)	VL(a)-CL-VH(a)-CH-Domänen (+/−Linker) VL(b)-CL-VH(b)-CH-Domänen	stabiles Molekül, Vernetzung zweier Antigene, Erhöhung der Bindestärke für ein Antigen (wenn a = b), kurze Blutverweilzeit	
Immunkonjugate	VL-Linker-VH-Linker-Wirkstoff	stabile Moleküle; Fusionsproteine für die Antikörper-vermittelte Bindung von Wirkstoffen (wie z. B. Toxinen, Enzymen, Zytokine) an Antigen	keine Fc-Effektorfunktionen
	VL-CL + VH-CH1-Hingeregion-Linker-Wirkstoff		keine Fc-Effektorfunktionen

– Fusionsproteine von Antikörperfragmenten, monospezifisch wie auch bispezifisch,
– Fusionsproteine von Antikörpern mit Proteinwirkstoffen.

Bei **chimären Antikörpern** werden durch die Rekombination von Genen verknüpft
● die variablen Dömänen der leichten und der schweren Kette (welche die CDR (*complementarity determining regions*, hochvariable Regionen) enthalten) eines ausgewählten murinen monoklonalen Antikörpers,
● mit den konstanten Regionen der leichten und schweren Kette eines menschlichen Antikörpers.

Bei der **Humanisierung von murinen Antikörpern** werden ausgetauscht
● die (nicht gewünschten, humanen) CDR (*complementarity determining regions*, hochvariable Regionen) in den variablen Domänen der leichten und schweren Kette eines humanen Antikörpers,
● gegen die (gewünschten, murinen) CDR (*complementarity determining regions*, hochvariable Regionen) des ausgewählten (zu humanisierenden) murinen Antikörpers.

Die **Herstellung völlig humaner Antikörper** mit beliebig gewünschter Spezifität wurde ermöglicht durch
● die Entwicklung von schnell in großen Massen vermehrbaren und prüfbaren Expressionssystemen für Gene, welche für Peptide von 6–12 Aminosäuren (wie z. B. für CDR (*complementarity determining regions*, hochvariable Regionen) oder für variable Domänen) codieren, hierzu gehören
– Expressionssysteme, bei welchen die DNA für das zu prüfende (Poly-)Peptid gebunden wird an die DNA, codierend für ein Protein auf der äußeren Zellmembran eines Mikroorganismen und nach Einfügung und Membranexpression des Fusionsproteins codiert vom DNA-Konstrukt durch den Mikroorganismus dessen Bindung an ein ausgesuchtes Antigen geprüft wird, zu diesen Expressionssystemen gehören

- ◼ die **Phagen-Display-Technologie**, meist unter Verwendung der DNA für die Phagen-Hüllproteine pIII, pVI und pVIII,
- ◼ die **Hefenzell-Display-Technologie** unter Verwendung der DNA für das Hefe-Oberflächenprotein Aga2p
- ◼ die **Bakterien-Display-Technologie**, meist mit Escherichia coli unter Verwendung der DNA für das E.coli-Oberflächenprotein OmpA (outer membrane protein A, äußeres Membranprotein A) oder für Intimin,
- – Expressionssysteme unter Verwendung der mRNA für das zu prüfende (Poly-)Peptid, zu diesen Systemen gehören
  - ◼ das **Ribosomen-Display-Verfahren**, bei welchem die jeweilige mRNA um eine Spacer-Sequenz ohne Stopp-Codon verlängert wird, um das von der mRNA translatierte Peptid am Ribosome zu binden, sodass ein Komplex aus dem translatierten Peptid, der zugehörigen mRNA und dem Ribosom entsteht, welcher auf Bindung an ein Antigen geprüft werden kann, gebundene Komplexe werden isoliert, die zugehörige mRNA wird in DNA zurücktranslatiert und diese mit der Polymerase-Kettenreaktion (PCR, *polymerase chain reaction*) amplifiziert,
  - ◼ das **mRNA-Display-Verfahren**, bei welchem die jeweilige mRNA an ihrem 3′ Ende mit Hilfe spezieller DNA-Ligasen mit einer DNA-Spacer-Sequenz verbunden wird, an deren 3′ Ende der Translationsinhibitor Puromycin (3′-deoxy-*N,N*-dimethyl-3′-[(*O*-methyl-L-tyrosyl)amino] adenosin) gebunden ist, bei der Translation des Fusionsproduktes mRNA-Spacer-DNA-Puromycin bewirkt das Puromycin, dass das translatierte Peptid gebunden an seiner mRNA vom Ribosom freigesetzt wird, dieses Konjugat kann auf Bindung an ein Antigen/Epitop geprüft werden, gebundene Konjugate werden isoliert, die zugehörige mRNA wird in DNA zurücktranslatiert und diese mit der Polymerase-Kettenreaktion (PCR, *polymerase chain reaction*) amplifiziert,
- ● den Aufbau von sehr umfangreichen Genbibliotheken (sogenannte Antikörperbibliotheken) für CDR (*complementarity determining regions*, hochvariable Regionen) und für variable Domänen gewonnen durch
  - – Isolierung aus den B-Lymphozyten zahlreicher Menschen,
  - – Nukleotidsynthesen mit Hilfe der kombinatorischen Chemie;

Die **Phagen-Display-Technologie** ist wohl die am häufigsten verwendete Methode. Sie beinhaltet folgende Vorgehensweise:

- ● Nukleotidsequenzen codierend für beliebige CDRs werden aus Lymphozyten z. B. des Menschen isoliert oder auch synthetisch (kombinatorisch) hergestellt.
- ● Jede einzelne dieser Nukleotidsequenzen (codierend für 6–12 Aminosäuren) wird mit der DNA codierend für Hüllproteine (pIII, PVI oder pVIII) eines Phagen verknüpft, in das Genom des Phagen integriert (transduziert) und von dem Phagen als Fremdpeptid auf der Oberfläche bzw. in ihren Filamenten exprimiert.
- ● Anschließend werden diese Phagen auf Bindung ihres exprimierten Fremdpeptids an ein ausgewähltes Antigen bzw. Epitop geprüft.

- Solche Phagen, welche an dieses ausgewähltes Antigen bzw. Epitop binden, werden selektiert, ggf. unter mutagenen Bedingungen in Bakterien (Escherichia coli) vermehrt und erneut auf Bindung an das Antigen/Epitop getestet.
- Durch vielfache Zyklen von Bindung, Selektion und Vermehrung unter mutagenen Bedingungen wird eine in vitro-Evolution von für das Antigen hochaffinen CDRs oder FVs erreicht.

Das **Ribosom-Display-Verfahren** stellt eine häufig genutzte Alternative zur Phagen-Display-Technologie dar:
- Eine DNA-Bibliothek für Peptide (z. B. FV) wird in mRNA umgeschrieben.
- Die jeweilige mRNA wird um eine Spacer-Sequenz ohne Stopp-Codon verlängert.
- Diese „verlängerte" mRNA wird in vitro mit stöchiometrischen Mengen an Ribosomen translatiert.
    - Mit der translatierten Peptidsequenz des Spacers bleibt das translatierte FV an der peptidyl-t-RNA im Ribosom haften.
    - Es entsteht somit ein Komplex aus dem FV-Peptid, der mRNA und dem Ribosom.
- Aus einer Vielzahl derartige Komplexe werden diejenigen selektioniert, welche über ihr FV an ein ausgewähltes Antigen binden.
    - Durch mehrfache Zyklen von Bindung, Selektion, Isolierung der jeweiligen mRNA und erneuter Komplexbildung mit Ribosomen werden die FV mit höchster Affinität selektioniert.
- Die mRNA gebunden an dem selektionierten FV wird in DNA zurücktranskribiert und diese mit Hilfe der Polymerase-Kettenreaktion (PCR, *polymerase chain reaction*) amplifiziert.
- Durch mehrfache Zyklen von Translation und Selektion wie auch durch Vermehrung der in Plasmide eingefügten DNA in E.Coli unter mutagenen Bedingungen kann eine in vitro-Evolution von für das Antigen hochaffinen scFV erreicht werden.

Die Expression der rekombinant hergestellten Antikörper erfolgt
- vorzugsweise in murinen Myelomzell-Linien (wie z. B. NSO-GS),
    - da sie über die notwendige Ausstattung zur ordnungsgemäßen posttranskriptionellen Faltung, Glykosylierung und Zusammenfügung der unterschiedlichen Ketten des Antikörpermoleküles verfügen;
- in anderen Säugerzellen,
    - z. B. in den Ovarzellen des chinesischen Hamsters (CHO-cells, *chinese hamster ovary cells*) oder
    - *baby hamster kidney cell* (Babyhamsternierenzell-)Linien;
- in Bakterien,
    - z. B. in Escherichia coli, wenn nicht glykosylierte Fragmente (FV, scFV, Fab) der Antikörper hergestellt werden sollen (da Bakterien nicht zur posttranslationalen Glykosylierung fähig sind).

Klinische Anwendung

Eine stattliche Reihe von chimären und humanisierten Antikörpern für die Anwendung am Menschen sind bereits im Markt. Sie umfassen rekombinante monoklonale Antikörper, welche

- selektiv antiproliferativ wirken zur spezifischen Behandlung von Tumoren (Produkte siehe Kap. 6.9.4.2),
- überschießende Immunreaktionen hemmen zur Behandlung chronischer Entzündungen, von Asthma und Erkrankungen des Komplement- und Gerinnungssystems (Produkte siehe Tab. 7.12),
- die Virusvermehrung hemmen zur Prophylaxe und Therapie ausgewählter Virusinfektionen (z. B. RSV; siehe Tab. 7.12),
- vorwiegend immunsuppressiv wirken zur Verhinderung einer Transplantatabstoßung und zur Therapie von schweren Autoimmunerkrankungen (Produkte siehe Kap. 7.2).

Tab. 7.12: Beispiele monoklonaler Antikörperprodukte zur Behandlung bzw. Diagnostik chronischer Entzündungen, von Asthma und Virus-(RSV-)Infektionen.

monoklonale Antikörper-produkte	Struktur	Spezifität/Antigen	therapeutische/diagnostische Anwendung bei
Entzündungen/allergische Reaktionen			
Adalimumab	human	TNFalpha (Inhibition)	polyartikuläre juvenile idiopathische Arthritis, juvenile Crohn'sche Erkrankung
Golimumab	human	TNFalpha (Inhibition)	rheumatoide Arthritis, Colitis ulcerosa, ankylosierenden Spondylitis, Psoriasis-Arthritis
Infliximab	chimär	TNFalpha (Inhibition)	rheumatoide Arthritis, Crohn'sche Erkrankung, Colitis ulcerosa, ankylosierenden Spondylitis, Psoriasis, Psoriasis-Arthritis
Certolizumab-Pegol	humanisiert, Fab-Fragment, konjugiert mit PEG (Polyethylen-Glykol	TNFalpha (Inhibition)	rheumatoide Arthritis, ankylosierende Spondylitis
Rituximab	chimär	CD20 (B-Lymphozytenprotein 25/Ca-Ionenkanal auf B-Lymphozyten)	Apoptose und Zytolyse von B-Lymphozyten, Hemmung der Proliferation und Antikörperbildung; Therapie von rheumatischer Arthritis, Granulomatosis mit Polyangitis, mikroskopischer Polyangitis; idiopathischer thrombozytopenischen Purpura (ITP) und des systemischen Lupus erythematodes (SLE)

monoklonale Antikörperprodukte	Struktur	Spezifität/Antigen	therapeutische/diagnostische Anwendung bei
Canakinumab	human	IL-1beta (Interleukin-1beta)	CAPS (Cryopyrin-assoziierte periodische Syndrome), systemische juvenile idiopathische Arthritis, Gicht-Arthritis
Oftocilizumab	humanisiert	Il-6-Rezeptor (Bindung und Inhibition)	rheumatoide Arthritis, systemische juvenile idiopathische Arthritis
Tocilizumab	humanisiert	IL-6-Rezeptor (Bindung und Inhibition)	rheumatoide Arthritis
Ustekinumab	human	IL-12/23	Psoriasis-Arthritis, schwere Psoriasis
Belimumab	human	BAFF (B-Lymphozyten aktivierender Faktor)	SLE (systemischer Lupus erythematodes)
Denosumab	human	RANKL (*receptor activator of nuclear factor kappaB ligand*, Rezeptoraktivator des Liganden des nukleären Faktors kappaB), Komplexbildung mit RANKL und damit Hemmung von RANK auf Osteoklasten	Osteoporose; Knochendestruktionen bei Metastasen
Efalizumab	humanisiert	LFA-1-Adhäsionsprotein (CD11a; Bindung und Inhibition)	Schuppenflechte (Psoriasis)
Natalizumab	humanisiert	alpha4-Integrin-Adhäsionsprotein (Bindung und Inhibition)	Multiple Sklerose (hochaktive Schübe)
Omalizumab	humanisiert	Fc-Teil von humanem IgE (Bindung und Inhibition)	schweres Asthma
Eculizumab	humanisiert	C5-Komplementfaktor	paroxysmale nächtliche Hämoglobinurie (PNH)
Sulesomab	murin, Fab-SH-Fragment zur Konjugation mit 99m-Tc	NCA (*nonspecific cross-reacting antigen 90*, nicht spezifisch kreuzreagierendes Antigen 90; Granulozyten-assoziiert)	Radioimmunszintigraphie von Entzündungsherden (z. B. Osteomyelitis)
Besilesomab	murin	NCA (*nonspecific cross-reacting antigen 95*, nicht spezifisch kreuzreagierendes Antigen 95; Granulozyten-assoziiert)	Radioimmunszintigraphie von Entzündungsherden (z. B. Osteomyelitis)

monoklonale Antikörperprodukte	Struktur	Spezifität/Antigen	therapeutische/diagnostische Anwendung bei
Hemmung der Gerinnung/Komplementaktivierung			
Abciximab	chimär	GpIIb-/IIIa-Rezeptor auf Thrombozyten (Inhibition)	Verhinderung der Gerinnung/ Thrombose nach der Angioplastik von Herzkranzgefäßen
Eculimab	humanisiert	Komplementfaktor 5 (Inhibition)	PNH (paroxysmale nächtliche Hämoglobinurie); atypisches hämolytischurämisches Syndrom
Infektionskrankheiten			
Palivizumab	humanisiert	bindet an/inhibiert das RSV (respiratorisches synzytiales Virus, Subtypen A und B)	Prophylaxe/Therapie der RSV-Infektion bei Kindern

7.1.3 Antigen-unspezifische Modulierung der Immunabwehr

7.1.3.1 Aktiv mit Immunstimulanzien

Seit vielen Jahrzehnten werden Extrakte aus ausgewählten Pflanzen, lebende oder inaktivierte ausgewählte Bakterien oder Extrakte aus diesen Bakterien verabreicht mit dem Ziel, die Immunabwehr zu stimulieren, um hierdurch zu versuchen den Verlauf von Erkrankungen, wie beispielsweise eine Infektion, therapeutisch zu beeinflussen (siehe Tab. 7.13).

Die klinische Wirkung der meisten dieser Präparate ist jedoch umstritten.

Ausnahme ist der Lebendimpfstoff BCG (Bacillus Calmette-Guérin). Er gilt als Beispiel für einen bakteriellen Immunstimulator mit einer klinisch eindeutigen und reproduzierbaren Wirkung auf das Tumorwachstum.

- BCG-Keime sind in ihrer Virulenz für den Menschen durch zahlreiche Zellkulturpassagen abgeschwächte (attenuierte) Mykobakterien des Rindes (Mycobacterium bovis), ursprünglich entwickelt für den Impfschutz beim Menschen gegen Tuberkulose (siehe Kap. 7.11.1.1).
- BCG wirkt
  - durch Stimulierung der Zellen der angeborenen Immunabwehr (im Besonderen Makrophagen) und durch hierdurch hervorgerufene Entzündungen,
  - bei Patienten mit oberflächlichem Harnblasenkarzinomen nach Tumorresektion,
    - BCG in die Harnblase instilliert verhindert bei etwa 60–70 % der Patienten die Rezidivierung, wahrscheinlich bedingt durch die ausgelöste Entzündung.

Welche Schwierigkeiten verbunden sind mit der Erarbeitung von eindeutigen und nachprüfbaren klinischen Belegen für eine therapeutische Wirkung von Immunstimulatoren zeigt das Beispiel Levamisol.

Tab 7.13: Beispiele für Zubereitungen aus Pflanzen oder Bakterien zur Verabreichung mit dem angestrebten Ziel der Immunstimulation.

Ausgangsstoffe	Zubereitungen	Verabreichung	angestrebte Wirkung
Echinacea- (Sonnenhut-) Wurzeln oder -Blüten	Extrakte	oral	zur unterstützenden Therapie bei Atemwegs-/Harnwegsinfekten
Ginseng-Wurzeln	Extrakte	oral	bei Müdigkeit und Schwächegefühl
Eleutherococcus-Wurzeln	Extrakte	oral	bei Müdigkeit und Schwächegefühl
Taiga-Wurzeln	Extrakte	oral	bei Müdigkeit und Schwächegefühl
Mistelkraut	Extrakte	parenteral	unspezifische Reiztherapie
Corynebacterium parvum	Formoltoxoid	parenteral (i.m.)	Regulierung körpereigener Abwehrkräfte
Enterococcus faecalis	Zellen und Autolysat	oral	Regulierung körpereigener Abwehrkräfte
Streptokokken, Hämophilus, Klebsiellen	Ribosomen + Proteoglykan	oral	Verbesserung von Infektionen der Atemwege
Streptokokken, Hämophilus, Klebsiellen; Neisseria, Staphylococcus	Extrakte	oral	Behandlung chronischer Infektionen der Atemwege
Lactobazillus	inaktivierte Keime	parenteral (i.m.)	Therapie der Scheidenentzündung
Streptokokken, Enterokokken, Staphylokokken, Haemophilus, Moraxella, Neisseria, Klebsiella, Acinetobacter	Lysate	nasal	Therapie von Infektionen der oberen Luftwege
Streptokokken, Staphylokokken, Haemophilus, Klebsiella, Branhamella	Lysate	oral	Behandlung rezidivierender Infektionen der Atemwege
E.coli, Morganella, Proteus, Klebsiella, Enterococcus	inaktivierte Keime	parenteral (i.m.)	Prophylaxe und Therapie rezidivierender Harnwegsinfekte
E.coli; Enterococcus	Lysate	oral	gastrointestinale Störungen
BCG (Bacillus Calmette-Guérin)	Lebendkeime	lokal intravesikal	Rezidiv-Prophylaxe oberflächlicher Blasenkarzinome

Levamisol ist synthetisches Imidazothiazol-Derivat, welches ursprünglich als Mittel gegen Helminthen entwickelt wurde.

- Im Rahmen der Anwendung als Antihelminthikum wurde gefunden, dass Levamisol ein Immunstimulans ist,

- indem es die Migration, Chemotaxie und Adhärenz von neutrophilen Granulozyten, die Chemotaxie und Phagozytose von Monozyten und Makrophagen, die Aktivierung und Proliferation von T-Lymphozyten und die Antikörperbildung erhöht.
- Zahlreiche klinische Studien erbrachten Anhaltspunkte, dass Levamisol in Kombination mit Tumortherapeutika eine therapeutische Wirkung haben könnte,
  - besonders bei Dickdarmtumoren in Kombination mit dem Antimetaboliten 5-Fluorouracil (5-FU).
- Die auf Grund dieser Hinweise durchgeführten kontrollierten Studien mit großen Patientenzahlen und langen Beobachtungszeiten konnten die tumortherapeutische Wirkung nur im begrenzten Maße bestätigen.
  - Stattdessen traten in einer beträchtlichen Zahl der mit Levamisol behandelten Patienten Agranulozytosen mit schweren Infektionen auf.

7.1.3.2 Passiv mit Zytokinen und Fusionsproteinen

Mit zunehmendem Wissen um die Komponenten der Immunabwehr wurde anfänglich versucht, Mangelzustände durch Verabreichung von meist immunogenen, entweder allogenen oder xenogenen Organ- oder Zellextrakten zu beheben (siehe Tab. 7.14).

Erst mit der Entwicklung der rekombinanten DNA-Technologien zur Analyse, Charakterisierung und Herstellung von Proteinen konnten diese ersten groben Ansätze abgelöst werden von rekombinant hergestellten weitgehend reinen Proteinen.

Die Fortschritte in der Molekularbiologie machten es möglich, die zellulären Bestandteile der Immunabwehr zu untersuchen und besonders die verschiedenen Immunmediatoren zu identifizieren, ihre Funktionen zu ermitteln, sie großtechnisch herzustellen und ihre therapeutische Wirkung in aussagefähigen klinischen Studien zu belegen.

Abb. 7.14: Beispiele für Organ- und Zellextrakte.

Zubereitungen	angegebener Wirkstoff	Verabreichung	angestrebte Wirkung
Thymus-Extrakte Kalb/Rind	Polypeptide < 10 kDa	parenteral	bei Erkrankungen mit Immundefekten
	durch Ultrafiltration gewonnene niedermolekulare Peptide	parenteral	parenterale Nährstoffergänzung
	enzymatisch gewonnene niedermolekulare Peptide	oral	spezifische Immunstimulierung, Behandlung der Folgeschäden immunsuppressiver Therapie
Milz-Extrakt Schwein	Oligo- und Polypeptide	oral	zur Besserung des Allgemeinbefindens
Leber-Extrakt Rind	wasserlösliche Komponenten	oral	zur Besserung des Allgemeinbefindens
Leukozyten-Extrakte Mensch	Ultrafiltrate	parenteral	bei primären und sekundären Immundefizienzen und bei Autoimmunerkrankungen

Zugleich wurde es möglich, die mit rekombinanter DNA-Technologie hergestellten Proteine zu modifizieren, um ihre pharmakokinetischen oder pharmakodynamischen Eigenschaften zu optimieren. Beispiele hierfür sind (siehe Tab. 7.15)

- die Verlängerung der Blutverweilzeit von Zytokinen durch Konjugation an PEG (Polyethylenglykol),
- die Herstellung von Fusionsproteinen (z. B. Fusionsprotein des TNF-Rezeptors TNFR2/ p75 mit dem Fc-Teil von IgG1).

Als Ergebnis steht nunmehr eine stattliche Reihe von hochwirksamen Immunmediatoren für die Therapie auch von solchen Erkrankungen zur Verfügung, welche vorher als nicht oder nur unzulänglich therapierbar galten (siehe Tab. 7.15).

Abb. 7.15: Wachstumsfaktoren, Zytokine und Antikörperfusionsproteine für die klinische Anwendung.

hämatopoetische Wachstumsfaktoren		Zytokine		Fusionsproteine/Konjugate	
Wirkstoffe	**klinische Anwendung**	**Wirkstoffe**	**klinische Anwendung**	**Wirkstoffe**	**klinische Anwendung**
Erythropoietin alpha	Anämie (renal bedingt oder nach Chemotherapie)	Interferon alpha-con1	chronische Hepatitis-C-Virusinfektion	PEG-Interferon alpha-2a (Polyethylenglykol-IFN-Konjugat)	chronische Hepatitis-B-Virusinfektion, chronische Hepatitis-C-Virusinfektion
Erythropoietin beta	Anämie (renal bedingt oder nach Chemotherapie), Steigerung der Menge an Eigenblut bei Patienten in einem Eigenblutspendeprogramm	Interferon alpha-2a	Haarzell-Leukämie, chronisch-myeloische Leukämie, T-Zell-Lymphom, Kaposi-Sarkom, Nierenzellkarzinome, Melanome, chronische Hepatitis-B-Virusinfektion, Chronische Hepatitis-C-Virusinfektion, Papilloma-Virus-induzierte Genitalwarzen	PEG-Interferon alpha-2b (Polyethylenglykol-IFN-Konjugat)	chronische Hepatitis-C-Virusinfektion

hämatopoetische Wachstumsfaktoren		Zytokine		Fusionsproteine/Konjugate	
Wirkstoffe	**klinische Anwendung**	**Wirkstoffe**	**klinische Anwendung**	**Wirkstoffe**	**klinische Anwendung**
PDGF (*platelet derived growth factor*, Blutplättchen-Wachstumsfaktor)	Wundheilung	Interferon alpha-2b	Haarzell-Leukämie, chronisch-myeloische Leukämie, Myelome, Lymphome, Melanome, Papilloma-Virus-induzierte Genitalwarzen, chronische Hepatitis-B-Virusinfektion, chronische Hepatitis-C-Virusinfektion	Etanercept Fusionsprotein des TNF-Rezeptors TNFR2/ p75 mit dem Fc-Teil (Gelenk-region + CH2 + CH3) von IgG1; bindet und neutralisiert TNFalpha und TNFbeta	Entzündungshemmung bei rheumatoider Arthritis und Psoriasis
GM-CSF (Granulozyten-Makrophagen-kolonie-stimulierender Faktor)	Neutropenien	Interferon beta	Herpes-Zoster, Nasopharynx-karzinom	Alefacept Fusionsprotein des LFA-3 mit dem Fc-Teil (Gelenk-region + CH2 + CH3) von IgG1; blockiert T-Lympho-zyten	Entzündungshemmung bei Psoriasis
G-CSF (glykosyliert) (Granulozyten-Makrophagen-kolonie-stimulierender Faktor)	Neutropenien, Mobilisierung von Stamm-zellen ins periphere Blut	Interferon beta-1a	Multiple Sklerose	Pelfilgrast im (Mono-methoxy-Polyethy-lenglykol-G-CSF-Konjugat)	Neutropenien, Mobilisierung von Stamm-zellen ins periphere Blut
KGF (Keratinozyten-Wachstumsfaktor)	orale Schleim-hautentzün-dung nach Chemotherapie	Interferon beta-1b	Multiple Sklerose		

hämatopoetische Wachstumsfaktoren		Zytokine		Fusionsproteine/Konjugate	
Wirkstoffe	**klinische Anwendung**	**Wirkstoffe**	**klinische Anwendung**	**Wirkstoffe**	**klinische Anwendung**
		Interferon gamma-1b	chronische Granulomatose		
		IL-1RA (Interleukin-1 Rezeptor-Antagonist)	Entzündungshemmer, rheumatoide Arthritis		
		IL-2	Nierenkarzinom, Melanom		

Weiterführende Literatur

Allen TM. Ligand-targeted therapeutics in anticancer therapy. Nature Reviews Cancer. 2002, 2:750–763.

Senter PD, Springer C. Selective activation of anticancer prodrugs by monoclonal antibody-enzyme conjugates. Adv Drug Del Rev. 2001, 53:247–264.

Banta S, Dooley K, Shur O. Replacing antibodies: engineering new binding proteins. Annu Rev Biomed Eng. 2013, 15:93–113.

BfArM/Bundesinstitut für Arzneimittel und Medizinprodukte. http://www.bfarm.de/DE/Arzneimittel/_node.html (abgerufen am 24. 02. 2014).

Bossaller L, Rothe A. Monoclonal antibody treatments for rheumatoid arthritis. Expert Opin Biol Ther. 2013 Sep;13(9):1257–72.

Both L, Banyard AC, van Dolleweerd C, Wright E, Ma JK, Fooks AR. Monoclonal antibodies for prophylactic and therapeutic use against viral infections. Vaccine. 2013 Mar 15;31(12):1553–9.

Carter P, Nature Reviews Cancer, Improving the efficacy of antibody-based cancer therapies, 2001, 1:118–129.

Conti F, Ceccarelli F, Massaro L, Cipriano E, Di Franco M, Alessandri C, Spinelli FR, Scrivo R. Biological therapies in rheumatic diseases. Clin Ter. 2013 Sep–Oct;164(5):e413–28.

Diveu C, McGeachy MJ, Cua DJ. Cytokines that regulate autoimmunity. Curr Opin Immunol. 2008, 20:663–668.

EMA/European medicine Agency. http://www.ema.europa.eu/ema/ (abgerufen am 24. 02. 2014).

Grossman HB, O'Donnell MA, Cookson MS, Greenberg RE, Keane TE. Bacillus calmette-guérin failures and beyond: contemporary management of non-muscle-invasive bladder cancer. Rev Urol. 2008, 10:281–289.

Haller DG, Catalano PJ, Macdonald JS, O'Rourke MA, Frontiera MS, Jackson DV, Mayer RJ. Phase III study of fluorouracil, leucovorin, and levamisole in high-risk stage II and III colon cancer: final report of Intergroup 0089. J Clin Oncol. 2005, 23:8671–8678.

Harris JG, Kessler EA, Verbsky JW. Update on the treatment of juvenile idiopathic arthritis. Curr Allergy Asthma Rep. 2013 Aug;13(4):337–46.

Huse WD, Sastry L, Iverson SA, Kang AS, Alting MM, Burton DR, Benkovic SJ, Lerner RA. Generation of a large combinatorial library of the immunoglobulin repertoire in phage lambda. Science. 1989, 246: 1275–1281.

Knappik A, Ge L., Honegger A, Pack P, Fischer M, Wellnhofer G, Hoess A, Wölle J, Plückthun A, Virnekäs B. Fully synthetic human combinatorial antibody libraries (HuCAL) based on modular consensus frameworks and CDRs randomized with trinucleotides. J Mol Biol. 2000, 296:57–86.

Köhler G., Milstein C. Continuous cultures of fused cells secreting antibody of predefined specificity. Nature. 1975, 256:495–497.

Kolls JK, McCray PB Jr, Chan YR. Cytokine-mediated regulation of antimicrobial proteins. Nat Rev Immunol. 2008, 8:829–35.

Levi M, Sallberg M, Herlyn D, Maruyama H, Wigzell H, Marks JD, Wahren B. A complementary determining region synthetic peptide acts as miniantibody and neutralizes HIV type 1 in vitro. PNAS USA. 1993, 90:4374–4378.

Marks JD,Hoogenboom HR, Bonnert TP, McCafferty J, Griffiths AD, Winter GP. By-passing immunization: Human antibodies from V-gene libraries displayed on phage. J Mol Biol. 1991, 222:581–597.

Marks JD, Tristem M, Karpas A, Winter GP. Oligonucleotide primers for polymerase chain reaction amplification of human immunoglobulin variable genes and design of family-specific oligonucleotide probes. Eur J Immunol. 1991, 21: 985–991.

Orlandi R, Güssow DH, Jones PT, Winter GP. Cloning immunoglobulin variable domains for expression by the polymerase chain reaction. PNAS USA. 1989, 86:3833–3837.

PEI/Paul Ehrlich Institut, Deutschland. http://www.pei.de/DE/arzneimittel/arzneimittel-node.html (abgerufen am 24. 02. 2014).

Richter WS, Ivancevic V, Meller J, Lang O, Le Guludec D, Szilvazi I, Amthauer H, Chossat F, Dahmane A, Schwenke C, Signore A. 99mTc-besilesomab (Scintimun) in peripheral osteomyelitis: comparison with 99mTc-labelled white blood cells. Eur J Nucl Med Mol Imaging. 2011 May;38(5):899–910.

Ritchie M, Tchistiakova L, Scott N. Implications of receptor-mediated endocytosis and intracellular trafficking dynamics in the development of antibody drug conjugates. MAbs. 2013 Jan–Feb;5(1):13–21.

Rosenthal M. Granulozytotoxische Antikörper in Levamisole-induzierter Agranulozytose. J Mol Medicine. 1982, 60:1432–1440.

Schlesinger N. Canakinumab in gout. Expert Opin Biol Ther. 2012 Sep;12(9):1265–75.

Sedlacek HH, Schulz G, Steinsträsser A, Kuhlmann L, Schwarz A, Seidel L, Seemann G, Kraemer HP, Bosslet, K. Monoclonal Antibodies in Tumor Therapy. Contributions to Oncology. Karger. 1988, 32:1–178.

Sedlacek HH, Seemann G, Hoffmann D, Czech J, Lorenz P, Kolar C, Bosslet K. Antibodies as Carriers of Cytooxicity. Contributions to Oncology. Karger. 1992, 43:1–208.

Spadiut O, Capone S, Krainer F, Glieder A, Herwig C. Microbials for the production of monoclonal antibodies and antibody fragments. Trends Biotechnol. 2013 Oct 31. pii: S0167-7799(13)00209-6.

Taal BG, Van Tinteren H, Zoetmulder FA. Adjuvant 5FU plus levamisole in colonic or rectal cancer: improved survival in stage II and III. Br J Cancer. 2001, 85:1437–43.

Trill JJ, Shatzman AR, Ganguly S. Production of monoclonal antibodies in COS and CHO cells. Curr Opin Biotechnol. 1995, 6:553–560.

US-FDA Center for Drug Evaluation and Research. http://www.fda.gov (abgerufen am 24. 02. 2014).

Vousden KA, Clarke DL, Lowe DC. Engineering approaches to develop the next generation of antibodies to respiratory targets. Inflamm Allergy Drug Targets. 2013 Apr;12(2):99–108.

Ware CF. Protein therapeutics targeted at the TNF superfamily. Adv Pharmacol. 2013, 66:51–80.

Yewale C, Baradia D, Vhora I, Patil S, Misra A. Epidermal growth factor receptor targeting in cancer: a review of trends and strategies. Biomaterials. 2013 Nov;34(34):8690–707.

7.2 Hemmung der Immunabwehr durch Immunsuppressiva

Mittlerweile enthält der Arzneischatz auch eine stattliche Reihe von Medikamenten, welche die Immunabwehr hemmen (Immunsuppressiva). Sie werden erfolgreich zur Vorbeuge und zur Behandlung von Autoimmunerkrankungen (siehe Kap. 6.8.11) und zur Verhinderung der Abstoßung von Organtransplantaten (siehe Kap. 6.11.1) angewendet.

Zu diesen **immunsuppressiv wirkenden Arzneimitteln** gehören
- gezielt **immunsuppressiv wirkende Antibiotika,**
  - Beispiele siehe Tab. 7.16,

Tab. 7.16: Immunsuppressive Antibiotika und Derivate.

Ciclosporin A	
Wirkungsmechanismus/Zielstruktur	bindet an das Immunophilin Cyclophilin A (FKBP12/FK506-bindendes Protein12, eine Prolylcistransisomerase); der Ciclosporin A-Cyclophilin A-Komplex inhibiert die Phosphataseaktivität von Calcineurin (Calcium-Calmodulin-aktivierte Serinphosphatase), hierdurch wird die Aktivierung des Transkriptionsfaktors NF-AT verhindert und die Transskription der Gene für einige Zytokine und für Membran-Rezeptoren blockiert; Hemmung der Proteinkinase Cbeta (PKCbeta) und damit der Signalübertragung des T-Zell-Rezeptors
Wirkung auf die Immunabwehr	T-Lymphozyten: Hemmung der Synthese von IL-2 und anderer Zytokine (z. B. IL-1, IL-3, IL-4, IL-8, IFNgamma); Hemmung der Proliferation B-Lymphozyten: Hemmung der Produktion von Antikörpern Makrophagen: Hemmung der Synthese von Zytokinen
besondere Toxizitäten	wird in der Leber durch induzierbare mischfunktionelle Oxidasen (Zytochrom p450) abgebaut, daher Interferenz mit Substanzen, die ähnlich verstoffwechselt werden (z. B. mit Phenobarbital); Risiko für Nierenschäden, Hypertonie, Hypercholisterinämie, Tremor, Muskelkrämpfe; Lichtempfindlichkeit der Haut, erhöhtes Risiko für Infektionen und des Tumorwachstums
klinische Anwendung (Immuntherapie)	Verhinderung/Behandlung der Abstoßung von Organtransplantaten (z. B. Niere, Leber, Lunge) und der Transplantat-gegen-Wirt-Reaktion (GVD) nach Stammzelltransplantation; Therapie von Autoimmunerkrankungen der Haut, der Nieren, des Darmes und der Gelenke; topische Anwendung bei atopischer Dermatitis, Vitiligo und chronischen Entzündungen am Auge
Tacrolismus (FK506)	
Wirkungsmechanismus/Zielstruktur	bindet mit höherer Affinität als Ciclosporin A an das Immunophilin Cyclophilin A; Wirkmechanismus ist gleich dem von Ciclosporin A
Wirkung auf die Immunabwehr	T-Lymphozyten: Hemmung der Aktivierung bis zu 3 h nach Stimulierung (Unterbrechung des Zellzyklus von G0 nach G1); Hemmung der Synthese von Zytokinen B-Lymphozyten: Hemmung der durch TNFalpha induzierten Transkription; geringe Hemmung der Antikörperbildung Makrophagen: Hemmung der Synthese von Zytokinen
besondere Toxizitäten	wird in der Leber durch induzierbare mischfunktionelle Oxidasen (Zytochrom p450) abgebaut, daher Interferenz mit Substanzen, die ähnlich verstoffwechselt werden (z. B. mit Phenobarbital); kann Nierenschäden, Parästhesien, Störungen des Sehvermögens, Diabetes mellitus, Alopezie, Hypertonie und/oder Hirsutismus erzeugen; erhöhtes Risiko für Infektionen und des Tumorwachstums

Tacrolismus (FK506)

klinische Anwendung (Immuntherapie)	Verhinderung/Behandlung der Abstoßung von allogenen Transplantaten (Niere, Leber, Lunge etc.) und der Transplantat-gegen-Wirt-Reaktion (GVD) nach Stammzelltransplantation; topische Anwendung bei atopischer Dermatitis, Vitiligo und chronischen Entzündungen am Auge

Sirolismus (Rapamycin)

Wirkungsmechanismus/Zielstruktur	bindet an Immunophilin, der Komplex hemmt jedoch mTOR (*mammalian target of rapamycin*, Ziel des Rapamycins im Säugetier; multifunktionelle Serin/Threonin-Kinase); Hemmung von mTOR blockiert die Aktivierung von Elongationsfaktoren und Transkriptionsfaktoren und blockiert den Abbau von p27; hierdurch Hemmung der Aktivierung von Zellzyklus-abhängigen Kinasen (CDK4/CyclinD und CDK2/CyclinE) und des Eintritts in die S-Phase der Zellteilung
Wirkung auf die Immunabwehr	T-Lymphozyten: Hemmung der zellulären Signalübertragung stimuliert durch Zytokine, der Proliferation und der Synthese von Zytokinen (z. B. IL-2, IFNgamma); des Weiteren Hemmung des Kostimulators CD28 B-Lymphozyten: Hemmung der Proliferation und der Produktion von Antikörpern; Inhibition der Proliferation von Endothelzellen und glatten Muskelzellen
besondere Toxizitäten	Risiko der Thrombozytopenie, Leukopenie, Erhöhung des Blutcholesterins, Hyperlipidämien, Durchfall, abnorme Wundheilungen; erhöhtes Risiko von Infektionen und Tumorerkrankungen
klinische Anwendung (Immuntherapie)	Verhinderung der Abstoßung von allogenen Transplantaten, besonderen von Nierentransplantaten (da Sirolismus deutlich geringer nephrotoxisch ist als Ciclosporin A oder Tacrolismus)

- **Antimetabolite und Zytostatika,**
  - die Kenntnis über deren Wirkung auf die Immunabwehr rührt aus der Erfahrung der Knochenmarksuppression bei der Chemotherapie von Leukämien und von Tumorerkrankungen her,
  - diese Substanzen wirken nicht Zell-spezifisch, sondern (siehe Tab. 7.17)
    - Zellzyklus-spezifisch (Inhibition der Synthesephase des Zellzyklus, wodurch sich schnell teilende Zellen am stärksten geschädigt werden) oder
    - unabhängig vom Zellzyklus (z. B. Cyclophosphamid);
- **Glucocorticoide** mit ihrer bekannten immunsuppressiven Wirksamkeit (siehe Kap. 5.4.6.1),
  - im Besonderen durch die Hemmung der Expression von Zytokinen, z. B. von IL-1;
- **immunsuppressiv wirkende Antikörperpräparate** (siehe Tab. 7.18 und 7.19), wobei im Besonderen bei den monoklonalen Antikörpern Überlappungen bestehen zwischen
  - gezielt immunsuppressiven Antikörperpräparaten (siehe Tab. 7.19) und
  - entzündungshemmend wirkenden Antikörperpräparaten (siehe Kap. 7.1.2.2).

Die spezifisch immunsuppressive Wirkung von Antibiotika und Antikörperpräparaten auf Zellen der Immunabwehr, im Besonderen auf T-Lymphozyten und B-Lymphozyten, wird erreicht durch

- Blockade von proinflammatorischen Zytokinen, von Rezeptoren, der Signalübertragung und/oder der Transkription von Zytokinen und Zellzyklusproteinen,
- Hemmung der Kooperation zwischen Lymphozyten, dendritischen Zellen und Makrophagen,
- Induktion von Anergie oder des kontrollierten Zelltodes (Apoptose).

Nach jetzigem Kenntnisstand ist für das erfolgreiche Überleben eines transplantierten allogenen Organes notwendig

- eine gezielte Auswahl der Spender für einen gegebenen Empfänger (siehe Kap. 6.10), im Besonderen
  - keine Virusinfektionen (im Besonderen HIV, CMV, EBV),
  - Verträglichkeit der Blutgruppen (im Besonderen A, B, O),
  - keine Antikörper im Serum des Empfängers, welche an die Zellen des Spenders binden (negatives Ergebnis der Kreuzreaktion der Spenderzellen mit dem Serum des Empfängers),
  - weitgehende Gleichheit der Gewebe-(Transplantations-)Antigene in der Reihenfolge
    - MHC-II: HLA-DR,
    - MHC-I: 1) HLA-B, 2) HLA-A, 3) HLA-C,
- das für die Transplantation des jeweiligen Organes entwickelte optimale Behandlungsschema mit den immunsuppressiven Arzneimitteln
  - dieses kann Mono- wie auch Kombinationstherapien beinhalten.

Tab. 7.17: Beispiele immunsuppressiv wirkender Antimetabolite und Zytostatika.

Azathioprin (AZT)	
Wirkungsmechanismus/Zielstruktur	Purinantagonist; wirksame Metaboliten sind das 6-Mercaptopurin und 6-Thioinosinsäure; hemmt in Sinne einer negativen Rückkopplung die Purinsynthese und wie auch als falscher Baustein die DNA- und RNA-Synthese
Wirkung auf die Immunabwehr	T-Lymphozyten: besonders starke Hemmung der Proliferation und Funktion B-Lymphozyten: Hemmung der Proliferation; immunsuppressive Wirkung tritt nach 3–4 Wochen ein
besondere Toxizitäten	Hemmung der Blutbildung (Panzytopenie, besonders bei Patienten mit einem Thiopurin-Methyltransferase-Defekt), Magen-Darm-Beschwerden.
klinische Anwendung (Immuntherapie)	Kombination mit Immunsuppressiva zur Verhinderung/ Behandlung der Abstoßung von Transplantaten, Therapie von Antikörper- und zellulär bedingten Autoimmunerkrankungen

Methotrexat (MTX)

Wirkungsmechanismus/Zielstruktur	hemmt die Dihydrofolatreduktase und hierdurch die Reduktion von Folsäure zu Tetrahydrofolsäure, inhibiert hierdurch die Synthese von Purin und Thymidin, Zellen mit hoher Proliferationsrate werden besonders stark getroffen
Wirkung auf die Immunabwehr	B-Lymphozyten: besonders starke Hemmung der Proliferation und Funktion T-Lymphozyten: Hemmung der Proliferation und Funktion
besondere Toxizitäten	kann Nierenschäden, Panzytopenien, Schleimhautschäden erzeugen; zur Verminderung der Nebenwirkungen werden hohe Dosen von MTX substituiert mit reduzierter Folsäure (Leucoverin)
klinische Anwendung (Immuntherapie)	Kombination mit Immunsuppressiva zur Verhinderung/ Behandlung der Abstoßung von allogenen Transplantaten und der Transplantat-gegen-Wirt-Reaktion (GVD) nach Stammzelltransplantation; Therapie von Autoimmunerkrankungen (rheumatoide Arthritis, Kollagenosen)

Mycophenolatmofetil (MMF)

Wirkungsmechanismus/Zielstruktur	aktiver Metabolit ist das Mycophenolat, inhibiert die Inosin-monophosphatdehydrogenase und damit die de novo-Synthese von Purinen, Hemmung der DNA-, RNA- und Proteinsynthese und der N-Glykosilierung von Proteinen
Wirkung auf die Immunabwehr	T-Lymphozyten: Hemmung der Proliferation und der Funktion B-Lymphozyten: Hemmung der Proliferation und der Produktion von Antikörpern
besondere Toxizitäten	Thrombozytopenien und Leukopenien, Fieber
klinische Anwendung (Immuntherapie)	Kombination mit Immunsuppressiva zur Verhinderung/ Behandlung der Abstoßung von allogenen Transplantaten und der Transplantat-gegen-Wirt-Reaktion (GVD) nach Stammzelltransplantation; Therapie von Autoimmunerkrankungen

Leflunamid und sein Derivat FK 778 (Malononitrilamid, MNA)

Wirkungsmechanismus/Zielstruktur	inhibiert die mitochondriale Dihydroorotat-Dehydrogenase (DHODH), welche die de novo-Pyrimidinsynthese katalysiert, zusätzlich werden zelluläre Tyrosin-Kinasen gehemmt
Wirkung auf die Immunabwehr	T-Lymphozyten: Inhibition der Proliferation; Stimulation der Entwicklung von regulatorischen T-Lymphozyten (CD4(+)-CD25(–)-Treg); Induktion von immunologischer Toleranz B-Lymphozyten: Inhibition der Proliferation und Antikörperbildung Endothelzellen und glatte Muskelzellen: Hemmung der Aktivierung und der Proliferation
besondere Toxizitäten	kann Anämie erzeugen
klinische Anwendung (Immuntherapie)	Kombination mit Immunsuppressiva zur Verhinderung/ Behandlung der Abstoßung von allogenen Transplantaten; Therapie von Autoimmunerkrankungen

Cyclophosphamid

Wirkungsmechanismus/Zielstruktur	wird in der Leber durch mischfunktionelle Oxidasen (Zytochrom p450) überführt zu 4-Hydroxycyclophosphamid, dieses dringt in die Zelle ein und wird dort durch Aldehyddehydrogenasen abgebaut oder in Aldophosphamid verwandelt, dieses spaltet sich auf in Acrolein und dem wirksamen Phosphoramid-Mustard, Phosphoramid-Mustard ist ein bifunktionelles Alkylans, bewirkt Kreuzvernetzung der DNA-Stränge
Wirkung auf die Immunabwehr	T-Lymphozyten: Hemmung der Proliferation und der Funktion B-Lymphozyten: Hemmung der Proliferation und der Produktion von Antikörpern
besondere Toxizitäten	Magen-Darm-Beschwerden, Leber- und Nierenschäden; durch Acrolein entsteht eine hämorrhagische Zystitis, kann durch Thiolverbindungen (Mesna) verhindert werden
klinische Anwendung (Immuntherapie)	Kombination mit Immunsuppressiva zur Verhinderung/ Behandlung der Abstoßung von allogenen Transplantaten und der Transplantat-gegen-Wirt-Reaktion (GVD) nach Stammzelltransplantation; Behandlung von Autoimmunerkrankungen

Tab. 7.18: Polyklonale Antikörper für die Immunsuppression.

polyklonales Antithymozytenglobulin (ATG) und Antilymphozytenglobulin (ALG)

Wirkungsmechanismus/Zielstruktur	aus dem Blutserum gewonnene Antikörper vom Kaninchen (Antithymozyten) oder Pferd (Antilymphozyten) gegen menschliche T-Lymphozyten; Hemmung von Lymphozyten-Rezeptoren; Anergie von Lymphozyten; Opsonierung und Lyse von Lymphozyten
Wirkung auf die Immunabwehr	Hemmung der Proliferation von T-Lymphozyten und B-Lymphozyten
besondere Toxizitäten	Risiko allergischer Reaktionen durch Aktivierung von T-Lymphozyten (Zytokinfreisetzung), durch Bildung von Immunkomplexen der Antikörper des Empfängers mit dem Fremdprotein (Serumkrankheit) oder durch Leukopenien
klinische Anwendung	Kombination mit Immunsuppressiva zur Verhinderung/ Behandlung der Abstoßung von allogenen Transplantaten und der Transplantat-gegen-Wirt-Reaktion (GVD) nach Stammzelltransplantation; Behandlung von schweren Autoimmunerkrankungen

Tab. 7.19: Immunsuppressiv wirkende monoklonale Antikörperpräparate.

monoklonale Antikörperprodukte	Struktur/Eigenschaft	Spezifität/Antigen	immunsuppressive Wirksamkeit/therapeutische Anwendung
Muromonab	murin	CD3 des T-Lymphozyten-Rezeptorkomplexes (TCR)	Hemmung der Aktivierung T-Lymphozyten-Rezeptors (TCR); Behandlung der Abstoßungsreaktion von allogenen Organtransplantaten und der Transplantat-gegen-Wirt-Reaktion (GVD) nach Stammzelltransplantation; Risiko von Nebenwirkungen durch Freisetzung von Zytokinen (Zytokinsturm)
Basiliximab	chimär	alpha-Kette des IL-2-Rezeptors (CD25)	Hemmung der Aktivierung von T-Lymphozyten durch IL-2 (Proliferation und Synthese von Zytokinen); Behandlung akuter Abstoßungsreaktionen besonders von Nieren- und Lebertransplantaten
Daclicumab	humanisiert	alpha-Kette des IL-2-Rezeptors (CD25)	Hemmung der Aktivierung von T-Lymphozyten durch IL-2 (Proliferation und Synthese von Zytokinen); in Kombination mit Immunsuppressiva Verhinderung der Abstoßung von allogenen Organtransplantaten, im Besonderen von Nierentransplantaten; Therapie von Autoimmunerkrankungen
Alemtuzumab	humanisiert	CD52 (GPI-verankertes Antigen auf reifen Lymphozyten, nicht auf Stammzellen)	Hemmung der Proliferation von T-Lymphozyten und B-Lymphozyten; Verhinderung/Behandlung der Abstoßung von allogenen Transplantaten (Niere, Leber, Lunge etc.) und der Transplantat-gegen-Wirt-Reaktion (GVD) nach Stammzelltransplantation
Rituximab	chimär	CD20 (B-Lymphozyten-protein 25/ Ca-Ionenkanal auf B-Lymphozyten)	Apoptose und Zytolyse von B-Lymphozyten, Hemmung der Proliferation und Antikörperbildung; Therapie von Autoimmunerkrankungen, im Besonderen rheumatische Arthritis, der idiopathischen thrombozytopenischen Purpura (ITP) und des systemischen Lupus erythematodes (SLE)

monoklonale Antikörperprodukte	Struktur/Eigenschaft	Spezifität/Antigen	immunsuppressive Wirksamkeit/therapeutische Anwendung
Enlimomab	murin (IgG2a)	ICAM-1 (intrazelluläres Adhäsionsmolekül)	Hemmung der Adhäsion von Lymphozyten, Makrophagen und Granulozyten an Endothelzellen der Blutgefäße; Hemmung der Leukozytenmigration; in Kombination mit Immunsuppressiva Verhinderung der Abstoßung von allogenen Transplantaten; Therapie von Autoimmunerkrankungen

Weiterführende Literatur

Aliabadi A, Cochrane AB, Zuckermann AO. Current strategies and future trends in immunosuppression after heart transplantation. Curr Opin Organ Transplant. 2012 Oct;17(5):540–5.

Björnsti M-A, Houghton PJ. The TOR pathway: a target for cancer therapy. Nature Rev Cancer. 2004, 4:334–348.

Bleakley M, Riddel SR. Molecules and mechanisms of the graft-versus-leukaemia effect. Nature Rev Cancer. 2004, 4:371–380.

Chatenoud L, Bluestone JA. CD3-specific antibodies: a portal to the treatment of autoimmunity. Nat Rev Immunol. 2007 Aug;7(8):622–32.

Coelho T, Tredger M, Dhawan A. Current status of immunosuppressive agents for solid organ transplantation in children. Pediatr Transplant. 2012 Mar;16(2):106–22.

Halleck F, Friedersdorff F, Fuller TF, Matz M, Huber L, Dürr M, Schütz M, Budde K. New perspectives of immunosuppression. Transplant Proc. 2013 Apr;45(3):1224–31.

He XY, Antao VP, Basila D, Marx JC, Davis BR. Isolation and molecular characterization of the human CD34 gene. Blood 1992, 79:2296–2302.

Haverkamp W, Herth F, Messman H. Internistische Intensivmedizin. Georg Thieme Verlag. 2009.

Kovarik J. From immunosuppression to immunomodulation: current principles and future strategies. Pathobiology. 2013, 80(6):275–81.

Mohandas J, Narla A. Blood group antigens in health and diesease. Curr Opin Hematol 2005, 12: 135–40.

PEI/Paul Ehrlich Institut, Deutschland. http://www.pei.de/DE/arzneimittel/arzneimittel-node.html (abgerufen am 24. 02. 2014).

Penninga L, Penninga EI, Møller CH, Iversen M, Steinbrüchel DA, Gluud C. Tacrolimus versus cyclosporin as primary immunosuppression for lung transplant recipients. Cochrane Database Syst Rev. 2013 May 31;5:CD008817.

Piselli P, Busnach G, Fratino L, Citterio F, Ettorre GM, De Paoli P, Serraino D. Immunosuppression and Cancer Study Group. Collaborators (47)De novo malignancies after organ transplantation: focus on viral infections. Curr Mol Med. 2013 Aug;13(7):1217–27.

Prommer E. Calcineurin-inhibitor pain syndrome. Clin J Pain. 2012 Jul;28(6):556–9.

Reid ME, Bird GW. Associations between human red cell blood group antigens and disease. Transfus Med Rev. 1990, 4:47–55.

Servais S, Beguin Y, Baron F. Emerging drugs for prevention of graft failure after allogeneic hematopoietic stem cell transplantation. Expert Opin Emerg Drugs. 2013 Jun;18(2):173–92.

Sommerer C, Meuer S, Zeier M, Giese T. Calcineurin inhibitors and NFAT-regulated gene expression. Clin Chim Acta. 2012 Sep 8;413(17–18):1379–86.

Stucker F, Marti HP, Hunger RE. Immunosuppressive drugs in organ transplant recipients – rationale for critical selection. Curr Probl Dermatol. 2012, 43:36–48.

Urbaniak SJ, Greiss MA. RhD haemolytic disease of the fetus and the newborn. Blood Rev. 2000, 14:44–61.

Wojciechowski D, Vincenti F. Tofacitinib in kidney transplantation. Expert Opin Investig Drugs. 2013 Sep;22(9):1193–9.

8 Anlagen

8.1 Hinweise zu weiteren Informationen

8.1.1 CD-Nomenklatur

Für die wesentlichen Moleküle der Immunabwehr ist die zugehörige CD-(*cluster of differentiation-*, Unterscheidungsgruppen-)Nummer im Text aufgeführt. Für weiterführende Angaben zu diesen Molekülen wie auch für die Suche nach der Charakterisierung weiterer CD-Moleküle sei auf folgende Datenbanken verwiesen:

- Mason D, ed. Leucocyte Typing VII: white cell differentiation antigens. Proceedings of the seventh international workshop and conference held in Harrogate, United Kingdom. Oxford University Press, 2002. ISBN 0192632523.
- http://www.sciencegateway.org/resources/prow
- http://www.immundefekt.de/cd.shtml

8.1.2 Weiterführende Literatur

Die im Anschluss an jedes Kapitel aufgeführte weiterführende Literatur kann über folgende Datenbank eingesehen werden:

- http://www.ncbi.nlm.nih.gov/pubmed

8.1.3 Biochemische und pharmakodynamische Charakteristika von Molekülen der Immunabwehr

Weitere Informationen können abgefragt werden über folgende Datenbanken:

- http://www.ncbi.nlm.nih.gov/sites/omim
- http://www.dimdi.de/static/de/klassi/icd-10-gm/index.htm
- http://www.cancerimmunity.org/peptide

8.1.4 Impfstoffe, monoklonale Antikörper, Immunglobulinpräparate, Immunmediatoren, Allergene für die Desensibilisierung

Nähere Informationen über im Markt zugelassene Arzneimittel sind erhältlich über:

- PEI/Paul Ehrlich Institut-Deutschland:
  http://www.pei.de/DE/arzneimittel/arzneimittel-node.html
- EMA/European Medicines Agency:
  http://www.ema.europa.eu/ema/index.jsp?curl=pages/regulation/landing/human_medicines_regulatory.jsp&mid=WC0b01ac058001f.f89
- FDA-USA:
  http://www.accessdata.fda.gov/Scripts/cder/DrugsatFDA
- http://www.rote-liste.de

8.1.5 Leitlinien für die Behandlung von immunologischen Erkrankungen

Die Leitlinien sind zugänglich über:
- Arbeitsgemeinschaft der Wissenschaftlichen Medizinischen Fachgesellschaften:
  http://www.awmf.org/leitlinien/aktuelle-leitlinien.html
- Ärztliches Zentrum für Qualität in der Medizin:
  http://www.aezq.de/aezq/publikationen/nvl

Sachregister

A-Antigen 481

AATK 67

aberrante Glykosylierung 681

abgetötete Tumorzellen 706

Abl 67

Ablauf einer lokalen Entzündung 145

Abstoßungsreaktionen 709, 713

Abtransport 6

Abwehrstoffe 18

Abzessbildung 151

Abzesskapsel 152

ACE 33

Acetylcholin 362, 384, 388

Acetylcholin, Wirkung auf Zellen der Immunabwehr 386

ACTH 407, 419, 429

Actin-Polymerisation 135

Activine 60, 70, 262

ADA-(Adenosin-Deaminase-)Defizienz 495

ADAM10 288

Adapterproteine 39, 62

ADCC 279, 308, 477, 480

ADCMC 306, 477, 480

ADCMC/CMC 712

Addison'sche Krankheit 641

Adhäsine 520

Adhäsionsmatrixproteine 9

Adhäsionsmoleküle 195, 232, 326

Adhäsionsmoleküle auf B-Lymphozyten 327

Adjuvantien 169, 719

ADP-Ribosylationfaktor 6 135

Adrenalin 381

Adrenalin/Noradrenalin 388

adrenerge/dopaminerges System 381

Adrenocorticotropin 419

Adsorbatimpfstoffe 719

AECA 620

Affinität 282, 464, 614

Affinitätsreifung 339, 344

aFGF 154

AFP 687, 691

Aggrecan 10

Aggregation der Blutplättchen 110

Agouti-Signalprotein (ASP) 428

Agouti-verwandtes Protein (AGRP) 428

Agressine 139

AID (Aktivierung-induzierte Cytidin-Deaminase) 179

AID-Defizienz 498

AIRE 225, 497, 641

AITRL 57

AKT 65

Aktin-Zytoskelett 93

aktiver spezifischer Transport 373

aktivierende Fc-Rezeptoren 287, 314

aktivierende KIR-Rezeptoren 142

aktivierende Rezeptoren auf NK-Zellen 141

aktivierende und transformierende Substanzen für Blutplättchen 108

Aktivierung von naiven T-Lymphozyten 181

Aktivierungsdomäne 41

aktivierungsinduzierte Cytidin-Deaminase (AID) 345

akut rheumatisches Fieber 271

akute disseminierte Encephalomyelitis (ADEM) 639

akute ITP 609

akute Pankreatitis 563

Akute-Phase-Proteine 21, 533

Alarmphase 517

Albumin 433

Alkohol 505

Allele für Antigen-präsentierende Moleküle 175

Allergene 574

Allergenkarenz 597

allergische Dermatitis 596

allergische Formenkreis 596

allergische Reaktion 572, 581

allergische Reaktion vom Soforttyp 435

allergische Reaktionen gegen Arzneimittel 629

allergische Reaktionen vom Typ II 605

allergische Rhinitis, Konjunktivitis 596

allergisches Asthma bronchiale 596

Allergoid 600

allgemeine variable Immundefizienz 498

Allodynie 460

allogene Knochenmarktransplantation 715

allogene Transplantate 709

allospezifische B-Lymphozyten 711

allospezifische T-Lymphozyten 711

Allotypen der Antikörper 280

$AL(OH)_3$ 600, 719, 723

Alopecia areata 643

alpha-Actinin 679

alpha-Chemokine 49

alpha-Granula 109

alpha-Interferon 51

alpha-Internexin 8

alpha-N-Acetylgalactosamin 481

alphaVbeta3-Integrin 262

alpha2-beta1-Integrin 299, 307

ALPO4 719, 724

alternative Aktivierung 24

Altersinvolution 507

Alterung der Immunabwehr 508

Amöbenruhr 553

anabole Funktion 510

anaphylaktischer Schock 582

Anaphylatoxine 24, 575, 614

Anaphylatoxine (C3a, C4a, C5a) 111

ANCA 617

Ancylostoma 559

Androgene 448

Androgen-Rezeptor 43

Androgen-Rezeptor A (AR-A) 448

Androgen-Rezeptor B (AR-B) 448

Anergie 236, 467, 672, 755

angeborene Immunabwehr 427, 507

angeborene (primäre) Immundefekte 492

Angioblasten 152

Angiogenese 152

Angiopoietin-1 154

Angiopoietin-2, -3 155

Angiostatin 157

Ankerpeptide 185

ankylosierende Spondylitis 647

Ankylostomiasis 559

Annexine 433

ANP 400, 403

Antagonisten von IL-10 262

antiapoptotische Mitglieder der Bcl2-Familie 104

Antibiotika 624

antibody engineering 739

Antigen D 482

Antigen En(a-) 490

Antigen MkMk 490

Antigen S(−)s(−)U(−) 490

Antigen-Antikörper-Komplexe 354

Antigen-bindende Moleküle 170

Antigen-bindende Rezeptoren 172, 206

Antigendeterminanten 169

Antigene 71, 169

Antigene auf Granulozyten 612

Antigenkonzentration 591

Antigen-Präsentation 395, 473, 591

Antigen-präsentierende Moleküle 170, 172, 183

Antigen-präsentierende Zellen 190

Antigen-spezifische Immunisierung 695

Antigenüberschuss 294, 615

Antigen-Verabreichung 591

Antiidiotyp-Antikörper 296

Anti-IgE-Antikörper 599

antiinflammatorische Wirkung 302, 303

antiinflammatorische Zytokine 365, 477

Antikörper 22, 171, 273

Antikörperkonstrukte 740

Antikörperpräparate 754

Antikörperüberschuss 294, 615

Anti-Ku-Antikörper 486

Antileukotriene 603

Antilymphozytenglobulin (ALG) 757

Antimetabolite 754

Antioxidantien 132

Antiphospholipid-Antikörper-Syndrom (APS) 658

Antiphospholipid-Syndrom 662

Anti-Rho(D)-Ig 730

antisense Oligonukleotide 601

Anti-Synthetase-Syndrom (ASS) 650

Antithrombin III 32

Antivenine 731

Apoptose 101

Apo3L 57, 225, 464, 474, 755

APP 57

APRIL 57, 318

Aptosomen 104

Äquivalenzbereich 294

Arginin-Vasopressin 406

Artemis-DNA 178

Arteriitis temporalis 620, 659

Arteriosklerose 659

Arthus-Reaktion 615

Arylsulfatase 114, 583

Arzneimittel-Allergene 577

Ascaridose 557

Ascaris 557

Ascaris suum 558

Asialo-Glykoprotein-Rezeptor 291

ASK-1/JNK-Signalweg 73

ASO4 724

Asparaginsäureproteasen 94

Aspergillus fumigatus 549

Astrozyten 366, 372

Ataxia telangiectasia 499

ATRA 43

Aufnahme von Antigenen durch B-Lymphozyten 329

Augenerkrankungen 664

äußerer Liquorraum 376

Autoantikörper gegen Thrombozyten 608

autoimmune atrophische Gastritis 657

autoimmune hämolytische Anämie (AIHA) 658

autoimmune Hepatitiden 653

autoimmune Polyendocrinopathie Syndrom Typ 1
(APS-1) 641

autoimmune Polyendocrinopathie-Syndrom
    IPEX 641
autoimmune polyendokrine Syndrome (APS) 497
Autoimmunerkrankungen 253, 272
Autoimmunerkrankungen der Blutgefäße und des
    Herzens 659
Autoimmunerkrankungen der Gelenke und des
    Bindegewebes 647
Autoimmunerkrankungen der Haut 643
Autoimmunerkrankungen der Muskulatur 650
Autoimmunerkrankungen des Auges 666
Autoimmunerkrankungen des Nervensystems 639
Autoimmunerkrankungen endokriner Organe 641
autoimmunes lymphoproliferatives Syndrom
    (ALPS) 497
autoimmunes Polyendocrinopathie-Syndrom Typ 1
    (APS-1, Whitaker-Syndrom) 641
autoimmunes Polyendocrinopathie-Syndrom Typ 2
    (APS-2, Schmidts Syndrom) 641
Autoimmunhämolyse vom Penicillin-Typ 606
Autoimmunhämolyse vom Stibophen-Typ 606
autoimmunhämolytische Anämien (AIHA) 607
Autoimmunneutropenien 611, 612, 658
Autoimmunreaktionen gegen Bestandteile des
    Blutes 658
autokrin 44
autokrine Modulation 453
autologe Knochenmarktransplantation 714
autologe Transplantate 709
Autophagozytose 135
autoreaktive Lymphozyten 463, 635
Avidität 283
AVP 406
Axon 361
Azathioprin (AZT) 755

Bacillus anthracis 530
BAFF 57, 318
BAFFR 318
Bakterien-Display-Technologie 742
Bakterieninfektionen 520, 565
BALT 2
Bandwürmer 561
B-Antigen 481
Bare-Lymphozyten-Sydrom 497
Basalmembran 372
basische Proteine von eosinophilen Granulo-
    zyten 585
basophile Granulozyten 113, 114, 116, 573, 580
4–1BBL 58
BCG/Bakterium Calmette-Guérin 706, 721, 746
Bcl2-Familie 104, 220
Bcl-XL 220

BCMA 57, 318
BCR 64, 172
BCR-ABL 679
BCRF1 260
BDNF, *brain derived growth factor* 364, 368, 449
Bence-Jones-Proteine 691
beta-Catenin 679
beta-Chemokine 49
beta-Endorphin 402
beta-Endorphin auf Zellen der Immunabwehr 394
beta-Glykan 10
beta-Interferon 51
beta-Internexin 8
beta2-Mikroglobulin 172, 184, 197
Beulenpest 540
bFGF 154
BH3-Domäne 104
Biglykan 10
Bildung von Immunkomplexen 295
Bilharziose 554
Bilirubin-Abbaus 479
Bindedomänen 68
Bindetasche 281
Bindung an antigene Determinanten 281
Bindung an bakterielle Proteine 285
Biofilme 522
biogene Amine 580
Birbeck Granula 192
Birdshot-Chorioretinopathie 667
bispezifische Konjugate 741
BK-Virus 682
Blastomyces dermatidis 549
BLIMP-1 347
Blinddarm 2
Blk 65
BLL2A1 711
Blockade von Glykosylierungsschritten 681
Blutbildung 54
Blutgerinnung 31
Blutgruppen A, B, AB, O 481
Blut-Hirn-Schranke 361, 372
blutiger Durchfall 535
Blutkapillaren 154
Blut-Liquor-Schranke 376
Blut-Nerven-Schranke 360, 361
Blutsinosoide 161
Blutverweilzeit 749
B-Lymphozyten 166, 191, 272, 590
B-Lymphozyten-Rezeptor (BCR) 312, 328
B-Lymphozyten-Rezeptor-(BCR-)assoziierte Mole-
    küle 39
BMP 60, 70, 262
BMX 66

Boder-Sedgwick-Syndrom 499
Bonuseffekt der multivalenten Bindung 283
Booster-Reaktion 266
Bordetella pertussis 534, 722
Borrelia burgdorferi 534
Borreliose 534, 722
Botulismus 526, 731
bovines Mycobakterium BCG 704
BPI 533
Bradykinin 33
B-Raf 679
Brucella abortis 534
Brucellose 534
Brugia 560
Bruton-Typ-Agammaglobulinämie 498
Btk 66
Buckley-Syndrom 499
bystander reaction 353
B-Zell-Linker-(BLNK-)Defizienz 498
B1b-Lymphozyten 352
B7-DC 215
B7-H1 215
B7-H2 215, 325
B7.1; BB1 210, 324
B7.2, B70 210, 324

C1-Esterase 28
C1-Inaktivator 28, 32
C1q 21, 26, 298
C1q-Rezeptor 27
C1qRp 299, 307
C3 25
C3a 25
C3a-Rezeptor 27
C3b 21, 26, 301
C3d 26
C3dg 26, 301
C3-Konvertasen 24
C4a 25
C4b 301
C4BP (C4-bindendes Protein) 28
C5a 25
C5a-Rezeptor 28
C5b678(9)xn 26
C5-Konvertasen 24
CA 15–3 691
CA 19–9 691
CA 27.29 691
CA 72–4 691
CA 125 691
Cadherine 87, 156
Ca-Ionen-abhängige Lektine (C-Typ-Lektine) 123
Calnexin 186, 190, 197

Calpain 46
Calreticulin 27, 186
CAM-Kinase 65
CAML 57
Campylobacter jejuni 534
Candida albicans 549
Canstatin 157
capillary leak syndrome 271, 702
Caplan-Syndrom 650
Carboxypeptidase 29, 33, 114, 116
Carrier 169
Caspasen 3, 102, 103, 244, 660
Cathelicidin 19
Cathepsine 94, 95, 190
CBP 77
CC-Rezeptoren 50
cC1q-R 299
cC1qR 307
CCL 49
CD1 172, 183, 196
CD1-CTL 239, 240
CD1-Moleküle 171
CD3 174, 758
CD3-Ketten-Defizienz 496
CD3-Komplex 204
CD4 208
CD4(+)-CD1-CTL 239
CD4(+)-CTL 239
CD4(+)-Gedächtnis-T-Lymphozyt 267
CD4-Korezeptor 174
CD4(+)-T-Helfer(1)-Lymphozyten (TH1) 235, 249,
    250, 543
CD4(+)-T-Helfer(17)-Lymphozyten (TH17) 235, 252, 253
CD4(+)-T-Helfer(2)-Lymphozyten (TH2) 235, 251, 334
CD5 321
CD8 208
CD8(+)-CD1-CTL 239
CD8(+)-CTL 239, 543
CD8(+)-Gedächtnis-T-Lymphozyten 238, 268
CD8-Korezeptor 174
CD8-(Korezeptor-)Defizienz 497
CD11b/CD18 300
CD11c/CD18 300
CD14 533
CD16a 289
CD16b 289
CD19 313
CD20 758
CD200R1 578
CD21 288, 300, 313
CD21(++)CD23(+/−)-B-Lymphozyten 352
CD22 319
CD23 288, 591

CD23a 290, 322
CD23b 290
CD25 758
CD27 58, 217, 318, 349
CD28 64, 210, 325, 332
CD30 57, 217, 321
CD30L 57, 217, 322
CD32 289
CD34 714
CD35 28, 299
CD40 56, 58, 317
CD40-Ligand-(CD154-)Defizienz 496
CD40-Ligand 58, 317, 435, 602
CD40-Rezeptor 349
CD45 206
CD45-(Protein-Tyrosin-Phosphatase-)Defizienz 496
CD45RO 215
CD46 28, 475
CD52 758
CD55 29, 475
CD59 475
CD62L 714
CD64 289
CD70 58, 217, 318
CD72 320
CD79a 173, 312
CD79b 173, 312
CD80 210, 213, 324
CD81 313
CD86 210, 213, 324
CD89 290
CD91 299
CD93 299
CD94 39
CD100 320
CD120A 59
CD120B 59
CD134 58, 219, 326
CD134-Ligand 326
CD152 213
CD153 217
CD154 317
CD180 315
CD225 313
CD278 214
CD300-Antigen 578
CD330A 578
cdc25A 98
cdc25-C 98
Cdc27 680
CDe/CDe 483
CDKN2A 680
CDK4 680

CDR1, -2, -3, *complementarity determining regions
1, 2, 3* 170, 203, 276
CDR4 203
CEA 687, 691
Cellano-Antigen 485
c-ErbB1 677
c-ErbB2 678
cervicale intraepitheliale Neoplasien 705
Cestoden 561
CFA 723
CG 425, 429
CGRP 394, 402, 459
CGRP (Calcitoningen-verwandtes Peptid) auf Zellen
der Immunabwehr 396
Chagas-Krankheit 553
Chaperone 186, 190
Charcot-Leyden crystal protein 260
Chediak-Higashi-Syndrom 499
Chemiearbeiterlunge 615
Chemokine 49, 72, 91, 143, 362, 486, 581
Chemokin-Rezeptor CXCR4 493
Chemokin-Rezeptoren 238, 249
Chemotaxie 90, 91
chimärer Antikörper 740
Chlamydia pneumonia 534
Cholera 540
cholinerges System 384
Chondroitinsulfat 10
Chondroklast 118
Choriongonadotropin 425
Chromophor 624
chronisch entzündliche demyelinisierende Poly-
neuropathie (CIDP) 733
chronische granulomatöse Erkrankung (CGD) 493
chronische ITP 609
chronische Magenentzündung 537
chronische mukokutane Candidiasis (CMC) 497
chronische Polyarthritis 649
chronisch-infantiles neurokutaneo-artikuläres
Syndrom (CINCAS) 494
Churg-Strauss-Syndrom 617, 660
Ciclosporin A 753
CITTA 190
Ci3b 26
CK 65
Clathrin 292
Claudine 7
CLEC 125
Clonorchiose 554
Clostridium botulinum 526
Clostridium difficile 526
Clostridium perfringens 526
Clostridium tetani 526

CLP, *common lymphoid progenitor* 54
CMC 306
CMP, *common myeloid progenitor* 54
CMV 200, 260, 545, 620, 730
CNTF 61
COA-1 679
Coccidiodes immitis 549
Cocksackie-Viren 643
Collectine 22
Conglutinin 22, 300
Corium 7
Corticoliberin 409, 410
Corticostatin 410
Corticosteron 432
Cortisol 407, 421, 432
Cortison 432
Cortistatin 414, 415
Coxsackie-Viren 660
CpG-Motive 592, 600
CR1 27, 28, 299, 307
CR2 27, 300
CR3 27, 300
CR4 27, 300
Creatin-Phospho-Kinase (CK-MM) 513
CREB 77
CRH 409, 410, 421, 432
CRK 63
Crohnsche Krankheit 656
Cromone 602
cross presentation 187
CRP 21
Cryptococcus neoformans 549
CSF-1 70
CSF-1 Rezeptor 677
c-Sis 677
CSK 207
c-src 65
CTL, CD8(+)-T-Lymphozyt 235
CTLA4 210, 213, 232, 325
(C-Typ-) Lektine 124, 193
CXCL 49
CXC-Rezeptoren 50
C(X)$_3$CL 49
CX$_3$C-Rezeptor 50
Cyclin-abhängige Kinasen 99, 100
Cycline 99, 100
Cyclooxygenase (Cox) 80, 130
Cyclophilin A 753
Cyclophosphamid 757
Cyklin-abhängige Kinasen 96
Cytidin 178

DAF 29, 307, 475
DAP12 Protein 39

Darmentzündung 534
DC25 758
DC, *differentiated cells* 53
DCIR 124
DcR1 59
DcR1/Decoy-Rezeptor1 56
DcR2 59
DcR3, *decoy receptor 3* 475
DC-SIGN 125
DD, *death domain* 103
Deafferenzierungsschmerzen 458
Decorin 10
Decoy-Rezeptor 57, 58
Dectin 1 124
DEC-205 124
Defensine 19
Defizienzen der L-Kette 498
Defizienzen der μ-H-Kette 498
Defizienzen der α-H-Kette 498
Defizienzen von
– schweren Ketten 498
– der L-Kette 498
– IgG-Subklassen 498
Degranulierung von Mastzellen und basophilen
    Granulozyten 578, 580
Dek-Can 680
Deletionen 236, 466
delta-Chemokine 49
delta-Kette 174, 204
Dendriten 361
dendritische Zellen (DC) 191, 192, 195, 706
Dermatansulfat 10
Dermatitis herpetiformis Duhring 644
Dermatomyositis 643
Desmin 8
Desmosomen 156
Detox 723
DGK 68
DGLA 80
Diabetes mellitus Typ I 653
Diabodies 740
Diacylglycerol (DAG) 40
Diagnose einer allergischen Sensibilisierung 597
Diapedese 90
DIC 563
dichte Granula 109
Differenzierungsantigene 676
Differenzierungsmarker Leukämie 692, 693
Diffusion 353, 373
DiGeorgeSyndrom 495
Dihydrotestosteron 448
dimeres IgA 292
dimorphe Pilze 549, 550

Diphtherie 721, 723, 730
Diphyllobotrium 561
direkter Coombs-Test 480
disseminierte intravaskuläre Gerinnung 480, 563
distaler Polkomplex (DPC) 231, 334
Distress 516
Disulfidbrücken 273
Diversitätssequenzen 340
diversity Region 176
DJ-Rearrangement 341
DLL-4 154
DNA-Bindedomäne 41
DNA-Ligase 178
DNA-Ligase IV-Defizienz 496
DN1 223
DN2 223
DN3 224
DOK1 319
Domepithel 168
Dopamin 381, 411, 417, 426, 580
Dracunculus 560
Dressler-Syndrom 660
Ductus lymphaticus dexter 166
Ductus thoracicus 166
Duffy-Antigene 486
Duftstoffe 624
Durchfall mit hohem Fieber und Entzündungen 535
Durchfall/Reise-Diarrhoe 535

E2F 101
EBV 26, 39, 260, 546
ECF-A 582
Echinococcus 561
Echinokokkose 561
ECM 9, 71
ECP 113, 585
Ectodysplasin A2 58
EDN 113, 585
Effektor-CTL 241
Effektorphase 621
EGF 60, 70
EGF-Rezeptor 63, 677
EIA 597
Eicosapentaensäure 80
eIF-2 78
Einschlusskörperchen-Myositis 651
Einzelnukleotidpolymorphismen (SNP) 176
Eiter 152
eitrige Entzündungen der Harnwege 536
Elastase 95
Elastische Fasern 11
Elimination der Immunkomplexe 297
Elongationsfaktor 2 680

embryonale onkofetale Antigene 687, 688
Empyem 151
EMT 66
Enamelysin 94
Endocarditis 527
endokrin 44
Endorphine 392, 459
endosomal 190
Endostatin 157
Endothelin-3 484
Endothelzellen 13, 14, 91, 148, 372, 440, 443, 713
Enkephaline 392
Entamoeba 553
enteroaggregative E.coli (EAggEC) 535
Enterobius 559
Enterococcus faecalis 527
enterohämorrhagische E.coli (EHEC) 535
enteroinvasive E.coli (EIEC) 535
enterotoxogene E.coli (ETEC) 535
Entwicklung von T-Lymphozyten im Thymus 222
Entwicklungsstufen der menschlichen B-Lympho-
zyten 311
Entzündungen 3, 116, 305, 393, 430, 443, 459, 494
Entzündungen des Auges 663
Entzündungshemmung 435
Enzyme 520, 580
Enzyminhibitoren 121
EOPA 647
eosinophile Granulozyten 113, 114, 582, 626
Eotaxin 115
EPH 64
EphB2-Rezeptor 155
Ephrin-B1 155
Ephrine 158
Epidermolysis bullosa acquisita 644
epigenetische Modifikation 260
Epikutan-Test 598
epileptische Anfälle 733
Epithelien 5, 18
Epitope 169, 179, 274, 282
Epo (Erythropoietin) 113, 585, 703
epsilon-Kette 204
Epstein-Barr-Virus (EBV) 546, 682
EPS8 63
ERbB3 64
Erholungsphase 518
ERp57 186
Erschöpfungsphase 518
erworbene Immunreaktion 428, 507
Erworbene (sekundäre) Immundefizienzen 499
Erythema exsudativum multiforme (EEM) 616, 617
Erythropoietin alpha 749
Erythropoietin beta 749

Erythropoietin-R 63
ESBL 569
Escherichia coli (E.coli) 535
Estrogen-Rezeptor alpha (ERalpha) 442
Estrogen-Rezeptor beta (ERbeta) 442
ESX-1 525
ETV6-AML1 680
ETV6-PDGFRB 679
Eustress 516
exogen-allergische Alveolitis 615
exogene Faktoren 631
exogene Faktoren allergischer Reaktion 592
Exozytose 115, 134, 136, 305
Expression proteolytischer Enzyme 673
Expressionssysteme 741
extrakorporale Filtration des Blutplasmas 668
extrazelluläre Matrix 9, 93
extrazelluläre Poren 292
extrinsischer (alternativer) Weg 30
extrinsischer Weg der Apoptose 103
EZM 71

FAADD 103
Fab 736, 740
Fab-Fragmente 276
F(ab)2-Fragment 277, 736, 740
FAK 67
FAK/PLCgamma-Signalweg 75
Faktor H 28
Faktor I 28
Faktor J 28
familiäres autosomal-dominantes periodisches
    Fieber (TRAPS, TNF-Rezeptor-assoziiertes
    periodisches Syndrom) 493
familiäres Mittelmeerfieber (FMF) 493
Färbemittel 624
Färbetechnik nach Gram 524
Farmerlunge 615
Fas/CD95 56
Fasciolopsiasis 554
Fasciolopsis 554
Fas-Liganden 58, 246, 474
Fc-epsilonRI 288, 290
Fc-epsilonRIIa 322
Fc-Fragment 277
Fc-gamma-Rezeptor-IIB 319
Fc-gammaRIA 288
Fc-gammaRIIA und -C 287
Fc-gammaRIIB 291
Fc-gammaRIIIA 288
Fc-gammaRIIIB 288
FcIgE-RI 573, 577, 591
FcIgE-RII 288, 591

Fc-Rezeptor FcIgG-RIIB 577
Fc-Rezeptoren 39, 140, 352, 614
Fc-Rezeptor-(FcR-)Bindung 285
Fc-Rezeptor-Homologe 323
Fc-Rezeptorhomologe in B-Lymphozyten 324
FcRH 323
FcRn 290, 292
FEIA 597
Fe-Ionen 19
Felty-Syndrom 650
Fer 65
FERM 69
Fes, Fps 65
Fettsäuren 19
Fetus 472
F-(Fertilisations-)Pili 525
FGF 70, 677
FGF-Rezeptor 1 677
FGF-Rezeptor 2 677
FGF-1 60
FGF-3-R 64
Fgr 65
Fibrinogen-Rezeptor 108
Fibrinolyse 31
Fibrinpeptide 31
Fibromodulin 10
Fibronectin 11, 22
Fibronectin-Rezeptor 108
Ficolin-L, -M, -H 300
Filariose 560
Filensin 8
Fimbrien 12, 520, 525
Fischbandwurm 561
FK 778 756
FK506 753
FLICE-like inhibitory protein 103
Flimmerhaare 6
Flk-1 154
Flt-1 154, 678
FLT3-ITD 679
Flt-4 154, 678
FMS 677
FN1 679
Fn14 59
follikuläre B-Lymphozyten 337, 338
follikuläre dendritische Zellen 191
follikuläre T-Lymphozyten 337
Follitropin 424
Forkhead-Box-Protein P3 258
Fotoallergene 623
fotoallergische Dermatitis 623
fototoxische Substanzen 623
FoxP3 256, 260, 641

Fragilis 314
framework 170, 276
Francisella tularensis 536
Frk 66
FR1, -2, -3, -4 276
FSH 429
FSME-Virus 721, 730
fungizide Substanzen 112
funktionell spezifische Tumorantigene 685
funktionelle Tumorspezifität 684
Furokumarine 626
Furunkel 151
Fusarium-Spezies 549
Fusionsproteine 719, 720, 738, 749
Fv-Fragmente 276, 740
FXIIa 33
FY-Gen 487
Fyn 65
FYVE-Zink-Finger-Domäne 69

GABA 362
Galactose 125
Galectin 10 260
GALT 2, 167
gamma-/delta-CTL 239
gamma-Chemokine 49
gamma-Interferon 51
gamma-Kette 173, 204
Gasgangrän 526
Gasödem 731
G-CSF (Granulozytenkolonie-stimulierender
    Faktor) 703, 750
gC1qbp/gC1q-R 299, 307
GDNF 61
Gedächtnis T-Lymphozyten (Tmem) 232
Gedächtnis-B-Lymphozyten 266, 349
Gedächtnis-CTL (CTLmem) 246
Gedächtnis-T-Lymphozyten 266
GEF 40, 589
Gefäßentzündungen 616, 618, 733
Gefäßsprossung 156
Geißeln/Flagellen 525
Gelatinasen 94
Gelbfieber-Virus 721
Geldrollenbildung 91
Gelenkentzündungen 537
Gelenkregion, *hinge region* 203, 274
genetische Risikofaktoren für Autoimmun-
    erkrankungen 632
genetischer Hintergrund 585
Gensegmente B-Lymphozyten-Rezeptor (BCR) 177
Gensegmente T-Lymphozyten-Rezeptor (TCR) 176
Gerinnungssystem 30
Gewebestammzellen 53

GGF 61
GH 412, 413, 422, 429
GHBP 422
GHIH 410
Ghrelin 410, 414, 416
GHRH 410, 412
Gicht 647
Gifte von Schlangen 731
Gliafibrillen 8
Glomerulonephritiden 616
Glucocorticoide 432, 435, 505, 601, 754
Glucocorticoid-Response-Element (GRE) 433
Glucocorticoid-Rezeptor 43
Glutamat 362
Glutathion-Peroxidase 131
Glykokalyx 5, 522, 525
Glykophorine 490
Glykosaminoglykane 9, 50
GM-CSF (Granulozyten-Makrophagenkolonie-
    stimulierender Faktor) 704, 750
GMP, *granulocyte macrophage progenitor* 55
GnRH 416, 418
GnRH Typ 1 416
GnRH Typ 2 417
GnRH-1 411
Gonadoliberine 411, 416
Gonorrhö 538
Goodpasture-Syndrom 654
GPCRK 66
GPER-1/GPR30 442
G-Protein-gekoppelte Rezeptoren 40, 41, 577
G-Protein-gekoppelter Estrogen-Rezeptor 442
Gp34 219
GRAB 63
Gram(–)-Bakterien 534
Granula 112
Granulationsgewebe 152, 156
Granulozyten 382
Granzyme 244
GRB 63
Griscelli-Syndrom 497
Gruppe A-Streptokokken (GAS) 528
Gruppe B-Streptokokken (GBS) 529
GSK-3 66
Guanosinnukleotid-bindende Proteine 40
Guillain-Barre-Strohl-Syndrom 733
Guillain-Barre-Syndrom (GBS) 639
GvH, *graft-versus-host reaction* 711
GVHD, *graft-versus-host disease* 715
GVL, *graft-versus-leukemia effect* 715

Haemophilus influenza 537
Haftkomplexe 6, 7, 148, 156, 372

Hagemannfaktor 31, 33
Hämatopoese 53
hämatopoetische Stammzellen 714
Hämolyse 480
hämolytisch-uremisches Syndrom (HUS) 535
hämophagozytische Lymphohistiozytose 497
Hämophilus influenzae 722
H-Antigen 481
Hapten 169, 624, 718
Harnblasenkarzinome 746
Harze 624
Hassallsche Körperchen 162
Häufigkeit von Autoimmunerkrankungen 632
Hauptallergene 576
HA-1 711
HA-2 711
HBGF 60
HB-1 711
HCG 688, 691
Hck 65
HCV 314
HDN 479
Hedgehog 72
Hefenzell-Display-Technologie 742
Hefezellen 706
Heidelberger-Kurve 295
Helicobacter pylori 537
Helminthen 554
hemmende KIR-Rezeptoren 141
hemmende Rezeptoren auf NK-Zellen 141
Heparansulfat 10
Heparin 116, 580
Hepatitis 730
Hepatitis-A-Virus 721
Hepatitis-B-Virus (HBV) 660, 683
Hepatitis-B-Virus-Vakzinen 704, 706
Hepatitis-C-Virus 660, 683
Heregulin-Rezeptor 1 677
Hermansky-Pudlak-Syndrome (HPS) 499
Herpes-Simplex-Virus 544
Herpes-Viren 682
Herpes-Zoster-Virus 721
Her2/neu 678
Her3 678
Heterochromiezyklitis Fuchs 666
HEV 228, 336
Heymanns Nephritis 655
hFcRn 293
HGF 61, 70
HGF-Rezeptor 678
HIF-responsive Elemente (HRE) 153
HIF-1alpha 153
HIF-1beta 153

Hirnhautentzündung 538
Histamin 83, 116, 458, 580
Histaminase 114, 583
Histamin-liberierende Faktoren 84
Histamin-Rezeptor 84
Histiozyt 118
Histoplasma capsulatum 549
HIV 545
HIV-1 208
HLA-A-, -B-, -C-Proteine 711
HLAB27 647
HLA-DM 190
HLA-DR-Proteine 711
HLH, hämophagozytisches Syndrom 497
hochvariable Regionen 170
Hofbauerzelle 118
Homöostase 469
Honig 600
Hormone 72, 378, 574, 576
Hormon-responsives Element, HRE 37
HOZOT 257
HPL 688
HRF 65 29, 307, 475
HRF20/MIRL/MACIF 307
HSV-1 544
humane Hyperimmunglobuline 730
humane Leukozytenantigene (HLA) 183
humane Papillomviren (HPV) 682, 721
humane Polyimmunoglobuline 730
humaner Antikörper 740
humanes Herpes-Virus 4 (HHV-4) 682
humanes Herpes-Virus 8 (HHSV-8) 682
humanes Immundefizienzvirus 545
humanes Papillom-Virus-Vakzinen 704, 706
humanes T-lymphotropes Virus 1 (HTLV-1) 683
humanes T-lymphotropes Virus 2 (HTLV-2) 683
humanisierter Antikörper 740
Humanisierung 741
Humanpathogene Viren 731
Hurst-Encephalitis 640
HVEM 56, 58
HvG, *host-versus-graft reaction* 711
HV4 203
Hyaluronsäure 10
Hybridomzellen 738
Hydrolase 82
hydrolysiertes Kasein 504
Hydroxyl-Radikale 129
5-Hydroxytryptamin 85
Hygiene 556
Hygiene-Hypothese 259
Hymenolepis 561

Hyperalgesie 460
Hyper-IgE-Syndrom (HIES) 499
Hyper-IGM Syndrom Typ 2 498
Hyper-IgM-Syndrom Typ 5 498
Hyperimmunglobuline 717, 735
Hyperimmunoglobulinämie D mit periodischem
    Fieber 498
Hyperthyreoditis Typ Basedow 642
Hyphen 550
hypoallergene Ersatzprodukte 504
Hyposensibilisierung 598
Hypothalamus 369, 378, 409
Hypothyreoditis Typ Hashimoto 642
Hypoxie-induzierbare Transkriptionsfaktoren 153
H1-Rezeptor-blocker 602

IAP 103, 104
IBD 656, 657
IBM 651
iC3b 21
ICAD 103, 104
ICAM 87
ICAM-1 759
ICAM-3 332
Iccosom 337
ICER 395
ICOS 214, 232, 326
ICOS-Ligand 325
idiopathische hintere Uveitis 667
idiopathische intermediäre Uveitis 666
idiopathische Lungenfibrose 654
idiopathische thrombozytopenische Purpura
    (ITP) 658
idiopathische vordere Uveitis 666
Idiotypen 169, 280
IFA 723
IFNalpha 157
IFNalpha con 1 703
IFNgamma 244, 262, 456, 599
IgA 279, 732
IgA1 279
IgA2 279
IgA Nephropathie 654
Ig-alpha 173, 312
Ig-alpha-Defizienz des B-Lymphozyten-Rezeptors
    (BCR) 498
Ig-beta 173, 312
Ig-CAM 156
IgD 278
IgE 279, 435, 573, 577, 587
IGF-R 64
IGF-1 70, 413, 414, 422
IgG 278, 736

IgG1 278
IgG2 278
IgG3 278
IgG4 278
„inkomplette" Antikörper 606
IgM 277, 340
IgM-Gedächtnis-B-Lymphozyten 352
Ignoranz 236, 466, 671
IkB 77
IKBK 66
IKK 67
ILGF 61
IL-1 71, 456
IL-1alpha 46
IL-1-R 63
IL-1RA (Interleukin-1 Rezeptor-Antagonist) 547, 751
IL-2 46, 456, 702, 751
IL-3 46, 582
IL-4 46, 116, 476, 582, 587
IL-5 46, 116, 582, 588
IL-6 46, 456
IL-7 46, 267
IL-8 47, 486
IL-9 47
IL-10 47, 157, 252, 260, 456, 469, 476, 588, 598,
    673
IL-11 47
IL-12 47, 157, 262, 467, 588
IL-12- oder IL-23-Defizienz 497
IL-13 47, 253, 588
IL-14 47
IL-15 47, 267, 347
IL-16 47
IL-17 48, 71, 253
IL-18 48, 71
IL-19 48
IL-20 48
IL-21 48, 347
IL-22 48, 253
IL-23 48
IL-24 48
IL-25 48
IL-26 45
IL-27 45
IL-28 45
IL-31 45
IL-33 45
IL-35 45
immune surveillance 670
Immunglobulinaggregate 731
Immunglobulindomänen 273
Immunglobulingensuperfamilie (IgSF) 86
Immunglobulinmangelerscheinungen 733

Immunglobulinpräparate 730
Immunkomplexe 293
Immunkonjugate 741
Immunmediatoren und Gewebehormone auf Nerven-
    zellen 363
Immunmodulation 733
Immunogene 169
Immunogene tierischer Immunglobuline 732
Immunogenität 718, 720
immunologische Synapse 228, 231, 242, 248, 331,
    333, 337, 590
Immunophilin 754
Immunschwächen des Neugeborenen 501, 503
Immunstimulantien 717, 746
Immunstimulation 747
immunstimulierende Wirkstoffe 244
Immunsuppression 435, 620, 668
immunsuppressiv 395, 397, 476
Immunsuppressiva 601, 603, 752
immunsuppressive Wirkung 384, 394
immunthrombozytopenische Purpura (ITP) 609
Impedine 139
Impfstoff-Adjuvanzien 723
Impfstoffe 266, 522
Impfstoffe für den Menschen 721
Impfungen 505
Impfwiederholungen 720
inaktiviertes C3b (iC3b) 301
indirekter Coombs-Test 480
Indolamin-2,3-Dioxygenase (IDO) 674
Indomethacin 505
Induktion von Treg 672
induzierte regulatorische T-Lymphozyten
    (iTreg) 254, 258
infantile Polyarteriitis 660
Infektion der oberen Luftwege 534
Infektionen 494
Infektionen/Abzessbildungen 527
Infektionserreger für Neugeborene 502
Infektionserrreger 666
Infektionsprophylaxe 726
Influenza-Virus 721
inhibierender Fc-Rezeptor 291
Inhibine 70, 262
Inhibitoren 95
Inhibitoren, Angiogenese 157
Inhibitoren der Bildung des zytolytischen
    Komplexes (C5b678(9)xn) 307
Inhibitoren der Blutgerinnung 32
Inhibitoren der Komplementsysteme 28
Inhibitoren für CDK/Cycline 99, 100
iNKT 240
innerer Liquorraum 376

Insuffizienz der Immunabwehr 671
Integrin CD11a/CD18 332
Integrine 87
interdigitierende dendritische Zellen 191, 338
Interferon alpha-con1 749
Interferon alpha-2a 703, 749
Interferon alpha-2b 703, 750
Interferon beta 703, 750
Interferon beta-1a 750
Interferon beta-1b 750
Interferon gamma-1b 751
Interferon Typ II 52
Interferone 158, 702
Interferone Typ I 52
Interferone Typ III 52
Interferon-gamma-Rezeptor-(IFNGR1- oder
    IFNGR-2-)Defizienz 496
Interferon-regulierenden Faktor 9 (IRF9) 52
interfollikularen Sinus 166
Interleukine 45
Interleukin-7-Rezeptor-(alpha-Kette-)Defizienz 496
Interphase 97
interzellulärer (parazellulärer) Transport 14
Intrakutan-Test 598
intranukleäre Rezeptoren 41
intrathymische Barriere 163
intravaskuläre Agglutination 479
intrazelluläre Tumorantigene 687
intrazelluläre Vermehrung von bakteriellen
    Infektionserregern 137
intrazellulärer Transport 14
intrinsischer (klassischer) Weg 30
intrinsischer Weg der Apoptose 104
intronische Promotoren I 341, 345
invariant chain 189
Invasine 139
Inversionen 176
Ionenkanal-Rezeptoren 37
ionotrope Rezeptoren 37
IP3 40
IRAK 66
IRAK/TRAF/TRIKA/NFkappaB-Signalweg 78
IRTA 323
ISGF3 52
Isotypen 275, 277
Isotypwechsel 322, 338, 340, 344, 587
ITAM 38, 577
ITIM 38, 39, 319, 578
ITK 67
iTreg 254

JAK 63, 67
JAK-/Tyk-/STAT-Signalweg 75

JAK3-Defizienz 495
Japanisches Encephalitis-Virus 721
JC-Virus 682
J-(*joining*-)Kette 278
Job-Buckley-Syndrom 499
joining Region 175, 176
jugendliche Immunneutropenie 611
Junktionssequenzen 340

Kachektin 245
Kachexin 244
Kallidin 33
Kallikreine 31, 33, 94, 95
Kälte-induziertes autoinflammatorisches Syndrom
    (CIAS) 494
Kältetyp 607
Kaposi-Sarkom-Herpes-Virus (KSHV) 682
kappa-Kette 273
Kapseln 165, 520
(Kapsel-)Proteine 546
Karbunkel 151
Karyokinese 97
Käsewäscherlunge 615
Katalase 131
Katecholamine 362, 381, 433
Katecholaminen auf Zellen der Immunabwehr 383
kationische Proteine 115
Kawasaki-Erkrankung 271
Kawasaki-Syndrom 620, 660, 733
KDR 154, 678
Keimbahn-Mutationen 676, 684
Keimzentrum 165
Kell-Cellano-Glykoproteine 484
Kell-Proteine 485
Keratansulfat 10
Keratin 8
Keratinozyten 428
Kernikterus 479
Kerntrümmermakrophagen 165
3-Ketosteroid-Rezeptoren 43
Keuchhusten 534
KGF 60, 750
Kidd-Antigen 488
Kinine 458
Kininogene 33
Kininsystem 32
KIR 469
Kit 63, 678
klassische Panartheriitis nodosa 617
klassischer Weg der Aktivierung 23, 24
Klimaanlagenlunge 615
klinische Anwendung von monoklonalen
    Antikörpern 698

klonale Anergie 636
klonale Deletion 336, 340
klonale Ignoranz 636
Knochenmarksstroma 161
Kochsalz 19
Koinhibitoren 232, 319
Kollagenasen 94
Kollagene 9
Kollagenfasern 9, 11
Kolostrum 504
kompensatorisches antiinflammatorisches
    Reaktionssyndrom (CARS) 563
Komplementaktivierung 285, 475
Komplementfaktoren 21
Komplementkaskade 24
Komplement-Rezeptoren 27, 298, 352, 614
„komplette" Antikörper 606
Kompostlunge 615
Konformationsveränderung des Fc-Teils 284
Konjugat-Impfstoffe 719, 720, 721
Konservierungsmittel 624
konstante Domäne (CL) 273
konstante Domänen 172, 173
konstante Domänen (CH) 273
Kontaktdermatitis 622
Konvektion 353
körperliche Tätigkeiten 513, 514, 515
Kortex 162
Kortikalis 165
Kostimulatoren 195, 232
Kostimulatoren, Inhibitoren und Modulatoren für
    T-Lymphozyten 211
KP, *kaliuretisches Peptid* 398
Krankheitsschübe 636
K-Ras 679
Kreuzreaktion 283
Kreuzvernetzung 269, 592
Kryoglobulinämien 616
Kuhmilchproteine 504
Kupffersche Sternzelle 118
Ku-Proteine 178, 346

L-1-konvertierendes Enzym, ICE 46
Lactoferrin 19
Lactoperoxidase 19
lambda-Kette 273
lambda5 342
Lambert-Eaton-Syndrom (LES) 651
Lamin-A, -B und -C 8
Lamina muscularis mucosae 7
Lamina propria 7
Laminine 11
Laminin-Rezeptor 108

Langerhans-Riesenzellen 139
Langerhans-Zellen 118, 191
Langerin 124
LANP, *long acting NP* 398
LAP 262
Larva migrans 558
LAT 64
Lck 65
lck 208
L-Dopamin 414
Lebendimpfstoffe 720, 721
Lebensmittelintoleranzen 579
LECAM-1 87
Leflunamid 756
Legionärserkrankung 537
Legionella pneumophilia 537
leichte L-Ketten 273
Leishmania 552
Leishmaniose 552
Leitsequenz (L) 340
Lepra 531
Leptospira interrogans 538
Leptospirose 538
Leukämien/Lymphome 700
Leukoderma 646
leukoklastische Vaskulitis 616
Leukotriene 82, 112
Leukotriene (LTB4) 34
Leukozyten-Adhäsionsdefizienz (LAD) 1, 2, 3 493
Leukozytenelastasen 94
Leukozyteninfiltration 91
LFA 87
LH 425, 429
LHCGR 425
LHRH 411
Liberine 409
LIF 476, 477
LIFR 478
LIGHT 58
LILR 577
LILR-B 319
lineare Differenzierung 233
Linsen-assoziierte (phakogene) Uveitis 667
Lipasen 19
Lipid A 532
lipid rafts 208
Lipide, präsentiert auf CD1-Molekülen 198
Lipidtransferproteine 22
Lipocortinen 433
Lipopolysaccharide (LPS) 315, 352, 592
Lipoprotein-assoziierter Koagulationsinhibitor
    (LACI) 32
Liquor 377

Listeria monocytogenes 527
Listeriose 527
L-Kette lambda 343
(L-)Ketten 342
L-Ketten kappa 342
Loa 560
lokale Entzündung 144, 533
lokale Schmerzen 456
London-van der Waals-Bindungen 282
LOPA 647
lösliches CTLA4 213
Louis-Bar-Syndrom 499
LPS-bindende Protein (LBP) 22, 533
LPS-LBP-CD14/LPS-Rezeptorkomplexe 533
LPS-Rezeptor 533
LRE 569
LRSA 569
L-Selektin 87, 124
LSH 425, 429
LTA4 82, 83
LTbeta 58
LTBP 262
LTB4 83, 582
LTC4 83
LTD4 83
L-Tetrajodtyronin (L-Thyroxin, T4) 450
LTE49 83
LTH 426
LTH-RH 417
L-Trijodthyronin (T3) 450, 452
Lumican 10
Lungenentzündung 537
Lungenpest 540
Lutropin 425
L-VL-CL 344
L-VL-J 343
lymphatische Organe 3
Lymphe 164
Lymphfollikel 337
Lymphgefäße 154, 164
Lymphkapillaren 164
Lymphknoten 2, 164
Lymphkörperchen 164
lymphoide/plasmazytoide DC 193
Lymphotoxin 244, 245
Lymphozyten 382
Lymphsinus 165, 166
Lyn 65
lysosomale Enzyme 244, 585
Lysosomen 109
Lysozym 18, 19
lytischer Komplex 24

MAC 24
MACIF 29
MAC-1 87
MAG 365
Magenkarzinome 537
Mahogany 428
major basic protein 580
major histocompatibility complex-Antigene 182
Makroglia 365
Makrogliazellen 361
Makrophagen 117, 382, 391
Malaria 486, 552
Malononitrilamid (MNA) 756
Malpighi-Körperchen 163
MALT 2, 167
Malta-Fieber 534
Mangel an Komplementfaktoren 29
Mannose 24, 124
Mannose-bindendes Lektin 22
MAPK 66
MAPK8 64
MAP2K 66
MARCO 125
Marenostenin 493
Marginalzone 163
Margination 91, 92
Marksinus 166
MART2 679
Masern 730
Masern-Virus 544, 721
Mastzellen 105, 573, 580
Mastzellen-Wirkstoffe 106
Mastzellen-Vorläufer 55
MatK 65
Matrilysin 94
Matrix-Metalloproteasen 56, 93
MBP 113, 300, 575, 585
McLeod-Gen 484
MCP 28, 307, 475
MDA5 126
MDM-2 100
MD-1 315
mechanische Barriere 372
Medulla 162, 165
Melanocortin-Rezeptoren 420
Melanoliberin 411, 418
Melanostatin 411, 418
Melanotropin 428
Membrananker (M1 und M2) 341, 347
Membran-MMPs 94
membranoproliferative Glomerulonephritis
    (MPNG) 655
membranöse Glomerulonephritis 655

Membranpumpen 373
Meningitiden 529
Meningitis 529, 537
MEP, *megacaryocyte erythroid progenitor* 54
Merkel-Virus 682
Mesangiumzelle 118
MET 678
metabolische Barriere 372
Metallionen 624
Metalloelastasen 94
Methotrexat (MTX) 756
ME1 679
MF59 724
MGL-1 125
MHC-I 170, 172, 183, 368, 469, 547, 711
MHC-I-Restriktion 209
MHC-Ib (HLA-G) 473
MHC-II 172, 183, 189, 269, 368, 711
MHC-II-Defizienz 496
MHC-II-Kompartment 190
MHC-II-Restriktion 208
MHC-II-Transaktivator 190
MICA 199, 216
MICA, MICB 125
MICB 199, 216
Mikrofalten-(M-, *microfold*)Zellen 14
Mikroglia 366
Mikrogliazellen 118, 456
mikroskopische Polyangitis 617, 660
Mikrosomen 130
Milchproteine 688
Milz 163
Milzbrand 530, 722
Milzfollikel 163, 349
Milzkammern 164
Milzsinus 164
Mineralocorticoide 437
Mineralocorticoid-Rezeptor 43
Minor-Histokompatitibilitätsgenen 711
MIP 307
MIRL 29
MIS 70
Mischkollagenosen 662
Mitochondrien 130
Mitochondrienmembran 104
Mitose 97
MLP 600
MLP-(Lektin-)Aktivierung 24
M-(Mikrofalten-)Zellen 168
MMR 124
MNS-Blutgruppe 490
Moduline 139
MOG 639

molekulares Mimikry 546
monoklonal 283
monoklonale Antikörper 601, 697, 706, 717, 738
monoklonale Antikörper zur tumorspezifischen
    Therapie 700
monoklonale Antikörperprodukte 744, 745, 758
mononukleäres Phagensystem (MPS) 3
Monozyten 382
monozytoide/interstitielle DC 193
Morbus Bechterew 647
Morbus Behcet 643
Morbus hemolyticus neonatorum/MHN 479
Morbus Werlhof 609
Morbus Whipple 656
Mox2-Rezeptor 578
MPP 53
MRAB 569
mRNA-Display-Verfahren 742
MRSA 569
MSH 428, 430
MSH-IH 411
MSHR 420
MSH-R 428
MSH-RH 411
mTOR 66, 754
mTORC2-Kinase 74
Muckle-Wells-Syndrom (MWS) 494
MUC1 5
Multiorganversagen 480, 563
Multiple Sklerose 640
multipotenter Vorläufer 53
multiproteinelles Sekretionssystem 139
Mumps 721, 730
Mutationen 546
Muttermilch 504
Muzine 5
Myasthenia gravis (MG) 651, 733
Mycobacterium tuberculosis 530
Mycobakterium leprae 531
Mycophenolatmofetil (MMF) 756
Mycoplasma genitalium 531
Mycoplasma pneumoniae 531
MyD88 78
Myelin 365
Myelin-basisches Protein (MBP) 639
Myelin-bildende Schwann'sche Zellen 367
Myelin-Oligodendrozyten-Glykoprotein 639
Myelo-Peroxidase 129
Myocarditis 660
Myositis 662
M1-Makrophagen 118
M2-Makrophagen 118

N-Acetylmuraminsäure 19
N-Acetylsalizylsäure 505
Nachweismethoden von Tumorantigenen 674
NADPH-Oxidase 129
Nahrungsmittelallergie Typ I 596
naive T-Lymphozyten 181, 210, 227, 235
NALP 126
nasaler Provokationstest 598
natriuretische Peptide 398
natürliche Killer T-Lymphozyten (NKT) 240
natürliche Killerzellen (NK) 140, 216, 469
natürliche regulatorische T-Lymphozyten (nTreg)
    254, 256
NCA 687
N-CAM 87
Nebenallergene 576
Nebennierenrinde 432
negative Selektion 224, 225, 335, 464
Neisseria 721
Neisseria gonorrhoea 538
Neisseria meningitidis 538
Nekrose 102
Nekrosin 245
Nematoden 557, 558
NEMO 77
neonatal beginnende multisystemische inflamma-
    torische Erkrankung (NOMID) 494
neonatale Immunneutropenie 611
neonataler Fc-Rezeptor 201
Nervenzellen (Neuronen) 361
NET, *neutrophile extracelluläre Traps* 522
Neurodermitis 596
Neurofilamente NF-L, -M, -H 8
neurogener Reflex 459
Neurohypohyse 404
Neurohypophysenhormon, Wirkung auf die
    Immunabwehr 407
Neurokinine 391
Neuromediatoren 378, 379, 574
Neuronen 391
neuropathische Schmerzen 458, 460
Neuropeptid Y 389
Neuropeptid Y, Wirkung auf Zellen der Immunab-
    wehr 390
Neuropeptide 378, 379, 401, 574, 576
Neuropeptide und Neurotransmitter, produziert von
    Zellen der Immunabwehr 454
Neuropeptide, Wirkung auf die Immunabwehr 401
Neuropiline 154
Neuroreguline 61
Neurotransmitter 362, 381, 576
Neutralisation 673
neutrophil extrazellular traps (NET) 115

neutrophile Granulozyten 113, 114
nFcR 201
NFkappaB-Signalweg 77, 78
NGF, *nerve growth factor* 58, 364, 368, 459, 581
NGF-R 64
NHEJ, *non-homologous end joining* 346
nicht Antigen-spezifische Immunisierung 695
nicht Antigen-spezifische intratumorale
    Immunisierung 695
nicht Antigen-spezifische Kontrolle 355
nicht Myelin-bildende Schwann'sche Zellen 367
nicht professionelle APC 191
NIK 66, 67
Nikotin 505
nikotinische Acetylcholin-Rezeptoren 385
Nissl-Schollen 361
NKG2 39
NKG2D 200, 216
NKR-P1A 240
NKT-Typ 1 239
NKT-Typ 2 239
NKT-Typ 3 239
NK-Zellen 200
nociceptiver Reflex 458
Nociceptoren 456
NOD 125
NOD Rezeptoren 123
NODLR/NLR 123
Noradrenalin 381
NO-Synthasen (NOS) 129
Notch-Rezeptoren 154
Notch-1-Rezeptoren 221
N-Ras 679
NSE 691
nTreg 254
NTRK 678
NT-3/Neurotrophin-3 364, 368
nukleäre Antigene 662
nukleäre Rezeptoren 37, 43

O-Antigen 481
Occludin 7
oligoartikuläre juvenile chronische Arthritis 647
Oligodendrozyten 365
Omenn-Syndrom 495
OMG 639
OMV, *outer membrane vesicles* 719
OM-174 723
Onchocerca 560
Onkogene 677, 678
onkogene Viren 684
onkolytische Viren 707
OPG/Osteoprotegerin 56, 58

Opioid-Peptide 392
Opioid-Rezeptoren 393, 459
opportunistische Infektionen 538
opportunistische Pilze 550
Opsonierung 614
Opsonine 21, 111
oraler Provokationstest 598
Organ- und Zellextrakte 748
Organtransplantatabstoßungen 253
Orgasmus 427
ORSA 569
OS-1 680
Osteoblasten 443
Osteoklast 118
Östrogene 425, 440, 442
Östrogen-Rezeptoren 42
Östrogen-verwandte Rezeptoren 43
OX40 58, 219
OX40L 58
Ox40L 219
Oxytocin 404, 407, 426
Oxyuriasis 559

p15 96
p16 96
p18 96
p19 96
p21 96
p27 96
P53 680
p57 96
p107 100
p130 100
PABA 570
PACAP 396
PACT 78
PAMPs 71, 123, 525
Panallergene 577
Pankreasinselzellen 391
PAP 691
PAPA-Syndrom, pyogene Arthritis, Pyoderma
    gangrenosum und Akne-Syndrom 494
Papillon-Lefèvre-Syndrom (PLS) 493
Paracoccidiosis brasiliensis 549
parakortikale Zonen 336
Parakortikalis 165
parakrin 44
parallele Differenzierung 233
Parasiten 551, 728
Parasitenantigene 555
parasympathisches NS 378
Paratope 169, 179, 274
parazellulärer Transport 291

paroxysmale Kältehämoglobinurie 607
Passage durch gefensterte Endothelien 373
Pasteurella multocida 538
Pathogene Gram(+)-Bakterien 524
Pathogene Gram(–)-Bakterien 532
pathogene Pilze 549
pattern recognition receptors (PRR) 122
PCNA 101
PDECGF-Rezeptor 154
PDGF 61, 70, 677, 750
PDGF-A, -B, -C, -D 154
PDGF-BB 449
PDGF-R 64
PDGF-Rezeptor 678
PD-L1 215
PD-L2 215
PDPK1 67
PDZ 68
PD-1 215
PECAM 87
PEG (Polyethylenglykol) 749
Pemphigus 643
pentameres IgM 292
Pentraxin 3 22
Pentraxine 21, 120
Peptid-Editors 190
Perforine 244
periarteriolären Lymphozytenscheide (PALS) 163
periphere Deletionen 672
periphere klonale Deletion 636
peripheres NS 378
Peripherin 8
Perisynaptische Schwannsche Zellen 368
Perizyten 157, 372
Perlecan 10
perniziöse Anämie 657
Peroxidase 19
Peroxiredoxin 131
Peroxisomen 109
Peroxynitrit 134
Pertussis 730
Peyersche Platten 2, 168
pFcR 290
PGE2 80, 81
PGG2 81
PGH2 81
Phagen-Display-Technologie 742
Phagolysosomen 26, 134
Phagosom 134
Phagozytose 110, 121, 134, 305, 368, 408
Phagozytosekapazität 615
Phakinin 8
Phänotyp Ko 486

Pharmakotherapie von allergischen Reaktionen 602
pharmazeutische Wirkstoffe, die fotoallergisch wirken können 625
Pharyngitis 531
Pheomelanin 443
Phlegmone 151
Phosphokinasen 38
Phospholipase 114
Phospholipase A2 19, 80
Phospholipase C (PLC) 40
Phospholipase D 583
Photom 624
PH-(Pleckstrin-Homologie-)Domäne 68
PIF 411, 418
PlGF 154
Pigmentierung 430
PIK3R1 63
Piline 12
Pilze 565, 728
Pilzinfektionen 548
Pinozytose 110
PI3-K 64, 68
PI3K/AKT-Signalweg 74, 79
PKB 67
PKC 40, 68
PKR 68
PLAD, *preligand assembly domain* 56
Plasmablasten 347, 348
Plasmazellen 272, 347
Plasmin 31, 94
Plasminogen 31
Plasminogenaktivatoren (uPA, tPA) 31, 94, 153
Plasminogenaktivatorinhibitoren (PAI-1, PAI-2) 32
Plasmodien 552
Platelet-aktivierender Faktor (PAF) 34
Plazenta 491
PLC 63
PLC/PKC-Signalweg 74
Plexus choroideus 376
pIgR 292
PML-RARalpha 680
Pneumokokken 722
Pneumonien 529, 531
PNP-(Purin-Nukleosid-Phosphorylase-) Defizienz 495
Pocken-Virus 544, 721
Poliomyelitis-Virus 721
Polyarteriitis nodosa 660
polyartikuläre juvenile chronische Arthritis 648
Polychondritis 648
Polygelin 724
polyklonal 282

polyklonale Antikörper 730
polyklonale Immunglobulinpräparationen 717
polyklonales Antithymozytenglobulin (ATG) 757
polymorphe Genexpression 711
Polymorphie 170, 204
Polymorphismus 175
Polymyositis 652
Polyoma-Viren 682
Polyphosphatpolymere 525
Polysaccharide 352
Polysorbat 724
polyvalente Immunglobulin-Präparate 610, 620,
 668
POMC 421
positive Selektion 224, 225, 336, 339, 464
Postexpositionelle Prophylaxe (PEP) 735
postkapilläre Venolen (HEV) 165, 336
postmitotische Ruhephase 97
Post-Perikardiotomie-Syndrom 660
posttranslationale Modifikationen 676, 684
PPAR 44
Prä-B-Lymphozyten 335, 342
prä-DC-1 192, 467
prä-DC-2 192, 467
Präsentation von Antigenen 180
Präsentation von antigenen Peptiden 182
prä-TCR 224
pRb 100
PRH 417
Prick-Test 598
primär sklerosierende Cholangitis 653
primäre Agammaglobulinämien 733
primäre B-Blasten 338
primäre biliäre Zirrhose 653
(primäre) Immundefizienzen 493
primäre lymphatische Organe 1
primäre Vaskulitiden 662
Primärfollikel 163, 165
PRIST 597
(private) Idiotypen 280
PRLH 411
proallergische Zytokin-Zusammensetzung 593
Probiotika 601
Professionelle APC 190
Progesteron 440, 445, 476
Progesteron-induzierte Blockierfaktor PIBF 477
Progesteron-Rezeptor 43, 477
Progesteron-Rezeptor A (PRA) 445
Progesteron-Rezeptor B (PRB) 445
Prohapten 624
proinflammatorische Wirkung 302, 303
proinflammatorische Zytokine 366, 421, 426, 460,
 480, 533, 599

Prolaktin 412, 418, 426, 429
Prolaktin-Rezeptor (PRLR) 427
Prolaktoliberin 411, 417
Proliferation von zytotoxischen T-Lymphozyten 181
Prostacyclin 81
Prostaglandin D2 81
Prostaglandin E 81
Prostaglandine 80, 112, 458, 674
Prosteron 472
Prosteron-induzierter Blockierfaktor (PIBF) 472
Proteasen 112
Proteasom 185
Protectin CD59 29
Protein C 32
Protein S 32
Proteinphosphatasen 38
Proteoglucane 525
Proteoglykane 9
Proteoglykan-Matrixkomponenten 244
Proteolipidprotein (PLP) 639
Prothymozyten 161
Protoonkogene 677, 678
Protozoen 552, 553
PRR, *pattern recognition receptors* 194, 525
PR3-ANCA 617
PSA 688, 692
Pseudoallergien 579
pseudomembranöse Colitis 526
Pseudomonas aeroginosa 538
Pseudopodien 134
Psoriasin 19
Psoriasis 644
psychogene Auslösung 574
psychosomatische Schmerzen 458
PtIns(3,4,5)P(3) 63
PTK6 67
PTPRK 679
Pubertät 507
(*public*) Idiotypen 280
Pulpavenen 164
Punktmutationen 176
purging 702
PX-(Phox-)Domäne 68
Pyrazolone 505

RA 43
Rab-Proteinen 135
Radikulitis 733
Rae 216
Rae-1-Proteine 200
Raf 68
RAG 178, 203
Randsinus 166

RANK 58
RANKL 58
Rantes 486
Rapamycin 754
Ras 63
Ras/Raf/MAPK/ERK-Signalweg 73
RasGRP1 64
Ras-Raf 63
RAST 597
Raynaud-Syndrom 661
RDCMC 279
reaktive Arthritis 648
reaktive Sauerstoff- und Stickstoff-Spezies 129, 133
reaktive Sauerstoffspezies 128
Regulation der Antikörperbildung 354
regulative Antikörper 636
regulative Moleküle auf T-Gedächtnis-T-Lympho-
    zyten 267
regulatorisch aktive Transkriptionsfaktoren 42
regulatorische B-Lymphozyten 347
regulatorische T-Lymphozyten 232, 254, 257, 464,
    468, 636
reife DC 193, 467
reife Plasmazellen 349
Reifestadien von Plasmazellen 348
Reiter-Krankheit 648
rekombinante Antikörper 738
rekombinante DNA-Impfstoffe 721, 722
rekombinante Antikörpertechnologie 739
Rekombination des VDJ-Genes 345
Rekombinationssignal (RSS) 340
Remissionen 636
Resistenzmechanismen von Bakterien 569, 570
RET 678
retikuläre Fasern 11
retikuloendotheliales System (RES) 3
retikulohistiozytäres System (RHS) 3
Retinoid-Rezeptor 43
Retinonsäure 200
Retromer 292
Rexinoid-Rezeptor 43
Rezeptor-assoziierte Proteine 62
Rezeptor-assoziierte zelluläre Signalwege 70
Rezeptor-Edition 336, 465
Rezeptoren 36
Rezeptoren auf B-Lymphozyten 329, 330
Rezeptoren, exprimiert von aktivierten Endothelzel-
    len 149
Rezeptoren für pathogene Strukturmuster 122
Rezeptormodulation 336, 465
reziproke Aktivierung 218
RGD-Sequenz 10
Rhesusfaktoren 482

Rheumafaktoren 297, 648, 662
rheumatische Arthritis 615
rheumatisches Fieber 650
rheumatoide Arthritis 649, 662
rheumatoide Entzündungen 733
Ribonuklease 7 19
Ribosomen-Display-Verfahren 742, 743
Rickettsia rickettsii 539
Rickettsien 620
Riesenzellarteriitis 659
Riesenzellen 620
Rinderbandwurm 561
RING finger 69
Risiko einer Allergie Typ I 594, 595
RIST 597
RMSF 539
RNA-Helicase 126
RNCD 569
RNOS 133
Rocky-Mountain-Fleckfieber 539
ROS 128
Rota-Virus 721
rote Pulpa 164
Röteln 730
Röteln-Virus 544, 721
RSK 68
RSS 178
ruhende Endothelzellen 360

s FcIgE-RII 591
Salmonella 722
Salmonella typhi 536
Salzsäure 19
SAP-C (Saposin-C) 197
Sarkoidose 654
Satellitenzellen 368
Scavenger-Rezeptoren (SR) 123, 125
SCC 692
sCD23 288, 591
SCF-Rezeptor 678
scFV 740
Scharlach 528
Schistosomiasis 554
Schlaf 422, 510
Schlaf und Immunabwehr 512
Schlafentzug 513
Schlafkrankheit 552
Schlafphasen 511
Schleierzellen 191
Schmerzen 33, 456
Schmerzlinderung 394
Schmerz-Rezeptoren 456, 458
Schönlein-Henoch-Vaskulitis 616

Schorf 159
Schuppenflechte 644
Schutzimpfungen 718
Schwangerschaft 472
Schwangerschaft-assoziierte Antigene 688
Schwannsche Zellen 361
Schweinebandwurm 561
schwere congenitale Neutropenien/zyklische
	Neutropenie 493
schwere H-(*heavy*-)Ketten 273
Schwitzen 574
SCID 495
SCID vom Athabascan-Typ (SCIDA) 496
Scurfin 256
SDGF 60
sekretierte Tumorantigene 687
sekretorische ependymale Epithelzellen 376
sekretorische IgA (sIgA) 279
sekretorische Komponente 280, 292
sekretorisches IgM (sIgM) 278
sekundäre Agammaglobulinämien 733
sekundäre (Effektor-)Funktionen 284
sekundäre Funktionen von Antigen-gebundenen
	Antikörpern 285
sekundäre lymphatische Organe 2
Sekundärfollikel 163, 165
Selektine 87
Selektion von B-Lymphozyten 465
selektive IgA-Defizienz 498
Selektivität 283
Sensibilisierungsphase 621
Sensitivität 690
Sepsis 564, 566
Septikämie 529
septischer Schock 563
sequestrierte Antigene 665, 684
sequestrierte Autoantigene 466
sequestrierte Regionen 243
Serglycin 244, 245
Serinproteasen 33, 94
Serotonin 85, 116, 458, 580
Serotonin-Rezeptoren 85
Serum Amyloid A 21
Serum Amyloid P 22
Sexualsteroide, Wirkung auf das Immunsystem 440
SH2 68
SH3 68
SH4 68
shared specific tumor antigens (SST) 684, 685
SHC1 64
Shigella sonnei 539
Shigellose 539
SHIP 39
SHP-1 39, 206

Shwachman-Diamond-Syndrom (SDS) 493
sIgA 292
SIGLEC-Rezeptoren 127
SIGLEC-2 319
sIgM 292
Signal-abhängige Transkriptionsfaktoren 41
Signalpeptid 341, 347
Signalübertragungswege 62
Sinusitis 529
Sinusmakrophagen 166
Sirolismus 754
SIRS 562, 564
SIT 599
Sjögrensches Syndrom 646, 662
SKAP1 64
Sklerodermie 645, 662
SK-1, -2 68
S-Lage 525
SLC14 A1-Gen 488
SLE 662
sLIFR 478
SLIT 599
SMAC (supramolekularer Aktivierungscluster) 188
SMAD-Proteine 263
SMAD-Signalweg 76
SNARE-Proteine 136
SOCS1 63
solide Tumoren 701
somatische Hypermutation 176, 179, 204, 337, 676,
	684
somatische Rekombinationen 176, 178, 204, 344
Somatoliberin 410, 412, 422
Somatostatin 410, 412, 414
SOS 63
Soyaeiweiß 504
SP-A 300
Spaltimpfstoffe 720
spezifische Immuntherapie (SIT) 598
spezifische inhalative Provokation 598
spezifische Switch-Sequenzen 345
Spezifität 283, 690
SPH 424
Spinnwebenhaut (Arachnoidea encephali) 376
Spirochäten 620
spontane Schmerzen 460
Spurenproteine 676
SR-A1 125
src-Familie 37, 66, 206, 312
src-Kinase 206
SRS-A 82
SSH3BP1 63
SSTR 415
Stadium „DN" 221

Stadium „DP" 224
Stadium „ISP" 224
Stadium „SP" 226
Staphylococcus aureus 527
STAT 63, 64
Statine 409
STAT1-(Signaltransduktor und Transkriptions-
     aktivatior 1-)Defizienz 496
Steroide 624
Steroidhormon-Rezeptoren 43
Stickstoffdioxid-Radikale 134
Stickstoffmonoxid (NO) 34, 133, 395
Streptococcen-toxisches Schock-Syndrom
     (STSS) 271
Streptococcus pneumoniae 529
Streptokokken Gruppe A 650
Stress 426, 516, 574
Stress, Wirkung auf die Immunabwehr 517
Stressfaktoren 516
Stressoren 516
Stromelysine 94
Strongyloides 558
Strongyloidose 558
Subcutis 7
Submucosa 7
Substanz P/Neurokinin-1 391
Substanzen, allergische Reaktion vom verzögerten
     Typ 624
Substitution 733
Superantigene 203, 269, 321, 566
Superoxidanion-Radikale 129
Superoxiddismutase 129
Superoxiddismutase (SOD) 131
supramolekulare Komplexbildung 332
supramolekularer Adhäsionskomplex (SMAC) 228
supramolekularer Aktivierungscluster (SMAC) 194,
     332
Surfactantproteine A und D 22
Survivin 103, 104, 220
Switch-Rekombinase 346
Syk-Familie 66, 67
sympathische Ophthalmie 665, 667
sympathisches Nervensystem 390
sympathisches NS 378
Sympathomimetika 603
symptomatisches Lennox-Gastaut-Syndrom 733
Synapse 241, 362
Syndecan-3 428
Syndekane 10
syngene Transplantate 709
Syphilis 540
systemischer Lupus erythematodes (SLE) 646

systemisches Immunreaktionssyndrom (SIRS) 533,
     562
SYT-SSX1 680

T44 210
TAC, *transient amplifying cells* 53
TACE 219
Tachykinin, Wirkung auf Zellen der Immunabwehr
     392
Tachykinin/Substanz P/Neurokinin 402
Tachykinine 391
TACI 57, 318, 330
Tacrolismus 753
Taenia 561
Takayasu-Arteriitis 620
Takayasu-Syndrom 661
TAP 547
TAP-Transporter, assoziiert mit der Antigen
     Prozessierung 186
Tapasin 186
TAPA-1 313
TAP-1/-2 497
Tattoo-Farbstoffe 654
Tau-Interferon 51
TCM, *T-central memory* 246, 267
TCR 64, 173, 269
TCRalpha/-beta 202
TCRgamma/-delta 202
Tec-Familie 66
TECK 225
TEM, *Teffector memory* 267
Testosteron 425, 441, 448
Tetanus 723, 730
Tetanustoxoid 722
TGFalpha 60, 154
TGFalpha-Rezeptor 154
TGF-β 60, 70, 262, 469, 673
TGFbetaR2 679
T-Helfer-Lymphozyten (TH) 247, 249, 255
T-Helferzellen 469
T-Helfer(2)-Lymphozyt 590
Theophyllin 603
THO 338
THRA 450
THRB 450
Thrombin 31, 95
Thrombin-aktivierbarer Fibrinolyseinhibitor
     (TAFI) 32
Thrombomodulin 32
Thrombopoietin 610
Thrombospondine 11, 158, 262
Thrombospondin-Rezeptor 108
Thrombozyten 107

Thrombozytenkonzentrat 610
Thrombozytopenien 733
Thromoboxan A 81
Thymozyten 225, 464
Thymus 162, 221, 507
Thymus-Epithelzellen 162
Thymus-exprimierte Chemokin 225
Thymus-Stroma-Lymphopoietin (TSLP) 162
Thymusvenolen 163
Thyreoliberin 410, 412
Thyreotropin 423
Thyroid-Hormon-Rezeptoren 450
Thyroxin (T4) 423
TH0-Lymphozyt 235
TH1-Lymphozyten 268
TH17-Lymphozyt 268
TH2 338
TH2-Lymphozyten 215, 268
tierische Hyperimmunglobuline 731
Tie-1 154
TIE-2 155
TIM 56
tingible bodies 340
TIRAP 78
TLR 122, 123, 395, 548
TLR2 315
TLR-4 533
TLR9 600
T-Lymphozyten 167, 221, 731
T-Lymphozyten-Rezeptor 202
T-Lymphozyten-Rezeptorkomplex 204
T-Lymphozyten-Rezeptor-(TCR-)assoziierte
      Moleküle 39
T-Lymphozyten-unabhängige Antigene 349, 351
T-Lymphozyten-(Zell-)Rezeptoren (TCR) 171
TNF 72
TNFalpha 59, 244, 456
TNFbeta 244
TNFRSF 316
TNFR-1 56
TNFR-2 56
Todesdomäne 57, 58
Toleranz 236, 463, 472
Toll-artige Rezeptoren 122, 123, 352
Tollwut 730
Tollwut-Virus 721
Totimpfstoffe 720
Totimpfstoffe, Ganzkeime 721, 722
Toxine 520, 566, 578
toxische epidermale Nekrolyse (TEN) 616
toxischer Schock-Syndrom (TSS) 271
Toxocara canis 558
Toxocariose 558

Toxoide 720
Toxoplasma 552
Toxoplasmose 552
tPA 31
Trabekel 162
Trabekelvenen 164
TRADD 103
TRADD-/TRAF-/NIK-/NFkappaB-Signalweg 79
TRAF 56, 217
Träger (Carrier) 718
TRAIL 59
TRAM 78
Transamidase 31
Transcortin 433
Transferrin-Rezeptor 291
Transformation 107
transfusionsbedingte Lungeninsuffizienz
      (TRALI) 613
transiente Hypogammaglobulinämie (THI) 498
Transkriptionsfaktoren 41
Transport von IgA, IgM und IgG 291
Transrepression 434
Transzytose 14, 279, 291, 353
Trauma 394
Trefoil-Faktor-Familie (TFF) 158
T(reg) 641
Treg.-Lymphozyt 268
TREM 126
Trematoden 554
Treponema pallidum 540
TRH 410, 412, 418
Trichinose 557
Trichuris 558
Trichurose 558
TRIF 78
Tri-Jodthyronin (T3) 423
Trk A 61
Trk B 61
Trk C 61
TRM, *tissue resident memory* 269
TRP 458
Trypanosoma 552, 553
Trypanosoma cruzi 660
Tryptase-Test 597
TSC 53
TSH 412, 423, 429, 450
tTreg 254
Tuberkulinreaktion 622
Tuberkulose 530
tubuläres System 109
tubulointerstitielle Nephritis 655
Tularemie 536
Tumorangiogenese 699
Tumor-assoziierte Antigene (TAA) 670, 687

Tumorimmundiagnostik 689
Tumor-infiltrierende Lymphozyten (TILs) 671
Tumor-infiltrierende Makrophagen (TIMs) 671
Tumormarker 691
Tumor-Nekrose-Faktor-Familie 56
Tumor-Screening 689
Tumorselektivität 684
Tumor-spezifische Antigene (TSA) 670, 683, 684
Tumorvakzinen 706
Tumorzell-Lysate 706
TWEAK 59
TXK 66
Tyk-2 68
Typ I: allergische Reaktion vom Soforttyp 571
Typ II: allergische Reaktion gegen Zell-gebundene
    Antigene 571
Typ II: Antikörper-vermittelte allergische Reaktio-
    nen gegen Zell-gebundene Antigene 605
Typ III: allergische Reaktion, verursacht durch
    Immunkomplexe 571, 613
Typ III-Sekretionssystem (TTSS, T3SS) 520, 532
Typ IV: allergische Reaktion vom verzögerten
    (Spät-)Typ 571, 621
Typ IVa-Reaktionen 622
Typ IVb-Reaktionen 622
Typ IVc-Reaktionen 622
Typ IVd-Reaktionen 622
Typ IV-Sekretionssystem 520, 532
Typ V: allergische Reaktionen, welche direkt Zell-
    rezeptoren beeinflussen 571
Typ I-Rezeptor 36
Typ II-Rezeptor 36
Typ 1-DC 467
Typ 2-DC 467
Typhus/Salmonellose 536
T-Zell-Rezeptor (TCR) 201

Übergangs-B-Lymphozyten 336, 465
Überkreuzbeladung 187, 243
übertragene Schmerzen 458
Ubiquitin 185
Uferzellen 166
UL16 200
ULBP 200, 216
ulzerative Colitis 657
UNG-Defizienz 498
unreife DC 193, 467
Unverträglichkeitreaktionen bei den Duffy-Blut-
    gruppenantigenen 487
Unverträglichkeitreaktionen bei den Kell-Cellano-
    Blutgruppenantigenen 485
Unverträglichkeitreaktionen bei den Kidd-Blut-
    gruppenantigenen 489

Unverträglichkeitreaktionen bei den MNS-Blut-
    gruppenantigenen 491
Unverträglichkeitsreaktionen bei den Blutgruppen
    A, B, AB und O 481
Unverträglichkeitsreaktionen bei Rhesus-
    faktoren 483
uPA 31
Uracil 178
Ureaplasma urealytikum 531
Urokinase 31, 94
uropathogene E.coli (UPEC) 536
Uterus 446
Uveitis posterior 667

Vaccinia 730
variable Domäne (VH) 273
variable Domäne (VL) 273
variable Domänen 170, 172, 176
Varizellen 730
Varizellen-Virus 721
Vaskulogenese 152
vasoaktive Wirkstoffe 732
Vasopressin 407, 438
Vasostatin 157
VCAM 87
VCAM-1 332
VD, *vessel dilator* 398
VDJ-Cµ-Protein 342
VDJ-Rearrangement 342
vegetative Reaktionen 459
VEGF 60, 70, 152, 405, 581, 673
VEGF-A, -C, -D 154
VEGF-C, -D 154
VEGF-Rezeptor 1 678
VEGFR-2 154
veiled cells 191
Venenwinkel 166
Verhinderung autoreaktiver Lymphozyten 637
verminderte Expression von Komplement-
    Rezeptoren 304
Versican 10
vesikulo-vakuoläre Organellen (VVO) 14
Vibrio cholera 722
Vibrio cholerae 540
Vimentin 8
VIP 396, 398, 403
virale Vektoren 707
Viren 541
virginelle B-Lymphozyten 335, 468
Virosomen 719, 725
Virulenzfaktoren 520, 549
Virus-induzierte Tumore 682
viszerale Schmerzen 456
Vitamin A 43

Vitamin D3 505
Vitiligo 646
Vitronectin 11
VLA 87
VLA-4 Rezeptor 332
VL-J-Rearrangement 343
VNR 87
Vogelzüchterlunge 615
Vogt-Koyanagi-Harada-Syndrom 667
von-Willebrand-Faktor 11, 32
VpreB 342
VRE 569
VRSA 569
VVO 279, 291
vWF-Rezeptor 108

Wachstumsfaktoren 60, 119
Wachstumsfaktoren (Angiogenese) 154
Wachstumsfaktor-Rezeptor-Tyrosin-Kinasen 677
Wachstumshormon 422
Waldeyerscher Ring 2
Wärmetyp 607
Wasserstoffsuperoxid 129
Wegener-Granulomatose 661
Wegenersche Granulomatose 617
Weilsche Erkrankung 538
Weinhauerlunge 615
weiße Pulpa 163
Weißfleckenkrankheit s. Vitiligo
WHIM-Syndrom 493
Whitaker-Syndrom 641
Widerstandsphase 517
Wirkstoffe, ausgeschüttet von aktivierten Makro-
    phagen 119
Wirkstoffe exprimiert von aktivierten Endothel-
    zellen 150
Wirkstoffe von aktivierten Blutplättchen 109
Wirkstoffe von aktivierten Granulozyten 113
Wirkung des Schlafes auf die Immunabwehr 512
Wirkung von Zytokinen auf B-Lymphozyten 334
Wirkungsspektrum von IL-10 261
Wirkungsspektrum von TGFbeta 264
Wirkungsverstärkung 719
Wiskott-Aldrich-Syndrom (WAS) 499
Wnt 72
Wucheria 560
Wundheilung 390, 444
Wundstarrkrampf s. Tetanus
Wurmfortsatz 2

X-chromosomale Agammaglobulinämie 498
X-chromosomales polyendokrinopathisches,
    Immundefizienz- und Diarrhö-Syndrom
    (XPED, IPEX) 497

X-Chromosom-gekoppelte SCID 495
XCL 49
XC-Rezeptor 50
xenogene Transplantate 710

Yersinia pestis 540
Yes 65

ZAP-70 64, 67
ZAP-70-Defizienz 496
Zelladhäsionsmoleküle 87
Zellmembran-ständige Tumorantigene 687
Zellteilung 96
Zellwand von Bakterien 523
Zentralarterie 163
zentrale klonale Deletion 636
zentrale Toleranz 464, 671
zentrales NS 378
Zentroblasten 163, 165, 337
Zentrozyten 165
Zeta 174
zeta-Ketten 205
Zöliakie 657
Zubereitungen aus Pflanzen oder Bakterien 747
Zwergbandwurm 561
Zygomycota 549
Zymogene 23
Zytochrom C 104, 131
Zytochrom-C-Oxidase 131
Zytochrom-p450-Reduktase 130
Zytokine 70, 119, 345, 362, 581, 717
Zytokine, allergische Reaktion 587
Zytokine bei der Prägung von T-Lymphozyten 234
Zytokine und Wachstumsfaktoren von eosinophilen
    Granulozyten 584
Zytokine, Wirkung auf das Nervensystem 457
Zytokinese 98
Zytokin-Sturm 563
Zytomegalie-Virus 545
zytoplasmatische dual-spezifische Phospha-
    tasen 62
zytoplasmatische Phosphatasen 62
zytoplasmatische (Rezeptor-assoziierte) Phospho-
    kinasen 62
Zytoskelett 493
zytosolischen Phospholipasen 62
Zytostatika 754
zytotoxische CD8(+)-T-Lymphozyten 626
zytotoxische T-Lymphozyten (CTL) 232, 238, 239,
    468
zytotoxische Wirkstoffe 245
zytotoxischer Lymphozyt 242
Zytotoxizität 408

Über den Autor

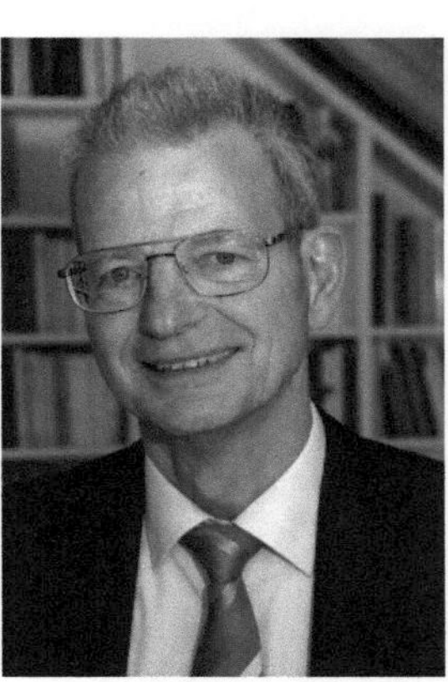

Hans-Harald Sedlacek

Jahrgang 1943, Studium der Veterinärmedizin, 1968 Promotion in der Endokrinpharmakologie, (Universität Gießen), 1989 Habilitation an der Medizinischen Fakultät, Universität Marburg (Fachgebiet Tumorbiologie); dort seit 1995 außerplanmäßiger Professor.

Seit 1969 leitende Tätigkeiten in der Arzneimittel-Forschung verschiedener Pharmafirmen (Schering AG, Behringwerke AG, Hoechst Marion Roussel/Aventis); von 2000 bis 2005 wissenschaftlicher Geschäftsführer bei vier Wagniskapitalfirmen. Seit 2005 Beratertätigkeit in der Arzneimittelforschung.

Seine Tätigkeiten umfassen besonders die Gebiete der Wirkstofffindung im Bereich der Immunmodulation und Arznei-Therapie von Tumorerkrankungen, des Weiteren das Forschungsmanagement und sind dokumentiert durch zahlreiche wissenschaftliche Veröffentlichungen, durch eine Vielzahl von Patenten und durch den Innovationspreis der Deutschen Wirtschaft (1999, Hoechst Marion Roussel), verliehen für die maßgebliche Beteiligung an der Idee, zelluläre Tyrosinphosphokinasen als Zielstrukturen für die Suche nach neuen tumorzellspezifischen Krebstherapeutika zu verwenden und für die hierdurch ermöglichte Auffindung des Tumorwirkstoffes Flavopiridol (Alvocidib).